Bioquímica
Detrás de los síntomas

Bioquímica
Detrás de
los síntomas

Emine E. Abali, PhD
Assistant Dean for Basic Science Curriculum
CUNY School of Medicine
New York, New York

Roy Carman, MD, MS
Associate Clinical Professor of Medicine
Rutgers Robert Wood Johnson Medical School
Piscataway, New Jersey

Douglas B. Spicer, PhD, MEdL
Associate Professor
Department of Biomedical Sciences
University of New England College of Osteopathic Medicine
Biddeford, Maine

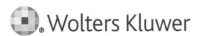. Wolters Kluwer

Philadelphia • Baltimore • New York • London
Buenos Aires • Hong Kong • Sydney • Tokyo

Av. Carrilet, 3, 9.ª planta, Edificio D
Ciutat de la Justícia
08902 L'Hospitalet de Llobregat
Barcelona (España)
Tel.: 93 344 47 18
Fax: 93 344 47 16
Correo electrónico: consultas@wolterskluwer.com

Revisión Científica:
Dr. Daniel Arellanos Soto
Universidad Autónoma de Nuevo León
Facultad de Medicina
Depto. de Bioquímica y Medicina Molecular

Dr. Alberto Camacho
Universidad Autónoma de Nuevo León
Facultad de Medicina
Departamento de Bioquímica y Medicina Molecular

Dr. Ángel Solana Rojas
Médico Pediatra Neonatólogo
Docente de Pregrado, Facultad de Medicina, UNAM
Médico Especialista, Instituto Mexicano del Seguro Social

Dirección editorial: Carlos Mendoza
Traducción: Wolters Kluwer
Editora de desarrollo: Cristina Segura Flores
Mercadotecnia: Pamela González
Cuidado de la edición: Olga A. Sánchez Navarrete
Maquetación: Carácter Tipográfico/Eric Aguirre, Aarón León, Ernesto Aguirre S.
Adaptación de portada: ZasaDesign / Alberto Sandoval
Impresión: Quad. Reproducciones Fotomecánicas | Impreso en México

Two Commerce Square
2001 Market Street
Philadelphia, PA 19103
ISBN de la edición original:
978-19751-9147-4

Dedicatoria

Este libro no habría visto la luz sin la inspiración de nuestros alumnos y sin el cariñoso apoyo de nuestras familias. Así también, son importantes el apoyo y la tutoría de nuestros profesores y colegas. Todas estas relaciones nos sostienen y nos hacen avanzar. Dedicamos este libro al Dr. Joseph R. Bertino, quien fomentó el amor por el aprendizaje, la curiosidad científica y la humildad, y ayudó a sus alumnos a ganar confianza y a descubrirse a sí mismos.

En los últimos 20 a 30 años, y en especial desde el centenario del informe Flexner en 2010, los planes de estudios de las facultades de medicina se han ido integrando cada vez más, tanto entre las disciplinas de ciencias básicas como, lo que es más importante, entre las ciencias básicas y las clínicas. La literatura sobre educación médica ha apoyado esta tendencia con estudios que indican que los estudiantes son más capaces de integrar el aspecto cognitivo del material si se demuestran de manera explícita las relaciones entre las ciencias básicas y los dominios clínicos. En otras palabras, el procesamiento y la retención de información compleja por parte de los estudiantes es más eficaz si adquieren el conocimiento en el mismo contexto en el que lo aplicarán.

La desregulación de las vías bioquímicas, o metabolismo, desempeña un papel importante en muchas presentaciones clínicas agudas y crónicas, pero las vías bioquímicas no encajan a la perfección en un plan de estudios basado en órganos, por lo que la bioquímica se enseña con mayor frecuencia en un curso introductorio de ciencias básicas fundamentales y luego no se aborda de manera significativa en la parte de más relevancia clínica del plan de estudios. Además, casi todos los recursos de bioquímica organizan el material basándose en las vías bioquímicas, a pesar de que los defectos en diferentes partes de la misma vía pueden dar lugar a presentaciones clínicas muy dispares. Por ejemplo, las mutaciones en diferentes enzimas del metabolismo de las purinas pueden provocar gota o inmunodeficiencia combinada grave. Para el estudiante, esto centra su aprendizaje en memorizar cada vía bioquímica y qué resultados clínicos se relacionan con ella, en lugar de centrarse en la presentación clínica y comprender cómo los cambios en una o más vías bioquímicas pueden estar implicados en la mediación de esos resultados clínicos.

Aunque hay otros libros que utilizan casos clínicos para ilustrar la ciencia básica o bioquímica, este libro está centrado en el paciente y organizado por síntomas más que por enfermedades o vías bioquímicas. En última instancia, los pacientes acuden a los médicos con sus síntomas, y este libro está diseñado desde la perspectiva de la presentación de síntomas que tienen diagnósticos diferenciales en los que los cambios en las vías bioquímicas desempeñan un papel significativo en esa presentación. Para cada caso clínico, la discusión se centra en cómo los cambios en una o más vías bioquímicas condujeron a este resultado clínico. Por ejemplo, en lugar de dar una discusión exhaustiva de la vía de la gluconeogénesis y su regulación de una sola vez, se discute en tres casos diferentes que implican dos síntomas de presentación diferentes, cada uno centrado en diferentes aspectos de la regulación de esta vía que es relevante para ese caso y ayuda a explicar los signos clínicos, síntomas y laboratorios de ese caso.

Cada capítulo se centra en un síntoma utilizando cinco casos clínicos, cada uno de los cuales representa un diagnóstico diferencial para ese síntoma. Está escrito en un lenguaje coloquial y fácil de seguir. Los capítulos comienzan con una introducción que ofrece una visión general del síntoma. Luego, para cada caso clínico, se presenta al paciente seguido de una discusión del razonamiento clínico para desarrollar un diagnóstico diferencial para ese caso. A continuación, se examina el razonamiento para solicitar pruebas de laboratorio y cómo los resultados de estas afectan al diagnóstico diferencial. A esta sección le sigue una discusión en profundidad de la ciencia básica implicada en la mediación de la presentación clínica de ese caso. Estas discusiones se presentan en formato de preguntas y respuestas para modelar el proceso de pensamiento de los médicos y promover el aprendizaje. El capítulo vuelve a una conversación clínica sobre cómo se resuelve el caso y se acompaña de conceptos de alto rendimiento. Por último, cada capítulo termina con 10 preguntas tipo test, con explicaciones de las respuestas correctas e incorrectas.

Si bien este libro puede servir como texto complementario de muchos libros de texto estándar de bioquímica, en particular en cursos independientes de bioquímica o de ciencias fundamentales basados en conferencias, es en especial adecuado como recurso principal en planes de estudios más integrados. También puede servir como un excelente repaso de temas relevantes de bioquímica para estudiantes más avanzados.

Para dar cabida a los diferentes usos potenciales, o usuarios de este libro, los capítulos se titulan solo por el síntoma de presentación discutido en ese capítulo. Esto permite al estudiante trabajar en su razonamiento clínico a medida que resuelve cada caso, en lugar de conocer el diagnóstico desde el principio. Sin embargo, también hay una lista de las enfermedades tratadas, así como un índice exhaustivo para facilitar la búsqueda de la información deseada.

Agradecimientos

Estamos muy agradecidos con Zeynep Gromley, PhD; Naomi Schlesinger, MD, y Susan S. Brooks, MD, que revisaron y comentaron varios capítulos. También estamos en deuda con la editorial Wolters Kluwer por reconocer nuestra visión y darnos la oportunidad de llevar a cabo este proyecto. Nuestro agradecimiento especial a Lindsey Porambo y Crystal Taylor, nuestras editoras de adquisiciones; Andrea Vosburgh, nuestra editora de desarrollo independiente; Deborah Bordeaux, nuestra editora de desarrollo; Varshaanaa Muralidharan, nuestra coordinadora editorial; Bridgett Dougherty, nuestra directora de proyectos de producción; Steve Druding, nuestro diseñador, y Gayathri Govindarajan, nuestro director de proyectos en Straive, por su asistencia editorial, orientación y paciencia.

Contenido

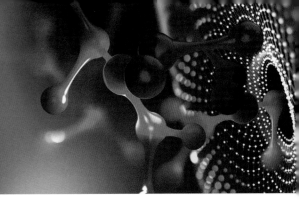

CAPÍTULO 1

Disnea

OBJETIVOS DE APRENDIZAJE

1. Interpretar los signos y síntomas clínicos para formular un diagnóstico diferencial de la disnea.

2. Describir cómo la pérdida de capacidad de transporte de oxígeno puede ser uno de los factores que contribuyen a la falta de aire.

3. Discutir los vínculos entre el cuadro clínico, la bioquímica y la fisiopatología de diversas causas de anemia.

4. Mencionar ejemplos de 1) mal plegamiento de proteínas, 2) falla en la producción de NADPH en el glóbulo rojo, 3) falla en la transmetilación y 4) desequilibrio en la saturación de oxígeno que conducen a estos síndromes de anemia.

5. Determinar qué mediciones de laboratorio debe solicitar para apoyar su diagnóstico.

INTRODUCCIÓN

La falta de aire, también conocida como disnea, es una de las causas más frecuentes de visita a los servicios de urgencias. Sin embargo, se trata de una experiencia subjetiva que puede describirse como una respiración esforzada, una sensación de ahogo o falta de aire. Casi dos tercios de los casos de disnea se deben a problemas cardiacos y pulmonares. Otras causas de disnea son los trastornos hematológicos como la anemia, los trastornos metabólicos que provocan trastornos ácido-base como la altitud, la medicación, las infecciones, las ingestiones tóxicas, las causas psicológicas, el desacondicionamiento físico y otras. En la mayoría de los casos, las causas de la disnea pueden descubrirse durante la exploración física; el resto puede requerir un seguimiento posterior con pruebas específicas. La disnea puede tener su causa en muchas afecciones subyacentes diferentes, algunas de las cuales aparecen de forma aguda y pueden poner en peligro la vida (p. ej., embolia pulmonar, infarto agudo de miocardio). Por lo tanto, la evaluación rápida y los estudios diagnósticos específicos son de vital importancia. El diagnóstico diferencial de la disnea puede ser bastante desalentador, como se ilustra en la figura 1-1. En este capítulo nos centraremos en los trastornos hematológicos y metabólicos, y relacionaremos la bioquímica, la patología y la presentación clínica. La etiología de la disnea se discute con más detalle en cada caso. Lea el caso, evalúelo con sus conocimientos y acote el diagnóstico diferencial.

CASO 1.1

Una mujer de 77 años acude a la consulta por un aumento de la disnea de esfuerzo y de la disnea respiratoria, que han empeorado en los últimos 3 meses. Tiene dificultades para realizar sus actividades cotidianas. Afirma que se despierta por la noche con una ligera falta de aire y que debe dormir con dos almohadas para estar cómoda. No tiene tos ni producción de esputo ni dolor torácico. No tiene fiebre. Su peso ha sido constante y su apetito es normal. Ha estado notablemente sana, tomando solo un suplemento de calcio y vitamina D a diario. Sin embargo, vive sola y su dieta se ha vuelto muy limitada y consiste en comidas envasadas, arroz y té. No tiene apoyo familiar y afirma que últimamente se siente ligeramente deprimida. No fuma y es maestra jubilada.

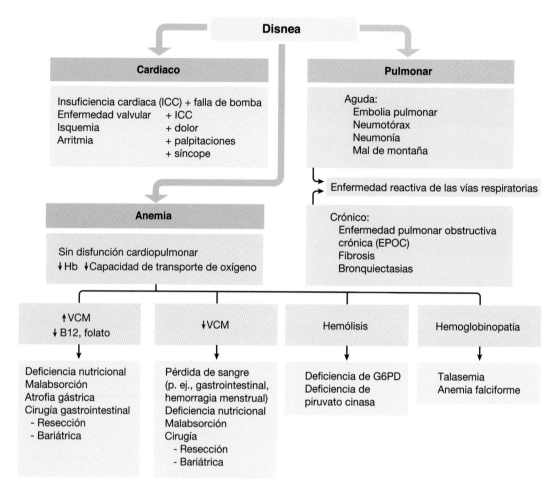

FIGURA 1-1 Esquema de la disnea o dificultad respiratoria.

La exploración física muestra a la paciente delgada, pálida y con un afecto más bien plano. Las constantes vitales son normales, salvo una frecuencia cardiaca en reposo de 98 latidos/min y una frecuencia respiratoria de 18 respiraciones/min. En la exploración física destaca el adelgazamiento del pelo canoso y la palidez de la conjuntiva. Hay una leve atrofia muscular interósea y temporal. No hay hipocratismo ni cianosis. Se observa una glositis leve. No hay distensión venosa yugular. El tórax presenta un diámetro anteroposterior normal. La percusión y la auscultación son normales. Se observa el punto de máximo impulso (PMI) en el 5.° espacio intercostal en la línea medioclavicular. Los ruidos cardiacos son normales por completo. No se observan soplos ni ruidos adicionales. El hígado y el bazo son normales a la palpación. El tacto rectal es normal. La prueba de sangre oculta en heces es negativa. No hay edema ni en la zona presacra ni en las extremidades. Los pulsos periféricos son normales. Su estado mental es normal excepto por una leve depresión. Los nervios craneales están intactos en la exploración neurológica. La fuerza motora es globalmente pobre y hay disminución de la sensibilidad en las extremidades inferiores. Hay ligera disminución de los reflejos en las extremidades inferiores. Se observan dificultades de equilibrio y de marcha, y la prueba de Romberg es anormal.

TÉRMINOS CLAVE Y DEFINICIONES

Acropaquia. Se muestra en la figura 1-2 y se relaciona con insuficiencia cardiaca, enfisema y neoplasia; en raras ocasiones, puede ser idiopático.

ADE. Medida de la variación de tamaño y volumen de los hematíes.

BHC (biometría hemática completa). La BHC incluye la hemoglobina (Hb), el hematocrito (Hct), el volumen corpuscular medio (VCM), la hemoglobina corpuscular media (HCM), la concentración de hemoglobina corpuscular media (CHCM), el ancho de distribución eritrocitaria (ADE), el recuento de leucocitos y el recuento de plaquetas.

CHCM. Concentración media de hemoglobina en un eritrocito.

Cianosis. Alta de oxigenación que provoca una coloración azulada de la piel.

Disnea. Dificultad para respirar con sensación de falta de aire o asfixia que estimula a la paciente a respirar con más rapidez.

Glositis. Inflamación de la lengua que provoca un aspecto liso y brillante.

Grávida 2 para 2. Dos embarazos con parto de dos niños.

Hb. Cantidad de hemoglobina en un volumen de sangre.

Hct. Porcentaje del volumen sanguíneo compuesto por eritrocitos.

HEENT. Abreviatura utilizada para designar la parte de la exploración física que afecta a la cabeza, oídos, ojos, nariz y garganta.

Hemocultivo. Análisis de la materia fecal para detectar "sangre oculta" presente pero no visible a simple vista.

Índice de reticulocitos. Mide la cantidad de eritrocitos inmaduros en circulación, expresada como porcentaje del recuento total de estas células.

MCH. Cantidad de hemoglobina por eritrocitos.

Músculos interóseos de la mano. Los que se ubican junto a los huesos metacarpianos, que ayudan a controlar los dedos.

PMI. Abreviatura de punto de máximo impulso. Indica la localización en la que el impulso cardiaco puede palparse mejor en la pared torácica. El PMI normal suele estar situado dentro del punto medio clavicular en el 5.° espacio intercostal. Por lo general, se trata del ápex del corazón. Los hallazgos anormales pueden indicar una disfunción cardiovascular.

Prueba de Romberg. El paciente se pone de pie con los pies juntos y cierra los ojos para eliminar ese mecanismo corrector. Si el paciente se ladea o pierde el equilibrio, sugiere una enfermedad en las astas posteriores de la médula espinal.

VCM. Tamaño medio de los eritrocitos.

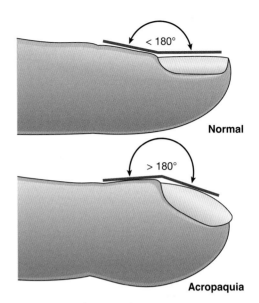

FIGURA 1-2 Acropaquia.

Impresión clínica

PREGUNTA: ¿qué opina sobre un diagnóstico diferencial basado en la información presentada hasta ahora?

RESPUESTA: en esta paciente, que presenta dificultad respiratoria (DR) y disnea de esfuerzo, nos inclinaríamos, desde luego, por una etiología pulmonar o cardiaca. Esto se basa solo en la probabilidad estadística en un individuo de edad avanzada. Sin embargo, hay una clara falta de evidencia tanto en la historia clínica como en el examen físico para apoyar cualquiera de los dos diagnósticos, en este caso.

Pensemos primero en este caso como si pudiera estar en juego una etiología pulmonar. El daño o la pérdida de parénquima pulmonar debidos a procesos inflamatorios crónicos como la enfermedad pulmonar obstructiva crónica (enfisema), la neumonitis o la infección (neumonía/bronquiectasia) provocarán una pérdida de transferencia de oxígeno a nivel de los alvéolos y se presentarán con algunos hallazgos en la exploración física. Se espera que la enfermedad reactiva de las vías respiratorias sea intermitente, pero también recurrente, y es más que probable que se presente a una edad mucho más temprana. Sin embargo, en este momento no puede excluirse un proceso patológico crónico aún no definido que dé lugar a fibrosis pulmonar. La ausencia de antecedentes de tabaquismo, exposición laboral o sugerencia de infección aguda o crónica, combinada con una exploración física normal de los pulmones, desaconseja que los pulmones sean la causa de esta DR. La embolia pulmonar aguda suele anunciarse por un inicio más abrupto y devastador, y parece menos probable, y no hay hallazgos como enfermedad venosa en las extremidades inferiores en la exploración física. Las lluvias de pequeños émbolos a lo largo del tiempo desencadenadas por una coagulopatía hereditaria se habrían manifestado con toda probabilidad mucho antes de sus 77 años de vida. Un fenómeno tromboembólico impulsado por una neoplasia oculta que se presenta como un posible defecto de ventilación-perfusión no puede excluirse en su totalidad por el momento.

Considere a continuación una causa cardiaca para la DR. La descompensación del músculo cardiaco debida a una falla de la bomba (miocardio) o a una válvula dañada y permeable podría ser nuestra siguiente mejor idea. Una vez más, la isquemia aguda debida a la obstrucción de la arteria coronaria parece poco probable debido a la cronicidad del caso. No hay hallazgos en el examen físico que sugieran insuficiencia cardiaca debida a disfunción de la válvula cardiaca o daño muscular en ninguno de los ventrículos. Además, la ausencia de cianosis, acropaquias y edema desaconsejan la disfunción pulmonar o cardiaca como la causa en este caso. Con poco para apoyar una etiología cardiopulmonar, debemos buscar una explicación alternativa para el paciente con DR progresiva y disnea de esfuerzo. Observamos que nuestra paciente está pálida, de aspecto enfermizo, algo desnutrida y tiene hallazgos neurológicos que sugieren una lesión en las astas posteriores de la médula espinal o cambios neuropáticos periféricos, como se evidencia por la alteración de la marcha. Además, parece un poco deprimida, lo que podría explicarse por sus circunstancias de vida actuales, así como por deficiencias nutricionales. Así que nos hacemos la pregunta: ¿esta paciente tiene una anemia tan profunda que su falta de capacidad de transporte de oxígeno se debe, de hecho, a una pérdida de eritrocitos o glóbulos rojos (GR)? Si es así, ¿por qué ocurre esto?

PREGUNTA: ¿qué estudios de laboratorio o de imagen podrían ayudar a aclarar mejor el diagnóstico?

RESPUESTA: se solicita una radiografía de tórax y un electrocardiograma, y ambos están dentro de los límites normales, lo que ayuda a descartar una etiología cardiopulmonar. Sin solicitar ninguna prueba sofisticada o costosa, una biometría hemática completa (BHC) nos diría mucho (tabla 1-1).

TABLA 1-1 Caso 1.1. Datos de laboratorio de una mujer de 77 años que acudió a la consulta con dificultad respiratoria y disnea de esfuerzo crecientes

Prueba (unidades)	Paciente	Intervalo de referencia
Leucocitos (/µL)	7 700	4 500-11 000
Hb (g/dL)	6.6	12-16
Hct (%)	19	36-47
VCM (fL)	107	80-100
MCH (picogramos)	39.6	25.4-34.6
CHCM (g/dL)	34.7	31-36
ADE (%)	15.4	10.8-14.5
Recuento de plaquetas (/L)	400×10^9	150-400×10^9
Índice de reticulocitos (%)	0.2	0.5-1.5

PREGUNTA: ¿cómo influye esta información en su diagnóstico diferencial?

RESPUESTA: con base en estos datos, se ubicó en primer lugar el diagnóstico de anemia profunda como causa de la DR de nuestra paciente. De particular interés en el análisis de BHC es su volumen corpuscular medio (VCM) de 107 fL indicando una macrocitosis también. Veremos el frotis periférico dentro de un momento.

PREGUNTA: ¿qué otras pruebas podrían ser útiles para apoyar nuestro diagnóstico de trabajo?

RESPUESTA: se solicitan las concentraciones totales de proteínas y albúmina, electrolitos, función renal y pruebas de función hepática, además de un análisis de orina. Los resultados muestran una disminución de los niveles de proteínas totales y albúmina, lo que apoya un posible estado de malnutrición o malabsorción como factor contribuyente. Los electrolitos, la función renal y la química hepática, así como los resultados del análisis de orina, son normales. Echemos un vistazo al frotis periférico (fig. 1-3). Hay menos células de lo normal, y también son más grandes de lo normal. Además, la célula polimorfonuclear, un tipo de glóbulo blanco del frotis, tiene más lóbulos (8) que el número de lóbulos (2-5) de los leucocitos normales. Estos hallazgos indican una anemia macrocítica debida a una carencia de folato o de vitamina B_{12}.

A continuación, debemos pensar en la razón de la posible deficiencia de vitamina B_{12} o folato en nuestra paciente. Su ingesta dietética parece

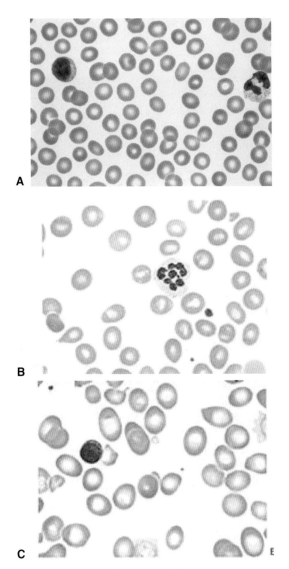

A

B

C   E

FIGURA 1-3 Hemograma periférico.
A. Hemograma periférico normal que muestra
un linfocito (*izquierda*) y un granulocito (*derecha*).
B. Granulocitos hipersegmentados en la anemia
megaloblástica. **C.** Anemia megaloblástica. En
comparación con un linfocito normal (*célula púrpura*),
muchos de los eritrocitos de esta imagen son grandes
(macrocíticos), de forma redonda a ovalada y carecen
de policromasia. **B, C.** Estos son hallazgos típicos de
la anemia megaloblástica como la que se observa en
B$_{12}$ o la deficiencia de folato. (**A.** Reproducida de Lipton
JF, Vigorita VJ. Bone manifestations of hematologic
disorders and small cell tumors. En: Vincent VJ,
Ghelman B, Minz D, eds. *Orthopaedic Pathology*. 3ª
ed. Wolters Kluwer; 2016; **B, C.** Reproducida de Means
RT Jr, Glader B: Anemia. general considerations.. En:
Greer JP, Arber DA, Glader B, et al., eds. *Wintrobe's
Clinical Hematology*. 12th ed. Lippincott Williams &
Wilkins; 2014.)

deficiente en estos nutrientes vitales y las restricciones de su estilo de vida pueden desempeñar un papel importante en su deficiente ingesta nutricional. Sin embargo, ¿podría haber una razón adicional para la malabsorción de vitamina B$_{12}$ en esta adulta mayor, es decir, la gastritis atrófica? La gastritis atrófica tiene dos causas principales. Puede deberse a una infección crónica por *Helicobacter pylori* (*H. pylori*), que es un hallazgo común, o a un mecanismo autoinmune que es poco común pero que se encuentra con más frecuencia en este grupo demográfico.

La lesión de la mucosa causada por la infección de *H. pylori* suele predominar en el antro gástrico. La afectación suele caracterizarse por la formación de úlceras o cambios inflamatorios, y la principal manifestación clínica es el dolor epigástrico. Si la infección se extiende al cuerpo y al cardias del estómago, lo hace en forma de parches esporádicos (fig. 1-4).

La infección crónica por *H. pylori* conduce a una alteración más permanente de la mucosa con pérdida final de las células parietales y sustitución por mucosa de tipo "intestinal" y fibrosis. La pérdida gradual de células parietales provoca una disminución de la producción de ácido y pepsina. En consecuencia, con la aclorhidria (ausencia de producción de ácido), se interrumpe el bucle de retroalimentación sobre la producción de gastrina. Por lo tanto, veremos un aumento de los niveles de gastrina y una estimulación de las células tipo enterocromafines (ECF).

Por el contrario, la gastritis autoinmune afecta principalmente al cardias y al *fundus*, pero no al antro (fig. 1-4); es una enfermedad con predominio en los adultos mayores y por ello la consideramos en este caso. La gastritis autoinmune se relaciona con la formación de anticuerpos contra el factor intrínseco o la célula parietal. A medida que progresa la destrucción autoinmune de la célula parietal, se desarrolla como resultado la aclorhidria. Como resultado de esta aclorhidria, de nuevo la gastrina sérica estará elevada de manera notoria debido a la interrupción del bucle de retroalimentación negativa del ácido sobre la producción de gastrina. Para corroborar este diagnóstico, solicitamos un nivel de gastrina sérica y una prueba para el factor intrínseco y los anticuerpos de las células parietales.

Los resultados de las pruebas de laboratorio muestran una gastrina sérica elevada de modo notable, así como anticuerpos anticélulas parietales y niveles bajos de factor intrínseco. Ahora tenemos apoyo para nuestra suposición de que la

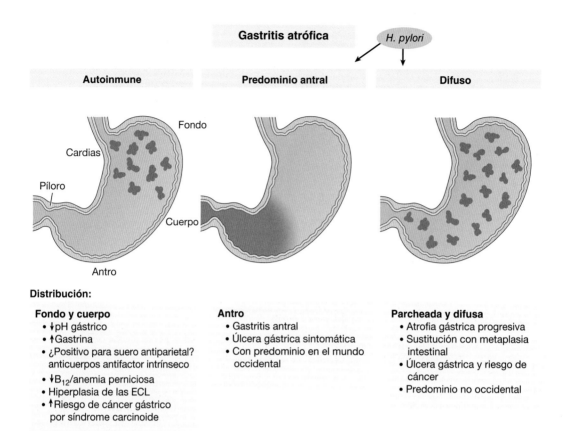

FIGURA 1-4 Patrones de gastritis atrófica que contrastan la enfermedad inducida por autoinmunidad y la inducida por *H. pylori*. ECL, células similares a las enterocromafines.

gastritis autoinmune es un factor adicional que contribuye a la anemia megaloblástica en esta paciente.

Existe una mayor incidencia de carcinoma gástrico tanto en la gastritis autoinmune como en la gastritis crónica inducida por *H. pylori*. Por lo tanto, sería valioso en extremo tener una visión directa de la mucosa gástrica y una biopsia. En consecuencia, recomendamos una endoscopia gastrointestinal superior. Se realiza la endoscopia y el aspecto visual sugiere un revestimiento atrófico de la mucosa, pero no revela ninguna sugerencia de malignidad. Las biopsias de la mucosa apoyan nuestra sospecha de mucosa atrófica (fig. 1-5).

Por último, se determina que los niveles séricos de vitamina B_{12} y folato son bajos. Dado que el ensayo de medición de la vitamina B_{12} sérica tiene una sensibilidad y especificidad muy variables, solicitamos un nivel de ácido metilmalónico para apoyar esta posibilidad, el cual se encuentra muy elevado.

Correlaciones con ciencias básicas

Veamos la bioquímica subyacente a la anemia macrocítica y el papel de la prueba del ácido metilmalónico para apoyar nuestro diagnóstico. Para ello, demos un paso atrás y analicemos el papel de la vitamina B_{12} y el folato en la eritropoyesis.

PREGUNTA: ¿qué papel desempeñan el folato y la vitamina B_{12} en la formación del ADN y de determinados aminoácidos?

RESPUESTA: la eritropoyesis (es decir, la formación de glóbulos rojos) es un proceso estrechamente regulado. La vida media de un eritrocito humano normal es de unos 120 días. Por lo tanto, estos se dividen con rapidez en comparación con muchos otros tipos de células y son en especial sensibles a los factores que inhiben la síntesis de ADN. El folato y la vitamina B_{12} son vitaminas hidrosolubles importantes para la síntesis de ADN

Atrofia de la mucosa gástrica

Metaplasia intestinal
Células caliciformes

Reacción inflamatoria

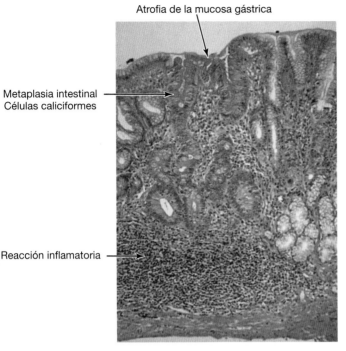

FIGURA 1-5 Gastritis atrófica de la glándula antral. Gran parte de la mucosa ha sido sustituida (dos tercios izquierdos) por metaplasia intestinal y células inflamatorias en la lámina propia. Las células caliciformes se tiñen de azul en esta tinción H&E-Alcian azul, pH 2.5. Solo quedan algunas glándulas mucosas antrales residuales en el extremo derecho de la imagen. (De Riddell R, Jain D, Bernstein CN, Guha S. *Lewin, Weinstein, and Riddell's Gastrointestinal Pathology and Its Clinical Implications.* 2ª ed., Lippincott Williams & Wilkins. Lippincott Williams & Wilkins; 2014, figura 13-27A.)

y ARN, así como de varios aminoácidos, a través de un proceso denominado metabolismo de un solo carbono o transmetilación. El tetrahidrofolato (THF), la forma activa del folato, se metila y funciona como portador de un solo carbono en varios estados redox para muchas reacciones, incluida la formación de la estructura de base cíclica de las purinas y la metilación del dUMP para formar dTMP. Por lo tanto, una deficiencia de folato constituye la base de una síntesis de ADN deficiente que conduce a la anemia megaloblástica. Debido al deterioro de la síntesis de ADN, el ciclo celular se bloquea y no puede entrar en mitosis. La continuación del crecimiento celular y de la síntesis de hemoglobina en ausencia de división celular conduce a un aumento del tamaño de los eritrocitos (macrocitosis) con una producción normal de hemoglobina (normocrómica).

PREGUNTA: ¿por qué la carencia de vitamina B_{12} provoca anemia?

RESPUESTA: aunque las distintas formas oxidadas del metiltetrahidrofolato (MTHF) pueden intercambiarse con facilidad entre sí, la forma más reducida, el 5-MTHF, es la más estable. Como tal, el 5-MTHF no puede oxidarse de nuevo a las otras formas de MTHF y es necesario eliminar el grupo metilo para convertirlo de nuevo en THF. La vitamina B_{12}, también conocida como cobalamina, es necesaria para esta reacción, formando metil-coba-

lamina. A continuación, la metilcobalamina transfiere el grupo metilo a la homocisteína para formar metionina mediante la enzima metionina sintasa (fig. 1-6). Por lo tanto, una deficiencia de vitamina B_{12} impide la conversión de 5-MTHF en THF. Esto se conoce como la trampa del folato porque la deficiencia de vitamina B_{12} conduce a una deficiencia funcional de folato al atrapar el folato en su forma reducida de metilo, 5-MTHF, lo que conduce a una inhibición de la síntesis de ADN.

PREGUNTA: ¿cómo puede provocar daños neurológicos la carencia de vitamina B_{12}?

RESPUESTA: existen varias hipótesis sobre los daños neurológicos causados por la carencia de vitamina B_{12}. La vitamina B_{12} solo es necesaria para dos reacciones en los seres humanos. Una es la reacción que ya se comentó en párrafos anteriores; la otra es cuando actúa como cofactor de la enzima metilmalonil CoA mutasa, que convierte la metilmalonil CoA en succinil CoA (fig. 1-7). La deficiencia de vitamina B_{12}, o las mutaciones en el gen de la metilmalonil CoA mutasa, provocan la acumulación de ácido metilmalónico, y ambas dan lugar a síntomas neurológicos.

La carencia de vitamina B_{12} también puede provocar una disminución de la síntesis de *S*-adenosilmetionina (SAM) a partir de la metionina. La SAM es un importante donante de metilo para la síntesis y mantenimiento de mielina y también

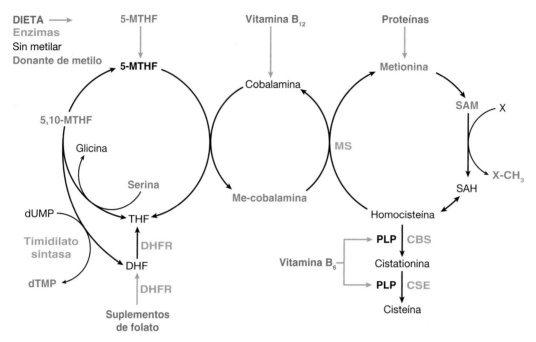

FIGURA 1-6 Metabolismo de un solo carbono. La metionina se sintetiza a partir de la homocisteína en una reacción de transmetilación mediante una reacción escalonada por la enzima metionina sintasa (MS). El grupo metilo del metiltetrahidrofolato se transfiere a la cobalamina (vitamina B_{12}) para formar metilcobalamina. A su vez, la metilcobalamina transfiere el grupo metilo a la homocisteína para formar metionina. Esta reacción cumple dos objetivos: la regeneración del tetrahidrofolato (THF) y la acumulación de S-adenosilmetionina (SAM). 5-MTHF, 5-metiltetrahidrofolato; 5,10-metilentetrahidrofolato; DHFR, dihidrofolato reductasa; PLP, piridoxal fosfato; CBS, cistationina beta-sintasa; CSE, cistationasa.

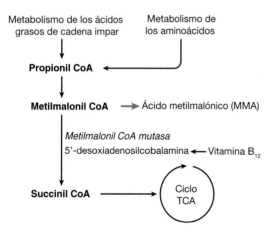

FIGURA 1-7 La vitamina B_{12} es un cofactor de la L-metilmalonil CoA mutasa. Esta enzima y la metionina sintasa son las dos únicas enzimas que requieren vitamina B_{12} para su actividad. La deficiencia de vitamina B_{12} conduce a la acumulación de metilmalonil CoA, que se convierte en ácido metilmalónico (MMA).

para la síntesis de varios neurotransmisores como la serotonina, la norepinefrina y la dopamina. Por lo tanto, la implicación de la SAM en estas reacciones también puede explicar algunas de las manifestaciones neurológicas debidas a la deficiencia de vitamina B_{12}.

Así pues, la medición de los niveles de ácido metilmalónico puede ser una mejor herramienta de diagnóstico de la vitamina B_{12} que midiendo los niveles de vitamina B_{12} y puede distinguir una deficiencia de vitamina B_{12} de una deficiencia de folato. Aunque los síntomas hematológicos de la deficiencia de folato o de vitamina B_{12} son reversibles con la administración de suplementos de folato, esto puede enmascarar una deficiencia de vitamina B_{12} y puede provocar daños neurológicos irreversibles si la deficiencia se prolonga. Por lo tanto, a los pacientes con anemia megaloblástica se les debe administrar tanto ácido fólico como vitamina B_{12} para corregir la situación o se deben medir los niveles de ácido metilmalónico para descartar una deficiencia de vitamina B_{12}.

PREGUNTA: ¿cuál es el mecanismo de absorción de la vitamina B_{12}?

RESPUESTA: la digestión y absorción de la vitamina B_{12} son únicas (fig. 1-8). La vitamina B_{12} se encuentra en productos de origen animal y se acumula principalmente en el hígado de los animales. Una proteína conocida como proteína R (también conocida como haptocorrina) es liberada por las glándulas salivales en respuesta a la ingestión de alimentos y se une a la vitamina B_{12} libre. La función de esta proteína R es evitar que esta vitamina sensible a los ácidos se degrade en el estómago.

Al mismo tiempo, el factor intrínseco (FI) se libera de las células parietales del estómago y se une al complejo de vitamina B_{12}: proteína R. A medida que el FI y la vitamina B_{12} unida a la proteína R pasan al duodeno, las enzimas pancreáticas escinden la proteína R, lo que permite que la vitamina B_{12} se una de preferencia al FI. En el íleon, los receptores IF permiten la absorción del complejo de vitamina B_{12}-FI. En las células epiteliales del íleon, la vitamina B_{12} se disocia del FI y se libera a la circulación hepática, lo que permite que se acumule en el hígado. La vitamina B_{12} se secreta en la bilis y se vuelve a absorber con eficacia a través de la circulación enterohepática (fig. 1-8). Por lo tanto, el cuerpo humano almacena vitamina B_{12} en el hígado en cantidades suficientes para durar varios años.

PREGUNTA: ¿cuáles son algunas manifestaciones de la carencia de vitamina B_{12}?

RESPUESTA: en adultos sanos, la deficiencia de vitamina B_{12} es poco común debido principalmente a su almacenamiento en el hígado. Sin embargo, en las personas de edad avanzada, la carencia de vitamina B_{12} puede ser más frecuente debido a una dieta inadecuada o al desarrollo de defectos de absorción. La deficiencia de vitamina B_{12} se desarrolla por varias razones. En los veganos, se produce debido a la ausencia de productos animales en la dieta y, por lo tanto, a un suministro inadecuado. Del mismo modo, en los adultos mayores, así como en otras personas con riesgo socioeconómico y falta de acceso a una nutrición adecuada, las dietas serán deficientes en folato y vitamina B_{12}. Como ya se comentó, la digestión y absorción de la vitamina B_{12} son bastante complejas; por lo tanto, una alteración en cualquiera de esas fases de su proceso digestivo y de absorción puede conducir a una deficiencia de vitamina B_{12}. Como en el caso que aquí se presenta, además de la deprivación nutricional debemos considerar en el diagnóstico diferencial la gastritis

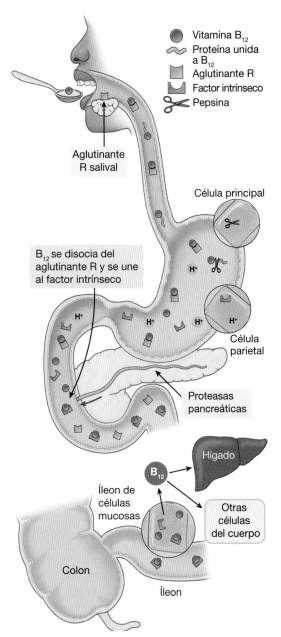

FIGURA 1-8 Absorción de la vitamina B_{12}. Las células parietales del estómago liberan factor intrínseco (FI). Tanto la vitamina B_{12} como el FI llegan al duodeno. En el intestino delgado, la vitamina B_{12} se une al FI. En el íleon, el complejo de vitamina B_{12}/FI es absorbido por el enterocito en este punto del intestino delgado. La mayor parte de la vitamina B_{12} que se absorbe se almacena en el hígado y el resto se distribuye a otros tejidos.

autoinmune. En esta entidad, la destrucción de las células parietales gástricas esenciales para la síntesis del factor intrínseco, así como la secreción de

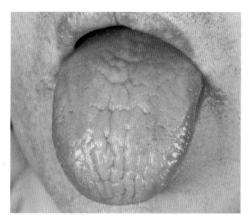

FIGURA 1-9 Aspecto de la lengua en la deficiencia de vitamina B_{12} debida a glositis atrófica. Tiene un aspecto rojo carnoso liso debido a la pérdida de papilas. (De Weber J, Kelley JH. *Health Assessment in Nursing.* 4th ed. Wolters Kluwer Health; 2010, figura 17-7 sin numerar.)

iones hidrógeno en el estómago, darán lugar a una anemia perniciosa. Por último, otras causas de deficiencia de vitamina B_{12} por malabsorción son 1) el uso excesivo de antiácidos e inhibidores de la bomba de protones, 2) la cirugía de derivación bariátrica y 3) la enfermedad o extirpación quirúrgica del íleon terminal, como ocurre en la enfermedad de Crohn.

La malabsorción de vitamina B_{12} debida a cualquiera de estas situaciones provoca anemia megaloblástica. Observando un frotis de sangre periférica, nótese macrocitosis, núcleos inmaduros e hipersegmentación en los granulocitos. Esto se debe a la inhibición de la síntesis de ADN, que provoca una disincronía entre la maduración del citoplasma y la de los núcleos, lo que da lugar a una eritropoyesis ineficaz. Los síntomas neurológicos incluyen parestesias simétricas o entumecimiento/hormigueo en manos y pies, y problemas de la marcha. También puede observarse glositis atrófica con lengua roja dolorosa, lisa y carnosa (fig. 1-9). Además de la anemia profunda que explica los síntomas de presentación en nuestro paciente, ahora podemos ver que la formación anormal de mielina proporciona una explicación para los hallazgos neuropáticos.

Resolución del caso

El médico recomienda un régimen de terapia sustitutiva con inyecciones de cobalamina (B_{12}) y folato oral. Se hacen arreglos a través del servicio social para mejorar la dieta de la paciente. Durante los 6 meses siguientes, su anemia mejora. Hay una mejora modesta pero no completa de su marcha y equilibrio, pero quedan algunos trastornos residuales. La fisioterapia es muy útil en este caso. Como la paciente nunca se había sometido a un examen colonoscópico, da su consentimiento cuando se estabiliza clínicamente y es seguro proceder. Se extirpan dos pólipos de 1 cm del colon sigmoide, que son adenomas benignos. En general, la paciente ha mejorado de modo notable.

Conceptos de alto rendimiento

1. No todas las dificultades respiratorias tienen una etiología cardiopulmonar.
2. El tetrahidrofolato se sintetiza a partir del 5-metiltetrafolato mediante la transferencia de un grupo metilo a la homocisteína a través de la cobalamina. En este proceso, la metionina se forma a partir de la homocisteína mediante la metionina sintasa, una enzima dependiente de la vitamina B_{12}.
3. La deficiencia de vitamina B_{12} puede crear una deficiencia concomitante de folato al atrapar el folato en su forma reducida de metilo.
4. La vitamina B_{12} también es necesaria para convertir el metilmalonil CoA en succinil CoA, lo cual facilita su entrada al ciclo del ácido cítrico. Esto ocurre en la mitocondria.
5. La macrocitosis observada en el frotis periférico sugiere vitamina B_{12} o deficiencia de folato. Sin embargo, otras causas de macrocitosis incluyen enfermedades hepáticas, alcoholismo y fármacos (agentes quimioterapéuticos, antivirales, antibióticos).
6. La anemia macrocítica y los síntomas neurológicos sugieren deficiencia de vitamina B_{12}.
7. Los niveles séricos de vitamina B_{12} utilizados como confirmación diagnóstica pueden ser poco fiables.
8. Un nivel elevado de ácido metilmalónico es un marcador más fiable de la deficiencia de vitamina B_{12}.
9. La anemia perniciosa se debe en específico a una falta de absorción del complejo B_{12} por pérdida del factor intrínseco (FI). La causa de la anemia perniciosa es el ataque autoinmune al FI o a las células parietales que lo producen. La anemia debida a una deficiencia alimentaria de B_{12} no es anemia perniciosa.

10. Los anticuerpos contra la célula parietal y el factor intrínseco, así como un nivel elevado de gastrina sérica, son compatibles con la gastritis autoinmune y pueden provocar anemia perniciosa.
11. La gastritis atrófica suele causarla *H. pylori* y, en raras ocasiones, la gastritis autoinmune. Ambas se relacionan con el adenocarcinoma gástrico.
12. La deficiencia nutricional debe considerarse también una causa primaria de los niveles bajos de vitamina B_{12} y folato.
13. Cualquier cambio estructural/quirúrgico o patológico del estómago y del íleon terminal puede alterar la absorción de la vitamina B_{12}.

CASO 1.2

Una mujer de 44 años presenta una queja de debilidad y dificultad respiratoria. Afirma que, como corredora ávida, suele correr de 3 a 5 millas casi todos los días y que su estado de salud ha sido excelente. Ahora nota que le falta mucho el aire después del primer kilómetro y se ve obligada a parar. No presenta disnea en reposo ni síntomas nocturnos. No hay edemas en las extremidades inferiores. La paciente niega tos o dolor torácico. No hay antecedentes médicos significativos y es grávida 2 para 2. Recientemente, sin embargo, nota periodos menstruales de mayor duración, que pueden ser de hasta 5 días con menstruaciones frecuentemente abundantes. Come muy poca carne y sus únicos suplementos dietéticos son calcio y vitamina D de venta libre, así como ibuprofeno "bastante frecuente" después de hacer ejercicio. Su padre tuvo cáncer de colon a los 56 años.

La exploración física revela a una mujer de aspecto saludable, bien alimentada y sin problemas. Sus constantes vitales son normales, con un pulso en reposo de 80 latidos/min y regular. Los hallazgos físicos positivos destacables son la palidez de la conjuntiva y del lecho ungueal, un soplo sistólico suave (grado II/VI) en la base y dos exámenes de heces con sangre oculta positiva (realizados cuando no puede haber contaminación cruzada por sangrado menstrual).

TÉRMINOS CLAVE Y DEFINICIONES

Prueba de sangre oculta en heces (SOH o sangre oculta). Detecta sangre oculta en las heces; se utiliza habitualmente para el cribado del cáncer colorrectal.

Oculto. No visible a los ojos, pero detectable mediante pruebas químicas.

Impresión clínica

PREGUNTA: ¿qué opina sobre un diagnóstico diferencial que se basa en la información anterior?

RESPUESTA: en esta mujer, relativamente joven, que ha gozado de excelente salud hasta la aparición de los síntomas actuales, observamos la ausencia de síntomas cardiopulmonares y de hallazgos físicos que apoyen la DR causada por un trastorno del cardiaco o pulmonar. La pérdida excesiva de sangre menstrual, la palidez del lecho ungueal y de la conjuntiva que se observa en la exploración física, junto con el resultado positivo de la prueba de sangre oculta en heces, sugieren anemia con posible pérdida crónica de sangre gastrointestinal como etiología primaria. La anemia, y en particular la anemia ferropénica, pasa a primer plano. Un familiar de primera generación con cáncer de colon aumenta nuestra preocupación. Se solicita una biometría hemática completa, un perfil químico y estudios de hierro. Los resultados se muestran en la tabla 1-2.

El médico recomienda una dieta que contenga más hierro (verduras de color verde oscuro), así como un suplemento que contenga hierro y vitamina C. Se recomienda una colonoscopia sobre la base de su prueba de sangre oculta en heces

TABLA 1-2 Caso 1.2. Hallazgos analíticos de una mujer de 44 años que presenta debilidad y dificultad respiratoria

Prueba (unidades)	Paciente	Intervalo de referencia
GB (/μL)	7 500	4 500-11 000
Hb (g/dL)	7.4	12-16
Hct (%)	24.3	36-47
VCM (fL)	74	80-100
HCM (picogramos)	23	25.4-34.6
CHCM (g/dL)	30.4	31-36
ADE (%)	17.4	10.8-14.5
Recuento de plaquetas (/L)	410×10^9	$150\text{-}400 \times 10^9$
TIBC (microgramos/dL)	441	255-400
Saturación de transferrina (%)	10	15-50
Ferritina (ng/mL)	7	12-150
Hierro sérico (μg/dL)	10	50-170

positiva y los antecedentes familiares de cáncer de colon de primera generación.

PREGUNTA: ¿qué otros factores, además de la hemorragia menstrual intensa, pueden provocar los síntomas de la paciente?

RESPUESTA: aunque se nos presenta un caso bastante sencillo de deficiencia de hierro en una mujer que menstrúa, el error obvio sería suponer que esto explica por completo la deficiencia de hierro. La edad relativamente joven de nuestra paciente, combinada con un historial de pérdidas de sangre menstruales, podría llevarnos a una respuesta simple y podríamos entonces suponer (de manera errónea) que la reposición de hierro en la dieta resolvería el problema. Sin embargo, la suplementación con hierro puede enmascarar cualquier otra patología subyacente. De hecho, el examen de las heces en busca de sangre oculta debe realizarse cuando la paciente no está menstruando, para evitar la contaminación cruzada y un resultado falso positivo, con el fin de descartar una segunda causa, a saber, una hemorragia gastrointestinal.

Recordemos también que nuestra paciente es una ávida consumidora del fármaco antiinflamatorio no esteroide (AINE) ibuprofeno para aliviar el dolor musculoesquelético, lo que añade un factor adicional de pérdida de sangre gastrointestinal (ulceración y gastritis inducidas por AINE). Además, las actuales directrices de cribado del cáncer de colon harían necesario un examen colonoscópico, ya que tiene un familiar de primera generación (padre) con cáncer de colon y es mayor de 40 años.

Correlaciones con ciencias básicas

PREGUNTA: ¿cuál es la estructura y la función de los glóbulos rojos o eritrocitos (GR) y la hemoglobina?

RESPUESTA: los GR maduros carecen de organelos. Un GR típico contiene más de 600 millones de moléculas de hemoglobina (Hb). Estas células también contienen las enzimas esenciales necesarias para mantener las actividades metabólicas de los GR durante su vida útil de ~120 días. La estructura especial del citoesqueleto de los GR proporciona a estas células la forma de disco bicóncavo flexible (fig. 1-10A). Dado que los GR maduros no pueden dividirse, las células senescentes se eliminan de la circulación mediante fagocitosis, acción que efectúan, de manera primordial, los macrófagos del bazo, así como del hígado y la médula ósea (sistema reticuloendotelial).

Existen varias formas de hemoglobina, siendo la más común la hemoglobina A (Hb A). La Hb A es una proteína tetramérica con cuatro cadenas polipeptídicas: 2α subunidades de globina y 2β subunidades de globina (fig. 1-10B). Un único grupo prostético hemo está unido de forma no

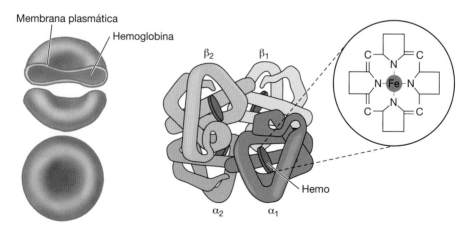

FIGURA 1-10 A. Estructura bicóncava del glóbulo rojo en sección transversal y en vista de superficie lateral. **B.** Molécula de hemoglobina, donde se muestran las cuatro subunidades hemo que contienen hierro (Fe) y su estructura. (De Porth CM, Gaspard K. *Essentials of Pathophysiology: Concepts of Altered Health States.* 4ª. ed. Wolters Kluwer; 2015, figura 13-2.)

covalente a cada subunidad de globina. El hemo es la fracción de la hemoglobina que se une al oxígeno. La molécula de hemo es un anillo de porfirina con un átomo de hierro coordinado en el centro. El átomo de hierro del hemo puede existir en estado de coordinación reducido (ferroso +2) u oxidado (férrico +3), pero solo la forma ferrosa es capaz de unir oxígeno de forma reversible. El hemo de la hemoglobina confiere a los GR su color característico, es decir, rojo en estado oxigenado y púrpura en estado desoxigenado. Veremos la utilidad de comprender esta bioquímica básica del transporte de oxígeno por la hemoglobina cuando analicemos diversos estados patológicos.

PREGUNTA: ¿cómo se produce la anemia microcítica hipocrómica por carencia de hierro?

RESPUESTA: el cuerpo de un adulto medio contiene unos 3-4 g de hierro. La mayor parte del hierro (~70%) está unido al hemo en la hemoglobina de los GR. Dado que el hierro libre es muy tóxico, es necesario secuestrarlo. En la circulación, el hierro se transporta unido a la transferrina y cuando se almacena en el hígado, el bazo y la médula ósea se une a la proteína de almacenamiento ferritina (fig. 1-11).

Cuando la concentración de hierro se vuelve alta de modo anormal en la circulación, el hígado convierte la ferritina en otra proteína de almacenamiento llamada hemosiderina. El almacenamiento del exceso de hierro en hemosiderina protege al organismo de los daños que puede causar el hierro libre. La hemosiderina se encuentra con mayor frecuencia en los macrófagos y es en especial abun-

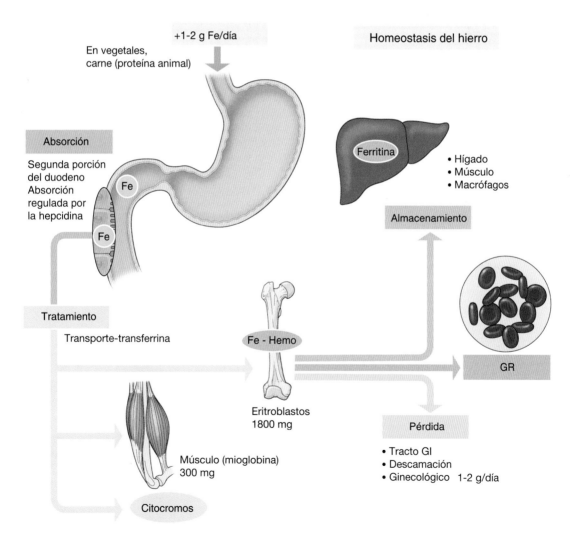

FIGURA 1-11 Metabolismo del hierro. Una vez absorbido, el hierro se almacena en ferritina en los enterocitos o en el hígado y se transporta unido a la transferrina a los eritrocitos para la síntesis de hemoglobina.

dante en situaciones posteriores a una hemorragia, lo que sugiere que su formación puede relacionarse con la fagocitosis de los GR y la hemoglobina.

La carencia de hierro es uno de los problemas nutricionales más prevalentes en el mundo. Entre las poblaciones de riesgo se encuentran las mujeres menstruantes o embarazadas, los lactantes y los niños, y las personas con enfermedades de malabsorción como la celiaquía. Si la carencia de hierro no se debe a la pérdida de sangre, puede deberse a una ingesta baja o a un bajo nivel de hierro biodisponible. Esto puede observarse en los lactantes que no reciben leche de fórmula o cereales enriquecidos con hierro después de los 6 meses de edad. También puede observarse en personas que siguen una dieta vegana debido a la menor biodisponibilidad del hierro procedente de las plantas. Cuando hay deficiencia de hierro, se inhibe el último paso de la síntesis del hemo, lo que provoca una disminución de la síntesis de hemoglobina y GR pálidos (hipocrómicos) y pequeños (microcíticos) (fig. 1-12).

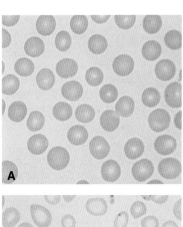
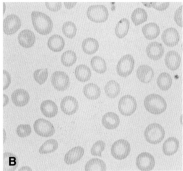

FIGURA 1-12 A. Glóbulos rojos (GR) normales. **B.** GR pequeños (microcíticos) y pálidos (hipocrómicos) en la anemia microcítica. (De Abali EE, Cline SD, Franklin DS, et al. *Lippincott Illustrated Reviews: Biochemistry.* 8th ed., Lippincott Williams & Wilkins. Lippincott Williams & Wilkins; 2021, fig. 29-9.)

Resolución del caso

Una colonoscopia revela un pólipo pediculado de 3 cm en el colon sigmoide. Este fue extirpado y el patólogo informa que se observó que tenía carcinoma *in situ* en la punta. Los márgenes de la resección del pedúnculo del pólipo estaban libres de malignidad. La endoscopia digestiva alta revela múltiples erosiones en el fondo del estómago, así como en el duodeno, que sugieren gastritis y ulceración inducidas por AINE. Se le prescribe un inhibidor de la bomba de protones durante 6 semanas y se reduce el uso de AINE. La paciente tiene programada una colonoscopia de seguimiento en un año. Por último, su médico programó un hemograma completo de seguimiento y un nivel sérico de hierro en 2 meses. Se organizó una consulta con el ginecólogo de la paciente para evaluar la causa de la pérdida excesiva de sangre menstrual.

Conceptos de alto rendimiento

1. Una dieta deficiente en hierro y la pérdida de sangre gastrointestinal son causas frecuentes de anemia hipocrómica microcítica.
2. Siempre que se evalúe a un paciente por razones nutricionales para la anemia ferropénica, hay que recordar que la pérdida de sangre gastrointestinal también debe tenerse en cuenta en la evaluación.
3. El hemo es la fracción portadora de oxígeno en el anillo de porfirina con hierro en su estado reducido (ferroso) que se une al oxígeno de forma reversible para ser liberado en los tejidos.
4. En la carencia de hierro, al disminuir la producción de hemoglobina, los GR se vuelven hipocrómicos y microcíticos.

CASO 1.3

Un chico de 16 años acude a su pediatra por fatiga y disnea aguda de esfuerzo. Suele hacer deporte, pero ahora se siente "sin aliento" con solo subir un tramo de escaleras. Hace una semana se le recetó un antibiótico oral a base de azufre para una infección cutánea leve. Por lo demás, su estado de salud es excelente y no tiene antecedentes médicos significativos. Ahora nota un aumento de la fatiga, un oscurecimiento de la orina y un ligero tinte amarillo en la esclerótica. Su familia es de ascendencia mediterránea.

En la exploración física se observa que es un adolescente bien desarrollado, con constantes vitales normales, salvo un pulso de 102 latidos/min y evidencia clínica de ictericia leve. El hígado y el bazo no son palpables. El médico suspende la medicación y solicita una batería de pruebas de laboratorio. Los resultados de laboratorio se muestran en la tabla 1-3.

TABLA 1-3 Caso 1.3. Hallazgos de laboratorio del niño de 16 años que acude a su pediatra por fatiga y disnea aguda de esfuerzo

Prueba (unidades)	Paciente	Intervalo de referencia
Hb (g/dL)	10.4	13.5-17.5
Hct (%)	29	41-53
VCM (fL)	97	80-100
HCM (picogramos)	31.5	25.4-34.6
ALT/AST (unidades/L)	35/40	0-40
ALP (unidades/L)	126	70-125
Bilirrubina (mg/dL)	3.3	0.1-1

TÉRMINOS CLAVE Y DEFINICIONES

Análisis de sangre AST/ALT. La aspartato aminotransferasa (AST) y la alanina aminotransferasa (ALT) son enzimas muy expresadas en el hígado. Cuando las células hepáticas se lesionan, la AST y la ALT se liberan en la sangre, lo que las convierte en buenos marcadores para detectar o controlar el daño hepático.

Hemólisis. La esperanza de vida normal de los glóbulos rojos (GR) en la circulación es de ~120 días. Los glóbulos rojos senescentes se eliminan por lo regular en el bazo, mientras que los nuevos se producen en la médula ósea. Cualquier alteración que provoque la destrucción prematura de los glóbulos rojos (ya sea intravascular o extravascular) se denomina hemólisis.

Patognomónico. Característica distintiva de una enfermedad concreta.

Prueba de la fosfatasa alcalina (ALP). Un aumento de la fosfatasa alcalina sérica (ALP) suele indicar colestasis, en la que el flujo de bilis procedente del hígado está ralentizado o bloqueado.

Impresión clínica

PREGUNTA: ¿qué opina de un diagnóstico diferencial que se base en los hechos expuestos hasta ahora?

RESPUESTA: aunque no hay antecedentes de ninguna enfermedad y, en particular, de enfermedad hepática, la aparición brusca de ictericia (que se observa a partir de un ligero tinte amarillo en la esclerótica y niveles elevados de bilirrubina) poco después de su exposición a un antibiótico con base de azufre pone en primer plano la enfermedad hepática inducida por medicamentos (EHIM). La enfermedad hepática inducida por fármacos pueden causarla numerosos medicamentos prescritos, preparados a base de plantas y sustancias de venta libre. Puede observarse en el examen clínico daño hepatocelular (AST/ALT elevadas) o un cuadro colestásico (bilirrubina y fosfatasa alcalina elevadas). Las sulfamidas son una causa conocida de EHIM. Nuestro sujeto es de origen mediterráneo y, sabiendo que la deficiencia de glucosa-6-fosfato deshidrogenasa (G6PD) es la causa genética más común de hemólisis, nuestro astuto médico considera un proceso hemolítico desde el principio en el diagnóstico diferencial.

PREGUNTA: ¿qué estudios de laboratorio e imagen podrían arrojar luz sobre esta suposición?

RESPUESTA: los GR son susceptibles en especial al daño oxidativo. Para ello, los agentes reductores como el glutatión son protectores frente a las especies reactivas del oxígeno (ROS). Las causas de la hemólisis son bastante numerosas y pueden considerarse tanto de naturaleza aguda como crónica. A veces son bastante sutiles y crónicas, por lo que pueden pasar inadvertidas durante algún tiempo. Estar alerta a la elevación de cualquiera de los siguientes parámetros puede sugerir un diagnóstico de hemólisis:

1. Aumento del número de GR inmaduros (reticulocitos) en un frotis de sangre periférica. El aumento de reticulocitos (reticulocitosis) también puede producirse en cualquier situación en la que la médula ósea se esté recuperando de una anemia. Un ejemplo clásico de este hecho se observaría en la pérdida aguda de sangre (hemorragia). Por lo tanto, como la médula ósea se esfuerza por restablecer la hemoglobina normal, uno también vería reticulocitosis en este caso.

2. Un nivel elevado de lactato deshidrogenasa (LDH). A medida que los GR se lisan en el proceso hemolítico, liberan LDH. Esta enzima cataliza la interconversión reversible de piruvato en lactato. Sin embargo, la LDH también se expresa en gran medida en el tejido muscular, así como en otros componentes del sistema hematopoyético. Por lo tanto, un nivel elevado de LDH en el suero es de apoyo, pero no patognomónico de hemólisis.

3. Una bilirrubina indirecta (no conjugada) elevada. La lisis masiva de los GR libera hemo, lo que da lugar a cantidades de bilirrubina que superan la capacidad del hígado para convertirla en diglucurónido de bilirrubina (bilirrubina directa conjugada). En consecuencia, los niveles de bilirrubina no conjugada aumentan en la sangre y se derraman para saturar los tejidos periféricos. Como consecuencia, también puede observarse un aumento del urobilinógeno tanto en orina como en sangre.

Las pruebas que deben solicitarse para confirmar un proceso hemolítico incluyen el fraccionamiento de la bilirrubina, la medición del nivel de haptoglobina, el recuento de reticulocitos, la LDH y el análisis de orina para detectar la presencia de hemoglobina. Los resultados de las pruebas de laboratorio se muestran en la tabla 1-4.

TABLA 1-4 Caso 1.3

Prueba (unidades)	Paciente	Intervalo de referencia
Bilirrubina, total (mg/dL)	3.2	0.1-1.0
Bilirrubina, directa (mg/dL)	0.5	0-0.3
Bilirrubina indirecta (mg/dL)	2.7	0.1-0.8
Índice de reticulocitos (%)	9.4	0.5-1.5
Haptoglobina (mg/dL)	0.1	20-220
LDH (unidad/L)	360	140-280

PREGUNTA: si se tiene esto en cuenta, ¿cómo interpretamos este escenario clínico?

RESPUESTA: la ictericia es un síntoma clínico. En el presente caso, se determina que la mayor parte de la bilirrubina está en la forma indirecta (no conjugada), lo que sugiere que el problema es "prehepático". Otra forma de expresarlo es decir que no hay ningún proceso patológico que ocurra dentro de la propia célula hepática. Más bien, debemos encontrar alguna otra explicación para una elevación tan abrupta de la bilirrubina no conjugada.

Hay tres razones para la bilirrubina elevada con predominio de la forma no conjugada: hemólisis, síndrome de Gilbert e ictericia neonatal. En la hemólisis, se produce una destrucción brusca de los eritrocitos que podría estar desencadenada por un defecto congénito en la función metabólica de los eritrocitos o en la integridad estructural que predispone a este paciente a un evento hemolítico agudo. Los ejemplos clásicos son la deficiencia de glucosa-6-fosfato deshidrogenasa (G6PD) y la esferocitosis. Es en este punto donde introducimos la función de la proteína haptoglobina. Recordemos que la hemoglobina libre circulante es nefrotóxica. La función de la haptoglobina es unirse a la hemoglobina libre en el suero y luego ser absorbida por el hígado, lo cual evita el daño renal. Por lo tanto, en este caso de hemólisis aguda, la haptoglobina sérica cercana a cero apoya la sospecha del médico de un posible evento hemolítico. Además, nótese que la orina del paciente era oscura, es probable que debido a que la cantidad de hemoglobina libre en el suero saturaba la cantidad de haptoglobina y, por lo tanto, pasaba a la orina. La presencia de hemoglobina en la orina es una prueba más de hemólisis intravascular aguda. Ahora agregue los hallazgos de una LDH elevada y bilirrubina no conjugada junto con el conteo elevado de reticulocitos y todas las flechas nos apuntan hacia un proceso hemolítico agudo.

La segunda causa de elevación de la bilirrubina indirecta (no conjugada) es el síndrome de Gilbert. Esta enzimopatía congénita de frecuencia relativa, que provoca incapacidad para conjugar la bilirrubina, puede producir ictericia leve, pero no otros hallazgos clínicos o de laboratorio, y lo más probable es que ya se hubiera identificado. La ictericia neonatal es la tercera razón para una elevación de la bilirrubina no conjugada, que no es relevante en este caso.

Llegamos a la conclusión de que se trata de un episodio hemolítico agudo quizá desencadenado por el uso de un medicamento con azufre. Dados los antecedentes mediterráneos de nuestro paciente, sospechamos que la causa subyacente es una deficiencia de G6PD. Mientras que la deficiencia de G6PD es la deficiencia enzimática más común en todo el mundo que causa hemólisis, las otras incluyen las siguientes:

1. Talasemia o anemia falciforme; defectos genéticos de la producción normal de hemoglobina.
2. Esferocitosis hereditaria; geometría anormal de los GR.
3. Deficiencia de piruvato cinasa; disminución de la producción de energía en los GR.
4. Anemia hemolítica autoinmune; transfusión de sangre no compatible y una serie de otros medicamentos.
5. Los daños mecánicos en los glóbulos rojos causados por válvulas cardiacas artificiales, la hemoglobinuria paroxística nocturna, la malaria, el veneno de serpiente, las toxinas y las enfermedades transmitidas por garrapatas se suman a la lista de posibilidades.

PREGUNTA: ¿cómo nos lleva la comprensión de la geometría de los hematíes a un diagnóstico en este caso?

RESPUESTA: una característica importante de los GR es su deformabilidad, que les permite atravesar los estrechos capilares. Los principales determinantes de la deformabilidad de los GR son las proteínas del citoesqueleto, las bombas de membrana y la relación superficie-volumen de la membrana. Existen varias anemias hemolíticas hereditarias que pueden modificar estas propiedades. Algunos ejemplos son la anemia falciforme, la talasemia, la esferocitosis hereditaria y la deficiencia de piruvato cinasa. En la G6PD, la disminución de la deformabilidad de los GR solo se produce durante el estrés oxidativo agudo debido a los precipitados de hemoglobina, que se conocen como cuerpos de Heinz.

En las hemólisis crónicas, como la talasemia y la anemia falciforme, el bazo es el órgano más implicado en la eliminación de los eritrocitos dañados y aumenta de tamaño con el tiempo. Así, la esplenomegalia se convierte en una manifestación cardinal de la anemia hemolítica crónica. Nótese que el bazo de tamaño normal en el caso de este paciente indica que es menos probable que se trate de un proceso hemolítico crónico. Por lo tanto, se concluye que la aparición abrupta de disnea, ictericia y anemia es el resultado de un proceso hemolítico agudo debido a la administración de un medicamento con azufre a un individuo con deficiencia de G6PD.

Correlaciones con ciencias básicas

Para comprender las bases moleculares de la hemólisis, debemos entender el papel del nicotinamida-adenina dinucleótido fosfato (NADPH) en la protección de los GR frente a las especies reactivas del oxígeno. En primer lugar, veamos cómo sintetizan NADPH los GR.

PREGUNTA: ¿qué es el NADPH y cómo se sintetiza?

RESPUESTA: el NADPH es un agente reductor utilizado en reacciones anabólicas como la biosíntesis reductora de lípidos, colesterol y ácidos nucleicos y como cofactor en muchas reacciones enzimáticas. Además, el NADPH es esencial para la reducción de las especies reactivas del oxígeno (ERO), como el peróxido de hidrógeno (H_2O_2), a agua. Aunque el oxígeno es vital para la vida, la producción de ERO a partir de O_2 puede ser perjudicial para la función celular normal. A diferencia de otras células, los GR solo pueden generar NADPH por la vía de la hexosa monofosfato (HMP; fig. 1-13), también conocida como derivación de la hexosa monofosfato o vía de la pentosa fosfato. El término derivación se utiliza para implicar que la glucosa 6-fosfato formada a partir de la glucosa y utilizada principalmente para la glucólisis se redirige para sintetizar NADPH y ribosa por la vía de la hexosa monofosfato. El paso comprometido de la vía de la HMP es la G6PD, que cataliza la reducción de $NADP^+$ a NADPH. En total, la vía produce dos moléculas de NADPH por cada molécula de glucosa. Esta vía también genera ribosa, que puede ser utilizada por las células en división para la síntesis de nucleótidos.

PREGUNTA: ¿cómo se produce el H_2O_2 en los GR y cuál es la consecuencia?

RESPUESTA: en los eritrocitos, el superóxido se forma cuando el hierro hemo dona sus electrones al oxígeno. La formación de superóxido provoca varias alteraciones, como la peroxidación de los lípidos de la membrana, que conduce a la hemólisis, y la acumulación de metahemoglobina (una forma de hemoglobina que contiene hierro oxidado [Fe^{3+}] y no tiene capacidad para fijar oxígeno), con lo cual se reduce la capacidad de transporte de oxígeno de los eritrocitos.

PREGUNTA: ¿por qué los eritrocitos son los más afectados por la deficiencia de G6PD?

RESPUESTA: a medida que los eritrocitos maduran, pierden sus mitocondrias (la central de producción de energía celular) junto con los demás organelos. Por lo tanto, las necesidades metabólicas de los GR circulantes maduros son muy distintas de las de sus células precursoras.

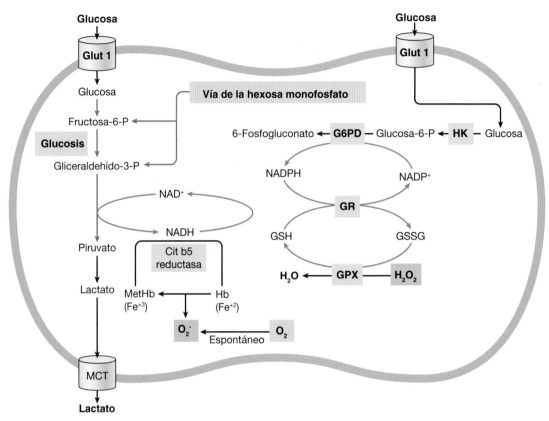

FIGURA 1-13 Metabolismo de la glucosa en los eritrocitos. G6PD, glucosa-6-fosfato deshidrogenasa; GR, glutatión reductasa; GPX, glutatión peroxidasa; HK, hexocinasa; Glut-1, transportador de glucosa 1; MCT, transportador de monocarboxilato; MetHb, metahemoglobina.

Debido a la pérdida de mitocondrias, los GR solo pueden sintetizar ATP, NADH y NADPH a través del metabolismo de la glucosa para satisfacer las demandas celulares. Mientras que la generación de ATP y NADH depende únicamente de la glucólisis, la síntesis de NADPH depende de la HMP.

Los eritrocitos desintoxican las ERO por medio de dos enzimas que reducen el superóxido a agua en un proceso escalonado. Primero, el superóxido se reduce a peróxido de hidrógeno por la superóxido dismutasa y después a agua por la glutatión peroxidasa. El glutatión es un tripéptido de γ-glutamato, cisteína y glicina y actúa como antioxidante en la segunda reacción, al reducir el H_2O_2 a agua. A continuación, la glutatión reductasa regenera el glutatión en su forma reducida al utilizar NADPH (fig. 1-14). La síntesis de NADPH es la función principal de la vía HMP en los GR, ya que no necesitan ribosa ni otros productos de esta vía.

PREGUNTA: ¿qué les ocurre a los eritrocitos con deficiencia de G6PD?

RESPUESTA: como se comentó antes, la vía HMP es la única fuente de NADPH en los GR y la G6PD es el paso comprometido de esta vía. La vida útil de los GR normales se corresponde con la actividad de la G6PD. A medida que la proteína pierde actividad con lentitud, se produce un aumento del daño oxidativo en la célula hasta que cambia su conformación lo suficiente como para ser retirada de la circulación por el bazo. En un GR normal, esto ocurre al cabo de unos 120 días. Las mutaciones de la G6PD reducen la vida media de la proteína y hacen que los GR sean más susceptibles al daño oxidativo. Como resultado, un defecto en la G6PD puede ser perjudicial para los GR. La deficiencia de G6PD es la enzimopatía más común y afecta a unos 400 millones de personas en el mundo. También se conoce como favismo. Se han detectado más de 300 mutaciones únicas para la deficiencia de G6PD. Es un **trastorno recesivo ligado al cromosoma X** que se observa con predominio en varones de ascendencia afroamericana (G6PD A-) y mediterránea (G6PD mediterránea). Los síntomas clínicos en la

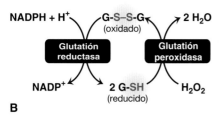

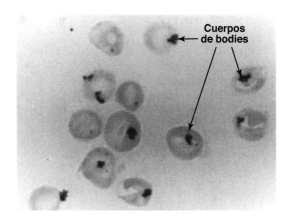

FIGURA 1-15 En la deficiencia de glucosa 6-fosfato, la reticulación oxidada de los grupos sulfhidrilo de los residuos de cisteína de las cadenas de hemoglobina conduce a la formación de cuerpos de Heinz. (De Macdonald MG, Seshia MMK. *Neonatología de Avery: Pathophysiology & Management of the Newborn.* 7th ed. Wolters Kluwer; 2016.)

FIGURA 1-14 A. Estructura del glutatión en forma reducida. **B.** Funciones de G-SH y NADPH reducido en la conversión de peróxido de hidrógeno (H_2O_2) a agua. (De Abali EE, Cline SD, Franklin DS, Viselli SM. *Lippincott® Illustrated Reviews: Biochemistry.* 8th ed. Wolters Kluwer; 2022, figura 13-6.)

mujer tendrían que implicar una mutación genética en ambos cromosomas X o una inactivación no aleatoria del cromosoma X en la médula ósea. Esto es estadísticamente improbable pero no imposible. Los síntomas son mucho más graves en la G6PD mediterránea que en la G6PD A-. Por ello, las personas con ascendencia mediterránea tienen un mayor riesgo de hemólisis.

Aunque la mayoría de los individuos con deficiencia de G6PD son asintomáticos, pueden ser susceptibles de hemólisis aguda cuando se produce un aumento de ROS en los GR. La privación de NADPH impide el reciclaje del glutatión. Como resultado, las moléculas de hemoglobina oxidada se entrecruzan y precipitan, y forman pequeñas inclusiones dentro de la célula conocidas como cuerpos de Heinz (fig. 1-15). Los aumentos de ROS debidos a la infección, el tratamiento antipalúdico como la primaquina, la pamaquina y la cloroquina, el consumo de habas (que también contienen pamaquina) y otros fármacos que contienen azufre, como se ilustra en este caso, pueden inducir hemólisis en estas personas. La hemólisis resultante conduce a niveles elevados de bilirrubina no conjugada y explica el hallazgo de ictericia en nuestro paciente. Esta salida bruta de hemoglobina al suero también explica la anemia aguda. La hemoglobina libre en el suero no se tolera bien y puede tener efectos deletéreos en el riñón. Para evitar este problema, la hemoglobina libre se une a la proteína haptoglobina; sin embargo, el exceso de hemoglobina puede pasar a la orina. Esto explica el hallazgo de laboratorio de un nivel bajo o ausente de haptoglobina y orina oscura, y es sinónimo de un proceso hemolítico. Un número elevado de reticulocitos indica una respuesta normal de la médula ósea para remediar la pérdida repentina de GR con la producción de otros nuevos. En resumen, se observa la destrucción repentina de GR y la consiguiente pérdida de capacidad de transporte de oxígeno. Además, hay un hallazgo clínico de ictericia con predominio de bilirrubina no conjugada en el suero.

Dado que la prevalencia geográfica del trastorno se correlaciona con la distribución de la malaria, se cree que la deficiencia de G6PD es protectora frente a la infección por el parásito de la malaria. La razón de ello no está clara en la actualidad.

Resolución del caso

Este paciente requiere hidratación y cuidados de apoyo. Por fortuna, la situación clínica suele resolverse de manera espontánea. Las células que suelen lisarse en este trastorno son GR viejos y deficientes en G6PD. A medida que los GR más jóvenes con niveles más altos de G6PD emergen de la médula ósea, la hemólisis cesa. Se educa al paciente sobre las causas de futuras crisis hemolíticas y su prevención. Se debe obtener un nivel de G6PD para confirmar el diagnóstico. Sin embargo, esta medición se retrasa hasta después de que el evento hemolítico se resuelva por completo y los niveles de G6PD en estado estacionario se restablecen en este paciente.

Conceptos de alto rendimiento

1. Aunque las razones de la hemólisis son multifactoriales, la G6PD es la enzimopatía más común en todo el mundo.
2. La síntesis de NADPH en los GR es la función principal de la vía hexosa monofosfato (HMP). Es importante para el mantenimiento de niveles elevados de glutatión reducido.
3. La enzima limitante de la vía HMP es la glucosa-6-fosfato deshidrogenasa (G6PD).
4. Un defecto en la enzima G6PD puede ser perjudicial para la longevidad y la función de los GR.
5. El glutatión protege los GR del estrés oxidativo y de los daños que provoca la hemólisis.
6. La hemólisis puede ser aguda y manifestarse como fatiga, dificultad respiratoria e hiperbilirrubinemia indirecta.
7. Cuando un trastorno hemolítico es crónico, se manifiesta como anemia y esplenomegalia.
8. Si se sospecha, un diagnóstico de hemólisis puede corroborarse examinando un frotis de sangre periférica en busca de esquistocitos y cuerpos de Heinz.
9. Una bilirrubina indirecta (no conjugada) elevada, una haptoglobina baja, una LDH elevada y un recuento elevado de reticulocitos indicarían un trastorno hemolítico en el examen de laboratorio.

CASO 1.4

Un varón de 4 años, inmigrante de Oriente Medio, es llevado a una clínica hospitalaria por sus padres con tos no productiva, fiebre y fatiga aguda, así como dificultad respiratoria grave. También se queja

de dolor de espalda intenso y dolor en las extremidades inferiores. Se sabe poco sobre su historial médico. Sus padres indican que en ciertas ocasiones en el pasado parecía llorar de dolor durante varios días sin motivo aparente. Sin embargo, no ha recibido atención médica desde su nacimiento y antes del traslado no ha recibido ninguna vacuna. Los padres no tienen información sobre su propio historial sanitario.

En la exploración física se observa a un niño mal nutrido, pero bien desarrollado que presenta dificultad respiratoria leve, mialgias, artralgias y fiebre. Su temperatura es de 37.7 °C, y su pulso es de 90 latidos/min con una frecuencia respiratoria de 20 respiraciones/min. La pO_2 es de 94% en aire ambiente. El examen HEENT (examen de cabeza, oídos, ojos, nariz y garganta) es negativo. Los pulmones presentan sibilancias dispersas. El examen cardiaco es normal. El hígado no es palpable. El bazo se palpa con facilidad. No hay cianosis ni edema en las extremidades. La espalda presenta una leve sensibilidad difusa y las regiones pretibiales son sensibles a la palpación bilateral. El resto de la exploración es anodina. Los resultados de las pruebas de laboratorio se muestran en la tabla 1-5 (1-4), y los resultados del frotis periférico se muestran en la figura 1-16. El recuento de reticulocitos es bajo, de 0.8%. La radiografía de tórax muestra leves infiltrados difusos en parches.

TABLA 1-5 Caso 1.4. Hallazgos de laboratorio del varón de 4 años, inmigrante de Oriente Medio, con tos no productiva, fiebre y fatiga aguda, así como dificultad respiratoria grave

Prueba (unidades)	Paciente	Intervalo de referencia
GB (/dL)	12 400	5 000-10 000
Hb (g/dL)	4.2	14-17.5
Hct (%)	13.3	41.5-50.4
VCM (fL)	77	80-96
MCH (picogramos)	28.1	27.5-33.2
ALT/AST (unidades/L)	77/70	0-40
Creatinina (mg/dL)	1.2	0.6-1.2
Análisis de orina	Normal	0-1 GR, GB, sin proteínas, glucosa
Bilirrubina total (mg/dL)	5.3	0.1-1
Bilirrubina directa (mg/dL)	1.5	0-0.3
Bilirrubina indirecta (mg/dL)	3.8	0.1-0.8

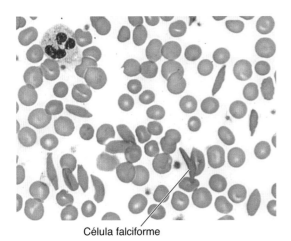

Célula falciforme

FIGURA 1-16 Células en forma de media luna, que son un marcador patognomónico de la anemia falciforme. (De Cohen BJ. *Medical Terminology: An Illustrated Guide.* 6a ed. Wolters Kluwer Health; 2011, figura 10-13.)

TÉRMINOS CLAVE Y DEFINICIONES:

Taquipnea. Respiración anormalmente rápida.

Impresión clínica

PREGUNTA: ¿cuál es su impresión clínica en este caso?

RESPUESTA: se hace evidente de inmediato que el niño tiene anemia falciforme debido a las células en forma de hoz o de media luna en el frotis periférico. Las células falciformes son patognomónicas de esta enfermedad. Lo más seguro es que la descripción que hacen los padres de episodios dolorosos previos desde el nacimiento se deba a una crisis drepanocítica que el niño ha tenido que soportar sin un tratamiento adecuado.

Sabemos que los pacientes con drepanocitosis se enfrentan a muchos retos. La infección y la deshidratación son desencadenantes frecuentes de una crisis aguda de "drepanocitosis". La forma anormal de los eritrocitos debida a la drepanocitosis puede causar obstrucción vascular. El dolor isquémico es un resultado esperado durante una crisis; sin embargo, el ictus, la lesión miocárdica, el daño renal, el síndrome torácico agudo, la crisis de secuestro esplénico agudo y la crisis aplásica son otras complicaciones graves.

El síndrome torácico agudo en la drepanocitosis se presenta con dolor torácico y fiebre, y se relaciona con hipoxemia e infiltrados pulmonares;

sin duda es una posibilidad en este caso. Una crisis aplásica se caracteriza por un descenso rápido de la hemoglobina y dará lugar a un paciente con hipoxia aguda (palidez conjuntival, debilidad, taquipnea y taquicardia). Un agente infeccioso también es una posibilidad en nuestro paciente. Aunque numerosos agentes infecciosos pueden llevar a un paciente a una crisis falciforme, el *Parvovirus B19* tiene una notable relación con este tipo de crisis. El parvovirus es ADN monocatenario. La infección en pacientes con drepanocitosis es frecuente (hasta un 60%). La relación del virus B19 y la aplasia transitoria de eritrocitos relacionada pueden ser responsables del descenso agudo de la hemoglobina en la drepanocitosis.

La esplenomegalia sería común en cualquiera de las anemias hemolíticas crónicas y en particular en las hemoglobinopatías. En principio, cabría esperar encontrar pancitopenia con esplenomegalia. Para agravar aún más el problema, la anemia falciforme crónica con crisis falciformes recurrentes puede provocar múltiples infartos en el bazo y su destrucción gradual. Esto se denomina autoesplenectomía y es más típico en adultos.

Sin embargo, el síndrome de crisis de secuestro esplénico agudo (CSEA) se produce durante una crisis falciforme, cuando el bazo atrapa cantidades masivas de células falciformes. Es más probable que esto ocurra en lactantes y niños pequeños que en adultos. El consiguiente descenso agudo de la hemoglobina provocará dificultad respiratoria debido a la hipoxia. El colapso circulatorio debido a la pérdida de volumen sanguíneo, al quedar la sangre retenida en el bazo, convierte esta situación en una urgencia médica.

En resumen, parece probable que este paciente haya desarrollado una crisis falciforme desencadenada por una infección aguda. El descenso agudo de la hemoglobina puede deberse a un evento hemolítico, a una aplasia transitoria de eritrocitos secundaria a una infección viral por parvo B19 o a ASSC.

PREGUNTA: ¿qué estudios de laboratorio/imagen podrían apoyar su impresión clínica en este momento?

RESPUESTA: cualquiera de las causas que se mencionaron para un descenso rápido de la Hb podría explicar la hipoxia y la disnea. El médico que atiende al paciente sabe que su Hb basal está en el rango de 7-8 g/dL. Sin embargo, cuando se transfunde al paciente y se le administra reposición de líquidos, el bazo disminuirá de tamaño hasta volver a su estado basal en la ASSC, pero no en la esplenomegalia debida a hemólisis crónica o a un evento hemolítico. Además, se solicita un título viral de parvo B19 para investigar esa posibilidad. Se administran fluidos parenterales y electrolitos, así como reemplazo de glóbulos rojos.

Correlaciones con ciencias básicas

Para hablar de la fisiopatología de la drepanocitosis, debemos comprender la bioquímica y la fisiología normales de los GR.

PREGUNTA: ¿cómo se une el oxígeno a la hemoglobina en los pulmones y cómo se libera en los tejidos?

RESPUESTA: la hemoglobina es una proteína tetramérica formada por dos subunidades alfa y dos subunidades beta, y cada subunidad contiene un grupo prostético hemo de unión al oxígeno (fig. 1-10B). La estructura tetramérica de la hemoglobina permite la unión cooperativa del oxígeno, con lo que se facilita la saturación de la unión en los pulmones y la liberación de oxígeno en los tejidos periféricos. Esto se debe a que la unión de O_2 a la primera subunidad es muy débil, pero altera la estructura terciaria de las otras subunidades, lo cual aumenta su afinidad de unión. A medida que aumenta el número de moléculas de O_2 que se unen al tetrámero, también lo hace la afinidad de las otras subunidades por el oxígeno. El último O_2 tiene una unión 100 veces más estrecha que el primer O_2. Esto se denomina cooperatividad positiva. Los cambios conformacionales en la hemoglobina conducen a dos estados, R y T. En el estado relajado (estado R, oxi-Hb), la afinidad de unión del oxígeno a la hemoglobina es alta. En el estado tenso (estado T, desoxi-Hb), la afinidad del oxígeno por la hemoglobina es baja, lo que permite su liberación en los tejidos periféricos. Esta unión cooperativa de la hemoglobina da lugar a una curva de saturación de oxígeno sigmoidal (fig. 1-17). La mioglobina, una proteína que se encuentra en los músculos esquelético y cardiaco, consiste en una cadena polipeptídica única que es similar en estructura primaria a las subunidades de hemoglobina y contiene de forma similar un grupo prostético hemo de unión al oxígeno. La curva de saturación de oxígeno para la mioglobina resulta en una curva hiperbólica (fig. 1-17). Estas curvas muestran que tanto la mioglobina como la hemoglobina se saturan con altas concentraciones de O_2, como en los pulmones, mientras que la hemoglobina libera O_2 con

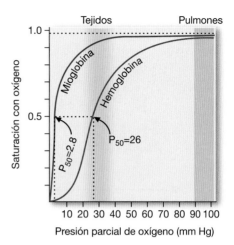

FIGURA 1-17 Curvas de saturación de oxígeno para la mioglobina y la hemoglobina del adulto (HbA). La mioglobina tiene una curva de saturación hiperbólica. La HbA tiene una curva sigmoidal que indica una regulación alostérica. (De Lieberman M, Peet A. *Marks' Basic Medical Biochemistry: A Clinical Approach.* 5th ed. Wolters Kluwer; 2018, figura 7-11.)

mucha más facilidad en los tejidos periféricos que tienen menores niveles de O_2. Esto permite a la mioglobina del corazón y del músculo esquelético unirse y almacenar el oxígeno que liberó la hemoglobina.

Mientras que la unión de la primera molécula de oxígeno a la hemoglobina provoca una unión más estrecha de las moléculas de oxígeno posteriores, existen otras moléculas que reducen la unión del oxígeno posterior a la hemoglobina, lo cual representa una cooperatividad negativa. Estas moléculas se denominan reguladores alostéricos (*allos* = otro, *steros* = lugar) de la hemoglobina, lo que significa que se unen a un sitio diferente del sitio de unión del O_2 (fig. 1-18). La hemoglobina cambia su afinidad por el oxígeno bajo la influencia de O_2, H^+, CO_2, óxido nítrico (NO), 2,3-bisfosfoglicerato (2,3-BPG) y fiebre. Los niveles elevados de H^+ y CO_2, que indican un entorno ácido predominante en los tejidos periféricos, promueven el cambio conformacional al estado T (con el desplazamiento de la curva de saturación de O_2 hacia la derecha), con lo que se libera O_2 en un proceso denominado efecto Bohr (fig. 1-19).

PREGUNTA: ¿qué es la 2,3-BPG y cómo regula la hemoglobina?

RESPUESTA: la 2,3-BPG se forma durante la glucólisis (fig. 1-20). Parte de la 1,3-BPG que se produce en la glucólisis se desvía a una vía lateral cuando una mutasa convierte la 1,3-BPG en

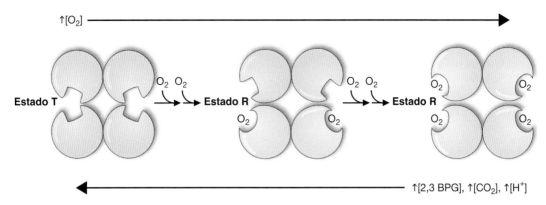

FIGURA 1-18 Regulación alostérica de la hemoglobina por 2,3-BPG. La cooperatividad negativa del 2,3-BPG promueve la transición de la hemoglobina del estado R al estado T.

2,3-BPG. La formación de 2,3-BPG aumenta a gran altitud, ayudando así a prevenir la hipoxia celular. **En resumen, estos efectores alostéricos actúan como sensores de su entorno para modular la unión de la hemoglobina al oxígeno con el fin de satisfacer las necesidades de las células de su entorno.**

PREGUNTA: ¿qué papel desempeñan los reguladores alostéricos en la enfermedad de células falciformes?

RESPUESTA: la anemia falciforme es un trastorno autosómico recesivo de la estructura de

la hemoglobina en el que una única sustitución nucleotídica de A a T cambia el codón 6 de la β-globina de glutamato a valina, denominada HbS. En el estado desoxigenado, el cambio conformacional en la HbS da lugar a la protrusión de la valina en la posición 6 que ahora encaja

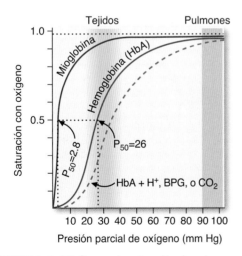

FIGURA 1-19 Curvas de saturación de oxígeno para mioglobina y hemoglobina adulta (HbA). La curva HbA se desplaza hacia la derecha a pH más bajo o con concentraciones más altas de 2,3-BPG o CO_2. (De Lieberman M, Peet A. *Marks' Basic Medical Biochemistry: A Clinical Approach.* 5th ed. Wolters Kluwer; 2018, figura 7-11.)

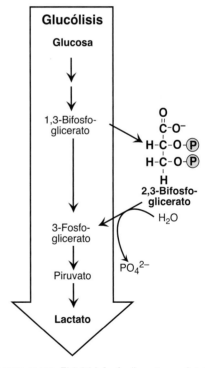

FIGURA 1-20 El 2,3-bisfosfoglicerato es sintetizado a partir del 1,3-bisfosfoglicerato por la bifosfoglicerato mutasa, que solo se expresa en los eritrocitos y las células placentarias. (De Abali EE, Cline SD, Franklin DS, Viselli SM. *Lippincott® Illustrated Reviews: Biochemistry.* 8th ed. Wolters Kluwer; 2022, figura 3-10.)

en un sitio complementario en la otra subunidad β-globina. Esto da lugar a la polimerización de la HbS desoxigenada. Estos polímeros en forma de varilla integran cristales trapezoidales que distorsionan los GR hasta darles forma de hoz. Esta distorsión de los GR es patognomónica en la anemia falciforme. Los factores que favorecen la polimerización son los efectores alostéricos negativos de la hemoglobina que reducen su afinidad por el oxígeno; estos son el pH bajo, el aumento de la temperatura, el 2,3-BPG y la disminución de la disponibilidad de oxígeno (fig. 1-19). La disminución de la solubilidad de la HbS aumenta aún más el riesgo de polimerización cuando los GR entran en la microcirculación y liberan oxígeno. A nivel microvascular, se puede apreciar cómo los GR, normalmente flexibles, ya no pueden acomodarse al flujo capilar microscópico, puesto que no pueden comprimirse en fila india a través de los capilares. El resultado es la oclusión de los vasos sanguíneos y la hemólisis (fig. 1-21). Clínicamente, la falta de aporte de oxígeno provoca isquemia tisular e infarto (fig. 1-22). La deshidratación (pérdida de volumen intravascular) y la infección con cambios en el pH pueden desencadenar el proceso de "drepanocitosis" y dar lugar a un ataque agudo de dolor debido a la obstrucción vascular. Aunque la enfermedad es más común en África ecuatorial, también es frecuente, aunque en menor medida, en la región mediterránea y en la India. En Estados Unidos, alrededor de 8% de la población afroamericana es portadora asintomática de la enfermedad.

PREGUNTA: ¿cuál es la relación entre la drepanocitosis y el paludismo?

RESPUESTA: como en el caso de la deficiencia de glucosa-6-fosfato deshidrogenasa, el gen falciforme también confiere protección contra la infección palúdica. Se cree que la drepanocitosis no es compatible con la vida del parásito, por lo

FIGURA 1-21 Fisiopatología de la anemia falciforme. En la hemoglobina S (HbS), una sustitución de T por A en el sexto codón del gen de la β-globina conduce a la sustitución de un residuo de ácido glutámico por un residuo de valina. En la desoxigenación, se forman polímeros de HbS que provocan la formación de células falciformes y daños en la membrana. Algunas células falciformes se adhieren a las células endoteliales, lo que provoca la oclusión vascular o hemólisis. CE, célula endotelial; GAG, guanina adenina guanina; ISC, célula falciforme irreversible; N, neutrófilo; NO, óxido nítrico; R, reticulocito; RBC, glóbulo rojo. (Modificada de Grossman SC, Porth CM. *Porth's Pathophysiology: Concepts of Altered Health States*. 9th ed. Wolters Kluwer Health; 2014, fig. 27-8; Steinberg MH. Pathophysiologically based drug treatment of sickle cell disease. *Trends Pharmacol Sci*. 2006;27:204-210, con permiso de Elsevier.)

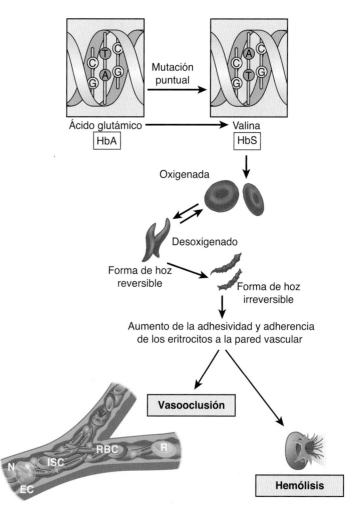

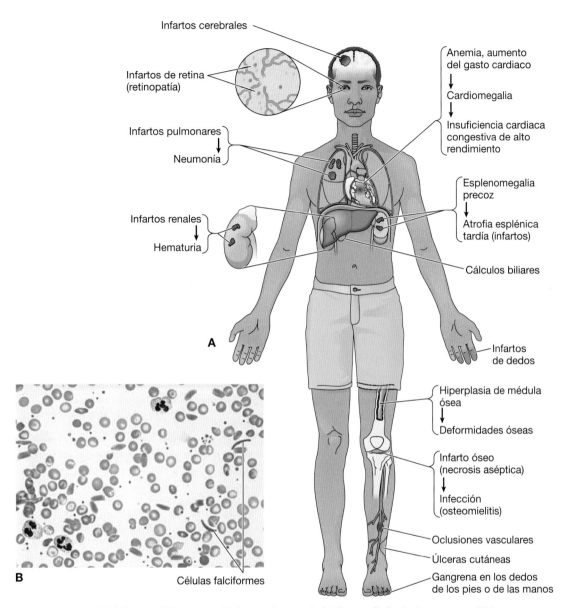

FIGURA 1-22 A. Hallazgos clínicos y patológicos en la anemia falciforme. **B.** Frotis de sangre periférica que muestra células falciformes. (De McConnell TH. *The Nature of Disease: Pathology for the Health Professions*. 2ª ed. Wolters Kluwer Health; 2014, figura 7-6.)

que el individuo heterocigoto es más resistente a la enfermedad.

Resolución del caso

Se explica con detalle a los padres el problema de su hijo. Se les aconseja sobre los riesgos para futuros hijos. Se administra oxígeno suplementario, rehidratación para aumentar el volumen de líquido circulante y analgesia. El resultado del título parvoviral por PCR vuelve a ser indetec-

table, lo que excluye esta posibilidad. El estado del niño se estabiliza. El tamaño del bazo disminuye de modo gradual hasta un estado estable pero aumentado de tamaño, lo que apoya el diagnóstico de CSEA. El síndrome torácico agudo se trata con cuidados de apoyo y los síntomas respiratorios mejoran gradualmente. El estado nutricional mejora con lentitud. Se inicia el tratamiento con hidroxiurea, ya que se ha demostrado que reduce la aparición de infecciones, la necesidad de transfusiones y los episodios vasooclusivos. La hidroxiurea induce la producción de hemoglobina fetal, que tiene una mayor afinidad por el oxígeno y no interactúa con la 2,3-BPG, por lo que reduce la morbilidad y la mortalidad de la anemia falciforme. En las semanas siguientes, el paciente recupera su estado de salud inicial y puede volver a la escuela. Se discuten con los padres los pros y los contras de la esplenomegalia electiva para prevenir la recurrencia de la CSEA.

Conceptos de alto rendimiento

1. La hemoglobina modifica su afinidad por el oxígeno bajo la influencia del O_2, H^+, CO_2, 2,3-bifosfoglicerato (2,3-BPG) y la fiebre. Estas moléculas se denominan reguladores alostéricos de la hemoglobina.
2. La producción de 2,3-BPG actúa como un efector alostérico de la hemoglobina porque la 2,3-BPG se une y estabiliza las subunidades beta de las moléculas de hemoglobina desoxigenada.
3. La afinidad por el oxígeno de la molécula de hemoglobina depende de su configuración: estados R y T.
4. La afinidad por el oxígeno aumenta a medida que cada una de las cuatro moléculas de oxígeno se une a la Hb.
5. Los iones de hidrógeno, el dióxido de carbono y el 2,3-BPG desplazan la curva de saturación de oxígeno hacia la "derecha", favoreciendo la llegada de oxígeno a los tejidos.
6. La anemia falciforme es un ejemplo de anomalía en el plegamiento de las proteínas que, en este caso, provoca una hemoglobinopatía.
7. A nivel de los capilares, las "células falciformes" tienen dificultades para fluir debido a la pérdida de flexibilidad que se observa en los GR bicóncavos normales.
8. El tratamiento con hidroxiurea reduce la morbilidad y la mortalidad al inducir la producción de hemoglobina fetal.

CASO 1.5

Una mujer de 40 años viaja a Machu Picchu, en Perú (a 1 797 metros sobre el nivel del mar). Veinticuatro horas después de su llegada, empieza a experimentar dolores de cabeza, náusea y dificultad para respirar. Se marea y busca atención médica. Tiene antecedentes de anemia ferropénica por menometrorragia. Su médico le recomendó acetazolamida, pero ella hizo caso omiso. Sus constantes vitales muestran un pulso de 100 latidos/min y una frecuencia respiratoria de 22 respiraciones/min. Su saturación de oxígeno es de 89%. La exploración física solo muestra una ligera diaforesis y taquicardia. El resto de la exploración es normal.

TÉRMINOS CLAVE Y DEFINICIONES

Hipocapnia. Disminución del CO_2 en sangre.
Hipoxemia. Nivel anormalmente bajo de oxígeno en la sangre (es decir, disminución de la tensión de oxígeno de la sangre arterial, PaO_2). Es una de las cuatro principales categorías de hipoxia.
Hipoxia. Disminución de la concentración de oxígeno a nivel del tejido, con o sin hipoxemia.

Impresión clínica

PREGUNTA: ¿qué opina sobre un diagnóstico diferencial que se basa en los hechos presentados hasta ahora?

RESPUESTA: el paciente parece tener mal agudo de montaña (MAM) debido a la altitud. El MAM se caracteriza por una hipoxemia aguda. En esta paciente, es probable que se haya agravado por ignorar la recomendación de su médico. No se nos da su hemoglobina basal, que bien puede ser baja y agravar el problema.

El MAM se desarrolla con rapidez tras un ascenso repentino a gran altitud en una persona no aclimatada. A gran altitud, la saturación de oxihemoglobina disminuye con rapidez. La presión parcial inspirada de oxígeno a 9 000 pies es solo 70% de la del nivel del mar. La presión parcial del vapor de agua y del dióxido de carbono en los alvéolos, aunque no es un factor significativo a nivel del mar, adquiere importancia a gran altitud, ya que desplazan aún más el oxígeno en los alvéolos y, por lo tanto, en la circulación. El cuerpo carotídeo en la bifurcación de la arteria carótida común es sensible a la disminución de la saturación de oxígeno en la sangre y, por lo tanto, aumentará la frecuencia respiratoria. Los quimiorreceptores de la médula son estimulados por el aumento de CO_2 e incrementan igualmente la frecuencia respiratoria. Como resultado, se produce una hiperventilación en un intento por reducir el nivel de CO_2. Al principio, no habrá compensación metabólica, lo que provocará un pH elevado y alcalosis respiratoria.

Sin embargo, a lo largo de varios días, se producirá una compensación metabólica para que el pH vuelva a la normalidad. El riñón intenta compensar y corregir la alcalosis y restablecer el equilibrio del pH eliminando bicarbonato de la sangre y secretándolo en la orina.

Los síntomas del MAM incluyen dolor de cabeza, pérdida de apetito, náusea, vómito, trastornos del sueño, fatiga y mareos. Estos síntomas se desarrollan en respuesta a la hipoxia de la altitud. La exposición prolongada a la altitud (de semanas a meses) provoca un aumento de la producción de eritropoyetina por los riñones y, en última instancia, un aumento de la masa de GR. Esto establece una capacidad de transporte de oxígeno suficiente para aclimatar al paciente al cambio de altitud.

PREGUNTA: ¿qué estudios de laboratorio e imagen podrían arrojar luz sobre esta suposición?

RESPUESTA: una medida de sus electrolitos, función renal, así como una radiografía de tórax y un electrocardiograma serían una base de referencia razonable. Estos estudios se solicitan y se encuentran dentro de los límites normales, excepto la alcalosis respiratoria.

Correlación con ciencias básicas

Para entender lo que le ocurrió a nuestra paciente con MAM, es necesario revisar la bioquímica del suministro de O_2 a los tejidos. Los reguladores alostéricos 2,3-BPG y pH son fundamentales en este caso.

PREGUNTA: ¿cuál es la bioquímica del aporte de oxígeno a los tejidos en estado fisiológico frente al estado hipóxico?

RESPUESTA: en las arterias sistémicas, la PO_2 es de 100 mm Hg y la hemoglobina está saturada al 98% de O_2. Sin embargo, cuando la PO_2 es de 40 mm Hg en las venas sistémicas, la hemoglobina solo está saturada al 75%. Esto significa que, en reposo, los tejidos solo toman alrededor de 25% del O_2 transportado en la sangre. En hipoxia o durante el ejercicio, el pH de la sangre que rodea a los GR disminuye a medida que el organismo comienza a utilizar la glucólisis anaeróbica para satisfacer la demanda metabólica. Los protones liberados por la actividad metabólica de los tejidos circundantes provocan un desplazamiento a la derecha de la curva de saturación de O_2 y el O_2 se libera con mayor facilidad. Esto se conoce como efecto Bohr. Además, el pH bajo también aumenta los niveles de 2,3-BPG procedentes de la glucólisis al inhibir la 2,3-BPG fosfatasa. Como resultado, mejora el suministro de O_2 a los tejidos.

Al mismo tiempo, el CO_2 es captado por los GR e hidratado por la anhidrasa carbónica para producir con rapidez ácido carbónico (fig. 1-23). A continuación, el ácido carbónico se disocia espontáneamente en bicarbonato y H^+. Esta producción de H^+ (acidosis) aumenta la liberación de O_2 de la hemoglobina a los tejidos periféricos. Así, el bicarbonato es transportado fuera de los GR a cambio de Cl^-, lo que permite la entrada de más CO_2 en los GR. Por el contrario, a nivel de los capilares pulmonares, los bajos niveles de CO_2 y los altos niveles de O_2 crean el entorno opuesto y favorecen la unión del O_2 a la Hb.

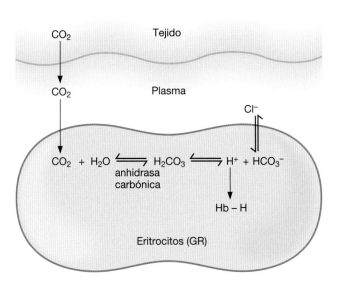

FIGURA 1-23 Transporte de CO_2 en la sangre. (De Costanzo LS. *BRS Physiology.* 6th ed. Lippincott Williams & Wilkins; 2015, fig. 4-11.)

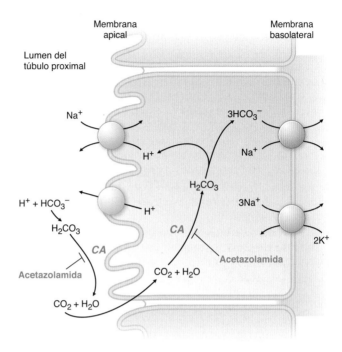

FIGURA 1-24 La acetazolamida, un inhibidor de la anhidrasa carbónica (CAH), impide la producción y absorción de bicarbonato en las células tubulares, con lo que se reduce el desarrollo de alcalosis respiratoria. (De Golan DE. *Principles of Pharmacology: The Pathophysiologic Basis of Drug Therapy.* 4th ed. Wolters Kluwer; 2017, figura 21-6.)

A gran altitud, las personas experimentan hipoxia debido a la baja presión parcial de oxígeno. Sin embargo, el principal estímulo para respirar no es la hipoxia, sino la hipercapnia, un aumento del nivel de CO_2 en la sangre. La hiperventilación provoca una pérdida acelerada de CO_2. A la vez, se desarrolla una alcalosis respiratoria que eleva el pH de la sangre. La curva de saturación de O_2 se desplaza "hacia la izquierda", lo cual disminuye el O_2 que llega a los tejidos.

Medicamentos como la acetazolamida o un antiinflamatorio no esteroide (AINE) pueden ayudar. La acetazolamida es un inhibidor de la anhidrasa carbónica que aumenta la cantidad de bicarbonato excretado por los riñones (fig. 1-24). El cambio resultante en el pH sérico ayuda a desplazar la curva de saturación de O_2 de la hemoglobina en una dirección favorable (hacia la derecha), con lo que llega más O_2 a los tejidos (véase la fig. 1-19). En algunos casos, estas intervenciones pueden no ser suficientes para una persona no aclimatada. En este caso, es necesario un descenso para prevenir síndromes mortales de edema pulmonar y cerebral de gran altitud.

Resolución del caso

Se hidrata a la paciente, se le administra oxígeno suplementario y se le traslada a un lugar de altitud menor sobre el nivel del mar. Siempre existe la preocupación de que este caso pueda evolucionar a un edema pulmonar de gran altitud, por lo que es esencial un tratamiento rápido de esta paciente.

Conceptos de alto rendimiento

1. A nivel tisular, la concentración de CO_2, H^+, la temperatura tisular local y el 2,3-BPG determinan la capacidad de transporte de oxígeno de la hemoglobina. La curva de saturación de oxígeno es útil para comprender cómo los cambios en estos parámetros se relacionan con el aporte de oxígeno a los tejidos.
2. El ascenso repentino a gran altitud y el descenso vertiginoso de la presión parcial de oxígeno en la atmósfera pueden provocar mal agudo de montaña (MAM).
3. El MAM se caracteriza por dolor de cabeza, náusea y dificultad para respirar.

PREGUNTAS DE REPASO

El siguiente escenario clínico se aplica a las dos preguntas siguientes.

1. Una mujer de 30 años acude al médico por dificultad respiratoria y disnea de esfuerzo

que empeoran desde hace 6 meses. Declara que se sometió a una cirugía bariátrica de derivación gástrica hace 2 años y que ha perdido 25 kg (55 lb). Los estudios de laboratorio arrojan los siguientes resultados: hemoglobina, 6.0 g/dL (12-16 g/dL); hematocrito, 17% (36%-46%); volumen corpuscular medio, 100 fL (80-100 fL), y un recuento de reticulocitos de 2.0% (0.5%-1.5%). El nivel sérico de ácido metilmalónico es 3 600 nmol/L (nivel normal, < 400), y el nivel sérico de homocisteína 49.1 μmol/L (nivel normal, < 14). ¿Cuál es el diagnóstico más probable?

A. Deficiencia de hierro
B. Deficiencia de vitamina B_{12}
C. Deficiencia de folato
D. Deficiencia de vitamina B_6

2. ¿Cuál de los siguientes factores es más probable que esté disminuido en la paciente y que pueda explicar sus síntomas?

A. Factor R
B. Factor intrínseco
C. 2,3-Bisfosfoglicerato
D. Ferritina

El siguiente escenario clínico se aplica a las dos preguntas siguientes.

3. Un paciente varón de 22 años acude al servicio de urgencias y se queja de vómito, heces oscuras y sangre en la orina. Informa que ha estado tomando primaquina como profilaxis antipalúdica desde que regresó a Estados Unidos hace 6 días tras su estancia en otro país. Su historial médico resultó completamente benigno y no tenía alergias medicamentosas conocidas. Sus antecedentes familiares fueron negativos para anemia y hemólisis. Los resultados de laboratorio son hemoglobina baja, aumento del recuento de reticulocitos, hemoglobinuria y nivel bajo de haptoglobina sérica. ¿Cuál es el mecanismo más probable de la primaquina que causa esta presentación?

A. Inhibición de la glutatión peroxidasa
B. Inhibición de la glucosa-6-fosfato deshidrogenasa
C. Aumento de los niveles de especies reactivas del oxígeno
D. Aumento de los niveles de la forma reducida de glutatión

4. ¿Cuál de los siguientes hallazgos se encontraría con mayor probabilidad en el frotis de sangre periférica de este paciente?

A. Neutrófilos hipersegmentados
B. GR hipocrómicos microcíticos
C. Cuerpos de Heinz
D. GR en forma de media luna

El siguiente escenario clínico se aplica a las dos preguntas siguientes.

5. Un niño de 5 años acude al servicio de urgencias por fiebre y dolor intenso en la pierna derecha después de jugar futbol. Su madre adoptiva declara que su hijo es de otro país y tiene antecedentes familiares de anemia. Viven en una zona montañosa de Estados Unidos. En la exploración física, tiene fiebre con una temperatura de 39.5 °C (103 °F), palidez severa, pulso de 110 por minuto, frecuencia respiratoria de 32 por minuto y presión arterial de 90/60 mm Hg. En la exploración abdominal presenta hepatoesplenomegalia. ¿Cuál es la razón más probable para explicar estos hallazgos?

A. Jugó un partido de futbol en un día frío.
B. Bebió mucha agua después del partido.
C. Estaba hiperventilando de la emoción tras ganar el partido.
D. Jugó futbol a gran altitud.

6. ¿Cuál de los siguientes factores es más probable que mejore sus síntomas?

A. Aumento de la concentración de 2,3-BPG
B. Aumento del pH
C. Disminución de la oxigenación
D. Disminución de la actividad de la anhidrasa carbónica

7. Una mujer de 50 años sube a una montaña de 4 000 m sin aclimatación y se queja de dolor de cabeza intenso, vómito y mareo. ¿Qué mecanismo se iniciaría debido a su cambio de altitud?

A. Aumento del flujo sanguíneo cerebral debido a los bajos niveles de CO_2
B. Reabsorción de bicarbonato en el riñón para aliviar el desequilibrio del pH
C. Disminución de la frecuencia respiratoria debido al aumento de los niveles de CO_2
D. Aumento de la afinidad del oxígeno por la hemoglobina debido a la alcalosis respiratoria

8. Una mujer de 77 años acude a consulta debido a la dificultad respiratoria que ha padecido en los últimos meses. Su historial médico muestra que padece diabetes de tipo 1. Indica que no ha habido ningún cambio en su dieta. Los estudios de laboratorio muestran:

Hb: 9 g/dL (N = 12-15 g/dL)

VCM: 112 (N = 80-100 fL)

Hematocrito = 28 (N = 36-45%)

La exploración física muestra glositis y esclerótica ictérica. El examen de heces ocultas en sangre es negativo × 3. Sus niveles de vitamina B_{12} y folato son bajos. ¿Cuál de las siguientes opciones es probablemente la correcta?

A. Atrofia del antro
B. Gastrina sérica baja
C. Gastritis atrófica autoinmune
D. Aumento de la producción de pepsina

9. Una mujer de 78 años acude al médico por dificultad respiratoria y diarrea crónica. Se le practicó una resección de al menos 100 cm de íleon debido a un episodio de enfermedad intestinal isquémica aguda hace casi 6 meses. Los estudios de laboratorio muestran una anemia macrocítica. ¿Cuál de los siguientes marcadores tiene más probabilidad de estar elevado en el examen de laboratorio y apoyaría su diagnóstico?

A. Tetrahidrofolato
B. Ácido metilmalónico
C. Bilirrubina
D. Glutatión oxidado

10. Una mujer de 26 años acude a su consulta por debilidad, fatiga y disnea leve al esfuerzo, que ha ido empeorando en los últimos 6 meses. Su historial es significativo por sangrado menstrual excesivo. Su dieta es normal, al igual que su exploración física, excepto por la palidez de la conjuntiva y el lecho ungueal. Su Hb es de 6.8 g/dL (12.0-15.5 g/dL) y el volumen corpuscular medio fL es de 77 (80-100 fL). ¿Cuál de los siguientes es el resultado de laboratorio más probable en relación con el estado de esta paciente?

A. Aumento de la capacidad total de fijación del hierro
B. Aumento de la lactato deshidrogenasa sérica
C. Disminución de la haptoglobina sérica
D. Disminución de los niveles séricos de folato

RESPUESTAS

1. B es correcta. Los valores de laboratorio de la paciente indican que tiene anemia macrocítica. Sus niveles de metilmalónico son elevados. Esto se debe a una deficiencia de vitamina B_{12}. La metilmalonil CoA mutasa necesita vitamina B_{12} como cofactor para metabolizar la metilmalonil CoA en succinil CoA. En ausencia de vitamina B_{12}, se acumula ácido metilmalónico. Durante la cirugía bariátrica de derivación gástrica, se secciona el cardias del estómago, creando una pequeña bolsa que se une al intestino delgado. Por lo tanto, los alimentos pasan por alto la mayor parte del estómago, excepto la pequeña bolsa creada, y entran en el intestino delgado. Las secreciones gástricas son importantes para la digestión y absorción de la vitamina B_{12}. El ácido clorhídrico producido por las células parietales permite la liberación de las vitaminas B_{12} de su complejo alimento-B_{12}. Además, estas mismas células producen el factor intrínseco esencial para la absorción de la vitamina B_{12} en el íleon terminal. Al perder una parte importante del estómago, la digestión y la absorción de la vitamina B_{12} se alteran.

A es incorrecta. La carencia de hierro también puede aparecer tras la cirugía bariátrica; sin embargo, el elevado valor corpuscular medio de esta paciente niega el diagnóstico de carencia de hierro.

C es incorrecta. La deficiencia de folato es una causa potencial de sus manifestaciones hematológicas. Un nivel elevado de ácido metilmalónico diferenciaría la deficiencia de folato de la deficiencia de vitamina B_{12}.

D es incorrecta. La deficiencia de piridoxal (vitamina B_6) provocaría un aumento de la homocisteína porque es un cofactor de la enzima cistationina beta-sintasa; sin embargo, su deficiencia causaría anemia microcítica porque también es un cofactor de la enzima δ-aminolevulínica sintasa, que es el primer paso en la síntesis del hemo.

2. B es correcta. Durante la cirugía bariátrica de derivación gástrica, se secciona la parte superior del estómago creando una pequeña bolsa que se une al intestino delgado. Por lo tanto, los alimentos pasan por alto la mayor parte del estómago excepto la pequeña bolsa creada y entran en el intestino delgado. Las secreciones gástricas son importantes para la digestión y absorción de la vitamina B_{12}. El ácido clorhídrico producido por las células parietales permite la liberación de la vitamina B_{12} de su

complejo alimento-B$_{12}$. Además, estas mismas células producen el factor intrínseco esencial para la absorción de la vitamina B$_{12}$ en el íleon terminal. Al perder una gran parte del estómago, la digestión y la absorción de la vitamina B$_{12}$ se alteran, lo que provoca anemia.

A es incorrecta. El factor R, también conocido como haptocorrina o transcobalamina I, es producido por las glándulas salivales de la cavidad oral, que no son afectadas por la cirugía bariátrica, en respuesta a la ingestión de alimentos; por lo tanto, no se esperaría una reducción en sus niveles.

C es incorrecta. El 2,3-bsifosfoglicerato (2,3-BPG) es importante para mejorar el aporte tisular de oxígeno al desplazar la curva de disociación del oxígeno hacia la derecha. El aumento de los niveles de 2,3-BPG se observa en la mayoría de las anemias.

D es incorrecta. La ferritina es la principal proteína de almacenamiento de hierro en el organismo. La ferritina sérica baja puede observarse en pacientes con deficiencia de hierro, pero no con deficiencia de vitamina B$_{12}$.

3. C es correcta. Todos los hallazgos de laboratorio indican anemia hemolítica. La primaquina causa estrés oxidativo en los GR, que normalmente podría ser neutralizado por el glutatión reducido. Debido a la hemólisis, sugiere que hay una incapacidad para mantener el glutatión en el estado reducido muy probablemente debido a la deficiencia de G6PD. Debido a la deficiencia de G6PD, no hay suficiente producción de NADPH en los GR para evitar la acumulación de especies reactivas del oxígeno. El glutatión permanece en su estado oxidado y no puede ser un sustrato para que la glutatión peroxidasa convierta el peróxido de hidrógeno en agua.

A es incorrecta. La primaquina aumenta el estrés oxidativo de los GR, con la consiguiente acumulación de peróxido de hidrógeno. La glutatión peroxidasa es necesaria para la reducción del peróxido de hidrógeno a agua, pero su actividad no se altera por la primaquina.

B es incorrecta. La G6PD es deficiente en este paciente, lo que resulta en menos NADPH en los GR. Dado que la primaquina conduce a la acumulación de especies reactivas de oxígeno, lo que aumentaría la oxidación de NADPH a NADP$^+$ para mantener el glutatión en estado reducido, la actividad de la G6PD en estas células probablemente aumentaría, ya que el NADPH inhibe la actividad de la G6PD.

D es incorrecta. En la deficiencia de G6PD, los niveles de glutatión reducido son bajos debido a los bajos niveles de NADPH, que es necesario para la reducción del glutatión por la glutatión reductasa. Por el contrario, los niveles de glutatión oxidado están aumentados.

4. C es correcta. Las especies reactivas de oxígeno provocan la oxidación de los grupos sulfhidrilos entre las diferentes moléculas de hemoglobina, lo que conduce a su polimerización y, por lo tanto, a su precipitación en las células. Estos polímeros precipitados se conocen como cuerpos de Heinz.

A es incorrecta. En las anemias megaloblásticas se observan neutrófilos hipersegmentados.

B es incorrecta. GR microcíticos hipocrómicos, típicamente vistos en la anemia ferropénica, y esta presentación no coincide con esta anemia hemolítica.

D es incorrecta. Los GR en forma de media luna son patognomónicos de los pacientes con la enfermedad de células falciformes y no de la deficiencia de G6PD.

5. D es correcta. El paciente experimenta una crisis de células falciformes. La hemoglobina falciforme se comporta igual que la hemoglobina normal en el estado oxi o relajado (R). Sin embargo, en el estado desoxi o tenso (T), la anemia falciforme de la HbS provoca la oclusión de los capilares. El resultado es una falta de aporte de oxígeno a los tejidos y un ataque agudo de dolor debido a la obstrucción vascular. Los factores que favorecen el estado T son el pH bajo, el aumento de la temperatura y la disminución de la disponibilidad de oxígeno. En este caso, la disminución de la disponibilidad de oxígeno debida a la altitud es el desencadenante del desarrollo del dolor.

A es incorrecta. El aumento, y no la disminución, de la temperatura corporal puede provocar cambios conformacionales en la Hb para que se encuentre en estado tenso y, por lo tanto, se produzcan GR en forma de hoz.

B es incorrecta. La deshidratación puede provocar una crisis drepanocítica como resultado de una mayor concentración de hemoglobina intracelular. Esto favorece la polimerización de la HbS desoxigenada.

C es incorrecta. La hiperventilación reduce la cantidad de dióxido de carbono en la sangre del paciente, con lo que disminuye la cantidad de HbS en estado T. Esto conduce a una reducción de la drepanocitosis.

6. B es correcta. Los factores que favorecen la drepanocitosis de la HbS son el pH bajo, el aumento de la temperatura y la menor disponibilidad de oxígeno. Estos parámetros desplazan la Hb del estado R al estado T. Por lo tanto, para reducir la drepanocitosis, la HbS debe permanecer en el

estado R. El aumento del pH favorecería el estado R. En este caso, la disminución de la disponibilidad de oxígeno debida a la altitud es el desencadenante del desarrollo de la drepanocitosis.

A es incorrecta. El aumento de la concentración de 2,3-BPG favorece el estado T, por lo tanto, aumenta la drepanocitosis en lugar de reducirla.

C es incorrecta. La disminución de la oxigenación favorece el estado T, por lo tanto, aumenta la producción de GR en forma de hoz, en lugar de reducirla.

D es incorrecta. La disminución de la actividad de la anhidrasa carbónica favorece el estado T, por lo tanto, aumenta la generación de GR en forma de hoz, en lugar de reducirla.

7. D es correcta. Esta afirmación es correcta si uno se refiere a la curva de saturación de oxígeno observando que un pH elevado impulsado por la alcalosis respiratoria en este paciente que respira con rapidez aumentaría la unión del oxígeno a la hemoglobina. Obviamente indeseable en este caso, necesitamos empujar la curva en la dirección de un mayor aporte de oxígeno a los tejidos. Es necesario aumentar la saturación de oxígeno mediante la administración de oxígeno suplementario.

A es incorrecta. El aumento de los niveles de dióxido de carbono en un paciente provoca vasodilatación cerebral. En cambio, una disminución de la pCO_2 causa vasoconstricción cerebral que conduce a síntomas neurológicos.

B es incorrecta. Los riñones intentan corregir la alcalosis respiratoria mediante la secreción de bicarbonato. Un estado acidótico es favorable para que el paciente aumente la descarga de oxígeno a nivel tisular.

C es incorrecta. La frecuencia respiratoria aumenta por la respuesta del cuerpo carotídeo a la hipoxia y de los quimiorreceptores del cerebro al aumento de los niveles de dióxido de carbono.

8. C es correcta. Lo más probable es que este paciente padezca gastritis atrófica autoinmune. La zona afectada es el cuerpo del estómago, no el antro, y se ha vuelto atrófica durante un periodo considerable. El ataque autoinmune se produce en la bomba de protones, es decir, la bomba ATPasa H^+/K^+, lo que provoca aclorhidria. La formación de anticuerpos contra las células parietales es un marcador inmunológico de la enfermedad, al igual que un nivel bajo de pepsinógeno sérico. La pérdida de factor intrínseco junto con la pérdida de células parietales también da lugar a la producción de anticuerpos contra el factor intrínseco.

A es incorrecta. Como ya se ha indicado, la gastritis autoinmune no afecta al antro.

B es incorrecta. Con anemia perniciosa, los niveles séricos de gastrina aumentarán (no disminuirán) al interrumpirse el circuito de retroalimentación. Entre paréntesis, es importante señalar que los pacientes con gastritis atrófica tienen una mayor incidencia de carcinoma gástrico y requieren vigilancia endoscópica.

D es incorrecta. En este caso, si acaso los niveles de pepsina serían bajos.

9. B es correcta. En este paciente, la absorción de vitamina B_{12} es baja debido a la extirpación quirúrgica del sitio primario de absorción de esta vitamina. Al tener que resecar 100 cm del intestino delgado distal, se llega a un nivel de pérdida de superficie de absorción que podría explicar la diarrea. Esta afección es el síndrome del intestino corto. Además, la falta de absorción de sales biliares en el íleon distal permite que entren en el colon causando diarrea secretora. Por último, no se nos da ninguna información sobre si se conserva la válvula ileocecal, pero sin este "freno ileal" el contenido del intestino delgado puede entrar con más libertad al colon y contribuir a la diarrea al sobrecargar la capacidad de absorción del colon.

A es incorrecta. El metiltetrahidrofolato es el precursor inactivo del tetrahidrofolato. En ausencia de vitamina B_{12}, se inhibe la conversión de metiltetrahidrofolato en tetrahidrofolato, lo que provoca su acumulación. Este fenómeno se conoce como la trampa del folato.

C es incorrecta. En este caso no se menciona la hemólisis, por lo que no cabe esperar el desarrollo de ictericia o aumento de los niveles de bilirrubina.

D es incorrecta. La vitamina B_{12} no interviene en el mantenimiento del glutatión en forma reducida; por lo tanto, no debería producirse ningún cambio en los niveles de glutatión.

10. A es correcta. Esta paciente presenta una deficiencia de hierro clásica. Por lo tanto, los niveles de capacidad total de fijación del hierro (TIBC, por sus siglas en inglés) estarán aumentados y los niveles de ferritina estarían disminuidos.

B y C son incorrectas. Ambos resultados de laboratorio son marcadores de anemia hemolítica.

D es incorrecta. La deficiencia de folato produce anemia megaloblástica y anemia microcítica, como se observa en este paciente.

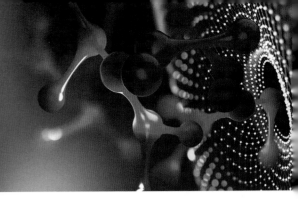

CAPÍTULO 2

Ictericia

OBJETIVOS DE APRENDIZAJE

1. Describir y distinguir entre las vías de degradación intravascular y extravascular de la hemoglobina.

2. Explicar la vía de degradación de la bilirrubina desde el macrófago hasta el colon.

3. Describir y relacionar la bioquímica del metabolismo de la bilirrubina con la patogénesis de la ictericia.

4. Enumerar y distinguir los distintos tipos de ictericia.

5. Descifrar los conceptos de colestasis intrahepática frente a extrahepática.

6. Mencionar cómo la hemólisis provoca ictericia.

7. Interpretar las enzimas de la función hepática para diagnosticar diversos tipos de ictericia.

8. Describir las diferencias entre la alfa-talasemia y la beta-talasemia.

9. Discutir las bases bioquímicas de la hemocromatosis.

10. Analizar las funciones del hígado y del páncreas, y hacer inferencias sobre los síntomas relacionados con la cirrosis y con el cáncer de páncreas, respectivamente.

11. Describir el enfoque de la evaluación y el tratamiento de la hiperbilirrubinemia neonatal.

INTRODUCCIÓN

La ictericia es la coloración amarillenta de la piel y la esclerótica. Se debe al depósito de bilirrubina en la piel, la esclerótica, las mucosas y otros tejidos menos visibles, y también se denomina hiperbilirrubinemia. La bilirrubina es un producto intermedio en el proceso de degradación del hemo. La degradación del hemo comienza con el desensamblaje del glóbulo rojo o eritrocito en el sistema fagocítico mononuclear, también llamado sistema reticuloendotelial. A continuación, el hemo se transporta al hígado, donde se metaboliza a una forma hidrosoluble y, finalmente, se secreta con la bilis para ser excretado principalmente en las heces como estercobilina y, en menor medida, en la orina como urobilina. Cualquier alteración de esta vía conduce al desarrollo de ictericia. La bilirrubina sérica normal es de 1.0 mg/dL, y su concentración se duplica o triplica en la piel o la esclerótica del paciente antes de que sea clínicamente visible. La ictericia puede deberse a un exceso de degradación del hemo, a una alteración del transporte y la captación de bilirrubina por el hepatocito, a una alteración del metabolismo de la bilirrubina en el hígado o a una obstrucción del flujo biliar desde el canalículo biliar hasta el esfínter de Oddi.

La figura 2-1 ilustra las distintas etiologías de la ictericia. A partir de este algoritmo, puede establecerse un diagnóstico si se sabe cómo interpretar la bioquímica hepática y cuándo utilizar técnicas de imagen. En este capítulo, analizaremos cinco afecciones que provocan ictericia y relacionaremos la bioquímica, la patología y las presentaciones clínicas para su comprensión. Los mecanismos de la hiperbilirrubinemia se analizan con más detalle en cada caso, lo que le permitirá leer primero el caso, evaluar sus conocimientos y reducir el diagnóstico diferencial.

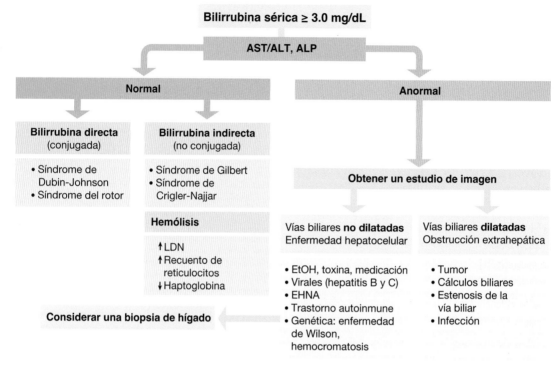

FIGURA 2-1 Manejo de un paciente con ictericia.

Un chico de 17 años es visitado por su médico por un aumento de la disnea, dificultad para respirar al subir escaleras y coloración amarillenta de la piel y el blanco de los ojos. Refiere una infección pulmonar grave reciente que duró 10 días y se caracterizó por fiebre, mialgias, tos productiva y malestar general. A medida que el episodio agudo parecía resolverse, la dificultad para respirar persistía e incluso parecía empeorar.

Al paciente se le diagnosticó talasemia intermedia desde la infancia. Su hemoglobina ha oscilado entre 7 y 8 g/dL. Hasta la fecha, las medidas de apoyo son necesarias e incluyen transfusiones periódicas desde los 2 años de edad. Se observó un aumento moderado de la concentración sérica de hierro y una esplenomegalia leve. Su crecimiento y desarrollo físicos han sido medios bajos, y se detectó osteoporosis leve y un ligero ensanchamiento de los huesos largos en el pasado.

A la exploración física, se observa a un adolescente con angustia leve por disnea al menor esfuerzo. La tensión arterial es de 140/85 mm Hg, el pulso de 95 latidos/min, la frecuencia respiratoria de 18 respiraciones/min, la temperatura de 99.0 °F y la

PO_2 de 94 mm Hg (rango normal = 75-105 mm Hg). Presenta ictericia leve (fig. 2-2). La exploración cardiaca revela el punto de máximo impulso (PMI) con ligero desplazamiento lateral más allá de la línea medioclavicular y una eyección sistólica de grado II/

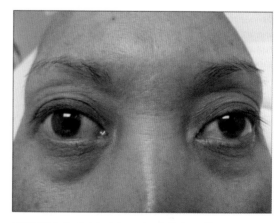

FIGURA 2-2 Ictericia escleral. Coloración amarillenta de la esclerótica del ojo y la piel. (De Bickley LS, Szilagyi PG, Hoffman RM. *Bates' Guide to Physical Examination and History Taking.* 12th ed. Wolters Kluwer; 2017, figura 7-19.)

TABLA 2-1 Caso 2.1. Hallazgos de laboratorio de un joven de 17 años con dificultad respiratoria

Prueba (unidades)	Paciente	Intervalo de referencia
Leucocitos (/μL)	11 500	4.5-10 000
Hb (g/dL)	5.5	12-16
Hct (%)	15	36-46
VCM (fL)	75	80-100
Plaquetas (/L)	250×10^9	150-450 000
AST/ALT (unidades/L)	55/65	0-40
Bilirrubina (total/ directa) (mg/dL)	3.5/0.9	0.1-1.0/0-0.3
ALP (unidades/L)	65	70-125
Albúmina (g/dL)	4.0	3.5-5.5
PT/INR	1.0	±1.0
Na^+ (mEq/L)	146	136-145
K^+ (mEq/L)	4.2	3.5-5
Cl^- (mEq/L)	96	95-105
HCO_3^- (mEq/L)	18	22-28
Creatinina (mg/dL)	1.0	0.6-1.2
Hierro sérico (μg/dL)	230	50-170
TIBC (μg/dL)	295	255-400

Frotis periférico del paciente que muestra las células en forma de lágrima señaladas con flechas.

VI a lo largo del borde esternal izquierdo. La exploración pulmonar muestra crepitantes bibasales débiles bilateralmente. El hígado no es palpable; sin embargo, se aprecia la punta del bazo. Hay edema pretibial bilateral 2+. Los valores de laboratorio y los resultados del frotis periférico se muestran en la tabla 2-1 y en la figura 2-3, respectivamente.

TÉRMINOS CLAVE Y DEFINICIONES

Colestasis. Cualquier obstrucción del flujo biliar se denomina colestasis.

Crepitaciones bibasales. Sonidos anormales como burbujeos o crujidos que se originan en la base de los pulmones.

Uridina difosfato glucuronosil transferasa (UDPGT A1). Enzima expresada en el hepatocito necesaria para conjugar la bilirrubina con el ácido glucurónico para generar una molécula hidrosoluble que puede excretarse en la bilis.

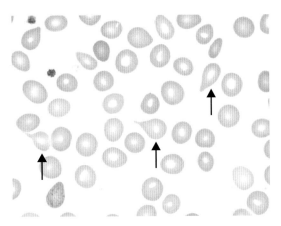

FIGURA 2-3 Frotis periférico del paciente que muestra células en forma de lágrima. (De Pereira I, George TI, Arber DA. *Atlas of Peripheral Blood: The Primary Diagnostic Tool.* Wolters Kluwer Health; 2012, figura 8-8C.)

Impresión clínica

PREGUNTA: ¿qué opina sobre un diagnóstico diferencial que se basa en la información presentada hasta ahora?

RESPUESTA: un adolescente con talasemia intermedia presenta un empeoramiento de la dificultad respiratoria, así como ictericia leve, tras una reciente enfermedad aguda de las vías respiratorias altas. Hasta la fecha ha conseguido compensar marginalmente su enfermedad; sin embargo, se le realizan transfusiones periódicas de GR a lo largo de su vida para mantener su hemoglobina en un rango aceptable para suministrar oxígeno a los tejidos.

En la exploración física se observan crepitaciones en la base de los pulmones, un posible agrandamiento del ventrículo izquierdo y edemas que sugieren una cardiopatía. Los resultados de laboratorio revelan una anemia profunda junto con una bilirrubina elevada que es principalmente indirecta. La pregunta es cómo relacionar la infección respiratoria aguda, una caída precipitada de la hemoglobina y los hallazgos cardiacos en un paciente que tiene una hemoglobinopatía subyacente.

PREGUNTA: ¿qué estudios de laboratorio o imagen podrían ayudar a aclarar mejor el diagnóstico?

RESPUESTA: se solicita una radiografía de tórax y un electrocardiograma (ECG). El ECG es normal, excepto por una taquicardia sinusal. Sin embargo, la radiografía de tórax revela un cora-

TABLA 2-2 **Caso 2.1.** Hallazgos de laboratorio de un joven de 17 años con dificultad respiratoria

Prueba (unidades)	Paciente	Intervalo de referencia
LDH (unidades/L)	260	140-280
Índice de reticulocitos (%)	1.5	0.5-1.5
Haptoglobina (mg/dL)	55	20-220

zón con ligero agrandamiento y signos de sobrecarga de líquido en el parénquima pulmonar, lo que apoya aún más la presencia de cardiopatía. Los pacientes con talasemia son propensos a la hemólisis crónica. Sabemos que la bilirrubina total era de 3.5 mg/dL y la bilirrubina directa (conjugada) de 0.9 mg/dL, lo que indica una bilirrubina indirecta (no conjugada) de 2.6, lo que apoya la hemólisis aguda o crónica.

La obtención de un recuento de reticulocitos, haptoglobina sérica y LDH arrojaría luz sobre todo si se trata de un evento agudo. Los resultados se muestran en la tabla 2-2. Estos resultados NO apoyan un evento hemolítico agudo, ya que el recuento de reticulocitos es bajo y la LDH no está en particular elevada. Se esperaría que la haptoglobina fuera baja, o incluso cero, y no lo es.

PREGUNTA: ¿cómo se mide la bilirrubina sérica?

RESPUESTA: antes de seguir discutiendo el caso, es esencial comprender la diferencia entre bilirrubina directa e indirecta. Los términos bilirrubina directa e indirecta se basan en la reacción de van den Bergh, que es un ensayo colorimétrico para estimar el nivel de bilirrubina sérica acoplándola con ácido sulfanílico diazotizado (fig. 2-4). La fracción directa es la que reacciona con el ácido sulfanílico diazotizado en medio acuoso, proporcionando una determinación aproximada de la bilirrubina conjugada con glucurónido hidrosoluble. La adición de una sustancia aceleradora, como el metanol, solubiliza tanto la bilirrubina conjugada como la no conjugada, permitiendo que todas reaccionen con el ácido sulfanílico diazotizado y proporcionando una estimación de la bilirrubina total. La fracción indirecta es la diferencia entre la bilirrubina total y la directa, y proporciona una estimación de la bilirrubina no conjugada en el suero. Mientras que el rango normal para la bilirrubina directa es de 0-0.3 mg/dL (mg%), el rango normal para la bilirrubina total es de 0.3-1.9 mg/dL (mg%).

PREGUNTA: si la caída precipitada de la hemoglobina no se apoya en el hallazgo de un

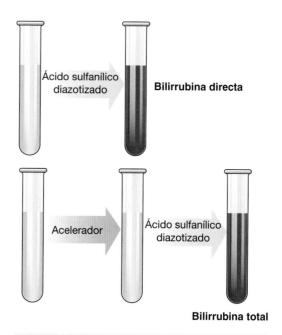

Bilirrubina indirecta = bilirrubina total − bilirrubina directa

FIGURA 2-4 Medición de la bilirrubina mediante la prueba de van den Bergh.

evento hemolítico agudo debido a infección, ¿qué ocurre en este caso?

RESPUESTA: en la hemólisis intravascular, la lesión típica de los GR se produce por daño directo. Entre los ejemplos que conducen a la hemólisis intravascular se incluyen la hemólisis cardiaca debida a una válvula cardiaca artificial, el ataque por fijación del complemento al GR, la exposición a toxinas y el daño térmico. La hemoglobina libre en la circulación debida a la hemólisis puede provocar necrosis tubular aguda en el riñón. Para evitarlo, la haptoglobina se une a la hemoglobina, y este complejo es absorbido por el hígado, protegiendo al riñón. Esto reduce el nivel sérico de haptoglobina y, por lo tanto, la haptoglobina **baja** es un marcador útil del proceso hemolítico agudo. Como se observa en la tabla 2-2, el nivel de haptoglobina es normal y, por lo tanto, los resultados no apoyan un evento hemolítico agudo.

El núcleo de su enfermedad es una eritropoyesis ineficaz. El desequilibrio en la síntesis de las cadenas de globina alfa y beta da lugar a GR inestables con una vida útil bastante disminuida (lo normal son 120 días). Estas células en diana y en lágrima deformadas (véase la fig. 2-3) desencadenan que el sistema fagocítico mononuclear (macrófagos del hígado, el bazo y la médula ósea) las elimine de la circulación, lo que se denomina **hemólisis extra-vascular**. La vida media de los hematíes o GR disminuye de 19.5 a 6.5 días.

La anemia falciforme y las talasemias son ejemplos clásicos de hemólisis extravascular crónica. El exceso de cadenas de globina precipita constantemente y provoca daños en la membrana de los hematíes. Los sinusoides del bazo, recubiertos de macrófagos, eliminan estas células defectuosas. El agrandamiento del bazo con el tiempo es una manifestación cardinal de la hemólisis extravascular. Si la médula ósea está intentando responder, también se deberían ver reticulocitos circulantes en el suero, lo que se conoce como reticulocitosis, y ese no es el caso aquí.

PREGUNTA: ¿de qué otra forma podría explicarse el descenso agudo de la hemoglobina?

RESPUESTA: una explicación es que la infección pulmonar ha suprimido la respuesta de la médula, y un evento hemolítico agudo **no** es la causa en este caso. En este sentido, el *Parvovirus B19* (B19) es una causa conocida de respuesta aplásica transitoria de la médula ósea y es particularmente común en pacientes con talasemia.

Por el contrario, si una persona con una médula normal presenta una infección viral por B19, la aplasia transitoria podría dar lugar a una anemia leve. Una persona previamente sana con un tiempo de supervivencia normal de los hematíes no se encontraría con un descenso tan profundo de la hemoglobina. Sin embargo, en este paciente con una hemoglobinopatía subyacente, parte de una hemoglobina ya deprimida. Un nuevo descenso repentino ha producido esta profunda hipoxia anémica (rango normal = 75-105 mm Hg), lo que significa que los pulmones funcionan de modo normal pero la capacidad de transporte de oxígeno de la sangre se ha reducido. Además, existe una sobrecarga de hierro en los tejidos debida a las múltiples transfusiones a lo largo de los años, lo que provoca una hemocromatosis secundaria. Esto, a su vez, puede predisponer a lesiones miocárdicas. Ahora la hipoxia, debida a la caída repentina de hemoglobina resultante de la aplasia transitoria de GR, es consistente con la enfermedad cardiaca, lo cual explica los hallazgos cardiacos.

PREGUNTA: ¿qué otras presentaciones clínicas debemos tener en cuenta en la beta-talasemia?

RESPUESTA: con más de 150 mutaciones solo en la cadena beta, la presentación de esta enfermedad puede tener una penetrancia variable y una amplia variedad de síntomas clínicos. Los individuos con una enfermedad más grave presentan un grado significativo de eritropoyesis ineficaz y hemólisis. Los huesos se ensanchan debido a la necesidad de expansión de la médula, por lo que se vuelven osteoporóticos, quebradizos y propensos a fracturas. Esto provoca un retraso del crecimiento. La ictericia puede ser una característica clínica destacada. El aumento de la carga de bilirrubina (pigmento) puede dar lugar con el tiempo a la formación de cálculos biliares pigmentados. En un individuo que requiere una frecuencia creciente de transfusiones, la esplenectomía se convierte en una opción para frenar la destrucción de GR. Sin embargo, esto puede tener consecuencias. Una vez extirpado el bazo, el individuo corre un mayor riesgo de sepsis, en especial por neumococo. Por último, las posibles secuelas son múltiples anomalías endocrinas, como diabetes, hipotiroidismo, hipogonadismo y retraso del crecimiento. En general, la morbilidad y la mortalidad aumentan debido al mayor riesgo de infección, trombosis y sobrecarga de hierro.

Correlaciones con ciencias básicas

PREGUNTA: ¿cómo conduce la talasemia hacia la síntesis defectuosa de hemoglobina?

RESPUESTA: la hemoglobina está compuesta por cuatro cadenas de globina. Existen seis polipéptidos de globina diferentes (α, alfa; β, beta; γ, gamma; δ, delta; ϵ, épsilon, y ζ, zeta), que se expresan en diferentes etapas del desarrollo. La hemoglobina adulta (HbA) consta de dos subunidades alfa, y dos beta. La hemoglobina fetal (HbF) consta de dos cadenas alfa, y dos gamma. Un componente menor de la hemoglobina adulta es la HbA2, que tiene dos cadenas alfa, y dos delta. La talasemia hace referencia a un grupo de trastornos hematológicos que se heredan de forma autosómica recesiva. Existen dos tipos principales de talasemia. La alfa talasemia se caracteriza por deleciones de los genes de la alfaglobina, mientras que la beta talasemia se caracteriza por una síntesis reducida de los genes de la beta-globina. La tabla 2-3 resume el genotipo, así como la clasificación y las características clínicas de la talasemia.

Alfa talasemia: la gravedad de la enfermedad en la alfa talasemia depende del número de cadenas alfa suprimidas. La producción de cadenas beta sigue siendo normal. Por lo tanto, el desequilibrio resultante en la proporción de cadenas alfa y beta, con un exceso de cadenas beta en el GR, daña la membrana de los eritrocitos y pro-

TABLA 2-3 Caso 2.1. Resumen del genotipo, clasificación clínica y características clínicas de la talasemia

Genotipo	Clasificación clínica	Características clínicas
Alfa talasemia		
αα/αα	Normal	Normal
αα/α-	Portador silencioso	Asintomático
αα/-- o α-/α-	Rasgo α-talasemia	Anemia leve Microcitosis
α-/--	Enfermedad HbH (β4)	Moderadamente grave Anemia hemolítica Esplenomegalia Sobrecarga de hierro
--/--	Hidropesía fetal (Hb Bart γ4)	No compatible con la vida
Beta talasemia		
Bβ	Normal	Normal
β/β+ o β/β0	Rasgo β-talasemia	Anemia asintomática o leve
β+/β+ o β+/β0	β-talasemia intermedia	Anemia más leve Facies talasémica Hepatoesplenomegalia
β0/β0	β-talasemia mayor	Anemia Hepatoesplenomegalia Retraso del crecimiento

β+, cierta expresión del gen de la globina; β0, ninguna expresión del gen de globina β.

voca hemólisis. La deleción de un solo gen de cadena alfa se presenta con un defecto hipocrómico microcítico leve en la producción de hemoglobina y no tiene impacto clínico en el paciente. Por el contrario, la deleción en las cuatro cadenas de alfaglobina es incompatible con la vida y se denomina hidropesía fetal. El rasgo de alfa talasemia tiene dos deleciones en el gen de la alfaglobina, mientras que la enfermedad HbH tiene tres deleciones en el gen de la alfaglobina.

Beta talasemia: en el caso de la beta talasemia, la situación clínica es muy parecida. La síntesis reducida de la cadena beta se debe a mutaciones que afectan a todos los pasos de la expresión génica, desde la transcripción hasta la traducción de la cadena beta. La síntesis desequilibrada

TABLA 2-4 Caso 2.1. Signos y síntomas de las talasemias

Enfermedad	Consecuencia
Eritropoyesis ineficaz	Deterioro de la producción de GR
Anemia hemolítica	Vida media más corta de los GR maduros
Hipocromía y microcitosis	Capacidad de oxígeno reducida
Hemocromatosis	Transfusión frecuente y sobrecarga de hierro
Eritropoyesis extramedular	Compensación de la eritropoyesis ineficaz

de las subunidades alfa provoca su agregación y precipitación en detrimento de los glóbulos rojos.

Afortunadamente, la mayoría de los casos de talasemia alfa y beta son heterocigotos y, por lo tanto, asintomáticos. Sin embargo, en los casos con enfermedad clínica, hay signos y síntomas prominentes en diversos grados (tabla 2-4).

PREGUNTA: ¿cuál es la base bioquímica de la anemia hemolítica?

RESPUESTA: los episodios hemolíticos pueden producirse tanto en situaciones clínicas agudas (transfusiones no compatibles, reacciones a fármacos, infecciones) como en anemias crónicas (anemia falciforme, talasemia, esferocitosis). La fuerza impulsora puede ser intrínseca (defectos genéticos heredados en los hematíes) o extrínseca (toxina, agente infeccioso, fármaco, lesión mecánica, respuesta inmunológica exagerada). A continuación, los hematíes dañados se eliminan del sistema. Esta eliminación prematura de eritrocitos puede ser, según donde se produce

a. Intravascular, resultando en destrucción hemolítica
b. Extravascular, en el sistema reticuloendotelial

La vía más común es la eliminación extravascular de hematíes por los macrófagos del bazo y el hígado. Este mecanismo se utiliza de preferencia para eliminar hematíes senescentes y aquellos con alteraciones estructurales de la superficie de la membrana (drepanocitosis, talasemia, esferocitosis). Por el contrario, la hemólisis intravascular se produce cuando los hematíes son lisados en la circulación y su contenido celular se libera al plasma (traumatismo mecánico debido a válvulas cardiacas, fijación del complemento y agente infeccioso, deficiencias de glucosa-6-fosfato deshidrogenasa [G6PD] o piruvato cinasa).

PREGUNTA: ¿cuál es la diferencia entre el metabolismo del hemo debido a la hemólisis extravascular e intravascular?

RESPUESTA: alrededor de 1% de los hematíes senescentes son eliminados a diario de la circulación, principalmente por las células fagocíticas del bazo, pero también en pequeña medida en el hígado y la médula ósea. Por lo regular, los hematíes son filtrados continuamente por el bazo. Como estas células tienen membranas celulares flexibles, su flexibilidad les permite atravesar indemnes la microvasculatura del bazo. Por el contrario, las

células envejecidas, dañadas y menos flexibles, como las falciformes, las talasémicas o las esferocíticas quedan atrapadas, y son fagocitadas y destruidas por los macrófagos (figs. 2-5 y 2-6).

En la hemólisis intravascular, los hematíes se destruyen dentro de la circulación debido a traumatismos mecánicos, fijación del complemento y daños tóxicos en ellos. Cuando se produce la fragmentación de la membrana normal de los eritrocitos, estos pasan a denominarse esquistocitos. En este momento, se produce una liberación repentina de la hemoglobina y de la lactato deshidrogenasa (LDH) al plasma. La hemoglobina libre se descompone en dímeros de hemoglobina en el plasma. La haptoglobina (una α-2 globulina producida en el hígado) se une a los dímeros de hemoglobina libre en circulación. Con un evento hemolítico agudo grave o en los estados hemolíticos intravasculares

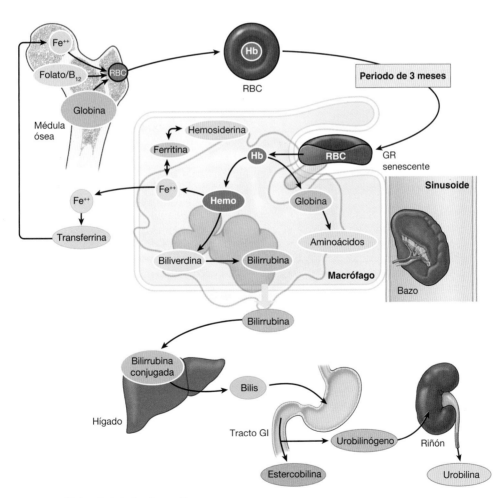

FIGURA 2-5 Ciclo vital de los hematíes.

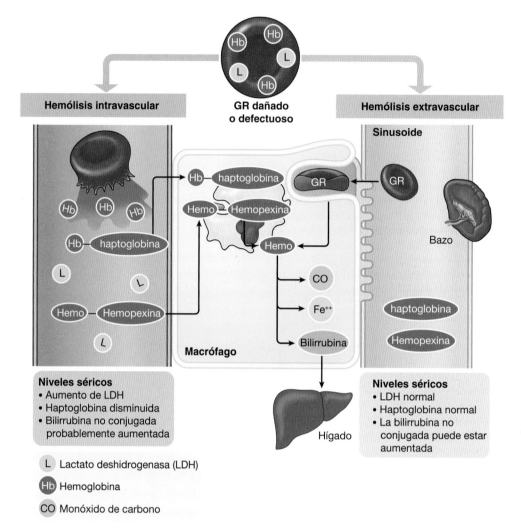

FIGURA 2-6 Hemólisis intravascular frente a hemólisis extravascular.
Fe⁺⁺, hierro en forma reducida; Fe⁺⁺⁺, hierro en forma oxidada; GR, glóbulos rojos o eritrocitos.

crónicos, la haptoglobina se ve desbordada y se satura por completo con dímeros de hemoglobina. En consecuencia, un nivel bajo de haptoglobina sérica apoya el diagnóstico de hemólisis. Si la hemólisis intravascular continúa y los dímeros de hemoglobina están ahora en exceso en el plasma (hemoglobinemia), pueden filtrarse con facilidad a través del glomérulo renal dando lugar a una situación tóxica para el riñón, la hemoglobinuria. Así pues, la función de la haptoglobina es impedir el escape de hemoglobina libre al riñón.

Los dímeros de hemoglobina que permanecen en circulación tras la hemólisis intravascular se oxidan a metahemoglobina y luego se disocian en un hemo libre y cadenas de globina. El hemo libre oxidado se une a la hemopexina (una β-globulina, Hpx), que es captada por el sistema reticuloendotelial y los hepatocitos. De forma similar, pero en menor medida, el complejo hemoglobina/haptoglobina también es captado por las mismas células. Una vez en la célula, la hemoglobina se disocia en cadenas de hemo y globina.

En el presente caso, la talasemia se presenta como una anemia crónica debida a la destrucción prematura de los eritrocitos dañados por los macrófagos (es decir, hemólisis extravascular).

PREGUNTA: ¿cuáles son las consecuencias de la hemólisis y cómo se degrada la hemoglobina?

RESPUESTA: una vez que el sistema fagocítico mononuclear capta los eritrocitos (complejo haptoglobina-hemoglobina o complejo hemopexina-hemo), comienza a degradar la hemoglobina en un complejo hemo hierro-porfirina y globina. La globina experimenta proteólisis, mientras que el hemo es degradado por los macrófagos mediante la hemo oxigenasa, que linealiza el anillo de porfirina para formar la biliverdina de color verde, liberando hierro y monóxido de carbono (CO). La biliverdina es un sustrato para la biliverdina reductasa, que produce la bilirrubina de color rojo-naranja. La bilirrubina y sus derivados se conocen como pigmentos biliares (fig. 2-7).

La vía que va desde la degradación de los eritrocitos hasta la eliminación de la bilirrubina se ilustra en la figura 2-8. La bilirrubina es poco soluble en el medio acuoso del plasma, por lo que se transporta al hígado unida a la albúmina (una proteína plasmática abundante). Al entrar en el hepatocito, la bilirrubina no conjugada es transportada al retículo endoplásmico, donde se conjuga con ácido glucurónico, para formar el monoglucurónido y el diglucurónido de bilirrubina, más solubles. A continuación, la bilirrubina conjugada se excreta en la bilis, drena en el duodeno y pasa sin cambios a través del intestino delgado proximal. La bilirrubina conjugada no es absorbida por la mucosa intestinal. Cuando la bilirrubina conjugada alcanza el íleon distal y el colon, es hidrolizada a bilirrubina no conjugada por glucuronidasas bacterianas. La bilirrubina no conjugada es reducida por las bacterias intestinales normales para formar un grupo de tetrapirroles incoloros, llamados urobilinógenos. Alrededor de 80-90% de estos productos se excretan en las heces, ya sea sin cambios u oxidados a derivados anaranjados llamados urobilinas o estercobilinas. De los urobilinógenos restantes, 10% se reabsorbe en la circulación enterohepática. Desde allí, parte del urobilinógeno es absorbido por el hígado. Una pequeña cantidad escapa a la captación hepática, se filtra a través del glomérulo renal y se excreta en la orina, dando a esta su característico color amarillo.

PREGUNTA: ¿qué ocurre si hay una desregulación de la degradación del hemo?

RESPUESTA: la hiperbilirrubinemia se desarrolla cuando la bilirrubina supera 1.0 mg/dL, pero es asintomática. La ictericia no se desarrolla hasta

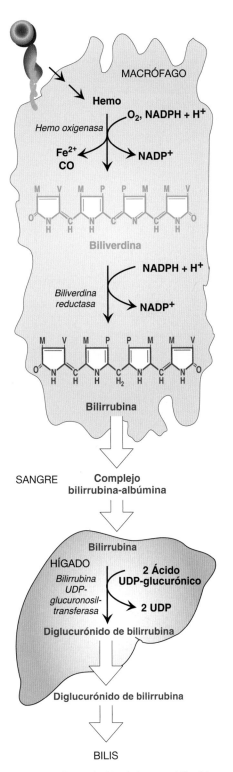

FIGURA 2-7 Degradación de hemo a bilirrubina en macrófagos. (De Abali EE, Cline SD, Franklin DS, Viselli SM. *Lippincott® Illustrated Reviews: Biochemistry*. 8th ed. Wolters Kluwer; 2022, figura 21-9.)

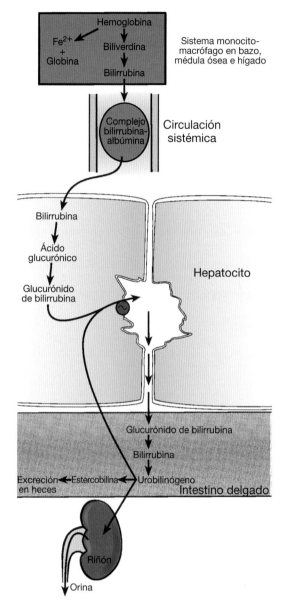

FIGURA 2-8 Metabolismo de la bilirrubina.
(De Rhoades RA, Bell DR. *Medical Physiology: Principles for Clinical Medicine*. 6th ed. Wolters Kluwer; 2023, figura 26-15.)

ciar el tratamiento con prontitud. A lo largo de este capítulo se tratarán en profundidad diversas causas de ictericia.

En este caso, tanto los niveles de bilirrubina conjugada como no conjugada están elevados. Sin embargo, el mecanismo de conjugación se ve desbordado, dando lugar a una hiperbilirrubinemia predominantemente no conjugada.

Resolución del caso

El proceso infeccioso agudo se ha resuelto. La serología para el virus Parvo B19 es positiva. La terapia de transfusión aumenta la hemoglobina a 8 g/dL, donde se mantiene en la actualidad. Se lleva a cabo una dieta baja en hierro y una terapia de quelación para eliminar el hierro de los tejidos. La sobrecarga de líquidos y la insuficiencia cardiaca congestiva leve se resuelven con medicación. La osteoporosis se trata con suplementos de calcio y vitamina D. El paciente vuelve de modo gradual a sus actividades normales. La esplenectomía se convierte ahora en una consideración terapéutica y se discute con el paciente y sus padres.

Conceptos de alto rendimiento

1. La eritropoyesis ineficaz es solo una de las causas de la anemia hemolítica y de la hiperbilirrubinemia no conjugada.
2. El grado de eritropoyesis ineficaz dicta el grado de enfermedad clínica.
3. La alfa talasemia es el resultado de la ausencia total de una o más cadenas alfa.
4. La beta talasemia es el resultado de mutaciones de la cadena beta que conducen a una actividad o concentración reducida y a un desequilibrio de las cadenas alfa y beta.
5. Los marcadores de hemólisis intravascular son el aumento de la deshidrogenasa láctica (LDH), el recuento elevado de reticulocitos y un nivel bajo de haptoglobina que acompaña a una fracción indirecta (no conjugada) elevada de bilirrubina. Esto debería incitar a buscar pistas diagnósticas en un frotis periférico.
6. La hemólisis extravascular suele ser un fenómeno crónico y se caracteriza con mayor frecuencia por un recuento elevado de reticulocitos, fracción de bilirrubina no conjugada,

que la bilirrubina sérica total supera los 2.0 mg/dL. La ictericia puede desarrollarse por causas prehepáticas (que incluyen la anemia hemolítica), hepáticas o extrahepáticas. La ictericia colestásica indica disfunción hepatobiliar (fig. 2-9). La ictericia colestásica es siempre patológica; por lo tanto, es esencial distinguirla de las afecciones no colestásicas (como la ictericia fisiológica del recién nacido) para ini-

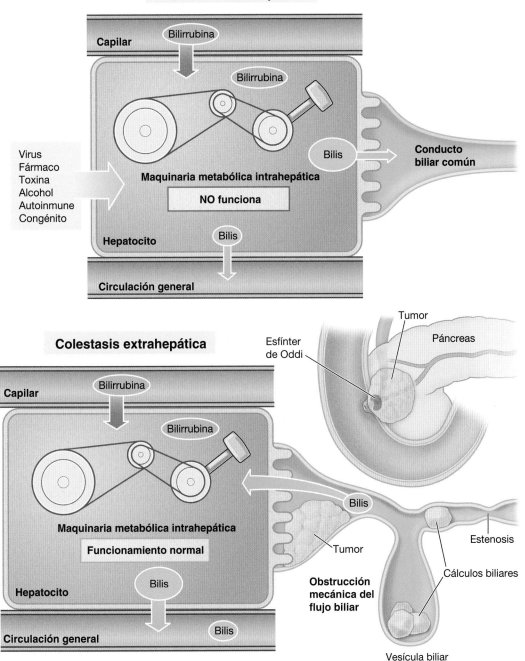

FIGURA 2-9 Tipos de ictericia colestásica.

esplenomegalia y consecuencias de la sobre-carga de hierro (hemocromatosis secundaria).

7. La hemoglobina libre en el suero es inde-seable, en especial para el riñón, por lo que se une a la haptoglobina para su posterior metabolismo.

8. La hemoglobina se metaboliza primero en biliverdina y luego en bilirrubina. Se trans-porta al hígado unida a la albúmina.

9. Una vez en el hepatocito, la bilirrubina se conjuga con ácido glucurónico para ser hidrosoluble y excretarse en la bilis.

CASO 2.2

Un bebé de 14 días presenta ictericia clínica. Es el primer hijo de una madre de 24 años que tuvo un embarazo sin complicaciones y un parto a término. La madre goza de excelente salud y no tiene antecedentes médicos significativos. El niño recibe alimentación del seno materno y la exploración física es normal, excepto por una ictericia evidente. En la tabla 2-5 se indican los datos de laboratorio relevantes.

TABLA 2-5 Caso 2.2. Hallazgo de laboratorio de un lactante de 14 días con ictericia

Prueba (unidades)	Paciente	Intervalo de referencia
Hb (g/dL)	18.5	13.5-17.5
Bilirrubina (total/directa) (mg/dL)	8.0/1.5	0.1-1.0/0-0.3
ALP (unidades/L)	75	70-125
AST/ALT (unidades/L)	33/43	0-40
PT/INR	1.0	1.0
Creatinina (mg/dL)	0.9	0.6-1.2

La hemoglobina elevada es de esperar fisiológicamente. Sin embargo, llama la atención la elevada bilirrubina; cuando se fracciona, se observa que la mayor parte de ella es no conjugada o indirecta.

TÉRMINOS CLAVE Y DEFINICIONES

Kernícterus. Daños irreversibles en el sistema nervioso central (SNC) del recién nacido si la bilirrubina no conjugada alcanza niveles tóxicos. Los síntomas incluyen movimientos parecidos a la parálisis cerebral, daños visuales y auditivos, así como trastornos intelectuales.

Opistótonos. Arqueamiento hacia atrás de la cabeza, el cuello y la columna vertebral.

Impresión clínica

PREGUNTA: ¿qué opina sobre un diagnóstico diferencial que se basa en la información presentada hasta ahora?

RESPUESTA: la ictericia en el recién nacido es frecuente. En el neonato, la concentración de bilirrubina alcanza su punto máximo alrededor del segundo y el cuarto días. Los neonatos de Asia oriental tienen niveles de bilirrubina más altos al nacer que los caucásicos. El nivel medio de

bilirrubina es de 7-9 mg/dL y 95% de los neonatos nunca superan un nivel de 13-18 mg/dL. La bilirrubina suele normalizarse en 7-14 días. Una elevación de la bilirrubina que dure más de 2 semanas exige una evaluación adicional. Si la bilirrubina supera los 25 mg/dL, el paso a través de la barrera hematoencefálica causará daños neurológicos conocidos como encefalopatía bilirrubínica aguda. En el recién nacido puede observarse una constelación de síntomas que incluyen cambios en el estado mental, dificultades para alimentarse, fiebre, cambios en el tono muscular, movimientos oculares anormales, espasmos musculares (opistótonos) y convulsiones. Se producirán daños neurológicos permanentes (kernícterus) a menos que se trate de manera agresiva esta situación clínica.

La ictericia en las primeras 24 horas no es de naturaleza fisiológica y constituye una urgencia médica. Como la mayor parte de la bilirrubina en este periodo es no conjugada (indirecta), encontrar bilirrubina de > 20 mg/dL directa sugeriría una patología grave, lo que requeriría una investigación inmediata.

Si se sospechara que esta elevación desmesurada de la bilirrubina no es de naturaleza fisiológica, habría que buscar atresia biliar, hemólisis inmunomediada (incompatibilidad ABO o Rh), esferocitosis hereditaria, deficiencias de glucosa-6-fosfato deshidrogenasa (G6PD) o piruvato cinasa, o un hematoma de espacio cerrado como un cefalohematoma. También es importante tener en cuenta que, en algunos casos, la leche materna puede prolongar la ictericia fisiológica más allá del periodo de 2 semanas y, de manera alternativa, la incapacidad del neonato para recibir una nutrición adecuada de la lactancia materna también puede prolongar la ictericia.

Correlación con ciencias básicas

PREGUNTA: ¿cuál es la base bioquímica de la ictericia neonatal?

RESPUESTA: casi todos los lactantes nacen con niveles elevados de bilirrubina en comparación con los adultos normales. Más de la mitad de los recién nacidos desarrollan ictericia en la primera semana de vida. La dificultad surge cuando se intenta distinguir a tiempo la ictericia fisiológica de la patológica. Esto es vital, ya que el tratamiento debe iniciarse con rapidez para evitar daños al neonato. En la mayoría de los casos, la ictericia es el resultado de la acumulación de bilirrubina indirecta en el plasma. El clínico debe distinguir entre la llamada ictericia fisiológica "normal" de la ictericia por lactancia, la ictericia por leche materna y la ictericia patológica.

PREGUNTA: ¿qué es la ictericia fisiológica en el neonato?

RESPUESTA: la ictericia fisiológica se desarrolla debido al notorio aumento de la carga de bilirrubina posparto, la disminución de la conjugación de la bilirrubina y el deterioro de la excreción de bilirrubina. Durante el embarazo, el feto produce bilirrubina. Sin embargo, es esencialmente toda no conjugada, ya que la actividad UDP-GT hepática es muy baja. La bilirrubina no conjugada se transfiere de la circulación fetal a través de la placenta y es eliminada por la madre.

Poco después del nacimiento, se desarrolla un escenario nuevo en su totalidad. En el neonato, la vida media de los eritrocitos es más corta que en el adulto, lo que provoca un aumento de la degradación del hemo. Al mismo tiempo, las actividades enzimáticas hepáticas, incluidas la GST-β, la glutatión *S*-transferasa y la UDP-GT, no han alcanzado su actividad máxima. Con este repentino cuello de botella que bloquea la eliminación normal de bilirrubina a través del hígado, se produce una acumulación de bilirrubina no conjugada en el plasma. Además, cualquier bilirrubina conjugada por el hígado una vez liberada al intestino es desconjugada por la enzima beta-glucuronidasa del borde en cepillo, permitiendo que la bilirrubina no conjugada vuelva a entrar en la circulación a través de la circulación enterohepática. Como se ha comentado en el caso 2.1, la bilirrubina no conjugada circula en la sangre unida a la albúmina. Sin embargo, en un lactante, la cantidad de albúmina está por debajo de los niveles normales, al igual que ocurre con otras proteínas y enzimas necesarias para mantener la homeostasis. En conjunto, estos factores conducen a la expansión de la reserva de bilirrubina no conjugada libre y no ligada que ahora puede atravesar la barrera hematoencefálica. La bilirrubina no conjugada es neurotóxica. Se acumula en los ganglios basales y causa encefalopatía bilirrubínica aguda seguida de kernícterus, si no se trata con rapidez.

PREGUNTA: ¿qué es la ictericia de la lactancia materna?

RESPUESTA: la ictericia por lactancia puede desarrollarse en la primera semana después del nacimiento debido a un retraso en la producción de leche o a una disminución de la ingesta de leche debido a la dificultad para amamantar, lo que provoca deshidratación y una reducción de la ingesta calórica. El resultado es una menor frecuencia de las deposiciones para eliminar la bilirrubina del organismo, lo cual aumenta la circulación enterohepática de la bilirrubina. En consecuencia, aumentan los niveles plasmáticos de bilirrubina.

PREGUNTA: ¿qué es la ictericia de la leche materna?

RESPUESTA: en otro grupo de lactantes alimentados con leche materna, la ictericia se desarrolla después de la 1.ª semana de vida y los niveles de bilirrubina pueden alcanzar 10-20 mg/dL en la 2.ª y 3.ª semanas. Se desconoce el mecanismo exacto de la ictericia por leche materna. Algunos de los mecanismos plausibles son el aumento de beta-glucuronidasa en la leche materna, que provoca un aumento de la desconjugación y reabsorción de bilirrubina, el aumento de la circulación enterohepática de bilirrubina no conjugada y la inhibición de UDP-GT por ciertos ácidos grasos presentes en la leche materna.

PREGUNTA: ¿qué es la ictericia patológica en un neonato?

RESPUESTA: en este caso, la ictericia puede desarrollarse en las primeras 24 horas de vida. Si es el nivel de bilirrubina no conjugada el que aumenta, lo más probable es que se deba a una hemólisis causada por una enfermedad hereditaria como la deficiencia de glucosa-6-fosfato deshidrogenasa (G6PD). Si la bilirrubina que se acumula es conjugada, entonces las causas más probables son una obstrucción del tracto hepatobiliar como la atresia biliar o un trastorno metabólico hereditario. Esto requeriría una intervención inmediata.

PREGUNTA: ¿existe algún tratamiento para la ictericia?

RESPUESTA: la fototerapia es el tratamiento estándar de la hiperbilirrubinemia indirecta para evitar las consecuencias neurológicas adversas de la entrada de bilirrubina elevada al cerebro. La longitud de onda de la luz en el espectro azul-verde correspondiente a 425-475 nm es la más eficaz. A esta longitud de onda, la bilirrubina indirecta se isomeriza u oxida a una forma más soluble que puede excretarse sin conjugación en la orina o las heces. Durante la terapia, deben cubrirse los ojos del lactante para evitar daños en la retina.

Resolución del caso

Observamos que los resultados de laboratorio a los 14 días sugieren un predominio de la bilirrubina indirecta, lo que nos disuade de perseguir la razón colestásica de la ictericia prolongada. Con la lactancia materna como única fuente de nutrición y sin indicios de fracaso de la lactancia materna, el lactante parece estar prosperando. Concluimos que se trata de una ictericia fisiológica. Se inicia la fototerapia, y vigilaremos de cerca la bilirrubina durante las próximas semanas mientras vuelve con lentitud a la normalidad.

Conceptos de alto rendimiento

1. En la ictericia fisiológica normal del neonato, la bilirrubina puede oscilar entre 10 y 20 mg/dL y debería volver a la normalidad en 2 semanas.
2. En el neonato, los niveles de GST-beta, glutatión S-transferasa y UDP-GT son subnormales, lo que contribuye a la conjugación de la bilirrubina y a su excreción en la bilis.
3. La ictericia de la lactancia materna se agrava por una ingesta oral deficiente, un contenido calórico inadecuado y la deshidratación.
4. La ictericia patológica se produce en las primeras 24 horas de vida y debe buscarse activamente una intervención para determinar la causa.
5. La fototerapia es el tratamiento más común para la ictericia; someriza u oxida la bilirrubina en un producto soluble que conduce a su eliminación.

CASO 2.3

Un chico de 14 años acude a su pediatra para un reconocimiento médico deportivo. Le acompaña su madre. Es nuevo en la zona y el pediatra no tiene ningún historial previo. La entrevista inicial determina que el estado de salud del paciente es normal. No tiene antecedentes médicos ni quirúrgicos significativos. Es el resultado de un embarazo a término normal con crecimiento y desarrollo normales. No toma ningún medicamento ni tiene alergias. Sus antecedentes familiares son normales y tiene una hermana de 12 años que también está sana. Su dieta es normal y declara, cuando se le pregunta en pri-

TABLA 2-6 Caso 2.3. Hallazgos de laboratorio de un niño de 14 años que acude a reconocimiento médico deportivo

Prueba (unidades)	Paciente	Intervalo de referencia
Leucocitos (GB) (/µL)	4 400	4-10 000
Hb (g/dL)	14.6	12-16 g/dL
Plaquetas	250 000	150-450 000
AST/ALT (unidades/L)	35/40	8-30
Fosfatasa alcalina (unidades/L)	86	36-92
Bilirrubina (total) (mg/dL)	2.3	0.1-1.0

vado, que no es sexualmente activo. La exploración física es normal. Como se trata de la primera visita, el médico solicita datos de laboratorio (tabla 2-6).

Impresión clínica

PREGUNTA: ¿qué opina sobre un diagnóstico diferencial basado en los hechos presentados hasta ahora?

RESPUESTA: el médico observa que todos los resultados son normales excepto la ligera elevación de la bilirrubina. Lo más probable es que se trate del síndrome de Gilbert. Aunque es benigno, el paciente debe comprender que lo más probable es que haya estado presente desde el nacimiento y se observará en todos los exámenes de laboratorio futuros. Se produce debido a una deficiencia menor de una enzima que elimina la bilis del organismo, pero que no tendrá un efecto perjudicial para su salud. El médico también le explica las implicaciones genéticas y solicita pruebas para confirmar que se trata del síndrome de Gilbert.

PREGUNTA: ¿qué razonamiento clínico llevó al médico a la conclusión de que se trata del síndrome de Gilbert?

RESPUESTA: dado que las pruebas de la "función hepática" (PFH), es decir, AST/ALT y fosfatasa alcalina séricas, se encuentran dentro de los límites normales, el médico no sospecha una enfermedad hepática (véase la tabla 2-6). Por este motivo, el fraccionamiento de la bilirrubina en directa e indirecta puede dar una mejor idea de los niveles elevados de bilirrubina. La posibilidad de hemólisis también se encuentra en el diagnóstico diferencial y sería necesario investigarla

TABLA 2-7 Caso 2.3. Hallazgos de laboratorio de un niño de 14 años que acude a reconocimiento médico deportivo

Prueba (unidades)	Paciente	Intervalo de referencia
Bilirrubina (total/directa) (mg/dL)	2.6/0.2	0.1-1.0/0.0-0.3
Índice de reticulocitos (%)	1.2	0.5-2.5
LDH (unidades/L)	66	60-100
Haptoglobina (mg/dL)	95	50-150

si el paciente presentara un recuento elevado de reticulocitos y LDH, junto con una haptoglobina disminuida, quizá junto con una morfología anormal de los eritrocitos, los resultados se encuentran dentro de los límites normales excepto para la bilirrubina total (tabla 2-7). Así, la bilirrubina indirecta (no conjugada) se calcula como la total (2.6) - la directa (0.2) = 2.4 mg/dL. En consecuencia, el paciente presenta un exceso de hiperbilirrubinemia indirecta. Pero la hemólisis no es la causa de la ictericia.

Correlación con ciencias básicas

PREGUNTA: ¿cuál es la base bioquímica del síndrome de Gilbert?

RESPUESTA: existen cuatro trastornos hereditarios del metabolismo de la bilirrubina que provocan ictericia. Se deben a defectos en las proteínas hepatocelulares implicadas en el metabolismo de la bilirrubina. Dos de estos defectos (Crigler-Najjar tipos I y II, y síndrome de Gilbert) conducen a la acumulación de bilirrubina, principalmente no conjugada (indirecta), mientras que los dos restantes (síndrome de Dubin-Johnson y síndrome de Rotor) conducen a la acumulación de bilirrubina principalmente conjugada (directa). Revisemos el proceso de captación y conjugación de la bilirrubina por los hepatocitos con más detalle para comprender mejor estos trastornos. La figura 2-10 resume los defectos de estos síndromes.

Al entrar en el hepatocito, la bilirrubina no conjugada se une a la proteína citosólica glutatión S-transferasa beta para reducir su escape de vuelta al plasma. Las concentraciones de glutatión S-transferasa beta (GST-beta) son bajas al nacer, pero parecen alcanzar valores adultos a las 2 semanas de edad. En el retículo endoplásmico, la bilirrubina se solubiliza mediante conjugación con ácido glucurónico, lo que produce monoglucurónido y diglucurónido de bilirrubina. La conjugación del ácido glucurónico con la bilirrubina es catalizada por la bilirrubina uridina difosfato glucuronosiltransferasa (UGT1A1 o UDP-GT). La actividad de esta enzima se multiplica por 100 después del nacimiento, de modo que el porcentaje de bilirrubina conjugada en la bilis pasa de 20% al nacer a cerca de 50% en la edad adulta.

El monoglucurónido y el diglucurónido de bilirrubina experimentan un transporte unidireccional por MRP2 hacia el conducto biliar. La gran mayoría del monoglucurónido y diglucurónido de bilirrubina se elimina en la bilis. Sin embargo, pequeñas cantidades son transportadas en la membrana sinusoidal de vuelta al plasma posiblemente

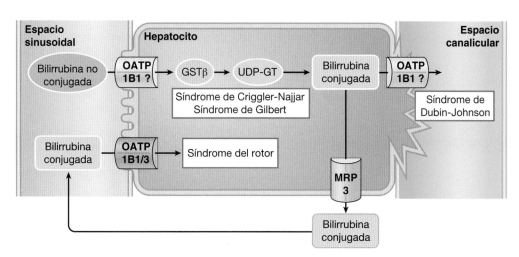

FIGURA 2-10 Conjugación y excreción de bilirrubina de los hepatocitos.

a través de MRP3. El monoglucurónido y diglucurónido de bilirrubina intracelular secretado por MRP3 a la sangre puede ser captado de nuevo en los hepatocitos aguas abajo a través de OATP1B1 y OATP1B3. Este bucle de secreción y recaptación puede evitar la saturación de la excreción biliar en los hepatocitos aguas arriba, garantizando así una eliminación biliar eficaz.

El síndrome de Gilbert es el trastorno hereditario más frecuente del metabolismo de la bilirrubina. Se calcula que afecta al 3-7% de la población estadounidense. El cambio genético más frecuente responsable del síndrome de Gilbert es una mutación en el promotor UDPGT que conduce a una disminución de la expresión y la actividad de UGT1A1, lo que provoca niveles elevados de bilirrubina no conjugada. Se hereda con un patrón autosómico recesivo. Es una enfermedad benigna y puede pasar inadvertida durante años. El paciente puede ser asintomático por completo o desarrollar ictericia escleral leve en situaciones de estrés como enfermedad, ayuno, ejercicio extenuante o consumo excesivo de alcohol.

PREGUNTA: ¿cuál es la diferencia entre el síndrome de Gilbert y el síndrome de Crigler-Najjar?

RESPUESTA: el síndrome de Crigler-Najjar es un trastorno hereditario muy poco frecuente que se presenta con un patrón autosómico recesivo. Los defectos en el gen de la uridina difosfato glucuronosiltransferasa (UGT1A1 o UDP-GT) provocan una actividad enzimática reducida o nula. Como resultado, la bilirrubina no conjugada se acumula en el organismo causando hiperbilirrubinemia e ictericia.

En el tipo 1 de Crigler-Najjar, hay una ausencia completa de UGT1A1. La ictericia y el kernícterus se desarrollan con rapidez en el neonato. El tipo 1 de Crigler-Najjar es incompatible con la vida sin trasplante de hígado. Por otro lado, el tipo 2 presenta una variabilidad considerable en la función enzimática. En consecuencia, este síndrome es benigno y el único síntoma es la coloración amarillenta grave de la piel. Los pacientes responden al tratamiento de inducción con fenobarbital, que aumenta la actividad de la enzima UDPGT.

PREGUNTA: ¿qué causas genéticas provocan la acumulación de bilirrubina directa?

RESPUESTA: mientras que el síndrome de Gilbert y el síndrome de Crigler-Najjar provocan la acumulación de bilirrubina predominantemente indirecta (no conjugada), el síndrome de Dubin-Johnson y el síndrome de Rotor provocan la acumulación de bilirrubina predominantemente directa (conjugada). El síndrome de Dubin-Johnson se desarrolla como resultado de mutaciones en el gen de la proteína 2 de resistencia a múltiples fármacos (MRP2), responsable de la secreción de bilirrubina conjugada de los hepatocitos al conducto biliar. Es un trastorno poco frecuente y se hereda con un patrón autosómico recesivo. Se caracteriza por niveles crónicamente elevados de bilirrubina conjugada. La bilirrubina conjugada tiene un color oscuro. En consecuencia, su depósito en el hígado muestra gránulos pigmentados de color oscuro (fig. 2-11). La mayoría de los pacientes son asintomáticos excepto por ictericia recurrente.

El síndrome de Rotor también es relativamente raro y es una afección leve con predominio de bilirrubina conjugada en la sangre. Al igual que el síndrome de Gilbert y el síndrome de Dubin-Johnson, la ictericia se desarrolla de forma intermitente. Para que se desarrolle el síndrome son necesarias mutaciones tanto en el polipéptido transportador de aniones orgánicos 1B1 (OATP1B1) como en el polipéptido transportador de aniones orgánicos 1B3 (OATP1B3). Estas dos proteínas transportadoras se expresan en la

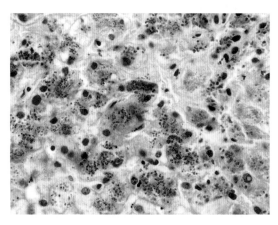

FIGURA 2-11 Síndrome de Dubin-Johnson. Los hepatocitos muestran abundante pigmento marrón grueso. (De Torbenson MS. *Biopsy Interpretation of the Liver.* 4th ed. Wolters Kluwer; 2022, figura 12-25.)

membrana sinusoidal de los hepatocitos y son responsables de la captación de bilirrubina por el hígado, ambas proteínas se encuentran en las células hepáticas; transportan bilirrubina y otras moléculas como ácidos biliares, esteroides conjugados, eicosanoides y hormonas tiroideas, y el péptido gastrointestinal colecistoquinina desde la sangre al hígado para que puedan ser eliminados del organismo. El síndrome de Rotor se parece clínicamente al síndrome de Dubin-Johnson.

Resolución del caso

El análisis del ADN confirma el síndrome de Gilbert. El pediatra aconseja al paciente y a su madre sobre la naturaleza benigna de esta anomalía congénita y les explica sus implicaciones genéticas. Sugiere que otros miembros de la familia se sometan al cribado para evitar pruebas innecesarias de enfermedad hepática en el futuro. Sin embargo, el paciente debe ser consciente de que los factores estresantes para el organismo, como las enfermedades, el ayuno y las infecciones, pueden causar ictericia clínica leve transitoria. Los padres se sienten muy aliviados y el paciente comprende esta situación.

Conceptos de alto rendimiento

1. En un adolescente sano, el hallazgo de una elevación aislada de la bilirrubina sin ninguna otra sugerencia de disfunción hepática debe hacer pensar que puede tratarse de una hiperbilirrubinemia congénita.
2. La causa más frecuente es el síndrome de Gilbert. Un defecto en la región promotora de la transcripción del gen UGT1A1 conduce a una baja expresión de la UDP-glucuronil-transferasa y, por lo tanto, a una elevación de la bilirrubina no conjugada.
3. Aunque suelen ser asintomáticas, las hiperbilirrubinemias benignas pueden ser apenas perceptibles al análisis clínico con ictericia muy leve. Esto suele precipitarse por una infección intercurrente o por ayuno.
4. La hemólisis debe incluirse en el diagnóstico diferencial si la elevación de la bilirrubina es predominantemente la forma no conjugada.
5. Considere esta herramienta de memoria para la toma de decisiones clínicas y exámenes en trastornos de hiperbilirrubinemia congénita: Dubin-Johnson presenta principalmente bilirrubina directa elevada, mientras que Gilbert es principalmente indirecta.

CASO 2.4

Un hombre de 55 años acude al médico; se queja de coloración amarillenta del blanco de los ojos, debilidad generalizada, aumento de peso e incremento del perímetro abdominal. Nota una pérdida general de vitalidad, energía y resistencia en su día a día. Trabaja para una empresa de marketing, viaja a menudo y tuvo que cancelar un viaje de negocios planeado recientemente por sensación de fatiga extrema. Últimamente, tiene dificultades de organización y memoria. Su apetito no ha cambiado. Bebe alcohol con moderación. No hay indicios de infección reciente y no ha realizado viajes internacionales. Su hermano mayor murió de "una dolencia hepática". Niega fiebre, dolor de cabeza, náusea o cambios en los hábitos intestinales. No ha acudido al médico en 10 años. En una revisión de los sistemas se observó dolor articular leve difuso inespecífico en las grandes articulaciones de forma simétrica y bilateral.

En la exploración física, se observa a un hombre de aspecto enfermizo que no presenta trastornos agudos. Su estado mental muestra un deterioro reciente de la memoria en un miniexamen del estado mental. Se observan varios angiomas en forma de araña en el tronco. Presenta una pigmentación leve en todo el cuerpo, sin "líneas de bronceado" en la cintura. También se observa una leve ictericia escleral. Parece haber una sutil pérdida de masa muscular en las porciones proximales de todas las extremidades. El hígado mide 13 cm y es firme. El bazo no es palpable, pero hay una sugerencia de ascitis con matidez cambiante en el examen del abdomen. El edema periférico es 2+ bilateral en las extremidades inferiores. Hay una feminización sutil, con ginecomastia y atrofia testicular. El resto de la exploración es anodina.

TÉRMINOS CLAVE Y DEFINICIONES

Angioma en forma de araña (también conocido como nevus en araña). El "angioma en araña", frecuente en las hepatopatías crónicas, es una malformación vascular de la piel. Típicamente localizado en el tronco, se observa que tiene una pequeña arteriola como vaso central con los capilares irradiados desde el centro. Puede confirmarse comprimiendo con suavidad la arteriola central, momento en el que la vasculatura arborizada se colapsará. También puede encontrarse en el embarazo y en la enfermedad pulmonar obstructiva crónica, por lo que no es patognomónico de cirrosis.

Endosoma. Compartimento membranoso en el interior de la célula.

Escala de valoración del edema. Como ocurre con muchos hallazgos físicos, se puede clasificar el grado de edema de fóvea en una escala de +1 a +4; +1 es leve; +4, bastante grave.

Hipertensión portal. A medida que el hígado se vuelve cirrótico, el flujo sanguíneo en este órgano se inhibe por el desarrollo de tejido cicatricial. El aumento de la presión vascular retrógrada se refleja en la vena porta y de ahí el término hipertensión portal.

Presión oncótica. La presión intravascular viene dictada por la concentración de iones (sodio y potasio), así como de albúmina y otras proteínas. Cualquier dilución o disminución de estas partículas osmóticas hace que el líquido escape del espacio intravascular, lo que da lugar a un "segundo espacio" (es decir, edema intersticial) y a un "tercer espacio" (líquido como ascitis o derrame pericárdico).

Impresión clínica

PREGUNTA: ¿qué opina sobre un diagnóstico diferencial que se basa en la información presentada hasta ahora?

RESPUESTA: aunque la historia del paciente es inespecífica, sugiere una enfermedad crónica subyacente que sale a la luz por primera vez. El comentario sobre la enfermedad hepática de su hermano es intrigante. El examen físico sugiere gran probabilidad de enfermedad hepática como foco primario. Los angiomas en araña, aunque también se observan en enfermedades cardiopulmonares y en el embarazo, también nos llevan en esa dirección (fig. 2-12).

Cuando se une a signos de feminización, se busca una disfunción endocrina caracterizada por un exceso de estrógenos en este paciente varón. El hígado agrandado y firme con probable ascitis sugiere un posible proceso cirrótico subyacente, ya que la hipertensión portal puede estar manifestándose clínicamente (fig. 2-13). La pérdida de masa muscular, no obstante el aumento de peso general, posiblemente debido a la ascitis, dibuja un cuadro de desnutrición. La enfermedad hepática también se vería apoyada por el hallazgo neurológico de pérdida de memoria (encefalopatía). La declaración del paciente de que ingiere cantidades mínimas de alcohol (si se verifica) nos llevaría a buscar una etiología no alcohólica para la enfermedad hepática crónica en este caso.

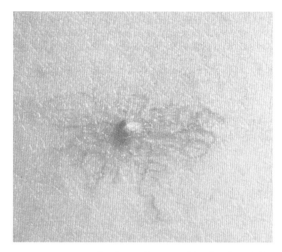

FIGURA 2-12 Angioma de araña. (De Smeltzer SC, Bare BG. *Textbook of Medical-Surgical Nursing.* 9th ed. Lippincott Williams & Wilkins; 2000, figura 36-7.)

PREGUNTA: ¿qué estudios de laboratorio e imagen podrían ayudar a aclarar mejor el diagnóstico?

RESPUESTA: el médico solicita una biometría hemática completa (BHC), un perfil metabólico y un tiempo de protrombina. Los resultados se muestran en la tabla 2-8. Dado que la exploración física y los datos de laboratorio iniciales apuntan a una enfermedad hepática, la realización de más pruebas ayudaría a definir el problema. En este momento, es necesario realizar un estudio de imagen del sistema hepatobiliar. El médico solicita una tomografía computarizada (TC) con contraste intravenoso y pruebas para las causas más comunes de enfermedad hepática crónica no relacionadas con el alcohol. Deben investigarse la infección viral crónica, la hemocromatosis hereditaria, la esteatohepatitis no alcohólica (EHNA), los trastornos autoinmunes que afectan al hígado y la enfermedad de Wilson.

La TC revela un hígado denso, no homogéneo, compatible con una hepatopatía crónica, un bazo con agrandamiento moderado y una pequeña cantidad de líquido ascítico. No hay indicios de dilatación del árbol y la vesícula biliar es normal. No se observan lesiones masivas (neoplásicas). El páncreas es normal.

Los resultados de laboratorio son negativos para hepatitis B y C, y para anticuerpos antimitocondriales y antimúsculo liso, lo que excluye la cirrosis biliar primaria y la hepatitis autoinmune. La cirrosis biliar primaria y la hepatitis autoinmune tienen un claro predominio femenino. A menudo, cuando se diagnostican entidades autoinmunes, los pacientes presentan otros

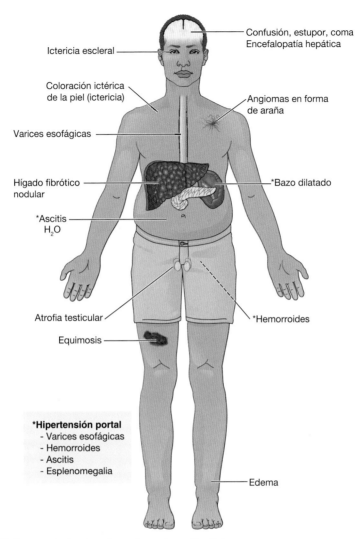

Confusión, estupor, coma
Encefalopatía hepática

Ictericia escleral

Coloración ictérica
de la piel (ictericia)

Angiomas en forma
de araña

Varices esofágicas

Hígado fibrótico
nodular

*Bazo dilatado

*Ascitis
H₂O

Atrofia testicular

*Hemorroides

Equimosis

*Hipertensión portal
- Varices esofágicas
- Hemorroides
- Ascitis
- Esplenomegalia

Edema

FIGURA 2-13 Hallazgos de la cirrosis en la exploración física.

hallazgos concomitantes, lo que no ocurre en este caso. La colangitis esclerosante tiene un predominio masculino y se presenta con mayor frecuencia en la tercera y cuarta décadas de la vida. También tiene una fuerte relación con la enfermedad inflamatoria intestinal (un síntoma de diarrea sanguinolenta crónica no aparente en este caso). Además, las imágenes del tracto hepatobiliar no revelan indicios para apoyar este diagnóstico. Si bien no es imposible, todos estos trastornos parecen ahora mucho menos probables.

Los resultados del panel de hierro y la ceruloplasmina sérica se muestran en la tabla 2-9. Un trastorno autosómico recesivo, la enfermedad de Wilson, es un defecto en el transporte de cobre que da lugar al depósito de cantidades tóxicas de cobre con predominio en el hígado, pero también

en otros tejidos como el sistema nervioso central y el ojo. Por lo tanto, en la enfermedad de Wilson, cabría esperar encontrar anomalías en AST/ALT, ya que la acumulación de cobre se produce en los hepatocitos y es destructiva para el hígado. Hay hallazgos neurológicos concomitantes que incluyen temblores y un trastorno del movimiento con una apariencia similar al Parkinson. El depósito de cobre en la membrana de Descemet en el ojo (anillo de Kayser Fleischer; fig. 2-14) es un hallazgo patognomónico que también podría estar presente. Por fortuna, no hay pruebas que apoyen este diagnóstico en este paciente. La ausencia del anillo de Kayser Fleischer, así como la ceruloplasmina normal, descartan la enfermedad de Wilson.

La saturación de transferrina de 90% calculada a partir del hierro sérico/capacidad total de fijación

TABLA 2-8 Caso 2.4. Hallazgos de laboratorio en un hombre de 55 años que presenta coloración amarillenta de los ojos, debilidad, aumento de peso e incremento del perímetro abdominal

Prueba (unidades)	Paciente	Intervalo de referencia
Leucocitos (GB) (/μL)	8 800	4 -10 000
Hemoglobina (g/dL)	14	10-14
Hematocrito (%)	48	30-42
VCM (fL)	90	80-100
Na⁺ (mEq/L)	130	135-145
K⁺ (mEq/L)	4.2	4.0-5.5
Cl⁻ (mEq/L)	110	96-106
HCO₃⁻ (mEq/L)	18	23-30
Glucosa sérica (mg/dL)	130	90-110
HbA1C (%)	7.2	< 5.7
Colesterol total (mg/dL)	240	< 200
AST/ALT (unidades/L)	75/85	8-20
Fosfatasa alcalina (unidades/L)	190	36-92
Bilirrubina (mg/dL)	4.5	0-1.0 mg
Albúmina (g/dL)	2.6	3.5-5.5
PT/INR </+1.0	1.3	1.0
NUS (mg/dL)	11	8-20
Creatinina (mg/dL)	0.9	0.6-1.2

El patrón de laboratorio para las pruebas de función hepática presenta un cuadro colestásico (bilirrubina y fosfatasa alcalina elevadas con una elevación mínima de las transaminasas). Si el médico puede localizar el nivel de obstrucción al flujo biliar en el sistema hepatobiliar, entonces se puede establecer un diagnóstico. También hay que explicar la intolerancia a la glucosa, la coagulopatía (tiempo de protrombina prolongado) y la albúmina baja.

del hierro (TIBC) y la muy notoria elevación de ferritina apoyan la hemocromatosis como diagnóstico de trabajo y explicación de la cirrosis. La TIBC baja y la albúmina sérica baja son un reflejo del deterioro de la función sintética en la cirrosis. También explica la coagulación anormal (tiempo de protrombina anormal) debido a una deficiencia de proteínas en la cascada de coagulación (todos los factores de coagulación se sintetizan en el hígado excepto el factor III y el factor XIII).

Dado que la hemocromatosis ocupa un lugar destacado en el diagnóstico diferencial, el médico solicita un análisis del gen HFE. El resultado revela que el paciente es heterocigoto compuesto para las mutaciones de los genes C282Y y H63D,

TABLA 2-9 Caso 2.4. Hallazgos de laboratorio de un hombre de 55 años que presenta coloración amarillenta de los ojos, debilidad, aumento de peso y aumento del perímetro abdominal

Prueba (unidades)	Paciente	Intervalo de referencia
Hierro sérico (μg/dL)	214	65-176
TIBC (μg/dL)	238	240-450
Ferritina sérica (ng/mL)	295	12-300
Ceruloplasmina sérica (mg/L)	221	180-350 mg/L

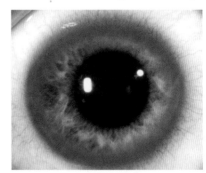

FIGURA 2-14 Deposición de cobre en la membrana de Descemet del ojo que forma el anillo de Kayser Fleischer. (De Gerstenblith AT, Rabinowitz MP. *The Wills Eye Manual Office and Emergency Room Diagnosis and Treatment of Eye Disease.* 6th ed. Lippincott Williams & Wilkins, a Wolters Kluwer business; 2012, figura 13.9.1.)

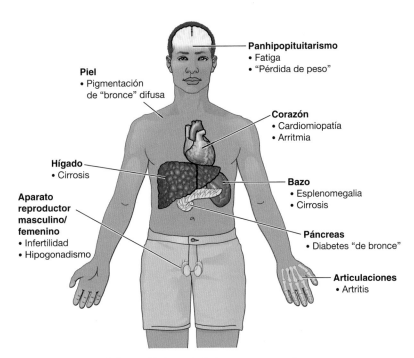

Piel
• Pigmentación de "bronce" difusa

Panhipopituitarismo
• Fatiga
• "Pérdida de peso"

Corazón
• Cardiomiopatía
• Arritmia

Hígado
• Cirrosis

Bazo
• Esplenomegalia
• Cirrosis

Aparato reproductor masculino/ femenino
• Infertilidad
• Hipogonadismo

Páncreas
• Diabetes "de bronce"

Articulaciones
• Artritis

FIGURA 2-15 Consecuencias fisiopatológicas de la hemocromatosis.

lo que convierte a la hemocromatosis en la etiología más probable de la cirrosis en este paciente. Como la hemocromatosis da lugar a cantidades patológicas de depósitos de hierro en tejidos como la piel, el corazón y el páncreas, las consecuencias patológicas de la hemocromatosis se muestran en la figura 2-15.

Ahora podemos explicar el tono bronceado de la piel (sin línea de bronceado visible, ya que no se debe a la exposición al sol). También explica la diabetes, debida al daño del páncreas, y por qué la hemocromatosis se denominó originalmente "diabetes de bronce". Aunque la presentación clásica de la hemocromatosis afecta al hígado, la insuficiencia cardiaca también es una complicación conocida.

Por último, los cambios encefalopáticos encontrados en este paciente pueden explicarse por la reducción de la desintoxicación del amoniaco en el ciclo de la urea en el hígado dañado. Ahora bien, como se trata de un caso índice de hemocromatosis y como tiene fuertes ramificaciones genéticas en la familia, se realizó una biopsia hepática para verificar el diagnóstico. El resultado se ve en la figura 2-16.

PREGUNTA: ¿cuál es la fisiopatología subyacente en la cirrosis?

RESPUESTA: las características centrales de la cirrosis son la muerte progresiva de los hepatocitos, la reorganización vascular y el depósito de colágeno en la matriz extracelular. En el hígado

sano, la cantidad mínima de colágeno necesaria para sostener las diversas estructuras está presente en los tractos portales, la vena central y el espacio de Disse. Cuando se produce la destrucción de los hepatocitos durante un periodo prolongado, se inicia el proceso cirrótico. Comienza con la activación de las células estrelladas y de

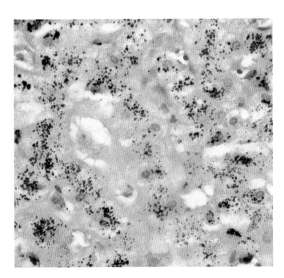

FIGURA 2-16 Hemocromatosis. La tinción con azul de Prusia muestra una cantidad considerable de hierro en los hepatocitos. (De Rubin R, Strayer DS, Rubin E. *Rubin's Pathology: Clinicopathologic Foundations of Medicine.* 6th ed. Lippincott Williams & Wilkins, a Wolters Kluwer business; 2012, figura 14-40.)

Kupffer. Se conocen varios estímulos patológicos. Algunos ejemplos comunes son las sustancias tóxicas, los fármacos y el alcohol, que causan daños directos en las células hepáticas, la inflamación crónica que produce citocinas inflamatorias (factor de necrosis tumoral alfa; TNF-α), como ocurre con los agentes infecciosos, la hepatitis autoinmune y los productos de la peroxidación lipídica (EHNA).

En la cirrosis, el colágeno (tipos I y III) se deposita en el espacio de Disse creando tabiques fibróticos. Una vez activadas, las células de Kupffer producen citocinas y quimiocinas como el factor de crecimiento derivado de plaquetas (PDGF, por sus siglas en inglés) y el TNF-α que, a su vez, activan las células estrelladas, convirtiéndolas en miofibroblastos. Las células estrelladas normalmente quiescentes o inactivas que recubren el sinusoide se convierten ahora en responsables de estos cambios fibróticos. Así, el sinusoide normal se convierte ahora en tabiques o septos dañados que forman conexiones vasculares anormales entre la zona portal y la vena central. El resultado induce la consiguiente desviación de la sangre fuera del parénquima. Estos septos fibróticos también obstruyen las fenestraciones normales en las células epiteliales sinusoidales, lo que impide la transferencia del sustrato desde el espacio vascular al hepatocito. A medida que progresa este cambio fibrótico, aumenta la resistencia vascular. El resultado neto de estos cambios es un aumento de la presión vascular en el tracto portal, lo que se conoce como hipertensión portal. Con el avance de la fibrosis, los hepatocitos se ven forzados a un proceso regenerativo constante y, por lo tanto, forman nódulos regenerativos. A medida que este daño progresa, algunas zonas del hígado se colapsan en "fibrosis en puente", uniendo los tractos portales a las venas hepáticas. El riego sanguíneo de estos nódulos no es el ideal.

Eventualmente, en la fase terminal de la enfermedad, también se produce una alteración del sistema de conductos biliares de tal magnitud que se interrumpe el flujo biliar normal y se produce ictericia. La fisiopatología del proceso cirrótico se resume en la figura 2-17.

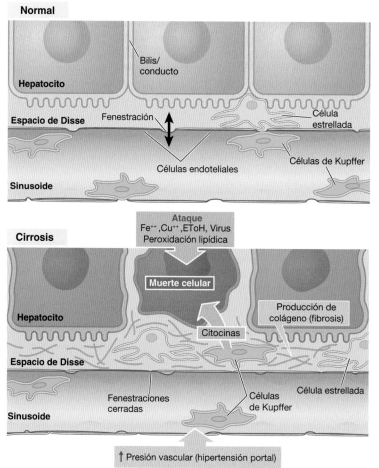

FIGURA 2-17 El proceso cirrótico.

Correlaciones con ciencias básicas

Para entender la hemocromatosis hereditaria y el desarrollo de la cirrosis, es importante comprender la homeostasis del hierro.

PREGUNTA: ¿cómo se consigue la homeostasis del hierro en el organismo?

RESPUESTA: las concentraciones plasmáticas de hierro permanecen constantes, aunque varíen el aporte de hierro a través de la ingesta alimentaria y las pérdidas de hierro a través de la pérdida de sangre, la transpiración, la exfoliación y la orina. Alrededor de 70% del hierro corporal total está presente en la hemoglobina. Para mantener la síntesis de hemoglobina, se necesitan entre 20 y 25 mg de hierro al día, ya sea a través de la dieta o del reciclaje de los glóbulos rojos senescentes.

Para prevenir el estrés oxidativo, la ferropenia y la sobrecarga de hierro, la disponibilidad de hierro está estrechamente regulada tanto a nivel celular como sistémico. Esta regulación se consigue mediante las proteínas reguladoras del hierro (IRP) y la hepcidina, una hormona segregada por el hígado. Mientras que las IRP ejercen su control a nivel celular, la hepcidina lo hace a nivel sistémico. Las IRP controlan el secuestro del hierro con la regulación de los niveles de transferrina (Tf) y ferritina.

Una vez que el hierro entra en el enterocito en el intestino, su destino depende de la reserva de hierro dentro de la célula. El hierro puede almacenarse en el enterocito unido a la ferritina o ser liberado a la circulación por la ferroportina (fig. 2-18).

La transferrina (Tf) es la principal proteína implicada en el transporte de hierro en el plasma.

Una vez en la circulación, el hierro unido a la transferrina se distribuye principalmente al hígado, pero también al músculo, la médula ósea y, en cierta medida, a otros tejidos. Al complejo transferrina-hierro lo captan los hepatocitos a partir de la sangre mediante su unión al receptor de transferrina y se internaliza a través de endocitosis mediada por el receptor. En el endosoma, el hierro se libera de la transferrina debido al entorno ácido del endosoma y se reduce a la forma ferrosa por la ferrirreductasa endosomal.

El hierro libre en la circulación es captado por los hepatocitos por la DM1. Una vez dentro de la célula, el hierro se almacena unido a la ferritina, que actúa como la principal proteína utilizada para el almacenamiento intracelular. Cada molécula de ferritina puede unirse a ~ 4 500 átomos de hierro. Cuando las concentraciones de hierro se vuelven anormalmente elevadas, el hígado convierte la ferritina en otra proteína de almacenamiento denominada hemosiderina. El almacenamiento del exceso de hierro en hemosiderina protege al organismo de los daños que puede causar el hierro libre. La hemosiderina se encuentra con mayor frecuencia en los macrófagos y es en especial abundante después de una hemorragia, lo que sugiere que su formación puede relacionarse con la fagocitosis de eritrocitos y hemoglobina (fig. 2-18).

PREGUNTA: ¿cómo regula la hepcidina la homeostasis del hierro?

RESPUESTA: la hepcidina es una hormona que secreta el hígado para controlar los niveles de hierro en la circulación; se une a la ferropor-

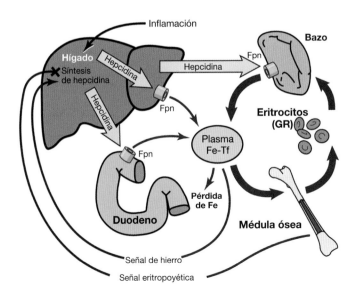

FIGURA 2-18 Homeostasis del hierro. (Utilizada con permiso de la American Society of Nephrology, de Ganz T. Molecular control of iron transport. *J Am Soc Nephrol.* 2007;18(2):394-400; permiso concedido a través de Copyright Clearance Center, Inc.)

tina (Fpn) (fig. 2-18) y provoca su degradación e inhibe así la absorción dietética en el intestino, así como la liberación de hierro de los macrófagos y los hepatocitos. Cuando los niveles de hierro son bajos, los hepatocitos disminuyen la síntesis de hepcidina, lo cual permite que entre más hierro en la circulación. Por el contrario, cuando el hierro es abundante, aumenta la síntesis de hepcidina para limitar la absorción y la liberación de hierro de las reservas.

PREGUNTA: ¿qué ocurre cuando se altera la homeostasis del hierro?

RESPUESTA: la sobrecarga de hierro puede deberse a intoxicaciones accidentales, transfusiones de sangre frecuentes y trastornos genéticos como la hemocromatosis hereditaria (HH). Aunque la HH puede deberse a mutaciones en varios genes, el trastorno genético de sobrecarga de hierro más prevalente en caucásicos está causado por mutaciones en el gen HFE (alto contenido en hierro [Fe]). El HH-HFE es un trastorno autosómico recesivo. Sin embargo, la tasa de sobrecarga de hierro es 24 veces mayor en los varones que en las mujeres. **La proteína HFE controla la producción de hepcidina.** Unos niveles bajos de hepcidina provocan un aumento de la actividad de la ferroportina. Posteriormente, aumenta la captación de hierro de la dieta a través de los enterocitos, la liberación de hierro de los macrófagos a la circulación y el depósito del exceso de hierro en las células parenquimatosas de los tejidos, lo que conduce a un estado de sobrecarga sistémica de hierro (fig. 2-19). La hemocromatosis crónica puede provocar pigmentación bronceada en la piel, y dañar el hígado y el tejido pancreático, lo que puede causar diabetes mellitus.

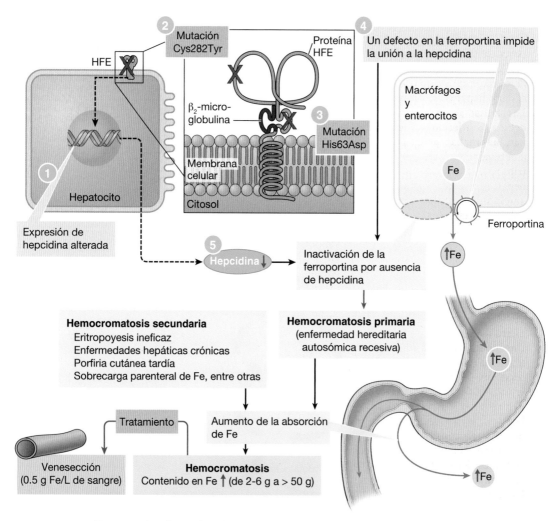

FIGURA 2-19 Bases moleculares de la hemocromatosis.

Resolución del caso

La venesección periódica (flebotomía) es el tratamiento de elección para detener el depósito adicional de hierro y el daño tisular resultante. El paciente inicia un programa de flebotomía periódica con el objetivo de conseguir la desaturación de hierro. También se le indica una dieta baja en hierro. La terapia de quelación para ligar y eliminar el exceso de hierro de su sistema es también una consideración en su enfermedad avanzada. Dado que el paciente ha progresado hasta la fase cirrótica antes del diagnóstico, el riesgo de hepatoma se acelera con el tiempo y es obligatorio el cribado mediante alfa-fetoproteína y ecografía hepática cada 6 meses. Por último, se ofrece asesoramiento genético y el cribado HFE a los familiares de primera generación (con especial atención a la descendencia masculina).

Conceptos de alto rendimiento

1. Las manifestaciones clínicas de la cirrosis, como la encefalopatía, los trastornos de la coagulación, la hipertensión portal, la feminización en el paciente varón, la desnutrición y la sobrecarga de líquidos, se observan cuando el daño hepático se aproxima a 80% o más.
2. Las causas de la cirrosis incluyen hepatitis debidas a infecciones virales, alcohol y toxinas, anomalías genéticas (hemocromatosis, enfermedad de Wilson y déficit de alfa-1 antitripsina), trastornos metabólicos (esteatohepatitis no alcohólica, EHNA), trastornos autoinmunes (cirrosis biliar primaria [CBP], colangitis esclerosante primaria [CEP]) y hepatitis autoinmune.
3. La hepcidina es una proteína producida por el hígado que regula la absorción de hierro desde el intestino y la liberación de hierro desde el macrófago y el hepatocito. Existe una relación inversa, ya que un nivel creciente de hepcidina inhibe la absorción de hierro y la liberación de hierro de los sitios de unión.
4. Una albúmina sérica baja y un tiempo de protrombina (INR) alargado son buenos indicadores de una falla en la función sintética hepática y, por lo tanto, de una probable cirrosis.
5. El hierro en estado libre puede ser tóxico para la célula. El hierro intracelular está unido a la proteína ferritina. Cuando la concentración de hierro aumenta en la célula, se convierte en hemosiderina. El hierro es transportado en la circulación por la transferrina.
6. La venesección (flebotomía) es el tratamiento estándar de la hemocromatosis.

Un hombre de 65 años acude a su médico con una historia de 2 semanas de icteria escleral, oscurecimiento de la orina y prurito. Ha perdido 1.5 kg en los últimos 3 meses y presenta inapetencia. Ha abusado del alcohol durante los últimos 15 años. Fuma 1½ paquetes al día desde hace 35 años. Se sometió a una colecistectomía hace 5 años y, en ese momento, el cirujano le mencionó que su hígado "no parecía sano". Le aconsejaron que se abstuviera del alcohol, pero ignoró esa recomendación. No toma ningún medicamento prescrito ni de venta libre. Sus dos padres murieron de enfermedades cardiovasculares y tiene una hermana que está viva y sana. Trabaja como abogado. Su revisión de los sistemas no presenta complicaciones.

En la exploración física, las constantes vitales son normales. Su índice de masa corporal (IMC) es de 26 kg/m². El estado mental es normal. La piel y la esclerótica están ligeramente ictéricas. No se observan angiomas en araña en la piel. La nicotina mancha el dedo índice de la mano derecha. El examen abdominal mostró un borde hepático agrandado no sensible, que se localiza 2 cm por debajo del margen costal derecho. El bazo no fue palpable. Hay ausencia de ascitis y edema periférico. El resto de la exploración física no presenta alteraciones.

TÉRMINOS CLAVE Y DEFINICIONES

Acinos. Racimos de células secretoras con una cavidad central que recuerda la forma de una baya.

Coledocolitiasis. Cálculo alojado en el árbol biliar. Puede presentarse concomitantemente con cálculos en la vesícula biliar o volver a formarse después de una colecistectomía.

Colestasis. Cualquier obstrucción del flujo biliar.

Esfinterotomía. Procedimiento para ensanchar o agrandar la abertura de cualquier esfínter. En este caso, el gastroenterólogo amplía endoscópicamente el esfínter de Oddi.

IMC. Índice de masa corporal. Indicador de la grasa corporal que se basa en la estatura y el peso. Un IMC igual o superior a 25 se considera sobrepeso, y superior a 30, obesidad.

Porta hepatis. Zona central del hígado donde confluyen los conductos hepáticos derecho e izquierdo para formar el colédoco. Es una zona en la que suelen producirse metástasis malignas en el hígado y puede ser motivo de obstrucción del conducto biliar (fig. 2-20).

Prurito. Comezón difusa.

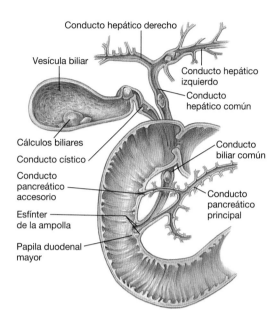

Conducto hepático derecho

Vesícula biliar

Conducto hepático izquierdo

Conducto hepático común

Cálculos biliares

Conducto cístico

Conducto pancreático accesorio

Esfínter de la ampolla

Papila duodenal mayor

Conducto biliar común

Conducto pancreático principal

FIGURA 2-20 Anatomía macroscópica del tracto hepatobiliar. (De Anatomical Charts Company. Wolters Kluwer, 2000.)

Impresión clínica

PREGUNTA: ¿qué opina sobre un diagnóstico diferencial que se basa en la información presentada hasta ahora?

RESPUESTA: se presenta un varón adulto con ictericia indolora y pérdida de peso inexplicable. La ictericia indolora en un adulto, unida a un factor de riesgo como el abuso crónico de alcohol, sitúa la neoplasia maligna de páncreas y vías biliares en el primer lugar de la lista, hasta que se demuestre lo contrario. Sin embargo, un diagnóstico alternativo podría ser una obstrucción del conducto biliar común debida a un cálculo biliar reformado (coledocolitiasis). Aunque menos probable, es una posible explicación de la colestasis poshepática.

En los antecedentes, tomamos nota de la observación del cirujano en el momento de la colecistectomía de que el hígado parecía anormal. No se tomó ninguna biopsia en ese momento, lo que habría sido muy útil. Sin embargo, el paciente hizo caso omiso de la recomendación del médico de abstenerse de beber alcohol. Por lo tanto, podemos deducir que el hígado ha tenido abusos durante mucho tiempo. Esto se ve apoyado por el hallazgo del hígado agrandado con un borde firme en el examen físico. Cualquier motivo de cirrosis aumenta de manera significativa el riesgo de hepatoma con el paso del tiempo. La colecistectomía previa excluye el cáncer de vesícula biliar. Y, por último, la enfermedad metastásica a ganglios en el porta hepatis, desde algún sitio primario aún no definido, debe estar en el diferencial.

PREGUNTA: aunque nuestra sospecha primaria es la de una obstrucción biliar extrahepática debida a una neoplasia, ¿podría haber un proceso cirrótico subyacente que al final salga a la luz? En caso afirmativo, ¿cuál sería la posible etiología?

RESPUESTA: consideremos primero las causas más comunes relacionadas con el desarrollo de cirrosis, remitiéndonos a la figura 2-1. Sin duda, el alcohol encabeza la lista y bien podría explicar este caso. No hay otras drogas o toxinas aparentes en este caso. También debe considerarse la hepatitis crónica (B o C), así como la hemocromatosis, hasta ahora no diagnosticada, con progresión a lo largo de varias décadas. La otra posibilidad es la EHNA. Sin embargo, la obesidad, la hipertensión y la diabetes para apoyar EHNA o el síndrome metabólico estrechamente relacionado no parecen encajar con su historia clínica en absoluto.

Menos frecuentes son la hepatitis autoinmune y la cirrosis biliar primaria, que suelen presentarse dos décadas antes, tienden a tener predilección por las mujeres y a menudo tienen otras manifestaciones autoinmunes que apoyan el diagnóstico, lo que las hace menos probables en este caso. La colangitis esclerosante sí tiene un predominio masculino y una fuerte relación con el colangiocarcinoma, pero suele presentarse a una edad mucho más temprana y tiene una vinculación con la enfermedad inflamatoria intestinal que, de nuevo, no se observa aquí.

Muy rara, la enfermedad de Wilson se presenta clásicamente al final de la segunda década de vida y tiene hallazgos neurológicos y hematológicos relacionados no vistos aquí. La enfermedad hepática por alfa-1 antitripsina es bastante rara y suele tener vinculación con una enfermedad pulmonar que no se ve aquí, lo que excluye estas posibilidades.

PREGUNTA: si se tiene en cuenta lo anterior, la siguiente pregunta es cómo establecer un diagnóstico. ¿Qué datos de laboratorio o estudios de imagen podrían ser apropiados en este caso?

RESPUESTA: una biometría hemática completa (BHC) y un perfil químico centrado en la función hepática, el colesterol y los triglicéridos serían el primer paso. Los niveles de proteína total y albúmina, así como el tiempo de protrombina (INR), nos darían una ventana a la cronicidad de cualquier enfermedad hepática, apoyarían la posibilidad de cirrosis y medirían las funciones metabólicas y sintéticas del hígado. El médico solicita un análisis genético para el gen HFE, un panel de hierro y serologías virales para la hepatitis B y C. Dado que la hepatitis A nunca es causa de hepatitis crónica, no se solicita.

La BHC revela una anemia normocrómica leve con una Hb de 11 g/dL. Las pruebas de función hepática se muestran en la tabla 2-10. Es más probable que este episodio de aparición de ictericia sea relativamente agudo (no de años de evolución). Los estudios para anticuerpos virales de hepatitis B y C, hierro sérico/TIBC y el análisis del gen HFE resultaron todos normales. Los anticuerpos antimitocondriales (AAM) y anticuerpos antimúsculo liso (AML), así como los anticuerpos antinucleares (AAN) para la enfermedad hepática autoinmune, son normales. Sin embargo, aún no sabemos si se trata de una colestasis intrahepática o extrahepática, por lo que un estudio de imagen ayudaría a resolver esta interrogante.

El médico solicita una TC abdominal con contraste oral, que revela una masa de 4 cm en la cabeza del páncreas. El conducto biliar común está dilatado 2 cm, pero por lo demás no presenta signos. El hígado presenta una textura no homogénea que sugiere una enfermedad inflamatoria crónica (cirrosis). Dos nódulos de 3 cm están presentes en el lóbulo izquierdo del hígado, sugestivos de enfermedad metastásica. Se observa una pequeña ascitis. No hay datos significativos en el resto de la exploración.

En resumen, la aparición bastante reciente de ictericia colestásica, prurito y pérdida de peso parece deberse a una lesión (con gran probabilidad de ser maligna) en la cabeza del páncreas. Parece que ya tiene enfermedad metastásica de la lesión primaria en el páncreas; sin embargo, es la obstrucción al flujo biliar en el esfínter de Oddi, y no la metástasis, lo que explica el cuadro colestásico.

Correlaciones con ciencias básicas

En el presente caso, nos encontramos con un varón de edad avanzada con alcoholismo crónico, probable pancreatitis crónica y cirrosis, quien presenta ictericia obstructiva debida a un adenocarcinoma en la cabeza del páncreas. Para entender la ictericia obstructiva, es importante saber qué ocurre con la bilirrubina una vez que sale del hígado.

PREGUNTA: ¿qué ocurre con la bilirrubina conjugada una vez que es exportada por MRP2 al conducto biliar?

RESPUESTA: la bilirrubina se segrega en el conducto biliar como parte de la bilis (fig. 2-21). En el periodo entre comidas, la bilis se acumula en la vesícula biliar. Un esfínter de Oddi tenso retarda la salida de bilis hacia el duodeno. De este modo, la bilis se concentra en la vesícula biliar. Con la siguiente comida, la liberación de CCK estimula la contracción de la vesícula biliar y la relajación del esfínter. La bilis (y la lecitina) fluye hacia la parte superior del intestino delgado con su finalidad prevista de formación de micelas y digestión de las grasas. Los triglicéridos hidrófobos se desdoblan en monoglicéridos y, junto con el colesterol, se solubilizan en la formación de micelas y se presentan a la superficie de los enterocitos para su absorción. Tras la digestión y la absorción, la bilis queda retenida en el intestino y se desplaza al íleon distal.

PREGUNTA: ¿cuál es la base molecular de la ictericia obstructiva?

RESPUESTA: la ictericia obstructiva con acumulación concomitante de bilirrubina conjugada en el suero suele deberse a una obstrucción de las vías biliares, ya sea por cálculos (coledocolitiasis),

TABLA 2-10 Caso 2.5. Hallazgos de laboratorio de un hombre de 65 años que presenta ictericia escleral, oscurecimiento de la orina y prurito

Prueba (unidades)	Paciente	Intervalo de referencia
AST/ALT (unidades/L)	95/80	0-40
ALP (unidades/L)	320	44-147
Billirrubina (total/directa) (mg/dL)	8.5/6.0	0.1-1.0/0.0-0.3
Albúmina (g/dL)	4.5	4-6
PT/INR	1.0	1.0

Obsérvese que el estándar de las pruebas de función hepática sugiere un patrón colestásico (obstructivo), como lo demuestran la bilirrubina y la fosfatasa alcalina elevadas, con una elevación mínima de AST/ALT. Obsérvese también que la AST es mayor que la ALT, lo que apoya la idea de que se debe a una hepatopatía relacionada con el alcohol o EHNA. La albúmina y el tiempo de protrombina son normales, lo que apoya la idea de que, aunque no tenemos ninguna duda de que tiene cirrosis (dada la observación del cirujano hace años y el hígado firme y agrandado en la exploración física), su función metabólica se mantiene a pesar del abuso del alcohol.

Agua y electrolitos (Na+, K+, HCO3-)

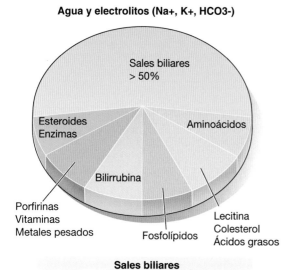

FIGURA 2-21 Composición de la bilis.

estenosis o neoplasia maligna, la más frecuente en la cabeza del páncreas, como en este caso.

Como consecuencia, los componentes de la bilis que ahora se retienen en el hígado son tóxicos para los hepatocitos. Esto se refleja en los niveles elevados de AST/ALT y ALP. Las sales biliares y la bilirrubina conjugada vuelven a la circulación. La acumulación de sales biliares en los tejidos puede ser la causa del prurito. La ausencia de flujo biliar hacia el duodeno como consecuencia de la obstrucción impide la degradación bacteriana de la bilis en urobilinógeno, lo que provoca la materia fecal de color arcilla. Además, hay una ausencia de urobilinógeno en la orina. La bilirrubina sérica elevada conduce a un desbordamiento de la bilis en la orina dando su color oscuro. La materia fecal de color arcilla y la orina teñida de bilis sugieren ictericia obstructiva.

Resolución del caso

Para verificar el diagnóstico, se realiza una colangiopancreatografía retrógrada endoscópica (CPRE) con cepillado para citología. En ese momento, se coloca una endoprótesis para aliviar la obstrucción del colédoco. Un oncólogo visita al paciente y se discuten sus opciones de manejo; el paciente acepta someterse a un tratamiento paliativo.

Conceptos de alto rendimiento

1. La obstrucción biliar extrahepática (colestasis extrahepática) se caracteriza por una elevación desproporcionada de la bilirrubina y la fosfatasa alcalina frente a elevaciones mínimas de AST/ALT.
2. La obstrucción biliar extrahepática es casi siempre de naturaleza mecánica. Por lo tanto, un estudio de imagen (ecografía, TC, RM) es el siguiente paso diagnóstico.
3. El prurito, aunque tiene numerosas etiologías (dermatitis, medicamentos, alergia), se relaciona con el hallazgo de ictericia obstructiva.
4. Una presentación clínica de orina de color bilis y heces de color arcilla sugiere una obstrucción del tracto biliar.
5. El urobilinógeno es el producto metabólico de la degradación bacteriana de las sales biliares en el intestino delgado distal.
6. La bilis se compone de bilirrubina conjugada, sales biliares, lecitina, colesterol y electrolitos.
7. La ictericia indolora en una persona mayor es cáncer de páncreas hasta que se demuestre lo contrario.

PREGUNTAS DE REPASO

1. Se observa en un chico de 15 años una elevación de la bilirrubina, con AST/ALT y fosfatasa alcalina normales. La bilirrubina total es de 2.5 mg/dL y la bilirrubina directa de 2.1 mg/ dL. A partir de estos datos, ¿cuál de los siguientes es el defecto más probable?

   A. UDP-glucuronosiltransferasa (UGT1A1)
   B. Polipéptido transportador de aniones orgánicos (OATP1B1/B3)
   C. Proteína 2 de resistencia a múltiples fármacos (MRP2)
   D. Glutatión *S*-transferasa (GST-β)

2. Se observa que un neonato de 2 días presenta ictericia marcada (bilirrubina total 15 mg/ dL). ¿Cuál de los siguientes es el paso más probable en el tratamiento de este paciente?

   A. Tranquilizar a la madre diciéndole que es normal
   B. Administrar terapia de hidratación
   C. Suspender la lactancia materna
   D. Consultar a un cirujano pediátrico y a un genetista

3. Un paciente varón de 36 años con anemia falciforme ingresa al área de urgencias debido a un dolor en el cuadrante superior derecho del abdomen que comenzó hace 3 días. El paciente dice que se ha sentido cansado, y ha notado que su orina ha sido oscura, y que sus ojos y su piel se han vuelto amarillos en los últimos días. Un interrogatorio más detallado revela una colecistectomía 6 años antes debido a la presencia de cálculos biliares. La exploración física muestra ictericia y sensibilidad en el cuadrante superior derecho del abdomen. Los estudios de laboratorio muestran:

Valor	Paciente	Intervalo de referencia
Bilirrubina total (mg/dL)	8.6	0.1-1.0
Bilirrubina directa (mg/dL)	6.2	0.0-0.3
Hemoglobina (g/dL)	6.0	12-16
AST/ALT (unidades/L)	76/95	0-40
ALP (fosfatasa alcalina) (unidades/L)	420	70-125
Albúmina (g/dL)	4	3.5-5.5
INR	0.9	1.1 o inferior

¿Cuál de las siguientes es la explicación más probable de estos resultados?

A. Obstrucción de las vías biliares por cálculos pigmentarios
B. Bloqueo de las vías biliares por cálculos de colesterol
C. Hepatitis infecciosa
D. Obstrucción del bazo por hemólisis durante una crisis drepanocítica

4. Un paciente varón de 22 años acude al servicio de urgencias y se queja de vómito, heces oscuras, orina oscura y ojos amarillentos. Informa de que ha estado tomando primaquina como profilaxis antipalúdica desde que regresó a Estados Unidos hace 6 días después de su estancia en otro país. La exploración física muestra ictericia escleral y palidez de las mucosas. Su concentración de hemoglobina es de 10 g/dL. ¿Cuál de los siguientes cambios es más probable que se produzca debido a su estado?

A. Disminución de la concentración sérica de hierro

B. Descenso de la concentración de urobilinógeno en orina
C. Aumento de la circulación enterohepática de ácidos biliares
D. Incremento del transporte de bilirrubina unida a albúmina hacia el hígado

5. Una mujer de 59 años acude al médico después de experimentar dolor articular, fatiga y sensación de pesadez en el pecho. Dice que su piel se está oscureciendo a pesar de no haberse expuesto al sol, y niega haber ido a un centro de bronceado. Los estudios de laboratorio muestran:

Valor	Paciente	Intervalo de referencia
Hemoglobina (g/dL)	15.5	12.0-16.0
AST/ALT (unidades/L)	42/72	8-20
Billirrubina total (mg/dL)	0.8	0.1-1.0
Bilirrubina directa (mg/dL)	0.5	0.0-0.3
ALP (unidades/L)	186	20-70 unidades/L
Hierro sérico (μg/dL)	207	60-160
Ferritina (ng/mL)	1810 ng/mL	18-370
Saturación de transferrina (%)	74	10-39

¿Cuál de los siguientes hallazgos es más probable que disminuya?

A. Ferroportina
B. Hepcidina
C. UDP-GT
D. Hemosiderina

6. Una estudiante de intercambio de 22 años presenta ictericia de 3 días de evolución. Presenta fiebre, náusea y mialgias. Hace 5 días que regresó del centro de África Occidental. Antes de su estancia en África, gozaba de buena salud y no tenía antecedentes clínicos. Tomaba profilaxis antipalúdica y no bebía alcohol. Se había negado a vacunarse antes del viaje. En la exploración física, presenta ictericia marcada, hígado sensible y bazo no palpable. ¿Cuál de los siguientes es el patrón más probable de las pruebas de función hepática para predecir el estado de la paciente?

	Bilirrubina Normal (0-1.2 mg/dL)	AST/ALT Normal (0-40 unidades/L)	ALP Normal (36-92 unidades/L)	Albúmina Normal (3.5-5.5 g/dL)	PT/INR Normal 1.0
A	10.4	1000/900	110	5.0	1.0
B	2.0	35/30	55	5.0	1.0
C	1.0	85/70	60	5.0	1.0
D	6.4	55/65	180	2.0	1.3

7. A un hombre de 55 años se le diagnosticó hepatitis C en fecha reciente; tiene antecedentes de consumo de drogas ilegales desde hace 20 años. Para evaluar la función metabólica sintética de su hígado mediante análisis de sangre sencillos, ¿cuál de los siguientes sería el más apropiado?

   A. ALT/AST
   B. Bilirrubina
   C. Fosfatasa alcalina
   D. Albúmina

8. Un joven de 16 años presenta un temblor de la mano derecha de 6 meses de duración. Sus antecedentes clínicos no son destacables. La exploración física solo muestra el temblor localizado en reposo. Los datos de laboratorio iniciales revelan anemia microcítica leve, LDH elevada, recuento de reticulocitos, AST/ALT, bilirrubina indirecta, pero haptoglobina baja. ¿Cuál de los siguientes es el hallazgo más probable sobre esta presentación inusual en el paciente adolescente?

   A. Aumento del depósito de cobre en la membrana de Descemet de la córnea
   B. Incremento del contenido de hierro en el hígado
   C. Disminución de alfa-1 antitripsina sérica
   D. Descenso de la UDP-glucuronosiltransferasa

9. Un recién nacido varón de 4 días de edad, alimentado con leche materna, es llevado al pediatra para una visita de control del niño sano. La exploración física es normal excepto poque presenta ictericia. Los estudios séricos muestran una concentración de bilirrubina total de 7 mg/dL, principalmente indirecta. La madre afirma que amamanta al bebé cada 2-3 horas, quien parece satisfecho después de cada toma, y produce 6-7 pañales mojados y 3-4 deposiciones amarillas al día. ¿Cuál de los siguientes es el paso más apropiado en el tratamiento de la ictericia?

   A. Dar agua además de leche materna.
   B. Pasar de la lactancia materna a la leche de fórmula.
   C. Iniciar la fototerapia.
   D. Continuar amamantando.

10. Un hombre de 54 años acude al médico porque desde la semana pasada tiene la piel amarilla, la orina amarillo oscuro y las heces pálidas. La exploración física muestra ictericia. A la palpación profunda, presenta una leve sensibilidad epigástrica. Los estudios de laboratorio muestran una actividad elevada de la fosfatasa alcalina y la lipasa. Una tomografía computarizada (TC) del abdomen muestra un agrandamiento de la cabeza del páncreas. ¿Cuál de los siguientes hallazgos es más coherente con el diagnóstico subyacente en este paciente?

	Bilirrubina directa	Urobilinógeno en orina	Estercobilina fecal
A	Sin cambios	↑	↑
B	↑	↑	↓
C	↑	↓	↓
D	Sin cambios	↓	↓
E	↑	↑	↑

Nota: sin cambios significa valores normales.

RESPUESTAS

1. C es correcta. La proteína 2 de resistencia a múltiples fármacos es la enzima clave para el transporte de numerosos compuestos a través de las membranas celulares. Es necesaria para transportar la bilirrubina conjugada en el hepatocito a los canalículos biliares; de ahí que, en su ausencia, se produzca ictericia. Lo más probable es que se trate del síndrome de Dubin-Johnson.
   A es incorrecta. La disminución de UGT1A1 se observa en el síndrome de Gilbert y en el tipo 2 de Crigler-Najjar y da lugar a una elevación de la bilirrubina no conjugada (indirecta). Son entidades clínicas inocuas.
   B es incorrecta. La ausencia de niveles de UGT1A1 se observa en el muy raro tipo I de Crigler-Najjar y es incompatible con la vida.
   D es incorrecta. Un defecto de la glutatión S-transferasa beta (GST-beta) provocará un aumento de la bilirrubina no conjugada. Al

entrar en el hepatocito, la bilirrubina no conjugada se une a la GST-beta citosólica para reducir su escape de vuelta al plasma.

2. D es correcta. La clave de este caso es la rápida aparición de ictericia grave en los días inmediatos posteriores al parto. Lo más probable es que se trate de una ictericia patológica debido a la rápida aparición en el periodo posparto. La posibilidad de atresia biliar, deficiencia de G6PD, galactosemia e infección por CMV, así como otros problemas, son significativos y deben diagnosticarse o excluirse con prontitud para evitar el rápido fallecimiento del bebé. Está indicado realizar de inmediato un estudio del tracto hepatobiliar e investigar los trastornos metabólicos corregibles.

A es incorrecta. Como se indica en la respuesta A, esto sería inadecuado en absoluto.

B es incorrecta. La administración de la terapia de hidratación es para la ictericia de la lactancia, que suele desarrollarse con la dificultad para amamantar o el retraso en la producción de leche, lo que provoca deshidratación y menos deposiciones.

C es incorrecta. La ictericia por leche materna suele tener un inicio más tardío con un aumento más lento de la bilirrubina sérica. La ictericia de la leche materna tiene más que ver con el contenido de la propia leche y suele desaparecer con el tiempo.

3. A es correcta. Los valores de laboratorio son consistentes con una anemia falciforme que causa hemólisis crónica y formación de cálculos pigmentarios que obstruyen el conducto común. La precipitación de bilirrubina en el conducto biliar hace que esta estructura actúe como una seudovesícula biliar con el tiempo.

B es incorrecta. Con niveles tan altos de bilirrubina, es más probable que desarrolle cálculos de pigmento que de colesterol.

C es incorrecta. La presentación del paciente es aguda, y los hallazgos de laboratorio indican ictericia obstructiva. En la hepatitis, los niveles de enzimas de la función hepática serían mucho más elevados que los que se observan en este paciente.

D es incorrecta. Aunque la obstrucción del bazo debida a una hemólisis extensa es una posibilidad en la crisis drepanocítica, los síntomas y los valores de laboratorio de este paciente no concuerdan con este diagnóstico.

4. D es correcta. Lo más probable es que este paciente padezca una deficiencia de glucosa-6-fosfato deshidrogenasa (G6PD). La hemólisis de los eritrocitos puede producirse en respuesta al estrés oxidativo. Entre muchos factores desencadenantes, se sabe que la primaquina provoca la crisis hemolítica que da lugar a ictericia con aumento de la bilirrubina no conjugada (indirecta), ambiente. La bilirrubina no conjugada es poco soluble, por lo que se transporta en la sangre unida a la albúmina.

A es incorrecta. En la anemia hemolítica, los niveles séricos de hierro pueden no afectarse en ningún grado. Los hematíes se destruyen por hemólisis intravascular. El contenido de los hematíes se libera, principalmente en forma de hemoglobina o hemo, en ambos casos, el hierro está unido y no se libera.

B es incorrecta. De hecho, el urobilinógeno urinario puede aumentar. La acumulación de bilirrubina no conjugada en la circulación se debe a la cantidad abrumadora de hemólisis que satura el sistema de conjugación hepático. Toda la bilirrubina conjugada se libera con la bilis que, a su vez, se metaboliza en urobilinógeno.

C es incorrecta. No debería haber cambios en la circulación enterohepática de los ácidos biliares.

5. B es correcta. Este paciente no presenta ictericia todavía, pero el patrón de laboratorio para las pruebas de función hepática presenta un patrón colestásico. El hierro sérico elevado, 74% de saturación de la proteína fijadora de hierro con niveles de ferritina muy elevados, indica sobrecarga de hierro. El diagnóstico más probable, en este caso, es hemocromatosis. La hemocromatosis se caracteriza por una absorción de hierro no regulada debido a niveles bajos de hepcidina.

A es incorrecta. Los niveles bajos de señal de hepcidina conducen a un aumento de la actividad de la ferroportina y, posteriormente, a una mayor captación de hierro de la dieta a través de los enterocitos.

C es incorrecta. La UDP-GT es la enzima que conjuga la bilirrubina con dos unidades de glucuronilo en los hepatocitos, pero no desempeña ningún papel en el desarrollo de la hemocromatosis. Los niveles de UDP-GT pueden disminuir a medida que aumenta la sobrecarga de hierro, perjudicando las funciones hepáticas.

D es incorrecta. Cuando las concentraciones de hierro son anormalmente altas, el hígado convierte la ferritina en otra proteína de almacenamiento denominada hemosiderina. El almacenamiento del exceso de hierro en hemosiderina protege al organismo de los daños que puede causar el hierro libre.

6. A es correcta. A es correcta porque se sospecharía una hepatitis viral aguda. La hepatitis A es el diagnóstico más probable. Esta joven entró en una zona muy endémica sin vacunarse contra la hepatitis A. Como el periodo de incubación suele ser de solo varias semanas y parece manifestar síntomas de una enfermedad infecciosa aguda junto con ictericia clínica, debe ser la respuesta A o la D. En las respuestas B y C, la bilirrubina no supera 2.0 y, por lo tanto, no sería clínicamente aparente. La elevación de 20 veces de las transaminasas junto con la bilirrubina de 10 sugiere que tiene un marcado daño hepatocelular y ha entrado en una fase de colestasis intrahepática. Sin embargo, la hepatitis A con frecuencia puede ser anictérica pero, en este caso, se presenta con un cuadro clásico de hepatitis viral aguda de libro de texto.

B es incorrecta. Este patrón de bioquímica hepática solo muestra una ligera elevación de la bilirrubina y todos los demás parámetros son normales. El paciente está clínicamente ictérico, por lo que no puede ser correcto. Esto representaría a un paciente con trastornos congénitos, como el síndrome de Gilbert, el síndrome de Rotor o el síndrome de Dubin-Johnson. También podría observarse en hemólisis. La paciente ha vivido en una zona endémica de paludismo, por lo que la hemólisis sería un factor de este trastorno. Sin embargo, como está manifestando síntomas de hepatitis aguda, uno esperaría ver las transaminasas elevadas aquí y este no es el caso.

C es incorrecta. La bilirrubina aquí es de 1.0, por lo que esta respuesta debe ser incorrecta. Además, el patrón aquí muestra solo una elevación de las transaminasas con todos los demás valores dentro de los límites normales. Este patrón es típico en una situación clínica en la que hay un proceso inflamatorio crónico que daña los hepatocitos. El alcohol, las toxinas, los medicamentos y la esteatohepatitis (EHNA) son ejemplos clásicos de este patrón de las enzimas de la función hepática.

D es incorrecta. Se trata de un patrón típico de las personas con hepatopatía crónica terminal (cirrosis). Si bien es cierto que el paciente presenta ictericia, los valores de AST/ALT tienen una mínima elevación. Esto se debe a que este patrón sugiere una imagen de daño insidioso de bajo grado que se produce a lo largo de los años con una masa remanente de hepatocitos funcional disminuida debido al daño crónico y la fibrosis resultante. Además, nótese que la albúmina es baja, y los factores de coagulación intrínsecos alterados, típicos de un hígado incapaz de producir niveles normales de proteínas séricas. Esto es clásico de la destrucción crónica de los hepatocitos. El paciente descrito en este caso tiene una hepatitis AGUDA, y se esperaría que la albúmina y el tiempo de protrombina fueran normales. La excepción sería en el caso muy raro de que la hepatitis A provoque una falla hepática aguda. Una situación similar puede observarse en las sobredosis de paracetamol. En estos casos, la albúmina y el tiempo de protrombina serían anormales; sin embargo, se esperaría que las transaminasas estuvieran en miles debido a la necrosis hepática aguda.

7. D es correcta. La albúmina se sintetiza en exclusiva en el hepatocito. Por lo tanto, si su enfermedad hepática ha progresado hasta el punto de que está cirrótico con una pérdida significativa de hepatocitos para sintetizar proteínas, entonces el nivel de albúmina tendrá una disminución notable. Como resultado, el nivel de albúmina disminuirá de modo ostensible.

A es incorrecta. Las transaminasas AST/ALT sugieren el grado de daño agudo de los hepatocitos, pero tienen poco valor pronóstico en situaciones crónicas. De hecho, la AST/ALT puede ser normal en la hepatitis C de larga duración, mientras que la destrucción del hígado está en curso y es de poco valor para evaluar el grado de daño.

B es incorrecta. La bilirrubina, si está elevada en la hepatitis C crónica, sugeriría una enfermedad terminal, pero tiene poco valor en cuanto a la función sintética hepática.

C es incorrecta. La elevación de la fosfatasa alcalina es un marcador de inflamación y daño del sistema colector de los conductos biliares y no de la maquinaria metabólica del hepatocito. Recordemos también que esta enzima también está presente en huesos, ovarios y otros tejidos, por lo que su elevación debe correlacionarse con el tejido hepático antes de llegar a cualquier conclusión.

8. A es correcta. Lo más probable es que se trate de la enfermedad de Wilson; por lo tanto, habría un aumento del depósito de cobre en la membrana de Descemet de la córnea (anillo de Kaiser-Fleischer). La enfermedad de Wilson, aunque bastante rara, se presenta con mayor probabilidad a principios de la segunda o tercera décadas de la vida. Además de la elevación de las trans-

aminasas, suele presentar signos de anemia hemolítica (LDH y recuento elevado de reticulocitos, así como bilirrubina indirecta y haptoglobina baja). La combinación de enfermedad hepática, anemia hemolítica y hallazgos neurológicos sería una tríada inusual y llevaría a pensar en la enfermedad de Wilson. Por lo tanto, habría que buscar un depósito excesivo de cobre en los tejidos y el ojo es un lugar excelente para empezar.

B es incorrecta. Eso sería cierto si estuviéramos ante un caso de hemocromatosis.

C es incorrecta. Esto sería cierto en la deficiencia de alfa-1 antitripsina.

D es incorrecta. Se refiere a un trastorno de la conjugación de la bilirrubina, como el síndrome de Gilbert. Se afirma que su bilirrubina es normal.

E es incorrecta. Esto sería cierto si sospecháramos que el diagnóstico es hepatitis C; sin embargo, hay poco sustento para esta idea.

9. D es correcta. Después del nacimiento, puede aparecer ictericia fisiológica, de la lactancia y de la leche materna en un recién nacido por lo demás sano. La ictericia por lactancia suele desarrollarse con la dificultad para amamantar o el retraso en la producción de leche, lo que provoca deshidratación y menos evacuaciones intestinales. En cuanto a la ictericia de la leche materna, se desarrolla al cabo de una semana y suele presentar niveles más altos de bilirrubina. A partir de los síntomas presentados en esta paciente, la causa más probable de ictericia es fisiológica; por lo tanto, la continuación de la lactancia materna sería la mejor respuesta.

A y B son incorrectas. Un recién nacido en crecimiento necesita leche materna nutritiva para un desarrollo adecuado. No hay indicios de que la leche materna sea la culpable de los síntomas de la paciente.

C es incorrecta. Debe vigilarse muy de cerca al lactante para asegurarse de que los niveles de bilirrubina se mantienen bajos, pero, por lo demás, la fototerapia no es necesaria, ya que la ictericia fisiológica disminuye a lo largo de la primera semana después del nacimiento.

10. C es correcta. En este caso, el paciente presenta una ictericia obstructiva debida a un tumor pancreático. No debería haber cambios en la bilirrubina no conjugada (indirecta), ya que la mayor parte se debe al recambio normal de eritrocitos. Sin embargo, la bilirrubina directa (conjugada) aumenta debido al reflujo hacia la circulación a causa de la obstrucción del tracto biliar por el agrandamiento del páncreas y contribuye al color amarillo oscuro de la orina. Dado que la bilirrubina conjugada no puede atravesar el árbol biliar obstruido, las bacterias intestinales no pueden metabolizarla en urobilinógeno, lo que provoca una reducción de la estercobilina y, por lo tanto, heces de color claro. Además, hay menos cantidad de urobilinógeno que llega a la circulación y encuentra su camino hacia los riñones y la orina.

A, B, D y E son incorrectas. La explicación se ofrece en la opción C.

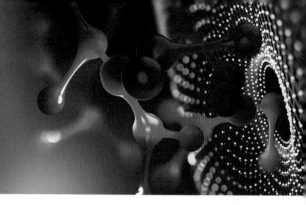

CAPÍTULO 3

Diarrea

OBJETIVOS DE APRENDIZAJE

1. Discutir el diagnóstico diferencial de la diarrea con la consideración de la cronicidad, el dolor y la presencia de hemorragia.

2. Diferenciar entre diarrea aguda y crónica, y tener en cuenta el inicio y la duración de los síntomas.

3. Explicar los cuatro mecanismos bioquímicos de la diarrea: secretor, osmótico e inflamatorio, así como desorden del tiempo de tránsito.

4. Discutir las bases bioquímicas, las manifestaciones clínicas, los factores de riesgo, el diagnóstico y el tratamiento de la diarrea.

INTRODUCCIÓN

La diarrea se define como la defecación suelta y acuosa que se produce al menos tres o más veces en un día. Nadie es ajeno a este trastorno. Para la mayoría de las personas que vive en países ricos en recursos (Norte Global), la diarrea no es más que una molestia que altera las actividades normales y no suele durar más que unos pocos días. Por otro lado, la diarrea crónica, que dura semanas, meses o años, puede ser una manifestación cardinal de un trastorno mucho más grave o incluso potencialmente mortal. Por último, la diarrea, ya sea aguda o crónica, es una de las principales causas de mortalidad en los países con pocos recursos (Sur Global).

En todo el mundo, más de mil millones de personas sufren cada año uno o más episodios de diarrea aguda. Según cifras de la Organización Mundial de la Salud, las enfermedades diarreicas son la segunda causa de muerte evitable entre los niños menores de cinco años. Solo en Estados Unidos, la carga económica anual para la sociedad puede superar los 20 000 millones de dólares.

Cuando se obtiene una historia en una situación clínica de tal complejidad como la diarrea crónica, es eficaz desglosarla en subconjuntos (fig. 3-1). En cada caso, el tracto gastrointestinal (GI) está rebasado o dañado en su capacidad de absorber nutrientes, electrolitos y agua, y se produce la diarrea. Existen cuatro tipos de diarrea:

1. **Osmótica.** El intestino delgado está saturado de partículas osmóticamente activas. Estas partículas arrastran agua hacia la luz intestinal. Algunos ejemplos son la intolerancia a la lactosa, la celiaquía, la mala digestión pancreática y los laxantes osmóticos (sorbitol). **La diarrea suele remitir cuando cesa la ingesta oral.**

2. **Secretoras.** Los agentes infecciosos y los tumores neuroendocrinos (TNE) comprenden la mayoría de los casos de esta categoría. Con poca frecuencia, la "diarrea inducida por sales biliares" se produce cuando estas eluden la absorción normal en el íleon terminal. **Entonces estimulan la secreción inapropiada de sodio y agua en el colon. Así, la perla clínica que sugiere que el problema es una diarrea secretora se produce cuando la diarrea persiste, aunque el paciente haya suspendido cualquier ingesta oral.**

3. **Inflamatorio.** En este caso, la función normal de absorción de la mucosa se altera por un proceso inflamatorio. Los agentes infecciosos y la enfermedad inflamatoria intestinal constituyen la mayoría de estos casos. **Las manifestaciones cardinales en este escenario clínico son fiebre, dolor abdominal y diarrea que a menudo contiene sangre y moco.**

4. **Dismotilidad.** Por último, esta categoría está formada por un popurrí de afecciones inco-

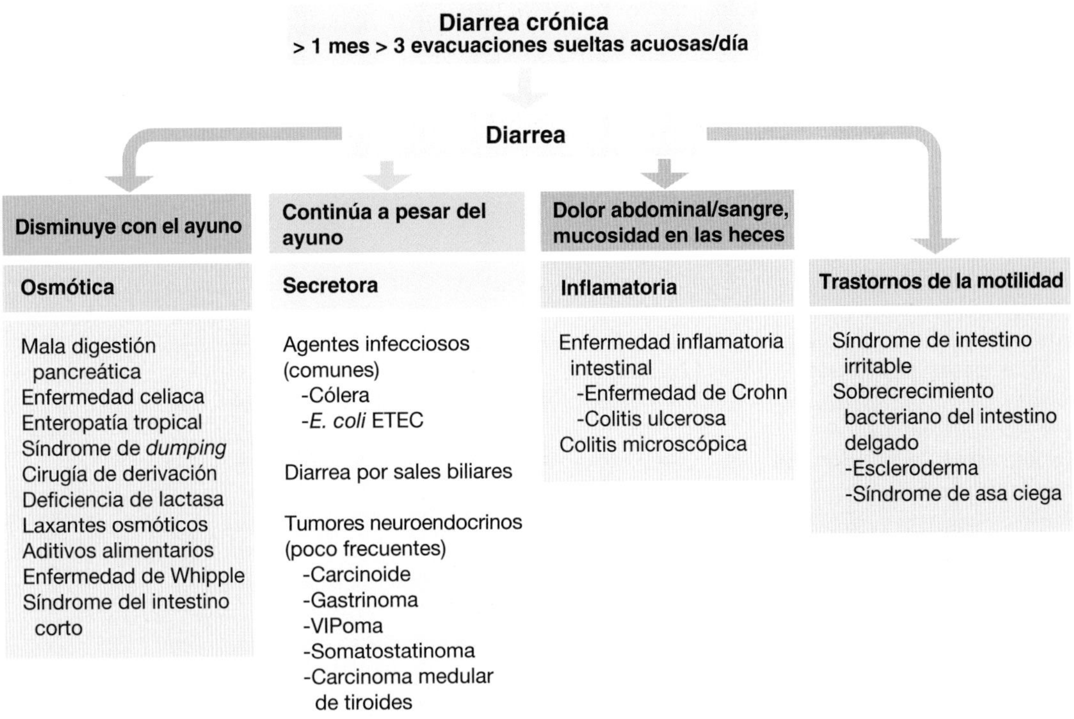

Diarrea crónica
> 1 mes > 3 evacuaciones sueltas acuosas/día

Diarrea

Disminuye con el ayuno	**Continúa a pesar del ayuno**	**Dolor abdominal/sangre, mucosidad en las heces**	
Osmótica	**Secretora**	**Inflamatoria**	**Trastornos de la motilidad**
Mala digestión pancreática	Agentes infecciosos (comunes)	Enfermedad inflamatoria intestinal	Síndrome de intestino irritable
Enfermedad celiaca	-Cólera	-Enfermedad de Crohn	Sobrecrecimiento bacteriano del intestino delgado
Enteropatía tropical	-*E. coli* ETEC	-Colitis ulcerosa	
Síndrome de *dumping*		Colitis microscópica	-Esclerodermia
Cirugía de derivación	Diarrea por sales biliares		-Síndrome de asa ciega
Deficiencia de lactasa			
Laxantes osmóticos	Tumores neuroendocrinos (poco frecuentes)		
Aditivos alimentarios	-Carcinoide		
Enfermedad de Whipple	-Gastrinoma		
Síndrome del intestino corto	-VIPoma		
	-Somatostatinoma		
	-Carcinoma medular de tiroides		

FIGURA 3-1 Esquema del diagnóstico diferencial de la diarrea crónica.

nexas en apariencia. **El denominador común es la alteración de la motilidad (tiempo de tránsito intestinal), ya sea demasiado rápida o muy lenta.** Algunos ejemplos clásicos son el síndrome de intestino irritable, el crecimiento excesivo de bacterias del intestino delgado (SIBO), el síndrome del intestino corto y la extirpación quirúrgica de la válvula ileocecal con pérdida del "freno ileal". La alteración del microbioma puede adoptar muchas formas. Para ilustrar este hecho, consideremos una causa común. La diabetes tipo 1 de larga evolución puede complicarse con daños al sistema nervioso (neuropatía autonómica). Los daños en el sistema nervioso autónomo pueden producir alteraciones en la motilidad intestinal y provocar estasis en el intestino delgado. En este efecto dominó, la estasis intestinal conduce al crecimiento bacteriano excesivo del intestino delgado (SIBO). La alteración resultante de la digestión intraluminal normal y la desconjugación de las sales biliares conducen a una diarrea osmótica/secretora.

En algunas situaciones clínicas, puede haber características de más de una categoría. Estas cuatro categorías solo pretenden ayudar al clínico a clasificar un diagnóstico diferencial complejo y a formular un plan de tratamiento. Por último, hay que tener en cuenta que, si bien la diarrea puede ser la manifestación cardinal que el paciente observa con más frecuencia, la malabsorción no siempre se manifiesta con diarrea. La enfermedad celiaca puede presentarse como anemia ferropénica, transaminasas hepáticas anormales o dermatitis herpetiforme. Puede diagnosticarse de manera errónea como síndrome de intestino irritable. La intolerancia a la lactosa puede presentarse como molestias abdominales y flatulencia sin diarrea. La presentación de la malabsorción de vitamina B_{12} o folato puede ser una anemia macrocítica con hallazgos neurológicos en ausencia de diarrea.

CASO 3.1

Un niño de 10 años acude a la clínica pediátrica de un hospital por diarrea frecuente. Su madre está preocupada porque el niño no come bien, tiene heces blandas malolientes que empeoran desde hace 2 meses y ha perdido 1.5 kg de peso en el último año. El paciente parece letárgico y dice que tiene diarrea frecuente que en ocasiones es nocturna. No presenta dolor abdominal significativo ni sangre en las heces.

Es el primogénito y el producto de un parto vaginal normal. Su familia emigró en fecha reciente a Estados Unidos. Los padres gozan de buena salud. No hay antecedentes familiares de enfermedades crónicas y el paciente no se sometió a tamizaje neonatal por trastornos genéticos.

En la revisión de los sistemas, los padres y el niño señalan que tiene una tos crónica que ha empeorado en los últimos años. La tos no es productiva. Ha faltado al colegio en muchas ocasiones para ser tratado de "bronquitis" con antibióticos en una clínica local sin cita previa. No tiene alergias conocidas y no toma medicamentos con regularidad.

La exploración física revela sequedad de las mucosas, lo que sugiere deshidratación. Los signos vitales son tensión arterial de 135/80 mm Hg, temperatura de 99.8 °F, frecuencia respiratoria de 20 respiraciones/min, pulso de 88/min y pO_2 de 94 mm Hg. Se observan sibilancias difusas en la auscultación del tórax. El abdomen presenta distensión y timpanitis leves, pero no sensibilidad. Las heces son negativas para sangre oculta. Los estudios iniciales que solicitó el médico se indican en la tabla 3-1.

TABLA 3-1 Caso 3.1. Datos de laboratorio iniciales de un niño de 10 años con diarrea frecuente

Prueba (unidades)	Paciente	Intervalo de referencia
Leucocitos (/μL)	13 800	4 500-11 000
Hb (g/dL)	11	14-17
Plaquetas (recuento/μL)	275 000	150-300 000
AST/ALT (I/unidades)	40/35	0-35
Creatinina (mg/dL)	1.0	0-1.0
BUN (mg/dL)	45	8-21
Na^+ (mg/dL)	130	135-145
K^+ (mg/dL)	3.0	3.5-5.0
Cl^+ (mg/dL)	95	95-105
HCO_3^- (mg/dL)	24	18-22
Proteína total (g/dL)	6.1	6-8
Albúmina (g/dL)	3.0	3.4-5.4

TÉRMINOS CLAVE Y DEFINICIONES

Dextrinas alfa-límite. Polímeros de cadena corta de glucosa con ramificación después de la digestión incompleta por alfa-amilasa.

Esteatorrea. Diarrea que contiene un exceso de materia grasa.

Iatrogénico. Enfermedad no deseada o no intencionada, o consecuencias negativas para el paciente como resultado de las acciones de un médico u otros profesionales sanitarios.

Malabsorción y mala digestión. Quizá se definan mejor como la incapacidad del intestino para asimilar las calorías adecuadas (proteínas, hidratos de carbono, grasas, minerales o vitaminas necesarias para mantener la homeostasis).

Nidus. Lugar de origen.

Patognomónico. Característico o diagnóstico de una determinada enfermedad o afección.

Zimógeno. Precursor inactivo de una enzima digestiva; su finalidad es restringir sus acciones digestivas hasta que se libera en la luz intestinal.

Impresión clínica

PREGUNTA: ¿cuál es su impresión clínica en este momento?

RESPUESTA: en cuanto a los síntomas gastrointestinales, parece haber un problema crónico a la edad de 10 años caracterizado por fatiga, pérdida de peso y diarrea. Los antecedentes no parecen apoyar una alergia a la leche o intolerancia a la lactosa. Los resultados de laboratorio de anemia, y proteínas totales y albúmina bajas apoyan el concepto de que la fatiga y la pérdida de peso se deben a una malabsorción y a la desnutrición resultante. Por lo tanto, el médico solicita una muestra fecal para grasa no digerida (tinción de Sudán) y una determinación de elastasa fecal. Estos estudios ayudarán a diferenciar entre la enfermedad de la mucosa del intestino delgado (celiaquía) y la pancreatitis crónica (fibrosis quística/pancreatitis crónica). Los resultados de los estudios mencionados muestran un análisis positivo de la grasa fecal, así como un nivel bajo de elastasa fecal, lo que sugiere una enfermedad pancreática y no trastornos de la mucosa del intestino delgado.

Se podría considerar la enfermedad de Crohn o la celiaquía como las posibles causas de la disfunción del intestino delgado en función de su frecuencia relativa de aparición. Sin embargo, la enfermedad de Crohn suele presentarse con un cuadro inflamatorio de fiebre, dolor abdominal y diarrea que puede contener sangre. Excepto por la fiebre que se observa en este examen, este cuadro no coincide. La enfermedad celiaca sigue siendo una posibilidad, por lo que el médico solicita una prueba de IgA transglutaminasa tisular (tTG) para investigar esa posibilidad. La enfermedad pancreática, como motivo de diarrea crónica y retraso del crecimiento, incluye la pancreatitis crónica (hereditaria o autoinmune) y la fibrosis quística en la lista de posibilidades más comunes en un niño de 10 años. Sin embargo, la historia no apoya la pancreatitis recurrente que se caracteriza por episodios dolorosos en el abdomen, ni ninguna documentación de amilasa o lipasa elevadas (tabla 3-2).

TABLA 3-2 Caso 3.1. Un niño de 10 años es llevado a la clínica pediátrica de un hospital debido a diarrea frecuente

Prueba (unidades)	Paciente	Intervalo de referencia
Amilasa (unidades/L)	110	30-110
Lipasa (unidades/L)	65	0-160

Sin embargo, aunque no es la principal preocupación en su presentación, parece haber síntomas pulmonares crónicos recurrentes que deben incluirse en el cuadro general. El asma y la bronquitis recurrente serían lo más común en este grupo de edad; menos frecuente sería la traqueomalacia o algún trastorno sistémico del que la tos es un componente. Así pues, el médico solicita una radiografía de tórax.

La radiografía de tórax muestra hiperinsuflación, engrosamiento bronquial e impactación mucoide. Junto con los hallazgos gastrointestinales, el diagnóstico parece ser de fibrosis quística en un niño de 10 años, por lo que se solicita una prueba de sudor y un análisis de ADN. Ambos confirman la sospecha del médico de fibrosis quística. Se examina a sus padres y se descubre que poseen diferentes alelos mutantes del gen *CFTR*.

Conviene hacer una última observación. El tamiz de CFTR no está incluido en el tamiz neonatal en todos los países. La presentación clínica del niño sería atípica si naciera en Estados Unidos, donde sí se realiza el tamiz de la FQ.

PREGUNTA: ¿por qué es importante diferenciar primero la mala digestión pancreática de la enfermedad de la mucosa intestinal (malabsorción)?

RESPUESTA: en pocas palabras, conducirá a un diagnóstico correcto y orientará el tratamiento con mayor rapidez. En caso de mala digestión pancreática, la capacidad de absorción del intestino delgado permanece intacta. Los ataques inflamatorios repetidos al parénquima pancreático, como en el abuso de alcohol, la pancreatitis autoinmune y la fibrosis quística, al final provocan daños irreversibles en los acinos del páncreas y, por lo tanto, una disminución de la producción de enzimas digestivas y una mala digestión en el lumen intestinal que da lugar a una diarrea osmótica.

Por el contrario, en los trastornos de la mucosa intestinal (celiaquía, enfermedad de Whipple, infección por *Giardia* o intolerancia a la lactosa, por citar ejemplos clásicos), la función pancreática permanece intacta, pero no puede compensar la pérdida de superficie de absorción intestinal y produce diarrea osmótica.

PREGUNTA: ¿cómo se diferencia desde el punto de vista clínico la mala digestión pancreática de la malabsorción del intestino delgado?

RESPUESTA: la pancreatitis crónica por mala digestión es un diagnóstico clínico relativamente sencillo de intuir a partir de los antecedentes del paciente. En adultos, el abuso crónico de alcohol es la causa más probable. Sin embargo, en este paciente de solo 10 años, la causa hereditaria, la fibrosis quística (FQ) es la enfermedad más probable. La esteatorrea y la pérdida de peso son manifestaciones cardinales. La esteatorrea indica una malabsorción de las grasas, lo que hace que las heces floten y huelan anormalmente mal. La esteatorrea suele ser mucho más preocupante en el paciente con pancreatitis crónica que en los trastornos de la mucosa del intestino delgado.

Una prueba de detección cualitativa rápida es el examen de grasa fecal que se realiza al aplicar la tinción de Sudán a una muestra fecal aleatoria. Los glóbulos de grasa se teñirán de un color magenta brillante que indica una malabsorción de grasa, como en este caso. También parece haber un elemento de mala digestión/malabsorción en esta situación.

Correlaciones con ciencias básicas

PREGUNTA: ¿cómo suele procesar el intestino los nutrientes?

RESPUESTA: la digestión es la descomposición química de los nutrientes de nuestra dieta mediante la actividad enzimática. Nuestra dieta incluye sobre todo agua, hidratos de carbono, proteínas, lípidos, vitaminas y minerales. Los hidratos de carbono, las proteínas y los lípidos se hidrolizan en monosacáridos; mono/di/tripéptidos, y ácidos grasos, respectivamente, antes de su absorción. Las vitaminas y los minerales se liberan de los alimentos antes de su absorción. La digestión y la absorción de nutrientes se producen en varios puntos del intestino.

PREGUNTA: ¿cómo metaboliza el intestino los hidratos de carbono?

RESPUESTA: el principal monosacárido de nuestra dieta es la glucosa. Además de la glucosa, los otros azúcares simples comunes en la dieta humana son la fructosa como monosacárido, la sacarosa, la lactosa, la trehalosa como disacáridos y la rafinosa como trisacárido. La fructosa se encuentra en las frutas. La sacarosa es el "azúcar de mesa" y se compone de glucosa y fructosa. La lactosa es el azúcar de la leche y está compuesta por glucosa y galactosa. La trehalosa está compuesta por dos moléculas de glucosa unidas con una configuración única. Se encuentra en pequeñas cantidades en diversos alimentos como las setas, la miel, los mariscos y los alimentos que utilizan levadura para su fermentación. La rafinosa es una fibra soluble no digerible que puede encontrarse en las legumbres. Una dieta normal también contiene hidratos de carbono complejos, que son polímeros de glucosa: almidón, glucógeno y celulosa, y otros hidratos de carbono no digeribles que contribuyen a la fibra insoluble. Todos los hidratos de carbono deben hidrolizarse a sus componentes de azúcares simples (glucosa, galactosa y fructosa) antes de que se absorban.

Aunque la digestión se inicia en la boca con la secreción de alfa-amilasa salival, solo existe como una vía menor de digestión del almidón y el glucógeno. Estos oligosacáridos atraviesan el estómago hasta el duodeno sin ser digeridos. Una vez en el duodeno, se libera amilasa pancreática para continuar su digestión hasta maltosa, maltotriosa e isomaltosa. En el borde en cepillo de los enterocitos del intestino delgado, hay enzimas incrustadas en la membrana plasmática para seguir digiriendo los oligosacáridos derivados del almidón y el glucógeno, así como los otros azúcares mencionados antes (es decir, sacarosa, lactosa y trehalosa). Por ejemplo, la maltasa (también conocida como alfa glucosidasa) hidroliza la maltosa en dos unidades de glucosa, la lactasa (también conocida como beta galactosidasa) hidroliza la lactosa en glucosa y galactosa, y la sacarasa hidroliza la sacarosa en glucosa y fructosa. Después de toda esta digestión de hidratos de carbono, quedan tres azúcares simples por absorber. Son la glucosa, la fructosa y la galactosa.

La absorción de estos tres azúcares en el epitelio intestinal es función de tres transportadores: la proteína transportadora de glucosa sódica dependiente de ATP (**SGLT1**) facilita la difusión de glucosa y galactosa desde la luz intestinal hasta los enterocitos, mientras que **GLUT5** transporta fructosa a los enterocitos. El transportador **GLUT2** es el principal transportador de los tres azúcares, que salen del enterocito **y atraviesan las membranas celulares para llegar a los capilares.** Esto se resume en la figura 3-2.

PREGUNTA: ¿cómo asimila el intestino las proteínas?

RESPUESTA: hay dos lugares principales donde se produce la digestión de las proteínas: el estómago y el intestino delgado. El ambiente ácido del estómago comienza a desdoblar y desnaturalizar las proteínas. El pepsinógeno es un zimógeno de la pepsina que se activa por el ácido clorhídrico que secretan las células parietales de la mucosa gástrica. A continuación, la propia pepsina lo activa mediante una escisión autocatalítica.

Una vez en el intestino delgado, la digestión de los polipéptidos continúa a través de enzimas procedentes de la mucosa intestinal y del páncreas. **En primer lugar, la enteropeptidasa (también denominada enteroquinasa) sintetizada por las células mucosas del duodeno escinde el tripsinógeno y lo convierte en tripsina activa.** Esto inicia una cascada de conversión de todos los demás zimógenos pancreáticos como la procarboxipeptidasa, la proelastasa y el quimotripsinógeno a su forma activa por la tripsina. Como resultado, los aminoácidos, dipéptidos y tripéptidos libres se encuentran en la luz intestinal listos para su absorción.

La absorción de los aminoácidos se produce sobre todo en el duodeno y el yeyuno. Su absor-

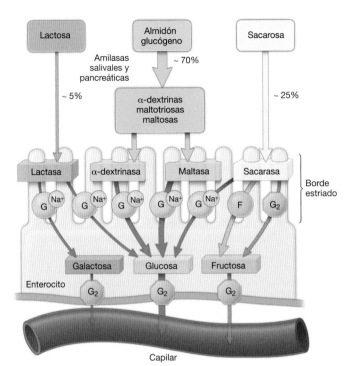

FIGURA 3-2 Resumen de la digestión y absorción de hidratos de carbono. Los transportadores de glucosa dependientes de Na+ (SGLT1) se muestran como *círculos* con etiquetas G y Na+. GLUT5 se muestra como un *círculo gris* con etiqueta F y GLUT2 se muestra como *octágonos naranjas* con etiqueta G2. (De Pawlina W. *Histology: Text and Atlas.* 8th ed. Lippincott Williams & Wilkins, a Wolters Kluwer business; 2020, figura F17.4.2.)

ción por los enterocitos intestinales es similar a la absorción de carbohidratos. Existen dipeptidasas en el borde en cepillo que generan aminoácidos libres. Sin embargo, a diferencia de los hidratos de carbono, existen transportadores que facilitan el movimiento de los dipéptidos y tripéptidos a través de la membrana celular. Una vez en la célula, los dipéptidos y tripéptidos se hidrolizan a aminoácidos libres, que pueden pasar a la circulación. Esto se resume en la figura 3-3.

PREGUNTA: ¿cómo metaboliza el intestino los lípidos?

RESPUESTAS: en los adultos, la mayor parte de la digestión de los lípidos se produce en el duodeno y el yeyuno. Sin embargo, en el recién nacido, las lipasas lingual y gástrica desempeñan un papel esencial. La lipasa lingual la secretan las glándulas de la parte posterior de la lengua para hidrolizar los triglicéridos en diglicéridos y ácidos grasos. Sin embargo, la velocidad de hidrólisis no es eficiente porque los triglicéridos permanecen en una fase lipídica y hay una separación física de la enzima, que permanece en la fase acuosa. Esta lipasa estable a los ácidos, junto con la lipasa gástrica, continúa la digestión de los triglicéridos en el estómago.

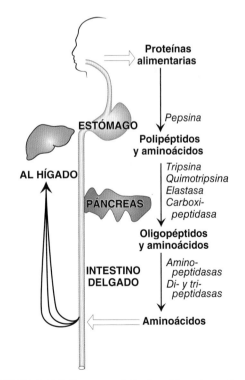

FIGURA 3-3 Resumen de la digestión y absorción de proteínas. (De Ferrier DR. *Lippincott Illustrated Reviews: Biochemistry.* 7th ed. Lippincott Williams & Wilkins, a Wolters Kluwer business; 2018, figura 19-4.)

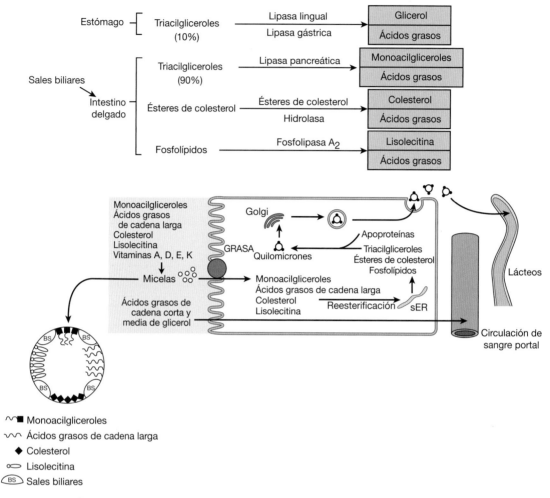

FIGURA 3-4 Resumen de la digestión y absorción de lípidos. (De Dudek RW. *High-Yield™ Systems: Gastrointestinal Tract*. Lippincott Williams & Wilkins, a Wolters Kluwer business; 2010, figura 5-6.)

Como dato aparte y particular de los neonatos, la lipasa gástrica tiene afinidad preferente por los triglicéridos con los ácidos grasos de cadena corta y media abundantes en la leche materna. Esta lipasa también es más activa a pH neutro, común en el estómago de los neonatos. La figura 3-4 resume la digestión de los lípidos.

Una vez en el duodeno, el páncreas exocrino libera lipasas para facilitar la digestión de los lípidos. En este punto, la emulsificación del contenido intestinal por las sales biliares y los fosfolípidos, ambos liberados por la vesícula biliar, que actúan como detergentes, es fundamental para el proceso digestivo. El peristaltismo permite la mezcla mecánica de los lípidos con estos detergentes, lo que conduce a la formación de gotas de emulsión. La procolipasa es activada por la tripsina a colipasa y ahora se une a la interfaz agua-lípido de las gotitas de emulsión. Esto facilita la conversión de la lipasa pancreática (con inhibición previa por las sales biliares) en lipasa. La lipasa, una vez activada, hidroliza los triglicéridos de la dieta en ácidos grasos y monoglicéridos.

En el jugo pancreático hay enzimas adicionales que hidrolizan otros tipos de lípidos, incluidas las vitaminas liposolubles A, D, E y K. A medida que los monoglicéridos y los ácidos grasos se separan de los triglicéridos, permanecen vinculados con sales biliares, y fosfolípidos y otros lípidos, incluidas las vitaminas liposolubles y los ésteres hidrolizados, y forman una micela mixta. El peristaltismo las pone en contacto con el borde en cepillo de las células de la mucosa intestinal, tras lo cual los lípidos de estas micelas mixtas son transportados al interior de los enterocitos (fig. 3-5). Este proceso es complejo y puede incluir tanto la absorción pasiva

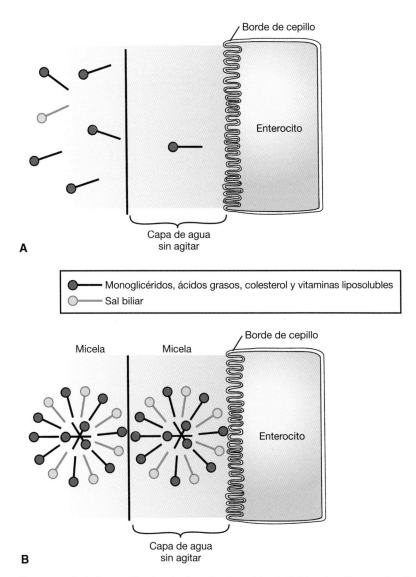

FIGURA 3-5 Resumen de la formación de micelas y la absorción de lípidos. Las **figuras A y B** muestran la formación de micelas en presencia y ausencia de sales biliares. (De Rhoades, RA y Bell, DR. *Medical Physiology: Principles for Clinical Medicine*. 5th ed., Lippincott Williams & Wilkins, a Wolters Kluwer business; 2018, figura 25-20.)

como el transporte activo, según las características del lípido.

Los lípidos que se absorben se procesan en las células de la mucosa intestinal y se exportan desde ellas. Los ácidos grasos de cadena corta y media pueden salir de las células de la mucosa y entrar de manera directa en la circulación portal enterohepática en forma de ácidos grasos no esterificados ("libres"). Por otro lado, los ácidos grasos de cadena larga y dos monoglicéridos se combinan para volver a formar triglicéridos.

Estos, junto con el colesterol y los ésteres de colesterol, se empaquetan en quilomicrones y se liberan al sistema linfático (fig. 3-4).

PREGUNTA: ¿cómo procesa el intestino las vitaminas y los minerales?

RESPUESTA: la absorción de la mayoría de las vitaminas y minerales se produce en el yeyuno y el íleon superior del intestino delgado, a excepción de la vitamina B_{12}, que se absorbe en el íleon terminal.

PREGUNTA: ¿cuál es la base bioquímica de la malabsorción y la mala digestión en la fibrosis quística?

RESPUESTA: la fibrosis quística (FQ) es el trastorno autosómico recesivo más extendido entre las personas de ascendencia del norte de Europa. Se trata de una enfermedad que limita la vida y que implica una disfunción multisistémica principalmente en el tracto respiratorio, el sistema gastrointestinal, el páncreas y los órganos reproductores (fig. 3-6). Hasta la fecha se han encontrado más de 1 700 mutaciones diferentes en el gen regulador de la conductancia transmembrana de la fibrosis quística (*CFTR*).

PREGUNTA: ¿qué relación tiene esto con la insuficiencia pancreática?

RESPUESTA: el CFTR media sobre todo la secreción de CI- y se expresa en la superficie apical de todo el epitelio exocrino, incluidas las vías respiratorias, el páncreas, el intestino y los testículos. También se ha demostrado que regula la secreción de bicarbonato, glutatión y una variedad de otras proteínas de transporte y procesos celulares. Pertenece a la familia de los transportadores de casetes de unión a ATP (ABC) y está regulado sobre todo por la vía de señalización del AMPc y la fosforilación de proteínas. La pérdida de función del CFTR afecta a todo el epitelio exocrino debido a una falla en la hidratación de macromoléculas dentro de los lúmenes ductales afectados; en el pulmón, conduce a la retención de moco, lo que provoca una infección crónica y la inflamación de las vías respiratorias; en el páncreas, reduce la secreción y aumenta la acidez del líquido, lo que provoca la precipitación de los zimógenos. De hecho, la fibrosis quística recibió su nombre tras detectarse cambios fibróticos quísticos del páncreas durante la autopsia de niños desnutridos. La figura 3-6 resume las causas y consecuencias bioquímicas de la fibrosis quística.

Las mutaciones en CFTR se clasifican en seis grupos según el mecanismo por el que afectan a la síntesis, el tráfico y la función de la proteína CFTR (fig. 3-7). Clase I, que es la más grave del grupo porque da lugar a la **no** producción de proteína. Las mutaciones de clase II incluyen la síntesis de una proteína mal plegada que conduce a su degradación por la vía ubiquitina-proteasoma. La mutación más común en la FQ pertenece a esta categoría y se debe a la deleción de fenilalanina en la posición 508 (ΔF508). Mutaciones de clase

III causan defectos en la regulación del canal CI-. Una de las mutaciones es G551D y es el tercer defecto más común de la FQ en general.

Un avance emocionante en el tratamiento de la FQ es la introducción de una nueva intervención terapéutica, el ivacaftor, que ha demostrado su eficacia en pacientes con la mutación G551D; este fármaco actúa como potenciador al aumentar el flujo de iones CI- a través del CFTR activado. Las mutaciones de clase IV se deben sobre todo a mutaciones de sentido erróneo que dan lugar a una proteína con un tráfico correcto, pero con un flujo bajo de CI-. La clase V da lugar a un nivel reducido de proteína, pero una función CFTR normal. Las mutaciones de clase VI causan una estabilidad reducida del CFTR.

Las cuatro primeras clases de mutaciones CFTR (que son más graves que las dos últimas) provocan insuficiencia pancreática. Las dos últimas clases (V y VI) no afectan a la función pancreática.

PREGUNTA: ¿cómo se relaciona la comprensión del CFTR con la expresión clínica de la fibrosis quística?

RESPUESTA: el comportamiento del CFTR y su relación con la función general de las células acinares se ilustra en la figura 3-6. Como hemos visto antes en este capítulo, las células exocrinas pancreáticas secretan enzimas digestivas, incluidos los zimógenos, en el lumen acinar. Esto va acompañado de la secreción de CI- y HCO_3^- hacia el lumen ductal. Este cambio de fluido sirve para neutralizar el quimo ácido vaciado del estómago al duodeno, y para aumentar la actividad y solubilidad de estas enzimas digestivas. En la FQ, la disminución de la secreción de CI- y HCO- da lugar a una hiperacidez que no solo conduce a la precipitación de las enzimas digestivas, sino también a la precipitación de los ácidos biliares y al desarrollo de íleo meconial. La obstrucción intraluminal de los conductos provoca entonces una mala digestión y malabsorción de nutrientes y una disminución progresiva del balance energético de los pacientes. La hiperacidez también se vincula a un aumento de la autoactivación del tripsinógeno en tripsina y la posterior activación de los zimógenos, lo que daña las funciones endocrinas del páncreas. La obstrucción de los conductos comienza en el útero y continúa después del nacimiento liberando proteínas pancreáticas a la circulación; de ahí que el tripsinógeno inmunorreactivo (IRT) se utilice para el tamiz neonatal de la FQ.

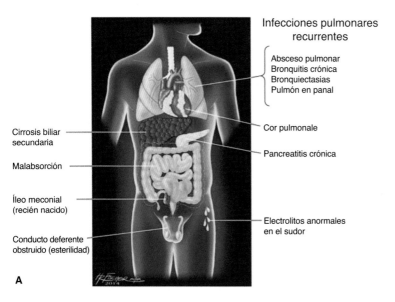

Infecciones pulmonares recurrentes

Absceso pulmonar
Bronquitis crónica
Bronquiectasias
Pulmón en panal

Cor pulmonale

Pancreatitis crónica

Electrolitos anormales en el sudor

Cirrosis biliar secundaria

Malabsorción

Íleo meconial (recién nacido)

Conducto deferente obstruido (esterilidad)

A

FIGURA 3-6 A. Secreción normal de electrolitos en el páncreas. (De American College of Sports Medicine. *ACSM's Clinical Exercise Physiology.* Lippincott Williams & Wilkins, una división de Wolters Kluwer; 2020, figura 9-7A). **B.** Deterioro de las secreciones en el páncreas causado por mutaciones en el gen regulador de la conductancia transmembrana de la fibrosis quística (CFTR). (Fuente: https://thoracickey.com/nonpulmonary-manifestations-of-cystic-fibrosis/.)

Secreción acinar y ductal normal

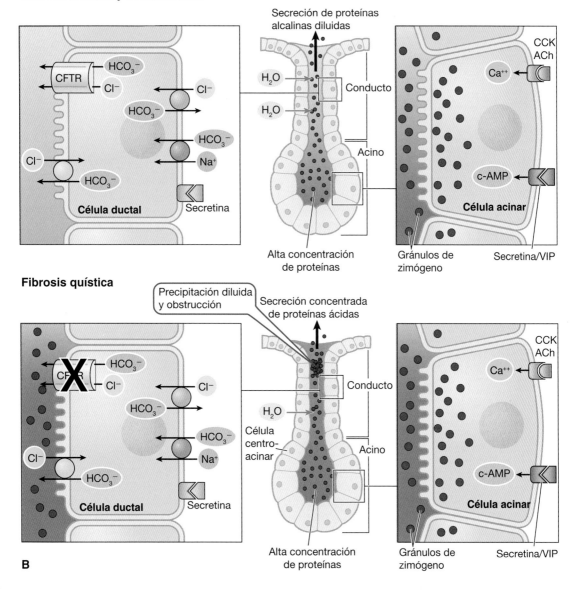

Secreción de proteínas alcalinas diluidas

CFTR

HCO_3^-

Cl^-

Cl^-

HCO_3^-

H_2O

Conducto

H_2O

HCO_3^-

Na^+

Cl^-

HCO_3^-

Acino

Célula ductal

Secretina

Alta concentración de proteínas

CCK
ACh

Ca^{++}

c-AMP

Gránulos de zimógeno

Secretina/VIP

Célula acinar

Fibrosis quística

Precipitación diluida y obstrucción

Secreción concentrada de proteínas ácidas

CFTR

HCO_3^-

Cl^-

Cl^-

HCO_3^-

H_2O

Conducto

Célula centro-acinar

HCO_3^-

Na^+

Cl^-

HCO_3^-

Acino

Célula ductal

Secretina

Alta concentración de proteínas

CCK
ACh

Ca^{++}

c-AMP

Gránulos de zimógeno

Secretina/VIP

Célula acinar

B

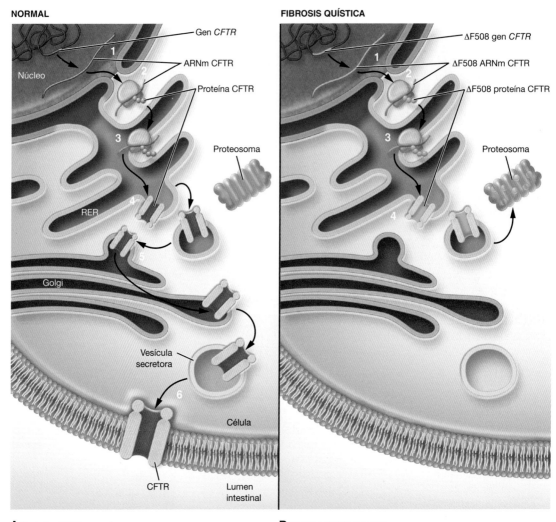

NORMAL

Gen *CFTR*

ARNm CFTR

Proteína CFTR

Núcleo

Proteosoma

RER

Golgi

Vesícula
secretora

Célula

CFTR

Lumen
intestinal

FIBROSIS QUÍSTICA

ΔF508 gen *CFTR*

ΔF508 ARNm CFTR

ΔF508 proteína CFTR

Proteosoma

A Proteína CFTR normal

B Proteína CFTR anormal

FIGURA 3-7 Clasificación de las mutaciones en el gen CFTR en seis categorías funcionales según el defecto molecular primario. clase 1: ausencia de producción de proteína CFTR; clase 2: defectos en el tráfico de la proteína CFTR; clase 3: regulación defectuosa del canal CFTR (*gating*); clase 4: disminución de la conductancia del canal CFTR; clase 5: síntesis reducida de CFTR; clase 6: disminución de la estabilidad de CFTR. (De McConnell TH, Hull KL. *Human Form, Human Function: Essentials of Anatomy & Physiology.* Lippincott Williams & Wilkins, a Wolters Kluwer business; 2011, figura 3-17.)

El resultado neto es la destrucción del páncreas exocrino. Con ello, nos encontramos con un síndrome clínico de mala digestión, malnutrición y sus secuelas.

Resolución del caso

En este caso, con un diagnóstico conocido de fibrosis quística parece apropiado iniciar una terapia de reemplazo de enzimas pancreáticas (PERT, por sus siglas en inglés). Los preparados enzimáticos se toman siempre que se consumen alimentos, y la dosis debe ajustarse en función de la edad, el peso corporal, el genotipo y el grado de insuficiencia pancreática del paciente, así como de la cantidad y del tipo de alimentos consumidos. El problema del niño mejora de manera significativa con esta terapia.

Conceptos de alto rendimiento

1. La fibrosis quística (FQ) es el trastorno autosómico recesivo más extendido entre las per-

sonas descendientes de europeos del norte. Se trata de una enfermedad que limita la vida y que implica disfunciones multisistémicas, sobre todo en las vías respiratorias, el sistema gastrointestinal, el páncreas y los órganos reproductores.

2. La mutación más común en la FQ pertenece a esta categoría y se debe a la deleción de fenilalanina en la posición 508 (ΔF508).

3. La presentación clínica de la FQ incluye bronquitis crónica, infecciones pulmonares recurrentes, insuficiencia pancreática, deficiencias de vitaminas liposolubles.

4. El CFTR media sobre todo en la secreción de Cl⁻ y se expresa en la superficie apical de todos los epitelios exocrinos, incluidos los de las vías respiratorias, el páncreas, el intestino y los testículos.

5. La FQ se detecta en todos los recién nacidos mediante tripsinógeno inmunorreactivo (IRT), y el análisis del ADN se diagnostica mediante la prueba del sudor.

6. Las enzimas digestivas pancreáticas son zimógenos. La enteropeptidasa del lumen del duodeno convierte el tripsinógeno en tripsina, su forma activa. A continuación, la tripsina inicia la conversión de todas las demás a la forma activa para digerir los hidratos de carbono, las proteínas y los lípidos.

7. Todos los hidratos de carbono presentes en la luz intestinal son hidrolizados por las enzimas del borde en cepillo del enterocito en azúcares simples: glucosa, galactosa y fructosa antes de su absorción.

8. SGLT1 transporta glucosa y galactosa al interior del enterocito. Glut5 es responsable del transporte de fructosa al interior del enterocito. Glut2 transporta glucosa, galactosa y fructosa desde el enterocito a la circulación.

9. Las proteínas se digieren en tripéptidos, dipéptidos o aminoácidos, y se absorben en el duodeno o el yeyuno proximal del intestino delgado.

10. La mayoría de las grasas se digieren y absorben en el intestino delgado. La lipasa pancreática descompone los triglicéridos en ácidos grasos libres.

11. Las vitaminas y los minerales se absorben en la parte superior del intestino delgado. La única excepción es la vitamina B_{12}, que se absorbe en el íleon terminal.

CASO 3.2

Un trabajador sanitario de 25 años del Fondo Mundial de Socorro de las Naciones Unidas es asignado a una zona de reciente catástrofe meteorológica. El sistema de suministro de agua ha sido contaminado por un sistema de alcantarillado comprometido. En las últimas 24 horas, ha desarrollado diarrea acuosa aguda cada hora independientemente de su ingesta oral. La materia fecal parece ser agua turbia sin sustancia (agua de arroz) y se está debilitando y diaforizando con rapidez.

La exploración física muestra a un hombre de aspecto enfermizo con una PA de 95/60 mm Hg, un pulso de 88/min y una respiración de 22/min. Su piel está fría y húmeda. Sus mucosas están muy secas. La exploración abdominal muestra ruidos intestinales hiperactivos (borborigmos), pero por lo demás es negativa. Los resultados de laboratorio se muestran en la tabla 3-3.

TABLA 3-3 Caso 3.2. Hallazgos de laboratorio del paciente de 25 años con diarrea acuosa

Prueba (unidades)	Paciente	Intervalo de referencia
Glucosa (mg/dL)	70	90
Na⁺ (mEq/L)	130	136-145
K⁺ (mEq/L)	3.5	3.5-5.0
Cl⁻ (mEq/L)	107	98-106
HCO₃⁻ (mEq/L)	7	23-28
BUN (mEq/L)	50	8-20
Creatinina (mg/dL)	1.5	0.7-1.3

TÉRMINOS CLAVE Y DEFINICIONES

Acuaporinas. Canales de agua.

Antiportador (también conocido como intercambiador). Proteína transportadora de membrana que transporta dos moléculas diferentes en direcciones opuestas.

Rotavirus. La causa más común de gastroenteritis en todo el mundo; se caracteriza por la aparición brusca de náusea, vómito y diarrea que suelen durar solo 1 o 2 días. Aunque en Estados Unidos suele ser más bien una alteración menor de la vida cotidiana normal, sigue siendo una causa de mortalidad significativa en los países en desarrollo que carecen de recursos suficientes de agua potable, atención sanitaria y nutrición.

Impresión clínica

PREGUNTA: ¿cuál es su impresión clínica en este caso?

RESPUESTA: el paciente presenta hiponatremia y deshidratación grave, como indica el examen de nitrógeno ureico en sangre (BUN) bastante elevado (azotemia prerrenal). Si se considera que la diarrea en este paciente persiste incluso cuando su ingesta oral es insignificante, parece evidente una diarrea secretora, cuyas causas (sin probabilidad en este caso) incluyen las siguientes:

1. Gastroenteritis infecciosa aguda.
2. Los raros tumores neuroendocrinos (TNE).
3. Diarrea inducida por sales biliares en el colon. Esto se observa cuando las sales biliares eluden la reabsorción enterohepática a nivel del íleon terminal. El contacto con la mucosa colónica provoca una secreción neta de sodio y, por lo tanto, de agua, lo que produce una diarrea colónica secretora.
4. Algunos laxantes no osmóticos como los derivados del sen y el agente farmacológico lubiprostona activan los canales de cloruro y, en consecuencia, la secreción de agua en la luz intestinal.
5. Una enfermedad congénita rara: cloridorrea, que consiste en un defecto en la bomba de intercambio de cloruro/bicarbonato que origina una elevación de la HCO_3^- sérica y alcalosis junto con diarrea (que se comentará más adelante).

En este caso, el paciente parece haber contraído una gastroenteritis infecciosa aguda. Agentes infecciosos como el cólera y ciertas cepas de *Escherichia coli* representan la causa más común de diarrea secretora en todo el mundo. De las muchas cepas de *E. coli*, la *E. coli* enterotóxica (ETEC) produce una toxina termolábil con un efecto fisiopatológico similar a la toxina del cólera y, por lo tanto, un síndrome de diarrea secretora. El examen microscópico de muestras de heces recogidas de pacientes por el Fondo Mundial de Socorro de las Naciones Unidas da positivo para *Vibrio cholerae*.

Correlaciones con ciencias básicas

Con la toxina del cólera como modelo para la diarrea secretora, repasemos la bioquímica y la fisiopatología de este trastorno.

PREGUNTA: ¿cuáles son los mecanismos de absorción de líquidos y electrolitos en condiciones normales?

RESPUESTA: la diarrea secretora es el resultado de la secreción excesiva de líquido por las células de las criptas. Para entender la base de la hipersecreción de fluidos en el intestino, es importante dar un paso atrás y revisar la regulación del transporte intestinal de líquidos y electrolitos.

Por lo regular, hay una continua absorción y secreción de fluidos a lo largo del tracto GI durante todo el día. Mientras que la dieta aporta ~ 2 litros (L) de líquido al tracto GI, en 24 horas se segrega un total de 7-8 L en forma de saliva, jugos gástricos y pancreáticos, y bilis. La mayor parte de este líquido se reabsorbe, a excepción de 0.2 L que se excretan con las heces. Esto se resume en la figura 3-8.

La mayor parte de estos líquidos se absorbe en el intestino delgado. Durante la fase de absorción, el agua entra y sale de manera pasiva del tracto GI impulsada por el transporte activo de Na^+, Cl^-, glucosa, aminoácidos y sales biliares. Sin embargo, durante el periodo interdigestivo, la absorción de agua es impulsada por la absorción concomitante de electrolitos mediante diversos sistemas de transporte. Esta transferencia de fluidos y electrolitos está impulsada sobre todo por la actividad de transporte de Na^+/K^+ ATPasa a través de la membrana basolateral de las células epiteliales e implica un mecanismo transcelular o paracelular. Transcelular se refiere al agua que viaja de manera directa a través de las membranas apical y basolateral, mientras que el transporte paracelular se refiere al agua que se transporta a través del espacio que hay entre las células. Si bien en el intestino delgado existe un importante movimiento paracelular debido a la existencia de fugas en las uniones estrechas, **el líquido colónico y los electrolitos correspondientes se transportan con solo un mecanismo transcelular.** Sin duda, una alteración en cualquiera de estos mecanismos de transporte puede crear un desequilibrio con una pérdida excesiva de líquido del tracto GI (también conocida como **diarrea secretora**). El resultado neto es la deshidratación junto con alteraciones ácido-base y electrolíticas.

PREGUNTA: ¿qué transportadores se utilizan para la absorción de electrolitos a lo largo del tracto GI?

RESPUESTA: existen dos tipos de sistemas de transporte que se utilizan en la absorción epitelial

Dieta	Saliva	Jugo gástrico	JP y bilis	Intestino delgado		Intestino grueso		Excreción de CD
				Yeyuno	Íleon	Ciego	CP	
Líquidos ingeridos y secretados								
2 L	1 L	2 L	3 L		1 L			
Líquidos absorbidos								
					7 L	1.8 L		0.2 L
Mecanismo de absorción								
				Na$^+$/glucosa o AA Na$^+$/H$^+$	Na$^+$/Cl$^-$ Na$^+$/glucosa o AA Na$^+$/sales biliares Na$^+$	Na$^+$ SCFA	Na$^+$/Cl$^-$ SCFA	Na$^+$
Modo de transporte								
				Paracelular		Transcelular		

AA, aminoácidos; CD, colon distal; CP, colon proximal; JP, jugo pancreático.

FIGURA 3-8 Resumen de la secreción y absorción de electrolitos a lo largo del tracto GI.

de fluidos y electrolitos: electrogénico y electroneutro (fig. 3-9).

PREGUNTA: ¿cómo funciona el transporte electrogénico (*véase* la fig. 3-9)?

RESPUESTA: en el transporte electrogénico, hay translocación de carga neta a través de la membrana. En el intestino, la Na$^+$/K$^+$ ATPasa, los cotransportadores de Na$^+$/nutrientes y los canales epiteliales de Na$^+$ (ENaC), también conocidos como canales de sodio sensibles a amilorida, son electrogénicos. La **Na$^+$/K$^+$ ATPasa** se localiza a lo largo del intestino en la membrana basolateral frente al espacio o compartimento vascular. En el sistema Na$^+$/K$^+$ ATPasa, por cada molécula de ATP que se hidroliza, tres iones Na$^+$ son transportados fuera de la célula mientras que 2 K$^+$ son transportados dentro de esta, lo que conduce a la translocación de **una carga positiva neta fuera de la célula**, con lo que se establece un gradiente tanto de carga como de concentración de sodio a través de la membrana basolateral. **Como resultado, el Cl$^-$ y el agua siguen al Na$^+$ fuera de la célula.** En el yeyuno, mientras que el Cl$^-$ tiene difusión pasiva, el agua utiliza tanto el transporte paracelular como el transcelular con las acuaporinas. En el íleon y el colon, el Cl$^-$ se absorbe mediante un mecanismo de transporte activo en el que se secreta una concentración equivalente de HCO$_3^-$, creando un medio alcalino en la luz intestinal. La función principal de este antiportador en el colon es neutralizar los ácidos orgánicos producidos por las bacterias del colon.

Los **cotransportadores Na$^+$/nutrientes** también son electrogénicos y transportan Na$^+$ junto con glucosa, aminoácidos y sales biliares. Por ejemplo, el cotransportador Na$^+$/glucosa transporta 2 Na$^+$ por glucosa al interior de la célula, lo que conduce a la translocación de dos cargas positivas netas, con lo que se establece un gradiente tanto de carga como de concentración de sodio a través de la membrana basolateral similar al mecanismo de la Na$^+$/K$^+$ ATPasa. Los cotransportadores de Na$^+$/nutrientes dependen de la baja concentración intracelular de Na$^+$ creada por la Na$^+$/K$^+$ ATPasa.

Existen dos isoformas del cotransportador Na$^+$/glucosa: una se expresa en el intestino delgado, conocida como SGLT1 (sodio/glucosa vinculada a transporte 1), y la otra se expresa en los túbulos proximales del riñón, conocida como SGLT2. Ambos transportadores son importantes desde el punto de vista clínico.

La absorción de cloruro sódico, que se comentó antes, continúa en el colon, pero en menor medida utilizando el cotransportador de Na$^+$/sal biliar en lugar de Na$^+$/glucosa, ya que la glucosa está ausente en gran medida en el colon. Sin embargo, la principal vía de absorción de Na$^+$ en el colon se produce a través de un canal electrogénico de Na$^+$ (ENaC). La actividad de este canal la regula la aldosterona, una hormona esencial para la homeostasis de los electrolitos y los fluidos, con

FIGURA 3-9 Los transportadores de electrolitos a lo largo del tracto GI.

Transporte electrogénico

Absorción electrogénica de sodio

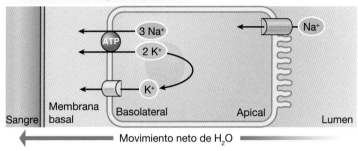

Absorción electrogénica de nutrientes acoplada al sodio

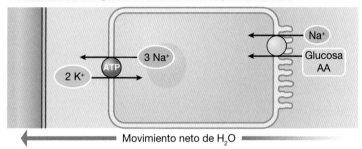

Transporte electroneutro

Absorción electroneutra de NaCl

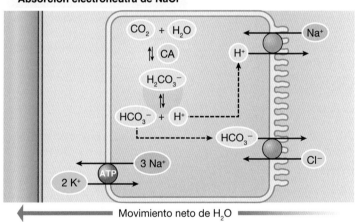

lo que se controla la presión arterial. A diferencia de los cotransportadores de Na$^+$/glucosa, el ENaC es estimulado por la vía de señalización del AMPc e inhibido por el calcio. La absorción de Na$^+$ va acompañada de Cl$^-$ a través de un mecanismo de transporte activo en el que una concentración equivalente de HCO$_3^-$ es secretada a la luz intestinal.

PREGUNTA: ¿de qué manera es útil el conocimiento de estos hechos para el cuidado del paciente?

RESPUESTA: la toxina del cólera solo altera la vía de la Na$^+$/K$^+$ ATPasa. Por lo tanto, el hecho de que el SGLT1 NO esté regulado por la vía de señalización del AMPc permite utilizarlo como medio para rehidratar a los pacientes con diarrea debida al cólera. El uso de una solución de rehidratación oral distribuida por la Organización Mundial de la Salud incluye sodio y glucosa para transportar agua del intestino a la circulación logrando la rehidratación incluso en presencia de diarrea.

Por otra parte, el **SGLT2** del túbulo proximal primitivo es el principal mecanismo de reabsorción de glucosa por los riñones. La inhibición del SGLT2 aumenta la excreción urinaria de glucosa y calorías, lo que se traduce en una reducción de los niveles plasmáticos de glucosa y del peso corporal. Estos inhibidores son el objetivo de algunas de las nuevas dianas farmacológicas utilizadas por los pacientes con diabetes para controlar los niveles de glucosa en sangre.

PREGUNTA: ¿cómo funciona el transporte electroneutro?

RESPUESTA: el transporte electroneutro de sodio tiene lugar tanto en el intestino delgado como en el colon a través de un intercambiador Na^+/H^+ (NHE, por sus siglas en inglés) a través de la membrana apical y suele ir acompañado de transporte de Cl^- por medio del intercambiador Cl^-/HCO_3^-. Además, un cotransportador putativo de K^+/Cl^- en la membrana basolateral permite que el Cl^- salga del enterocito. El sodio abandona la célula a través de la membrana basolateral mediante la Na^+/K^+ ATPasa.

Por último, existe una enfermedad hereditaria rara (cloridorrea) conocida por causar un trastorno diarreico congénito debido a mutaciones en el intercambiador Cl^-/HCO_3^-. Las mutaciones en este transportador conducen a la retención de HCO_3^- en la circulación y a la pérdida de Cl^- en el lumen. Como resultado, se produce una diarrea ácida rica en cloruro con alcalosis metabólica hipoclorémica.

PREGUNTA: ¿en qué se diferencia el funcionamiento de las células apicales de las vellosidades del de las células de las criptas?

RESPUESTA: mientras que las células epiteliales de las vellosidades son responsables de la absorción de fluidos y electrolitos, las células epiteliales de las criptas intestinales son responsables de la secreción de líquidos y electrolitos. La secreción intestinal es esencial para solubilizar y diluir los nutrientes, neutralizar el quimo y mantener la fluidez en la luz intestinal.

Secreción de cloruro. La secreción en el intestino está regulada sobre todo por el transporte activo de iones Cl^-. El cloruro se transporta a través de la membrana basolateral de las células epiteliales de las criptas mediante el cotransportador $Na^+/K^+/2Cl^-$, conocido como NKCC1. La fuerza motriz para el transporte de Cl^- y su acumulación la establece el gradiente favorable de Na^+ a través de la Na^+/K^+ ATPasa. La velocidad de entrada de Cl^- se equilibra con la velocidad de secreción de Cl^-. La secreción de Cl^- a través de la membrana apical se produce utilizando el regulador de la conductancia transmembrana de la fibrosis quística (CFTR), el mismo gen del que hablamos en el caso anterior de la FQ. Este transportador está en extremo regulado y se discutirá en breve. El efecto neto es el movimiento de cloruro del torrente sanguíneo al lumen, lo que conduce a la transferencia pasiva de agua y sodio al lumen para mantener la neutralidad de la carga. El potasio se recicla basolateralmente mediante canales de potasio activados por AMPc o calcio.

Secreción de bicarbonato. Además de la secreción de cloruro, también existe la secreción de bicarbonato. En el duodeno, la secreción de bicarbonato es especialmente importante, ya que **protege** al duodeno de los jugos ácidos procedentes del estómago. La secreción de bicarbonato puede producirse al utilizar dos tipos diferentes de transportadores: un antiportador Cl^-/HCO_3^- en la membrana apical, o el CFTR. El nivel intracelular de bicarbonato está regulado por la anhidrasa carbónica, o es llevado a la célula en la membrana apical por el intercambiador Na^+/HCO_3^-. Como era de esperar, la secreción de bicarbonato está regulada en gran medida de forma similar a la secreción de Cl^-.

PREGUNTA: ¿cómo se regula el CFTR?

RESPUESTA: diversos secretagogos como la acetilcolina, la histamina, las prostaglandinas, el péptido intestinal vasoactivo (VIP, por sus siglas en inglés), la serotonina, así como la toxina del cólera y la enterotoxina termoestable de *E. coli* modulan la actividad de secreción de cloruro por el CFTR mediante los segundos mensajeros AMPc, GMPc y Ca^{2+}. El segundo mensajero inducido por cada secretagogo como se muestra en la tabla 3-4.

Se hablará del VIP como ejemplo de cómo estos secretagogos afectan la secreción de agua y electrolitos. El VIP es un neuropéptido de 28 aminoácidos que induce la relajación de las células musculares lisas del esfínter esofágico inferior, el estómago y la vesícula biliar.

Después de que el VIP se una a los receptores VIP en la membrana basolateral, los receptores VIP se acoplan con la subunidad alfa de las proteínas G al estimular la adenilil ciclasa. Esta enzima genera AMPc a partir de ATP, aumentando la concentración intracelular de AMPc. La

TABLA 3-4 Caso 3.2. Mecanismo de acción del secretagogo

Segundo mensajero	Secretagogos
AMPc	VIP
	Histamina
	Prostaglandinas
	Toxina del cólera
	Toxinas de *E. coli*: termolábiles
GMPc	Guanilina
	Toxinas *E. coli*: estables al calor
	Toxina de *Yersinia*
	Toxina de *Clostridium difficile*
Ca²⁺	Acetilcolina
	Bradicinina
	Serotonina
	Rotavirus

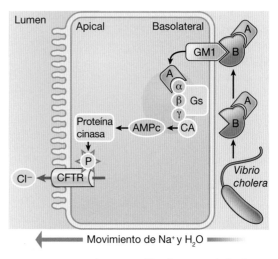

FIGURA 3-10 La secreción descontrolada de sodio y cloruro al lumen en el cólera.

proteína cinasa A (PKA, por sus siglas en inglés) se activa al unirse al AMPc. Como resultado, la PKA fosforila el CFTR, abriéndolo para secretar cloruro. El agua sigue al cloruro, aumentando así la motilidad.

Como curiosidad, un VIPoma muy poco frecuente es un tumor neuroendocrino de origen celular no beta de los islotes pancreáticos, que segrega cantidades no reguladas de VIP (VIPoma) dará lugar a un síndrome que provoca diarrea secretora.

PREGUNTA: ¿cómo altera la toxina del cólera la absorción celular?

RESPUESTA: ciertas situaciones son ejemplos clásicos de mecanismo secretor puro. Tanto el cólera como el rotavirus pertenecen a esta categoría. La toxina del cólera tiene subunidades A y B, que se unen a las células epiteliales secretoras mediante la interacción de la subunidad B de la toxina con el receptor gangliósido GM1 de la célula intestinal, lo que desencadena la endocitosis de la toxina. A continuación, la toxina del cólera se escinde para liberar la subunidad A, que modifica de modo irreversible la proteína Gsa mediante la ribosilación del ADP. Como resultado, el AMPc es estimulado constitutivamente causando la secreción incontrolada de cloruro y sodio en el lumen (fig. 3-10). El resultado neto es un derrame incontrolado de electrolitos y, por lo tanto, de agua en el lumen, lo que provoca la muerte de la víctima.

PREGUNTA: ¿existen otros péptidos y toxinas que puedan crear diarrea secretora?

RESPUESTA: las guanilinas (GP) son una clase de péptidos natriuréticos intestinales que regulan el transporte de agua y electrolitos en el intestino y la excreción de sodio por los riñones. **Tras una comida salada, las guanilinas previenen la hipernatremia posprandial al disminuir la reabsorción de sodio en el intestino y aumentar la secreción de sodio por los riñones.** Las guanilinas se descubrieron gracias a la comprensión de la fisiopatología de la *E. coli* termoestable, que es la principal fuente de diarrea del viajero. La *E. coli* enterotoxigénica secreta péptidos termoestables (ST) que tienen homología estructural con las guanilinas. La principal vía de señalización de los GP y ST es a través de la activación de la guanilato ciclasa C que se localiza en la membrana apical de los enterocitos, aumentando así la concentración intracelular de GMPc. El aumento de los niveles de GMPc activará la proteína cinasa II dependiente de GMPc (PKGII). El resultado es la fosforilación de CFTR, promoviendo así la secreción de Cl⁻ al lumen. Además, el GMPc inhibe la enzima fosfodiesterasa 3 (PDE3). Esta enzima hidroliza el AMPc. Como resultado, el AMPc se acumula en el enterocito, lo que conduce a un aumento sinérgico de la secreción de Cl⁻ por el CFTR.

Actividad CFTR inducida por calcio. La secreción de cloruro por el CFTR también puede ser inducida por concentraciones intracelulares de calcio. La respuesta a los secretagogos de calcio es transitoria y menor en comparación con la de los secretagogos de AMPc y GMPc. Sin embargo, existe una sinergia entre estos mensajeros secundarios para aumentar la secreción de cloruro de CFTR.

Resolución del caso

El paciente presenta una deshidratación profunda (mucosas secas), hipotensión y taquicardia, y una acidosis hiperclorémica (HCO_3^- bajo y Cl^- elevado). El BUN es de 50 con una creatinina de 1.5 (azotemia prerrenal); por lo tanto, el paciente necesita rehidratación inmediata para mantener la homeostasis. Se estabiliza a nuestro paciente con varios litros de reposición de líquidos y electrolitos por vía intravenosa y, a continuación, se inicia la hidratación oral. En 24 horas, su situación clínica se estabiliza. La función renal mejora y sus constantes vitales se normalizan. Al cabo de varios días, se reincorpora al trabajo.

Conceptos de alto rendimiento

1. La diarrea secretora se describe como una secreción no controlada de partículas con actividad osmótica, a menudo electrolitos, en la luz intestinal. La secreción supera la absorción. La diarrea persiste en ausencia de ingesta oral.

2. El mecanismo patológico en el cólera es la estimulación constitutiva del canal CFTR debido a la activación irreversible de la señalización del AMPc a través de la ADP-ribosilación de la proteína G por la toxina del cólera. La absorción en el enterocito permanece intacta, por lo que la ingesta oral en el cólera es un plan de tratamiento viable. En los países con escasos recursos, esto adquiere importancia como opción de tratamiento.

3. Mientras que las células epiteliales de las vellosidades absorben electrolitos y agua, las células de las criptas secretan tales elementos.

4. El transporte de fluidos en el revestimiento de la mucosa es

   a. Transcelular a través de la membrana apical y basolateral tanto en el intestino delgado como en el colon
   b. A través de los espacios intercelulares solo en el intestino delgado

5. Transporte electrogénico: difusión transmembrana activa de sodio o cloruro que da lugar a una carga residual, la cual permite la transferencia posterior de cloruro y agua para equilibrar el establecimiento de la electroneutralidad.

6. El transporte electroneutro de sodio tiene lugar tanto en el intestino delgado como en el colon a través de un intercambiador Na^+/H^+ (NHE, por sus siglas en inglés) a través de la membrana apical y suele ir acompañado de transporte Cl^- a través del intercambiador Cl^-/HCO_3^-.

7. El cloruro se transporta a través de la membrana basolateral de las células epiteliales de las criptas mediante el cotransportador $Na^+/K^+/2Cl^-$.

8. En el íleon y el colon, el cloruro se absorbe activamente intercambiándose por bicarbonato.

9. El canal CFTR secreta cloruro a través de la membrana basolateral y a través de la cripta hacia el lumen intestinal; actúa a través de un segundo mensajero: AMPc, GMPc, Ca^{2+}. A su vez, estos segundos mensajeros son estimulados por la acción de muchos secretagogos. Se trata de muchas de las hormonas GI endógenas normales y de varias toxinas bacterianas, incluido el cólera.

10. Los organismos entéricos patológicos pueden dañar la superficie de absorción (malabsorción) o invadir el enterocito (inflamación).

CASO 3.3

Un hombre de 39 años regresa con su médico quejándose de un empeoramiento de la diarrea. Después de cada comida presenta 2-3 deposiciones sueltas, voluminosas, grasientas y malolientes; a veces son nocturnas. No presenta dolor abdominal ni sangre en las heces. También nota debilidad generalizada, entumecimiento y hormigueo en manos y pies, así como una sensación de "pérdida de equilibrio" al caminar. Tiene dificultades para levantarse después de estar sentado y para subir escaleras. Esto ha empeorado de modo gradual en los últimos 6 meses. Ha luchado contra la obesidad durante 20 años. Con un IMC de 42 kg/m² y numerosos intentos fallidos de control de peso, y tras un cuidadoso examen psicológico, se sometió a una cirugía de derivación gástrica en Y de Roux hace 4 años. En aquel momento, se había comentado con el paciente el concepto de "síndrome de *dumping*". Al principio lo tenía razonablemente controlado. Ahora, sin embargo, no ha seguido de manera rigurosa el régimen *antidumping* porque está "harto de él y demasiado ocupado para seguirlo".

Sin embargo, tras un interrogatorio más detallado, el médico se entera de que no toma sus suplementos de vitaminas y oligoelementos, ni se somete a las evaluaciones rutinarias de laboratorio, y que no ha sido visto por un médico desde hace más de 1.5 años. El paciente indica que ha estado "demasiado ocupado con el trabajo y los viajes", y ha cancelado muchas citas de seguimiento.

La exploración física revela un hombre bien desarrollado con un IMC de 32 kg/m². Las constantes vitales son normales. Los hallazgos significativos incluyen un aspecto generalizado de palidez. El abdomen muestra una cicatriz quirúrgica bien curada. Hay hallazgos de disminución de la sensibilidad en las extremidades inferiores en una distribución bilateral. Hay hiperreflexia leve y disminución de la sensibilidad vibratoria en las extremidades inferiores. Hay debilidad motora en las extremidades superiores e inferiores. Su prueba de Romberg es positiva y presenta ataxia al realizar la prueba de la puerta. El resto de la exploración neurológica es normal. Los valores de laboratorio iniciales se muestran en la tabla 3-5.

TABLA 3-5 Caso 3.3. Hallazgos de laboratorio del paciente de 39 años con empeoramiento de la diarrea

Prueba (unidades)	Paciente	Intervalo de referencia
Leucocitos (/µL)	3 400	4 500-11 000
Hb (g/dL)	10.5	12-16
VCM (fL)	85	80-100
RDW (%)	20	12.2-16.1
Proteínas séricas (g/dL)	5.5	6-8
Albúmina sérica (g/dL)	3.0	4-6
PT/INR	1.2	1.0
AST/ALT (U/L)	45/55	0-40

El examen del frotis periférico sugiere una morfología mixta con eritrocitos con macrocitosis y microcitosis. Por lo tanto, aunque el VCM sea de 85 (lo que sugiere normalidad), en realidad es engañoso.

TÉRMINOS CLAVE Y DEFINICIONES

ATP7 A y B. ATP7A es la enzima responsable de la liberación de cobre del enterocito a la vena porta y ATP7B de la liberación de cobre a la circulación general.

Beriberi. Beriberi en cingalés significa "no puedo, no puedo", ya que los pacientes con deficiencia grave de tiamina carecen de energía.

Ceruloplasmina. El principal transportador de cobre en el espacio vascular.

Chaperonas del cobre. Para proteger a la célula del potencial redox de los iones de cobre libres, pequeñas metaloproteínas desplazan el ion cobre por toda la célula.

En Y de Roux. Procedimiento de derivación gástrica concebido como solución quirúrgica a la obesidad.

Transportador de cobre de membrana (CMT-1). Transportador de cobre a nivel de la membrana celular de los enterocitos y los hepatocitos.

Impresión clínica

PREGUNTA: ¿cuáles son las intenciones quirúrgicas de una intervención en Y de Roux?

RESPUESTA: el procedimiento en Y de Roux crea un "asa ciega" delineado al trazar la rama eferente o "secretora" de vuelta hacia el estómago. En la figura 3-11 se muestra el clásico "bypass" en Y de Roux. Todas las vías digestivas normales del intestino se han interrumpido con toda intención. Además de reducir el volumen del estómago, puentea el duodeno, lo que altera la integración normal del contenido gástrico con la bilis y las enzimas digestivas pancreáticas, disminuyendo así la absorción de macro y micronutrientes. El contenido mal digerido es hiperosmolar debido a la falta de dilución con bicarbonato pancreático y agua, por lo que se produce una diarrea osmótica. Esto crea el síndrome de *dumping*, también conocido como vaciado gástrico rápido, que es la causa de la diarrea del paciente, y un síndrome de malabsorción iatrogénica y puede ser la causa de la hipoglucemia. Puede encontrarse en ~10% de todas las cirugías bariátricas y en 70% de las cirugías en Y de Roux.

PREGUNTA: ¿cuál es su impresión clínica en este caso?

RESPUESTA: el escenario previsto de malabsorción iatrogénica en un procedimiento de derivación gástrica se ha llevado a un nivel peligroso debido a que los pacientes evitan la supervisión y hacen caso omiso de las directrices dietéticas y de suplementos. Por lo tanto, el médico sospecha que el problema subyacente es la malabsor-

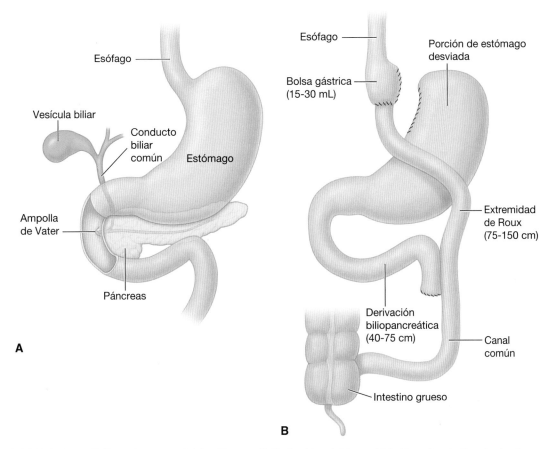

FIGURA 3-11 A. Estructura normal del estómago. **B.** Derivación gástrica en Y de Roux. Es similar a la cirugía clásica Billroth II ideada hace décadas para aliviar la obstrucción de la salida gástrica por enfermedad ulcerosa crónica obstructiva o neoplasia maligna. Con el procedimiento en Y de Roux, el cirujano crea un "asa ciega" trazando la rama eferente o "secretora" de vuelta hacia el estómago. (De Jarrell B, Strauss D, Kavic SM. *NMS Surgery*. 7th ed. Lippincott Williams & Wilkins, a Wolters Kluwer business; 2022, figura 24-3.)

ción de los elementos necesarios para mantener la homeostasis nutricional.

PREGUNTA: ¿qué manifestaciones clínicas serían dignas de mención debido a una carencia de vitaminas y oligoelementos en este caso?

RESPUESTA: entre sus muchas posibles deficiencias vitamínicas, se sospecharía en principio de la clase hidrosoluble (la familia B y C). La excepción notable es B_{12} que se almacena en el hígado; sin embargo, por el tiempo transcurrido desde que suspendió sus suplementos, también puede agotarse.

Su fatiga podría explicarse por su anemia, que podría deberse a una carencia tanto de vitaminas como de oligoelementos. Este paciente también presenta déficits motores y sensoriales en las extremidades superiores e inferiores y está atáxico.

La deficiencia de B_{12} podría manifestarse del mismo modo que una degeneración combinada subaguda en las columnas posterior y lateral de la médula espinal. Esto se presentaría con debilidad, parestesia, disminución de la propiocepción, ataxia e hiperreflexia. También puede observarse encefalopatía y daños en el nervio óptico. La deficiencia de B_{12} puede evaluarse midiendo la propia concentración sérica o también puede inferirse con la medición de las concentraciones de ácido metilmalónico y homocisteína. Con la deficiencia de B_{12}, tanto la homocisteína como el ácido metilmalónico se acumulan en el suero, ya que no pueden seguir metabolizándose. La carencia de hierro junto con la de vitamina B_{12} explica ahora el cuadro observado en el frotis periférico. Tanto la microcitosis como la macrocitosis se encuentran en la morfología de los eritrocitos debido a las deficiencias combinadas.

El zinc y el cobre son dos micronutrientes cuyas carencias también explicarían los síntomas. Cualquier indicio de malabsorción (celiaquía, fibrosis quística y hepatopatía) predispone a los pacientes a una carencia de zinc. La cirugía bariátrica (así como cualquier cirugía gastrointestinal que cree un síndrome de "intestino corto") debe crear un alto índice de sospecha de deficiencia de zinc. La diarrea es uno de los síntomas de la carencia de zinc.

La deficiencia de cobre se relaciona con síntomas similares a la deficiencia de B_{12}, como anemia, neutropenia y síntomas neurológicos de mielopatía y neuropatía. El cobre es necesario para catalizar reacciones de fosforilación oxidativa, así como un componente del transporte de hierro, antioxidante y eliminación de radicales libres, y la función neurotransmisora. La deficiencia de cobre puede producir una anemia de tipo microcítica o macrocítica, así como un cuadro de displasia de la médula ósea. Hay que tener en cuenta, sin embargo, que la deficiencia de cobre puede encontrarse en otros síndromes de malabsorción como la enfermedad celiaca y en un raro trastorno genético conocido como enfermedad de Menkes.

PREGUNTA: ¿qué estudios de laboratorio podrían ayudar a esclarecer el caso?

RESPUESTA: con este estudio de las posibles deficiencias resultantes de la malabsorción crónica, ahora queda claro que la paciente tiene deficiencias limítrofes de folato, B_{12}, hierro y zinc, pero un nivel sérico de cobre profundamente bajo que parecería explicar muchas de las manifestaciones clínicas de este caso. Los resultados se muestran en la tabla 3-6.

TABLA 3-6 Caso 3.3. Otros hallazgos de laboratorio para el paciente de 39 años con empeoramiento de la diarrea

Prueba (unidades)	Paciente	Intervalo de referencia
Vitamina B_{12} (pg/mL)	250	200-800
Folato sérico (ng/mL)	2.4	2.5-20
Zinc sérico (µg/mL)	0.60	0.66-1.10
Cobre sérico (µg/mL)	0.05	0.75-1.45
Homocisteína (mg/L)	3.12	0.54-2.16
Ácido metilmalónico (nanomoles/mL)	2	< 0.40
Calcio (mg/dL)	9.8	9-10.5
Hierro sérico/TIBC (µg/dL)	35/440	60-160/250-460

Correlaciones con ciencias básicas

PREGUNTA: ¿cuál es la patología subyacente que lleva a la necesidad de cirugía bariátrica en este paciente?

RESPUESTA: la obesidad es un grave problema de salud emergente en todo el mundo. Se ha relacionado con comorbilidades como diabetes tipo 2, hiperlipidemia, hipertensión, apnea obstructiva del sueño y el síndrome de hipoventilación por obesidad. Aunque la dieta y el ejercicio son importantes para perder peso, las modificaciones del estilo de vida pueden no ser suficientes para remediar la situación. El índice de masa corporal (IMC) se utiliza para medir la obesidad y estratificar en consecuencia. La fórmula para calcular el IMC es el peso en kilogramos dividido entre la estatura en metros al cuadrado. Un IMC normal se sitúa entre 18.5 y 24.9 kg/m², seguido de la categoría de sobrepeso (25-29.9 kg/m²). El sobrepeso/obesidad se clasifica en clase I (sobrepeso, IMC = 30-34.9 kg/m²), clase II (obesidad, IMC = 35.0-39.9 km/m²) y clase III (obesidad extrema, IMC > 40 kg/m²). Estas categorizaciones pueden no ser apropiadas para los atletas o para determinadas etnias debido a las diferencias en la masa muscular y en la distribución de la grasa abdominal y hepática.

PREGUNTA: ¿cuáles son las recomendaciones para la cirugía bariátrica?

RESPUESTA: según las directrices del National Institute of Health (NIH), la cirugía bariátrica se recomienda a pacientes que no han conseguido perder peso con los métodos tradicionales y un IMC ≥ 40 kg/m² sin comorbilidades o un IMC de 35-39.9 kg/m² con al menos una comorbilidad. Los pacientes que entran en una de estas categorías deben someterse a una evaluación psicológica antes de la cirugía y se evalúa si pueden hacer cambios permanentes en su estilo de vida en cuanto a dieta y ejercicio. La cirugía bariátrica ha demostrado ser el tratamiento más eficaz para que estos pacientes reduzcan sus comorbilidades. Hay cuatro tipos comunes de procedimientos de cirugía bariátrica: banda gástrica ajustable laparoscópica, gastrectomía en manga, switch o cruce duodenal con derivación biliopancreática y gástrica en Y de Roux. Estos procedimientos conducen a la pérdida de peso de tres maneras: restricción calórica, malabsorción iatrogénica, o una combinación de ambas. La banda gástrica y la gastrectomía en manga limitan físicamente la cantidad de alimentos en el estómago al reducir el tamaño de este órgano. El cambio duodenal y la Y de Roux alteran la absorción de la ingesta calórica al reducir la longitud de la superficie absorbible del intestino delgado.

PREGUNTA: ¿cuáles son algunos de los efectos adversos de la cirugía bariátrica?

RESPUESTA: el síndrome de *dumping* y las deficiencias nutricionales pueden desarrollarse después de la cirugía bariátrica.

El *síndrome de dumping* también se conoce como vaciado gástrico rápido. El "dumping" se produce cuando los alimentos, especialmente los hidratos de carbono con un alto índice glucémico, pasan demasiado rápido del estómago al intestino delgado. Puede darse en 10% de todas las cirugías bariátricas y en 70% de las cirugías en Y de Roux. Obsérvese que también puede producirse en otras situaciones de cirugía no bariátrica, como la gastrectomía, la vagotomía o la cirugía esofágica. Existen dos tipos de síndrome de *dumping*: temprano o precoz y tardío.

El *dumping* **precoz** se produce en 10-30 minutos después de una comida y se manifiesta con náusea, distensión abdominal, borborigmos, dolor abdominal, diarrea y síntomas vasomotores como rubor, diaforesis, taquicardia, hipotensión y síncope; es causado por la presencia de un gran bolo de alimento no digerido (hiperosmolar) "vertido" de manera prematura en el intestino delgado proximal. A su vez, esto provoca un desplazamiento de líquido del espacio intravascular al espacio entérico intraluminal. Poco después aparece la diarrea.

El *dumping* **tardío** se produce entre 2 y 3 horas después de una comida y provoca mareos, debilidad, diaforesis, temblores, palpitaciones y síncope; se origina por una respuesta exagerada de la insulina a la carga excesiva de hidratos de carbono en el yeyuno. El aumento de glucosa en el suero desencadena una reacción exagerada de la insulina que provoca una hipoglucemia reactiva. Este tipo de síndrome de *dumping* pocas veces se observa en pacientes sometidos a cirugía bariátrica en Y de Roux. Desde el punto de vista del tratamiento y el control, la reducción de la ingesta de hidratos de carbono puede prevenir el síndrome de *dumping*.

La malabsorción y la malnutrición pueden producirse después de cualquier procedimiento bariátrico, provocando deficiencias de macronutrientes, vitaminas y minerales como resultado de la reducción quirúrgica de la masa de células parietales gástricas junto con la capacidad de absorción del intestino delgado. La naturaleza hiperosmolar del contenido intestinal puede provocar vómito y diarrea, lo que empeora la hidratación del paciente.

Tras la cirugía bariátrica, muchos pacientes restringen la ingesta de carne debido a los efectos secundarios indeseables de malestar epigástrico y vómito. La falta de ácido gástrico y pepsina necesarios para la digestión de las proteínas inhibe la conversión necesaria del hierro férrico (+3) a la forma ferrosa absorbible (+2) en el duodeno. Junto con la disyunción del factor intrínseco en el estómago desviado, la deficiencia de vitamina B_{12} agrava el problema. Si esta persona no encuentra fuentes alimentarias alternativas o suplementos de hierro y vitamina B_{12}, presentará anemia.

PREGUNTA: ¿qué deficiencias de vitaminas y micronutrientes se producen debido al cruce duodenal?

RESPUESTA: necesitamos < 1 g/d de micronutrientes en nuestra dieta; sin embargo, desempeñan un papel esencial en el mantenimiento de las funciones corporales y tienen diversas funciones en el mantenimiento de una buena salud.

Vitaminas hidrosolubles. Son las vitaminas del grupo B: tiamina (B_1), riboflavina (B_2), niacina (B_3), piridoxina, (B_6), folato (B_9) y cobalamina (B_{12}), así como la vitamina C. La mayoría de las vitaminas hidrosolubles están unidas a proteínas. Las enzimas digestivas y el bajo pH del estómago permiten que las vitaminas se liberen de sus proteínas. La digestión y absorción de las vitaminas hidrosolubles se produce en el intestino delgado proximal, con la notable excepción de la vitamina B_{12}. Una vez absorbidas, las vitaminas hidrosolubles pasan de manera directa al torrente sanguíneo y se distribuyen por todo el organismo. La mayoría de las vitaminas hidrosolubles se excreta del organismo con bastante rapidez a través de los riñones y las reservas son limitadas. Hay dos excepciones notables: la vitamina B_{12} y la piridoxina. Estas dos vitaminas tienen un almacenamiento más duradero y, por lo tanto, se tarda más tiempo (de meses a años) en desarrollar una deficiencia.

Las dos vitaminas B importantes en las que se observan deficiencias tras la cirugía en Y de Roux son el folato y la tiamina. La tiamina (B_1) desempeña un papel clave en la producción de energía. Una vez absorbida, la tiamina se encuentra en los tejidos que tienen una tasa metabólica elevada, como los músculos esqueléticos, el corazón y el cerebro.

En Estados Unidos, la deficiencia de tiamina es poco frecuente, pero a menudo puede encontrarse en personas mal alimentadas, sin hogar, con alcoholismo y en pacientes que siguen dietas de adelgazamiento sesgadas, como las de Atkins y Ornish. Por lo tanto, se debe aconsejar a las personas que siguen estas dietas que utilicen un suplemento multivitamínico. Sin una suplementación adecuada, los primeros síntomas de la carencia de tiamina son pérdida de apetito, irritabilidad, apatía, confusión y pérdida de peso. La carencia prolongada provoca beriberi.

Vitaminas liposolubles: las vitaminas A, D, E y K son vitaminas liposolubles. A diferencia de las deficiencias de vitaminas hidrosolubles que presentan problemas al principio, las deficiencias de vitaminas liposolubles aparecen más tarde, a medida que se agota su almacenamiento. La digestión de los lípidos se ve alterada en los pacientes después de la cirugía gástrica, ya que la grasa de la dieta no pasa por el duodeno, lo que impide la estimulación normal de la colecistoquinina necesaria para la liberación de bilis y lipasa pancreática (*véase* el caso 3-2 anterior). La reducción de la secreción de enzimas lipolíticas y de la formación de micelas dará lugar a una mala digestión de las grasas, esteatorrea y, por lo tanto, deficiencia en la absorción de las vitaminas liposolubles. Aunque puede haber deficiencias de A, D y K en la derivación biliopancreática con cruce duodenal y en la cirugía bariátrica en Y de Roux, la deficiencia de vitamina E es rara.

La vitamina A es esencial para el crecimiento normal, la inmunidad, la visión y la diferenciación celular. La carencia de vitamina A se ha atribuido a una amplia variedad de complicaciones oftalmológicas, entre las que destaca la ceguera nocturna (nictalopía). Dado que la vitamina A se almacena en el hígado, las enfermedades hepáticas crónicas (cirrosis) siempre agravarán la carencia.

La vitamina D se absorbe en el intestino delgado proximal y en el íleon. Los lugares de absorción del calcio coinciden y se relacionan con los de la vitamina D, y su deficiencia provoca desmineralización. A medida que desciende el nivel de calcio sérico, aumenta el nivel de hormona paratiroidea para reponer el calcio en la circulación. Como el intestino es incapaz de absorber el calcio, debe reabsorberse del depósito óseo, lo que provoca osteopenia. Se trata de una forma de hiperparatiroidismo secundario.

PREGUNTA: ¿cuál es la función bioquímica de los oligoelementos?

RESPUESTA: los minerales esenciales son vitales para el crecimiento y el desarrollo, la salud ósea, la formación y coagulación de la sangre, y la función nerviosa. También son importantes como electrolitos y antioxidantes. Los minerales esenciales se dividen en dos subcategorías: minerales principales y oligoelementos, según la cantidad diaria necesaria en la dieta. Los minerales principales se necesitan en cantidades superiores a 100 mg/día. Los minerales traza u oligoelementos se necesitan en cantidades < 100 mg/día. Los 10 minerales traza esenciales son: yodo, hierro, cobre, zinc, selenio, flúor, cobalto, manganeso, molibdeno y cromo. De ellos, la deficiencia de los seis primeros es la más frecuente en situaciones clínicas. Las funciones de cada uno de ellos se enumeran en la tabla 3-7.

Muchos de estos metales actúan como cofactores en reacciones biológicas, como cobre, zinc, níquel, cobalto, molibdeno y hierro. El magnesio, además de ser un cofactor, desempeña un papel en las vías de señalización. También actúa como efector alostérico para potenciar la actividad enzimática al unirse a una enzima en un lugar distinto del sitio activo de esa enzima, lo cual afecta su función.

El estado nutricional y la cantidad de mineral que se almacena en el organismo influyen en la cantidad que se absorbe. Una carencia de un mineral favorecerá su absorción y un exceso la disminuirá. **La capacidad de ajustar la cantidad absorbida ayuda a evitar que el organismo acumule cantidades excesivas, ya que algunos minerales son tóxicos en niveles elevados.** Los minerales suelen competir entre sí por su absorción en el tracto GI. Algunos minerales, como calcio, magnesio, hierro, cobre y zinc, se absorben en estado iónico. Estos minerales tienen la misma carga iónica, por lo que compiten por los mismos transportadores proteicos durante la absorción. Así, el exceso de un mineral (como el calcio, Ca^{2+}) puede provocar la disminución de la absorción y el metabolismo de otro mineral. Por ejemplo, el calcio y el zinc inhiben la absorción del cobre. El acetato de zinc se utiliza para reducir la absorción del cobre de la dieta en el tratamiento de la toxicidad del cobre (enfermedad de Wilson). La biodisponibilidad de los minerales también puede reducirse si estos están unidos a aglutinantes como oxalatos y fitatos. Dichos minerales unidos atraviesan el tracto intestinal sin ser absorbidos y se eliminan con las heces. Algunos nutrientes mejoran la biodisponibilidad de los minerales. Por ejemplo, la vitamina C mejora la absorción del hierro de los alimentos vegetales. Las proteí-

TABLA 3-7 Caso 3.3. Microminerales y sus funciones y toxicidades

Minerales traza	Función	Síntomas de deficiencia	Síntomas de toxicidad
Hierro	Hb, mioglobina	**Anemia**, debilidad, fatiga, dolores de cabeza, disminución del rendimiento laboral, disminución de la inmunidad, piel pálida (lechos ungueales, membranas mucosas y pliegues de la palma de la mano), uñas cóncavas, incapacidad para regular la temperatura corporal, pica	Malestar gastrointestinal; sobrecarga de hierro; infecciones, fatiga, dolor articular, pigmentación de la piel, daño orgánico
Zinc	Forma parte de la insulina y de muchas enzimas que intervienen en la regulación genética, las reacciones inmunológicas, la percepción del gusto, la cicatrización de heridas, la producción de esperma y el desarrollo normal del feto	Retraso del crecimiento, retraso de la maduración sexual, alteración de la función inmunológica, caída del cabello, lesiones oculares y cutáneas, pérdida de apetito, **acrodermatitis enteropática**	Pérdida de apetito, disminución de la inmunidad, deficiencias de cobre y hierro
Cobre	Ayuda a formar la Hb, forma parte de varias enzimas	Anemia, anomalías óseas, **síndrome de Menkes**	Daño hepático, **enfermedad de Wilson**
Selenio	Forma parte de una enzima que defiende contra la oxidación; regula la hormona tiroidea	Relacionado con la **enfermedad de Keshan**	Fragilidad y caída de las uñas y el cabello, fatiga, irritabilidad y trastornos del sistema nervioso, erupciones cutáneas, aliento con olor a ajo
Yodo	Hormona tiroidea	Glándula tiroides hipoactiva, **bocio**, retraso mental y de salud, cretinismo	Glándula tiroides hipoactiva, TSH elevada, bocio
Fluoruro	Mantiene la salud de huesos y dientes, confiere a los dientes resistencia a la caries	Susceptibilidad a las caries	Fluorosis

nas animales de la carne, el pescado y las aves mejoran la absorción del zinc.

PREGUNTA: ¿qué oligoelementos son más afectados por la cirugía bariátrica?

RESPUESTA: se han identificado varias deficiencias de oligoelementos después de la cirugía bariátrica, ya que los principales sitios de absorción de hierro, zinc, cobre y selenio se omiten, siendo el hierro, el cobre y el zinc los afectados con más frecuencia.

El zinc se absorbe en el yeyuno y alrededor de 2 a 4 g se almacenan normalmente en el organismo. Esto hace que el zinc sea el segundo mineral más abundante (después del hierro) en el organismo. La concentración de zinc supera a la de cobre, que ocupa el tercer lugar con 75-100 mg.

El zinc desempeña una función estructural o catalítica en numerosas reacciones enzimáticas implicadas en la síntesis del hemo; la síntesis del ADN y del ARN; la reproducción; el crecimiento y el desarrollo; la formación ósea; la función inmunitaria, y los sentidos del gusto y del olfato.

Es necesario para la actividad de la porfobilinógeno sintasa en la síntesis del hemo, que se inhibe cuando el plomo compite con el zinc por la unión, y la anhidrasa carbónica, importante para el sistema de amortiguación del bicarbonato. También interactúa con los aminoácidos cisteína e histidina dentro de ciertos factores de transcripción al formar "dedos de zinc", que regulan la transcripción de muchos genes (fig. 3-12). En consecuencia, la deficiencia de zinc posterior a la cirugía bariátrica puede tener efectos clínicos de amplio espectro, como caída del cabello, diarrea, trastornos emocionales, pérdida de peso, infecciones concurrentes y dermatitis.

PREGUNTA: ¿qué hay que destacar de la bioquímica del cobre?

RESPUESTA: el cobre es parte integrante de las oxidasas que, si son defectuosas, provocan una amplia gama de caos metabólicos. Considere lo siguiente: el cobre es necesario para la resistencia a la tracción de la piel, las estructuras vasculares y los tejidos conectivos. La lisil oxidasa es

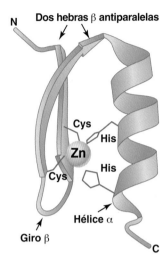

FIGURA 3-12 Las proteínas dedo de zinc son proteínas de unión al ADN importantes para la transcripción del ADN. El átomo de zinc está quelado en dos histidinas y dos cisteínas dentro de la proteína, con lo que se estabiliza su estructura. (De Abali EE, Cline SD, Franklin DS, Viselli SM. *Lippincott Illustrated Reviews: Biochemistry.* 8th ed. Lippincott Williams & Wilkins, a Wolters Kluwer business; 2022, figura 29-11.)

una enzima dependiente del cobre que es importante para la remodelación de la matriz extracelular mediante la reticulación del colágeno y la elastina.

El cobre es también un cofactor de la superóxido dismutasa, esencial para la protección de las células frente a las especies reactivas del oxígeno. El cobre forma un superóxido como la dismutasa y, como tal, es activo en la eliminación de agentes no deseados y tóxicos (bacterias y virus). Es esencial en el transporte de oxígeno como componente de la citocromo C oxidasa en la respiración celular. El cobre se encuentra en varias zonas del cerebro como cofactor de enzimas como la tirosinasa y la dopamina hidroxilasa, entre otras, para el mantenimiento de la vaina de mielina y del sistema nervioso. Es un componente de la dopamina beta hidroxilasa, que convierte la dopamina en norepinefrina. Es un componente del factor IV en la cascada de la coagulación. La producción de tiroxina requiere cobre. En la conversión de tirosina en melanina interviene el ion cobre.

El cobre también tiene un papel importante en la homeostasis del hierro y del zinc. La ceruloplasmina es la principal proteína transportadora de cobre en la sangre. Participa en la oxidación del hierro del estado +2 al +3, lo que permite su incorporación a la transferrina y, por lo tanto, su transporte en la circulación. Por lo tanto, un nivel bajo de cobre conducirá en última instancia a un nivel bajo de hierro y, por lo tanto, a una deficiencia de hierro. En consecuencia, la deficiencia de cobre después de la cirugía bariátrica puede provocar trastornos hematológicos y neurológicos como anemia (micro a macrocítica) y mieloneuropatía.

PREGUNTA: ¿qué importancia tiene el transporte de cobre?

RESPUESTA: el organismo solo contiene unos 100 mg de cobre. Se absorbe de modo continuo en el tracto GI superior y se excreta del organismo solo a través del hígado y, por lo tanto, en la bilis.

El transportador CMT-1 facilita la absorción del cobre en la luz intestinal al nivel de los enterocitos. La concentración de cobre regula una ATPasa. Las ATPasas de cobre se encuentran en la mayoría de los tejidos. Después de interactuar con la ATP7A en el enterocito, se libera a la circulación portal y se absorbe de nuevo en el hepatocito a través del transportador CMT-1. Cuando se encuentra en la circulación general, el cobre es transportado a través de la ATPasa. Siempre que se encuentre en la circulación general, el cobre puede estar unido a la albúmina, pero como tal siempre será captado por el hígado. El principal vehículo de transporte del cobre en la circulación (95%) es la ceruloplasmina. Cada glicoproteína de ceruloplasmina transporta seis átomos de cobre. La producción de ceruloplasmina es independiente de la concentración de cobre. Una vez dentro de la célula, el cobre es transportado por "chaperonas", ya que el ion cobre libre sería citotóxico. Puede exportarse a la circulación unido a la ceruloplasmina por ATP7B o concentrarse en una vesícula y excretarse a la bilis de nuevo a través del mecanismo de la ATPasa.

PREGUNTA: ¿existen trastornos genéticos relacionados con la absorción del cobre?

RESPUESTA: dos trastornos dignos de mención, aunque bastante raros, pero bien definidos desde el punto de vista metabólico, son:

1. La enfermedad de Menkes se produce por un defecto en la absorción de cobre por el enterocito. Es el resultado de un defecto en el ATP7A que conduce a una deficiencia de cobre. Es un trastorno recesivo raro ligado al cromosoma X con un defecto en el gen que codifica el transporte del cobre (ATP7A). Los niños que nacen con este trastorno presentan debilidad muscular, retraso del desa-

rrollo y convulsiones. La característica física peculiar de la enfermedad de Menkes es el pelo ensortijado e incoloro. La mayoría de los pacientes con enfermedad de Menkes muere en la primera infancia.

2. La enfermedad de Wilson es un trastorno de acumulación no controlada de cobre en los tejidos. Se debe a un defecto en el gen responsable de la producción de ATP7B, que conduce a una acumulación de cobre en los tejidos a lo largo del tiempo. Su presentación como enfermedad hepática con síntomas del SNC y hemólisis en la segunda década la diferencia de la mayoría de los demás trastornos hepáticos.

Resolución del caso

El paciente necesitó reeducación sobre la necesidad de un suplemento adecuado de minerales y vitaminas. Se hace hincapié en los peligros de no tratar de manera adecuada su síndrome de *dumping*. Se refuerza la necesidad de una evaluación periódica por parte de un médico y la medición de los parámetros de laboratorio. Se revisa una dieta saludable para equilibrar su estado nutricional. La administración de suplementos de oligoelementos junto con hierro, vitamina C, cobalamina (B$_{12}$) y folato conduce a una resolución gradual pero incompleta de los síntomas neurológicos hasta la fecha. El paciente comprende ahora los riesgos y complicaciones de este tipo de cirugía bariátrica y cumple el tratamiento. Su situación clínica es ahora estable.

Conceptos de alto rendimiento

1. La mala digestión se refiere por lo general a la insuficiencia pancreática exocrina (es decir, producción y secreción insuficientes de enzimas digestivas) que provoca la pérdida de nutrientes a través del intestino.
2. La malabsorción se refiere a cualquier trastorno que dañe la mucosa del intestino delgado y, por lo tanto, su capacidad de absorción.
3. Síndrome de *dumping*: presentación posprandial de contenido gástrico no digerido en el intestino delgado. Ya sea debido a un vaciado gástrico rápido o a una alteración quirúrgica de la integridad intestinal, la hipoglucemia, la diaforesis y la taquicardia

son secuelas clínicas del síndrome de *dumping*. La diarrea es consecuencia de la carga osmótica que recibe el intestino delgado.
4. Para ser eficaz en la pérdida de peso, la cirugía bariátrica crea una malabsorción iatrogénica. La mala digestión y la malabsorción causadas por la alteración de los mecanismos digestivos normales tienen consecuencias potenciales graves a corto y largo plazos. El médico debe estar alerta a las deficiencias de macro y micronutrientes.
5. La enfermedad de Menkes es el resultado de una falla en la absorción del cobre en el lactante. El defecto se debe al mal funcionamiento de una ATPasa, la ATP7A.

CASO 3.4

Un hombre de 45 años acude a ver a su médico quejándose de diarrea crónica de 6 meses de duración. Ha perdido cinco libras y ahora la diarrea interfiere con sus actividades diarias normales. Ahora se despierta por la noche para defecar una vez. Presenta dolor abdominal difuso en forma de calambres después de las comidas y justo antes de defecar. Presenta diarrea acuosa, de 4 a 6 veces al día. No presenta ningún signo de sangre o mucosidad y muy a menudo se produce sin relación con la ingesta de alimentos. En fechas recientes, ha observado que estaba demasiado ocupado para desayunar o comer y, sin embargo, experimentó tres deposiciones acuosas en ese tiempo. Nunca había experimentado nada similar en el pasado.

No presenta fiebre, náusea ni vómito, sangre ni mucosidad en las heces. No ha viajado en el último año y su dieta no ha cambiado. No se ha sometido a ninguna intervención quirúrgica previa y no toma medicamentos prescritos ni preparados holísticos. No bebe alcohol. Su dieta es normal. Sus antecedentes médicos y familiares son normales.

En la revisión de los sistemas destaca una "extraña sensación de enrojecimiento y calor en la cara que se produce en episodios impredecibles" y que "ha ido empeorando a lo largo del último año". Relata que su mujer y sus familiares han comentado este fenómeno. En general, se ha sentido débil y "decaído", y es notorio que carece de su energía habitual. La exploración física revela unas constantes vitales normales. Su IMC es de 27 kg/m^2. El médico obtiene un perfil de tamiz de laboratorio primario, como se muestra en la tabla 3-8, y destacan los siguientes valores.

TABLA 3-8 Caso 3.4. Hallazgos de laboratorio en paciente de 45 años con diarrea

Prueba (unidades)	Paciente	Intervalo de referencia
Leucocitos (/μL)	9 500	4 000-10 000
Hb (g/dL)	13	14-17
VCM (fL)	80	80-100
AST/ALT (unidades/L)	95/110	0-35
BUN (mg/dL)	14	8-20
Creatinina (mg/dL)	1.0	0.7-1.3
Albúmina sérica (g/dL)	4.0	3.5-5.5
TSH (microunidades/mL)	2.5	0.5-5.0
T4 libre (ng/dL)	1.2	0.8-1.8

TÉRMINOS CLAVE Y DEFINICIONES

"Carcinoide". La descripción original "carcinoide" surgió cuando los patólogos observaron que la morfología celular no tenía las características clásicas de malignidad y la historia natural de progresión de esta clase de tumores seguía un curso más indolente.

Células enterocromafines (EC). Células especializadas que se encuentran en todo el intestino y que tienen una función neuroendocrina. En respuesta a la estimulación neuronal y endocrina, producen serotonina, la cual es un estimulante del sistema nervioso entérico (SNE) que regula el peristaltismo.

Células similares a las enterocromafines (ECL). Morfológicamente similares a las células enterocromafines, pero situadas en el estómago junto a las células parietales. Su función es liberar histamina (función paracrina) para estimular a la célula parietal a secretar gastrina.

Enterografía por TAC. Tomografía computarizada del abdomen que utiliza material de contraste oral para definir el carácter mucoso del intestino.

Tumor neuroendocrino (TNE). Neoplasia relativamente rara que afecta a células que responden tanto al control neuronal como a la producción de hormonas. Los TNE se encuentran con mayor frecuencia en el tracto GI, el páncreas y el pulmón.

Impresión clínica

PREGUNTA: ¿qué opina del diagnóstico diferencial?

RESPUESTA: se nos presenta un varón adulto que presenta diarrea, pérdida de peso, dolor abdominal y rubor facial que empeora desde hace 6 meses o quizás más.

La diarrea en este caso es crónica, con materia fecal acuosa; se produce no importando si el paciente ingiere o no alimentos, y ahora es nocturna. De las cuatro categorías de diarrea crónica descritas en el esquema, parece más probable que sea de tipo secretor. Hay dolor abdominal, pero no fiebre ni sangre y mucosidad en las heces, como se observa en las etiologías inflamatorias. Si, efectivamente, se trata de un trastorno secretor, solo quedan unas pocas categorías bajo ese epígrafe. Las causas inflamatorias/infecciosas y el hipertiroidismo son comunes y los tumores neuroendocrinos (TNE) son bastante raros.

La mayoría de los agentes infecciosos produce síndromes debilitantes agudos. Acabamos de examinar las causas del cólera, esta categoría incluye la familia *E. coli*, salmonela, *shigella* y los agentes helmínticos y protozoarios. Este paciente no ha viajado a ninguna de las zonas endémicas del mundo donde se dan muchos agentes protozoarios, por lo que puede descartarse rapidez. En Estados Unidos, quizá solo *giardia* crearía una enfermedad diarreica crónica con pérdida de peso que duraría meses. Sin embargo, ninguna explicaría el síndrome de enrojecimiento observado en este caso. Se solicitan cultivos fecales para agentes bacterianos y parásitos junto con antígeno de *giardia*. El hipertiroidismo podría explicar esta presentación; sin embargo, la TSH y la T4 libre son normales.

El médico revisa los resultados de estas pruebas y no hay bases para una causa infecciosa, y los estudios tiroideos son normales. El rubor y la diarrea son los dos síntomas más frecuentes del síndrome carcinoide, seguidos del broncoespasmo y la valvulopatía tricúspide cardiaca. Estos síntomas aparecen según la localización de los tumores neuroendocrinos secretores. Cuando la enfermedad está más avanzada, con metástasis tumorales en hígado, hueso, pulmón y ovario, la serotonina se secreta (escapa) directo a la circulación sistémica, lo que da lugar a las manifestaciones clínicas del síndrome carcinoide.

PREGUNTA: ¿qué debe solicitar el médico para aclarar mejor este caso?

RESPUESTA: se solicita una recolección aleatoria de orina de 4 horas para ácido 5-hidroxiindolacético (5-HIAA), como marcador de un metabolismo desregulado de la serotonina, junto con un TAC de tórax y una enterografía por TAC

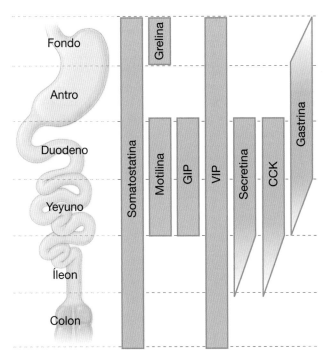

FIGURA 3-13 Hormonas gastrointestinales producidas por células enteroendocrinas y su lugar de secreción. CCK, colecistoquinina; GIP, péptido inhibidor gástrico; VIP, péptido intestinal vasoactivo. (De Pawlina W. *Histology: A Text and Atlas.* 8th ed. Lippincott Williams & Wilkins, a Wolters Kluwer business; 2020, figura 17-13.)

del tracto GI superior. El resultado indica que el nivel de 5-HIAA está elevado de modo notable. La TC de tórax es normal; sin embargo, la enterografía por TAC muestra dos áreas de estrechamiento luminal en la parte media del intestino delgado y varias áreas sospechosas de enfermedad metastásica en el hígado. Junto con los antecedentes clásicos, estos datos apoyan el diagnóstico de síndrome carcinoide en este momento.

PREGUNTA: ¿cuál es la fisiopatología de los TNE?

RESPUESTA: el intestino contiene una serie de sustancias hormonalmente activas (gastrina, CCK, somatostatina, entre otras) que controlan la motilidad intestinal, la función del esfínter y la actividad secretora (fig. 3-13). Nótese que la figura 3-13 no muestra todas las hormonas gastrointestinales. La tabla 3-9 es más completa. Cuando la función normal se altera, la motilidad intestinal puede cambiar; los esfínteres pueden tensarse o aflojarse, y las secreciones pueden fluir con libertad o detenerse por completo.

Correlaciones con ciencias básicas

PREGUNTA: ¿cuál es la función de las células neuroendocrinas en el tracto GI?

RESPUESTA: el tracto GI es el mayor órgano endocrino del cuerpo, con células enteroendocrinas diseminadas por todo el intestino, desde el esófago hasta el colon. Se han identificado más de 15 tipos diferentes de células enteroendocrinas, así como hormonas peptídicas y monoaminas, y neurotransmisores específicos. Estos diversos péptidos y aminas son esenciales para regular la motilidad, la digestión y la absorción. Mientras que ciertos tipos de células enteroendocrinas se localizan en distintas regiones del tracto GI, otras se localizan en distintos lugares a lo largo de todo el tracto GI. Por ejemplo, solo las células alfa de los islotes de Langerhans producen glucagón. En cambio, las células enterocromafines pueden encontrarse en el estómago, el yeyuno, el íleon, el apéndice y el colon.

Las células enteroendocrinas producen hormonas monoamínicas y peptídicas, y neurotransmisores, cuando son estimuladas. Luego, se secretan de diversas formas, como endocrina, paracrina o neurotransmisión. La acción de estos péptidos y aminas depende de los receptores específicos de los tejidos diana, de su catabolismo y de la recaptación por sus células secretoras. La localización de las células enteroendocrinas y la principal hormona, amina o péptido secretado se muestran en la tabla 3-9.

PREGUNTA: ¿qué relación existe entre los tumores neuroendocrinos y la diarrea?

TABLA 3-9 Caso 3.4. Resumen de las células enteroendocrinas gastrointestinales

Tipo de célula	Ubicación principal	Molécula secretada	Acción principal	Tipo de tumor neuroendocrino	Diarrea crónica
Células alfa	Páncreas	Glucagón	Regular la glucemia	Glucagonoma	
Células beta	Páncreas	Insulina	Regula la glucosa en sangre, principal hormona anabólica	Insulinoma	
VIP	Páncreas, estómago, intestino delgado y grueso	Polipéptido intestinal vasoactivo	Aumenta la secreción y la vasodilatación	VIPoma	Sí
Células similares a las enterocromafines (ECL)	Estómago	Histamina	Estimulación de la secreción ácida gástrica	Carcinoide gástrico	
G	Estómago	Gastrina	Estimulación de la secreción ácida gástrica	Gastrinoma	Sí
D	Estómago, yeyuno, páncreas	Somatostatina	Inhibición de la liberación de gastrina; liberación de insulina, intercambiador Na^+/H^+; secreción de HCO_3^-	Somatostatinoma	
Células enterocromafines (CE)	Estómago, yeyuno, íleon, apéndice, colon	Serotonina	Regulación de motilidad intestinal y secreción	Carcinoide	Sí
L	Intestino delgado distal y colon	PYY	La estimulación de la absorción de hidratos de carbono, la ralentización del tránsito intestinal, la regulación del apetito y la liberación de insulina inducen la absorción de fluidos y electrolitos en el intestino delgado y el colon	Tumor neuroendocrino	

RESPUESTA: los tumores pueden surgir de cualquiera de las diversas células enteroendocrinas comentadas antes. Como grupo, se denominan tumores neuroendocrinos gastroenteropancreáticos (TNE-GEP), que a su vez pueden subdividirse en TNE-GI (también conocido como carcinoide) y tumor neuroendocrino pancreático (TNEp) (fig. 3-14).

Estos tumores provocan síndromes de hipersecreción debido a las diversas aminas y péptidos bioactivos que secretan. La molécula secretora específica de la célula define el tipo de tumores neuroendocrinos. Por ejemplo, los tumores de origen enterocromafín (EC) que secretan serotonina se denominan carcinoides. Los tumores de origen de células G, que secretan gastrina, se denominan gastrinomas, y los tumores originados en las células beta pancreáticas se denominan insulinomas, y así en adelante (véase la tabla 3-9). Muchos de los tumores neuroendocrinos permanecen asintomáticos y solo se detectan cuando el paciente se somete a pruebas de imagen o endoscopia por síntomas no relacionados. Estos tumores se conocen como de naturaleza no sindrómica

o no funcionante. En cambio, los síntomas pueden aparecer porque la carga tumoral provocó una obstrucción mecánica de la luz intestinal o causó una hemorragia digestiva. Algunos (como en este caso) se manifiestan debido a la secreción de moléculas bioactivas, y se denominan tumores "funcionantes".

Los pacientes con TNE-GI pueden desarrollar diarrea crónica (véase la tabla 3-9). El síndrome carcinoide, el gastrinoma y el VIPoma provocan hipersecreción de serotonina, gastrina y péptido intestinal vasoactivo, respectivamente, lo que afecta a la secreción y motilidad del tracto GI.

PREGUNTA: ¿qué es el síndrome de Zollinger-Ellison (ZE) (gastrinoma)?

RESPUESTA: la gastrina se origina en las células G localizadas sobre todo en el estómago y el páncreas; es importante para la proliferación de la mucosa gástrica normal, la secreción directa e indirecta de ácido y la diferenciación de las células parietales. La secreción de gastrina es

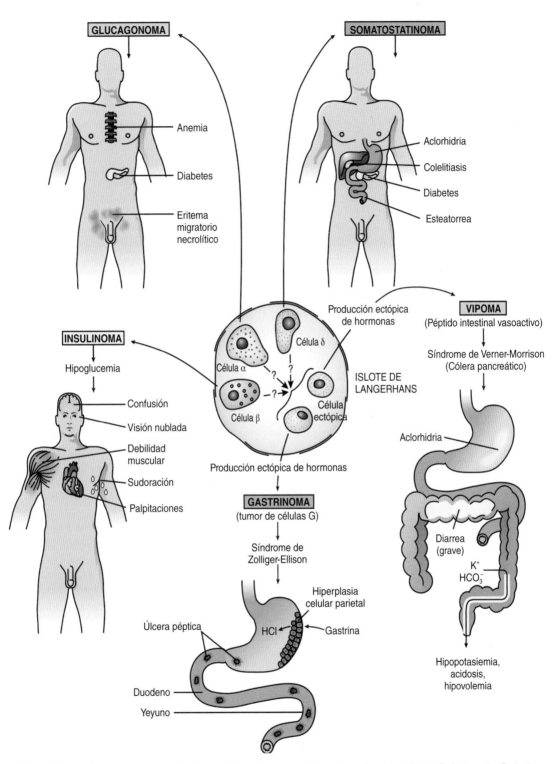

FIGURA 3-14 Tumores neuroendocrinos gastroenteropancreáticos (TNE-GEP) (De Rubin E, Farber JL. *Pathology.* 3rd ed. Lippincott Williams & Wilkins, a Wolters Kluwer business; 1999, figura 15-14.)

estimulada por el aumento del pH del estómago y es inhibida por la somatostatina. La sobreproducción de gastrina debida a la pérdida de su regulación conduce a la hiperactividad e hiperplasia de las células parietales, lo que da lugar a una producción excesiva de ácido, la formación de úlceras pépticas o la enfermedad por reflujo gastroesofágico (ERGE) (fig. 3-14). De hecho, los síntomas más comunes del gastrinoma son dolor abdominal, ERGE y diarrea crónica. La diarrea se debe a la inactivación de las enzimas pancreáticas por la hipersecreción de ácido gástrico, lo que provoca esteatorrea. Además, los daños en las células epiteliales intestinales provocan tanto una malabsorción como un aumento de la secreción y una disminución de la absorción de líquidos y electrolitos.

PREGUNTA: ¿qué podría sugerir un gastrinoma en la presentación clínica?

RESPUESTA: las ulceraciones gástricas recurrentes o múltiples en un paciente negativo para *Helicobacter pylori* junto con una diarrea secretora deberían ser una señal de alarma para el médico. Tenga en cuenta que, si bien una gastrina sérica elevada apoya el diagnóstico de síndrome de ZE, otras enfermedades también aumentan el nivel de gastrina, aunque no en el mismo grado. El uso prolongado de inhibidores de la bomba de protones para suprimir el ácido gástrico, la extirpación de la válvula ileocecal y la gastritis atrófica pueden elevar el nivel de gastrina sérica en menor grado.

PREGUNTA: ¿qué otros síndromes tumorales neuroendocrinos es importante conocer?

RESPUESTA: el VIPoma (síndrome de Verner-Morrison, cólera pancreático o síndrome de diarrea acuosa hipopotasemia aclorhidria [DAHA]) es un TNE gastroenteropancreático que se origina en las células VIP de los islotes pancreáticos y de los intestinos delgado y grueso. Como era de esperar, el síndrome es causado por la hipersecreción de péptido intestinal vasoactivo (VIP, por sus siglas en inglés). La diarrea y las alteraciones electrolíticas son síntomas comunes del VIPoma. La función del VIP se trató en el caso 3.2 de este capítulo.

Carcinoides y síndrome carcinoide. Los TNE-GI (carcinoides) implicados en el síndrome carcinoide sobreproducen principalmente serotonina, que se sintetiza a partir del triptófano. La serotonina también se conoce como 5-hidroxitriptamina (5-HT). Más de 95% de la serotonina se encuentra en el tracto GI, en cuya regulación desempeña un papel esencial al aumentar la secreción intestinal y disminuir la absorción y la motilidad. Además de regular las funciones del tracto GI, la serotonina también puede modular el apetito, el estado de ánimo y la función sexual. En el intestino, las células enterocromafines (EC) liberan serotonina en respuesta a estímulos mecánicos o táctiles, a la distensión y a sustancias químicas como el ácido o la glucosa en la zona luminal de las células EC. Estas células liberan serotonina en el lado basolateral para mediar sus efectos mediante la unión a un receptor de serotonina específico. El rubor y la diarrea son los dos síntomas más frecuentes del síndrome carcinoide, seguidos del broncoespasmo y la valvulopatía tricúspide cardiaca. Estos síntomas surgen en función de la localización del carcinoide secretor. Si el tumor está en el intestino medio, la serotonina secretada por las células EC entrará en la vena porta para ser metabolizada (eliminada) en el hígado. Por lo tanto, no habrá manifestaciones clínicas. Sin embargo, si la enfermedad está más avanzada con metástasis tumorales en hígado, hueso, pulmón y ovario, la serotonina se secreta (escapa) directo a la circulación sistémica, lo que da lugar a las manifestaciones clínicas del síndrome carcinoide (fig. 3-15).

Fuera del intestino, los carcinoides pueden aparecer en el pulmón con sibilancias y un cuadro similar al asma. Los tumores carcinoides del intestino delgado son los más frecuentes y los más activos desde el punto de vista hormonal. El tumor más frecuente del apéndice es el carcinoide y, sin embargo, rara vez tiene actividad hormonal. Se presenta como apendicitis aguda por obstrucción de la luz y una vez extirpado no deja secuelas.

En raras ocasiones, la sobreproducción de serotonina puede afectar la válvula tricúspide y provocar daños que desemboquen en insuficiencia cardiaca. Dado que la serotonina se sintetiza a partir del triptófano, la producción excesiva de serotonina en el síndrome carcinoide puede agotar los niveles de triptófano. Como el triptófano también es importante para la síntesis de niacina (vitamina B_3), esto puede producir lesiones de tipo pelagra en la piel.

PREGUNTA: ¿por qué es necesario conocer el metabolismo de la serotonina?

RESPUESTA: los aminoácidos no solo son importantes como componentes básicos de la síntesis de proteínas, sino también para la síntesis de varias biomoléculas que tienen funciones

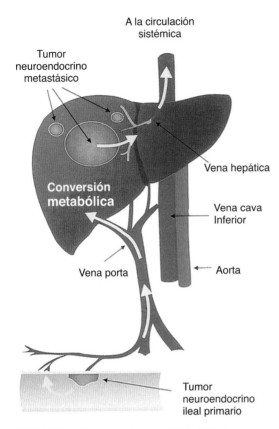

A la circulación
sistémica

Tumor
neuroendocrino
metastásico

Vena hepática

**Conversión
metabólica**

Vena cava
Inferior

Vena porta

Aorta

Tumor
neuroendocrino
ileal primario

FIGURA 3-15 Fisiopatología del síndrome carcinoide. (De Noffsinger AE. *Fenoglio-Preiser's Gastrointestinal Pathology.* 4th ed. Lippincott Williams & Wilkins, a Wolters Kluwer business; 2018, figura 17-29.)

Tirosina	Triptófano	Arginina
Dopamina*	Serotonina*	Óxido nítrico (NO)*
Epinefrina*^	Melatonina^	
Norepinefrina*	Niacina	
Tiroxina^		
Melanina		

Glutamato	Histidina	Glicina*
γ-aminobutirato (GABA)*	Histamina	Creatina

* = Neurotransmisor
^ = Hormona

FIGURA 3-16 Síntesis de diversas moléculas bioactivas a partir de aminoácidos.

descarboxilasa, una enzima dependiente del fosfato de piridoxal (vitamina B_6) (fig. 3-17).

Degradación. La desaminación de la serotonina por la monoaminooxidasa va seguida de la oxidación por la aldehído deshidrogenasa y da lugar a la formación de ácido 5-hidroxiindolacético (5-HIAA). Este producto final de la degradación de la serotonina es un marcador clínicamente útil en el diagnóstico, ya que puede medirse en el suero y la orina para el seguimiento del síndrome carcinoide.

Resolución del caso

Una vez establecido el diagnóstico de síndrome carcinoide con una orina elevada de 5-HIAA y con la observación de las lesiones metastásicas en el hígado, la terapia para suprimir los efectos de la serotonina con un análogo de la somatostatina,

biológicas esenciales y diversas. La tirosina es el precursor de la dopamina, la norepinefrina y la epinefrina, conocidas como neurotransmisores catecolamínicos. También es el precursor de las hormonas tiroideas (tiroxina y triyodotironina) y de la melanina, el pigmento que da color a la piel, el cabello y los ojos. El triptófano es importante para la 5-hidroxitriptamina (serotonina) y la *N*-acetilmetoxitriptamina (melatonina) y la niacina. Otras moléculas importantes derivadas de los aminoácidos son el óxido nítrico, la histamina y la creatina (fig. 3-16). Analicemos de modo breve el metabolismo de síntesis y degradación de la serotonina.

Síntesis. El triptófano es el precursor de la serotonina, un neurotransmisor. El primer paso en la síntesis de serotonina es catalizado por una triptófano hidroxilasa dependiente de tetrahidrobiopterina (BH4) para sintetizar 5-hidroxitriptófano. El segundo paso lo cataliza la DOPA

Hidroxilasa

O_2

Triptófano → 5-hidroxi-triptófano → Serotonina

BH_4 H_2O BH_2

Monoamino-oxidasa

Aldehído deshidrogenasa

DHPR

5-HIAA

FIGURA 3-17 Síntesis y degradación de la serotonina.

la octreotida, es algo eficaz. Este fármaco bloquea los receptores de serotonina. Un medicamento aprobado recientemente, el telotristat etílico, es un inhibidor directo de la triptófano hidroxilasa y, por lo tanto, de la síntesis de serotonina. Cuando se utiliza en combinación con octreotida, puede ser eficaz para controlar la diarrea. Por fortuna, las dos lesiones hepáticas eran resecables, al igual que la lesión primaria del íleon. Hasta la fecha, el paciente tiene una evolución favorable. Se le realiza un seguimiento activo con niveles de 5-HIAA y vigilancia mediante TC.

Conceptos de alto rendimiento

1. El hallazgo de una diarrea secretora crónica en un paciente sin indicios de etiología infecciosa debe alertarnos sobre la posibilidad de que la causa sea un tumor neuroendocrino poco frecuente pero importante.
2. Las TNE suelen ser silentes desde el punto de vista hormonal, y se presentan como lesiones masivas en el páncreas y el tracto intestinal.
3. Cuando son hormonalmente activos, la gravedad de los síntomas es proporcional a la cantidad de hormona ectópica liberada por el tumor.
4. En un síndrome carcinoide que afecte al intestino medio, solo se observan síntomas similares a los de la serotonina (rubor, etc.) cuando el tumor ha hecho metástasis en el hígado.
5. Los TNE generan niveles hormonales de forma no controlada por encima de las respuestas fisiológicas, dando lugar así a manifestaciones clínicas características.
6. Los tumores carcinoides pueden originarse en los bronquios y producir sibilancias en el paciente.
7. Los tumores carcinoides del intestino delgado son los más frecuentes y los que poseen más actividad hormonal.
8. El tumor más frecuente del apéndice es el carcinoide y, sin embargo, rara vez tiene actividad hormonal; se presenta como apendicitis aguda por obstrucción de la luz, y una vez extirpado no deja secuelas.

CASO 3.5

Una mujer de 20 años tiene problemas de tenesmo y diarrea que empeoran desde hace 1 año. Tras un interrogatorio más detallado, ha presentado distensión abdominal y flatulencia con comidas de restaurante y helados durante varios años. Su dieta principal es vegetariana, pero de vez en vez come una hamburguesa con queso. Hace 6 meses viajó a una zona tropical con un grupo médico durante un periodo de 2 semanas; sin embargo, afirma que sus síntomas eran anteriores a ese viaje. Al hablar con ella, se hace evidente que se trata de una coyuntura estresante en su vida. Por lo demás, sus antecedentes médicos son normales. No toma medicamentos, no bebe alcohol ni fuma tabaco. Su padre tiene obesidad y diabetes, y su madre tiene una enfermedad cardiovascular hipertensiva (ECVH). Tiene dos hermanos sanos. Su exploración física es normal y las pruebas de laboratorio de recuento sanguíneo completo, perfil químico, TSH y análisis de orina son normales.

TÉRMINOS CLAVE Y DEFINICIONES

Azúcar reductor. Azúcares que contienen grupos aldehídos que pueden oxidarse a ácidos carboxílicos con la consiguiente reducción del agente oxidante. En Clinitest, es un ensayo colorimétrico que puede cuantificar la presencia de azúcares reductores mediante la reducción de iones cúpricos sin color a iones cuprosos coloreados en la muestra de orina.

Decaimiento del ARNm mediado por el sinsentido. Vía de degradación selectiva de los ARNm que contienen un codón de parada prematuro.

Disacaridasas. Enzimas de borde de cepillo que se incrustan en la superficie apical de las células epiteliales intestinales para hidrolizar disacáridos; por ejemplo, la lactasa descompone la lactosa en glucosa y galactosa.

Disacárido. Productos de una reacción de condensación entre dos monosacáridos.

Monosacárido. Unidad de azúcar que no puede descomponerse en azúcares más simples. Los monosacáridos más comunes en la dieta son la glucosa, la fructosa y la galactosa.

Impresión clínica

PREGUNTA: con base en esta información, ¿cuál es su diagnóstico de trabajo?

RESPUESTA: en primer lugar, excluyamos la diarrea del viajero. Se esperaría que cualquiera de los agentes bacterianos habituales se presentara con síntomas clínicos mucho más agudos y perturbadores. Las infecciones por *E. coli* suelen ser de aparición brusca, con síntomas debilitantes que comienzan varios días después de la exposición a los alimentos contaminados. *Salmonella* y *shigella* rara vez tienen un curso tan benigno. Un parásito protozoario como la *giardia* es una posibilidad, ya que puede confundirse con trastornos funcionales como el síndrome de intestino irritable (SII). Su viaje fue breve, por lo que el esprúe tropical es poco probable, y afirma que los síntomas empezaron mucho antes de salir del país. Por lo tanto, el momento y el curso parecen poco probables para un agente infeccioso como causa. No obstante, se solicitan muestras fecales para *giardia* y antígeno de *giardia*.

En esta persona con salud previa y síntomas más bien inespecíficos de más de 1 año de duración, la enfermedad celiaca, la intolerancia a la lactosa y el SII pueden presentarse de forma indolente como se ve aquí. Dado que representan tres de las enfermedades gastrointestinales más comunes en Estados Unidos y que sus síntomas pueden superponerse clínicamente, es necesario tenerlas en cuenta. Para ello se solicita una transglutaminasa tisular (tTG) para investigar la posibilidad de enfermedad celiaca. La intolerancia a la lactosa aún debe considerarse, y el SII es un diagnóstico clínico que se establece por exclusión de estas otras entidades.

PREGUNTA: ¿qué información adicional se necesita para resolver este problema?

RESPUESTA: deberíamos interrogar más a esta paciente sobre la relación entre su ingesta nutricional y sus síntomas. Sin embargo, esto por sí solo no nos ayuda a diferenciar entre la enfermedad celiaca y la intolerancia a la lactosa (diarreas osmóticas), y el síndrome de intestino irritable (diarrea de tipo motilidad). Los tres diagnósticos pueden mimetizarse con facilidad entre sí.

Podría decirse que el SII es uno de los cuadros más frecuentes de la gastroenterología clínica en Estados Unidos, pero en la actualidad carece de marcadores clínicos o de laboratorio fiables para establecer un diagnóstico. Se caracteriza por lo regular por dolor abdominal tipo cólico y estreñimiento alternado con diarrea, y tiende a presentarse en la segunda y tercera décadas de la vida. Las presentaciones clínicas pueden variar. Algunos pacientes presentan un SII con predominio de diarrea, otros un SII con predominio de estreñimiento y otros, ambos. Los pacientes no pierden peso. No hay hallazgos físicos. Las pruebas de laboratorio rutinarias son normales en el SII. Altera la vida del paciente, pero no lo debilita. Es muy frecuente en los países ricos en recursos, y a menudo se confunde con una situación más grave, como la celiaquía. El SII es un diagnóstico de exclusión. Antes de diagnosticar un SII, deben excluirse todas las enfermedades más graves (celiaquía, síndromes de malabsorción, deficiencias enzimáticas de disacáridos, mala digestión debida a trastornos pancreáticos), así como las neoplasias malignas en poblaciones de edad avanzada.

Por último, en cualquier paciente al que se le haya diagnosticado SII, el médico debe tener siempre la mente abierta a la posibilidad de que después se le superponga algún otro trastorno.

La serología para la enfermedad celiaca es negativa. La prueba de la lactosa en su dieta es positiva de manera notoria con la aparición de distensión abdominal, flatulencia y diarrea, lo que sugiere que este es un componente de sus síntomas. Esto se repite una segunda vez con un resultado similar. Por último, la restricción de lactosa alivia por completo los síntomas.

Correlación con ciencias básicas

PREGUNTA: ¿qué situaciones patológicas se relacionan con la digestión de los disacáridos?

RESPUESTA: las deficiencias de enzimas de borde de cepillo, como las disacaridasas en el intestino delgado, pueden provocar malabsorción (*véase* el caso 3.1 para la digestión y absorción de hidratos de carbono, figura 3-2). Los disacáridos restantes que no se digieren, se vacían en el colon. Estos disacáridos tienen actividad osmótica y atraen agua y electrolitos hacia los intestinos delgado y grueso. Las bacterias intestinales del colon metabolizan los disacáridos en CO_2, H_2, ácido láctico y ácidos grasos de cadena corta (AGCC) como los ácidos acético, butírico y propiónico. Como resultado, se produce una diarrea acuosa ácida junto con hinchazón y flatulencia (fig. 3-18).

Existen tres pruebas diagnósticas para la deficiencia de disacaridasa. La prueba de hidrógeno en el aliento mide la cantidad de H_2 producida por el intestino, que se correlaciona bien con el nivel de mala digestión creado por las bacterias que metabolizan la carga de lactosa que pasa por el colon. Las pruebas de tolerancia oral miden el aumento de los niveles de glucosa en sangre tras provocar al paciente con el disacárido sospechoso. La ausencia o la escasa elevación de la glucosa en sangre es indicativa del disacárido concreto. Al mismo tiempo, se puede utilizar una muestra de heces para medir el pH de las heces y

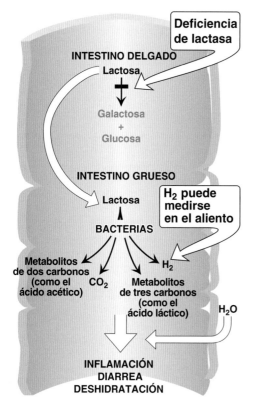

FIGURA 3-18 Malabsorción de lactosa. La deficiencia de otras enzimas disacáridas como la sacarasa en la superficie del intestino delgado produce síntomas similares. (De Abali EE, Cline SD, Franklin DS, Viselli SM. *Lippincott Illustrated Reviews: Biochemistry.* 8th ed. Lippincott Williams & Wilkins, a Wolters Kluwer business; 2022, figura 7-11.)

dad de la hipolactasia de inicio en la edad adulta debido a su aparición con la lactancia.

Un polimorfismo de un solo nucleótido explica los dos fenotipos diferentes en adultos. Mientras que la hipolactasia de inicio en la edad adulta se hereda de forma autosómica recesiva, la intolerancia congénita a la lactosa se hereda de forma autosómica dominante. Esta diferencia se debe a polimorfismos distales del potenciador, que conducen a una regulación a la baja del desarrollo de la expresión del gen de la lactasa en la hipolactasia de inicio en la edad adulta. Por otro lado, la intolerancia congénita a la lactosa se debe a mutaciones en la región codificante del gen de la lactasa que provocan una baja actividad de la LPH a través de la desintegración del ARNm del LCT (gen de la lactasa) mediada por un sinsentido.

Además, la intolerancia a la lactosa también puede desarrollarse debido a una lesión de la mucosa provocada por gastroenteritis infecciosa, infección parasitaria, enfermedad celiaca, enteritis inducida por fármacos, enfermedad de Crohn o sensibilidad a las proteínas de la leche de vaca. Este tipo de intolerancia a la lactosa se denomina intolerancia secundaria a la lactosa o intolerancia adquirida a la lactosa. En este caso, las demás actividades enzimáticas del borde en cepillo también están reducidas; sin embargo, la lactasa es la afectada con más gravedad. Por ejemplo, la maltasa es la disacaridasa más resistente a las lesiones de la mucosa, permitiendo la absorción de glucosa incluso en presencia de lesiones. Por el contrario, la lactasa es la más sensible a las lesiones, y su vuelta a la normalidad puede tardar meses. Existe otra diferencia con las demás disacaridasas. Mientras que la actividad de otras disacaridasas aumenta para satisfacer la necesidad de digerir el disacárido específico correspondiente, la lactasa no es una enzima inducible. Por fortuna, los síntomas de intolerancia a la lactosa no aparecen hasta que la actividad de la lactasa cae por debajo de 50%. Aunque la expresión de la lactasa no se induce tras la ingestión de lactosa, puede desarrollarse tolerancia debido a los cambios en la flora intestinal. Además, la mayoría de las personas con intolerancia a la lactosa son capaces de consumir hasta un vaso de leche en pequeñas cantidades a lo largo del día, en especial cuando se toma con otros alimentos.

La eliminación o reducción de la cantidad del azúcar específico de la dieta es el tratamiento más común para las disacaridasas. Sin embargo, hoy en día existen muchas formulaciones de lactasa en forma de píldora o comprimido masti-

una muestra de orina para controlar los azúcares reductores utilizando el Clinitest. Mientras que la lactosa es un azúcar reductor, la sacarosa no lo es; por lo tanto, Clinitest no puede utilizarse para diagnosticar la deficiencia de sacarasa.

Las causas de la intolerancia a la lactosa o del déficit de lactasa pueden variar. La hipolactasia primaria de inicio en la edad adulta es el tipo más común, con 65% de todos los adultos con algún tipo de dificultad para digerir la lactosa. Su prevalencia puede alcanzar casi 95% en asiáticos, afroamericanos y familias de ascendencia mediterránea. Un pequeño número de poblaciones humanas adultas no muestran síntomas de deficiencia de lactasa debido al fenotipo de persistencia de la lactasa. En el otro extremo del espectro se encuentra la deficiencia congénita de lactasa, que es muy rara y puede distinguirse con facili-

cable que puede tomarse al consumir productos lácteos. Además, hay muchos productos lácteos sin lactosa que se tratan con lactasa, por ejemplo, leche y helados deslactosados.

Resolución del caso

Se aconseja a la paciente que restrinja en su dieta los alimentos que contienen lactosa. Por recomendación del médico, ahora utiliza con éxito un producto comercial de lactasa justo antes de los alimentos que contienen lactosa. Se revisa con la paciente una breve discusión sobre el síndrome de intestino irritable en su forma dependiente de la diarrea. Para manejar su vida estresante, se discute el cuidado con la ingesta de cafeína y el manejo del estrés, el ejercicio saludable y suficientes horas de sueño.

Conceptos de alto rendimiento

1. Cierto grado de deficiencia de disacáridos es común en adultos de todo el mundo.
2. El diagnóstico puede ser confuso, ya que a menudo se entrelaza con los otros dos diagnósticos comunes, a saber, la celiaquía y el síndrome de intestino irritable.
3. La intolerancia a la lactosa es un ejemplo prototípico de diarrea osmótica con un componente secretor.

PREGUNTAS DE REPASO

1. Un chico de 16 años está siendo evaluado por diarrea, pérdida de peso y tos crónica no productiva. Solo se encuentra en el percentil 5 de la curva de crecimiento. La diarrea no es urgente, pero se produce después de las comidas. No es nocturna y ha empeorado de modo gradual durante el último año. La tos es diaria y persistente desde hace 3 semanas, con fiebre baja (T = 100 °F). También presenta una tos leve crónica desde hace un año. No presenta dolor abdominal ni hemorragia gastrointestinal. La exploración física muestra estertores gruesos en la base izquierda, ruidos respiratorios bronquiales y abdomen con distensión leve, no sensible, sin organomegalias. Las pruebas de laboratorio muestran anemia microcítica, albúmina sérica baja y una tinción de las heces positiva para esteatorrea. ¿Cuál de las siguientes es la explicación más probable de sus síntomas gastrointestinales?
   A. Una deficiencia de disacaridasa
   B. Formación defectuosa de micelas en el duodeno
   C. Aumento de la secreción de cloruro de los enterocitos
   D. Secreciones defectuosas debidas a una mutación en el gen *CFTR*

2. Un hombre de 44 años se sometió a una cirugía de derivación gástrica en Y de Roux hace 4 años. Ahora acude a su médico por debilidad generalizada, pero ha empeorado en las extremidades inferiores durante los últimos 6 meses. Afirma que a últimas fechas ha sido "descuidado" con sus suplementos y ha perdido 4.5 kg.

   La exploración física revela unas constantes vitales normales. Su IMC es de 32 kg/m². Su miniexamen del estado mental muestra un defecto de memoria reciente. Presenta una lengua lisa y vidriosa. En la exploración neurológica se observa una disminución de la sensibilidad y la propiocepción en las extremidades inferiores. El sentido vibratorio también estaba disminuido y su marcha era desequilibrada, y su test de Romberg era anormal. La Hb es de 8.4 g/dL (normal 12-16 g/dL) y el VCM es de 105 fl (80-100 fl). ¿Cuál de los siguientes nutrientes es más probable que le falte al paciente?
   A. Folato
   B. Cobre
   C. Hierro
   D. Vitamina B_{12}

3. Una mujer de 23 años acude a su médico, ya que presenta un año de diarrea que empeora, caracterizada por deposiciones pequeñas frecuentes y urgencia que se relaciona con dolor abdominal. El dolor es de tipo cólico, infraumbilical y suele preceder a la defecación. A últimas fechas nota sangre roja brillante en las deposiciones. Siente un poco de fiebre, pero no ha tomado la temperatura. Los síntomas son nocturnos algunas veces. Hay urgencia y, en ocasiones, incontinencia fecal. Ha estado bien toda su vida y no hay antecedentes familiares de

enfermedades gastrointestinales. No toma medicación, pero ha perdido 2 kilos en los últimos 6 meses. No tiene antecedentes de viajes importantes. Su dieta no ha cambiado. El examen físico revela una temperatura de 99 °F y sensibilidad abdominal en la parte baja del abdomen. Las heces son negativas para patógenos. ¿Cómo clasificaría la enfermedad diarreica de esta paciente?

A. Osmótica
B. Secretora
C. Inflamatoria
D. Con alteración de la motilidad

4. Un hombre de 40 años presenta melena y anemia. La endoscopia muestra una úlcera en el antro y dos ulceraciones adicionales en la segunda porción del duodeno. Presenta 2-3 deposiciones blandas al día desde hace 6 meses. Hace 1 año se le diagnosticó una úlcera duodenal y las pruebas de infección por *H. pylori* dieron negativo. No toma AINE ni aspirina. ¿Cuál de las siguientes pruebas de laboratorio es el próximo paso probable para llegar a un diagnóstico?

A. Niveles simultáneos de insulina y glucosa
B. Recolección de orina de cuatro horas para ácido 5-hidroxiindolacético (5-HIAA)
C. Nivel sérico de gastrina
D. Nivel sérico de somatostatina

5. Una mujer de 20 años se queja de distensión abdominal, urgencia miccional, flatulencia y, a veces, deposiciones repetitivas después de las comidas. Esto ha empeorado durante más de 1 año. De adolescente padecía estreñimiento crónico intermitente. Sus antecedentes familiares son normales. Su peso es estable. No toma medicamentos ni preparados de venta libre. Tiene algo de estrés, pero no excesivo. Duerme bien. Su exploración física es normal. Los resultados del hemograma completo, el perfil químico y el análisis de orina son normales. ¿Cuál de los siguientes es el estudio diagnóstico más apropiado en este momento?

A. Anticuerpo transglutaminasa tisular en suero
B. Tinción de Sudán para grasa fecal
C. Biopsia del intestino delgado
D. Elaboración cuidadosa de su historial dietético

6. Una niña de 5 años acude al servicio de urgencias con diarrea, distensión abdominal y anemia. Se encuentra en el percentil 60 de altura y peso. Su historia clínica muestra un aumento del volumen abdominal después de comer. La tinción de Sudán para grasa fecal es positiva. Los estudios de laboratorio muestran:

Prueba (unidades)	Paciente	Intervalo de referencia
Anticuerpos IgA antitransglutaminasa tisular humana (unidades)	234	< 20
Anticuerpos antiendomisio IgA (unidades)	1/320	Negativo - título < 1/5
IgA total (mg/dL)	160	25-141
Cloruro en sudor (mEq/L)	30	0-39

¿Cuál de los siguientes es el diagnóstico más probable?

A. Enfermedad celiaca
B. Fibrosis quística
C. Intolerancia congénita a la lactosa
D. Síndrome de Zollinger-Ellison

7. Un varón de 1 año ingresa a urgencias por presentar diarrea acuosa desde el nacimiento, vómito ocasionalmente y retraso del crecimiento. Defeca de ocho a 10 veces al día y no presenta sangre ni moco. Recibe lactancia materna parcial. Los padres están sanos, pero tienen un matrimonio consanguíneo. No hay antecedentes de cianosis ni de cardiopatía congénita. Al ingreso, el paciente presenta una actividad reducida y signos de cierta deshidratación. La frecuencia del pulso es de 118/min con presión arterial de 90/50 mm Hg, temperatura de 36.8 °C, frecuencia respiratoria de 48/min y saturación de oxígeno de 99% sin oxígeno aplicado en el momento del ingreso. En la exploración no se observan retracciones intercostales torácicas, los pulmones están limpios a la auscultación, el abdomen está blando y tiene ligera distensión, pero hay ruidos intestinales. También muestra signos de retraso motor con falta de control del cuello. Los estudios de laboratorio muestran:

Prueba (unidades)	Paciente	Intervalo de referencia
Na⁺ urinario (mmol/L)	16	54-150
K⁺ urinario (mmol/L)	24.52	20-80
Cl⁻ urinario (mmol/L)	12	110-250
Inmunoglobulina transglutaminasa tisular (unidades)	10 unidades	< 20
Albúmina (g/L)	48.97	34.0-50.0
Cl⁻ en heces (mmol/L)	126.6	6-17
Na⁺ en heces (mmol/L)	82.9	50-60

¿La deficiencia de cuál de los siguientes genes es la causa más probable de los síntomas de este paciente?

A. CFTR
B. Intercambiador Cl^-/HCO_3^-
C. Intercambiador Na^+/H^+
D. Na^+/K^+ ATPasa

8. Un varón de 40 años acude al médico para un examen de seguimiento después de una cirugía de derivación gástrica en Y de Roux. Dice que tiene dolor abdominal intenso, distensión abdominal, desvanecimiento, pérdida de peso y urgencia para defecar, todo lo cual aparece entre 10 y 60 minutos después de las comidas. Añade que ha estado teniendo diarrea explosiva con tres a seis deposiciones al día. Con frecuencia, varias horas después de las comidas presenta debilidad intensa, palpitaciones. ¿Cuál de los siguientes procesos es más probable que cause diarrea explosiva en este paciente debido a la cirugía?

A. Tiempo de tránsito de los alimentos en el intestino
B. Digestión de las proteínas en el estómago
C. Sobrecrecimiento bacteriano del intestino delgado
D. Osmolaridad de la luz intestinal

9. Un varón de 6 meses ingresa al hospital por diarrea crónica y retraso del crecimiento. El paciente fue amamantado y prosperó hasta los 4 meses, momento en el que se introdujeron alimentos sólidos en su dieta. Desde entonces, en ocasiones empezó a tener 9-10 episodios de deposiciones acuosas no san-

guinolentas al día y dejó de ganar peso. La exploración física muestra un lactante alerta con reducción grave de la masa muscular y la grasa subcutánea, sin indicios de enfermedad respiratoria crónica, hepatomegalia y distensión abdominal. El análisis de heces es negativo para sangre, eosinófilos u óvulos y parásitos. El análisis de orina es negativo para azúcares reductores. Los resultados de los hemogramas completos son normales y la prueba de inmunoglobulina transglutaminasa tisular es negativa. ¿Cuál de las siguientes es la causa más probable del trastorno de este lactante?

A. Intolerancia a la lactosa
B. Deficiencia de sacarasa
C. Fibrosis quística
D. Enfermedad celiaca

10. Una mujer de 21 años ingresa en el hospital a causa de una diarrea acuosa grave desde hace 1 día. Fue voluntaria en las labores de rescate después de un desastre natural. Regresó a casa hace 3 días. La exploración física muestra que la paciente está afebril, con hipotensión leve y taquicardia, con frecuencia respiratoria normal. El examen microscópico de las muestras de heces da positivo para *Vibrio cholerae*. ¿Cuál de los siguientes factores es más probable que intervenga en la patogénesis?

A. Sobreactivación de la subunidad alfa de las proteínas G
B. Sobreactivación de la guanilil ciclasa
C. Hipersecreción de péptido intestinal vasoactivo
D. Hipersecreción de serotonina

RESPUESTAS

1. **D es correcta.** Lo más probable es que el niño padezca fibrosis quística, lo que provocó secciones pancreáticas con engrosamiento anormal y, por lo tanto, pancreatitis crónica con mala digestión pancreática y retraso del crecimiento.
A es incorrecta. Se refiere a la malabsorción de hidratos de carbono como la lactosa, y no se ajusta a los síntomas presentados en este niño.
B es incorrecta. Aunque la formación defectuosa de micelas en el duodeno sería una razón para

la esteatorrea, no explicaría los síntomas pulmonares del paciente.

C es incorrecta. El aumento de la secreción de cloruro por los enterocitos provoca diarrea secretora, lo que no ocurre en este caso.

2. D es correcta. Aunque un médico sería consciente de que todos los micronutrientes enumerados en esta pregunta se convierten en posibilidades realistas en un paciente de cirugía bariátrica años después de la operación, uno debe entender que B_{12} y el cobre representan el micronutriente más común sujeto a depleción en esta situación clínica. La lengua lisa y vidriosa, los signos de anomalías de la columna posterior (prueba de Romberg positiva) y la marcha anormal y parestesias en las extremidades inferiores favorecen una deficiencia de vitamina B_{12}.

A es incorrecta. La absorción de folato también puede ser afectada por la cirugía bariátrica, y podría causar anemia macrocítica, pero la presentación de los hallazgos neurológicos sugiere deficiencia de vitamina B_{12}.

B es incorrecta. Tanto la deficiencia de cobre como la de vitamina B_{12} pueden provocar anemia, pero la deficiencia de cobre suele dar lugar a microcitosis. En este caso, el cuadro macrocítico que se observa con esta anemia apoya la deficiencia de folato y de vitamina $B_{12,}$ más que la de cobre.

C es incorrecta. La carencia de hierro provoca anemia microcítica, que no se observa en este paciente.

3. C es correcta. Se trata de una presentación típica de un cuadro inflamatorio con fiebre, sensibilidad abdominal y sangre en las heces. El cuadro con diarrea crónica sugiere un trastorno inflamatorio en el colon con dolor abdominal bajo en forma de calambres, urgencia, incontinencia y hemorragia.

A es incorrecta. La diarrea persiste aun cuando ella no come. Además, el dolor abdominal bajo en forma de calambres, la posible fiebre y la sangre en las heces excluyen esta posibilidad. Los síndromes diarreicos osmóticos son típicos de etiología malabsortiva/maldigestiva y se presentan con material fecal voluminosa y acuosa que es controlable, pero cesa con el ayuno. La urgencia y la incontinencia apuntan a que la lesión se encuentra en el colon.

B es incorrecta. No podemos descartar un proceso secretor, aunque es menos probable. En la mayoría de las diarreas secretoras, la diarrea continúa a pesar del ayuno y la mayoría de las diarreas secretoras son agudas debido a agentes infecciosos.

D es incorrecta. Los trastornos de la motilidad suelen aparecer de forma indolente y pueden ser esporádicos. El síndrome de intestino irritable es un ejemplo clásico, y este caso con claridad se ve que no lo es. También hay causas subyacentes discernibles, como cirugía intestinal previa o diabetes tipo 1 con neuropatía autonómica. La fiebre, la hemorragia rectal y la sensibilidad abdominal serían poco probables.

4. C es correcta. Esta es una presentación clásica de gastrinoma (síndrome de Zollinger-Ellison [ZE]), un tumor neuroendocrino (TNE), que tiene niveles elevados de gastrina. La enfermedad ulcerosa recurrente, en especial las ulceraciones múltiples o las úlceras en el duodeno descendente deben hacer sospechar esta enfermedad. El paciente es *H. pylori* negativo y no toma AINE ni aspirina, descartando así la causa más frecuente de úlcera péptica. Aunque la diarrea es un componente de varios de los otros TNE sugeridos por este caso, el síndrome ZE es el único escenario caracterizado por ulceraciones múltiples y malabsorción debida a diarrea.

A es incorrecta. Los niveles simultáneos de insulina y glucosa se utilizan para apoyar el diagnóstico de insulinoma. Los síntomas no apoyan este diagnóstico.

B es incorrecta. Se obtiene un nivel de 5-HIAA para investigar la posibilidad de un síndrome carcinoide. Los síntomas no apoyan este diagnóstico.

D es incorrecta. Un nivel elevado de somatostatina apoya el diagnóstico de somatostatinoma. El hallazgo clínico de enfermedad ulcerosa en este caso negaría esta posibilidad, ya que hay una hipoclorhidria neta con somatostatinoma.

5. D es correcta. Debe realizarse una cuidadosa historia dietética porque la presentación de los síntomas podría deberse a un desliz dietético. Por ejemplo, la paciente puede consumir una cantidad importante de cafeína en forma de café o beber más leche para "calmar el estómago".

A es incorrecta. Aunque nunca está de más ser minucioso y descartar la celiaquía, una dieta sin lactosa ni cafeína durante 1 o 2 semanas debería ser diagnóstica. Si esto no resolviera el problema, sería prudente obtener serologías para excluir la enfermedad celiaca.

B es incorrecta. Como en la respuesta A, el primer paso es un ensayo empírico de restricción dietética. Si eso fracasa y se empieza a sospechar un proceso de malabsorción, un simple análisis cualitativo de la grasa fecal es razonable. Al encontrar grasa no digerida en las heces, las opciones de respuesta A y C serían más viables.

C es incorrecta. Si se demostrara que este paciente es celiaco y que es el caso índice, sería apropiado realizar una biopsia del intestino delgado, de lo contrario, esta es agresiva y sin justificación. No debe realizarse ninguna intervención con riesgo atenuado, por pequeña que sea.

6. A es correcta. El paciente es celiaco según los resultados de laboratorio, que muestran niveles elevados de anticuerpos IgA antitransglutaminasa tisular humana e IgA antiendomisio.

B es incorrecta. El paciente no padece fibrosis quística, ya que la prueba de cloruro en sudor está dentro de los niveles normales.

C es incorrecta. El paciente puede desarrollar intolerancia a la lactosa debido a la enfermedad celiaca, pero la prueba de laboratorio es positiva para ese padecimiento.

D es incorrecta. Este síndrome es muy poco frecuente en la edad pediátrica. Además, suele cursar con ERGE y diarrea crónica.

7. B es correcta. El paciente tiene un defecto de absorción intestinal de Cl^- y secreción de HCO_3^- debido a una diarrea clorurada congénita, una deficiencia rara del intercambiador Cl/HCO_3^-. Por lo tanto, los niños con DCC tienen hipocloremia, hipopotasemia, hiponatremia y alcalosis metabólica. Como resultado, los niveles de cloruro y sodio en heces son altos.

A es incorrecta. La deficiencia de CFTR causa la fibrosis quística. Aunque una pérdida aguda de sal en el sudor puede dar lugar a concentraciones séricas bajas de electrolitos como hiponatremia, hipocloremia e hipopotasemia, la diarrea en estos pacientes no es acuosa, sino más bien heces voluminosas, malolientes y grasientas debido a la mala digestión y malabsorción de los alimentos.

C es incorrecta. Aunque cabría esperar un aumento de la concentración de Na^+ en las heces, también debería haber acidosis metabólica con la deficiencia del intercambiador Na^+/H^+, ya que el H^+ no puede secretarse al lumen, lo que provoca su acumulación en la sangre.

D es incorrecta. Na^+/K^+ ATPasa es esencial para todos los transportadores discutidos en las opciones A, B y C. Como la hidrólisis de ATP impulsa el movimiento de los electrolitos a través de sus transportadores pertinentes contra sus gradientes electroquímicos.

8. D es correcta. El paciente presenta síntomas de síndrome de *dumping*, que se desarrolla debido al rápido vaciado gástrico y a la derivación duodenal. Esto conduce a la mala digestión de macromoléculas que causan hiperosmolaridad del contenido luminal. A su vez, esto provoca un desplazamiento de líquido del espacio intravascular al espacio entérico intraluminal, lo que da lugar a una diarrea osmótica.

A es incorrecta. El tiempo de tránsito se acorta en la Y de Roux debido a la disminución del tamaño del estómago y la derivación duodenal.

B es incorrecta. La digestión de las proteínas comienza en el estómago con la activación de la pepsina y la liberación de ácido clorhídrico. Debido a la disminución del tamaño del estómago en la Y de Roux, la digestión de proteínas en el estómago es limitada.

C es incorrecta. El crecimiento excesivo de bacterias en el intestino delgado puede provocar diarrea, pero no desaparece con el retiro de alimentos.

9. B es correcta. La exploración física y los resultados de laboratorio excluyen las otras tres opciones (véanse las explicaciones a continuación). Por lo tanto, la causa más probable de los síntomas del paciente es la deficiencia de sacarasa. Con la introducción de fruta y verdura en la dieta del lactante, aparece diarrea en el paciente. Dado que la sacarosa no es un azúcar reductor, se espera un resultado negativo.

A es incorrecta. Como se comentó antes, si el paciente tuviera intolerancia a la lactosa, entonces el resultado de los azúcares reductores debería haber sido positivo, ya que la lactosa es un azúcar reductor.

C es incorrecta. La exploración física y los antecedentes no presentan síntomas de fibrosis quística, como infecciones pulmonares recurrentes.

D es incorrecta. La prueba de la transglutaminasa es negativa, y los síntomas de la enfermedad celiaca incluyen abdomen distendido, cólicos e irritabilidad. El paciente no presenta estos síntomas.

10. A es correcta. La bacteria *Vibrio cholerae* secreta una toxina que se une a la membrana luminal del intestino y penetra en las células epiteliales. Una vez en la célula, se metaboliza para generar el fragmento que activa de modo irreversible la subunidad alfa de las proteínas G mediante una reacción de ADP-ribosilación. Como resultado, se produce una acumulación sustancial de AMPc que provoca una salida no controlada de cloruro a través del CFTR y de agua de las células epiteliales infectadas, lo que provoca diarrea secretora.

B es incorrecta. Aunque la sobreactivación de la guanilil ciclasa también conduce a la hiperestimulación de CFTR, la bacteria causante no es *V. cholerae* sino la ETEC termoestable.

C es incorrecta. Como en B, aunque la hipersecreción de péptido intestinal vasoactivo activa la misma vía de señalización que el *V. cholerae*, la secreción de péptido intestinal vasoactivo aumenta con el VIPoma, un tumor enteroendocrino (también conocido como neuroendocrino).

D es incorrecta. La serotonina es también un secretagogo que activa el CFTR, pero lo hace a través de la vía de señalización de Ca^+. Esta vía puede activarse con el síndrome carcinoide.

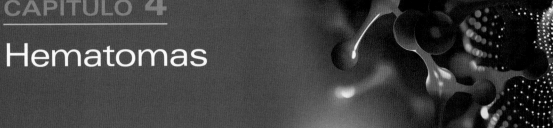

CAPÍTULO 4

Hematomas

INTRODUCCIÓN

Alrededor de entre 26 y 45% de los pacientes sanos han experimentado epistaxis, hematomas leves o sangrado de las encías secundario a un traumatismo menor (estornudar o tener las mucosas secas, cepillarse los dientes con excesivo vigor o una lesión deportiva). Entre 10 y 15% de las mujeres en edad fértil presentan hemorragias menstruales abundantes en exceso. Se estima que, entre estas pacientes, al menos una cuarta parte presenta alguna patología subyacente. Además, las hemorragias normales pueden deberse a lesiones accidentales, como en el caso de los niños pequeños que se caen y, por lo tanto, se hacen moretones con frecuencia mientras aprenden a caminar.

Las hemorragias y los hematomas son síntomas que todo el mundo observa. La hemorragia es la pérdida de sangre cuando los vasos sanguíneos se lesionan debido a un traumatismo o herida. Por otro lado, aunque los hematomas también se deben a lesiones y traumatismos, la sangre se filtra a la zona subcutánea, donde la piel externa está lesionada pero no lacerada ni rota. Los tipos de hemorragias y hematomas son variados y van desde hemorragias cutáneas puntiformes a hemorragias externas masivas o hemorragias internas. Es importante que el médico determine si la hemorragia o el hematoma son patológicos o no.

Por regla general, los hematomas en las orejas, el cuello, los pies, las nalgas, el pecho, la espalda, el abdomen y los genitales pueden ser consecuencia de malos tratos físicos. Un hematoma en un niño que aún no sabe caminar debe levantar sospechas. Los hematomas que no estén en la parte frontal del cuerpo o en los huesos suprayacentes

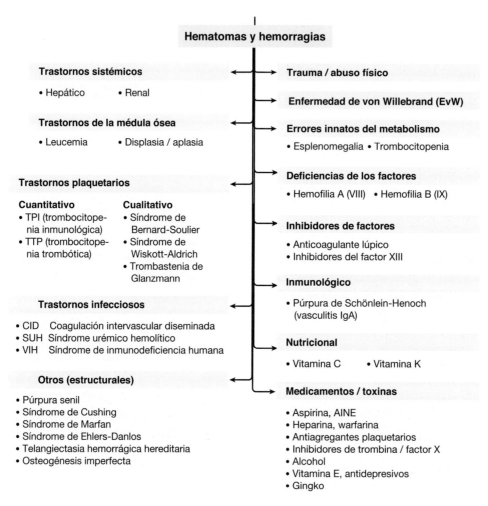

FIGURA 4-1 Causas de los trastornos hemostáticos. (Elaborada por Carman).

(normalmente rodillas, codos o frente), inusualmente grandes o numerosos, que sean las marcas de mordeduras, de cinturones y lazos o las huellas de manos deben ser señales de advertencia de maltrato. Por lo tanto, es esencial que los médicos evalúen con cuidado al paciente para distinguir los hematomas normales del maltrato físico, los trastornos hemorrágicos y las lesiones cutáneas que aparecen como hematomas. Tanto la sobredocumentación como la infradocumentación de lesiones no accidentales pueden perjudicar al paciente y a su cuidador. Por consiguiente, es esencial realizar un examen físico completo, una historia personal y familiar, una inspección de los medicamentos y un estudio diagnóstico. También es esencial que los médicos comprendan la fisiopatología de estos trastornos y pongan remedio a los trastornos hemorrágicos para evitar daños indebidos al paciente.

En este capítulo no se tratan las hemorragias o hematomas no accidentales. Más bien, los trastornos que alteran la homeostasis son el foco

principal. La hemostasia es la respuesta del organismo para controlar las hemorragias. Cualquier defecto en uno de estos sistemas puede provocar una hemorragia abundante o una coagulación excesiva. Las entidades patológicas de la hemostasia pueden clasificarse como adquiridas o hereditarias. También pueden clasificarse según el mecanismo del defecto. El esquema de la figura 4-1 muestra la clasificación de los trastornos hemorrágicos.

CASO 4.1

Un niño de 13 años es llevado de nuevo al dentista por sus padres debido a una hemorragia prolongada tras una extracción dental hace 3 días. El dentista aplica un factor de coagulación de fibrina en el lugar de la hemorragia y sugiere a la madre del paciente que acuda a un hematólogo. La entrevista con el hematólogo profundiza en los antecedentes familiares. Revela que el niño tuvo una hemorragia prolongada del cordón umbilical al nacer; sin embargo, a la madre le dijeron que "los estudios eran normales" en ese momento. Su madre señala que el niño parece propenso a hacerse hematomas con facilidad, y que a menudo presenta grandes hematomas tras caídas leves y actividades de juego, y que tiene "hemorragias nasales frecuentes".

Al ser el cuarto hijo, tiene una hermana mayor con antecedentes similares de tener hematomas con facilidad por una actividad normal en apariencia. Su madre señala que tanto ella como su hija tienen menstruaciones frecuentes y prolongadas que requieren un suplemento de hierro por deficiencia crónica de ese mineral.

El crecimiento y el desarrollo del paciente han sido normales y adecuados para su edad. Su estado nutricional es normal y su desarrollo emocional e intelectual parecen adecuados para un adolescente. Tiene un tío que cuenta con "algún tipo de problema hemorrágico". Sin embargo, saben poco de él, ya que vive en el extranjero.

La exploración física revela unas constantes vitales normales. Presenta una equimosis de tamaño moderado detrás de la rodilla derecha que se produjo en un partido de futbol reciente. No presenta ictericia. El lugar de la extracción está cicatrizando y ya no supura sangre. El hígado y el bazo son normales, no hay linfadenopatías y el resto de la exploración física es normal.

TÉRMINOS CLAVE Y DEFINICIONES

Contusión. Hematoma.

Cuerpos de Weibel-Palade. Son orgánulos secretores especializados de las células endoteliales. Contienen el factor von Willebrand, así como otras proteínas que contribuyen a la inflamación, la angiogénesis y la reparación de los tejidos.

Diátesis. Tendencia del organismo a padecer una alteración o un trastorno, como una diátesis hemorrágica.

Discrasia. Se refiere a una enfermedad o trastorno; sin embargo, a menudo se utiliza en conjunción con trastornos hematológicos y de ahí la frase discrasia sanguínea.

Émbolo. Coágulo intravascular flotante.

Epistaxis. Hemorragia nasal.

Equimosis. Son las lesiones hemorrágicas más grandes bajo la piel, en comparación con las petequias y las púrpuras, como se ve en la figura 4-3 a continuación. El diámetro es superior a 10 mm (fig. 4-3).

Factor von Willebrand (FvW). Una glicoproteína presente en el plasma. Producida en el tejido conjuntivo subendotelial, las plaquetas y los megacariocitos; tiene dos funciones importantes. Son 1) mediar en la adherencia al tejido subendotelial y 2) actuar como proteína transportadora del factor VIII en la circulación.

Hemartrosis. Hemorragia en las articulaciones. Es común en la hemofilia.

Hematoma. Se desarrolla debido a la rotura de un vaso sanguíneo que provoca un coágulo en un tejido u órgano; puede producirse en cualquier parte del cuerpo.

Hemostasia primaria. Formación de tapones plaquetarios como lugar de la lesión vascular.

Petequias. La lesión hemorrágica más pequeña (1-2 mm) bajo la piel que es una mancha puntiforme rojiza o violácea.

Púrpura. Estas lesiones hemorrágicas son mayores que las petequias ilustradas en la figura 4-2. El diámetro es de 2-10 mm (fig. 4-2).

Razón normalizada internacional (INR, por sus siglas en inglés). La prueba normaliza la evaluación del tiempo de protrombina. Utilizado clínicamente en el manejo del tratamiento con Coumadin (warfarina), con el INR se evalúa la competencia de las cascadas de factores de coagulación. Un INR "normal" es de 1.0, por lo que si un paciente tiene un INR > 1.0 implica una alteración del mecanismo intrínseco de coagulación. A su vez, utilizaremos este hecho para apoyar la enfermedad hepática clínica (cirrosis). Un resultado de 2-3 es el rango terapéutico para pacientes en tratamiento con warfarina.

Telangiectasias. Pequeños vasos sanguíneos dilatados que se observan en la piel o las mucosas. Se diferencian de las petequias. A diferencia de las petequias, con una ligera

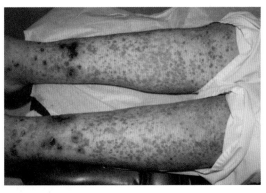

FIGURA 4-2 Púrpura. (De Goodheart H, Gonzalez M. *Goodheart's Photoguide to Common Pediatric and Adult Skin Disorders.* 4th ed. Lippincott Williams & Wilkins, a Wolters Kluwer business; 2015, figura 10-2.)

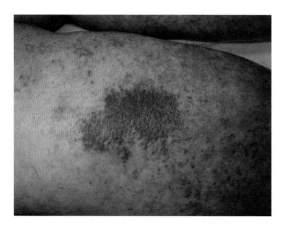

FIGURA 4-3 Equimosis. (Reimpresa con permiso de Barankan B, et al. *Stedman's Illustrated Dictionary Of Dermatology Eponyms.* Wolters Kluwer Health; 2005.)

TABLA 4-1 Caso 4.1. Hallazgos de laboratorio del niño de 13 años con hemorragia prolongada después de una extracción dental

Prueba (unidades)	Valor	Intervalo de referencia
Leucocitos (/microlitro)	7 500	4 000-10 000
Hb (g/dL)	14.0	14-17
Plaquetas (recuento/ microlitro)	95 000	150-450 000
INR	1.0	1.0
Tiempo de protrombina (TP) (segundos)	13	11-15
Tiempo de tromboplastina parcial (TTP) (segundos)	45	25-35
Nivel del factor von Willebrand (FvW) (UI/dL)	45	50-200
Nivel de factor VIII (% normal)	35	50-150
Factor IX (% normal)	75	70-120
Factor X (% normal)	83	70-150
Factor XI (% normal)	90	60-120

presión las telangiectasias palidecen y vuelven a llenarse una vez que se libera la presión.

Tiempo de protrombina (TP). Evaluación en laboratorio de la coagulación en la vía extrínseca (factores III [factor tisular] y VII). Se realiza al añadir calcio y tromboplastina a la muestra, y se mide en segundos.

Tiempo de tromboplastina parcial (TTP). Medida de laboratorio del tiempo de coagulación. Se añade un reactivo al suero y se mide el tiempo de coagulación en segundos. Evalúa la integridad de la "vía intrínseca".

Trombo. Coágulo de sangre que se adhiere a un vaso sanguíneo.

Impresión clínica

PREGUNTA: ¿cuál es su impresión clínica en este momento?

RESPUESTA: la historia parece apoyar un trastorno hemorrágico que por fortuna no ha puesto en peligro la vida del paciente hasta ahora.

PREGUNTA: ¿qué valores de laboratorio son importantes para determinar el diagnóstico diferencial?

RESPUESTA: para evaluar el aumento de hemorragias o hematomas, o como parte de la evaluación preoperatoria, es necesario medir el tiempo de protrombina (TP) y el tiempo de tromboplastina parcial (TTP). El tiempo de protrombina mide la capacidad de la vía extrínseca (factores III y VII) y la vía común (factores X, V, II y I) para formar un coágulo. Un TP de 11-16

segundos indica un funcionamiento normal de la vía extrínseca. Un TTP determina la integridad de la vía intrínseca (factores XII, XI, IX, VIII). Un TTP de 25-35 indica un funcionamiento normal de la vía intrínseca. Un TTP prolongado (superior a 35 segundos) sugeriría un trastorno intrínseco de la coagulación debido a una enfermedad subyacente o a la administración de un anticoagulante como la heparina. Así pues, el médico solicita un panel de marcadores de laboratorio que incluya TP, TTP y proteínas específicas implicadas en los trastornos de la coagulación más comunes. Estos incluyen tanto la hemofilia como el trastorno de von Willebrand. Los resultados se muestran en la tabla 4-1.

PREGUNTA: ¿cuál podría ser su impresión clínica del caso?

RESPUESTA: al inicio, se podría considerar un motivo agudo recurrente de hemorragia inapropiada, como la trombocitopenia inmunológica (TPI), ya que esta puede ser una enfermedad crónica. En un adolescente, la TPI suele ser consecuencia de un proceso infeccioso agudo. Sin embargo, el recuento de plaquetas tendría que ser necesariamente mucho más bajo (< 20 000) para explicar estos hallazgos clínicos, descartando así esta posibilidad. Además, los recuentos normales de hematíes y leucocitos eliminan con rapidez las discrasias de médula ósea. Y lo que es más importante, los antecedentes familiares con múltiples miembros que presentan diversas diátesis hemorrágicas sugieren con claridad un trastorno hereditario.

El factor VIII está un poco bajo, y los niveles de factor IX, X y XI son normales. Aunque el nivel de factor VIII sea bajo, puede excluirse una deficiencia de factor VIII (hemofilia A), ya que se trata de un trastorno ligado al cromosoma X y los antecedentes familiares indican una afectación tanto en hombres como en mujeres. Sin embargo, también pueden observarse niveles bajos de factor VIII en la enfermedad de von Willebrand (EvW) por razones que se expondrán en breve. El trastorno hemorrágico hereditario más frecuente es la EvW, con una prevalencia estimada en la población general del 1%. Además, la EvW es un trastorno autosómico dominante que se presenta con igual distribución masculina y femenina, lo que la distingue de la hemofilia A y B, que son trastornos genéticos recesivos ligados al cromosoma X. Además, al establecer el diagnóstico, también hay que distinguir entre una alteración funcional (cualitativa) frente a los niveles (cuantitativos) de FvW. La enfermedad de von Willebrand puede presentarse con una amplia gama de manifestaciones clínicas. Puede ser tan leve que solo presente epistaxis ocasional, metromenorragia y fácil aparición de hematomas, y pasar desapercibida en la edad adulta, presentándose cuando una hemorragia adversa tras una intervención quirúrgica la pone de manifiesto. También puede presentarse en el periodo neonatal con hemorragia persistente del cordón umbilical justo después del nacimiento y una diátesis hemorrágica no muy distinta de la hemofilia y con una amplia gama de síntomas intermedios.

Desde un punto de vista clínico, la EvW y las hemofilias pueden presentarse de forma similar, aunque a menudo existen diferencias clínicas. La deficiencia de factor VIII (hemofilia) tiende a presentarse con hemartrosis y hemorragias musculares, mientras que la EvW suele presentarse con hemorragias de las mucosas (hemorragias nasales y de las encías, así como fácil formación de hematomas).

Mientras que la EvW y la hemofilia A representan los dos trastornos hemorrágicos más comunes que se observan en la práctica clínica, otras dos deficiencias del factor de coagulación menos comunes con una presentación clínica similar son la hemofilia B o enfermedad de Christmas (deficiencia del factor IX) y la hemofilia C (deficiencia del factor XI). Entre las anomalías plaquetarias con presentaciones similares se incluyen las siguientes:

a. Trombastenia de Glanzmann. Trastorno autosómico recesivo resultante de una glucoproteína defectuosa IIb/IIIa (GpIIb/ IIIa), que es un receptor en la superficie de la plaqueta. Como consecuencia, se reduce la agregación plaqueta-plaqueta, lo que impide la formación de un tapón plaquetario. También presentaría un tiempo de hemorragia (TTP) prolongado, como se observa aquí.

b. Síndrome de Bernard-Soulier. Es un trastorno autosómico recesivo poco frecuente que resulta de la ausencia del receptor de la glicoproteína Ib (GpIb) para el FvW en las plaquetas. De nuevo se encontraría un TTP prolongado.

c. El "seudo trastorno de von Willebrand" se caracteriza por una hiperreactividad plaquetaria que provoca trombocitopenia.

Por último, una forma adquirida de EvW debida a la formación de anticuerpos anti-FvW manifiesta síntomas similares, pero se relaciona con trastornos mieloproliferativos y linfoproliferativos, hipotiroidismo y cardiopatía congénita, ninguno de los cuales se observa en este caso. Una vez más, esta posibilidad parece poco probable, ya que vemos múltiples miembros de la familia con una diátesis hemorrágica.

Tras excluir todas las posibilidades en el diagnóstico diferencial, los bajos niveles de FvW, factor VIII y la presencia de trombocitopenia apoyan el diagnóstico de EvW. ¿Por qué, en este caso, el FvW está en el límite bajo y no deprimido en extremo? Esto puede explicarse por el hecho de que el FvW suele estar elevado de modo temporal en cualquier situación de estrés derivada de una hemorragia aguda, pero aún tiene la suficiente depresión como para causar síntomas clínicos. El nivel de FvW en un momento dado refleja numerosas influencias. El estrés, como una lesión o una intervención quirúrgica, una infección, el aumento de los niveles de estrógenos, el embarazo y el ejercicio vigoroso pueden elevar de modo artificial los niveles de FvW. Los pacientes del grupo sanguíneo O tienen niveles naturales de FvW más elevados que los de otros grupos sanguíneos. Así pues, el hematólogo explica que los resultados del FvW deben repetirse en 2 meses y solicita pruebas genéticas para confirmar la enfermedad de von Willebrand.

PREGUNTA: ¿cómo se trata clínicamente la EvW?

RESPUESTA: el tratamiento de la EvW puede consistir en la administración de un análogo sintético de la vasopresina conocido como desmopresina (DDAVP). Se trata de un secretagogo que induce la liberación de FvW de sus lugares de almacenamiento en las células endoteliales. Por lo tanto, es eficaz en pacientes con EvW con FvW residual. En los casos más graves, puede administrarse la sustitución directa del FvW recombinante en situaciones clínicas apropiadas, como una intervención quirúrgica inminente o una hemorragia importante. Por último, puede utilizarse FvW junto con infusiones de factor VIII si está clínicamente indicado.

Correlaciones con ciencias básicas

PREGUNTA: ¿cómo detiene el cuerpo las hemorragias?

RESPUESTA: para comprender la enfermedad de von Willebrand, es importante aprender sobre cómo detiene el cuerpo una hemorragia, lo

que se denomina hemostasia. Describe el proceso que detiene la hemorragia de un vaso dañado al tiempo que mantiene el flujo sanguíneo normal en otras partes de la circulación. La hemostasia implica acontecimientos muy orquestados que pueden dividirse en dos componentes principales: hemostasia primaria y hemostasia secundaria. La hemostasia primaria se refiere a la formación de un tapón plaquetario débil y la hemostasia secundaria forma un coágulo que estabiliza el tapón débil en una fuerte malla de fibrina para la cicatrización de heridas (fig. 4-4). La hemostasia primaria y secundaria trabajan en conjunto para la formación final del coágulo. En el caso 4.1, nos centraremos en la hemostasia primaria.

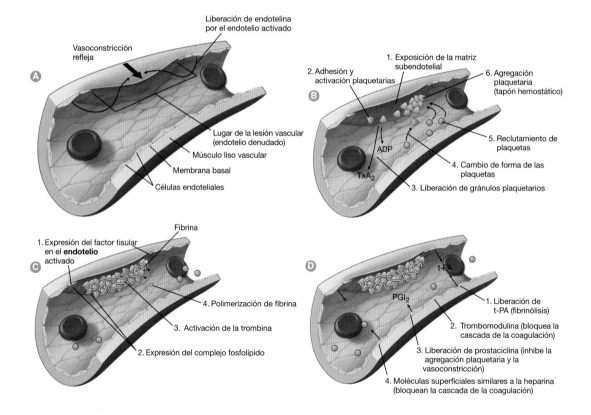

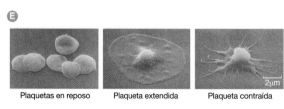

FIGURA 4-4 Etapas de la hemostasia. Comienza con la agregación de las plaquetas para formar un tapón plaquetario débil, seguido del fortalecimiento mediante la formación de una malla de fibrina. (De Golan DE, Tashjian AH Jr, Armstrong EJ, Armstrong AW. Principles of Pharmacology: *The Pathophysiologic Basis of Drug Therapy.* 3ª ed., Lippincott Williams & Wilkins. A Wolters Kluwer business; 2011, figura 22-1.)

La hemostasia primaria requiere cuatro pasos: vasoconstricción, adhesión plaquetaria, activación/degranulación plaquetaria y agregación plaquetaria. Para reducir la hemorragia, los vasos sanguíneos se contraen tras la lesión inicial. Esto se consigue sobre todo por vías neurales y no neurales. La vasoconstricción no neuronal en la hemostasia primaria implica a la endotelina, una hormona secretada por las células endoteliales dañadas que recubren los vasos sanguíneos. Al mismo tiempo, el FvW, que se almacena en los cuerpos de Weibel-Palade del endotelio, también se libera en el lugar de la lesión. El FvW es el puente molecular que une el colágeno subendotelial expuesto a las plaquetas. El FvW también tiene otra función como transportador del factor VIII, que es un factor de coagulación importante en la hemostasia secundaria. Sin el FvW, la semivida del factor VIII es más corta y, en consecuencia, se elimina de la circulación casi cinco veces más rápido. Por lo tanto, el FvW no solo es el puente entre el colágeno y las plaquetas, sino también uno de los puentes entre la hemostasia primaria y la secundaria.

PREGUNTA: ¿qué son las plaquetas?

RESPUESTA: antes de hablar de la activación plaquetaria, demos un paso atrás y hablemos de las plaquetas. Las plaquetas se forman a partir de los megacariocitos derivados de la médula ósea; cada una de estas células gigantes experimenta una fragmentación que da lugar a la liberación de más de 1 000 plaquetas. Estos fragmentos circulantes tienen alrededor de una quinta parte del tamaño de los hematíes (fig. 4-5); también son muy ligeros y son empujados hacia los lados de los vasos sanguíneos, lo que les permite estar muy cerca de las células endoteliales de tales vasos. La forma de las plaquetas se asemeja a un plato, de ahí su nombre; sin embargo, al activarse, pueden contraerse y cambiar su forma para dar lugar a largas proyecciones que buscan las células endoteliales dañadas y el colágeno subendotelial para adherirse.

Las plaquetas tienen en su superficie múltiples glucoproteínas receptoras de plaquetas (GP) que desempeñan un papel esencial en la formación del tapón plaquetario y de la malla de fibrina. Se trata de GPIb y GPIIb/IIIa (fig. 4-6). Una manera fácil de recordar estos dos receptores es recordar que GPIb desempeña un papel en la hemostasia primaria (es decir, 1 y 1 es común en ambos) y

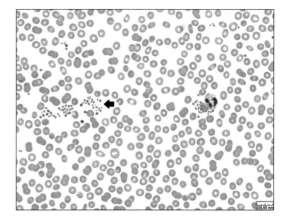

FIGURA 4-5 Frotis periférico que muestra plaquetas normales (P) entre los glóbulos rojos (R). (De Weksler B, Schechter GP. *Wintrobe's Atlas of Clinical Hematology.* 2ª ed., Lippincott Williams & Wilkins, a Wolters Kluwer business; 2018, figura 4-5.)

GPIIb/IIIa desempeña un papel en la hemostasia secundaria. Volveremos con GPIIb/IIIa más adelante en este capítulo. Por ahora, hablemos de GPIb. Una vez lesionado el vaso sanguíneo, las células endoteliales dañadas liberan FvW, que se une al colágeno subendotelial expuesto y a la plaqueta, como se mencionó antes. La interacción entre el FvW y la plaqueta se produce gracias al receptor GPIb.

Aunque las plaquetas no son verdaderas células, son portadoras de proteínas y gránulos que contienen moléculas esenciales para formar el tapón plaquetario y luego la malla de fibrina. El tromboxano A se sintetiza a partir de la vía del ácido araquidónico en las plaquetas y se libera cuando estas se activan. El tromboxano A tiene actividades protrombóticas: vasoconstriñe los vasos sanguíneos lesionados y estimula la activación y agregación de las plaquetas. En cuanto a los gránulos, existen dos tipos: gránulos alfa y gránulos densos (también conocidos como cuerpos densos). Los gránulos alfa contienen FvW y fibrinógeno, que son importantes para la agregación plaquetaria. Como puede verse, tanto las células endoteliales lesionadas como las plaquetas liberan FvW, el cual se libera primero de las células endoteliales y solo se libera de las plaquetas una vez activadas. Los gránulos densos contienen más moléculas que los gránulos alfa, por lo que hay que pensar que son densos porque contienen más moléculas. Las tres moléculas de los gránulos densos son serotonina, ADP y Ca^{+2}. La serotonina

FIGURA 4-6 Esta figura muestra cómo interactúan entre sí el colágeno y las plaquetas. El receptor GP1b se une al factor von Willebrand, que es liberado por las propias plaquetas una vez activadas y también por las células endoteliales. (De Rubin E, Farber JL. *Pathology*. 3ª ed., Lippincott Williams & Wilkins, a Wolters Kluwer business; 1999, figura 20-11.)

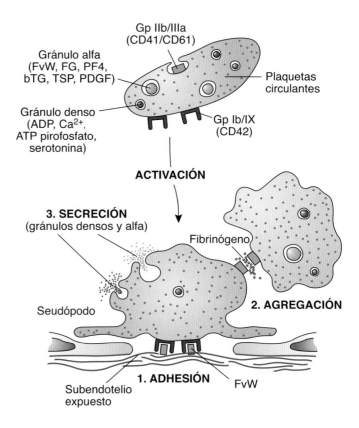

es otro vasoconstrictor. El ADP es importante para la activación de las plaquetas y el calcio es esencial para la hemostasia secundaria.

PREGUNTA: ¿por qué las plaquetas no se agregan todo el tiempo?

RESPUESTA: las células endoteliales desempeñan un papel clave en el tono vascular y la agregación plaquetaria; liberan óxido nítrico y prostaciclina (PG2), que actúan como vasodilatadores; también bloquean la adhesión de las plaquetas entre sí. Existe un estira y afloja entre la endotelina y el tromboxano A2, por un lado, y el óxido nítrico y la prostaciclina, por otro. En condiciones fisiológicas normales, el óxido nítrico (NO) y la prostaciclina ganan, ya que su concentración es superior a la de endotelina y tromboxano A2. En condiciones trombóticas, ganan la endotelina y el tromboxano A2, lo que provoca vasoconstricción y agregación plaquetaria.

PREGUNTA: ¿cómo se activan las plaquetas?

RESPUESTA: la activación de las plaquetas comienza con la adhesión de las plaquetas al colágeno, lo que provoca el cambio de forma de estas. Como resultado, la GPIIb/IIIa cambia su conformación de reposo a activada (fig. 4-7). El fibrinógeno liberado por las plaquetas puede actuar ahora como puente entre estas a través de la interacción con la GPIIa/GPIIIb. Como resultado, las plaquetas se agregan y forman el tapón plaquetario. La activación de estas plaquetas conduce a la liberación de serotonina y tromboxano A2, que pueden estimular a otras plaquetas en reposo.

PREGUNTA: ¿qué ocurre si el factor von Willebrand es defectuoso?

RESPUESTA: la adhesión o agregación plaquetaria es escasa o nula, por lo que no puede producirse hemostasia primaria. Además, una expresión defectuosa o de bajo nivel de FvW afecta también a la hemostasia secundaria. El FvW es portador y estabilizador del factor VIII, un factor de coagulación en la hemostasia secundaria. Esto explica la observación de que los pacientes con hemofilia A tienen un bajo nivel de factor VIII con niveles normales de FvW, mientras que en la EvW existe el esperado bajo nivel de FvW pero también un bajo nivel de factor VIII.

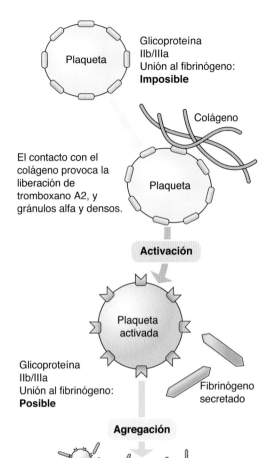

Gránulos alfa: FvW y fibrinógeno
Gránulos densos: serotonina, ADP y calcio

FIGURA 4-7 Esta figura ilustra cómo GPIIb/ IIIa cambia su conformación al unirse las plaquetas al colágeno. Estos cambios de conformación permiten el entrecruzamiento de las plaquetas entre sí a través de la GPIIa/IIIb para formar el tapón plaquetario. Las plaquetas activadas secretan fibrinógeno y FvW de los gránulos alfa y serotonina, ADP y Ca^{2+} por los gránulos densos para activar otras plaquetas en reposo.

PREGUNTA: ¿es tratable esta enfermedad?

RESPUESTA: el tratamiento para el FvW con presentaciones más leves es la desmopresina, que

es un análogo de la vasopresina que estimula la liberación de FvW de las células endoteliales. En los casos graves, puede utilizarse el factor de von Willebrand recombinante (rFvW) y concentrados de FvW/factor VIII derivados del plasma (FvW/FVIII).

PREGUNTA: ¿existen otras enfermedades que afecten a la hemostasia primaria?

RESPUESTA: sí, existen otros trastornos implicados en la hemostasia primaria defectuosa; se resumen en la tabla 4-2.

TABLA 4-2 Caso 4.1. Esta tabla enumera los trastornos genéticos de la hemostasia primaria

Trastornos genéticos de la hemostasia primaria		
Enfermedad	**Defecto**	**Observaciones**
Enfermedad de von Willebrand	FvW	La hemostasia primaria y la vía intrínseca de la hemostasia secundaria están alteradas
Síndrome de Bernard-Soulier	GPIb	Tapón plaquetario defectuoso
Trombastenia de Glanzmann	GPIIb/IIIa	Ausencia de agregaciones plaquetarias
Trombocitopenia inmunológica	Anticuerpos contra GPIIb/IIIa	Destrucción o consumo acelerado de plaquetas

Resolución del caso

El nivel de FvW repetido 2 meses después del incidente de la hemorragia posterior a la extracción dental muestra en efecto un nivel bajo en el rango de enfermedad de leve a moderada. El análisis genético confirma el diagnóstico de EvW. Esto explicaría el cuadro clínico que se observa en el niño desde su nacimiento y respaldaría el diagnóstico en su hermana. Se aconseja a los padres y se discuten los planes para el tratamiento futuro de la enfermedad de von Willebrand de tipo I.

Nota histórica: von Willebrand era médico finlandés a principios del siglo xx. En 1924, atendió a un niño de 5 años con epistaxis recurrente. Después de un cuidadoso estudio de los 11 niños de la familia, observó que seis tenían síntomas de diátesis hemorrágica y la mitad eran mujeres, y que varios de los niños murieron de hemorragia no controlada. Esto le llevó a concluir que la causa era algún otro trastorno, y no la hemofilia.

Sin embargo, no fue hasta la década de 1950 en adelante cuando se identificó un defecto en una glucoproteína necesaria para unir las plaquetas y el fibrinógeno al endotelio vascular durante el proceso de coagulación y se dio el nombre de von Willebrand a la enfermedad.

Conceptos de alto rendimiento

1. El FvW es una proteína multimérica producida tanto en el endotelio vascular como en las plaquetas. Interviene en la adhesión de las plaquetas a las fibrillas de colágeno subendotelial expuestas en las zonas de daño vascular, formando así el tapón plaquetario inicial.
2. El FvW es el portador y el protector del factor VIII circulante, por lo que mantiene niveles adecuados en la circulación.
3. La EvW tiende a presentarse con manifestaciones mucosas y cutáneas, mientras que la hemofilia se presenta con hemorragias en articulaciones y músculos. Sin embargo, hay una superposición de estos síntomas.
4. La presentación varía de leve a grave y del nacimiento a la edad adulta, en función de la penetrancia genética.
5. Aunque la EvW es el más común de los trastornos hemorrágicos hereditarios, las deficiencias de factor y la disfunción plaquetaria deben tenerse en cuenta en el diagnóstico diferencial.

CASO 4.2

Un niño de 4 años acude al pediatra acompañado de su padre. El niño tiene la rodilla izquierda inflamada y sensible como consecuencia de un accidente de bicicleta. No tiene antecedentes médicos significativos. Su crecimiento y desarrollo han estado en el percentil 50. Su estado nutricional es normal. Sus padres también señalan que en ocasiones presenta epistaxis, pero no han informado de ello al pediatra. El padre también señala que parece que se le hacen moretones con más facilidad que a sus hermanos. Es el tercer hijo y sus hermanos mayores están sanos. Sus antecedentes familiares son no contributivos.

La exploración física revela constantes vitales normales. El único hallazgo es una equimosis sensible. La articulación de la rodilla izquierda está llena de líquido, lo que limita la amplitud de movimiento debido al dolor. La radiografía es normal, salvo por la presencia de líquido en el espacio articular. Se aspira el líquido articular, que parece tener sangre. Se envía para realizar estudios, incluido un cultivo.

Los datos de laboratorio se muestran en la tabla 4-3. El perfil metabólico es normal, al igual que el análisis de orina.

TABLA 4-3 Caso 4.2. Hallazgos de laboratorio del niño de 4 años con la rodilla izquierda inflamada y sensible como consecuencia de un accidente de bicicleta

Valor	Paciente	Intervalo de referencia
Leucocitos (/µL)	8 800	4-10 000
Hb (g/dL)	11.0	14-17
VCM (fL)	85	80-100
Recuento de plaquetas (/µL)	150	150-450 000
INR	1.0	≤ 1.0
Tiempo de protrombina (TP) (segundos)	12	11-15
Tiempo de tromboplastina parcial (TTP) (segundos)	55	25-35
Recuento de reticulocitos (% de eritrocitos)	1.0	0.5-1.5

TÉRMINOS CLAVE Y DEFINICIONES

Dímero-D. Producto de degradación de la fibrina detectado en el espacio intravascular. El dímero-D es un marcador importante de la activación de la coagulación y la fibrinólisis.

Hemostasia secundaria. Activación de las vías de coagulación intrínseca y extrínseca para producir una malla de fibrina que une las plaquetas en un coágulo estable.

Síndrome compartimental. Hemorragia en un espacio cerrado de los músculos del brazo o la pierna. La restricción fascial de este compartimento puede provocar isquemia con daños en los componentes vasculares y neurológicos.

Impresión clínica

PREGUNTA: ¿qué posibilidades diagnósticas diferenciales existen en este caso?

RESPUESTA: el recuento plaquetario normal excluye los diagnósticos que predisponen a deficiencias plaquetarias cuantitativas. Así, la cirrosis con hipertensión portal y, por lo tanto, esplenomegalia, las neoplasias hematológicas y la púrpura trombocitopénica idiopática quedan descartadas por el recuento normal de plaquetas. Sin embargo, la enfermedad de von Willebrand o la trombastenia de Glanzmann no pueden excluirse.

El tiempo de protrombina normal elimina los síndromes carenciales de vitamina K. Así pues, la enfermedad de von Willebrand y las deficiencias de factores de coagulación que afectan la vía intrínseca de la cascada de coagulación pasan a primer plano. En particular, y basándose en su frecuencia relativa, la deficiencia de factor VIII sería el diagnóstico más probable entre todas las deficiencias de factor de coagulación. En consecuencia, se solicitan pruebas de laboratorio para determinar los niveles de factor VIII y FvW. El nivel de FvW es normal, excluyendo la enfermedad de von Willebrand. El nivel de factor VIII es 4.0% del normal esperado y, por lo tanto, apoya el diagnóstico de una deficiencia moderada. Explica la aparición de la enfermedad más tarde en la vida y solo después de un traumatismo de grado moderado se produjo la hemartrosis.

PREGUNTA: ¿cómo se distinguen los distintos tipos de hemofilia A?

RESPUESTA: la deficiencia de factor VIII (hemofilia A clásica) es un trastorno recesivo ligado al cromosoma X, pero puede surgir debido a una mutación espontánea en alrededor de un tercio de los casos. También existe una hemofilia "adquirida" debida a la deficiencia de factor VIII, que es un trastorno autoinmunológico poco frecuente. Debe sospecharse en pacientes con antecedentes personales de episodios recurrentes e inexplicables de hemorragia que, de otro modo, no se producirían en circunstancias normales. En tal caso, los anticuerpos contra el factor VIII se desarrollan por un acontecimiento desencadenante como una infección, un trastorno autoinmune subyacente y ciertos medicamentos. El inicio de la situación suele producirse más tarde en la vida. Los síntomas de la hemorragia también suelen ser más leves que los de la deficiencia hereditaria de factor VIII.

Como es lógico, los síntomas de la hemofilia son proporcionales al nivel de factor VIII circulante. Se acentúan cuando el nivel de factor VIII es de 1% o inferior a los niveles normales. La hemoptisis, la hematemesis, la epistaxis, la hemartrosis, la hematuria, las hemorragias del sistema nervioso central y los síndromes compartimentales son comunes a este nivel de factor VIII. Las hemorragias persistentes, en especial posteriores a intervenciones odontológicas o quirúrgicas menores, son los principales acontecimientos que conducen al diagnóstico de hemofilia. Los casos moderados, con niveles perceptibles de factor VIII

de entre 1 y 5%, se presentan después de traumatismos importantes, como en el presente caso. Los niveles de 6-30% se presentan con síntomas leves que pueden no manifestarse hasta la edad adulta.

Otras dos variantes menos comunes de la hemofilia son la hemofilia B (enfermedad de Christmas), causada por la deficiencia del factor IX, y la hemofilia C, causada por la deficiencia del factor XI. Mientras que la hemofilia B es un trastorno recesivo ligado al cromosoma X, como en la hemofilia A, la hemofilia C es un trastorno autosómico recesivo. Tanto la hemofilia B como la C son trastornos muy poco frecuentes.

En todos estos casos, puede ser importante una cuidadosa historia familiar de varias generaciones, ya que tanto la hemofilia A como la B están ligadas al cromosoma X y, por lo tanto, las mujeres de la familia pueden ser portadoras y no mostrar síntomas.

PREGUNTA: ¿cómo puede tratarse a nivel clínico la deficiencia de factor VIII?

RESPUESTA: el tratamiento de la hemofilia consiste en la administración de un factor VIII recombinante modificado con ingeniería genética. En los casos más leves de deficiencia de factor VIII, así como en la EvW, la administración de desmopresina aumenta el nivel de FvW en el suero y, por lo tanto, el factor VIII. El tratamiento con factor VIII recombinante puede provocar la aparición de autoanticuerpos contra el factor VIII. Estos autoanticuerpos se conocen como "inhibidores" del factor VIII y pueden neutralizar los efectos beneficiosos de la suplementación con factor VIII. Los inhibidores del factor VIII pueden determinarse mediante un ensayo en caso de que un paciente con hemofilia no responda a la terapia de sustitución y siga experimentando hemorragias. El trasplante de médula ósea también se ha utilizado con éxito y puede ser una opción si fallan otras terapias.

Correlaciones con ciencias básicas

PREGUNTA: ¿por qué la deficiencia de factor VIII provoca un trastorno hemorrágico?

RESPUESTA: para responder a esta pregunta, debemos comprender la hemostasia secundaria. En el caso 4.1, se nos presentó la hemostasia primaria, que implica la creación de un tapón plaquetario débil. El tapón plaquetario se forma al unirse las plaquetas al colágeno expuesto y al vincularse estas entre sí utilizando fibrinógeno como puente. La hemostasia secundaria convierte el fibrinógeno (factor I) en fibrina mediante la trombina y, a continuación, entrecruza la fibrina mediante el factor XIII para generar una malla de fibrina fuerte. Esto se consigue al desencadenarse la cascada de la coagulación sanguínea y mediante la conversión de protrombina (factor II) en trombina y la transformación de fibrinógeno (factor I) en fibrina.

La cascada de la coagulación sanguínea es un mecanismo de amplificación que implica la activación de zimógenos que circulan en la sangre en forma inactiva. Muchos de estos factores de coagulación son enzimas proteolíticas. La activación de estos factores de coagulación se representa añadiendo una "a" junto a los numerales roma-

nos. Por ejemplo, el factor IX es la forma inactiva y el factor IXa es la forma activa. Una vez que se sintetizan estos factores de coagulación, se modifican de modo postraduccional de forma dependiente de la vitamina K antes de ser secretados a la circulación. Más adelante en este capítulo se tratará con más detalle este proceso. Es comprensible que una lesión hepática o una deficiencia de vitamina K pueden afectar de manera negativa la cascada de coagulación, impidiendo la formación de la malla de fibrina.

Vía extrínseca. Cuando se produce una agresión vascular, la sangre queda expuesta al tejido subendotelial, que es rico en factor tisular (FT o factor III). El factor tisular en la circulación se une al factor VII y lo convierte en su forma activa, factor VIIa (fig. 4-8). Esta cascada de activación

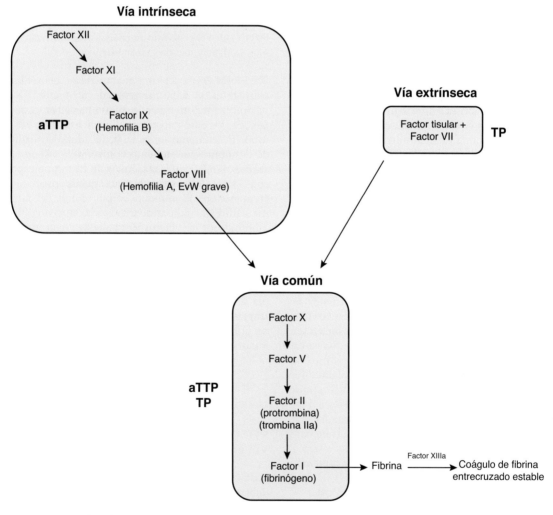

FIGURA 4-8 Esta figura ilustra la cascada de la coagulación y su regulación por la trombina. Además, muestra que la actividad de la vía extrínseca y la vía intrínseca está determinada por el tiempo de protrombina (TP) y el tiempo de protromboplastina parcial (TTP), respectivamente. (De Wolfson AB, Cloutier RL, Hendey GW, Ling L, Rosen CL, Schaider J. *Harwood-Nuss' Clinical Practice of Emergency Medicine.* 7th ed. Wolters Kluwer; 2021.)

suele conocerse como vía extrínseca. La activación de la vía extrínseca se produce en cuestión de segundos. El factor VIIa, a su vez, activa el factor IX a IXa y el X a Xa, que activa una pequeña cantidad de protrombina a trombina. La trombina activa a su vez el factor VII. Este proceso se asemeja a una chispa de fuego que se amplifica hasta convertirse en una llama abrasadora, lo que se conoce como la vía intrínseca.

Vía intrínseca. La pequeña cantidad de trombina en la vía extrínseca activa más plaquetas, lo que forma parte de la hemostasia primaria y varios factores que forman parte de la vía intrínseca. Una forma fácil de recordar la cascada de la coagulación en la vía intrínseca es empezar la cuenta regresiva desde XII, XI, equivocarse e ir a IX en lugar de X, y luego VIII (12, 11, 9 y 8). Se creía que la vía intrínseca comienza con el factor XII, pero su deficiencia no se relaciona con hemorragias. Por lo tanto, el inicio de la vía intrínseca se produce a través de la pequeña cantidad de trombina activada a partir de la vía extrínseca. La trombina activa los factores VIII y IX de la vía intrínseca.

Vía común. Ambas vías, extrínseca e intrínseca, se fusionan para activar el factor X a factor Xa, que es el primer factor de la vía común. El factor Xa forma un complejo con el factor V y el calcio se libera de los gránulos densos de las plaquetas y de la superficie fosfolipídica de las mismas, activando la protrombina (factor II) a trombina (factor IIa). A continuación, la trombina escinde el fibrinógeno en fibrina y, al mismo tiempo, activa el factor XIII para reticular las fibras de fibrina y formar un coágulo estabilizado. Una forma fácil de recordar la vía común es 10 = 5X2X1. Esta ecuación representa los pasos de la vía común.

En resumen, la coagulación se amplifica mediante la activación de los factores de coagulación a partir de sus formas inactivas a través de la escisión proteolítica y por la trombina, que activa los factores de coagulación involucrados en las vías extrínseca, intrínseca y común (fig. 4-8). Otra forma fácil de recordar qué factores de coagulación se activan es contar los números impares empezando por 5, es decir, 5, 7, 9, 11 y 13. Excepto por el 9, el conteo es correcto. En este caso, el 8 sustituye al 9.

PREGUNTA: ¿qué hace nuestro organismo para evitar una coagulación excesiva?

RESPUESTA: si la hemostasia continúa, se producirá una sobrecoagulación excesiva, es decir, una hipercoagulación que bloquee los vasos. El delicado equilibrio de los factores de coagulación se compensa con proteínas cuya función es promover la anticoagulación y la fibrinólisis. La anticoagulación describe el proceso que retrasa la coagulación. La fibrinólisis describe el proceso que disuelve los coágulos una vez formados.

Anticoagulación. La trombina no solo es el activador de la coagulación, sino que también funciona como inhibidor de la sobrecoagulación para evitar una coagulación generalizada. Activa dos proteínas que a su vez inhiben a la propia trombina mediante una inhibición por retroalimentación negativa. Estas proteínas son la antitrombina (AT) y la proteína C. Al igual que la mayoría de los factores de coagulación, la AT y la proteína C también son sintetizadas por el hígado.

Una vez activada por la trombina, la antitrombina se une a la heparina expresada en la superficie del endotelio vascular. Después, la retroalimentación de AT inhibe la trombina y el factor IX (vía intrínseca) y el factor X (vía común). Los pacientes que no responden al tratamiento con heparina pueden tener una antitrombina defectuosa. El segundo mecanismo que utiliza la trombina para inhibir la sobrecoagulación es la interacción con la trombomodulina que se expresa en las células endoteliales vasculares. Al unirse a la trombomodulina, la trombina cambia su conformación y se une a la proteína C y a la proteína S. Este complejo inhibe la trombina, el factor VIII (vía intrínseca) y el factor V (vía común). Los pacientes con deficiencia de proteína C o proteína S tienen un mayor riesgo de desarrollar trombosis venosa profunda (TVP).

Fibrinólisis. La trombina es esencial para todos los pasos de la hemostasia como activador de la cascada de la coagulación, la anticoagulación y la fibrinólisis para garantizar una hemostasia equilibrada (fig. 4-9). Una vez cicatrizado el vaso sanguíneo lesionado, el coágulo de fibrina es lisado por la plasmina. La plasmina procede de su zimógeno inactivo, el plasminógeno, que es activado por la trombina y el activador tisular del plasminógeno (tPA). La plasmina descompone la fibrina en productos solubles de degradación de la fibrina (también conocidos como dímero D).

Patología de la hemostasia. El caso 4.2 ilustra muy bien cómo un factor de la vía intrínseca, concretamente el factor VIII, conduce a un trastorno hemorrágico. En el caso 4.1 un defecto en el factor de von Willebrand también provoca una hemorra-

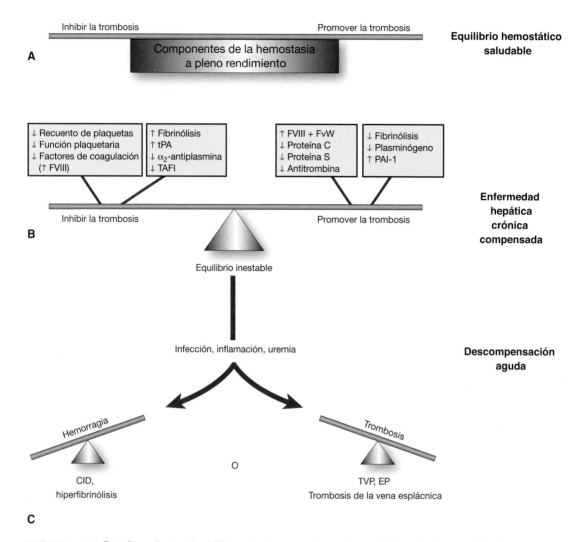

A — Equilibrio hemostático saludable

Inhibir la trombosis — Promover la trombosis

Componentes de la hemostasia a pleno rendimiento

B — Enfermedad hepática crónica compensada

↓ Recuento de plaquetas
↓ Función plaquetaria
↓ Factores de coagulación
(↑ FVIII)

↑ Fibrinólisis
↑ tPA
↓ α₂-antiplasmina
↓ TAFI

↑ FVIII + FvW
↓ Proteína C
↓ Proteína S
↓ Antitrombina

↓ Fibrinólisis
↓ Plasminógeno
↑ PAI-1

Inhibir la trombosis — Promover la trombosis

Equilibrio inestable

Infección, inflamación, uremia

Descompensación aguda

Hemorragia

Trombosis

O

CID, hiperfibrinólisis

TVP, EP
Trombosis de la vena esplácnica

C

FIGURA 4-9 Esta figura ilustra el equilibrio entre los mecanismos hemorrágicos (antihemostáticos) y trombóticos (prohemostáticos). Las moléculas en *azul* son los fármacos dirigidos a estas vías. (De Marder VJ, Aird WC, Bennett JS, Schulman S. *Hemostasis and Thrombosis*. 6th ed. Lippincott Williams & Wilkins, a Wolters Kluwer business; 2013, figura 126-1.)

gia. Los trastornos de la hemostasia primaria se discuten en el caso 4.1, y la tabla 4-4 muestra los trastornos de la hemostasia secundaria.

La patología de la hemostasia no solo se refiere a las hemorragias. Un desequilibrio de la coagulación, la anticoagulación y la fibrinólisis también puede dar lugar a un exceso de coagulación conocido como trombo. Los trombos arteriales y venosos tienen características diferentes y requieren estrategias de tratamiento distintas. En las arterias, los trombos se desarrollan en gran parte debido a la agregación de plaquetas, mientras que en las venas los trombos están formados por fibrina. Por lo tanto, en el tratamiento de la trombosis arterial, el objetivo son las plaquetas.

La aspirina (ácido acetilsalicílico) se utiliza para inhibir la síntesis de tromboxano A2 en las plaquetas mediante la inhibición irreversible de la ciclooxigenasa-1. El clopidogrel (nombre comercial Plavix) inhibe la unión del ADP a su receptor en las plaquetas. En el caso de la trombosis venosa, se actúa sobre la cascada de la coagulación y la vitamina K. La heparina, que es el activador de la antitrombina y, por lo tanto, inhibe la cascada de la coagulación, suele utilizarse en un entorno hospitalario, ya que requiere una inyección intravenosa. Para la profilaxis a largo plazo, se utilizan antagonistas de la vitamina K como la warfarina. Los antagonistas de la vitamina K se tratarán más adelante.

TABLA 4-4 Caso 4.2. Esta tabla enumera los trastornos genéticos de la hemostasia secundaria

Trastornos genéticos de la hemostasia secundaria		
Enfermedad	Defecto	Observaciones
Factor V Leiden	Factor V	La mutación más común es resistente a la degradación por la proteína C, lo que conduce a la depleción de la proteína C. La complicación incluye TVP
Hemofilia A	Factor VIII	Recesivo ligado al cromosoma X. Hemorragia anormal
Hemofilia B	Factor IX	Recesivo ligado al cromosoma X. Hemorragia anormal
Hemofilia C	Factor XI	Autosómico recesivo Hemorragia anormal

Por último, la interrupción de la fibrinólisis conduce a la hiperfibrinólisis. Uno de los estados hiperfibrinolíticos más frecuentes es la coagulación intravascular diseminada (CID), que puede desencadenarse por diversas enfermedades. La CID no es una enfermedad en sí misma, sino que surge debido a la complicación de la enfermedad subyacente. Conduce a una activación constante del sistema de coagulación que provoca el agotamiento de los factores de coagulación y la antitrombina. Como resultado, los pacientes con CID presentan una mayor tendencia a las hemorragias.

PREGUNTA: si el factor VIII posee metabolismo defectuoso, como en el presente caso de hemofilia A, alterando así la vía intrínseca, ¿por qué la vía extrínseca no lo compensa con la producción de fibrina para detener la hemorragia?

RESPUESTA: como ya se ha comentado, existe una interacción entre la vía extrínseca y la intrínseca. La vía extrínseca es mucho más rápida que la intrínseca, pero no es tan robusta como esta última. La pequeña concentración de trombina activada al inicio a través de la vía extrínseca activa los factores V, VII, VIII, IX, XI y XIII para aumentar en gran medida la producción de fibrina hasta el nivel necesario para formar un coágulo. En resumen, la vía extrínseca no es suficiente para evitar las hemorragias.

Resolución del caso

Se aspira la articulación para eliminar el líquido sanguinolento. La infusión de factor VIII restablece el TTP a la normalidad. Con reposo, la

articulación vuelve a función normal. Los padres y el paciente son asesorados por un hematólogo y un genetista sobre las repercusiones de esta enfermedad. También se discute con el paciente el uso de desmopresina (DDAVP).

Conceptos de alto rendimiento

1. La deficiencia de factor VIII y el trastorno de von Willebrand pueden tener presentaciones clínicas similares. Ambos se presentan con un TP normal y un TTP anormal. Como se indica en el caso 4.1, es probable que la EvW presente un recuento plaquetario bajo.
2. La hemofilia A es una enfermedad recesiva ligada al cromosoma X, pero puede producirse por mutación espontánea.
3. La hemofilia tiende a presentarse con hemorragias articulares y de tejidos profundos, mientras que la EvW presenta más hemorragias mucosas, equimóticas y epistáticas.
4. El factor VIII está protegido de la degradación en el suero al unirse al FvW.
5. En caso de que un paciente con hemofilia y hemorragia activa no responda a la terapia, se debe considerar la posibilidad de utilizar inhibidores que bloqueen los efectos de la terapia de reemplazo del factor VIII.

CASO 4.3

Un hombre de 50 años acude a su médico por la aparición bastante brusca de una gran zona equimótica en el muslo, de 2 días de duración. No es dolorosa y no recuerda ningún traumatismo reciente en esa zona. Refiere varios episodios recientes de epistaxis durante el último mes. Tiene una historia prolongada de hepatitis B y su médico le ha dicho que tiene cirrosis. No bebe alcohol, no ha viajado y no presenta síntomas de infección reciente. Ha estado tomando rifaximina, un antibiótico oral no absorbible, durante los últimos 3 meses como tratamiento de una encefalopatía metabólica leve. Sigue una dieta baja en proteínas y no toma medicamentos, vitaminas ni suplementos sin receta. Su peso es estable.

La exploración física revela constantes vitales normales. No presenta ictericia. En la exploración cutánea destacan múltiples angiomas en forma de araña en el tronco, así como una zona equimótica de 10 cm en la cara anterior del muslo derecho. Su estado nutricional es deficiente, como sugiere la leve atrofia muscular proximal y temporal. Otros hallazgos notables incluyen un hígado no perceptible pero un bazo palpable. No hay ascitis ni edema periférico. El examen del estado mental sugiere un

TABLA 4-5 Caso 4.3. Hallazgos de laboratorio del hombre de 50 años con aparición brusca de una gran área equimótica en el muslo

Prueba (unidades)	Paciente	Intervalo de referencia
Leucocitos (µL)	3 900	4 000-10 000
Hb (g/dL)	12	14-17
Recuento de plaquetas (µL)	40 000	150-300 000
INR	1.7	1.0
TP (segundos)	20	11-15
TTP (segundos)	30	25-35
Sodio (mEq/L)	135	136-145
Potasio (mEq/L)	3.9	3.5-5.0
Cloruro (mEq/L)	102	98-106
Bicarbonato (mEq/L)	25	23-28
BUN (mg/dL)	8	8-20
Creatinina (mg/dL)	1.1	0.7-1.3
Amoniaco sérico (µg/dL)	85	10-80

deterioro leve de la memoria, pero por lo demás el examen neurológico resulta normal.

Los resultados de laboratorio se muestran en la tabla 4-5.

La ecografía abdominal revela un hígado pequeño no homogéneo, un bazo agrandado y también se observa ascitis leve.

TÉRMINOS CLAVE Y DEFINICIONES

Carboxilación. Reacciones las cuales requieren HCO_3^-, ATP y biotina. La reacción de carboxilación se refiere a la adición de un grupo ácido carboxílico (COO^-) a una proteína. La enzima que cataliza estas reacciones difiere de las enzimas que añaden un grupo gamma-carboxilo a una molécula y no requieren HCO_3^-, ATP y biotina.

Cofactores. Moléculas no proteicas esenciales para la activación de una enzima. Los cofactores pueden ser inorgánicos, como el cobre y el zinc, o pequeñas moléculas orgánicas, como las vitaminas.

Proteínas GLA. Proteínas que contienen un número en especial elevado de residuos de gamma-carboxiglutamato. La vitamina K desempeña el papel de cofactor en la carboxilación de los residuos de glutamato a lo largo de las cadenas peptídicas de los factores de coagulación II (protrombina), VII, IX y X, así como de las proteínas C y S, y de la osteocalcina (una proteína de la matriz que se encuentra en la estructura ósea).

Impresión clínica

PREGUNTA: ¿cuál es su impresión clínica del caso?

RESPUESTA: el problema general en este caso parece ser cirrosis secundaria a hepatitis B. Hay numerosos hallazgos en la exploración física que apoyan esta suposición. En particular, el paciente presenta un deterioro de la función ejecutiva debido a una encefalopatía leve, un angioma en araña, un bazo palpable y un cuadro generalizado de desnutrición apoyan esta conclusión. El hígado es el "chef del cuerpo", por lo que proporciona las materias primas a través de sus numerosas vías metabólicas. Con la pérdida significativa de la función hepática normal, se produce una pérdida del equilibrio nutricional normal. La atrofia muscular corrobora este hecho. El médico no detectó ascitis en la exploración. Sabiendo que la ecografía es una medida más sensible de la ascitis que la exploración física, el médico solicita una ecografía. Los resultados revelan una cantidad mínima de ascitis debida a la hipertensión portal junto con un hígado poco homogéneo de pequeño tamaño y el bazo agrandado. Todos estos hallazgos apoyan el diagnóstico de cirrosis con hipertensión portal.

Los resultados de laboratorio dan más credibilidad. El tiempo de protrombina es prolongado debido a la pérdida de los hepatocitos funcionales necesarios para sintetizar los factores de coagulación. Los niveles elevados de amoniaco ilustran la incapacidad del hígado para eliminar las toxinas del sistema, lo que provoca una encefalopatía hepática. La pancitopenia es secundaria a la esplenomegalia, a su vez resultado de la hipertensión portal.

Una prueba sencilla de la incapacidad del hígado para realizar una función sintética normal sería administrar 10 mg de vitamina K, esperar 48 horas y repetir el tiempo de protrombina. Al hacer esto, el médico observa que el tiempo de protrombina aún es anormal (es decir, no responde a la vitamina K).

PREGUNTA: ¿qué nos dice la falta de respuesta a la suplementación con vitamina K acerca del estado metabólico del hígado?

RESPUESTA: la esplenomegalia del paciente ha provocado niveles bajos de plaquetas que afectan a la hemostasia primaria, de ahí la formación del tapón plaquetario. Un bazo agrandado actúa casi como una esponja que atrapa las plaquetas y las retira de la circulación. Un recuento de plaquetas de 40 000, aunque bajo, suele ser suficiente para evitar hemorragias internas o hemorragias en todos los traumatismos, salvo en los más graves. Sin embargo, la combinación de trombocitopenia y alteración de los mecanismos normales de coagulación debido a la deficiencia de vitamina K son la explicación más probable de la zona equimótica en la pierna que parecía ocurrir sin un traumatismo significativo como explicación.

¿Por qué entonces la suplementación de vitamina K no resuelve el problema de la coagulación? Recordemos que la vitamina K es un cofactor en la producción de proteínas en la cascada de coagulación. Eso bastaría si el hígado estuviera sano. Por lo tanto, la falta de respuesta a la administración de vitamina K sugiere un problema mayor, es decir, la pérdida de hepatocitos funcionales hasta el punto de que la función sintética hepática se ha afectado de modo grave. El proceso inflamatorio crónico secundario a la hepatitis B persistente ha provocado la sustitución general de las células hepáticas funcionales por tejido fibrótico. Ninguna cantidad de vitamina K que se administre de manera exógena resolverá este problema. Esto permite al médico hacerse una idea de la gravedad del daño hepático y, a su vez, también del pronóstico.

PREGUNTA: ¿cuáles son algunas otras causas de deficiencia de vitamina K?

RESPUESTA: las causas más comunes de deficiencia de vitamina K son la ingesta inadecuada y la malabsorción, como en la fibrosis quística y la enfermedad celiaca. Otras causas son la disminución de la síntesis por las bacterias entéricas normales y la disminución de la captación debida a una enfermedad hepática, como en este caso. Obsérvese que el crecimiento bacteriano intestinal de este paciente debería inhibirse mediante la administración de antibióticos de forma crónica en un esfuerzo por retrasar la producción de amoniaco por las bacterias entéricas y retrasar el desarrollo de la encefalopatía. Un efecto secundario adverso sería también disminuir la producción de vitamina K. Ahora, considere que las sales biliares, que se sintetizan en el hígado, desempeñan un papel esencial para la absorción de vitamina K, y el deterioro de la función sintética hepática en este paciente disminuirá las sales biliares y reducirá la absorción de vitamina K.

Por último, los neonatos suelen tener niveles bajos de vitamina K, ya que esta no atraviesa con facilidad la placenta. La leche materna también es deficiente en vitamina K. Dado que el intestino del recién nacido es estéril, pasa algún tiempo hasta que las bacterias entéricas "normales" colonizan el intestino y empiezan a sintetizar vitamina K. Por ello, la vitamina K se administra de forma rutinaria por vía intramuscular (IM) a todos los recién nacidos poco después del nacimiento para prevenir la enfermedad hemorrágica del recién nacido (EHRN).

Correlaciones con ciencias básicas

PREGUNTA: ¿por qué la carencia de vitamina K provoca diátesis hemorrágica?

RESPUESTA: para responder a esta pregunta, es esencial comprender el metabolismo normal de la vitamina K. Como ocurre con otras vitaminas liposolubles, la vitamina K de las verduras de hoja verde forma micelas mixtas con sales biliares que permiten su transporte pasivo a los enterocitos del intestino delgado. En los enterocitos, se empaquetan en quilomicrones y se liberan en el sistema linfático antes de entrar en circulación por la vena subclavia izquierda. Sin embargo, los alimentos no son la única fuente de vitamina K en el organismo, ya que puede ser sintetizada por las bacterias intestinales siempre que exista una flora intestinal sana. Los restos de quilomicrones transportan la mayor parte de la vitamina K al hígado durante la fase posprandial de la absorción intestinal. Otros órganos en los que se almacena la vitamina K son el cerebro, el corazón, el páncreas y los huesos.

La vitamina K actúa como cofactor para la modificación postraduccional de los residuos de glutamato en residuos de gamma-carboxiglutamato (Gla) de varias proteínas implicadas en la coagulación sanguínea, el músculo liso vascular y el metabolismo óseo. La mayoría de estas proteínas que contienen Gla son proteínas secretoras. La enzima que cataliza esta reacción es la gamma glutamil carboxilasa. En esta reacción, la vitamina K reducida se oxida y debe ser reciclada de nuevo a su forma reducida por dos enzimas: la vitamina K epóxido reductasa (VKOR) y la vitamina K reductasa. El reciclaje se conoce como ciclo de la vitamina K (fig. 4-10).

Este proceso es esencial para las funciones biológicas de estas proteínas. La función de la gamma carboxilación de las proteínas del músculo liso vascular y del metabolismo óseo (osteocalcina) no se conoce bien, por lo que no se tratará más adelante. Las proteínas implicadas en la hemostasia, que son gamma carboxiladas, son los factores X, IX, VII y II, además de las proteínas S

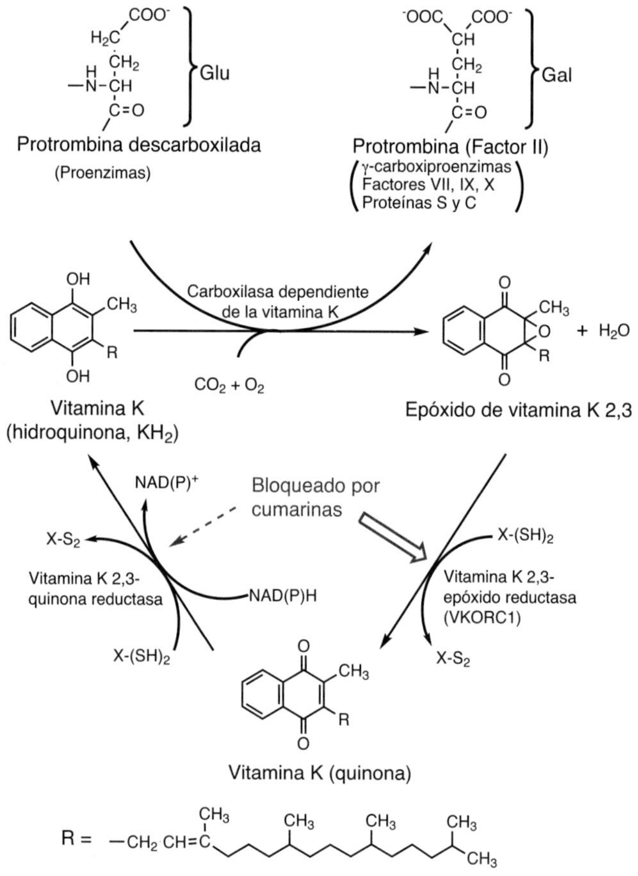

FIGURA 4-10 Esta figura ilustra el ciclo de la vitamina K, que es importante para la gamma carboxilación de los residuos de glutamato de los factores X, IX, VII y II, así como de las proteínas C y S. Este ciclo es el objetivo terapéutico de la warfarina, que inhibe el reciclaje de la vitamina K mediante la inhibición de la vitamina K reductasa y la vitamina K epóxido reductasa (VKOR). (De Lemke TL, Williams DA, Roche VF. *Foye's Principles of Medicinal Chemistry*. 7th ed., Lippincott Williams & Wilkins, A Wolters Kluwer business; 2012, figura 26-4.)

y C. Una forma fácil de recordar qué factores de coagulación dependen de la vitamina K es 1972. Aquí, 1 representa 10, luego están el factor IX, el factor VII y el II. Los factores X y II están en la vía común, mientras que el VII y el IX están en las vías extrínseca e intrínseca, respectivamente. Por lo tanto, la vitamina K es esencial para la hemostasia secundaria. En consecuencia, la deficiencia de vitamina K provoca defectos de coagulación. Los hallazgos de laboratorio habituales en la deficiencia de vitamina K son un tiempo de protrombina (TP) aumentado y un tiempo de tromboplastina parcial (TTP) normal. En casos de enfermedad hepática grave "en etapa terminal", como los factores de coagulación se producen en el hígado, el TTP también puede ser anormal.

La warfarina inhibe la vitamina K epóxido reductasa (VKOR), por lo que se ha utilizado como terapia anticoagulante en el tratamiento de la trombosis venosa y su complicación, la embolia pulmonar. La warfarina tiene un índice terapéutico muy estrecho. Esto significa que no es eficaz a dosis bajas y supone un riesgo importante de complicaciones hemorrágicas a dosis más altas. Además, presenta una gran variabilidad interindividual en la respuesta de los pacientes. Una de las razones de esta variabilidad es la variabilidad genética del gen *VKOR* en la población, que explica ~25% de la varianza en la dosis estabilizada de warfarina. Debido a la variabilidad de la respuesta a la warfarina, es necesario titular la dosis hasta que se estabilice. La respuesta al tratamiento se evalúa con la medición del cociente internacional normalizado (INR). El objetivo es mantener un INR estable de 2.0-3.0. Otro factor que influye en el tratamiento con warfarina es la cantidad de vitamina K ingerida a través de la dieta. El antídoto contra las hemorragias en el tratamiento con warfarina es la administración de vitamina K de modo concomitante con plasma fresco congelado (PFC) y concentrados de complejos de protrombina (CCP). Sin embargo, la coumadina y la heparina son inhibidores indirectos de los factores de coagulación. En los pacientes que precisan tratamiento anticoagulante para la trombosis venosa, la trombocitopenia inducida por heparina, el síndrome coronario agudo y la prevención de posibles futuros episodios coronarios, los inhibidores del factor Xa y los inhibidores directos de la trombina se están convirtiendo en la norma de tratamiento de estos trastornos.

Resolución del caso

El paciente no ha respondido hasta ahora a la terapia antiviral para la hepatitis B. Su situación clínica sigue deteriorándose con lentitud. En la actualidad, lo están evaluando como candidato a trasplante de hígado en el centro hospitalario correspondiente.

Conceptos de alto rendimiento

1. La vitamina K es un cofactor en la carboxilación de los procoagulantes II, VII, IX y X en la vía intrínseca de la coagulación, así como de los anticoagulantes endógenos, proteínas C y S.
2. Una vez carboxiladas, las proteínas de la vía intrínseca se unen al calcio para formar una estructura en forma de red que se adhiere a la pared vascular y atrapa las plaquetas, formando así el coágulo.
3. La warfarina interfiere en el reciclaje de la vitamina K bloqueando la epóxido reductasa de la vitamina K.
4. Un alargamiento del tiempo de protrombina (TP) medido de modo secuencial en un paciente con deterioro de la función sintética hepática es un indicador pronóstico ominoso de disfunción hepática.

Notas históricas. El científico danés Heinrich Doisy describió por primera vez una "vitamina Koagulation" en 1929. A partir de entonces, la K conservó su nomenclatura como vitamina K. La estructura de la vitamina K se determinó en 1943, lo que, a la postre, lo hizo acreedor al Premio Nobel. A principios del siglo pasado, los granjeros del Medio Oeste observaron que las vacas morían de manera misteriosa por hemorragias no controladas. Los científicos determinaron que la alfalfa en descomposición, al ser atacada por hongos, producía una sustancia parecida a la cumadina. Esto permitió comprender la acción de la warfarina y su uso en medicina.

CASO 4.4

Un hombre de 55 años es llevado al servicio de urgencias de su hospital local por su hija debido a confusión y letargo. Vivía solo en un apartamento, se cuidaba a sí mismo y no había acudido al médico desde hacía más de un año.

El paciente tiene una larga historia de depresión, de leve a moderada, pero había rechazado el tratamiento en el pasado. Tras la muerte de su esposa, su depresión empeoró y se volvió solitario en extremo, evitando cualquier contacto con familiares o amigos. Su dieta parece haber consistido en alimentos enlatados. No toma ninguna medicación. No bebe alcohol.

La exploración física revela una tensión arterial de 100/60 mm Hg, pulso de 95/min e irregular, respiración de 18 respiraciones/min y temperatura de 37 °C (99 °F). Está desorientado con respecto al tiempo y al lugar. Parece agitado y confuso y es incapaz de dar respuestas claras a las preguntas. Su aspecto general es desaliñado y está pálido. Cualquier movimiento le hace gemir de dolor. El examen minucioso del cuero cabelludo revela hemorragia perifolicular y pelo en sacacorchos. No presenta ictericia. El examen de la cavidad oral demuestra encías hipertróficas sangrantes y ausencia de dientes. Se observa equimosis del paladar duro. Los ruidos pulmonares están disminuidos en ambas bases.

El examen del corazón no presenta observaciones, salvo el ritmo irregular ya señalado. No hay organomegalia, pero se aprecia ascitis. En la piel se observan equimosis marcadas (fig. 4-3, caso 4.1). Las extremidades presentan edema 2+ con múltiples equimosis bilaterales. Se observa acrodinia.

Se envían cultivos de sangre, esputo y orina, ya que la hipotensión y la taquicardia sugieren la posibilidad de sepsis, aunque en ese momento no se aprecia ningún foco evidente de infección. Se solicita una radiografía de tórax y un TC craneal. El paciente es incapaz de cooperar para la TC debido a su estado de agitación. La radiografía de tórax muestra líquido en ambas bases pulmonares y se observa osteoporosis bilateral en el húmero. Los resultados de laboratorio se muestran en la tabla 4-6.

TÉRMINOS CLAVE Y DEFINICIONES

Ácido ascórbico. Nombre químico de la vitamina C. El término se acuñó en su origen para decir "contra el escorbuto".

Acrodinia. La cara distal de los dedos de manos y pies es dolorosa y sensible al tacto.

Hidroxilasa. Enzima que facilita la adición de un hidroxilo (OH) a un compuesto orgánico.

Peptidil-prolil-4-hidroxilasa. Enzima esencial para la síntesis del colágeno. Es necesaria para el plegamiento adecuado de las cadenas de procolágeno.

TABLA 4-6 Caso 4.4. Hallazgos de laboratorio del hombre de 55 años con confusión y letargia

Prueba (unidades)	Paciente	Intervalo de referencia
Glucosa, suero (mg/dL)	75	70-100
Leucocitos (/µL)	4 500	4 000-10 500
Hb (g/dL)	9.5	14-17
VCM (fL)	89	80-100
Plaquetas (/µL)	155 000	150-350 000
Sodio (mEq/L)	145	136-145
Potasio (mEq/L)	5.0	3.5-5.0
Cloruro (mEq/L)	106	98-106
HCO_3^- (mEq/L)	25	23-28
BUN (mg/dL)	23	8-20
Creatinina (mg/dL)	1.2	0.7-1.2
AST/ALT (unidades/L)	45/35	0-35
TP/INR	1.0	1.0
Albúmina (g/dL)	3.0	3.5-5.0

Impresión clínica

PREGUNTA: ¿cuál es su impresión clínica en este momento?

RESPUESTA: el paciente presenta hallazgos que podrían sugerir un síndrome de malabsorción o desnutrición. Cierto que su depresión, estilo de vida e ingesta alimentaria inadecuada, junto con los hallazgos en la exploración física, incluido su aspecto general desnutrido y desaliñado, parecen apoyar esta suposición. Los estudios de laboratorio iniciales revelan una anemia, pero un recuento de plaquetas y un tiempo de protrombina normales. Por lo tanto, se requiere alguna explicación para la equimosis, a la luz de la ausencia de anormalidades obvias en el perfil de coagulación que podrían explicar una hemorragia secundaria.

Una albúmina baja puede tener muchas explicaciones posibles. Sin embargo, con una función hepática normal y solo una aberración marginal de la función renal se descartan el hígado y el riñón como causas de la hipoalbuminemia. Aun así, cuando se tienen en cuenta los hallazgos físicos de dolor óseo difuso, hemorragia perifolicular, pelo en tirabuzón, encías inflamadas sangrantes y equimosis difusa, a la luz de parámetros de coagulación normales, el diagnóstico de escorbuto (deficiencia de vitamina C) pasa a un primer plano. Ahora bien, la hipotensión puede explicarse por la deficiencia de catecolaminas, que requieren vitamina C como cofactor en su síntesis. La integridad de los vasos se ve comprometida por la deficiencia de vitamina C, que es importante para la síntesis de colágeno. Ahora el VCM normal está bajo escrutinio. Si se sabe que tiene una deficiencia nutricional grave, es lógico pensar que pueda tener deficiencia de otros nutrientes en la formación de glóbulos rojos. Por lo tanto, junto con los niveles de vitamina C, hierro, folato y vitamina B_{12} también se solicitan. Los resultados se muestran en la tabla 4-7.

Se instaura la reposición de folato, hierro y vitamina C, y en este momento se considera el diagnóstico de escorbuto.

PREGUNTA: ¿cuál es la presentación clínica típica de la carencia de vitamina C?

RESPUESTA: en el organismo hay almacenados ~1.5 g de vitamina C. En ausencia de esta vitamina en la dieta, pueden pasar ~3 meses hasta que se produzca una deficiencia nutricional y comiencen a manifestarse síntomas clínicos. Las personas con bajos ingresos, las que viven en "desiertos alimentarios", los adultos mayores con mala nutrición (escorbuto de soltero), las personas sin hogar y los pacientes en diálisis son los más susceptibles. Las dietas basadas sobre todo en alimentos enlatados provocan el agotamiento de la reserva de vitamina C. La anemia también es frecuente debido a deficiencias de hierro, folato y vitamina B_{12}. Los pacientes con deficiencia de vitamina C tienen problemas de visión, disfunción del SNC y, sobre todo, alteración de la matriz extracelular que mantiene unidos los tejidos. La integridad de los vasos sanguíneos, la piel, las encías, los tendones y los huesos se ve comprometida.

Los síntomas clásicos de la carencia de vitamina C incluyen hematomas, púrpura, fatiga, malestar y mialgias. El dolor óseo es frecuente, al igual que la hemorragia perifolicular y el pelo en tirabuzón, las petequias, el sangrado de las encías y la pérdida de dientes. También es frecuente la

TABLA 4-7 Caso 4.4. Los hallazgos del panel vitamínico del hombre de 55 años con confusión y letargia

Prueba (unidades)	Paciente	Intervalo de referencia
Hierro sérico (µg/dL)	18	60-160
TIBC (µg/dL)	430	250-460
B_{12} en suero (pg/mL)	425	200-800
Folato sérico (ng/mL)	150	160-855
Vitamina C en suero (mg/dL)	< 0.1	> 0.6

presencia de una cantidad mínima de líquido en los pulmones y el abdomen, como se observa en este paciente. Se producirá una mala cicatrización de las heridas, múltiples fracturas, neuropatía, convulsiones y, en última instancia, la muerte si no se trata mediante la sustitución del ácido ascórbico. La arritmia cardiaca y, en última instancia, la posibilidad de hemorragia en el pericardio pueden conducir a la muerte súbita.

Correlaciones con ciencias básicas

PREGUNTA. ¿cómo provoca la carencia de vitamina C hemorragias y hematomas?

RESPUESTA: los tres últimos casos ilustran el papel del endotelio, los factores de coagulación y el hígado. La carencia de vitamina C demuestra que el colágeno subendotelial también es importante. Existen trastornos del colágeno que pueden aumentar las hemorragias y los hematomas. Se trata de la carencia de vitamina C, el uso prolongado de glucocorticoides y el síndrome de Ehlers-Danlos, una enfermedad autosómica dominante.

PREGUNTA: ¿cuáles son las principales funciones de la vitamina C?

RESPUESTA: la vitamina C, también conocida como ácido ascórbico, es una vitamina hidrosoluble que se encuentra en los cítricos y en muchas verduras de color. Es un donante de electrones por excelencia como antioxidante y como cofactor. Es el antioxidante hidrosoluble más importante y protege al organismo de los efectos dañinos de las especies reactivas del oxígeno sobre las proteínas, los ácidos nucleicos, los hidratos de carbono y los lípidos. La vitamina C también interviene en el reciclaje de la vitamina E, un antioxidante liposoluble, donando sus electrones a la vitamina E. También es un cofactor para muchas enzimas. La vitamina C funciona como agente reductor para las monooxigenasas dependientes de Cu^+ y las dioxigenasas dependientes de Fe^{2+} para mantener el Cu y el Fe en sus estados reducidos.

El colágeno, la carnitina, la síntesis de neurotransmisores (serotonina, norepinefrina) y hormonas (epinefrina), y el mantenimiento de la integridad del genoma requieren enzimas dependientes de la vitamina C. También es importante para la absorción no hemo del hierro en el intestino. El colágeno se tratará con más profundidad

en los párrafos siguientes, así que hablemos de las otras reacciones sintéticas de la vitamina C, que nos ayudan a entender los síntomas observados en el paciente del Caso 4.4 y en el escorbuto en general. La carnitina es importante para el metabolismo energético, ya que es el transportador de los ácidos grasos de cadena larga a la mitocondria para su betaoxidación. Esto explica la fatiga observada con la deficiencia de vitamina C. La deficiencia de norepinefrina y serotonina explica los síntomas neurológicos. Además, la anemia ferropénica puede desarrollarse con la deficiencia de vitamina C debido a la reducción de la absorción de hierro no hemo por el intestino.

El colágeno es la proteína más abundante en los mamíferos y es esencial para los vasos sanguíneos, el tejido conjuntivo y los huesos. La vitamina C desempeña un papel esencial en la modificación postraduccional del colágeno naciente a procolágeno para permitir la correcta formación de la triple hélice por el colágeno. Como consecuencia, una carencia de vitamina C da lugar a hemorragias y hematomas con facilidad, mala cicatrización de las heridas, caída del cabello y de los dientes, e hinchazón y dolor en las articulaciones.

PREGUNTA: ¿cómo ayuda la vitamina C al correcto plegamiento del colágeno?

RESPUESTA: el colágeno tiene una conformación triple helicoidal única con unidades que se repiten (fig. 4-11). La prolina y la hidroxiprolina son aminoácidos rígidos que hacen del colágeno una molécula resistente. Además, el entrecruzamiento de las moléculas de colágeno entre sí genera fibrillas de colágeno más resistentes. El entrecruzamiento se produce mediante la formación de un enlace covalente en el extremo C-terminal de cada colágeno entre dos residuos de lisina o hidroxilisina.

Cabe preguntarse de dónde proceden la hidroxiprolina o la hidroxilisina. No forman parte de los 20 aminoácidos utilizados para la síntesis de proteínas. Aquí es donde entra en juego la vitamina C. La síntesis del colágeno se produce en varias etapas. El colágeno naciente se denomina protocolágeno. La liberación de esta proteína recién sintetizada en el retículo endoplásmico permite la modificación postraduccional de los residuos de prolina a hidroxiprolina por la prolil hidroxilasa dependiente de la vitamina C (fig. 4-12). Los residuos de lisina en el C-terminal también pueden ser modificados de modo traslacional a hidroxilisina por otra enzima dependiente de la vitamina C, la lisil hidroxilasa. El entrecruzamiento covalente de los residuos de lisina e hidroxilisina con otras

FIGURA 4-11 La estructura del colágeno y la formación de la fibra de colágeno a partir de las fibrillas de colágeno. (De Pawlina W. *Histology: A Text and Atlas.* 8th ed. Lippincott Williams & Wilkins, a Wolters Kluwer business; 2019, figura 6-7.)

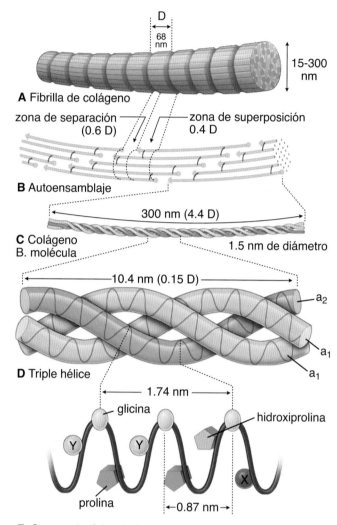

moléculas de colágeno contribuye al ensamblaje de fibrillas de colágeno fuertes.

Resolución del caso

Los estudios para detectar una sepsis generalizada al ingreso son todos negativos. El paciente responde con lentitud en el transcurso de 2 semanas con la reposición de vitamina C y muestra una mejoría gradual del estado mental. Intervienen los servicios sociales y de salud mental, y la familia consigue establecer una relación de trabajo con el paciente. Se inicia una terapia multivitamínica y una dieta equilibrada. Se crea un entorno de vida adecuado y el paciente es dado de alta al cuidado de su familia, y se establece un seguimiento médico con un internista y un psiquiatra.

Conceptos de alto rendimiento

1. La carencia de vitamina C puede producirse con rapidez, ya que las reservas corporales de esta vitamina hidrosoluble pueden perderse en situaciones de malabsorción, desnutrición, diálisis y abandono.
2. Los hematomas, el sangrado de las encías y la pérdida de la dentición, junto con la hemorragia perifolicular y el pelo en sacacorchos son hallazgos clásicos que sugieren este diagnóstico.
3. La vitamina C es un cofactor necesario en la reticulación de las fibrillas de colágeno.
4. La vitamina C interviene en la donación de electrones en el reciclaje de la vitamina E y en la síntesis de epinefrina, esteroides, ácidos biliares, carnitina y neurotransmisores.

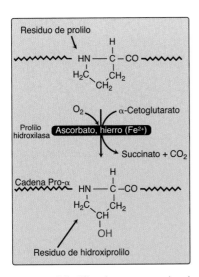

FIGURA 4-12 Modificaciones postraduccionales por hidroxilación de los residuos de prolina del colágeno por la prolil hidroxilasa para el correcto ensamblaje del colágeno. (De Abali EE, Cline SD, Franklin DS, Viselli SM. *Lippincott Illustrated Reviews: Biochemistry*. 8th ed. Lippincott Williams & Wilkins, a Wolters Kluwer business; 2022, figura 4-6.)

Nota histórica: el escorbuto era bien conocido a bordo de los veleros desde siglos antes. Los egipcios y los griegos conocían la enfermedad. Numerosos capitanes de barco eran conscientes de la necesidad de consumir frutas y verduras frescas para prevenir el escorbuto mucho antes del caso descrito en párrafos anteriores. El capitán Cook ordenó esto a los miembros de su tripulación y navegó con éxito por el globo sin la pérdida de un solo tripulante a causa del escorbuto. James Lind, cirujano escocés, estudió los efectos de introducir cítricos y verduras en la dieta en uno de los primeros estudios "controlados" que se hicieron en medicina en 1747. El término "limey" para referirse a un marinero británico tiene su origen en esta práctica. Sin embargo, los cambios en medicina son a veces lentos y no fue hasta la Ley de Enmienda de la Marina Mercante de 1867 cuando la Armada Inglesa hizo obligatoria esta práctica en la dieta de los marineros.

CASO 4.5

Una mujer de 51 años acude con su médico familiar por hematomas inexplicables en la parte superior de los brazos, el abdomen y los muslos. Realiza un trabajo muy sedentario como administrativa en una oficina. No presenta traumatismos físicos recientes de ningún tipo. No hay ninguna otra indicación de hemorragia, como epistaxis, hemorragia gastrointestinal o hematuria. Tiene 3 años de posmenopausia y es grávida 2 para 2.

Hace 6 meses se le diagnosticó síndrome metabólico. Esto se basó en los hallazgos de obesidad, hipertensión, diabetes tipo 2 y triglicéridos con elevación leve. Se revisaron los datos de laboratorio, que revelaron un hemograma y un perfil metabólico normales. Sin embargo, la HbA1C era de 7.0 (normal < 6.0), el colesterol de 242 (normal < 200 mg/dL) y los triglicéridos de 220 (normal < 150 mg/dL). La función tiroidea era normal.

En una visita anual rutinaria al ginecólogo le hicieron una densitometría ósea. El resultado mostró una osteoporosis leve a pesar de su consumo de suplementos de calcio y vitamina D. Rara vez ingiere alcohol y niega consumir tabaco o drogas ilícitas.

La exploración física revela una tensión arterial de 145/95 mm Hg y el resto de las constantes vitales eran normales. Su aspecto general revela facies "de luna llena" y obesidad central (fig. 4-13A). Hay hallazgos de crecimiento de vello facial de patrón masculino. Se observan múltiples áreas de hematomas en varios estadios de resolución en los brazos, abdomen y espalda (fig. 4-13B). Se observan estrías moradas en el abdomen. El resto de la exploración es irrelevante.

Aunque asegura que ha cumplido a cabalidad la modificación de la dieta, el aumento del ejercicio y la medicación para la hipertensión, ha tenido una respuesta clínica muy pobre. Entretanto, ha aumentado 2.5 kg de peso y su presión arterial aún es elevada; la HbA1C se mantiene por encima de 7.0. La medicación consistía solo en lisinopril para la hipertensión. En concreto, nunca se le han recetado medicamentos que contengan cortisona.

TÉRMINOS CLAVE Y DEFINICIONES

Enfermedad de Cushing. Síntomas de hipercortisolismo debido a la secreción excesiva o inapropiada de ACTH por un adenoma hipofisario.

Estrías. Depresiones longitudinales en la piel, a menudo de color eritematoso. Se dan en embarazos con aumento de peso y con mayor frecuencia en el torso y los muslos, pero también en el síndrome de Cushing.

Hirsutismo. Crecimiento excesivo de vello corporal. Suele referirse al crecimiento de vello facial de patrón masculino en una mujer, lo que sugiere una anomalía endocrina subyacente.

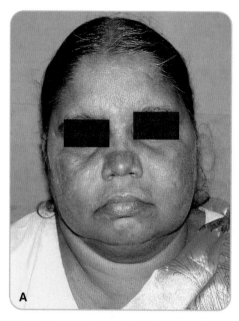 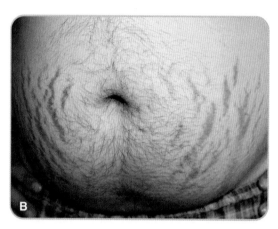

FIGURA 4-13 Hallazgos físicos de una mujer de 51 años con hematomas inexplicables en la parte superior de los brazos, el abdomen y los muslos. **A.** Facies lunar. (De Garg S. *Uveitis.* 2ª ed. Lippincott Williams & Wilkins, a Wolters Kluwer business; 2019, figura 7-60A.) **B.** Estrías abdominales. (De Anderson MK, Barnum M. *Foundations of Athletic Training: Prevention, Assessment, and Management.* 7th ed. Wolters Kluwer; 2021, figura 33-15.)

Seno petroso inferior. Con ubicación bilateral en la parte petrosa de la porción inferior del hueso temporal. Drena en la vena yugular inferior. La extracción de sangre de este sitio permite cuantificar la ACTH procedente de la hipófisis.

Síndrome de Cushing. Cualquier causa de hipercortisolismo. Además de la enfermedad de Cushing, incluye la hipersecreción de cortisol por la glándula suprarrenal, así como focos ectópicos como tumores secretores de cortisol o ACTH en pulmón o intestino.

Trastorno de seudo-Cushing. Síntomas similares a los de Cushing observados en la depresión y el alcoholismo.

Impresión clínica

PREGUNTA: ¿cómo se puede proceder para un diagnóstico basado en esta información clínica?

RESPUESTA: un trastorno de las plaquetas como se discute en muchos de los casos antes mencionados, y lo más probable es que la enfermedad de von Willebrand sea la primera de la lista. Es más probable que una mujer con múltiples hematomas, en particular en las extremidades o en la cara, sea víctima de maltrato físico. Una anamnesis cuidadosa, el examen del frotis periférico y la medición del factor von Willebrand descartarían con facilidad estas posibilidades. El médico reconoce que hay algo más que un exceso de hematomas en este caso.

Se calcula que más de un tercio de todos los adultos de Estados Unidos padecen síndrome metabólico. Por lo tanto, con obesidad y combinado con hipertensión, intolerancia a la glucosa y lípidos séricos elevados, parecería bastante razonable asumir que el síndrome metabólico es la explicación de la presentación clínica de la paciente. Otra posibilidad que podría explicar los hallazgos de la exploración física, como el aspecto "cushingoide", sería el tratamiento con altas dosis de glucocorticoides durante un periodo prolongado. Sin embargo, la paciente niega cualquier uso exógeno de corticosteroides.

En esta última visita, las novedades del caso son la aparición recurrente de hematomas sin traumatismo evidente y la aparición precoz de osteoporosis. La paciente no se ajusta a la imagen estereotipada de la osteoporosis, a saber, la de una mujer delgada con antecedentes familiares de osteoporosis y consumo de tabaco. También se han observado estrías abdominales recientes.

Desde el punto de vista del diagnóstico físico, en este momento se puede realizar una medición de relativa sencillez acerca del grosor de los pliegues cutáneos para apoyar el diagnóstico del síndrome de Cushing. Los pacientes que tienen este síndrome tienen la piel más fina que aquellos con otras afecciones relacionadas con el síndrome metabólico, como resistencia a la insulina, obesidad, hirsutismo y síndrome de ovario poliquístico. Un grosor < 2 mm apoya el adelgazamiento de la piel característico del síndrome de Cushing. Las mediciones de la piel en esta paciente apoyan este diagnóstico.

Los hallazgos de laboratorio que pueden ayudar al razonamiento mediante el diagnóstico diferencial en este punto incluyen un cortisol libre urinario, corticotropina plasmática y cortisol plasmático. Un cortisol libre urinario elevado apoyaría el diagnóstico clínico de síndrome de Cushing. Para ello, el médico solicita la recolección de orina de 24 horas para cortisol libre, a fin de valorar si hay exceso de glucocorticoides y una creatinina total para asegurarse de que la recolección sea completa. Esto se muestra en la tabla 4-8.

El nivel de cortisol libre urinario es muy superior al rango normal y el nivel normal de creatinina como patrón interno indica la correcta realización de la recolección. Hay que tener en cuenta que situaciones como la depresión crónica, la anorexia nerviosa y otras afecciones neuropsiquiátricas también pueden elevar el nivel de cortisol. Sin embargo, los niveles de cortisol libre en orina que se observan en afecciones neuropsiquiátricas no son tan elevados como los del síndrome de Cushing.

TABLA 4-8 Caso 4.5. Niveles de cortisol y creatinina en orina a las 24 horas de una mujer de 51 años con hematomas inexplicables en la parte superior de los brazos, el abdomen y los muslos

Valor	Paciente	Intervalo de referencia
Nivel de cortisol libre urinario en 24 horas (µg/24 horas)	110	8-51
Creatinina urinaria en 24 horas (hombres) (g/d)	—	< 1.5
Creatinina urinaria en 24 horas (mujeres) (g/d)	0.95	< 1.0

La evidencia con exceso de cortisol ahora apoya el diagnóstico de síndrome de Cushing. Esta es también la causa probable de la presentación de la paciente con síndrome metabólico. La resistencia a la terapia hipertensiva en un paciente obediente apoya aún más el diagnóstico de síndrome de Cushing. Todos los pacientes con síndrome de Cushing presentan síndrome metabólico. Sin embargo, el depósito anómalo de grasa, las estrías y la facilidad para hacerse hematomas alertaron al médico de la posibilidad de otro diagnóstico. Lo común del síndrome metabólico hace que sea fácil pasar por alto la rareza del síndrome de Cushing.

PREGUNTA: ¿cómo se regula la secreción de cortisol?

RESPUESTA: el cortisol se libera a la circulación en respuesta al estrés mediante la activación de un sistema hormonal conocido como eje hipotalámico-hipofisario-adrenal (HPA, por sus siglas en inglés) (fig. 4-14). El hipotálamo produce la hormona liberadora de corticotropina (CRH, por sus siglas en inglés), que estimula a la hipófisis para que libere la hormona adrenocorticotrópica (ACTH). La ACTH actúa sobre la corteza suprarrenal para liberar cortisol. La acumulación de cortisol provoca una inhibición de retroalimentación negativa del eje HPA al inhibir de modo predominante la liberación de ACTH de la hipófisis, pero también inhibiendo la liberación de CRH del hipotálamo.

PREGUNTA: ¿cuál es la causa del exceso de cortisol?

RESPUESTA: para investigar más a fondo la causa de la hipersecreción no controlada de cortisol, se realiza una prueba de supresión con dosis bajas de dexametasona. La dexametasona es un corticosteroide suprarrenal sintético. Los niveles séricos de cortisol suelen ser más elevados por la mañana. La administración exógena de dexametasona por la noche debería suprimir la secreción de ACTH, lo que llevaría a una disminución del cortisol por la mañana a < 1.8 mEq/dL. En este caso, el paciente recibe un miligramo de dexametasona por vía oral a última hora de la tarde y el nivel de cortisol por la mañana es de 3.2 mEq/dL, lo que apoya la idea de que la producción endógena de cortisol está ahora sin control de retroalimentación. El diagnóstico de síndrome de Cushing parece probable.

FIGURA 4-14 El eje hipotalámico-hipofisario-suprarrenal (HPA) y su regulación. (De Golen DE, Tashjian AH, Armstrong EJ, Armstrong AW. *Principles of Pharmacology.* 3rd. ed. Lippincott Williams & Wilkins, a Wolters Kluwer business; 2012, figura 26-5.)

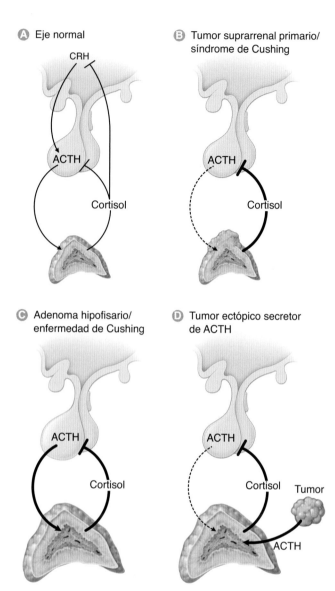

Ⓐ Eje normal

Ⓑ Tumor suprarrenal primario/ síndrome de Cushing

Ⓒ Adenoma hipofisario/ enfermedad de Cushing

Ⓓ Tumor ectópico secretor de ACTH

Una vez establecido el hipercortisolismo, el clínico debe determinar si el síndrome de Cushing es ACTH dependiente o independiente (fig. 4-15). Un nivel sérico de ACTH bajo o indetectable (< 5 pg/mL) con un cortisol sérico simultáneamente elevado indica que la secreción de cortisol es independiente de los niveles de ACTH y que la supresión de la expresión de ACTH por el cortisol está intacta. Esta situación sugiere una secreción no controlada de cortisol por parte de la glándula suprarrenal y es diagnóstica de un adenoma corticosuprarrenal.

Un nivel elevado de ACTH en suero (> 20 pg/mL) es indicativo de un hipercortisolismo dependiente de ACTH consistente con un adenoma corticotropo hipofisario o un tumor ectópico secretor de ACTH (es decir, cáncer de pulmón de células pequeñas). El nivel de ACTH en plasma del paciente actual es de 2.8 pg/mL, lo que indica un síndrome de Cushing dependiente de ACTH.

Los adenomas corticotropos hipofisarios son responsables de ~ 70% de los casos de síndrome de Cushing endógeno y se conoce como enfermedad de Cushing. Los adenomas corticotropos hipofisarios conservan cierta respuesta de retroalimentación negativa a niveles muy elevados de glucocorticoides, mientras que los tumores ectópicos secretores de ACTH no. Por lo tanto, se administra al paciente una prueba de supresión con dosis altas de dexametasona (con 8 mg de dexametasona) y muestra una supresión > 50% del nivel de cortisol sérico al día siguiente a las 8

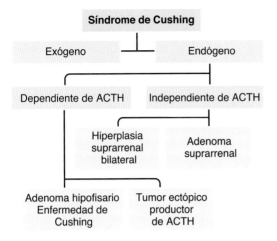

FIGURA 4-15 Etiología del síndrome de Cushing

de la mañana, lo que indica un adenoma corticotropo hipofisario. Se programan estudios de imagen para confirmar el diagnóstico de adenoma corticotropo hipofisario.

Se informa de que la resonancia magnética de la hipófisis es anormal, lo que confirma el diagnóstico. El diagnóstico y las opciones de tratamiento no se discuten con el paciente.

PREGUNTA: ¿cuáles son las posibles repercusiones clínicas del uso de corticoterapia a largo plazo?

RESPUESTA: aunque en este caso hemos centrado nuestra discusión en la sobreproducción endógena inapropiada de cortisol (síndrome de Cushing), merece la pena reflexionar sobre los efectos deletéreos del uso exógeno de cortisol a largo plazo. Durante muchas décadas, la hidrocortisona (como prednisona en su forma oral absorbible) se ha utilizado ampliamente para suprimir los efectos perjudiciales de trastornos inflamatorios crónicos como la enfermedad inflamatoria intestinal, el asma y la artritis. La prescripción de dosis elevadas de corticoesteroides durante un periodo prolongado suprime de modo comprensible el eje hipotálamo-hipófisis-suprarrenal. La causa más frecuente de que un paciente presente síndrome de Cushing es la administración exógena de corticoides durante un periodo prolongado. Lo más probable es que el paciente presente un aspecto cushingoide; además de que la osteoporosis sea un problema. Y lo que es más importante, la función suprarrenal está suprimida. Mientras que las actividades diarias normales pueden no plantear un problema, el estrés

como una enfermedad, una cirugía o un trauma pueden exigir una mayor producción de cortisol y la glándula suprarrenal será incapaz de responder. Los resultados pueden ser catastróficos. El paciente puede sufrir hipotensión e incluso un shock que le provoque la muerte súbita.

Correlación con ciencias básicas

PREGUNTA: ¿cuál es la función del cortisol en condiciones fisiológicas normales?

RESPUESTA: para entender los síntomas que se desarrollan en el síndrome de Cushing, es esencial comprender la función normal del cortisol. Las glándulas suprarrenales, situadas encima de los riñones, son muy importantes para la homeostasis. Las glándulas suprarrenales están compuestas por la corteza suprarrenal y la médula suprarrenal. Esta sintetiza y secreta las catecolaminas (epinefrina y norepinefrina), mientras que la corteza produce las hormonas corticosteroides (mineralocorticoides, glucocorticoides y hormonas esteroides sexuales androgénicas). Por desgracia, el término "corticoesteroides" suele utilizarse para designar a los glucocorticoides. Los mineralocorticoides regulan el equilibrio electrolítico e hídrico al aumentar la absorción de sodio y la secreción de potasio por los riñones. Los glucocorticoides, como su nombre indica, intervienen en el metabolismo de la glucosa y en muchos otros procesos fisiológicos como el estrés, la homeostasis energética y la temperatura corporal, entre otros. Los glucocorticoides son una clase de hormonas esteroides químicamente relacionadas: hidrocortisona, también conocida como cortisol, corticosterona, 11-deoxicortisol y cortisona. Dentro de esta clase, el cortisol es la principal hormona en los seres humanos. Los efectos fisiológicos del cortisol se muestran en la figura 4-16.

El cortisol es mejor conocido como hormona del estrés. En respuesta al estrés, en forma de peligro percibido o inflamación aguda, el cortisol favorece la gluconeogénesis al tiempo que ahorra glucógeno en el hígado. Para apoyar la gluconeogénesis, se estimula la proteólisis muscular y la movilización de ácidos grasos. El aumento de la degradación proteica conduce a la pérdida de masa muscular. Incluso en presencia de insulina, la captación celular por parte de los transportadores insulinodependientes disminuye, lo que aumenta aún más la glucosa en sangre y crea un

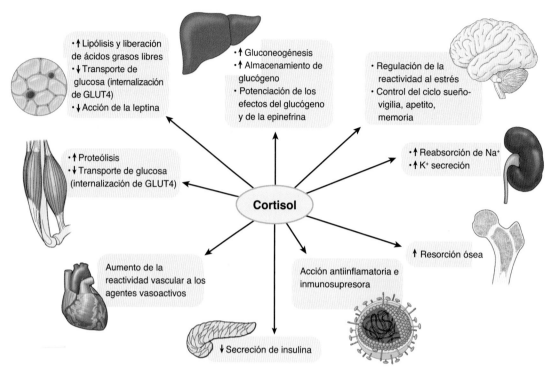

• ↑ Lipólisis y liberación de ácidos grasos libres
• ↓ Transporte de glucosa (internalización de GLUT4)
• ↓ Acción de la leptina

• ↑ Gluconeogénesis
• ↑ Almacenamiento de glucógeno
• Potenciación de los efectos del glucógeno y de la epinefrina

• Regulación de la reactividad al estrés
• Control del ciclo sueño-vigilia, apetito, memoria

• ↑ Proteólisis
• ↓ Transporte de glucosa (internalización de GLUT4)

Cortisol

• ↑ Reabsorción de Na⁺
• ↑ K⁺ secreción

Aumento de la reactividad vascular a los agentes vasoactivos

Acción antiinflamatoria e inmunosupresora

↑ Resorción ósea

↓ Secreción de insulina

FIGURA 4-16 Efectos fisiológicos del cortisol.

entorno de diabetes tipo 2. Con la degradación proteica en los músculos y la movilización de ácidos grasos en las extremidades, los brazos y las piernas se ven muy delgados. Sin embargo, hay deposición de grasa en el tórax, cuello, hombros y cara, haciendo que los hombros parezcan una joroba de "búfalo" y la cara una "luna" redonda. Además, la síntesis de proteínas también se suprime a nivel de la iniciación traslacional, impidiendo la producción de nuevas proteínas, lo que conduce a una piel muy fina y a un aumento de los hematomas (fig. 4-17).

PREGUNTA: ¿cómo ejerce el cortisol estos cambios fisiológicos?

RESPUESTA: los glucocorticoides ejercen sus efectos sobre todo a través de la transcripción de genes. Los receptores de glucocorticoides (GR, por sus siglas en inglés) se localizan en el citoplasma (fig. 4-18); están unidos a la proteína de choque térmico 90 (Hsp 90) para evitar que el GR se desplace al núcleo y se una al ADN. Cuando el cortisol entra en la célula, se une a los GR, alterando así su conformación y, en consecuencia, liberando los GR de la Hsp 90. El cortisol unido a los GR se desplaza al núcleo, donde se une a los

elementos de respuesta a glucocorticoides (GRE) y se une a otros factores de transcripción, lo que provoca la inducción o represión de la transcripción génica. Además, los complejos de receptores de glucocorticoides unidos al cortisol neutralizan el factor nuclear KB (NF-KB), disminuyendo la transcripción génica para la síntesis de moléculas proinflamatorias y de factores de adherencia.

Los múltiples efectos de los glucocorticoides son el resultado de la expresión sobre los receptores de glucocorticoides y de la presencia o ausencia del elemento sensible a los glucocorticoides (GRE) en el gen y del ajuste de la unión, es decir, de la afinidad del cortisol por el receptor de glucocorticoides y de la afinidad del receptor de glucocorticoides unido al cortisol por los GRE, así como de los coactivadores y de la accesibilidad del gen por las histonas.

PREGUNTA: ¿cómo puede el exceso de cortisol provocar una diátesis hemorrágica?

RESPUESTA: después de aprender sobre el metabolismo del cortisol, ahora podemos explicar cómo el síndrome de Cushing aumenta el riesgo de hematomas y hemorragias. Se ha demostrado que los glucocorticoides regulan a la baja

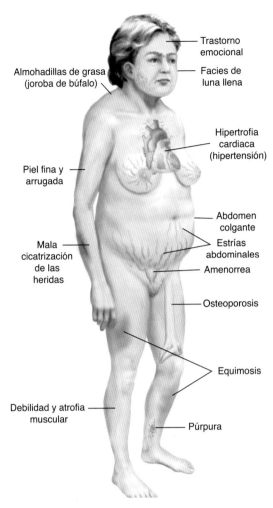

FIGURA 4-17 Manifestaciones clínicas del síndrome de Cushing. (De *Lippincott Williams & Wilkins, Lippincott Visual Nursing.* 3rd ed. Lippincott Williams & Wilkins, a Wolters Kluwer business; 2019, figura 9-6.)

la expresión de colágeno en la piel y en el lecho vascular. Además, aumentan la expresión del factor VIII, el fibrinógeno y los niveles del factor de von Willebrand. En conjunto, el cortisol en el síndrome de Cushing suprime tanto la cicatrización de heridas como el crecimiento y la renovación normales de la piel, lo que da lugar a una piel fina susceptible a cortes y arañazos, y a hematomas y hemorragias con facilidad.

Resolución del caso

La paciente se somete a una ablación exitosa del tumor hipofisario con un abordaje transesfenoidal. Los rasgos cushingoides van desapareciendo con el tiempo. La osteoporosis responde al tratamiento y se resuelven la intolerancia a la glucosa y la hipertensión.

Conceptos de alto rendimiento

1. El síndrome de Cushing, o hipercortisolismo crónico, se caracteriza por hipertensión no controlada, intolerancia a la glucosa, un aspecto físico característico (adelgazamiento de la piel, facies de luna llena y joroba de búfalo), osteoporosis precoz y hematomas.
2. El cortisol pertenece a la familia de las hormonas esteroides glucocorticoides. Actúan como ligandos que se unen al receptor nuclear glucocorticoide. Este complejo se une a elementos del ADN en promotores de genes y regula la transcripción.
3. La enfermedad de Cushing se refiere a la producción excesiva de ACTH y la consiguiente hipersecreción de cortisol.

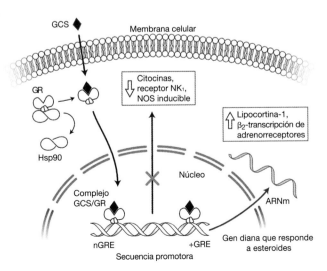

FIGURA 4-18 Regulación transcripcional de genes por glucocorticoides. (De Neal J, Rathmell JP. *Complications in Regional Anesthesia and Pain Medicine.* 2nd ed. Lippincott Williams & Wilkins, a Wolters Kluwer business; 2013, figura 35-1.)

4. El cortisol regula de manera negativa su propia secreción de la glándula suprarrenal al inhibir la producción de ACTH de la hipófisis. Si tanto los niveles de ACTH como los de cortisol son elevados, el síndrome de Cushing se considera dependiente de ACTH. Si los niveles de ACTH son bajos con cortisol alto, indica que la regulación negativa está funcionando y que el síndrome de Cushing es independiente de la ACTH.

5. La administración exógena de cortisona a largo plazo ha sido la etiología más común del síndrome de Cushing. Los agentes más nuevos no basados en el cortisol pueden cambiar este panorama.

6. Un paciente que ha recibido un tratamiento prolongado con cortisona para suprimir una enfermedad inflamatoria crónica es susceptible de sufrir una crisis addisoniana cuando se le ha retirado el cortisol y surge un problema clínico "estresante". La cortisona de remplazo es el tratamiento indicado en esta situación.

7. El hallazgo de hirsutismo junto con el síndrome de Cushing sugiere el factor adicional de la liberación de andrógenos. Esto sugiere una neoplasia como origen.

8. Aunque poco frecuente, una neoplasia pulmonar o de otra localización puede ser una fuente ectópica endógena de ACTH y, por lo tanto, de síndrome de Cushing.

PREGUNTAS DE REPASO

1. Un hombre de 40 años acude al médico para un seguimiento debido a una trombosis venosa profunda. Ha estado tomando warfarina durante el último año debido a una deficiencia de proteína C. Se le ha hecho un seguimiento con tiempos de protrombina periódicos para controlar su dosis y mantener el rango terapéutico. Se le ha realizado un seguimiento con tiempos de protrombina periódicos para controlar su dosificación y mantener el rango terapéutico. Su tiempo de protrombina (TP)/índice internacional normalizado (INR) (TP/INR) desciende repentinamente al rango normal. ¿Cuál de los siguientes es el paso más apropiado en la evaluación?

   A. Aumentar la dosis de warfarina
   B. Añadir aspirina al régimen
   C. Obtener un historial dietético detallado
   D. Cambiar a un inhibidor de la trombina

2. Una mujer de 44 años acude al servicio de urgencias con debilidad muscular profunda y náusea de 12 horas de duración. Se encontraba en una excursión de senderismo y se sintió aturdida y deshidratada. Un familiar informa que es asmática desde hace 20 años y que su medicación incluye un broncodilatador y prednisona. Perdió sus medicamentos hace 3 días. La exploración física revela una tensión arterial de 80/40 mm Hg. Tiene la cara redonda e hinchada, obesidad central y estrías. No hay hallazgos neurológicos focales. Presenta hiponatremia leve e hipopotasemia con una glucemia de 70 mg/dL. Se inician la perfusión de fluidos intravenosos de cloruro sódico y agua; sin embargo, su presión sanguínea permanece baja y no responde. ¿Cuál de los siguientes es el paso más apropiado?

   A. ACTH
   B. Tiamina
   C. Hidrocortisona
   D. Antibiótico de amplio espectro

3. Un niño de 10 años es llevado a los servicios de protección de menores para ser evaluado. Se queja de que le "duele todo". La exploración física muestra a un niño delgado y de aspecto enfermizo con múltiples hematomas y petequias. Le sangran las encías y le faltan dos dientes. Tiene el pelo pálido, con hemorragia perifolicular y en forma de sacacorchos. Presenta neuropatía periférica. Las pruebas de laboratorio revelan una anemia normocítica. ¿Cuál de los siguientes suplementos es más probable que hubiera evitado el estado de este paciente?

   A. Cobalamina
   B. Hierro
   C. Ácido ascórbico
   D. Tiamina

4. Un chico de 16 años está siendo evaluado por hemartrosis de rodilla tras un accidente deportivo. Le dice al médico que tiene deficiencia de factor VIII (FVIII) y que se le ha administrado FVIII recombinante tras incidentes hemorrágicos anteriores. Se le administra un bolo de FVIII recombinante, pero la hemorragia no está controlada, a diferencia de otros episodios. ¿Cuál de los siguientes es el paso más adecuado en la gestión?

   A. Buscar otra neoplasia hematológica subyacente
   B. Aspirar la articulación para cultivo
   C. Administrar dosis mayores de FVIII
   D. Enviar un ensayo para inhibidores del FVIII

5. Una mujer de 30 años presenta hemorragias posparto prolongadas. Durante toda su vida ha notado fácil aparición de hematomas y epistaxis frecuentes. La exploración física muestra varias equimosis de gran tamaño en la espalda. Los resultados de laboratorio revelan una anemia normocítica, trombocitopenia leve y un TTP anormal y un TP normal. Basándose en estos síntomas y hallazgos, ¿cuál de las siguientes pruebas es la más apropiada como parte del tratamiento inicial?

   A. Nivel de factor VIII por sospecha de hemofilia A
   B. Nivel de factor IX ante la sospecha de enfermedad de Christmas
   C. Nivel de FvW como sospecha de enfermedad de von Willebrand.
   D. Nivel de anticuerpos GPIIb/IIIa por sospecha de trombocitopenia inmunológica

6. Un varón de 42 años es enviado a la consulta del dentista por su oncólogo para la evaluación de una pápula en las encías. También dice que las encías le sangran con facilidad al cepillarse los dientes. Se le diagnosticó leucemia linfocítica aguda y ha recibido quimioterapia durante los últimos 3 meses. Informa que no ha llevado bien la quimioterapia y que no tiene apetito desde el tratamiento. El dentista observa una erupción en las piernas del paciente (fig. 4-19).

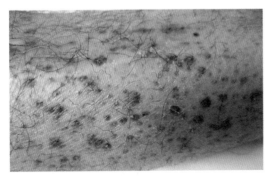

FIGURA 4-19 Erupción en las piernas del paciente. (Council ML, Sheinbein D, Cornelius LA. *The Washington Manual of Dermatology Diagnostics*. Wolters Kluwer; 2016:181.

Los estudios de laboratorio muestran que el recuento de plaquetas, el tiempo de protrombina y el tiempo parcial de tromboplastina activada del paciente son normales. Con base en estos resultados, lo más probable es que este paciente tenga un defecto en ¿cuál de los siguientes?

   A. Plaquetas
   B. Colágeno
   C. Malla de fibrina
   D. Endotelio capilar

7. Un varón de 30 años acude a su médico quejándose de un aumento de peso y de apetito. Dice que el aumento de peso empezó hace 1 año. También tiene dolores de cabeza frecuentes, se siente cansado y se le forman hematomas con facilidad. La exploración física muestra múltiples estrías violáceas en el abdomen y debilidad en los grupos musculares proximales de las cuatro extremidades. El resto de la exploración está dentro de los límites normales. Las pruebas de laboratorio muestran una tolerancia anormal a la glucosa y hormona adrenocorticotrópica (ACTH) plasmática elevada. ¿Un aumento en cuál de los siguientes factores explica su debilidad muscular?

   A. Degradación de ácidos grasos
   B. Almacenamiento de triacilglicerol
   C. Degradación del glucógeno
   D. Gluconeogénesis

8. Una mujer de 23 años acude a su médico debido a un sangrado menstrual abundante en los últimos 3 meses. Dice que tiene que cambiarse la toalla sanitaria cada 3-4 horas. Lleva una vida muy ocupada y no tiene tiempo para cocinar. Ha estado consumiendo sobre todo bebidas muy energéticas. En los últimos 4 meses, había tomado un exceso de paracetamol debido a dolores corporales. No tiene antecedentes médicos ni familiares de tendencia hemorrágica ni de consumo de otras drogas. La exploración física es normal excepto por la palidez. Su examen ginecológico es normal. Los resultados de laboratorio muestran un tiempo de protrombina (TP) y un tiempo de tromboplastina parcial (TTP) prolongados. Un análisis completo de los factores de coagulación

muestra un factor IX de 28%, factor II de 39%, factor VII de 5% y factor X de 57%. ¿Cuál de las siguientes es la explicación más probable de estos resultados?

A. Trombastenia de Glanzmann
B. Hemofilia A
C. Deficiencia de vitamina K
D. Enfermedad de von Willebrand

9. Un niño de 16 meses es llevado al pediatra por sus padres debido a un sangrado excesivo alrededor de las rodillas y los codos. Empezó a andar hacia los 12 meses, pero tropieza y se cae con frecuencia. Tienen dos hijas que no presentan este tipo de hemorragias y hematomas. Los antecedentes familiares muestran que el lado materno de la familia también tiene tendencias hemorrágicas. Los estudios de laboratorio muestran un recuento de plaquetas y un tiempo de protrombina (TP) normales, pero un tiempo de tromboplastina parcial (TTP) prolongado. Con base en estos hallazgos, lo más probable es que esta paciente tenga un defecto en ¿cuál de los siguientes?

A. Vía intrínseca de coagulación
B. Vía extrínseca de coagulación
C. Vía común de coagulación
D. Formación de tapones plaquetarios

10. Un varón de 19 años con enfermedad de von Willebrand tiene programada una extracción de sus terceros molares. ¿Cuáles de los siguientes resultados de estudios de laboratorio concuerda más con su evaluación preoperatoria?

	Tiempo de protrombina (TP)	Tiempo de tromboplastina parcial (TTP)
A	Normal	Normal
B	Aumentado	Normal
C	Aumentado	Aumentado
D	Normal	Aumentado

RESPUESTAS

1. C es correcta. Lo más probable es que su paciente haya empezado a reintroducir alimentos ricos en vitamina K, como las verduras de color verde oscuro. Aunque los inhibidores de la trombina evitan la necesidad de controlar sus tiempos de protrombina, el primer paso es realizar una cuidadosa historia dietética del paciente.

A es incorrecta. Aunque en algún momento puede ser necesario aumentar la dosis de warfarina de forma permanente, antes de optar por esa opción es necesario realizar una historia dietética detallada para determinar si el paciente está consumiendo sin darse cuenta alimentos ricos en vitamina K.

B es incorrecta. Ya que la combinación de aspirina y warfarina aumentaría en gran medida las posibilidades de hemorragias no controladas.

D es incorrecta. Aunque los inhibidores de la trombina evitan la necesidad de monitorear sus tiempos de protrombina, el primer paso es realizar una cuidadosa historia dietética del paciente.

2. C es correcta. La supresión a largo plazo de la función suprarrenal debida al uso de esteroides, evidenciada por su aspecto cushingoide, explicaría su repentina insuficiencia suprarrenal. Esta apareció debido a su repentina falta de suplementación con prednisona y empeoró por el estrés del esfuerzo físico y la deshidratación.

A es incorrecta. La respuesta a la ACTH requeriría más tiempo en comparación con la hidrocortisona.

B es incorrecta. Aunque no sería perjudicial administrar tiamina como medida preventiva, no hay datos que apoyen el abuso de alcohol o la desnutrición para considerar la encefalopatía de Wernicke.

D es incorrecta. Aunque los cambios del estado mental y la hipotensión pueden sugerir sepsis, el paciente está afebril y no hay bases para considerar una etiología infecciosa.

3. C es correcta. El niño es víctima de maltrato infantil. El hallazgo en el cabello, la hemorragia mucosa, los hematomas y la neuropatía sugieren una deficiencia de vitamina C. Aunque cualquiera o todas las demás opciones son posibles en un niño desnutrido y deben tenerse en cuenta, estos hallazgos sugieren que la deficiencia primaria es de vitamina C.

A es incorrecta. Aunque la neuropatía puede ser sugestiva de deficiencia de cobalamina (vitamina B_{12}), este escenario clínico podría producir más que probablemente una anemia macrocítica y no explica los hematomas y la hemorragia.

B es incorrecta. El diagnóstico de anemia ferropénica (microcítica) no explicaría todos los hallazgos de este caso.

D es incorrecta. La tiamina se encuentra con mayor frecuencia en una dieta deficiente y en el abuso prolongado del alcohol; sin embargo, el escorbuto es el diagnóstico más apropiado para explicar la presentación clínica de este niño.

4. D es correcta. Lo más probable es que el paciente haya desarrollado anticuerpos contra el tratamiento de reemplazo de FVIII recombinante; por lo tanto, debe realizarse una prueba para detectar anticuerpos inhibidores del FVIII.

A es incorrecta. Este paciente no presenta ningún síntoma cardinal de neoplasia hematológica, como fatiga y pérdida de peso.

B es incorrecta. No hay información clínica que sugiera una articulación séptica. El paciente está activo y no tiene fiebre. Una posible articulación séptica es siempre una urgencia reumatológica; sin embargo, el aspirado sería amarillo turbio, no sanguinolento, y la tinción de Gram sugeriría infección y no hemorragia en la articulación.

C es incorrecta. El problema proviene de un inhibidor del FVIII y es muy probable que la administración de FVIII adicional no resuelva el problema, ya que la proteína inhibidora lo neutralizará.

5. C es correcta. Parece probable que el paciente padezca un trastorno de la coagulación y las dos causas más comunes son la EvW y la deficiencia de FVIII. La deficiencia de factor VIII y el trastorno de von Willebrand pueden tener presentaciones clínicas similares. Ambos se presentan con un TP normal y un TTP anormal. Sin embargo, la EvW es autosómica recesiva y la deficiencia de FVIII está ligada al cromosoma X, lo que apoya la EvW.

A es incorrecta. Aunque la hemofilia podría ser un diagnóstico probable con los antecedentes de hemorragias recurrentes, este diagnóstico es un trastorno ligado al cromosoma X y la paciente es mujer (véase la opción de respuesta C).

B es incorrecta. La enfermedad de Christmas, llamada así por Steven Christmas como caso índice en 1952, es una deficiencia del factor IX. El TP normal es un componente de las pruebas diagnósticas y argumenta en contra de un nivel bajo de factor IX. De nuevo, este trastorno también está ligado al cromosoma X y la paciente es una mujer.

D es incorrecta. La trombocitopenia inmunológica es una enfermedad crónica y la trombocitopenia no sería leve, sino grave.

6. B es correcta. Los resultados de laboratorio y los antecedentes del paciente sugieren con claridad una deficiencia de vitamina C. Entre otras cosas, la vitamina C es importante para el plegamiento del colágeno en su conformación de triple hélice. Es un cofactor de las hidroxilasas prolil y lisil, que catalizan la conversión de prolina en hidroxiprolina y de lisina en hidroxilisina, respectivamente. Una deficiencia de vitamina C debida a una dieta inadecuada provocó la debilidad del colágeno subendotelial, esencial para la formación del tapón plaquetario.

A es incorrecta. Los defectos de la hemostasia primaria afectan a las plaquetas y a la formación de tapones plaquetarios, que no se ven afectados en este caso.

C es incorrecta. Los tapones plaquetarios se refuerzan convirtiendo el fibrinógeno en fibrina entre las plaquetas y reticulando la fibrina entre sí para formar la malla de fibrina. La vitamina C no afecta a esta vía, ya que forma parte de la hemostasia secundaria.

D es incorrecta. El endotelio capilar desempeña un papel esencial en la hemostasia al secretar moléculas como la endotelina, el óxido nítrico, la prostaciclina tipo 2 (PG2), el factor de von Willebrand (FvW) y la trombomodulina. Ninguna de estas moléculas se ve afectada por la deficiencia de vitamina C.

7. D es correcta. La ACTH elevada junto con los hallazgos físicos del paciente indican síndrome de Cushing debido a hipercortisolismo. En el síndrome de Cushing, la degradación del glucógeno es menor en el hígado, pero la gluconeogénesis está aumentada. El cortisol estimula la proteólisis en los músculos para proporcionar sustratos para la gluconeogénesis, lo que provoca debilidad muscular, en especial en las piernas y los brazos.

A es incorrecta. La degradación de los ácidos grasos aumenta en el síndrome de Cushing y es la principal vía que proporciona ATP para la vía gluconeogénica que requiere energía. Sin embargo, este aumento no explica la debilidad muscular.

B es incorrecta. El almacenamiento de triacilglicerol aumenta en ciertas partes del cuerpo en el síndrome de Cushing, dando lugar a la presentación cushingoide, como la obesidad central, la facies de luna llena y la joroba de búfalo. Este aumento no explica la debilidad muscular.

C es incorrecta. La degradación del glucógeno no aumenta y, de hecho, se mantiene en el síndrome de Cushing.

8. C es correcta. Los hallazgos de laboratorio junto con los antecedentes de la paciente sugieren claramente una deficiencia de vitamina K. La vitamina K es un cofactor para la modificación postraduccional de los factores de coagulación X, IX, VII, II, proteína S y proteína C. Todos estos factores de coagulación están en niveles muy bajos en esta paciente. Dado que estos factores forman parte tanto de la vía intrínseca como de la extrínseca, tanto el TP como el TTP están aumentados. La dieta de la paciente y el consumo de paracetamol son las causas más probables de la deficiencia de vitamina K. Esta se produce en el intestino humano, pero también es necesaria la suplementación a partir de verduras de hoja verde. El paracetamol se metaboliza en el hígado. Su subproducto es tóxico para el hígado, lo que puede haber reducido la síntesis de factores de coagulación en este órgano.

A es incorrecta. La trombastenia de Glanzmann se debe a defectos en GPIIb/IIIa, que son receptores de las plaquetas que cambian su conformación al activarse las plaquetas y permiten la unión de las plaquetas entre sí con fibrinógeno entre dos plaquetas. Como resultado, no se producen agregaciones plaquetarias. Los hallazgos de la paciente no son compatibles con esta enfermedad.

B es incorrecta. La hemofilia A es un trastorno recesivo ligado al cromosoma X; por lo tanto, es muy raro que las mujeres padezcan la enfermedad. Además, está causada por una deficiencia del factor VIII, que se encuentra en la vía intrínseca de la cascada de coagulación. En la hemofilia A solo se afecta el TTP y no el TP.

D es incorrecta. La enfermedad de von Willebrand es causada por mutaciones en el gen que expresa el factor von Willebrand (FvW). Este factor tiende un puente entre el colágeno subendotelial y las plaquetas en la hemostasia primaria. Además, el FvW se une al factor VIII y lo protege de la degradación. La enfermedad de von Willebrand solo afecta al TTP, pero no al TP. Esto se debe a que el FvW estabiliza el factor VIII, y su deficiencia conduce a niveles bajos de factor VIII, con lo que aumenta el TTP.

9. A es correcta. Los antecedentes familiares y los hallazgos de laboratorio con TP normal y TTP prolongado implican hemofilia A. La hemofilia A es un trastorno recesivo ligado al cromosoma X, en el que los varones afectados heredan una copia defectuosa del cromosoma X de madres heterocigóticas. Es causada por una deficiencia del factor VIII, que se encuentra en la vía intrínseca de la cascada de coagulación.

B es incorrecta. Los factores de coagulación de la vía extrínseca son el factor tisular (factor III) y el factor VII. Un defecto en la vía extrínseca provoca un TP prolongado.

C es incorrecta. Los trastornos de la vía común provocan un aumento tanto del TP como del TTP. Los factores de coagulación de esta vía son X, V, II y I. La trombina (factor II) regula la actividad tanto de la vía extrínseca como de la intrínseca, de ahí el aumento tanto del TP como del TTP.

D es incorrecta. La formación de tapones plaquetarios no modifica el TP ni el TTP. Los trastornos conocidos específicos de esta vía se deben a defectos en GPIb, GPIIb/IIIa, o a autoanticuerpos contra GPIIb/IIIa.

10. D es correcta. La enfermedad de von Willebrand es causada por mutaciones en el gen que expresa el factor von Willebrand (FvW). Este factor actúa como pegamento para formar una unión entre el colágeno subendotelial y las plaquetas en la hemostasia primaria. Además, el FvW se une al factor VIII y lo protege de la degradación. La ausencia de FvW afecta a la formación de tapones plaquetarios y, por lo tanto, aumenta el tiempo de sangrado. El tiempo de protrombina (TP) es una medida de la vía extrínseca (factor tisular [también conocido como factor III] y factor VII). Dado que la vía extrínseca no se ve afectada por el FvW defectuoso, se mantiene dentro del intervalo normal. El tiempo de tromboplastina parcial (TTP), que mide la actividad de la vía intrínseca (factores XII, XI, IX y VIII) está aumentado. Aunque el FvW no forma parte de la vía intrínseca, su deficiencia desestabiliza el factor VIII, un factor de coagulación de la vía intrínseca; por lo tanto, se incrementa el TTP.

A es incorrecta. Si todos estos parámetros son normales o no existe ningún problema hemorrágico, o bien la disfunción se encuentra fuera de las plaquetas y de los factores de coagulación. Un ejemplo de esta situación es la deficiencia de vitamina C.

B es incorrecta. El aumento del TP indica una disfunción de la vía extrínseca, que puede deberse a una deficiencia del factor tisular (factor III) o del factor VII.

D es incorrecta. El incremento de TP y TTP sugiere una deficiencia en la vía común, que puede deberse a los factores X, V, II (trombina) y I (fibrina). La enfermedad hepática también puede ser un factor, ya que muchos de estos factores de coagulación se sintetizan en el hígado.

Fatiga

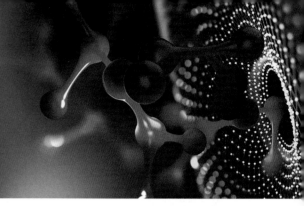

1. Describir la regulación, síntesis y secreción de las hormonas tiroideas T4, rT3 y T3.

2. Discutir los efectos fisiológicos normales de la hormona tiroidea y la etiología de enfermedades comunes que causan hipertiroidismo e hipotiroidismo, su presentación común y tratamientos.

3. Mencionar las enzimas reguladoras (reacción irreversible) de la glucólisis.

4. Explicar la regulación de la glucólisis en diferentes órganos.

5. Discutir la base bioquímica de la deficiencia de piruvato cinasa.

6. Describir el complejo piruvato deshidrogenasa (PDH).

7. Discutir las enzimas reguladoras clave del ciclo TCA y su regulación.

8. Explicar los usos de los productos del ciclo TCA.

9. Describir los procesos de oxidación de los ácidos grasos, incluidos el transporte, la activación y la β-oxidación en la matriz de la mitocondria para obtener energía.

10. Discutir el papel del transportador de carnitina para los ácidos grasos de cadena larga (AGCL).

11. Explicar el mecanismo de formación de los cuerpos cetónicos e identificar las funciones fisiológicas y patológicas de dichas moléculas.

12. Describir el mecanismo por el cual la activación hormonal de la lipólisis en el tejido adiposo se coordina con la activación de la gluconeogénesis en el hígado durante el ayuno.

13. Discutir los trastornos relacionados con deficiencias en la oxidación de ácidos grasos.

14. Enumerar las características genéticas distintivas del ADNmt en comparación con el ADN nuclear, incluida la tasa de mutación, el modo de herencia, la fisión y la fusión, la segregación aleatoria y el efecto umbral.

15. Describir la regulación y la finalidad de la cadena de transporte de electrones (en particular los complejos I, III y IV) y de la ATP sintasa, sus sustratos y productos, su localización celular y su distribución tisular.

INTRODUCCIÓN

La fatiga es uno de los síntomas más frecuentes que llevan a los pacientes al médico. Afecta de manera negativa la vida familiar, el trabajo y las relaciones interpersonales. El síntoma de la fatiga es bastante vago y los pacientes suelen expresarlo como cansancio físico o mental, falta de energía, disminución de la resistencia y fatiga prolongada después del ejercicio. Existen numerosas causas potenciales de fatiga, como problemas relacionados con el estilo de vida, afecciones físicas, problemas mentales y psicosociales, disfunción endocrina, anomalías metabólicas, anemia y neoplasias malignas. La depresión y la disfunción endocrina se encuentran entre las etiologías más comunes de la fatiga. La obtención de un diagnóstico diferencial elaborado con cuidado incluye

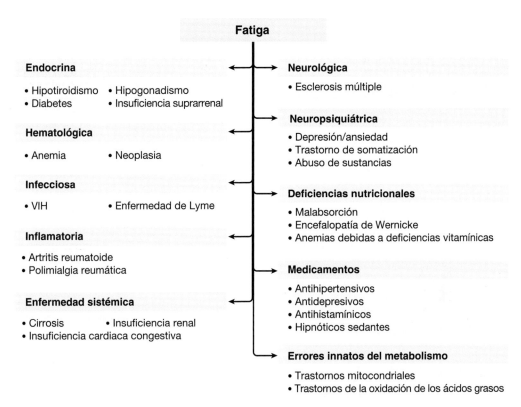

Fatiga

Endocrina

- Hipotiroidismo
- Diabetes
- Hipogonadismo
- Insuficiencia suprarrenal

Hematológica

- Anemia
- Neoplasia

Infecciosa

- VIH
- Enfermedad de Lyme

Inflamatoria

- Artritis reumatoide
- Polimialgia reumática

Enfermedad sistémica

- Cirrosis
- Insuficiencia renal
- Insuficiencia cardiaca congestiva

Neurológica

- Esclerosis múltiple

Neuropsiquiátrica

- Depresión/ansiedad
- Trastorno de somatización
- Abuso de sustancias

Deficiencias nutricionales

- Malabsorción
- Encefalopatía de Wernicke
- Anemias debidas a deficiencias vitamínicas

Medicamentos

- Antihipertensivos
- Antidepresivos
- Antihistamínicos
- Hipnóticos sedantes

Errores innatos del metabolismo

- Trastornos mitocondriales
- Trastornos de la oxidación de los ácidos grasos

FIGURA 5-1 Esquema de las causas potenciales de la fatiga.

una anamnesis y una exploración física minuciosas, así como los estudios de laboratorio que sean necesarios.

Este capítulo se centra en la fatiga debida a trastornos endocrinos y metabólicos. La función tiroidea ocupa un lugar destacado en el diagnóstico diferencial de la fatiga. La medición de la función hormonal de órganos endocrinos como la tiroides, la hipófisis, la paratiroides y las glándulas suprarrenales puede utilizarse como guía para el diagnóstico. Los trastornos metabólicos como la diabetes, la hipoglucemia, la dislipidemia y los trastornos gonadales también pueden causar fatiga. Un subgrupo de trastornos metabólicos que causan fatiga se deben a mutaciones en las enzimas importantes para el metabolismo energético. Algunos ejemplos son los trastornos mitocondriales, la deficiencia de piruvato cinasa en los eritrocitos, la deficiencia de piruvato deshidrogenasa que une la glucólisis y el ciclo TCA, y las acil-CoA deshidrogenasas en la degradación de los ácidos grasos. Las enfermedades mitocondriales son heterogéneas desde el punto de vista clínico y se caracterizan por una fosforilación oxidativa defectuosa, como consecuencia, la fatiga es un síntoma cardinal; se encuentran entre los trastornos neuromusculares hereditarios comunes y se calcula que 1 de cada 5 000 individuos padece una enfermedad mitocondrial genética. Así pues, en este capítulo se entretejen los casos clínicos que abordan la fatiga desarrollada por la alteración del metabolismo energético.

En la figura 5-1 se resumen las causas de la fatiga.

CASO 5.1

Una mujer de 42 años ha estado luchando con un aumento de peso inexplicable y una fatiga extrema durante el último año a pesar de todos los intentos de controlar su ingesta calórica. Nota una falta general de "energía" y duerme durante periodos más largos. Es profesora de cuarto curso y se siente frustrada por la aparente incapacidad para seguir el ritmo de las clases y el trabajo, y el manejo de los asuntos familiares. La paciente teme estar deprimida. En general, ha gozado de buena salud en el pasado y solo acude a su médico para revisiones anuales. Grávida 2 para 2, a últimas fechas ha notado menstruaciones prolongadas. Su her-

TABLA 5-1 Caso 5.1. Resultados de laboratorio de la mujer de 42 años que ha estado luchando con un inexplicable aumento de peso y fatiga extrema

Prueba (unidades)	Paciente	Intervalo de referencia
Hb (mg/dL)	10	12-14
VCM (fL)	70	80-100
TSH (mUI/L)	18	0.34-4.25
T4 libre (pmol/L)	5	10.3-21.9

mana tiene diabetes tipo 1 y vitiligo. Su madre también tiene diabetes y su padre está sano. No toma medicamentos ni tiene alergias. En su revisión de sistemas (RS), señala problemas recientes de estreñimiento.

La exploración física revela constantes vitales normales. Mide 1.70 m de estatura y pesa 74 kg, su IMC es de 29 kg/m^2 y el perímetro de su cintura es de 94 cm. Su pulso en reposo es de 50 latidos/min y el resto de sus constantes vitales son normales. Sin embargo, los hallazgos anormales significativos incluyen una aspereza general del tegumento, un agrandamiento difuso de la tiroides con algunos nódulos y una lentitud de la fase de relajación de los reflejos tendinosos profundos (RTP) en general.

Se solicitaron estudios de laboratorio (tabla 5-1) y una ecografía de tiroides, y la paciente regresó la semana siguiente para una consulta de seguimiento.

TÉRMINOS CLAVE Y DEFINICIONES

Mixedema. Hipotiroidismo grave con un complejo sintomático que incluye aumento de peso, disfunción mental, letargo, depresión, intolerancia al frío, engrosamiento de la voz, piel seca y engrosada, bradicardia y estreñimiento.

Impresión clínica

PREGUNTA: ¿cuál es su impresión clínica en este momento?

RESPUESTA: los resultados de laboratorio contienen varios hallazgos anormales significativos. Una anemia microcítica leve, una TSH elevada y una T4 baja apuntan a un hipotiroidismo leve.

No se nos presenta un diagnóstico diferencial terriblemente desconcertante en este caso particular. El inexplicable aumento de peso y la fatiga generalizada con somnolencia y estreñimiento crecientes podrían explicarse por una ralentización del ritmo metabólico en esta paciente. Otros síntomas frecuentes son el engrosamiento de la piel, el adelgazamiento del cabello, la intolerancia al frío, la disminución de la sudoración y una leve depresión generalizada. La bradicardia y la disminución de los RTP son hallazgos físicos frecuentes en el hipotiroidismo. Estos son hallazgos clásicos del hipotiroidismo grave conocido como mixedema.

La aparición del hipotiroidismo suele ser insidiosa, con una edad de inicio entre los 30 y los 40 años. Al desarrollarse de modo gradual, en cuestión de meses o años, el paciente no suele ser consciente del deterioro metabólico, por lo que el diagnóstico se retrasa. La enfermedad es más frecuente en mujeres y se relaciona con otros trastornos autoinmunológicos como la celiaquía, la diabetes, el lupus eritematoso sistémico (LES), la anemia perniciosa, el síndrome de Sjögren, la alopecia y el vitiligo. Una anemia microcítica leve es secundaria a la menorragia. La exploración física puede aportar muchas pistas, como sugieren los hallazgos faciales de la figura 5-2.

La toma de decisiones en cuanto al tratamiento se basa en si la disfunción tiroidea es primaria (es decir, causada por una falla en la producción de hormonas por la propia glándula) o secundaria (falla de la glándula hipófisis en la producción de TSH). La elevación de la hormona estimulante de la tiroides (TSH) indica que la hipófisis funciona con normalidad. Detecta el bajo nivel sérico de la tiroides (T4 baja) y, por lo tanto, eleva la TSH para impulsar a la glándula a producir más T4. Por lo tanto, la TSH elevada junto con la T4 baja apoya el diagnóstico de insuficiencia glandular tiroidea primaria.

PREGUNTA: ¿cuál es el proceso fisiopatológico de este trastorno?

RESPUESTA: la causa más común de hipotiroidismo en una mujer de mediana edad, en Estados Unidos, sería la enfermedad de Hashimoto, también conocida como tiroiditis de Hashimoto. Sin embargo, en todo el mundo la ingesta inadecuada de yodo es la principal causa de la enfermedad. La enfermedad de Hashimoto es un trastorno autoinmune. En la tiroiditis de Hashimoto, 90% de los casos presentan anticuerpos contra la antiperoxidasa tiroidea y la antitiroglobulina en el suero. En esta paciente se solicitan las pruebas de peroxidasa antitiroidea y anticuerpos antitiroglobulina, que confirman el diagnóstico de tiroiditis de Hashimoto.

Dado que la glándula tiroides de la paciente es palpable, se solicita una ecografía que revela un agrandamiento difuso de la glándula con dos nódulos de 3 cm en su lóbulo derecho. Los nódulos pueden clasificarse como "calientes" (funcionales) o fríos (no funcionales) según la captación de yodo radiactivo (RAIU, por sus siglas en inglés). Como generalidad útil, los nódulos calientes son benignos y los nódulos fríos pueden ser malignos y, por lo tanto, es obligatorio realizar una biopsia para excluir esta posibilidad. También el tamaño del nódulo tiene valor pronóstico. Siguiendo la regla general de que para cualquier pólipo o nódulo de más de 1 cm, que se encuentre en cualquier lugar, está indicada su biopsia o extirpación, se realiza una biopsia de ambos nódulos y se comprueba que solo contienen infiltrados difusos linfocíticos y de células plasmáticas en el parénquima tiroideo, lo que indica que son benignos.

Correlaciones con ciencias básicas

PREGUNTA: a nivel celular, ¿cómo ayudan los niveles de TSH y T4 a determinar el hipotiroidismo primario frente al secundario?

RESPUESTA: la glándula tiroides secreta las hormonas tiroideas en varias formas. Estas hormonas son la tetrayodotironina (tiroxina), T4, y la triyodotironina, T3. El aumento o la disminución de la síntesis de hormonas tiroideas da lugar a trastornos clínicos conocidos como hipertiroidismo e hipotiroidismo, respectivamente. El diagnóstico de estas afecciones se determina midiendo los niveles séricos de TSH, T4 libre y mediante la detección de anticuerpos autoinmunes antirreceptores de TSH , antitiroglobulina, antimicrosomal y antitiroperoxidasa.

Los niveles séricos elevados de TSH con niveles séricos bajos de T4 libre indican hipotiroidismo primario. Por otro lado, los niveles séricos bajos de TSH con niveles séricos altos de T4 libre indican hipertiroidismo primario. Estos son los trastornos tiroideos más frecuentes. El hipotiroidismo secundario, en el que tanto los niveles de TSH como de T4 son bajos, y el hipertiroidismo secundario, en el que tanto la TSH como la T4 son altos, son poco frecuentes. Estos trastornos son el resultado de una disfunción de la hipófisis o del hipotálamo. Los trastornos de la hormona tiroidea afectan a alrededor de 5% de las mujeres y 0.5% de los hombres.

PREGUNTA: ¿cómo se sintetiza la hormona tiroidea?

RESPUESTA: para entender la relación y los cambios en la TSH y la hormona tiroidea, empecemos por entender el papel fisiológico de la hormona tiroidea, cuando hay niveles normales de esta. La hormona tiroidea es sintetizada por el folículo tiroideo, que es la unidad funcional de la glándula tiroides. Las células epiteliales foliculares forman una esfera en la que la membrana basal mira hacia el suministro de sangre capilar y la membrana apical mira hacia el lumen que contiene un material de almacenamiento rico en proteínas llamado coloide. El lumen almacena las hormonas tiroideas recién sintetizadas unidas a la tiroglobulina. Tras la estimulación por la hormona estimulante de la tiroides, la tiroglobulina unida a las hormonas tiroideas vuelve a las células foliculares por endocitosis. Luego, es digerida por enzimas lisosomales que liberan T4 y T3 a la circulación.

A continuación, veamos en detalle la síntesis de las hormonas tiroideas (fig. 5-2). Cada paso de la síntesis es estimulado por la TSH. Una vez que se produce la síntesis de tiroglobulina en las células epiteliales, se extruye al lumen folicular. La síntesis de tiroxina comienza con el transporte de yoduro desde la circulación a la célula epitelial folicular tiroidea. En seguida, el ion yoduro se secreta al lumen folicular, donde se oxida a su forma reactiva como yodo. Después, reacciona con los residuos de tirosina de la tiroglobulina mediante la peroxidasa tiroidea (TPO), formando así monoyodotirosina (MIT) y diyodotirosina (DIT). Este proceso se conoce como organificación del yoduro, ya que el yoduro se añade a una molécula orgánica. Los altos niveles de yoduro inhiben la organificación; por lo tanto, inhiben la síntesis de la hormona tiroidea por un mecanismo de retroalimentación negativa. Esto se conoce como el efecto Wolff-Chaikoff, que es útil clínicamente como un medio para reducir en gran medida la actividad de la glándula tiroides.

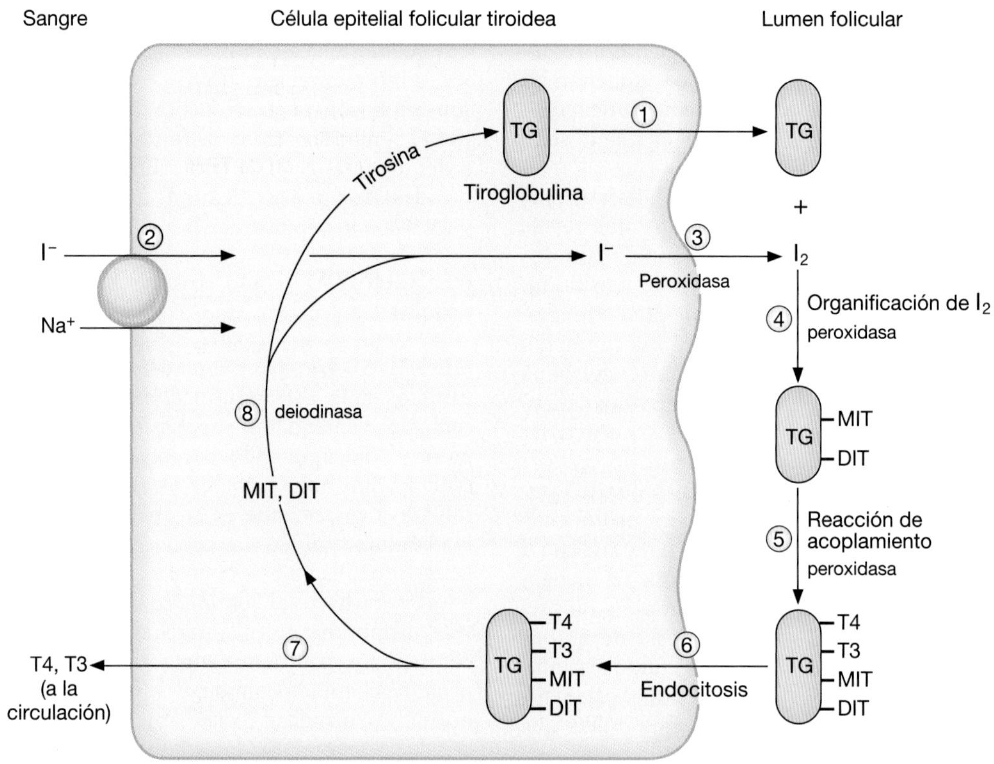

FIGURA 5-2 Pasos en la síntesis de las hormonas tiroideas. Cada paso lo estimula la hormona estimulante de la tiroides. DIT, diyodotirosina; I⁻, yoduro; MIT, monoyodotirosina; T3, triyodotironina; T4, tiroxina; TG, tiroglobulina. (De Costanzo LS. *BRS Physiology. 7th ed.* Lippincott Williams & Wilkins, a Wolters Kluwer business; 2019, figura 7-8.)

Mientras está unida a la tiroglobulina, el acoplamiento posterior de dos residuos de DIT por la TPO produce tetrayodotironina (también conocida como tiroxina [T4]). Del mismo modo, el acoplamiento de la MIT con la DIT produce triyodotironina (T3). Obsérvese también que la síntesis de T4 supera a la de T3. Cuando la TSH estimula la glándula tiroides para secretar formas libres de T4 y T3, la tiroglobulina yodada se retira del lumen folicular y se traslada de nuevo a la célula epitelial folicular. Aquí, la T4 y la T3 se liberan mediante la digestión de la tiroglobulina con enzimas lisosomales. La MIT y la DIT también se liberan de la tiroglobulina y son desyodadas por la yodinasa produciendo tirosina y yoduro libres. Esto permite el reciclaje del yodo, por lo tanto, se evita su deficiencia. Aunque la concentración de T4 es mucho mayor que la de T3 en la circulación, la T3 tiene una mayor actividad biológica. En la circulación, la T3 y la T4 circulan por el torrente sanguíneo libres o unidas a la globulina fijadora de tiroxina, sintetizada por el hígado. En los tejidos diana, las deiodinasas de los tejidos periféricos convierten la T4 en T3, que es más activa.

PREGUNTA: ¿cómo se regula la secreción de la hormona tiroidea?

RESPUESTA: el principal mecanismo de regulación de la síntesis y secreción de la hormona tiroidea se produce a través del eje hipotálamo-hipofisario. La hormona liberadora de tirotropina (TRH) es una molécula que regula la secreción de TSH, así como la dopamina, la somatostatina y la leptina. La sensibilidad de la secreción de TSH por la TRH puede estar modulada por otros factores como la insuficiencia renal, la inanición, la privación del sueño, la depresión y las hormonas esteroideas. Este mecanismo se ilustra en la figura 5-3.

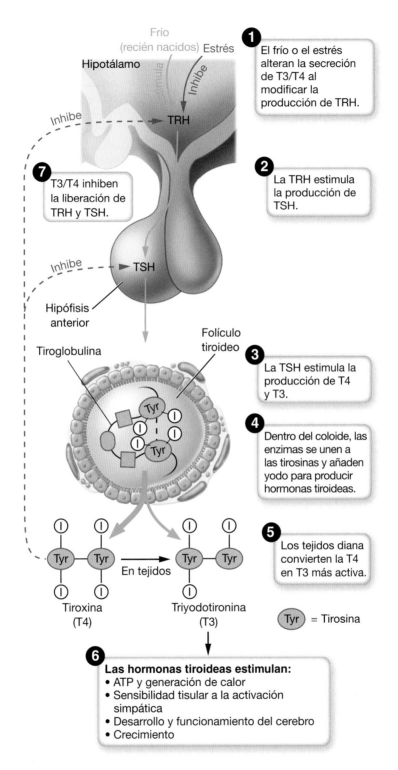

FIGURA 5-3 Regulación de la secreción de hormona tiroidea. (De McConnell TH, Hull KL. *Human Form, Human Function.* Lippincott Williams & Wilkins, una división de Wolters Kluwer; 2011, figura 15-24.)

PREGUNTA: ¿cuál es el mecanismo de acción de las hormonas tiroideas?

RESPUESTA: las hormonas tiroideas (T3 y T4) intervienen en procesos biológicos esenciales como el crecimiento normal hasta la estatura adulta, el desarrollo del SNC en el periodo de crecimiento perinatal y en el crecimiento, desarrollo y diferenciación celulares, así como en la regulación general del metabolismo y la homeostasis. Las acciones de las hormonas tiroideas se producen sobre todo mediante la modulación de la expresión génica; sin embargo, también tienen acciones no genómicas como la modulación de la angiogénesis, la proliferación de osteocitos, los microfilamentos del citoesqueleto y las mitocondrias. La respuesta de las acciones genómicas de las hormonas tiroideas tarda de 1 a varios días. Sin embargo, la respuesta a las acciones no genómicas puede ser evidente en minutos u horas.

PREGUNTA: ¿cuáles son las acciones genómicas de la hormona tiroidea?

RESPUESTA: aquí solo se discutirán en detalle las acciones genómicas clásicas de las hormonas tiroideas. Las hormonas tiroideas se unen a receptores nucleares de hormonas tiroideas, que actúan como factores de transcripción activados por ligandos. Los receptores de hormonas tiroideas tienen una afinidad preferencial por la T3. Los receptores de la hormona tiroidea se unen a los elementos de respuesta de la hormona tiroidea en los promotores de los genes diana. La unión de T3 a los receptores de la hormona tiroidea promueve un cambio conformacional que, a su vez, conduce a un aumento o disminución de la actividad transcripcional de los genes diana. Los genes que responden a la hormona tiroidea son específicos de cada tejido (tabla 5-2).

Las hormonas tiroideas aumentan el consumo de oxígeno en todos los tejidos, excepto el cerebro, las gónadas y el bazo, al inducir la transcripción de genes importantes para la respiración mitocondrial, la biogénesis y la síntesis de la Na$^+$/K$^+$-ATPasa de membrana. Como resultado, aumentan la tasa metabólica basal (TMB) y la temperatura corporal. Las hormonas tiroideas también regulan varias vías metabólicas relacionadas con los hidratos de carbono, los lípidos y las proteínas. Por ejemplo, aumentan la absorción de glucosa del tracto gastrointestinal, la degradación del glucógeno, la gluconeogénesis y la lipólisis. Las hormonas tiroideas estimulan el gasto cardiaco por su efecto directo sobre el cardiomiocito y la vasculatura periférica.

TABLA 5-2 **Caso 5.1.** Efectos de la hormona tiroidea

Proceso tisular	Efectos metabólicos
Tasa metabólica basal (TMB)	Aumento de la expresión de termogenina incrementando el BMR, la hidrólisis de ATP, el consumo de oxígeno y el calor
Crecimiento	Aumento de la síntesis proteica Incremento de la formación ósea y de la osificación
Metabólico	Aumento de la absorción intestinal de glucosa Incremento de la gluconeogénesis, la glucogenólisis, la oxidación de la glucosa Aumento de la lipólisis Incremento de la eliminación del colesterol
Sistémico	Activación de los receptores beta-adrenérgicos aumenta la frecuencia y el gasto cardiacos.

PREGUNTA: ¿cuáles son los factores que conducen a una síntesis aberrante de las hormonas tiroideas?

RESPUESTA: como se comentó antes, los trastornos más comunes de las hormonas tiroideas son el hipotiroidismo y el hipertiroidismo. El mecanismo de acción de las hormonas tiroideas predice el resultado tanto del hipotiroidismo como del hipertiroidismo. Por ejemplo, la intolerancia al frío, el letargo, el aumento de peso, el enfriamiento y la sequedad de la piel son los síntomas típicos del hipotiroidismo. Por otro lado, la intolerancia al calor, la pérdida de peso y la fatiga son las manifestaciones habituales del hipertiroidismo.

Las causas del hipotiroidismo incluyen la destrucción autoinmune de la glándula tiroides que se observa en la enfermedad de Hashimoto (fig. 5-4), la deficiencia de yodo en la dieta y la TRH o TSH congénitas o disminuidas. Aunque es poco frecuente, el exceso de yodo también puede provocar hipotiroidismo al inhibir la organificación del yoduro y la síntesis de T4 y T3 (efecto Wolff-Chaikoff).

Dado que en el presente caso se trata el hipotiroidismo, conviene hacer una breve referencia a la otra disfunción tiroidea, el hipertiroidismo. La causa más común de hipertiroidismo en Estados Unidos es la enfermedad de Graves (tirotoxicosis), se trata de un trastorno autoinmunológico que resulta de una mayor producción de inmu-

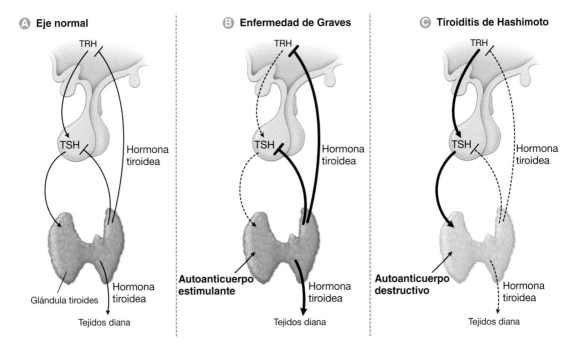

A Eje normal   **B** Enfermedad de Graves   **C** Tiroiditis de Hashimoto

FIGURA 5-4 Autoinmunidad causante de hipertiroidismo (enfermedad de Graves) e hipotiroidismo (tiroiditis de Hashimoto). (De Golan DE, Tashjian AH, Armstrong EJ, Armstrong AW. *The Pathophysiologic Basis of Drug Therapy.* Lippincott Williams & Wilkins, a Wolters Kluwer business; 2012, figura 27-4.)

noglobulinas estimulantes del tiroides que imitan a la TSH y se unen a los receptores de esta hormona, estimulando así la síntesis de un exceso de hormonas tiroideas (fig. 5-4). El exceso de secreción tiroidea, a su vez, inhibe la secreción de TSH en la hipófisis por el mecanismo de retroalimentación negativa. Por lo tanto, en la enfermedad de Graves, hay un exceso de T4 libre (FT4), así como un nivel elevado de T3, mientras que la TSH es baja. Es también aquí, en la enfermedad de Graves, donde el anticuerpo antitiroideo peroxidasa (anti-TPO) es positivo como indicador de este trastorno autoinmunológico.

Otras causas de hipertiroidismo son el bocio multinodular tóxico, el adenoma tóxico, el exceso de secreción de TSH y el cáncer de tiroides.

El bocio es un agrandamiento anormal de la glándula tiroides, que puede producirse en hipertiroidismo, hipotiroidismo, así como en el estado eutiroideo; es un signo que indica la existencia de una enfermedad subyacente que provoca un crecimiento anormal de la glándula tiroides. La causa más común de bocio en todo el mundo es la carencia de yodo. También se sabe que medicamentos como el litio y la amiodarona causan bocio.

Los goitrógenos son alimentos como las legumbres, las verduras crucíferas crudas, el boniato y la mandioca que pueden contribuir al agrandamiento de la glándula tiroides al alterar la producción de hormonas tiroideas al interferir con la captación de yodo en la glándula tiroides. Deben evitarlos los pacientes que puedan tener una deficiencia coexistente de yodo. Como mecanismo compensatorio, la glándula hipófisis aumenta la liberación de TSH, lo que favorece el crecimiento de la glándula tiroides, es decir, bocio.

Resolución del caso

Su médico le explica que presenta mixedema, una forma de hipotiroidismo grave. Una vez establecido el diagnóstico de hipotiroidismo primario, se le suministra de modo gradual una forma sintética de T4, la levotiroxina, durante varios meses hasta alcanzar niveles fisiológicos. Al cabo de 6 meses, los niveles de T4 libre y TSH del paciente vuelven a la normalidad. La mayoría de los síntomas clínicos desaparecen y la paciente se desenvuelve con normalidad en su vida cotidiana. Su peso empieza a volver con lentitud a la normalidad. La paciente será controlada con periodicidad en cuanto a la función tiroidea. Los nódulos se controlarán con ecografías anuales para detectar cualquier aumento de tamaño.

Conceptos de alto rendimiento

1. La hormona tiroidea estimula el metabolismo mediante el control de la expresión de las enzimas que regulan la generación de ATP.
2. El hipotiroidismo primario se define como la falla en la producción de la hormona tiroidea en la propia glándula, mientras que el hipotiroidismo secundario implica una falla a nivel de la hipófisis.
3. La tiroiditis de Hashimoto es una enfermedad autoinmune y la causa más frecuente de hipotiroidismo en mujeres de mediana edad en Estados Unidos. A menudo se relaciona con otros hallazgos autoinmunológicos en el paciente.
4. La enfermedad de Graves es un trastorno autoinmunológico que provoca un aumento de la producción de inmunoglobulinas estimulantes de la tiroides que imitan a la TSH y se unen a los receptores de esta, con lo que estimulan la síntesis de hormonas tiroideas y causan hipertiroidismo.
5. El principal mecanismo de regulación de la síntesis y secreción de la hormona tiroidea se produce a través del eje hipotálamo-hipofisario. La hormona liberadora de tirotropina (TRH) es una molécula que regula la secreción de TSH.
6. Las hormonas tiroideas actúan sobre todo a través de la modulación de la expresión génica, pero también tienen efectos no genómicos.
7. El mejor indicador clínico de la función tiroidea (disfunción) es la medición de la TSH.

CASO 5.2

Un niño de 5 años es llevado a su pediatra para evaluación de fatiga creciente, somnolencia extrema y palidez. Su madre observa que no parece participar en juegos y otras actividades con sus compañeros de juego en el colegio o en casa. Su profesora de preescolar ha observado que se sienta y no participa en las actividades. Los antecedentes médicos muestran que su registro de nacimiento fue normal; sin embargo, tuvo ictericia neonatal prolongada. También dio negativo en la prueba de detección de errores congénitos del metabolismo. No toma medicamentos y sus antecedentes familiares son irrelevantes. La exploración física revela

TABLA 5-3 Caso 5.2. Resultados de laboratorio del niño de 5 años con fatiga

Prueba (unidades)	Paciente	Intervalo de referencia
CMB (/µL)	4.5	4 500-11 000
Hb (g/dL)	9.5	14-17
Hematocrito (%)	28	37-40
Plaquetas (/µL)	125 000	150-350 000
VCM (fL)	85	80-100
Índice de reticulocitos (%)	5.5	0.5-1.5
Bilirrubina total (mg/dL)	3.5	0.1-1
Bilirrubina directa (mg/dL)	0.4	0-0.3
Haptoglobina (mg/dL)	40	30-200
AST/ALT (UI)	55/45	0-35
Albúmina (g/dL)	5.3	3.5-5.5
ALP (unidades/L)	77	36-92
Hierro sérico (mg/dL)	290	60-160
TIBC (mg/dL)	350	250-460

constantes vitales normales, salvo una leve taquicardia; presenta ictericia escleral leve, la punta del bazo es palpable, pero no hay hepatomegalia ni linfadenopatías.

Se solicita una evaluación de laboratorio y se examina un frotis periférico. Los resultados de laboratorio se enumeran en la tabla 5-3. El frotis periférico se muestra en la figura 5-5.

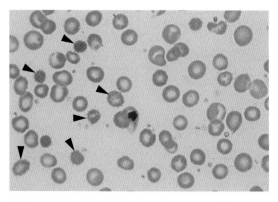

FIGURA 5-5 Frotis de sangre periférica. Glóbulos rojos de morfología variable, incluidos los equinocitos (células de rebaba) indicados con *puntas de flecha*. (De Farhi DC. *Pathology of Bone Marrow and Blood Cells.* Lippincott Williams & Wilkins; 2005, figura 5-14.)

TÉRMINOS CLAVE Y DEFINICIONES

Enzimopatía. Describe una enfermedad genética causada por una deficiencia enzimática.

Equinocitos. Glóbulos rojos con proyecciones espinosas.

Piruvato cinasa. Cataliza el último paso de la glucólisis en el que se generan 2 ATP por molécula de glucosa.

Prueba de Coombs. Esta prueba determina si existen anticuerpos que actúan contra los glóbulos rojos y provocan su destrucción prematura. Esta afección se define como anemia hemolítica autoinmune y la prueba de Coombs es útil para documentar su aparición. La prueba de Coombs se define como positiva cuando la adición del reactivo de Coombs produce la agrupación de los hematíes ("aglutinación").

Impresión clínica

PREGUNTA: ¿cuál es su impresión clínica en este caso?

RESPUESTA: el laboratorio revela una anemia normocítica con un nivel bajo de hematocrito. Como respuesta a la anemia, los reticulocitos se movilizan desde la médula ósea causando niveles elevados en la circulación. El hallazgo de una posible esplenomegalia saca a la luz la posibilidad de un síndrome hemolítico crónico extravascular. Esto se ve apoyado por el hallazgo de una haptoglobina limítrofe baja. Además, los niveles elevados de bilirrubina total con un fraccionamiento mayoritariamente indirecto (no conjugada) prestan más apoyo. Por último, el aumento de la saturación de hierro (75%) y la sobrecarga de hierro resultante podrían explicarse como un efecto secundario indeseable del síndrome de anemia hemolítica crónica.

La hemólisis crónica se encuentra en las hemoglobinopatías, la esferocitosis, las etiologías autoinmunológicas y la deficiencia de piruvato cinasa. La presencia de equinocitos (fig. 5-6) y la ausencia de esferocitos en el frotis periférico excluye la esferocitosis hereditaria.

PREGUNTA: ¿cuáles son algunas consideraciones diagnósticas en este momento y qué pruebas podrían ayudar a aclarar el diagnóstico?

RESPUESTA: la esferocitosis hereditaria sigue siendo una posibilidad clara, ya que también se trata de una anemia normocrómica hereditaria. La presentación clínica varía de asintomática a hemólisis crónica grave, por lo que se incluye esta entidad en el diferencial. Las mutaciones en al menos cinco genes que provocan defectos en las proteínas de membrana de los glóbulos rojos (GR) son causantes de la esferocitosis hereditaria. Estos defectos dan lugar a una configuración esférica inflexible de los glóbulos rojos (esferocitosis), que luego son retirados de la circulación y destruidos por el bazo dando lugar a una anemia hemolítica crónica. Con el posible diagnóstico de esferocitosis hereditaria en mente, el médico solicita una prueba de fragilidad osmótica, que es negativa y descarta la esferocitosis del diferencial.

El hallazgo de esplenomegalia a menudo puede ser difícil de asegurar en la exploración física, por lo que se solicita una ecografía abdominal para su verificación. En efecto, la ecografía muestra un hígado normal, pero un bazo de al menos el doble del tamaño normal.

Para descartar una anemia hemolítica autoinmune, se solicita una prueba de Coombs, que resulta negativa.

Una vez excluidas las causas más frecuentes de hemólisis crónica en el niño, hay que buscar en otra parte. Aunque no es muy común, el diagnóstico de deficiencia de piruvato cinasa se convierte ahora en una posibilidad con la presencia de equinocitos observados en el frotis periférico (fig. 5-6). En este momento, se solicita un análisis funcional de la actividad de la piruvato cinasa en los glóbulos rojos y se observa que está reducida al 10% de la actividad enzimática normal. El diagnóstico presuntivo ahora es de deficiencia de piruvato cinasa (PKD).

PREGUNTA: ¿cuál es la prevalencia de la deficiencia de piruvato cinasa?

RESPUESTA: la deficiencia de piruvato cinasa (PKD) es la segunda enzimopatía de los glóbulos rojos más frecuente después de la deficiencia de G6PD y es también la anomalía más frecuente de la vía glucolítica. Se trata de un trastorno autosómico recesivo con una prevalencia estimada de 1 por cada 300 000 nacidos vivos. La PKD afecta por igual a ambos sexos y se da en todas las razas. Los individuos afectados son homocigotos para una única mutación o heterocigotos compuestos para dos mutaciones diferentes. Los individuos heterocigotos para la PKD tienen niveles enzimáticos intermedios que no suelen manifestar la enfermedad clínica. La gravedad clínica de este trastorno varía y puede ir desde una anemia leve compensada hasta una anemia grave de la infancia. La gravedad clínica variable se explica, al menos en parte, por la existencia de numerosas formas mutantes de la enzima cuyas diferentes propiedades dan lugar a grados variables de hemólisis. Los casos leves o moderados pueden no descubrirse hasta la edad adulta y no requerir tratamiento. Las formas graves de la enfermedad se manifiestan durante el periodo neonatal, en especial en momentos de estrés fisiológico, como una infección.

Los primeros signos en la infancia incluyen ictericia neonatal prolongada relacionada con una anemia hemolítica normocrómica. Más adelante, en la infancia, la hemólisis extravascular es un problema crónico, ya que la esplenomegalia se hace evidente con el desarrollo concomitante de una pancitopenia leve. Si no se interviene, la hematopoyesis extramedular puede provocar estatura baja y protuberancia frontal como hallazgos físicos en los casos más graves. Después de la primera década de vida, es frecuente encontrar sobrecarga de hierro y cálculos biliares pigmentarios como consecuencia del elevado recambio de eritrocitos.

Correlaciones con ciencias básicas

PREGUNTA: ¿cómo se mantiene la disponibilidad de ATP en el organismo?

RESPUESTA: como sugiere la presentación, se trata sobre todo de una enfermedad de los glóbulos rojos y se debe a una deficiencia energética en ellos. Mientras que la mayoría de los tipos celulares pueden utilizar glucosa, ácidos grasos y cetonas como combustible para generar energía en forma de ATP, las células que no contienen mitocondrias, como los glóbulos rojos, están limitadas a utilizar solo glucosa mediante el proceso de glucólisis que genera piruvato. En las células con mitocondrias, el piruvato, así como los ácidos grasos y los cuerpos cetónicos, pueden oxidarse generando una cantidad de ATP mucho mayor que la generada por la glucólisis en el citoplasma. La oxidación de estos combustibles en las mitocondrias requiere la presencia de oxígeno, por lo que las células que se encuentran en anaerobiosis,

o hipóxicas, también se limitan a utilizar glucosa para la producción de ATP.

PREGUNTA: ¿cómo se genera energía a partir de la glucosa?

RESPUESTA: la glucólisis se produce en el citosol y es un combustible común para todas las células. La glucosa circulante entra en las células mediante difusión facilitada a través de los transportadores GLUT que se tratarán con más detalle en otros casos. Los eritrocitos utilizan GLUT1, que es un transportador constitutivo de glucosa de alta afinidad. Una vez en la célula, la enzima hexocinasa fosforila la glucosa para formar glucosa 6-fosfato, que la atrapa en la célula (fig. 5-6). Después de la isomerización de la glucosa 6-fosfato en fructosa 6-fosfato, la fructosa 6-fosfato es fosforilada a fructosa 1,6-bisfosfato por la fosfofructocinasa 1 (PFK1). Estos dos pasos se conocen como la fase de inversión de energía de la glucólisis, ya que se utilizan 2 ATP. Las enzimas utilizadas en esta fase están muy reguladas. La PFK1 es la enzima de paso comprometido en la glucólisis. La formación de la molécula altamente energética, fructosa-1,6-bisfosfato, conduce a la división de esta molécula de 6 carbonos en dos moléculas de 3 carbonos: dihidroxiacetona fosfato y gliceraldehído-3-fos-

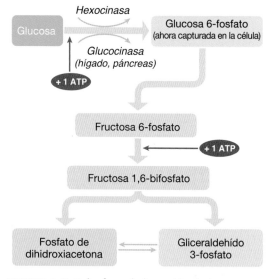

FIGURA 5-6 La fase de inversión de la glucólisis.

fato, que pueden isomerizarse entre sí. Así, a costa de 2 ATP, se pueden generar dos moléculas de gliceraldehído-3-fosfato. Esto se muestra en la figura 5-7.

La fase de generación de energía comienza justo después de esta reacción. El gliceraldehído-3-fosfato se oxida utilizando NAD^+ como agente oxidante primario en la glucólisis. Después, hay dos pasos de fosforilación a nivel de sustrato que producen 4 ATP y 2 moléculas de piruvato. La enzima que cataliza el segundo paso generador de ATP que forma piruvato a partir de fosfoenolpiruvato es la piruvato cinasa, que es la tercera enzima regulada de la glucólisis. Esto se ilustra en la figura 5-7.

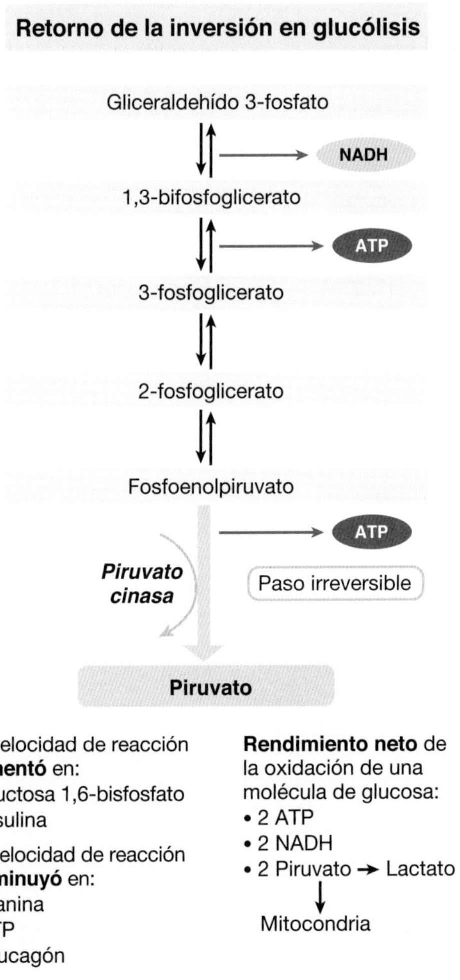

Así, por cada molécula de glucosa se utilizan 2 ATP en la fase de inversión y se generan 2 NADH y 4 ATP en la fase de recompensa, lo que conduce a un rendimiento energético neto de 2 ATP y 2 NADH junto con 2 moléculas de piruvato. En las células con mitocondrias que no se encuentran en estado de hipoxia, el piruvato puede entrar en la mitocondria, convertirse en acetil CoA y oxidarse a CO_2 a través del ciclo del ácido tricarboxílico (TCA) y la cadena de transporte de electrones para formar ATP. Cada NADH puede pasar sus electrones a la mitocondria reduciendo el oxaloacetato a malato. Esto regenera NAD^+, necesario para la continuación de la glucólisis. El malato puede entrar con libertad en la mitocondria y oxidarse de nuevo a oxaloacetato regenerando NADH dentro de la mitocondria. Esto se conoce como la lanzadera oxaloacetato-malato. El NADH se oxidará utilizando la cadena de transporte de electrones para producir ~3 ATP. Como resultado, se producen hasta 36 moléculas de ATP a partir de la oxidación completa de la glucosa, lo que se conoce como metabolismo aeróbico.

En los glóbulos rojos maduros (en los que no hay mitocondrias) y en el músculo en ejercicio en el que el O_2 se vuelve limitado, la capacidad de la cadena de transporte de electrones para producir ATP está restringida o no está disponible, y se necesita otro mecanismo para oxidar el NADH de nuevo a NAD^+. Esto se consigue reduciendo el piruvato a lactato mediante la lactato deshidrogenasa (fig. 5-8). La oxidación de glucosa a lactato se denomina glucólisis o metabolismo anaeróbico.

PREGUNTA: ¿cómo la deficiencia de piruvato cinasa provoca hemólisis crónica?

RESPUESTA: como se comentó antes, la glucosa es la única fuente de producción de energía para el glóbulo rojo maduro. La piruvato cinasa cataliza la última reacción de la vía glucolítica formando piruvato y produciendo dos moles de ATP por mol de glucosa metabolizada por glucólisis, lo que equivale a la mitad del ATP que se produce durante la glucólisis. Por lo tanto, una deficiencia de piruvato cinasa provoca una disminución significativa de la producción de ATP. Esta disminución de la energía disponible afecta en particular la función de la bomba Na^+/K^+ ATPasa impulsada por energía. Esta bomba mantiene la homeostasis del equilibrio osmótico. La pérdida del equilibrio osmótico debida a la falta de ATP provoca la pérdida de potasio y la deshidratación celular de los glóbulos rojos. Como consecuencia, se

Retorno de la inversión en glucólisis

FIGURA 5-7 Fase de producción de energía de la glucólisis.

A **Condiciones anaeróbicas**

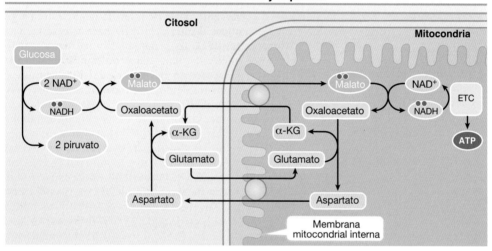

B **Translocación de electrones producidos durante la glucólisis del citosol a la mitocondria: lanzadera de malato y aspartato**

C **Condiciones aeróbicas**

FIGURA 5-8 A-C: Comparación de la generación de ATP en condiciones aeróbicas y anaeróbicas. (De Lieberman MA. *Marks' Essentials of Medical Biochemistry*. Wolters Kluwer Health, Inc.; 2014, figura 19-6.)

pierde la forma discoide flexible de los hematíes, apareciendo en su lugar células con proyecciones espinosas (equinocitos), destinadas a ser destruidas de manera prematura por el bazo y el hígado mediante hemólisis extravascular (fig. 5-5).

Otras dos reacciones en los glóbulos rojos que requieren ATP, y que por lo tanto se ven afectadas por este déficit energético, son la conversión de glucosa en glucosa 6-fosfato y la síntesis *de novo* de glutatión a partir de glicina, glutamato y cisteína. El glutatión desempeña un papel importante en la protección de las células frente al estrés oxidativo. Además de que la PKD provoca una disminución de la síntesis de glutatión, la menor formación de glucosa 6-fosfato hace que la vía de la hexosa monofosfato produzca menos NADPH, necesario para mantener el glutatión en su forma reducida activa. Los niveles reducidos de NADPH y glutatión dejan a los glóbulos rojos susceptibles al estrés oxidativo intracelular que conduce a la hemólisis intravascular.

PREGUNTA: ¿afecta la PKD a otras partes de la vía glucolítica?

RESPUESTA: el bloqueo del paso de la piruvato cinasa en la vía glucolítica produce la ralentización de esta y la acumulación de intermediarios glucolíticos antes del bloqueo. Por lo tanto, no solo hay una disminución en la formación de ATP, sino también de NADH. En los glóbulos rojos, cada día entre 1 y 2% de la hemoglobina se oxida a metahemoglobina, lo que impide su unión al oxígeno, lo cual reduce el aporte de oxígeno a los tejidos. Hay dos reacciones que requieren NADH en los glóbulos rojos. Una es la reducción de piruvato a lactato por la lactato deshidrogenasa y la otra es la reducción de metahemoglobina a hemoglobina por la metahemoglobina reductasa. En la PKD, la disminución de piruvato y NADH hace que se produzca menos lactato, mientras que la disminución de NADH

también puede conducir a una acumulación de metahemoglobina (fig. 5-9).

Aunque en apariencia esto conduciría a una disminución del aporte de O_2 a los tejidos, existe un mecanismo compensatorio que reduce la gravedad de la hipoxia en la PKD. Una vía lateral de la glucólisis justo antes del primero de los pasos generadores de ATP es donde el 1,3-bisfosfoglicerato se convierte en 2,3-bisfosfoglicerato (2,3-BPG) (fig. 5-9). Alrededor de 10-30% del 1,3-bisfosfoglicerato se desvía a través de esta vía en los eritrocitos humanos. El 2,3-BPG es un regulador alostérico de la hemoglobina, que disminuye la afinidad del O_2 por la hemoglobina, permitiendo la liberación de O_2 a los tejidos. El aumento de los niveles de intermediarios glucolíticos debido a la PKD hace que se forme más 2,3-BPG. Así, aunque los pacientes con PKD sufren anemia crónica con bajo contenido de oxígeno, los altos niveles de 2,3-BPG permiten que su hemoglobina libere con más eficacia el O_2 a los tejidos.

PREGUNTA: ¿por qué solo se afectan los glóbulos rojos en la deficiencia de piruvato cinasa?

RESPUESTA: existen cuatro isoformas de piruvato cinasa codificadas por dos genes: PKLR y PKM. El gen PKLR codifica la PKL y la PKR. La PKL se expresa en el hígado y en algunas células del páncreas, el intestino y el riñón, mientras que la isoforma PKR es exclusiva de los glóbulos rojos maduros. El gen PKM codifica PKM1 y

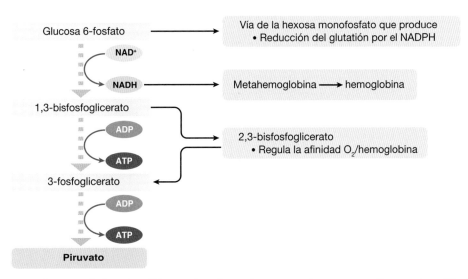

FIGURA 5-9 Intermediarios glucolíticos, y las vías y sistemas en los que se utilizan en los glóbulos rojos. Las *líneas de puntos* representan los múltiples pasos implicados.

PKM2 mediante empalme alternativo. A medida que los glóbulos rojos maduran, la PKR sustituye la isoforma PKM2, que se encuentra en los progenitores eritroides y mieloides tempranos. La PKD afecta la isoforma PKR. Por lo tanto, en los individuos afectados, la actividad eritrocítica de la PK se reduce de modo notable, mientras que la actividad de la PK en los glóbulos blancos, las plaquetas y otros tejidos es normal.

Resolución del caso

Se pide a ambos progenitores que realicen un tamizaje de PKD. Los resultados muestran que ambos son portadores de PKD. Se discute con los padres el problema y el tratamiento de la PKD. La esplenomegalia progresiva y la pancitopenia resultante, que puede provocar infecciones graves, pueden afectar profundamente al niño. En el futuro habrá que considerar la posibilidad de realizar una esplenectomía para detener la progresión de este problema.

Conceptos de alto rendimiento

1. La deficiencia de piruvato cinasa es una anemia hemolítica no esferocítica.
2. Es más frecuente en el periodo neonatal y cursa con ictericia prolongada y anemia.
3. Más adelante en la vida se presentará con esplenomegalia y pancitopenia y sobrecarga de hierro.
4. La reacción piruvato cinasa es responsable de la mitad de la producción de ATP en la glucólisis.
5. La incapacidad de producir ATP a partir de la piruvato cinasa en los hematíes provoca una pérdida de energía para mantener la homeostasis celular. El entorno osmótico desfavorable provoca la pérdida de la configuración bicóncava normal de los hematíes y la hemólisis extravascular.
6. Las secuelas clínicas son esplenomegalia, pancitopenia y sobrecarga de hierro.
7. Cuando la glucosa entra en la célula, su conversión en glucosa 6-fosfato evita que salga de la celda.
8. La primera fase de la glucólisis implica la producción de la molécula de alta energía fructosa 1,6-bifosfato requiere 2 ATP.
9. La fructosa 1,6-bifosfato puede ahora dividirse en dos fragmentos de tres carbonos, que pasan a formar dos piruvatos y cuatro ATP. El piruvato puede entrar en la mitocondria produciendo 36 más ATP.
10. En la glucólisis anaeróbica, el piruvato pasa a formar lactato como sustrato energético.

CASO 5.3

Un hombre de 59 años es llevado a un centro ambulatorio de urgencias del hospital local por su hijo debido a fatiga extrema y desorientación. El hijo afirma que el paciente no ha sido visto por un médico desde hace varios años. El hijo también nota un letargo creciente en los últimos 6 meses. Al principio, se quejaba de que estaba "demasiado cansado para hacer nada" y pensaba que se manifestaba como hipersomnia. Esto progresó a dificultad para caminar y caídas más frecuentes. Ahora, parece desorientado con respecto al tiempo y al lugar y tiene un habla incoherente que no parece tener sentido.

El paciente se divorció hace 1 año y vive solo. Su hijo lo visita con regularidad. Su dieta ha empeorado de manera paulatina y su consumo de alcohol en los últimos años aumentó de modo significativo. Ahora consume más de 6-8 bebidas combinadas al día. Ha sido abogado durante los últimos 35 años y ha podido desarrollar su carrera a pesar del abuso del alcohol. No tiene otros problemas médicos conocidos, no se ha sometido a ninguna intervención quirúrgica ni padece alergias. No toma medicamentos ni suplementos.

En la exploración física se observa a un hombre de aspecto desaliñado que no presenta ningún problema agudo. Sus signos vitales revelan una presión arterial de 110/80, pulso de 95, temperatura de 36 °C (97 °F), frecuencia respiratoria de 20, y una pO_2 de 95 mm Hg. Está desorientado en cuanto al tiempo y el lugar y da respuestas incoherentes con fabulación. Presenta signos de desnutrición crónica con atrofia muscular temporal e interósea. Tiene un fuerte olor a alcohol en el aliento. Presenta una parálisis del recto lateral de la mirada. Su dentición es deficiente. Hay un soplo sistólico de eyección, grado ii/vi, en la base y su hígado se palpa a 4 cm por debajo del margen costal derecho (MCD) con una textura nodular firme. No se aprecia el bazo. La exploración neurológica revela un temblor fino en reposo, disminución de la sensibilidad en ambas extremidades inferiores y una marcha de base ancha. Los reflejos están disminuidos en todo el cuerpo. El resto de la exploración es irrelevante.

TÉRMINOS CLAVE Y DEFINICIONES

Delirium tremens. Implica cambios mentales o del sistema nervioso repentinos y graves debidos a una forma grave de abstinencia alcohólica.

Encefalopatía. Mal funcionamiento del cerebro que provoca una alteración del sensorio. Las causas más frecuentes son infecciones, toxinas, hepatopatía terminal, insuficiencia renal y deficiencias nutricionales.

Encefalopatía de Wernicke. Confusión o delirio agudo o subagudo debido a una carencia de tiamina.

Hipersomnia. Trastorno del sueño con sueño nocturno prolongado que no es reparador, sino que provoca una somnolencia diurna excesiva. Puede ser secundario debido a ciertos medicamentos o a una afección médica como la apnea del sueño o la depresión.

Parálisis del recto lateral. El VI par craneal tiene un largo recorrido desde su origen en el mesencéfalo/puente de Varolio hasta el músculo recto lateral del ojo. En la mayoría de los casos, los traumatismos, el aumento de la presión intracraneal o el desplazamiento por un tumor provocan daños en el VI par craneal. Sin embargo, en el caso que nos ocupa, el tejido del SNC (y en este caso el núcleo del VI par craneal) es muy susceptible de sufrir daños debido a la deficiencia de tiamina.

Pirofosfato de tiamina. La tiamina debe convertirse en su forma metabólicamente activa como pirofosfato (TPP). Es un cofactor de las enzimas α-cetoglutarato deshidrogenasa, piruvato deshidrogenasa, α-cetoácido deshidrogenasa de cadena ramificada y transcetolasa. Estas enzimas son importantes en la vinculación de la glucólisis con el ciclo TCA, el catabolismo de L-isoleucina, L-valina, L-leucina, y en la vía de la hexosa monofosfato, respectivamente.

Síndrome de Korsakoff. Demencia persistente e irreversible relacionada con la deficiencia de tiamina.

Impresión clínica

PREGUNTA: ¿cuál es su impresión clínica en este momento?

RESPUESTA: parece haber un deterioro progresivo crónico a lo largo de muchos meses y quizás más tiempo. Un deterioro generalizado de la salud general, quizá relacionado con una mala alimentación y con el abuso del alcohol, se correlaciona con numerosos hallazgos neurológicos. Con la pérdida de la función ejecutiva, el cuadro sugiere una encefalopatía generalizada. No hay antecedentes recientes de traumatismo craneoencefálico que compliquen el problema. Sin embargo, ¿podría este paciente haber sufrido un traumatismo craneal sin que su hijo lo supiera y tener así una lesión masiva del SNC como un hematoma subdural? ¿Podría haber un tumor en el cerebro manifestándose como cambios de comportamiento y el alcohol ser solo un factor secundario? ¿Existe la posibilidad de que se trate de un proceso infeccioso, ya sea sistémico o encefalitis? Sus signos vitales estables no apoyan la idea de una sepsis generalizada. No se menciona deshidratación en el examen, por lo que la hipovolemia o hipotensión con manifestaciones nerviosas centrales parece menos probable. ¿Podría estar hiponatrémico o hipoglucémico? ¿Ha ingerido sin darse cuenta alguna toxina como alcohol sin etanol? Por lo tanto, el médico debe solicitar un nivel de alcohol en sangre y un análisis de toxinas. ¿Descubrirá el análisis de laboratorio inicial una acidosis que podría ser signo de una intoxicación alcohólica tóxica? En este caso concreto, el hecho de vivir solo y sin acceso a alcoholes tóxicos hace que esta posibilidad sea poco probable.

Además, ¿estamos ante un *delirium tremens* debido a la abstinencia de alcohol? Esta sería una determinación clínica y solo después de haber descartado las posibilidades más probables que se señalaron antes. Por último, ¿podría tener una enfermedad hepática terminal y estamos ante una encefalopatía hepática? El médico solicita ahora un nivel sérico de amoniaco junto con una albúmina sérica y un tiempo de protrombina. Una albúmina baja y un tiempo de protrombina prolongado serían marcadores de una falla de la función sintética hepática en una enfermedad terminal.

Su aspecto desaliñado y su atrofia muscular exigen que consideremos una privación nutricional y vitamínica que puede ser de larga data. Su presentación general al médico sugiere con claridad que la deficiencia de tiamina es una causa probable, e igualmente importante, corregible. Por lo tanto, es bastante razonable que la tiamina se administre de manera empírica desde el principio para prevenir cualquier deterioro neurológico adicional hasta que se establezca un diagnóstico más exacto.

Mientras barajamos estas posibilidades, el médico explica a su hijo que el ingreso al hospital es lo más prudente. Se le traslada a una sala de espera del servicio de urgencias, donde pueden iniciarse pruebas más exhaustivas mientras se espera a que haya una habitación disponible.

PREGUNTA: ¿qué información de laboratorio ayudaría a dilucidar las distintas posibilidades diagnósticas?

RESPUESTA: los estudios de laboratorio de la tabla 5-4 se solicitan una vez estabilizado en urgencias.

Se le coloca oxígeno nasal y se le administra una vía intravenosa con glucosa y tiamina tras enviar una muestra de sangre al laboratorio. Se solicita un TAC craneal para descartar una lesión ocupante de espacio u otro tipo de lesión. Se considera la posibilidad de realizar una punción lumbar, pero se retiene por el momento para descartar una infección. El paciente queda hospitalizado en observación.

La albúmina sérica baja, la PT/INR con ligera alteración y las transaminasas anormales apoyan la enfermedad hepática crónica y la desnutrición como posibilidades; sin embargo, los resultados de laboratorio muestran que no es hipoglucémico, ni hiponatrémico, y solo tiene amoniaco un poco elevado. Por lo tanto, es menos probable que estos puedan explicar sus cambios de estado mental. Este diagnóstico también respalda una anemia macrocítica quizá debida a deficiencias nutricionales adicionales como folato y vitamina B_{12}. La acidosis leve causa un aumento de la acidosis láctica, que es muy probable que se deba a la deficiencia de tiamina. Se añade bicarbonato y potasio a la solución intravenosa. La tomografía computarizada de la cabeza no aporta datos relevantes.

En resumen, este paciente mal nutrido, con una larga historia de abuso de alcohol, se presenta con cambios agudos de comportamiento, déficits neurológicos focales, anemia macrocítica, acidosis, y datos clínicos y de laboratorio para apoyar la enfermedad hepática crónica, desnutrición, y ahora una presentación típica aguda del síndrome de Wernicke. Su evolución clínica durante la semana siguiente en el hospital es de mejoría. En los días siguientes, su obnubilación mental desaparece con lentitud y varios de los déficits neurológicos focales se resuelven después de administrarle tiamina y otras vitaminas. Su ingesta nutricional mejora al estar en un entorno controlado.

PREGUNTA: ¿cuál es la fisiopatología subyacente en este caso?

RESPUESTA: la carencia de tiamina (vitamina B_1) puede alterar la función metabólica normal en los sistemas nerviosos central y periférico (beriberi seco, como en este caso) o el sistema cardiovascular, dando lugar a los síntomas predominantes de la ICC (beriberi húmedo). La encefalopatía de Wernicke y el síndrome de Korsakoff son afecciones neuropsiquiátricas que ponen en riesgo la vida, derivadas de la deficiencia de tiamina. Aunque la deficiencia de tiamina se describe clásicamente en un individuo crónicamente enfermo y desnutrido, hay que tener en cuenta que este mismo escenario clínico también puede desarrollarse con rapidez solo porque la tiamina es una vitamina hidrosoluble y se agota con facilidad. Así, la cirugía bariátrica, una dieta deficiente en vitaminas del grupo B, la hiperémesis gravídica y casi cualquier estado de inanición pueden conducir con rapidez a una encefalopatía de Wernicke o beriberi.

La tiamina, en forma de pirofosfato de tiamina (TPP, por sus siglas en inglés), es un cofactor en las reacciones enzimáticas que implican a la transcetolasa, la piruvato deshidrogenasa, la α-cetoglutarato deshidrogenasa y la α-cetoácido deshidrogenasa de cadena ramificada. Dado que estas reacciones están presentes en las vías metabólicas de la mayoría de las células, cabría pensar que la carencia de tiamina afectaría a muchos órganos. Sin embargo, a nivel orgánico, la carencia de tiamina afecta en especial a los sistemas nervioso y cardiovascular, que requieren mucha

TABLA 5-4 Caso 5.3. Resultados de laboratorio del hombre de 59 años con fatiga

Prueba (unidades)	Paciente	Intervalo de referencia
Leucocitos (/µL)	12 500	4 000-10 000
Hgb (g/dL)	9.5	14-17
VCM (fL)	105	80-100
Sodio (mEq/L)	135	136-145
Potasio (mEq/L)	3.2	3.5-5.0
Cloruro (mEq/L)	98	98-106
HCO_3^- (mEq/L)	15	23-28
Ácido láctico (mg/dL)	21	6-16
Albúmina sérica (g/dL)	3.1	3.5-5.5
Glucosa (mg/dL)	75	70-100
AST/ALT (UI)	95/75	0-35
Bilirrubina total (mg/dL)	1.3	0.1-1.0
PT/INR	1.1	0-1.0
Amoniaco (µg/dL)	47	15-45

energía, por lo que los síntomas aparecen primero aquí.

Las zonas del SNC que tienen tasas metabólicas muy elevadas son en particular sensibles a la privación de tiamina; entre esas áreas están los nervios craneales, el cerebelo, el puente de Varolio y el mesencéfalo. El inicio de la encefalopatía de Wernicke se manifiesta en una alteración del comportamiento en forma de agitación generalizada; aunado a esto, están los hallazgos oculares que incluyen una parálisis de la mirada lateral (VI par craneal) junto con nistagmo. La afectación cerebelosa se traduce en ataxia y temblor. También son frecuentes la neuritis y la neuropatía periférica. Muchos de estos hallazgos responden con rapidez a la reposición de tiamina; sin embargo, si la privación de tiamina se prolonga, el síndrome de Korsakoff se desarrolla como una afección neuropsiquiátrica permanente. Se manifiesta como un nivel más alto de alteraciones neurales que incluyen posibles alucinaciones y deterioro de la memoria (amnesia anterógrada) junto con un deterioro generalizado de la función ejecutiva. La fabulación es una manifestación cardinal en el síndrome de Korsakoff, con desarrollo final de demencia persistente e irreversible.

Aunque en este caso la atención se centra en la deficiencia de tiamina, hay que tener en cuenta que el alcoholismo no es un simple cuadro de deficiencia focalizada de tiamina y desequilibrio nutricional. En el presente caso, la carencia de tiamina de este paciente conduce al síndrome de Wernicke; en su dieta también están ausentes otros nutrientes vitales como el folato, la vitamina B_{12}, la vitamina C y los minerales, y la ingesta excesiva de alcohol también bloquea su absorción; sin embargo, el alcoholismo también se da en pacientes que podrían estar mejor nutridos. Es el llamado "alcohólico funcional". En ese caso, los efectos tóxicos se manifiestan como daños celulares directos en el hígado, el miocardio, el páncreas, el SNC y el sistema nervioso periférico mucho antes de que se produzca la encefalopatía de Wernicke (fig. 5-10).

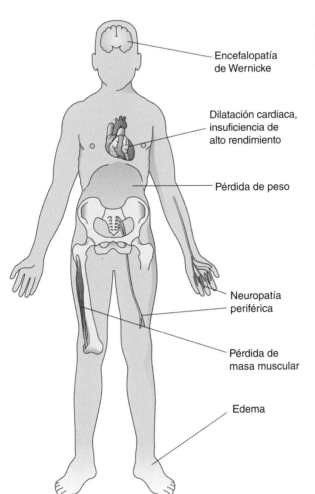

FIGURA 5-10 Complicaciones de la deficiencia de tiamina (beriberi). (De Rubin E, Farber JL. *Pathology*. 3rd ed. Lippincott Williams & Wilkins; 1999, figura 8-29.)

Encefalopatía de Wernicke

Dilatación cardiaca, insuficiencia de alto rendimiento

Pérdida de peso

Neuropatía periférica

Pérdida de masa muscular

Edema

Correlaciones con ciencias básicas

PREGUNTA: ¿cómo regula la tiamina el metabolismo?

RESPUESTA: la tiamina es un cofactor necesario para tres complejos alfa ceto deshidrogenasa (piruvato deshidrogenasa, α-ceto glutarato deshidrogenasa y deshidrogenasa de α-cetoácido de cadena ramificada), así como para la enzima transcetolasa. Estos complejos alfa ceto deshidrogenasa catalizan la descarboxilación oxidativa de los alfa cetoácidos, ácido pirúvico, ácido alfa glutárico y aminoácidos de cadena ramificada en un acil CoA (acetil CoA, succinil CoA y acetoacetil CoA, respectivamente). Estos complejos enzimáticos se componen de tres actividades enzimáticas (E1, E2 y E3) que tienen mecanismos catalíticos similares y comparten los mismos cinco cofactores, cuatro de los cuales son vitaminas. Se trata de lipoato, CoA (ácido pantoténico, vitamina B_5), FAD (riboflavina, vitamina B_2), NAD^+ (nicotinamida, vitamina B_3) y tiamina (TPP, vitamina B_1). Las enzimas E1 y E2 son específicas para cada complejo deshidrogenasa, pero la enzima E3 es la misma para los tres complejos (fig. 5-11). Analicemos primero cada uno de los complejos enzimáticos y, a continuación, su interrelación entre sí.

PREGUNTA: ¿cuál es la función del complejo piruvato deshidrogenasa (PDC, por sus siglas en inglés) y cuál es su papel en el metabolismo?

RESPUESTA: el complejo piruvato deshidrogenasa desempeña un papel fundamental en el

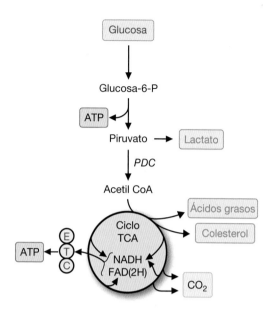

FIGURA 5-12 La reacción global catalizada por el complejo piruvato deshidrogenasa.

metabolismo energético. Es una puerta de entrada de la glucólisis al ciclo del TCA y al metabolismo de los ácidos grasos. Es una enzima mitocondrial y cataliza la conversión de piruvato, CoA y NAD^+ en acetil CoA, NADH y CO_2 (fig. 5-12). El acetil CoA puede entonces entrar en el ciclo TCA para ser utilizado en la síntesis de ácidos grasos, la síntesis de colesterol o la producción de energía. Dado que el cerebro funciona con glucosa, depende de la plena actividad de la piruvato deshidrogenasa para cosechar la máxima cantidad de ATP. La deficiencia de tiamina disminuye la actividad de PDC, lo que provoca una disminu-

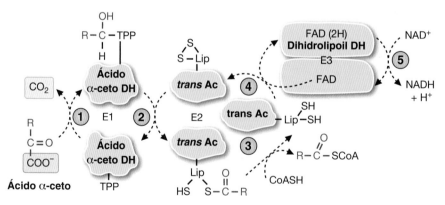

FIGURA 5-11 Mecanismo de los complejos α-cetoácido deshidrogenasa (incluyendo α-cetoglutarato deshidrogenasa, piruvato deshidrogenasa y el complejo α-cetoácido deshidrogenasa de cadena ramificada). R representa la parte del α-cetoácido que comienza con el β-carbono. (De Lieberman MA, Marks A, Peet A. *Marks' Basic Medical Biochemistry*. 4th ed. Lippincott Williams & Wilkins; 2013, figura 20-9.)

ción de la síntesis de ATP y un aumento de la conversión de piruvato en lactato, causando acidosis láctica. Además, la síntesis de acetilcolina y la formación de la vaina de mielina también son afectadas. El uso de la β-oxidación por parte de las neuronas como combustible es muy limitado; por lo tanto, el complejo PDC es el principal proveedor de acetil CoA para la síntesis de acetilcolina y la síntesis de ácidos grasos *de novo* es esencial para la mielinización.

PREGUNTA: ¿cuál es la función del complejo alfa cetoglutarato deshidrogenasa (alfa KGD) y cuál es su papel en el metabolismo?

RESPUESTA: el complejo alfa cetoglutarato deshidrogenasa es una de las enzimas del ciclo del TCA que está altamente regulada por el estado energético y la disponibilidad de oxígeno dentro de la célula. El ciclo del TCA se produce en todas las células y tejidos con mitocondrias; completa la oxidación de la glucosa en CO_2, que exhalamos. El acetil CoA entra en el ciclo combinándose con el oxaloacetato para formar citrato. Los principales productos de cada ronda del ciclo del TCA son 2 CO_2, 3 NADH, 1 $FADH_2$ y 1 GTP. Cada NADH y $FADH_2$ son oxidados por la cadena de transporte de electrones produciendo ~3 ATP y 2 ATP, respectivamente. Se necesitan dos vueltas del ciclo del TCA para completar la oxidación de una molécula de glucosa. El ciclo del TCA no solo es importante para producir NADH, sino también para proporcionar intermediarios para otras vías. Por ejemplo, el citrato, el primer producto del ciclo del TCA, es importante para la síntesis de ácidos grasos y colesterol; la succinil CoA, el producto de la reacción de la alfa cetoglutarato deshidrogenasa, es importante para la síntesis del hemo, y el alfa cetoglutarato y el oxaloacetato son importantes para el metabolismo de los aminoácidos.

Además de la disponibilidad de oxígeno y el estado energético, el ciclo del TCA también está regulado por la disponibilidad de sustratos. Por ejemplo, se necesitan cantidades equimolares de oxaloacetato y acetil CoA para el flujo del ciclo del TCA. Si la concentración de acetil CoA es mayor que la de oxaloacetato, la piruvato deshidrogenasa se inhibe para disminuir la síntesis de acetil CoA, mientras que la piruvato carboxilasa se activa para permitir la conversión de piruvato en oxaloacetato.

La disponibilidad de sustrato también está modulada por la actividad enzimática o la disponibilidad de cofactores. Con la deficiencia de tiamina, la actividad de la alfa-cetoglutarato deshidrogenasa se reduce y el ciclo del TCA se ralentiza. En los tejidos que tienen grandes necesidades energéticas, como el corazón y el tejido nervioso, esto significa que ya no se produce suficiente ATP para funcionar de manera adecuada. Como consecuencia, aparecen cardiomiopatías y síntomas neurológicos. La disminución de la actividad de la alfa cetoglutarato deshidrogenasa conduce a la acumulación de alfa cetoglutarato. En consecuencia, en el cerebro, el aumento de alfa cetoglutarato se transamina para formar glutamato, un neurotransmisor excitador, que alcanza niveles neurotóxicos causando las lesiones características de la encefalopatía de Wernicke.

PREGUNTA: ¿cuál es la función de la α-cetoácido deshidrogenasa de cadena ramificada (BCKAD) y cuál es su papel en el metabolismo?

RESPUESTA: la leucina, la isoleucina y la valina son aminoácidos de cadena ramificada. Después de su desaminación a cetoácidos, son metabolizados por el complejo BCKAD. Los productos catabólicos finales (derivados de CoA) pueden utilizarse en el ciclo del TCA en la mayoría de los tejidos y también para la gluconeogénesis en el hígado. La deficiencia de tiamina reduce la actividad de la deshidrogenasa de aminoácidos de cadena ramificada. Como resultado, la leucina, la isoleucina y la valina se acumulan dando lugar a metabolitos que son neurotóxicos, lo cual inhibe la respiración celular y la activación de la apoptosis en el cerebro, lo que también ocurre debido a la deficiencia de BCKAD, conocida como enfermedad de la orina con olor a jarabe de arce (MSUD). Obsérvese que algunos de los síntomas de esta enfermedad, como la discapacidad intelectual, se comparten de forma similar con el síndrome de Wernicke Korsakoff, una afección adquirida y no genética.

PREGUNTA: ¿cuál es la función de la transcetolasa y cuál es su papel en el metabolismo?

RESPUESTA: la transcetolasa es una enzima de la vía de la hexosa monofosfato. Las principales funciones de esta vía son la síntesis de NADPH y de ribosa-5-fosfato, esta última es necesaria para la síntesis de ácidos nucleicos. El NADPH es el poder reductor para la síntesis de colesterol y ácidos grasos, incluyendo la mielina y ciertos neurotransmisores. El NADPH también es esencial para el mantenimiento del glutatión reducido, necesario para el sistema glutatión peroxidasa-reductasa. La transcetolasa forma parte de la rama no oxidativa de esta vía y cataliza la transferencia de fragmentos de dos carbonos para la interconversión de monosacáridos. En una reacción, transfiere dos carbonos de xilulosa 5-fosfato a ribosa 5-fosfato formando gliceraldehído 3-fosfato y sedoheptulosa 7-fosfato. En la otra reacción, transfiere dos carbonos de la xilulosa 5-fosfato a la eritrosa 4-fosfato formando gliceraldehído 3-fosfato y fructosa 6-fosfato. Por lo tanto, la transcetolasa actúa como puente entre la glucólisis y la vía de la hexosa monofosfato.

Resolución del caso

El servicio social evalúa al paciente para mejorar sus condiciones de vida. Se organiza un seguimiento médico y servicios psiquiátricos. Como suele ocurrir, la parálisis del VI par craneal (oftalmoplejía) se resolvió primero. Los cambios del estado mental y la amnesia tardan más en resolverse. Es lamentable que el comportamiento reincidente del paciente haya llevado a un mal resultado y la demencia es ahora un problema significativo. En la actualidad se está planeando su traslado a una residencia asistida.

Conceptos de alto rendimiento

1. La privación de tiamina, al ser una vitamina B hidrosoluble, puede provocar beriberi con bastante rapidez.
2. Es un cofactor necesario en la conversión de piruvato en acetil CoA por la piruvato deshidrogenasa, la enzima que une la glucólisis con el ciclo del TCA.
3. Vuelve a ser necesario en el ciclo del TCA como coenzima de la alfa-cetoglutarato deshidrogenasa.
4. También es una coenzima para la transcetolasa, una enzima de la rama no oxidativa de la vía de derivación de la hexosa monofosfato.
5. Los tejidos que requieren cantidades significativas de ATP como energía para la función celular son en especial susceptibles de presentar daños debido a la inhibición del ciclo del TCA.
6. El núcleo del VI par craneal el puente de Varolio, el cerebelo y las funciones ejecutivas de alto nivel son en particular susceptibles.

7. El síndrome de Korsakoff es irreversible y se manifiesta como demencia posterior a un abuso prolongado de alcohol y privación nutricional.

CASO 5.4

Un niño de 2 años es evaluado en su domicilio por técnicos de urgencias ambulatorias (TUA). La madre cuenta que su hijo lleva 2 días con fiebre, vómito y diarrea. En la exploración, el niño está pálido, parece aletargado y tiene las extremidades frías. También se le observa taquicárdico y con un llanto muy débil en respuesta a estímulos dolorosos. La glucemia es de 30 mg/dL. Se inicia la reposición de glucosa y se traslada al niño al servicio de urgencias (SU).

Una vez en urgencias, la madre afirma que solo le han recetado paracetamol para la fiebre. Parece pequeño para la edad declarada, pero por lo demás tiene un aspecto general normal. Tiene dos hermanos mayores que están sanos por completo. En general, el paciente ha gozado de buena salud, sin problemas de desarrollo. Sin embargo, la madre señala que a últimas fechas ha notado que el niño tiene breves periodos en los que se muestra apático, letárgico y poco receptivo. Esto es en especial evidente por la mañana temprano y después de un ayuno nocturno. No se conocen antecedentes familiares de trastornos metabólicos ni de síndrome de muerte súbita del lactante. Fue el resultado de un embarazo y un parto normales. La familia se trasladó a Estados Unidos hace 1 año. Los antecedentes familiares indican que los padres son primos. No tenemos información de que el niño haya sido evaluado por errores congénitos al nacer.

La exploración física en urgencias revela un niño mucho más receptivo desde la administración de glucosa y con constantes vitales normales. Los principales hallazgos en la exploración incluyen deshidratación (membranas secas, piel en tienda de campaña) y el borde hepático es palpable a 2 cm por debajo del margen costal. El bazo no es palpable y no hay hallazgos neurológicos focales. Los datos analíticos iniciales obtenidos en urgencias se muestran en la tabla 5-5.

Se obtienen cultivos de esputo, orina y sangre. Se envía una muestra fecal para estudios bacterianos y virales.

TABLA 5-5 Caso 5.4. Resultados de laboratorio del niño de 2 años con fatiga

Prueba (unidades)	Paciente	Intervalo de referencia
pH	7.28	7.35-7.45
Leucocitos (/µL)	3 900	4 000-10 000
Hb (g/dL)	10	10.5-15
Glucosa (mg/dL)	77	70-100
Sodio (mEq/L)	135	136-145
Potasio (mEq/L)	3.8	3.5-5.0
Cloruro (mEq/L)	97	98-106
Bicarbonato (mEq/L)	15	23-28
BUN (mg/dL)	10	8-20
Creatinina (mg/dL)	1.0	0.7-1.3
CPK (creatina fosfocinasa) (unidades/L)	770	12-80
AST/ALT (UI)	167/120	0-35
Cetonas en orina	Oligoelementos	Negativo

TÉRMINOS CLAVE Y DEFINICIONES

Ácidos grasos. Fuente de energía para todos los órganos, como el corazón, el músculo esquelético y el intestino, excepto el cerebro y los glóbulos rojos. También son una fuente indirecta de energía para el cerebro durante la inanición, cuando los ácidos grasos se metabolizan primero en el hígado en cuerpos cetónicos, que luego son transportados al SNC. El glóbulo rojo debe depender en exclusiva de la glucosa como fuente de energía.

Deficiencia de carnitina. La deficiencia primaria de carnitina se debe a un transportador plasmático de carnitina defectuoso, mientras que la deficiencia secundaria de carnitina está causada por otros trastornos metabólicos, como los trastornos de oxidación de ácidos grasos. La deficiencia de carnitina provoca la incapacidad de transportar ácidos grasos de cadena larga a la mitocondria para su β-oxidación con el fin de producir energía. Se presenta en la infancia y se manifiesta por encefalopatía, cardiomiopatía y debilidad miotónica como síntomas cardinales. En este síndrome también es frecuente el vómito, la confusión, la debilidad muscular y la hipoglucemia.

FAOD. Trastorno de oxidación de ácidos grasos.

Lanzadera de carnitina. El transportador de carnitina permite el transporte de ácidos grasos de cadena larga (AGCL) a la matriz mitocon-drial, donde se someten a β-oxidación para la producción de energía.

MCADD. La deficiencia de acil CoA deshidrogenasa de cadena media (MCADD) es el trastorno más común de la oxidación de ácidos grasos.

SMSL. Síndrome de muerte súbita del lactante.

Tamizaje de errores congénitos en recién nacidos mediante "análisis de manchas de sangre". En la actualidad, todos los estados de la Unión Americana y la mayoría de los demás países exigen que todos los recién nacidos sean sometidos a tamizaje para detectar una serie de errores congénitos del metabolismo, entre los que se incluyen los trastornos de la oxidación de ácidos grasos. La intención es identificar estos errores congénitos de manera temprana y en un momento en el que un tratamiento de intervención precoz puede evitar daños irreparables.

Impresión clínica

PREGUNTA: ¿qué opina de la etiología de este problema?

RESPUESTA: en realidad, tenemos muy poca información sobre la cual formular un diagnóstico diferencial en este momento. Se nos presenta un niño de 2 años con una aparente infección aguda intercurrente y que también experimentó un episodio hipoglucémico que respondió con rapidez a la reposición de glucosa. La consanguinidad de los padres aumenta la probabilidad de que se trate de una enfermedad autosómica recesiva. Además, hay que tener en cuenta que, a diferencia de lo que ocurre en Estados Unidos, es posible que en el país de origen no se haya realizado el tamizaje neonatal.

Una vez más, como en casos anteriores, abordaremos este problema centrándonos en las razones de la hipoglucemia en un niño pequeño; sin embargo, esta vez lo haremos desde una perspectiva un poco diferente. La hipoglucemia es más frecuente en neonatos, menos en bebés (este caso) y rara vez en niños mayores. El diagnóstico diferencial de un niño con hipoglucemia es amplio e incluye causas infecciosas, tóxicas y metabólicas. Podemos desglosarlo de la siguiente manera:

Sepsis. Ciertamente, hay que pensar en una infección, ya que el niño ha manifestado síntomas típicos de fiebre, vómito y diarrea en los últimos días. Aunque el resto de sus constantes vitales y su función renal son normales, la fiebre, la acidosis leve y la hipoglucemia deben resolverse. Se han enviado estudios para documentar una posible infección viral o bacteriana y hasta entonces la sepsis está en el diferencial.

Toxinas. La aspirina (salicilato) y la ingestión accidental de sulfonilurea son posibilidades. La toxicidad por salicilatos, accidental o no, no es infrecuente en niños. Una alcalosis respiratoria con acidosis metabólica compensatoria es el resultado de la alteración de la fosforilación oxidativa, y se produce una acidosis metabólica por brecha aniónica. No se recomienda el uso de aspirina en niños pequeños porque existe una relación con la encefalopatía hepática tóxica (síndrome de Reye), en especial con la gripe o la infección por varicela; sin embargo, no se ha administrado aspirina al niño durante esta enfermedad y no hay toxinas sugeridas en la historia, por lo que podemos excluir esta categoría. La ingestión accidental de sulfonilurea (utilizada para tratar la diabetes de tipo II) por un niño pequeño provocará hipoglucemia. El etanol y los betabloqueadores también pueden crear hipoglucemia.

Hipoglucemia cetósica. Una forma benigna de hipoglucemia recurrente relacionada con la cetosis puede observarse en niños en los primeros años; sin embargo, se trata de un diagnóstico de exclusión y se solicita una prueba de cetonas en orina.

Trastornos endocrinos. Los bebés de madres con diabetes tipo 1 pueden experimentar un exceso de insulina en el periodo perinatal; sin embargo, esto no guarda relación alguna con un niño de 2 años. Los tumores secretores de insulina son raros en extremo; si se encuentra, es más común en niños mayores y adultos, por lo que parece muy poco probable en este caso. Para completar, la administración subrepticia de insulina a un niño por parte de los padres (Munchausen por poderes) también es rara y parece poco probable en este caso, dada la necesidad de explicar también los síntomas infecciosos.

La hipoglucemia recurrente inexplicable puede producirse por la falta de mecanismos normales de contrarregulación para prevenirla. Una deficiencia de glucagón, epinefrina u hormona del crecimiento permitiría una influencia excesiva de la insulina. La posibilidad de trastornos panhipopituitarios, hipotalámicos y de insuficiencia suprarrenal podría descartarse midiendo los niveles de insulina, cortisol y hormona del crecimiento. Estos estudios se solicitan, así como una resonancia magnética del cerebro para buscar anomalías estructurales de la hipófisis. La resonancia magnética del cerebro es normal. Los estudios endocrinos y la detección de toxinas son normales (tabla 5-6).

TABLA 5-6 Caso 5.4. Resultados de los estudios endocrinos

Prueba (unidades)	Paciente	Intervalo de referencia
Cortisol (mg/dL)	157.8	5-25
Péptido C (ng/dL)	1.7	0.8-3.1
Insulina (μUI/mL)	2.9	1.4-14.0
Hormona del crecimiento (ng/dL)	1.9	0-10
Proteína C reactiva (mg/L)	18.27	0.8-3.1

El nivel normal de insulina frente a la hipoglucemia parece excluir problemas de hipersecreción de insulina o un tumor raro secretor de insulina (insulinoma). El exceso de cortisol es consistente con una situación de estrés fisiológico y la hormona de crecimiento normal argumenta en contra de la insuficiencia hipofisaria, que ahora puede ser excluida. En este punto, hay que empezar a pensar en un error congénito como posibilidad. El ayuno prolongado que resulta en hipoglucemia hace pensar ahora en una falla en la producción de energía como la causa raíz en este caso.

Errores congénitos del metabolismo. Varios errores congénitos del metabolismo se encuentran en el diferencial de la hipoglucemia; entre ellos se incluyen los trastornos de oxidación de ácidos grasos, los trastornos de almacenamiento de glucógeno y las acidemias orgánicas. La hipoglucemia y la acidosis con la **ausencia** concomitante de la elevación esperada de cetonas, junto con la elevación de transaminasas y CPK (enzima muscular), es una pista importante que sugiere la posibilidad de un trastorno de la oxidación de ácidos grasos. El diagnóstico diferencial con o sin hipoglucemia se muestra en la figura 5-13. Para ello, se solicitan otros análisis de sangre y orina (tabla 5-7).

Los resultados de laboratorio indican una acidosis metabólica, ya que tanto el pH como el HCO_3^- son bajos. La brecha aniónica sérica es elevada, de 25.

$$\text{Brecha aniónica normal} = Na^+ - (Cl^- + HCO_3^-)$$
$$\approx 8 - 16$$
$$\text{Brecha aniónica del paciente} = 135 - (97 + 15) = 25$$

Por lo tanto, existe una acidosis por brecha aniónica elevada debido a la presencia de aniones no medidos en el suero. Las causas más comunes de una acidosis metabólica con una brecha aniónica elevada son la cetoacidosis, la acidosis láctica, la insuficiencia renal y las ingestiones tóxicas. Las dos últimas fueron evaluadas antes y han sido descartadas. El análisis de orina no muestra cetonas, pero los niveles séricos de lac-

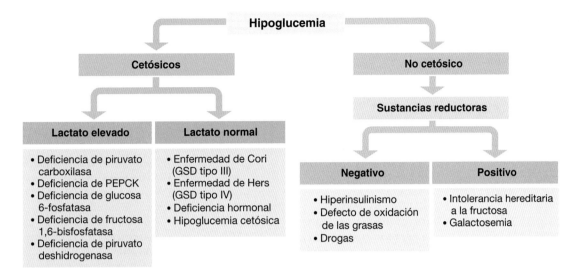

FIGURA 5-13 Diagnóstico diferencial de la hipoglucemia.

TABLA 5-7 Caso 5.4. Resultados del análisis de sangre venosa y orina

Prueba (unidades)	Paciente	Normal
Gasometría venosa, electrolitos y lactato		
pH	7.28	7.35-7.45
pCO$_2$ (mm Hg)	40	41-51
pO$_2$ (mm Hg)	43.5	20-49
HCO$_3^-$ (mEq/L)	18	19-25
Lactato (mmol)	5	2
Estudios de orina		
Cetonas	Oligoelementos	Negativo

tato son altos, lo que indica que el paciente tiene acidosis láctica.

La acidosis láctica es el sello distintivo de las enfermedades mitocondriales y también es elevada en la intolerancia a la fructosa y en los trastornos de almacenamiento de glucógeno; sin embargo, en esas alteraciones también se produce una elevación de las cetonas. **La hipoglucemia no cetósica es la clave en este caso.** Por esta razón, los trastornos de oxidación de ácidos grasos pasan ahora a primer plano.

PREGUNTA: ¿cómo podemos establecer los trastornos de los ácidos grasos?

RESPUESTA: el sello bioquímico de los trastornos de la oxidación grasa es la hipoglucemia hipocetósica. Los defectos de esta vía incluyen la captación de ácidos grasos, el transporte mitocondrial, la β-oxidación y la cetogénesis. Para dis-

tinguir entre los diversos trastornos de los ácidos grasos, se solicitan mediciones de acilcarnitina y ácidos orgánicos urinarios. Los resultados de estos estudios se muestran en la tabla 5-8.

TABLA 5-8 Caso 5.4. Análisis de la acilcarnitina y de los ácidos orgánicos urinarios

Prueba (unidades)	Paciente	Intervalo de referencia
Perfil de la acilcarnitina		
Carnitina libre (nmol/mL)	14	15.5-46.7
Hexanoilcarnitina (C6) (nmol/mL)	1.1	0-0.15
Octanoilcarnitina (C8) (nmol/mL)	7.8	0-0.27
Decenoilcarnitina (C10) (nmol/mL)	0.67	0-0.32
Ácidos orgánicos urinarios		
Lactato (mmol/mol creatinina)	550	31-346
Piruvato (mmol/mol creatinina)	31	6-36
Ácidos dicarboxílicos		
Adipato (C6) (mmol/mol creatinina)	120	0-61
Suberato (C8) (mmol/mol creatinina)	170	0-59
Sebacato (C10) (mmol/mol creatinina)	35	0-21
Hexanoilglicina	Presente	Ausente
Suberilglicina	Presente	Ausente

Los datos de laboratorio muestran acumulación de octanoilcarnitina (C8) y elevación de ácidos dicarboxílicos de cadena media. Juntos, estos dos datos apuntan de modo determinante a una deficiencia de acil-CoA deshidrogenasa de cadena media (MCADD). Se solicita un análisis de mutación para el gen de la acil-CoA deshidrogenasa de cadena media (ACADM) para su confirmación.

Correlaciones con ciencias básicas

Una vez más, para entender los trastornos de los ácidos grasos, es esencial comprender su oxidación.

PREGUNTA: ¿cómo se obtiene energía a partir de los ácidos grasos?

RESPUESTA: la degradación de los ácidos grasos saturados que tiene lugar en la mitocondria se denomina β-oxidación, en la que se eliminan de manera sucesiva dos unidades de carbono en forma de acetil-CoA del extremo carboxilo del ácido graso. El acetil-CoA puede entrar luego en el ciclo del TCA para una oxidación adicional y la generación de energía a través de la fosforilación oxidativa. La necesidad de oxidación de los ácidos grasos aumenta con la demanda energética en situaciones como el ayuno, el ejercicio y la enfermedad.

Los ácidos grasos se almacenan en el tejido adiposo en forma de triacilgliceroles. Tras la estimulación por glucagón o epinefrina, los triacilgliceroles son hidrolizados a ácidos grasos libres y glicerol por la lipasa sensible a las hormonas. Una vez liberados del tejido adiposo, los ácidos grasos libres de cadena larga más abundantes circulan en la sangre unidos a la albúmina. Los ácidos grasos libres de cadena corta y media, dependiendo de su longitud, pueden circular de modo libre o estar unidos a la albúmina. Los ácidos grasos de cadena media y corta entran en la célula y en la mitocondria por difusión pasiva, donde se produce la β-oxidación (fig. 5-14).

Los ácidos grasos de cadena larga se introducen en las células mediante proteínas transportadoras de ácidos grasos; una vez en el citoplasma, no pueden atravesar la membrana mitocondrial y utilizan un sistema de lanzadera (conocido como lanzadera de carnitina) para entrar en la matriz

mitocondrial. La carnitina, ingerida en la dieta o sintetizada a partir de lisina y metionina, utiliza su propio transportador (OCTN2) para entrar en la célula. Para que los ácidos grasos de cadena larga se conviertan en sustratos del transportador de carnitina, se activan a tioésteres de acil-CoA de cadena larga en el citosol. Por otro lado, los ácidos grasos de cadena media y corta se activan a sus tioésteres de CoA en el compartimento de la matriz mitocondrial.

Examinemos a continuación el transportador de carnitina (fig. 5-16). La acil-CoA de cadena larga activada es convertida primero en acilcarnitina por la carnitina palmitoiltransferasa-1 (CPT1) en la membrana mitocondrial externa. La acilcarnitina es ahora transportada hacia la membrana mitocondrial interna por la carnitina: acilcarnitina translocasa (CACT) donde es reactivada de nuevo a acil-CoA de cadena larga por la carnitina palmitoiltransferasa-2 (CPT2). La reacción CPT1 es el paso que limita la velocidad y está regulada en sentido negativo por la malonil CoA. La formación de malonil CoA por la acetil CoA carboxilasa es el paso comprometido de la síntesis de ácidos grasos. Así, la inhibición de la CPT1 por la malonil CoA impide que los ácidos grasos de cadena larga entren en la mitocondria para la β-oxidación.

PREGUNTA: ¿qué ocurre una vez que el acil CoA se encuentra en la matriz mitocondrial?

RESPUESTA: una vez en la matriz mitocondrial, los acil CoA grasos experimentan ciclos de β-oxidación que eliminan dos unidades de carbono formando acetil CoA cada ciclo, hasta que se degrada por completo en acetil CoA. El primer paso de cada ciclo está catalizado por una de las cuatro enzimas homólogas, deshidrogenasas de cadena corta (SCAD), media (MCAD), larga (LCAD) y muy larga (VLCAD). La VLCAD reacciona con la mayoría de los ácidos grasos de cadena larga (C14-C20), ya que los humanos expresan niveles bajos de LCAD. La MCAD reacciona con los C6-C12 y la SCAD con los C4. Los tres pasos siguientes son catalizados por una enzima "trifuncional" con actividades de hidratasa, deshidrogenasa y aciltransferasa. Cada ronda de reacciones produce un NADH, $FADH_2$ y acetil-CoA, y un acilo graso CoA que es dos carbonos más corto. El acetil-CoA puede entrar en el ciclo del TCA o utilizarse para la síntesis de cuerpos cetónicos.

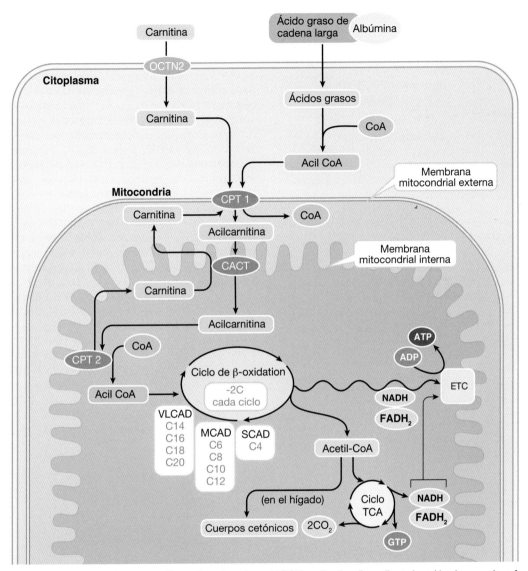

FIGURA 5-14 Los ácidos grasos libres de cadena larga (AGCL) se "activan" mediante la unión de coenzima A (CoA) en el citoplasma antes de ser transferidos a la mitocondria a través de la lanzadera de carnitina utilizando CPT I y CPT II para reformar el acil CoA graso. Los ácidos grasos de cadena media y corta (MCFA y SCFA) se trasladan a la mitocondria por difusión y allí se activan en acil CoA grasos. Los acil CoA grasos se someten a rondas de β-oxidación, que eliminan unidades de dos carbonos de acetil CoA y producen FADH$_2$ y NADH en cada ronda. El acetil CoA puede entrar en el ciclo del TCA o utilizarse para la síntesis de cetonas. VLCAD, acil-CoA deshidrogenasa de cadena muy larga; MCAD, acil-CoA deshidrogenasa de cadena media; SCAD, acil-CoA deshidrogenasa de cadena corta. (De Husain AN, Dehner LP. *Stocker and Dehner's Pediatric Pathology.* Lippincott Williams & Wilkins, a Wolters Kluwer business; 2022, figura 5-5.)

Para las cadenas de ácidos grasos que tienen una cadena de carbono impar, el ciclo final de la β-oxidación da como resultado la propionil CoA de tres carbonos como última molécula restante. El propionil CoA puede convertirse en succinil CoA y entrar en el ciclo del TCA.

El NADH y el FADH$_2$ producidos tanto por la β-oxidación de los ácidos grasos como por el ciclo del TCA son utilizados por la cadena de transporte de electrones para producir ATP. El acetil CoA producido en cada ciclo va al ciclo del TCA produciendo 3 NADH, 1 FADH$_2$ y 1 GTP, un equivalente de ATP. El NADH y el $FADH_2$ procedentes del ciclo del TCA son utilizados por la cadena de transporte de electrones para producir más ATP.

PREGUNTA: ¿qué son los cuerpos cetónicos y qué relación tienen con el metabolismo de los ácidos grasos?

RESPUESTA: los cuerpos cetónicos son moléculas hidrosolubles derivadas de la acetil CoA producida por la β-oxidación de los ácidos grasos y hacen referencia a tres moléculas: acetoacetato, β-hidroxibutirato y acetona (fig. 5-15). Sirven como fuentes de energía en épocas de ayuno, dietas bajas en hidratos de carbono, inanición, ejercicio prolongado de alta intensidad y ciertos estados patológicos, como la cetoacidosis diabética en la diabetes mellitus tipo 1 mal controlada, la cetoacidosis alcohólica, la intoxicación por salicilatos y otras afecciones poco frecuentes. Los cuerpos cetónicos desempeñan un papel esencial en el ahorro de la utilización de la glucosa y la degradación de proteínas vitales.

Recordemos que a las 24 horas del ayuno, las reservas hepáticas de glucógeno se agotan y la glucosa se obtiene únicamente a partir de la gluconeogénesis. Aunque los cuerpos cetónicos se sintetizan a un ritmo basal de forma continua en el hígado, su síntesis se acelera cuando los niveles de insulina son bajos durante periodos prolongados, como ocurre en el ayuno y la inanición. En consecuencia, para suministrar sustrato para la producción de cuerpos cetónicos, se

movilizan ácidos grasos del tejido adiposo a la circulación. A medida que los ácidos grasos libres alcanzan concentraciones elevadas y, después, los niveles de acetil CoA también aumentan, los niveles superarán la capacidad del ciclo del TCA para utilizarlos como sustrato. Por ello, el hígado empieza a sintetizar cuerpos cetónicos a partir de acetil CoA. Una segunda razón para la elevación de acetil CoA es el agotamiento de oxaloacetato debido al aumento de la tasa de gluconeogénesis. Como resultado, el ciclo del TCA se ralentiza.

La síntesis de cuerpos cetónicos comienza con la condensación paso a paso de tres moléculas de acetil-CoA en 3-hidroxi-3-metilglutaril-CoA (HMG-CoA) (fig. 5-15). La acetil-CoA tiolasa condensa dos moléculas de acetil-CoA para formar acetoacetil-CoA. A continuación, una tercera molécula de acetil-CoA se condensa con la acetoacetil-CoA para producir HMG-CoA catalizada por la HMG-CoA sintasa. Estas dos reacciones son idénticas a los pasos de la síntesis del colesterol excepto por la compartimentación. Mientras que la síntesis de colesterol de la HMG CoA se produce en el citosol, la síntesis de cuerpos cetónicos se produce en la mitocondria. Por lo tanto, existen dos isoformas para cada una de las enzimas mencionadas antes, una citosólica y otra mitocondrial.

Por último, la HMG CoA es escindida por la HMG CoA liasa para liberar acetil CoA y acetoacetato, que pueden reducirse para formar 3-hidroxibutirato o descarboxilarse de manera espontánea para producir acetona. El caracterís-

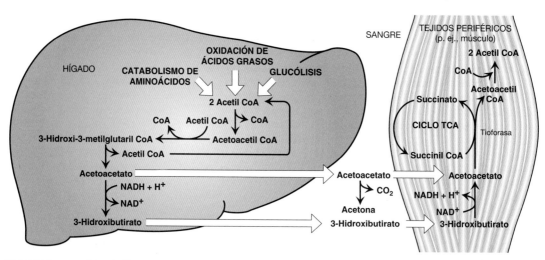

FIGURA 5-15 Metabolismo de los cuerpos cetónicos. Los cuerpos cetónicos se sintetizan en el hígado y se utilizan en los tejidos periféricos. El hígado y los glóbulos rojos no pueden utilizar los cuerpos cetónicos. (De Abali EE, Cline SD, Franklin DS, Viselli SM. *Lippincott Illustrated Reviews: Biochemistry.* 8th ed. Lippincott Williams & Wilkins, a Wolters Kluwer business; 2022, figura 16-23.)

tico olor afrutado, que se detecta en el aliento de las personas con cetosis y cetoacidosis, se debe a la acetona, que es un producto de desecho volátil. Los cuerpos cetónicos se liberan a la circulación para ser utilizados por los tejidos metabólicamente activos, como el músculo y el cerebro, pero no el hígado.

Utilización de los cuerpos cetónicos. Una vez que los cuerpos cetónicos llegan a los tejidos diana, se convierten de nuevo en acetil CoA. Una de las enzimas para esta conversión es la succinil CoA acetoacetato transferasa, que no se expresa en el hígado, de ahí la explicación de su incapacidad para utilizar los cuerpos cetónicos como fuente de energía. Cuando la concentración de cuerpos cetónicos es baja, se utilizan como fuente de energía por varios tejidos, en especial el músculo, mediante la oxidación completa del acetil CoA a través del ciclo del TCA y la fosforilación oxidativa. Sin embargo, una vez que los niveles sanguíneos de cuerpos cetónicos alcanzan niveles elevados, como ocurre durante la inanición, el cerebro empieza a depender de los cuerpos cetónicos como fuente de energía ahorradora de glucosa, ya que este órgano no puede utilizar los ácidos grasos como fuente de energía, esta fuente alternativa de energía cubre casi dos tercios de las necesidades energéticas del cerebro durante la inanición.

PREGUNTA: ¿por qué un defecto en la oxidación de los ácidos grasos provoca hipoglucemia?

RESPUESTA: la homeostasis energética difiere según los órganos. El cerebro funciona por lo normal con glucosa en todo momento y puede utilizar hasta 60% de la glucosa sanguínea. Sin embargo, en caso de inanición, el cerebro puede utilizar cuerpos cetónicos como fuente de energía alternativa. En cambio, los glóbulos rojos maduros solo pueden utilizar glucosa, ya que carecen de mitocondrias. Por lo tanto, el mantenimiento de la glucosa en sangre es fundamental durante el ayuno y la inanición.

La glucólisis y la oxidación de los ácidos grasos se utilizan de forma diferente en función del estado metabólico del organismo. Los estados metabólicos pueden dividirse en tres etapas: estado de alimentación (absortivo), estado de ayuno (posabsortivo) y estado de inanición. Durante el estado de alimentación, la mayoría de los tejidos utilizan la glucosa como fuente de energía debido a su abundancia en la dieta. En reposo y en estado posabsortivo, el hígado, el corazón y el músculo esquelético utilizan ácidos grasos como fuente de energía. Durante la inanición, el hígado sigue utilizando ácidos grasos, pero el corazón y el músculo esquelético empiezan a utilizar tanto ácidos grasos como cuerpos cetónicos. En esta fase, el cerebro empieza a utilizar algunos cuerpos cetónicos, además de glucosa. Dado que la gluconeogénesis requiere la degradación de proteínas para proporcionar aminoácidos como sustratos, en la inanición tardía, el cerebro se adapta para utilizar más cuerpos cetónicos que glucosa, con el fin de preservar (guardar reservas) de la degradación proteínas esenciales que son importantes para las funciones corporales.

El hígado es el principal regulador de la glucemia y almacena el exceso de glucosa durante el estado de alimentación en forma de glucógeno, que son en esencia cadenas ramificadas de moléculas de glucosa. La liberación de estas moléculas de glucosa por glucogenólisis durante las primeras fases del estado posabsortivo es la principal fuente de glucosa para mantener los niveles de esta en sangre. Esto se tratará con más profundidad en otros casos. Tras el agotamiento de las reservas de glucógeno, la única fuente de glucosa en el organismo es la gluconeogénesis, o la producción de nueva glucosa, sobre todo por el hígado y en parte también por el riñón.

La vía de la gluconeogénesis se discutirá en varios casos, y aquí nos centraremos en particular en los requisitos energéticos de la vía. El material de partida para la gluconeogénesis tiene predominio de las moléculas de lactato y alanina de 3 carbonos. Existe un suministro constante de lactato procedente de los glóbulos rojos sometidos a glucólisis anaeróbica, además de cualquier célula en estado anaeróbico o hipóxico. El hígado absorbe el lactato y lo convierte en glucosa, que se envía de nuevo a los tejidos en lo que se denomina ciclo de Cori. Si los tejidos también necesitan eliminar nitrógeno, el piruvato puede transaminarse para formar alanina, que se envía al hígado para eliminar el nitrógeno en el ciclo de la urea y fabricar glucosa con la columna vertebral de carbono en lo que se denomina ciclo de la alanina-glucosa. El glicerol, que se libera durante la lipólisis de los triacilgliceroles en el tejido adiposo, también puede utilizarse como sustrato para la gluconeogénesis.

La gluconeogénesis es un proceso energético que requiere el equivalente a 6 ATP para producir una molécula de glucosa (fig. 5-16). Por lo tanto, un estado de alta energía regula el paso inicial que convierte el piruvato en oxaloacetato mediante la piruvato carboxilasa. El estado de alta energía dentro de la mitocondria incluye una alta relación $NADH/NAD^+$ y altos niveles de acetil CoA. Estos inhiben la piruvato deshidrogenasa y activan la piruvato carboxilasa utilizando ATP en el

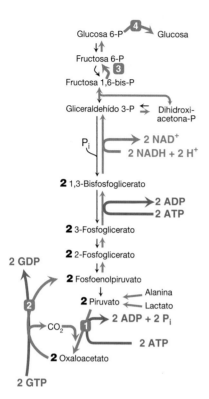

FIGURA 5-16 Resumen de las reacciones de la glucólisis y la gluconeogénesis, mostrando los requerimientos energéticos de la gluconeogénesis. Las reacciones numeradas son exclusivas de la gluconeogénesis. (De Ferrier D. *Lippincott Illustrated Reviews: Biochemistry*. 7ª ed. Lippincott Williams & Wilkins, a Wolters Kluwer business; 2018, figura 10-7.)

proceso. Este estado de alta energía se mantiene a través de la oxidación de ácidos grasos, que proporciona el NADH y FADH$_2$ a utilizar para generar ATP en el ETC, y acetil CoA. El acetil CoA activa la piruvato carboxilasa y se utiliza para la síntesis de cetonas.

PREGUNTA: ¿qué pasó con nuestro paciente?

RESPUESTA: como nuestro paciente enfermó y por lo tanto no tuvo ingesta calórica para proveerse de carbohidratos durante varios días, sus reservas de glucógeno se agotaron y se volvió dependiente de la gluconeogénesis para la síntesis de glucosa. La degradación muscular continúa para intentar compensar proporcionando precursores de aminoácidos para la gluconeogénesis a partir de proteínas. Sin embargo, como este niño tiene un trastorno de oxidación de ácidos grasos, no puede procesar estos ácidos por β-oxidación para la producción de ATP y acetil CoA. La falta de acetil CoA impide la activación de la piruvato carboxilasa, y también significa que hay una falta de bloques de construcción para la cetogénesis. La falta de cetonas significa que el cerebro debe seguir utilizando solo glucosa, lo que aumenta la demanda de gluconeogénesis. Además, como la mayoría de los tejidos suelen pasar a utilizar la oxidación de ácidos grasos como combustible durante el ayuno (tabla 5-9), también deben volver a utilizar glucosa, lo que reduce aún más los niveles de glucosa en sangre. La razón de la presentación clínica de hipoglucemia no cetósica debería ser ahora muy evidente (tabla 5-10). Además, la producción de ácido láctico por los glóbulos rojos y otras células continúa, pero el ciclo de Cori se detiene debido a la inhibición de la gluconeogénesis, lo que resulta en un exceso de producción de ácido láctico, explicando la razón de la acidosis. Y, por último, el ciclo de la urea, que también depende del ATP, se ve comprometido en su regulación de la carga de amoniaco y se desarrolla una hiperamonemia.

PREGUNTA: si la mutación está en el gen MCAD, ¿por qué está comprometida la β-oxidación global? ¿Por qué los ácidos grasos de cadena media se esterifican en carnitinas cuando los áci-

TABLA 5-9 Caso 5.4. Principales fuentes de glucosa en sangre en los estados de alimentación, ayuno e inanición, y principales vías metabólicas que producen ATP durante estos periodos

	Tiempo después de una comida mixta	Principales fuentes de glucosa en sangre	Principales rutas metabólicas que producen ATP
Estado de alimentación normal	0-4 h	Hidratos de carbono en la dieta	Glucólisis/TCA/ETC
Ayuno de corta duración	5-16 h	Glucogenólisis hepática (primaria) Gluconeogénesis (secundaria)	Oxidación de ácidos grasos
Ayuno prolongado	16-24 h	Glucogenólisis hepática (secundaria) Gluconeogénesis (primaria)	Oxidación de ácidos grasos Oxidación de cetonas
Hambriento	> 2 d	Gluconeogénesis	Oxidación de ácidos grasos Oxidación de cetonas

TABLA 5-10 Caso 5.4. Los datos de laboratorio de los defectos que conducen a la hipoglucemia hipocetósica

Deficiencia	Carnitina	Acilcarnitina	Ácidos grasos libres	Notas especiales
Transportador de carnitina	Bajo	Bajo a ninguno	Alta	
CPT I	Alta	Bajo a ninguno	Alta	
CPT II (músculo)	Bajo durante el ataque	Alto C16-C18 acilcarnitinas		Rabdomiólisis
MCAD	Bajo	Alto contenido en acilcarnitinas C6-C8		Ácido dicarboxílico C6-C8 alto
VLCAD	Bajo	Alto contenido en acilcarnitinas C14-C16		
HMG CoA liasa o HMG CoA sintasa	Normal	Normal	Normal	Ningún defecto de desarrollo, ayuno o infección inicia la enfermedad

dos grasos de cadena larga se encuentran en el estado fisiológico normal?

RESPUESTA: debido a la deficiencia de MCAD, la β-oxidación de los ácidos grasos de cadena media está alterada. La acumulación de estos ácidos grasos en la matriz mitocondrial conduce a su esterificación con carnitina por CPT2 seguida de su exportación a la circulación. Esta es la razón por la que las acilcarnitinas C6-C8 elevadas en suero son un indicador de MCADD. Como resultado, hay una disminución de la carnitina libre para la esterificación con ácidos grasos de cadena larga debido al atrapamiento de la carnitina con los ácidos grasos de cadena media. Así, tanto la β-oxidación de cadena media como la de cadena larga se inhiben debido a la limitación de carnitina libre. La carnitina se conserva con eficacia mediante la reabsorción tubular renal por el transportador de carnitina (fig. 5-17). Sin embargo, la acilcarnitina inhibe la actividad de este transportador, lo que conduce a una disminución adicional de los niveles de carni-

tina para la β-oxidación. Como resultado, se desarrolla una deficiencia secundaria de carnitina. Una deficiencia en el transportador de carnitina conduce a una deficiencia primaria de carnitina que se presenta de forma similar a este caso, excepto que no hay acilcarnitinas en la sangre.

PREGUNTA: ¿por qué se produce una elevación de los ácidos dicarboxílicos en suero?

RESPUESTA: esto sucede por la oxidación omega de los ácidos grasos de cadena media. Debido a los elevados niveles de ácidos grasos de cadena media en las células, estos ácidos se convierten en sustratos incidentales de las ω-hidroxilasas del citocromo P450 en el retículo endoplásmico, dando lugar a ácidos dicarboxílicos C6-C10.

PREGUNTA: ¿existen otros defectos de la β-oxidación que puedan causar hipoglucemia hipocetósica?

RESPUESTA: existen más de 20 trastornos de la oxidación de los ácidos grasos. Pueden dividirse en tres clases principales: trastornos del transporte de la captación de ácidos grasos y del transporte de carnitina, deficiencias de acil deshidrogenasa y trastornos de la síntesis de cuerpos cetónicos. Los trastornos de la oxidación de ácidos grasos pueden mostrar síntomas durante el ayuno prolongado, las enfermedades febriles y cualquier situación estresante que aumente las demandas energéticas. **Las características clínicas de la mayoría de los trastornos de la oxidación de ácidos grasos son similares e incluyen hipoglucemia hipocetósica en ayunas, insuficiencia hepática y encefalopatía hepática.** La excepción es la deficiencia de las enzimas transportadoras de

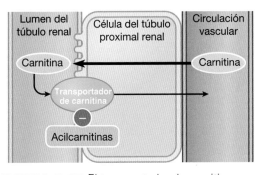

FIGURA 5-17 El transportador de carnitina participa en la conservación renal de carnitina. Las acilcarnitinas inhiben este transportador, lo cual provoca la pérdida de carnitina.

TABLA 5-11 Caso 5.4. Resultados de los estudios de laboratorio del niño de 7 años con fatiga crónica y un evento neurológico reciente

Prueba (unidades)	Paciente	Intervalo de referencia
Ácido valproico (µg/mL)	61	55-100
Sodio (mEq/L)	142	135-147
Potasio (mEq/L)	4.5	3.5-5.0
AST/ALT (UI/L)	105/280	0-35
Bilirrubina total (mg/dL)	1.4	0.3-1.0
Amoniaco (mg/dL)	111	15-45
Hb (g/dL)	13	12-16
Leucocitos (/µL)	5 500	4 500-11 000
Glucosa (mg/dL)	105	65-110
Hormona estimulante de la tiroides (mU/L)	2.6	0.5-4.0
Lactato (mg/dL)	18	8-16

carnitina específicas del músculo, CPT I y CPT II. Las deficiencias en las CPT I o CPT II musculares provocan rabdomiólisis, cardiomiopatía y elevación de la creatina cinasa sérica durante el ejercicio. Los datos de laboratorio que pueden distinguir los trastornos de oxidación de ácidos grasos se muestran en la tabla 5-11.

Resolución del caso

Se aconseja a la familia que mantenga al niño con una dieta baja en grasas y que se asegure de que no ayune más de 10-12 horas cuando esté sano. En caso de que haya algún signo de enfermedad, el niño debe recibir bebidas ricas en carbohidratos cada 2-3 horas, según las tolere. Si no lo tolera, hay que llevar al niño al hospital para que le administren glucosa por vía intravenosa. Se les da una carta para que la lleven al servicio de urgencias en la que se detalla su diagnóstico y el protocolo de urgencias. Parece que ahora se encuentra bien y no ha vuelto a sufrir hipoglucemias.

Conceptos de alto rendimiento

1. La oxidación de los ácidos grasos implica la escisión progresiva de 2 fragmentos de carbono de los ácidos grasos. Estos fragmentos se unen a CoA para ser introducidos en el ciclo del TCA como forma de energía alternativa a los hidratos de carbono o utilizados para la síntesis de cetonas.

2. Al igual que otros EIM con generación defectuosa de energía, los FAOD cursan con hipoglucemia, acidosis e hiperamonemia. En la actualidad, los trastornos de la oxidación de ácidos grasos se detectan mediante tamizaje neonatal. Pueden presentarse a nivel clínico tras un ayuno prolongado o durante una enfermedad gastrointestinal, cuando se agotan las fuentes de energía de los hidratos de carbono y se recurre a los ácidos grasos para generar ATP.

3. Los ácidos grasos de cadena muy larga se acortan primero mediante β-oxidación en el peroxisoma. Una vez acortados, la oxidación continúa en la mitocondria.

4. Los ácidos grasos de cadena larga necesitan la lanzadera de carnitina para acceder a la mitocondria.

5. Los trastornos de la oxidación de los ácidos grasos conducen a la acumulación de acilcarnitinas, ácidos dicarboxílicos y acilglicinas como resultado de la acumulación de ácidos grasos no metabolizados.

6. El tratamiento consiste en evitar el ayuno, la ingesta frecuente de comidas ricas en carbohidratos y bajas en grasas.

7. Cuando hay fiebre o enfermedad, el paciente debe iniciar de inmediato la administración de suplementos de glucosa en forma de bebidas no dietéticas, zumo de naranja o geles, o comprimidos orales de glucosa. Si no se tolera la alimentación oral, el paciente necesita tratamiento con glucosa intravenosa. Si los pacientes con trastornos de la oxidación de ácidos grasos deben permanecer NPO, como es típico antes de procedimientos quirúrgicos, deben recibir glucosa IV suficiente para reemplazar la tasa de producción hepática de glucosa de unos 6-8 mg/kg/min durante el tiempo en que no se les permite comer.

CASO 5.5

Un niño de 7 años, con diagnóstico de epilepsia en fecha reciente, acude a su pediatra con un inicio brusco de debilidad en el brazo y la pierna izquierdos que notó al despertarse por la mañana. Tenía dificultades para levantarse de la cama y necesitaba el apoyo de su madre para caminar. Hace un mes, tuvo un dolor de cabeza persistente y la aparición repentina de una convulsión. En ese momento, se inició un tratamiento con ácido valproico, pero las convulsiones reaparecieron. Cuando el niño presenta la debilidad repentina en el lado izquierdo, se está realizando un estudio de la actividad convulsiva. Durante el último año ha experimentado una fatiga extrema que limita sus actividades normales.

Es hijo único. Su madre informa que el embarazo y el parto transcurrieron sin incidentes. Todas las pruebas de función endocrina (tiroides, suprarrenales, hipófisis) realizadas hasta la fecha han sido normales. Sus antecedentes familiares son notables, ya que su madre tiene antecedentes de migrañas, una abuela materna con pérdida de audición, un tío materno con diabetes tipo II, una tía materna con hipotiroidismo y un primo materno con convulsiones mioclónicas de inicio juvenil. El padre y sus dos hermanas están sanos en apariencia.

La exploración física revela un niño proporcionado en apariencia física, pero en el percentil 5 de estatura. Presenta constantes vitales normales. La saturación de oxígeno es normal. Parece aletargado e irritable, pero por lo demás responde normalmente. Está afebril y no presenta icteria. La exploración cardiopulmonar es normal. Se observa hepatomegalia, pero no se palpa el bazo. La exploración neurológica muestra los nervios craneales intactos. No hay rigidez nucal, pero hay flacidez de la musculatura tanto del brazo como de la pierna izquierdos con aumento de los reflejos tendinosos profundos (RTP) de ese lado. La función sensitiva permanece intacta. No se puede comprobar la función cerebelosa ni la marcha. Los datos de laboratorio iniciales se muestran en la tabla 5-11.

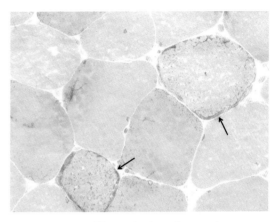

FIGURA 5-18 Fibras rojas irregulares en las enfermedades mitocondriales. Fibras rojas irregulares: se observan dos fibras con zonas periféricas granulares irregulares (*flechas*). Los *puntos rojos* dentro de las fibras corresponden a mitocondrias, y las zonas granulares periféricas rojas indican proliferación mitocondrial (De Gokden M. *Neuropathologic Evaluation: From Pathologic Features to Diagnosis.* Lippincott Williams & Wilkins, a Wolters Kluwer business; 2013, fig. 8-14.)

El electrocardiograma y la radiografía de tórax son normales. La resonancia magnética cerebral revela un infarto agudo en la región occipitotemporal derecha.

TÉRMINOS CLAVE Y DEFINICIONES

Distonía. Es una característica destacada de la enfermedad mitocondrial, es un trastorno del movimiento. Las contracciones musculares sostenidas o intermitentes, los movimientos repetitivos (atetosis), la rigidez y el temblor son manifestaciones típicas. La distonía puede ser episódica o progresiva.

Fibras rojas irregulares. Un hallazgo diagnóstico y patognomónico de los trastornos mitocondriales; sin embargo, no todas las enfermedades mitocondriales presentan fibras rojas rasgadas. Al someter una biopsia muscular a la tinción tricrómica, aparece una acumulación subsarcolemal de mitocondrias como material rojizo en la célula (fig. 5-18).

Ubiquitinación. Una vez sintetizada una proteína, se le añade ubiquitina como proteína reguladora que suele encontrarse en todos los tejidos (de ahí su nombre). La adición de ubiquitina a una proteína puede alterar su actividad, alterar las interacciones proteicas y etiquetarla para su degradación.

Impresión clínica

PREGUNTA: ¿qué opina sobre el diagnóstico de este paciente?

RESPUESTA: se trata de un caso inusual en el que un niño diagnosticado en fecha reciente de un trastorno convulsivo parece haber sufrido también un accidente cerebrovascular (ACV). Se puede descartar una lesión aguda o un traumatismo como causa. La infección también parece improbable, ya que el niño no tiene antecedentes que la sustenten, ni manifestaciones físicas. Está afebril y el recuento de glóbulos blancos es normal. La enfermedad neoplásica también puede descartarse, ya que la resonancia magnética reveló una lesión isquémica y no una lesión masiva.

Un AVC aparente en un niño podría sugerir en primer lugar un estado hipercoagulable hereditario. Sin embargo, los antecedentes familiares no revelan otros miembros de la familia con antecedentes de trastornos de la coagulación que apoyen este diagnóstico. No obstante, se deben realizar las pruebas adecuadas para evaluar un posible estado hipercoagulable.

Las posibilidades restantes en el diagnóstico diferencial incluyen ahora los trastornos iatrogénicos y metabólicos. La enfermedad iatrogénica debe considerarse, ya que el ácido valproico puede en realidad empeorar las convulsiones en lugar de controlarlas. Sin embargo, esa posibilidad no explicaría los hallazgos en la RM de una posible lesión vascular, por lo que puede descartarse con rapidez. Debe considerarse el diagnóstico de un trastorno metabólico al observar su baja estatura, bajo peso corporal y síntomas gradualmente progresivos. Quizá el caso se explique mejor tomando nota de los elevados niveles de transaminasas, amoniaco y ácido láctico, que sugieren una etiología metabólica que encajaría con el retraso del desarrollo físico.

Por último, una pista importante reside en los antecedentes familiares, que demuestran que solo los miembros de la familia de la descendencia femenina manifestaron diversos síntomas. En la figura 5-19 se muestra el análisis genealógico de la familia. Los antecedentes familiares sugieren una herencia materna.

PREGUNTA: ¿cómo se podrían considerar los resultados obtenidos hasta ahora para sugerir un diagnóstico?

RESPUESTA: los estudios de coagulación son todos normales, por lo que se excluye la posibilidad de un estado hipercoagulable. En resumen, por lo tanto, se nos presenta un niño que manifiesta letargia crónica progresiva, un trastorno convulsivo y ahora un AVC agudo. Presenta un retraso significativo del desarrollo físico y signos de alteración metabólica significativa (acidosis, hiperamonemia y transaminasas elevadas). Junto con la herencia materna, esto sugiere un trastorno mitocondrial como diagnóstico.

PREGUNTA: ¿qué estudios confirmarían nuestro razonamiento en este caso?

RESPUESTA: una biopsia muscular podría ayudar a confirmar una enfermedad mitocondrial. Como alternativa, la secuenciación del genoma mitocondrial o el análisis de mutaciones podrían identificar una mutación sin necesidad de biopsia. En nuestro paciente, se obtiene una biopsia muscular y se demuestra una tinción deficiente de citocromo oxidasa, que es un componente del complejo IV en la cadena de transporte de electrones en la mitocondria, y también fibras rojas irregulares consistentes con un defecto del ADN mitocondrial. Las pruebas moleculares del espécimen de la biopsia identificaron la mutación A3243G en el MT-TL1 (ARNt$^{Leu(UUR)}$), que es la mutación más común en la encefalomiopatía mitocondrial, la acidosis láctica y los episodios similares a accidentes cerebrovasculares (MELAS, por sus siglas en inglés). El asesor genético recomienda que los miembros apropiados de la familia también se sometan a pruebas de detección de enfermedades mitocondriales.

Correlación con ciencias básicas

PREGUNTA: ¿cuál es la base bioquímica de las enfermedades mitocondriales?

RESPUESTA: para comprender la base bioquímica de las enfermedades mitocondriales, analicemos la estructura, la genética y la función de las mitocondrias (fig. 5-20).

La mitocondria es un organelo de aproximadamente 1 μm de longitud que se encuentra en el citoplasma de las células. Lo normal es que haya entre 10 y 200 mitocondrias por célula, pero puede haber miles de ellas, según las necesidades energéticas de la célula. Por ejemplo, las células del músculo esquelético, del corazón y del sistema nervioso central tienen grandes demandas energéticas y todas tienen un elevado número de mitocondrias por célula. La estructura de las mitocondrias es única; se componen de dos membranas: una

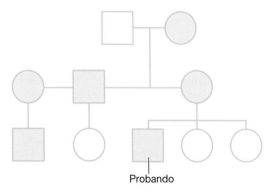

Probando

FIGURA 5-19 Diagrama del árbol genealógico familiar. Parientes afectados: madre con antecedentes de migrañas, abuela materna con pérdida de audición, tío materno con diabetes tipo II, una tía materna con hipotiroidismo y un primo materno con convulsiones mioclónicas de inicio juvenil. El padre y sus dos hermanas están sanos en apariencia. Los *símbolos sólidos* indican individuos clínicamente afectados, y *los símbolos abiertos,* individuos no afectados.

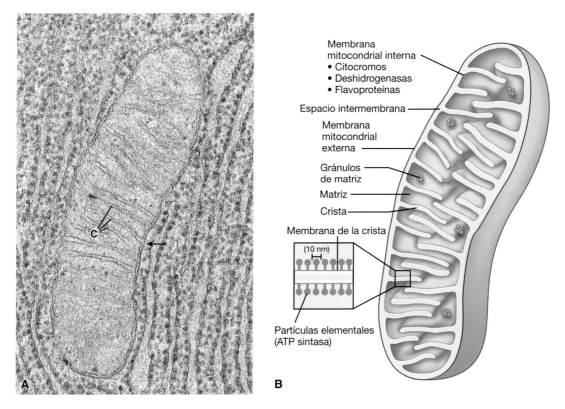

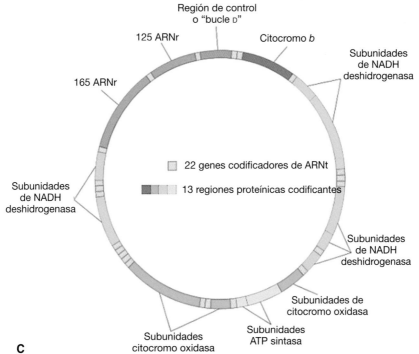

FIGURA 5-20 A,B. Estructura de la mitocondria. (De Pawlina W, Michael R. *Histology: A Text and Atlas.* 8th ed. Lippincott Williams & Wilkins, a Wolters Kluwer business; 2020, figura 2-37.) **C.** Genoma mitocondrial. (De Rosen CA. *Bailey's Head and Neck Surgery.* Wolters Kluwer Health, Inc.)

externa, que rodea el organelo, y una membrana mitocondrial interna, que encierra la matriz. La matriz es el lugar del ciclo del TCA, de la oxidación de los ácidos grasos, y de algunas reacciones de la gluconeogénesis y del ciclo de la urea.

La membrana externa solo es permeable a pequeñas moléculas de 5 kDa o menos. Estas moléculas pueden entrar en el espacio intermembranal, la zona situada entre la membrana externa y la membrana interna. Sin embargo, no pueden atravesar la membrana interna impermeable. La membrana interna tiene muchos pliegues conocidos como crestas que sirven para aumentar su superficie. Esta membrana interna es impermeable a muchas moléculas pequeñas, incluidos los iones K^+ y Ca^{++}, ATP, ADP, protones y OH^- y requiere transportadores para mover las moléculas desde el espacio intermembranal a la matriz. Esta impermeabilidad desempeña un papel fundamental en la formación de ATP. En la membrana interna se encuentra la cadena de transporte de electrones responsable del proceso de fosforilación oxidativa.

También hay pequeñas moléculas circulares de ADN mitocondrial (ADNmt) en la matriz. Esta característica de las mitocondrias se asemeja a las estructuras plasmídicas de los procariotas. Las moléculas de ADNmt codifican 13 cadenas polipeptídicas implicadas en la fosforilación oxidativa. Además, el ADNmt codifica sus propias moléculas de ARNt y ARN ribosómico para la traducción de estas 13 proteínas. Así pues, existe un segundo sistema genético, independiente del núcleo, que funciona en las células y sintetiza proteínas.

La fosforilación oxidativa requiere alrededor de 100 cadenas polipeptídicas diferentes. De ellas, solo 13 cadenas polipeptídicas están codificadas por el ADNmt y se sintetizan en la matriz mitocondrial. El resto de las proteínas están codificadas por el ADN nuclear, se sintetizan en el citoplasma y se importan a la mitocondria. Esto significa que en el proceso de fosforilación oxidativa intervienen dos genomas: el ADNmt y el ADN nuclear. La síntesis de proteínas se lleva a cabo en la matriz mitocondrial para las cadenas de 13 polipéptidos codificadas por el ADNmt. Este proceso de síntesis de proteínas en la matriz utiliza los ARN ribosómicos y los ARNt codificados por el ADNmt. Todas las proteínas ribosómicas están codificadas por el ADN nuclear y se importan del citoplasma. La replicación, la transcripción y la traducción están controladas por proteínas nucleares importadas.

La genética mitocondrial tiene características únicas que la distinguen de la genética nuclear.

Estas características son una tasa de mutación muy elevada, herencia materna y segregación aleatoria de mitocondrias y ADNmt dentro de las células. Estas características inusuales del ADNmt pueden explicar la variedad de síntomas clínicos que presentan las enfermedades mitocondriales.

La tasa de mutación del ADNmt es entre 10 y 20 veces mayor que la de los genes nucleares. Debido a la proximidad del ADNmt al proceso de fosforilación oxidativa, se ve bombardeado de manera constante por especies reactivas del oxígeno, lo que puede provocar la inestabilidad del ADNmt y su mutagénesis. La replicación y reparación del ADNmt se consigue mediante la ADN polimerasa gamma codificada por el núcleo; sin embargo, los sistemas de reparación del ADNmt no tienen la fuerza suficiente como para contrarrestar el daño oxidativo del ADNmt. Además, la falta de intrones en el ADNmt (que se comportan como amortiguadores mutacionales) impide la protección de las secuencias codificantes del ADNmt frente a las mutaciones. Como consecuencia del aumento de la tasa de mutaciones, la eficiencia mitocondrial disminuye de modo gradual a lo largo de la edad adulta.

PREGUNTA: ¿cuál es la característica que define la genética del ADNmt?

RESPUESTA: se caracteriza por la herencia materna. Las mitocondrias solo las transmite la madre. Durante la formación del cigoto de mamífero, el ADNmt del espermatozoide se elimina por ubiquitinación, quizá durante el transporte a través del tracto reproductor masculino. En consecuencia, el contenido de ADNmt del cigoto viene determinado en exclusiva por el óvulo no fecundado con anterioridad. Por lo tanto, solo el ADNmt materno se transmite a la siguiente generación. Esto significa que si una mujer es portadora de un gen alterado en todas o algunas de sus mitocondrias, transmite la copia alterada a todos sus hijos en algunas o todas las mitocondrias que heredan. Dado que el número de mitocondrias que heredan la copia alterada del gen es variable, el efecto del gen alterado también es variable. Si un hombre tiene una afección mitocondrial, no puede transmitirla a sus hijos. Así, será inevitable que los hijos de una mujer que tenga una mutación del ADNmt hereden esa mutación, mientras que ninguno de los descendientes de un hombre portador de la misma mutación heredará el ADN defectuoso.

Durante la división celular, la mitosis y la meiosis garantizan una segregación cuidadosa y coordinada para que los cromosomas se repartan de modo uniforme entre las células. En cambio, la biogénesis mitocondrial conduce a una distribución aleatoria de las mitocondrias y del ADNmt. Como consecuencia, el número de copias de mitocondrias y ADNmt varía de modo drástico en los distintos tipos celulares y puede cambiar en el mismo tipo celular en condiciones fisiológicas diferentes. El proceso por el que todas las moléculas de ADNmt se componen de una población pura de ADNmt normal o de una población pura de ADNmt mutante se conoce como homoplasmia. Cuando existe una mezcla de ADNmt mutante y normal en la misma célula, se denomina heteroplasmia. Este proceso puede dar lugar a una variabilidad significativa en las manifestaciones de los trastornos mitocondriales entre diferentes tejidos o pacientes, por lo general caracterizada por una penetrancia reducida, una expresión variable y pleiotropía.

La cantidad de fosforilación oxidativa necesaria para la viabilidad celular y tisular difiere en los distintos tejidos, el del músculo cardiaco, del músculo esquelético y del SNC tienen unas necesidades de ATP muy elevadas. Existe una cantidad umbral de ATP necesaria para la supervivencia celular en cualquier tejido dado, con mayores necesidades de ATP para los tejidos con necesidades energéticas elevadas. En una célula heteroplásmica, cuando el número de ADNmt normal desciende por debajo del nivel umbral, la respiración y la síntesis de ATP en la célula pueden ser insuficientes y provocar la muerte celular. Las mutaciones en el ADNmt pueden heredarse de la madre o producirse de manera espontánea; también pueden producirse en el ovocito temprano o en las células somáticas. El número de mutaciones del ADNmt aumenta con la edad y, como consecuencia, el nivel de fosforilación oxidativa disminuye con la edad. Si el nivel en una célula cae por debajo del umbral de ese tejido, pueden producirse manifestaciones patológicas.

Las enfermedades mitocondriales surgen debido a esta alteración crónica en la producción de energía aeróbica. Como consecuencia, las necesidades energéticas celulares no pueden satisfacerse, lo que da lugar a un fenotipo clínico. A medida que se conocen mejor las enfermedades mitocondriales, la causa de muchos trastornos patológicos humanos parece ser defectos primarios o secundarios en el proceso de fosforilación oxidativa. Dado que los tejidos tienen funciones diferentes, el espectro clínico de las enfermedades mitocondriales varía en gran medida.

Los tejidos con una alta demanda metabólica, como el del sistema nervioso central (SNC), del músculo esquelético, del páncreas y del corazón, se ven más afectados que los tejidos con baja actividad metabólica. En consecuencia, las enfermedades mitocondriales suelen ser multisistémicas y afectar a varios órganos.

PREGUNTA: ¿por qué se produce normalmente la acidosis láctica?

RESPUESTA: los rasgos clínicos característicos de los defectos del ADNmt son el patrón de herencia materna, la variabilidad entre los miembros de la familia y en los tejidos afectados, y la aparición tardía de la enfermedad con acidosis láctica. La disfunción de la cadena de transporte de electrones provoca una disminución de la producción de ATP, pero también un aumento de los niveles de NADH, que inhiben las reacciones del ciclo del TCA y del complejo piruvato deshidrogenasa, lo que conduce a una acumulación de piruvato. Además, es inevitable una mayor dependencia de la glucólisis anaeróbica para la producción de ATP, lo que conlleva un aumento del NADH citoplasmático y más piruvato. Los altos niveles de piruvato y NADH conducen a una sobreproducción de lactato.

En muchos de los trastornos mitocondriales (aunque no en todos) se produce una proliferación mitocondrial masiva en las células musculares que da lugar a la formación de miofibras. La evaluación microscópica de estas fibras cuando se tiñen con un tricrómico de Gomori modificado aparecen como fibras rojas irregulares (FRR) y se convierten en el sello distintivo de los trastornos mitocondriales, ya que no se observan en ninguna otra enfermedad metabólica. Sin embargo, las fibras rojas irregulares solo se observan en el 30% de las enfermedades mitocondriales. Por último, la falta de tinción de citocromo C oxidasa también es indicativa de un defecto del ADNmt. La figura 5-21 ilustra los distintos trastornos mitocondriales, sus defectos, así como los signos y síntomas típicos.

Incluso con estas características, el diagnóstico clínico puede ser difícil. Es esencial disponer de antecedentes familiares detallados, concentración de lactato en sangre o LCR, neuroimagen, evaluación cardiaca y biopsia muscular para obtener pruebas histológicas o histoquímicas. Un diagnóstico genético molecular confirma la presencia de enfermedades mitocondriales.

PREGUNTA: ¿por qué el paciente tiene un amoniaco elevado, enzimas hepáticas elevadas y hepatomegalia?

RESPUESTA: estos hallazgos de laboratorio apuntan a una disfunción hepática. Como se mencionó antes, parte del ciclo de la urea ocurre en las mitocondrias de los hepatocitos. La alte-

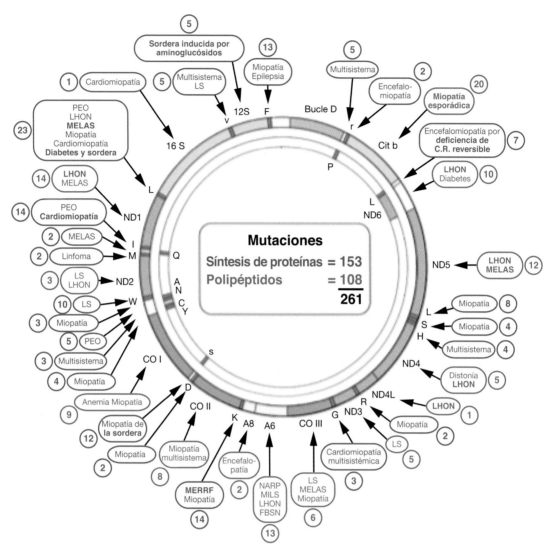

FIGURA 5-21 Características de diversos trastornos mitocondriales. El anillo de ADN que aparece en la vista esquemática central muestra los genes que se vinculan a un trastorno concreto. (De Louis ED, Mayer SA, Rowland LP. *Merritt's Neurology*. 13th ed. Lippincott Williams & Wilkins, a Wolters Kluwer business; 2016, figura 139-2.)

ración del ADNmt puede afectar a otras funciones de las mitocondrias, pero lo más importante es que el ciclo de la urea requiere el uso de ATP. En la enfermedad mitocondrial, la producción de ATP se reduce, lo que conduce a una síntesis disfuncional de la urea que provoca un aumento del amoniaco.

Como resultado de la síntesis limitada de ATP, muchas funciones hepáticas se afectan. Por ejemplo, la gluconeogénesis es una vía importante para la eliminación del lactato, pero también es una vía que requiere energía. Estos cambios y otros pueden causar la elevación de las enzimas hepáticas y hepatomegalia.

Resolución del caso

El ácido valproico que se utiliza para el tratamiento de la epilepsia exacerba la disfunción mitocondrial. Por lo tanto, se suspende y en su lugar se prescribe levetiracetam, un medicamento anticonvulsivo alternativo. El resultado fue el cese de las convulsiones. Además, el niño se volvió más activo y disminuyeron el dolor y la debilidad en las extremidades. El tratamiento de la enfermedad mitocondrial está en sus inicios. Por lo tanto, la terapia de apoyo para el paciente es el pilar de un enfoque de los trastornos mitocondriales en este momento. Comienza a tomar vitaminas y suplementos para el apoyo mitocondrial subyacente.

Conceptos de alto rendimiento

1. Los trastornos mitocondriales se heredan solo por vía materna.
2. Las enfermedades mitocondriales surgen debido a la alteración crónica de la producción de energía aeróbica.
3. Dado que los distintos tejidos tienen funciones diferentes, el espectro clínico de las enfermedades mitocondriales varía en gran medida.
4. El daño tisular en las áreas que requieren un mayor consumo de energía conduce a las presentaciones clínicas típicas de los trastornos mitocondriales. Así, los daños en el cerebro, el corazón y el músculo esquelético son responsables de los hallazgos más destacados.
5. Las mutaciones en el ADN mitocondrial, aunque menos frecuentes que en el ADN nuclear, añaden un modo adicional de herencia a través de la transmisión materna del defecto génico. El número de mitocondrias defectuosas que se transmiten en la división celular temprana en el embrión también determinará la penetrancia y, por lo tanto, la gravedad clínica en los trastornos mitocondriales, y esto se conoce como heteroplasmia.
6. El daño al tronco encefálico y a la corteza no son trombóticos y se denomina accidente cerebrovascular metabólico. La deficiencia de óxido nitroso y el daño microvascular pueden explicar los síntomas neurológicos.
7. Los hallazgos característicos de los trastornos mitocondriales incluyen hepatomegalia, niveles elevados de transaminasas y de amoniaco, y acidosis láctica como resultado de la alteración de la producción de energía.

PREGUNTAS DE REPASO

1. Una mujer de 40 años se presenta con letargo, cambios cognitivos, empeoramiento de la obesidad, disnea leve de esfuerzo y necesidad creciente de dormir que ha empeorado durante el último año. Ha tenido dificulta-des para desempeñar su trabajo y hace poco se quedó dormida en un semáforo mientras conducía, lo que motivó esta visita al médico. No se le ha diagnosticado ninguna enfermedad en los últimos 10 años. No hay antecedentes familiares relevantes. La exploración física revela constantes vitales normales. Los principales hallazgos son aspereza de la piel y retraso general de los reflejos tendinosos profundos. ¿Cuál de los siguientes resultados de laboratorio es más probable?

   A. Un recuento elevado de reticulocitos y una haptoglobina baja
   B. Un nivel bajo de BUN con un nivel elevado de amoniaco
   C. Una TSH elevada
   D. Hipoglucemia después de hacer ejercicio intenso

2. Un niño de 3 semanas sufre hipoglucemia luego de un ayuno nocturno. La exploración física revela hepatomegalia. Es significativa la ausencia de cetosis con hipoglucemia. ¿Cuál de los siguientes resultados de laboratorio es más probable?

   A. Aumento de los ácidos dicarboxílicos
   B. Aumento de β-hidroxibutirato
   C. Aumento de reticulocitos
   D. Aumento de lactato

3. Un bebé letárgico de 3 semanas presenta ictericia neonatal prolongada. La respuesta a la fototerapia ha sido parcial con una elevación persistente de la bilirrubina indirecta. Los demás valores analíticos son normales. No se han administrado medicamentos. ¿Cuál de los siguientes resultados de laboratorio es más probable?

   A. Una glucosa sérica baja
   B. Un nivel elevado de amoniaco
   C. Haptoglobina baja y recuento elevado de reticulocitos
   D. Una brecha aniónica elevada

4. Un hombre de 50 años es llevado al servicio de urgencias (SU) por la policía. Se le ve deambulando desorientado y con habla incoherente y confusión. Tiene antecedentes de repetidas visitas a urgencias y de alcoholismo. De aspecto desaliñado y desnutrido, no presenta signos neurológicos focales en

la exploración física. Se le administró oxígeno. ¿Cuál de los siguientes pasos es el más apropiado?

A. Suministrar solución salina intravenosa con infusión rápida

B. Administrar 100 mg de tiamina intravenosa

C. Suministrar 100 mg de tiamina intravenosa seguida de glucosa al 5%

D. Solicitar una consulta psiquiátrica

5. Un chico de 14 años es llevado al servicio de urgencias tras un periodo de ejercicio extenuante en el que presenta calambres musculares intensos y fatiga. La administración de glucosa oral durante el episodio agudo no alivia los síntomas. Los resultados de laboratorio muestran mioglobinuria, hiperuricemia y aumento de la bilirrubina sérica. ¿Es muy probable que este paciente tenga una deficiencia de cuál de las siguientes enzimas?

A. Piruvato cinasa

B. Carnitina palmitoiltransferasa II

C. Fosfofructocinasa muscular

D. Succinato deshidrogenasa

6. Un hombre de 20 años se queja de dolor intermitente en el cuadrante superior derecho que se extiende al hombro, y fiebre. La ecografía obtenida indica colelitiasis, por lo que se le practica una colecistectomía. El análisis de los cálculos muestra una pigmentación negra. Los resultados de laboratorio muestran anemia grave, aumento de reticulocitos en circulación, disminución de haptoglobina y aumento de 2,3-bisfosfoglicerato en suero. ¿Cuál de las siguientes enzimas es la más probable causa de su padecimiento?

A. Piruvato cinasa

B. Glucosa-6-fosfato deshidrogenasa

C. Glucosa 6-fosfatasa

D. Fosfofructocinasa

7. Una niña de 9 años es llevada al médico por su madre para un examen de seguimiento. El examen clínico de la paciente muestra características clínicas de diabetes, hipoacusia neurosensorial bilateral, trastorno mental y del lenguaje, cataratas bilaterales, retinitis pigmentosa, convulsiones y síndrome piramidal con calcificación de los ganglios basales. Su madre tiene diabetes,

su hermana tiene pérdida de audición y sus hermanos están sanos. ¿Cuál de los siguientes mecanismos explica mejor el estado de esta paciente?

A. Mutación en el ARNt mitocondrial

B. Mutación en la ADN polimerasa gamma

C. Mutación en la ARN polimerasa II mitocondrial

D. Mutación en la piruvato deshidrogenasa

8. Una niña de 5 años presenta un colapso circulatorio que requiere asistencia respiratoria tras una gastroenteritis por rotavirus. En el transcurso de 4 días, tuvo diarrea durante 2 días y vómito durante 1 día. Los análisis bioquímicos muestran hipoglucemia y una elevada proporción de ácidos grasos libres y cetonas en ayunas. Las acilcarnitinas plasmáticas y un ensayo de β-oxidación de ácidos grasos en fibroblastos de piel cultivados dan resultados normales. ¿Cuál de las siguientes deficiencias enzimáticas puede explicar mejor los síntomas del paciente?

A. Acetil CoA carboxilasa

B. HMG CoA sintasa mitocondrial

C. Acil CoA deshidrogenasa de cadena media

D. Carnitina translocasa

9. Un hombre de 35 años con antecedentes de abuso de alcohol ingresa en el hospital por confusión aguda, pérdida de visión y marcha inestable. La exploración física muestra una tensión arterial de 100/70 mm Hg, una frecuencia cardiaca de 79 lpm y una temperatura de 36.5 °C. Su índice de masa corporal es de 19 kg/m^2. El estado del paciente ha mejorado después de la administración de una vitamina que actúa como coenzima para ¿cuál de las siguientes enzimas?

A. Acetil CoA carboxilasa

B. Transaldolasa

C. Glucógeno fosforilasa

D. Piruvato deshidrogenasa

10. Una mujer de 55 años acude al médico por fatiga. Refiere dificultad para concentrarse, depresión, intolerancia al frío y aumento de peso a pesar de cualquier cambio en su dieta y régimen de ejercicio. A pesar de las cosas emocionantes que suceden en su vida, sigue sintiéndose deprimida. También menciona que está estreñida. ¿Cuál de los

siguientes es el estudio diagnóstico inicial más apropiado?

A. T4 libre
B. Hormona estimulante de la tiroides
C. Hormona liberadora de tirotropina
D. Anticuerpo antiperoxidasa tiroidea

RESPUESTAS

1. C es correcta. Este paciente presenta el hallazgo clásico de hipotiroidismo primario en un adulto. La TSH elevada habla de insuficiencia primaria de la glándula tiroides y con gran probabilidad de tiroiditis de Hashimoto.

A es incorrecta. Un recuento elevado de reticulocitos y una haptoglobina baja, indicativos de anemia hemolítica, podrían explicar su debilidad generalizada y la disnea de esfuerzo, ya que se refieren a la hemólisis, pero no al cuadro completo.

B es incorrecta. Un BUN bajo con un nivel elevado de amoniaco sugiere un trastorno del ciclo de la urea. El nivel elevado de amoniaco produciría una encefalopatía y el BUN normal junto con el amoniaco elevado es la clave para ese diagnóstico. Aunque esto puede ocurrir en adultos, es raro y el hipotiroidismo es muy común.

D es incorrecta. La hipoglucemia después de un ejercicio vigoroso se refiere a trastornos de la movilización de la energía que incluyen, por ejemplo, trastornos de la oxidación de los ácidos grasos y del metabolismo de los hidratos de carbono que pueden observarse pocas veces en los adultos. Sin embargo, la hipoglucemia después del ejercicio no es un síntoma de hipotiroidismo. Como estamos tratando con un adulto que presenta un cuadro de hipotiroidismo, y siguiendo el axioma de que "las cosas comunes ocurren comúnmente", comencemos con un simple nivel sérico de TSH antes de considerar un diagnóstico raro en este paciente adulto.

2. A es correcta. El hallazgo de un episodio hipoglucémico no cetósico después del ayuno en este lactante es característico de un trastorno de oxidación de ácidos grasos.

B es incorrecta. El hallazgo de un episodio hipoglucémico no cetósico indica que los cuerpos cetónicos como el β-hidroxibutirato no aumentarán.

C es incorrecta. Es más probable que el aumento de reticulocitos se manifieste como hallazgos debidos a anemia y hemólisis.

D es incorrecta. El lactato puede acumularse en muchas de las enfermedades que se relacionan con el metabolismo de los hidratos de carbono, pero no en los trastornos de oxidación de ácidos grasos.

3. C es correcta. Lo más probable es que se trate de una situación en la que la hemólisis sea la causa de la ictericia neonatal prolongada, que podría deberse a una deficiencia de piruvato cinasa o de glucosa 6-fosfato deshidrogenasa.

A es incorrecta. Una glucosa sérica baja se refiere a trastornos que implican la incapacidad de producir la energía necesaria para el metabolismo.

B es incorrecta. Un nivel elevado de amoniaco se refiere a trastornos del ciclo de la urea que no se vinculan a hemólisis.

D es incorrecta. Una brecha aniónica ampliada describe una situación clínica que implica infección, toxinas o un proceso metabólico como la acidemia orgánica en el neonato como causa de acidosis metabólica.

4. C es correcta. Lo más probable es que este paciente manifieste una encefalopatía de Wernicke debida a alcoholismo, desnutrición y deficiencia de tiamina. Es apropiado suministrar una fuente de energía en forma de glucosa justo después o simultáneamente a la administración de tiamina.

A es incorrecta. Una infusión rápida de suero salino intravenoso solo tendría sentido si el paciente estuviera agotado de volumen, que no es el problema en este caso.

B es incorrecta. La administración intravenosa de tiamina sola es incorrecta, como se explica en la opción de respuesta C.

D es incorrecta. Siempre hay que descartar una causa médica corregible para el comportamiento anormal antes de buscar explicaciones psiquiátricas. Este error se encuentra cuando un paciente se comporta en un estado agitado o desorientado y en realidad está hipoglucémico, afectado de manera negativa debido a una toxina, alcohol o reacción adversa a la medicación, o como se ve en este caso, tiene deficiencia de tiamina.

5. C es correcta. El paciente tiene deficiencia de fosfofructocinasa (PFK) muscular (enfermedad de Tarui). La pista aquí es que la administración de glucosa no ayudó con los síntomas y

el aumento de bilirrubina relacionado con la hemólisis. La enfermedad de Tarui se trata en detalle en el capítulo 1. La enfermedad está causada por mutaciones en la PFKM, la isoenzima muscular de la PFK, que conducen a la pérdida total de la actividad PFK en el músculo y a la pérdida parcial en los glóbulos rojos.

A es incorrecta. La deficiencia de piruvato cinasa (PK) solo afecta a los glóbulos rojos, por lo que los calambres no pueden explicarse con la deficiencia de PK.

B es incorrecta. Aunque la deficiencia de carnitina palmitoiltransferasa II muscular es un trastorno de la oxidación de ácidos grasos de cadena larga, provoca intolerancia al ejercicio y no causa hemólisis. Además, puede aliviarse con la administración intravenosa de glucosa.

D es incorrecta. La succinato deshidrogenasa también se conoce como complejo II de la fosforilación oxidativa. Su deficiencia en el músculo también puede causar intolerancia al ejercicio, ya que tanto la glucólisis como la oxidación de ácidos grasos se ven afectadas; sin embargo, no provoca hemólisis.

6. A es correcta. En la deficiencia de piruvato cinasa, dado que la capacidad de generación de ATP en la deficiencia de piruvato cinasa está alterada, se produce una lesión irreversible de la membrana de los glóbulos rojos, se produce una anemia hemolítica crónica. El hemo liberado de los glóbulos rojos dañados se convierte en bilirrubina, que se acumula en la vesícula biliar, dando lugar a la formación de cálculos biliares. Los niveles elevados de 2,3-bisfosfoglicerato también sugieren una deficiencia de piruvato cinasa.

B es incorrecta. Aunque la glucosa 6-fosfato deshidrogenasa provoca anemia hemolítica, esta se desencadena por ciertos alimentos, infecciones o por determinados fármacos. Además, como la hemólisis es aguda, el desarrollo de cálculos biliares es raro en esta afección.

C es incorrecta. La deficiencia de glucosa 6-fosfatasa es un trastorno del almacenamiento de glucógeno conocido como enfermedad de von Gierke y los principales síntomas son hipoglucemia, acidosis láctica e hiperuricemia. Aunque los síntomas pueden variar entre los pacientes afectados, el inicio de la enfermedad es muy temprano en la vida.

D es incorrecta. La deficiencia de fosfofructocinasa provoca la enfermedad de Tarui, un trastorno del almacenamiento de glucógeno. Se trata de un trastorno metabólico muscular poco frecuente y no provoca anemia hemolítica ni cálculos biliares.

7. A es correcta. La presentación de las características clínicas y los antecedentes familiares son muy sugestivos de enfermedad mitocondrial. La mitocondria tiene su propio genoma; codifica 13 proteínas que forman parte de la cadena de transporte de electrones; también codifica sus propios ARNt y ARNr. Una mutación en cualquiera de los genes de la mitocondria provoca una enfermedad mitocondrial.

B es incorrecta. Una mutación en la ADN polimerasa gamma provoca una enfermedad mitocondrial, ya que se trata de una polimerasa codificada a nivel del núcleo, que se utiliza para la replicación de genes mitocondriales. Sin embargo, el patrón de herencia no es por herencia materna sino por genética mendeliana simple.

C es incorrecta. La ARN polimerasa II mitocondrial también está codificada nuclearmente. Una mutación en la ARN polimerasa II mitocondrial también dará lugar a una enfermedad mitocondrial, pero no por herencia materna, sino por genética mendeliana simple.

D es incorrecta. La piruvato deshidrogenasa también es una enzima de codificación nuclear que se localiza en las mitocondrias. Aunque algunas de las presentaciones de la deficiencia de piruvato deshidrogenasa son similares a las enfermedades mitocondriales, muchas otras no lo son. El patrón de herencia no es por herencia materna, sino por genética mendeliana simple.

8. B es correcta. La HMG-CoA sintasa mitocondrial es la respuesta más probable, ya que hay hipoglucemia hipocetósica y hay oxidación normal de grasas en las células cultivadas.

A es incorrecta. La acetil CoA carboxilasa es el paso comprometido en la síntesis *de novo* de ácidos grasos. Su deficiencia provoca daños cerebrales graves, miopatía persistente y crecimiento deficiente.

C es incorrecta. La acil CoA deshidrogenasa de cadena media produce hipoglucemia hipocetósica, pero su hallazgo característico es la presencia de acilcarnitinas de cadena media, que es negativa en este paciente.

D es incorrecta. La carnitina translocasa también provoca hipoglucemia hipocetósica, pero su hallazgo característico es la presencia de acilcarnitinas de cadena larga, que es negativa en este paciente.

9. D es correcta. Este paciente presenta los síntomas del síndrome de Wernicke-Korsakoff, que se tratan con tiamina (vitamina B_1) y glucosa. La tiamina es un cofactor de la piruvato deshidrogenasa, la alfa-cetoglutarato deshidrogenasa, la deshidrogenasa de aminoácidos de cadena ramificada y la transcetolasa.

A es incorrecta. La acetil CoA carboxilasa es una carboxilasa ABC, lo que significa que necesita ATP, biotina y CO_2 para su catálisis. La carencia de biotina es rara. Provoca debilidad generalizada.

B es incorrecta. La transaldolasa se encuentra en la fase no oxidativa de la vía de la hexosa monofosfato. Transfiere una unidad de tres carbonos de una fracción de azúcar a otra. La transcetolasa, otra enzima de esta vía, transfiere una fracción de dos carbonos y requiere tiamina como cofactor.

C es incorrecta. La glucógeno fosforilasa es la enzima de paso comprometida de la degradación del glucógeno; su cofactor es el fosfato de piridoxal derivado de la vitamina B_6. La deficiencia de las isoenzimas musculares causa la enfermedad de McArdle, y la de la isoenzima hepática causa la enfermedad de Hers.

10. B es correcta. Este paciente tiene una presentación clásica de hipotiroidismo. La mejor manera de comprobar inicialmente la función tiroidea es medir la hormona estimulante de la tiroides (TSH) en sangre. Un nivel alto de TSH indica hipotiroidismo primario debido a una glándula tiroides que falla.

A es incorrecta. La siguiente prueba confirmatoria para el diagnóstico de hipotiroidismo son los niveles de tiroxina libre (T4). La T4 libre entra en los distintos tejidos diana para ejercer sus efectos. Los individuos que padecen hipotiroidismo tienen niveles de FT4 disminuidos.

C es incorrecta. La hormona liberadora de tirotropina (TRH) no suele medirse. La hormona liberadora de tirotropina (TRH) regula la secreción de TSH. Un déficit de TRH puede causar hipotiroidismo.

D es incorrecta. El anticuerpo antitiroideo peroxidasa es positivo como indicador de este trastorno autoinmunológico; su presencia indica enfermedad de Graves y provoca hipertiroidismo y no hipotiroidismo.

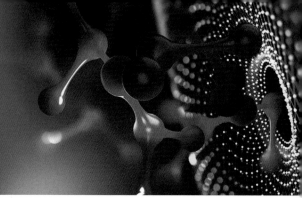

CAPÍTULO 6

Retraso del crecimiento

OBJETIVOS DE APRENDIZAJE

1. Definir el retraso del crecimiento.

2. Enumerar los signos y síntomas más frecuentes de las enfermedades que provocan retraso del crecimiento.

3. Discutir los parámetros que se utilizan para diagnosticar el retraso del crecimiento.

4. Describir las implicaciones para el desarrollo de los niños con retraso del crecimiento.

5. Explicar las bases moleculares de la enfermedad celiaca.

6. Describir las deficiencias nutricionales relacionadas con la enfermedad celiaca.

7. Discutir las bases bioquímicas de la galactosemia y la galactocinasa.

8. Reseñar las condiciones que conducen a la elevación del ácido orótico e interpretar la concentración del ácido orótico en la orina para el diagnóstico de defectos del ciclo de la urea o de la biosíntesis de pirimidina.

9. Analizar la malnutrición proteico-energética y la malnutrición aguda grave (marasmo y kwashiorkor).

10. Explicar la base bioquímica de los efectos de la ingestión de alcohol en el síndrome alcohólico fetal.

INTRODUCCIÓN

El retraso del crecimiento (FTT, por sus siglas en inglés) describe el aumento de peso inadecuado en niños debido a la desnutrición; se utiliza como diagnóstico o como criterio para definir los patrones de aumento de peso. Los parámetros antropométricos del retraso del crecimiento son el peso, la talla y el perímetro cefálico. La evolución de los cambios en estas mediciones a lo largo del tiempo se produce en el mismo orden: el cambio de peso es el primer indicador del FTT, seguido de la disminución de la estatura relativa y, por último, el FTT prolongado que afecta al perímetro cefálico. Existen dos formas de diagnosticar el FTT con sus propias limitaciones en cada definición. La primera es un peso por debajo del percentil 5 para el sexo y la edad corregida en las tablas de crecimiento estandarizadas en más de una medición. La limitación de este método es la falsa identificación de los lactantes cuya constitución física es pequeña y la exclu-

sión de los lactantes más grandes con FTT que no se ajustan a esta definición. Un método alternativo para diagnosticar el FTT es un descenso en la medición del peso en más de dos líneas de percentil principales en la gráfica de crecimiento en dos o más ocasiones. La limitación de esta medida es, o bien una falsa interpretación de la disminución de peso de los lactantes grandes sanos hacia la media, o bien que el FTT en lactantes cuya constitución física es pequeña, en los que no es posible una disminución en dos percentiles mayores. Junto con los cambios en el desarrollo físico, el FTT puede retrasar el desarrollo cognitivo, incluidas las habilidades verbales y motoras, el deterioro intelectual y los problemas de comportamiento.

Las causas más comunes del FTT son la ingesta calórica inadecuada, la malabsorción, el aumento del gasto energético debido a las demandas metabólicas o una combinación de estos factores. En **general, en todo el mundo, la falta de una nutrición adecuada y las infecciones crónicas (en específico**

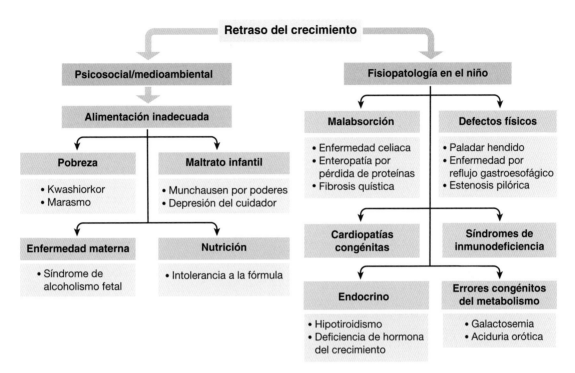

FIGURA 6-1 Causas potenciales de retraso del crecimiento.

los **parásitos gastrointestinales) son responsables de la mayoría de los casos de FTT.** La fisiopatología del FTT viene determinada por su etiología, que puede ser médica (orgánica) o psicosocial (no orgánica). Síntomas como la diarrea, el vómito por tiempo prolongado, las infecciones recurrentes, los rasgos dismórficos, la organomegalia y las linfadenopatías podrían sugerir una causa orgánica y representan alrededor de 10% de los casos de FTT. Los factores psicosociales son la etiología más común de la FTT y afectan a más de 60% de los pacientes. Los problemas psicosociales pueden incluir negligencia, pobreza, técnicas de alimentación deficientes, factores estresantes en la familia, creencias inusuales sobre salud y nutrición, y escasas habilidades parentales. Los casos restantes de FTT tienen una etiología mixta en la que los problemas médicos pueden conducir a problemas psicosociales o viceversa. El enfoque global del FTT se ilustra en el esquema de la figura 6-1.

El retraso del crecimiento también puede desarrollarse en pacientes de edad avanzada y no debe considerarse una consecuencia normal del envejecimiento. La definición de FTT, en este caso, es diferente. Al igual que en el FTT infantil, las causas suelen ser multifactoriales. A menudo, en adultos mayores, es el resultado de enfermedades crónicas concurrentes que dan lugar a una nutrición deficiente, disminución del apetito, pérdida de peso que provoca una disminución de la actividad y trastornos funcionales. La FTT puede producirse en adultos mayores como un acontecimiento terminal justo antes de la muerte. En este caso, los pacientes requieren cuidados paliativos.

En este capítulo, tres de los casos abordarán el FTT debido a causas orgánicas. Aunque se pueda suponer que la FTT no es frecuente en los países ricos, es uno de los diagnósticos más comunes en niños en Estados Unidos. Los factores psicosociales y ambientales representan 30% de los niños diagnosticados de FTT en los servicios de urgencias. Por ello, dos de los casos se centrarán en los factores psicosociales y ambientales.

CASO 6.1

Los padres traen al médico a una niña de 4 años que ha perdido dos percentiles en la tabla de crecimiento en las tres últimas visitas. Es la tercera hija, proveniente de un embarazo sano y un parto sin complicaciones. En los últimos 6 meses, sus padres han observado que la niña tiene una erupción cutánea persistente con picor, es "quisquillosa con la comida" y se queja con frecuencia de "dolores de estómago", por lo que a menudo no acude al preescolar. Es significativo el hecho de que su función intestinal ha cambiado de manera gradual a varias deposiciones acuosas y fluidas al día. En ocasiones, se ha levantado por la noche para defecar. No hay fiebre ni sangre en las heces, y la familia no ha viajado a zonas con infecciones endémicas o entéricas. No toma medicación ni tiene alergias conocidas. Al revisar la historia dietética con los padres, es evidente que la familia tiene recursos económicos suficientes y dispone de una nutrición adecuada.

La madre es profesora y no tiene antecedentes médicos significativos. El padre es contador y se le ha diagnosticado síndrome del intestino irritable (SII) desde la adolescencia y también se le ha observado en ocasiones "anemia". Sus hermanas, niñas de 10 y 8 años, parecen sanas por completo.

La exploración física revela que ha perdido 170 g desde su última visita, no ha crecido en estatura, y presenta erupción cutánea papular pruriginosa en las nalgas y en la porción proximal de ambas piernas. Las constantes vitales son normales y el único hallazgo físico destacable es un abdomen ligeramente distendido con ruidos intestinales hiperactivos. El examen fecal es negativo para sangre.

Los resultados de laboratorio significativos se muestran en la tabla 6-1.

TABLA 6-1 Caso 6.1. Resultados de laboratorio de la niña de 4 años con retraso del crecimiento

Prueba (unidades)	Paciente	Intervalo de referencia
Hb (g/dL)	9.8	11-15
VCM (fL)	76	80-100
AST/ALT (unidades/L)	65/55	0-35
Proteína total (g/dL)	5.0	6.0-7.8
Albúmina (g/dL)	3.1	3.5-5.5
Hierro/TIBC (µg/L)	35/410	60-160/250-460

El resto del examen de laboratorio inicial y el análisis de orina no presentan observaciones.

TÉRMINOS CLAVE Y DEFINICIONES

Anticuerpo antiendomisio. Anticuerpo IgA que reacciona frente al endomisio del músculo liso. Es menos sensible que la tTG pero muy específico para la enfermedad celiaca.

Anticuerpo antigliadina. Es un anticuerpo IgA para detectar el trastorno celiaco. Sin embargo, aunque es sensible, es menos específico que la tTG.

Caso índice. El primer caso de una enfermedad infecciosa o de una afección o mutación de transmisión genética que llega a conocimiento de un clínico o un epidemiólogo.

Deficiencia de IgA. Es esencial saber que el paciente en cuestión no tiene deficiencia de IgA (un hecho clínico **no** infrecuente) cuando se realizan pruebas para la enfermedad celiaca utilizando tres de estos marcadores serológicos clínicos (anticuerpo transglutaminasa tisular [tTG], anticuerpo antiendomisio y anticuerpo antigliadina). La realización de pruebas a un paciente de este tipo arrojaría un resultado falso negativo y un error de diagnóstico. Sabiendo que el paciente tiene una deficiencia de IgA, el médico solicita al laboratorio que realice pruebas de anticuerpos IgG.

Dermatitis herpetiforme. Erupción cutánea papular pruriginosa en superficies extensas de las extremidades y el tronco vinculadas con 10-20% de la presentación de la enfermedad celiaca. El hallazgo de dermatitis herpetiforme en un paciente sugestivo de enfermedad celiaca confirmaría el diagnóstico. Esta reacción cutánea disminuye cuando se controla la enfermedad.

Forma atípica. Presentación atenuada o inusual de una enfermedad conocida.

Medición antropométrica. Mediciones cuantitativas sistemáticas del cuerpo humano, que incluye músculo, hueso y tejido adiposo, utilizadas para evaluar la composición del cuerpo, el tamaño y las medidas estructurales. Los aspectos antropométricos más utilizados son la estatura, el peso, el índice de masa corporal, la circunferencia de la cintura y el grosor de los pliegues cutáneos.

Transglutaminasa tisular (tTG). Enzima cuya acción es desaminar la glutamina para formar ácido glutámico. Un anticuerpo IgA frente a esta enzima es un marcador sensible para los pacientes con enfermedad celiaca. Es el anticuerpo de tamizaje de elección en la actualidad debido a su alto valor predictivo positivo.

Impresión clínica

PREGUNTA: ¿cuál es su impresión clínica en este momento?

RESPUESTA: los síntomas de la paciente parecen de origen gastrointestinal y muy sugestivos de malabsorción/maldigestión. Proponemos esto porque su crecimiento y desarrollo han retrocedido en la actualidad. La ingesta oral de nutrientes ha disminuido. Su función intestinal se ha vuelto anormal en gran medida y la niña se queja de molestias abdominales. La exploración física revela dermatitis herpetiforme y un abdomen distendido con ruidos intestinales hiperactivos. Los datos de laboratorio apoyan la malabsorción, como indican las proteínas y la albúmina séricas bajas, y la deficiencia de hierro, como indican el hierro y el VCM séricos bajos. Además, si nuestro razonamiento es correcto, primero hay que diferenciar la disfunción pancreática (maldigestión) de la enfermedad de la mucosa del intestino delgado (malabsorción). Si se trata de una maldigestión pancreática, ¿podría tratarse de fibrosis quística? Las pruebas no invasivas podrían incluir una radiografía de tórax, un simple análisis cualitativo de la grasa fecal y una prueba cutánea del sudor.

La enfermedad celiaca sería la entidad malabsortiva (intestino delgado) más frecuente a esta edad. La presencia de dermatitis herpetiforme y su fuerte vinculación con la enfermedad celiaca lo apoya hasta ahora. Para corroborarlo, son necesarios resultados positivos para el anticuerpo transglutaminasa tisular (tTG) y un nivel de IgA. La enfermedad celiaca aparece a dos edades máximas. La primera es en la primera infancia, cuando se introduce el gluten en la dieta. El segundo pico de incidencia se produce en la cuarta y quinta décadas de la vida por razones que no están claras.

Mientras que la enfermedad celiaca sería la explicación más común en los países ricos en recursos, otros trastornos menos comunes de la enfermedad de la mucosa del intestino delgado se investigarían entonces solo si el anticuerpo tTG es negativo. Se trata del linfoma del intestino delgado, la enfermedad de Crohn, la enfermedad de Whipple, la enteropatía perdedora de proteínas y la gastroenteritis eosinofílica. El linfoma del intestino delgado sería raro en extremo, en este grupo de edad, y suele aparecer en el íleon terminal con una lesión masiva, y podría confundirse con la enfermedad de Crohn. Sin embargo, sería muy inusual ver la enfermedad de Crohn en este grupo etario. La enfermedad de Whipple es un trastorno típico de adultos de origen europeo. La presentación típica es en varones de la quinta a la sexta décadas de la vida. Es un trastorno infeccioso y debe documentarse en la biopsia del intestino delgado mediante tinción PAS de macrófagos cargados de lípidos en ese punto. La enteropatía perdedora de proteínas no es una enfermedad específica, sino una manifestación de trastornos GI infecciosos e inflamatorios como la linfangiectasia intestinal y la enfermedad inflamatoria intestinal. También se observa en afecciones extraintestinales como la insuficiencia cardiaca y la pericarditis constrictiva. Esta entidad es difícil de diagnosticar, ya que requiere estudios de imagen o la infusión de albúmina radiomarcada buscando en las heces. Aunque se mantiene en el diferencial, se aplazaría cualquier estudio de investigación hasta que se excluya la enfermedad celiaca. La gastroenteritis eosinofílica es cada vez más frecuente en los últimos años. Esto requeriría una biopsia para descartarlo, por lo que mantendremos esa posibilidad en reserva. Por último, el hipotiroidismo provoca una motilidad intestinal lenta y un sobrecrecimiento bacteriano (SIBO), pero no hay hallazgos físicos que apoyen este diagnóstico.

Por el momento, no hemos considerado otras etiologías. Por ejemplo, las infecciones entéricas, en particular las causadas por *Giardia*, siguen siendo una posibilidad. *Giardia* afecta a casi 8% de los niños en los países desarrollados, y es la infección parasitaria más frecuente en Estados Unidos. Sin embargo, es aún más frecuente en zonas con malas condiciones sanitarias y agua contaminada, y puede afectar a casi 33% de la población. *Giardia* puede provocar diarrea crónica, daños en la mucosa del intestino delgado y retraso del crecimiento. Por último, también existe una relación entre la deficiencia de IgA y la infección por *Giardia*.

PREGUNTA: ¿qué estudios son necesarios para llegar al diagnóstico correcto?

RESPUESTA: se recogen estudios fecales para patógenos, incluidos parásitos y un antígeno de *Giardia*. La muestra de heces se envía para un análisis cualitativo de grasa fecal (tinción de Sudán), que es positivo. Los resultados serológicos para la transglutaminasa tisular (tTG) y el anticuerpo antiendomisio son positivos, y el niño tiene un nivel normal de IgA. La radiografía de tórax es normal.

Los resultados apoyan el diagnóstico de enfermedad celiaca, y se planifica una biopsia del intestino delgado. Se solicita una densitometría ósea debido a la posibilidad de osteoporosis secundaria a malabsorción crónica, y los cambios leves en la densidad requerirían suplementos de vitaminas y minerales.

PREGUNTA: ¿por qué es necesaria una biopsia de intestino delgado?

RESPUESTA: el patrón oro para la confirmación de la enfermedad celiaca es la biopsia del intestino delgado. En este caso, el paciente es el caso índice de la familia. Por lo tanto, es esencial documentar el trastorno antes de iniciar un compromiso de por vida con una dieta sin gluten. Si se sospechara de otros miembros de la familia (como el padre) después de identificar el caso índice, bastaría con un resultado positivo de anticuerpos tTG para establecer el diagnóstico en esas personas.

Se esperaría que la biopsia del intestino delgado proximal mostrara una superficie menos absorbente, incluyendo vellosidades aplanadas y criptas profundas con un aumento de la infiltración linfocítica. Dado que otras entidades que presentan síntomas que sugieren malabsorción pueden tener una morfología similar del intestino delgado (enteropatía ambiental, *Giardia*), es necesario disponer de serologías positivas y de un caso índice comprobado mediante biopsia. Esta biopsia se ilustra en la figura 6-2.

Por último, la enfermedad celiaca tiene un componente genético, con un riesgo de 10% para un niño cuyo progenitor la padezca. Los antígenos HLA: DQ2 y DQ8 se ubican en la mucosa y tienen gran relación con la presencia de la enfermedad. Sin embargo, su utilidad principal en la actualidad es excluir la posibilidad de enfermedad en alguien con síntomas sugestivos y anticuerpos tTG y antiendomisio negativos. La ausencia de antígenos HLA-DQ2 o HLA-DQ8, en ese caso, excluiría la enfermedad celiaca del diferencial de forma concluyente. No está pensada como prueba de tamizaje.

Correlaciones con ciencias básicas

PREGUNTA: ¿cuál es la base molecular de la celiaquía?

RESPUESTA: la enfermedad celiaca es un trastorno autoinmune de enteropatía inmunomediada crónica del intestino delgado desencadenada por el gluten de la dieta en individuos con predisposición genética. Aunque el término celiaco significa relacionado con el abdomen e implica que la enfermedad celiaca se caracteriza por síntomas gastrointestinales, también hay manifestaciones extraintestinales, que incluyen, entre otras, baja estatura, retraso de la pubertad, hipoplasia del

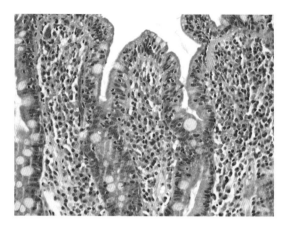

FIGURA 6-2 Enfermedad celiaca, biopsia de intestino delgado. La atrofia total de las vellosidades, la hiperplasia de las criptas y el epitelio de superficie cuboidal con relativa forma aplanada son características indicativas de lesión de la mucosa. La linfocitosis intraepitelial prominente y el infiltrado inflamatorio similar en la lámina propia son indicativos de enfermedad celiaca (hematoxilina y eosina). (De Pfeifer JD, Dehner LP, Humphrey PA. *The Washington Manual of Surgical Pathology*. 3rd ed. Williams & Wilkins; 2019, Fig. 14.8.)

esmalte dental, osteopenia/osteoporosis, anemia ferropénica refractaria a los suplementos orales de hierro, estomatitis recurrente, enfermedad hepática y biliar, dermatitis herpetiforme (fig. 6-3), artralgia, artritis, cefaleas, ataxia, neuropatía periférica, epilepsia, cambios de comportamiento y trastornos psiquiátricos y alopecia. En 2013, un grupo de médicos elaboró la definición de Oslo de la enfermedad celiaca e hizo recomendaciones sobre la terminología que debería utilizarse y evitarse para mejorar la comunicación y minimizar los malentendidos entre el público, los profesionales sanitarios y los científicos. El grupo recomendó no utilizar esprúe celiaco, esprúe no tropical, enteropatía sensible al gluten, esteatorrea idiopática e intolerancia al gluten como sinónimos de enfermedad celiaca.

La prevalencia de la enfermedad es de ~ 1% de la población blanca no hispana de Estados Unidos, y es más frecuente en mujeres que en hombres, de forma similar a otras enfermedades autoinmunológicas. Aunque antes se pensaba que la celiaquía era más prevalente en las poblaciones blancas, ahora se cree que es el uso de cereales sin gluten como alimento básico lo que hace que las cifras sean más bajas y que, a medida que estas poblaciones están cambiando su dieta a la

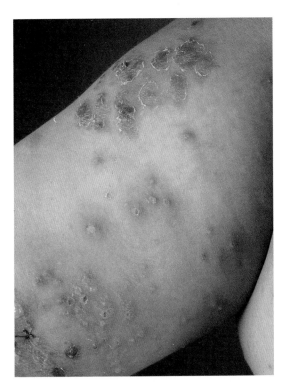

FIGURA 6-3 Dermatitis herpetiforme. (De Nichol N. *Dermatologic Nursing Essentials*. 3rd ed. Lippincott Williams & Wilkins; 2016.)

occidental con más consumo de trigo, es probable que las cifras aumenten. Los pacientes con otras enfermedades autoinmunológicas, como diabetes tipo 1 y enfermedades tiroideas autoinmunológicas, también son más propensos a desarrollar la enfermedad celiaca. Lo contrario también es cierto, es decir, los pacientes con enfermedad celiaca también pueden desarrollar otros trastornos autoinmunológicos.

Los estudios con gemelos demuestran que existe un componente genético en el desarrollo de la enfermedad celiaca, además de factores ambientales, como las infecciones y las diferencias en el microbioma. Casi todos los pacientes celiacos presentan expresión de variantes de los antígenos leucocitarios humanos DQ2 y DQ8 (HLA-DQ2/DQ8). La ausencia de cualquiera de estos antígenos puede utilizarse para descartar la enfermedad celiaca. Sin embargo, su presencia no es patognomónica, ya que la enfermedad celiaca es un trastorno multifactorial y poligénico. Alrededor de 30-40% de las poblaciones occidentales son portadoras de HLA-DQ2 o

DQ8, mientras que solo 1% está afectado por la enfermedad celiaca.

PREGUNTA: ¿cómo provoca el gluten una respuesta autoinmunológica mediada por células T?

RESPUESTA: las proteínas del gluten son las principales proteínas de almacenamiento del trigo, la cebada y el centeno. El gluten describe una combinación de proteínas relacionadas pero distintas en estos cereales. Las dos del trigo son la gliadina y la glutenina. La sensibilidad al gluten se centra en la gliadina, ya que el trigo es más común en la dieta que la cebada y el centeno. El gluten tiene una estructura proteica única rica en prolina y glutamina, lo que dificulta su digestión completa por la amilasa pancreática o las peptidasas del borde en cepillo. La gliadina es un péptido de 33 aminoácidos que resulta de este proceso de digestión. Es normal que la gliadina se excrete antes de iniciar una respuesta inmunológica; sin embargo, en los pacientes celiacos, la gliadina se une a los enterocitos dando lugar a una cascada de reacciones que provocan la pérdida de las uniones estrechas entre los enterocitos, lo que permite que la gliadina penetre en la capa de lámina propia del intestino delgado. Al mismo tiempo, los enterocitos liberan IL-15, que activa a los linfocitos intraepiteliales residentes para que ataquen a los enterocitos. El daño resultante en los enterocitos permite una mayor penetración de la gliadina y provoca una malabsorción de nutrientes (p. ej., hierro, vitamina B_{12}, folato, vitamina D y calcio) y diarrea.

Los enterocitos dañados dejan escapar transglutaminasa 2 (tTG2) al tejido de la lámina propia, que desamina los residuos de glutamina de la gliadina y los convierte en glutamato con carga negativa. Las tTG aumentan en la cicatrización de heridas, la angiogénesis y la apoptosis; su función principal es la modificación postraduccional de las proteínas mediante la reticulación entre un residuo donante de glutamina y un residuo aceptor de lisina. El pH bajo favorece que la tTG2 desamine la glutamina en los péptidos de gliadina, lo que aumenta en gran medida la capacidad del péptido para interactuar con el HLA-DQ2 o el HLA-DQ8 en las células presentadoras de antígenos. Estas células presentadoras de antígenos se unen a los receptores de células T causando un mayor daño tisular que conduce a la atrofia de las vellosidades, el aumento del número de linfocitos intraepiteliales, la hiperplasia de las criptas y la expansión de la producción de anticuerpos. Estas células presentadoras de antígenos se unen a los receptores de las células T y provocan un mayor daño tisular que conduce a la atrofia de las vellosidades, el aumento del número de linfocitos intraepiteliales, la hiperplasia de las criptas y la expansión de las células B productoras de anticuerpos contra la tTG, la gliadina y el endomisio.

La medición de estos autoanticuerpos en el diagnóstico de la enfermedad celiaca está bien establecida, como se describió antes, en la presentación clínica del caso. El resumen del modelo de patogénesis de la enfermedad celiaca se muestra en la figura 6-4.

PREGUNTA: ¿qué ocurre tras el diagnóstico de celiaquía?

RESPUESTA: los pacientes celiacos se someten a una dieta estricta sin gluten y se les evalúan las deficiencias nutricionales relacionadas con la malabsorción de vitaminas y minerales. Los pacientes con enfermedad refractaria, es decir, que no responden solo a una dieta sin gluten, se tratan con esteroides y agentes inmunosupresores.

Resolución del caso

La instauración de una dieta sin gluten se lleva a cabo mediante una consulta con un dietista y los padres. Los síntomas disminuyen de modo gradual en los meses siguientes y la erupción se disipa. El peso del niño vuelve a la normalidad y se observa un crecimiento lineal durante el año siguiente. Los anticuerpos contra la tTG ya son negativos.

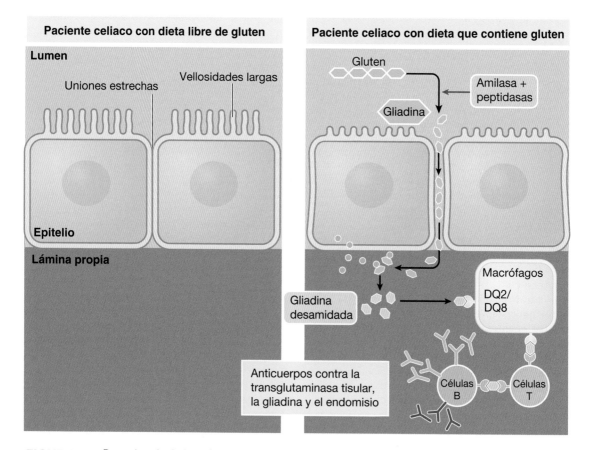

FIGURA 6-4 Patogénesis de la enfermedad celiaca. El polímero de hexágonos verdes son moléculas de gluten que son degradadas por la amilasa y las peptidasas del borde en cepillo para producir gliadina. Los hexágonos verdes simples son moléculas de gliadina. Los pequeños círculos salmón son moléculas de transglutaminasa tisular que se filtran en la lámina propia desde las células epiteliales.

El padre del niño también presenta un anticuerpo tTG positivo. Comienza una dieta sin gluten, y sus síntomas, que antes se etiquetaron como síndrome del intestino irritable, parecen deberse a la enfermedad celiaca. Ahora es evidente que su "anemia inexplicable" también está vinculada con la enfermedad celiaca.

Conceptos de alto rendimiento

1. La gliadina desencadena un ataque inmunológico en la mucosa del intestino delgado que, en última instancia, conduce a la atrofia de la mucosa del intestino delgado, y el síndrome de malabsorción es la expresión clínica.
2. Existe una fuerte relación de la dermatitis herpetiforme con la enfermedad celiaca.
3. La ausencia de HLA-DQ2 o HLA-DQ8 descarta la celiaquía.
4. La proteína tóxica gliadina provoca daños en las uniones estrechas de los enterocitos del intestino delgado y daños oxidativos. Como resultado, la producción de citoquinas proinflamatorias provoca la apoptosis y la pérdida de la superficie de absorción.
5. La atrofia vellositaria, la profundización de las criptas y los infiltrados inflamatorios difusos son los hallazgos clásicos de la biopsia del intestino delgado. Sin embargo, se observan en otros trastornos de la mucosa del intestino delgado y, por lo tanto, no son patognomónicos. Los hallazgos de la biopsia deben estar respaldados por el hallazgo de un anticuerpo tTG positivo.
6. El tratamiento consiste en dejar de ingerir gluten en la dieta.

CASO 6.2

Un bebé de 4 semanas tiene fiebre, vómito y diarrea. Ha descendido de manera significativa en la curva de crecimiento. El lactante ha estado con inusual irritabilidad, no se le ha podido calmar ni alimentar, y se ha vuelto menos receptivo a los estímulos en las últimas 12 horas. Tanto la madre como el médico observan la nueva aparición de ictericia. El niño es fruto de un embarazo normal. Es el primer hijo de un matrimonio no consanguíneo, y no hay antecedentes de enfermedad significativa en los padres u otros hermanos. Los cuidados prenatales de la madre fueron excelentes y el parto transcurrió sin incidentes. Se sometió a un tamizaje prenatal rutinario de enfermedades infecciosas y dio negativo; sin embargo, los padres rechazaron el tamizaje

TABLA 6-2 Caso 6.2. Datos iniciales obtenidos en el servicio de urgencias

Prueba (unidades)	Paciente	Intervalo de referencia
Leucocitos (/µL)	1 200	4 000-10 000
Hb (g/dL)	17	14-17
Índice de reticulocitos (%)	0.6	0.5-1.5
Haptoglobina (mg/dL)	150	30-200
Glucosa (mg/dL)	70	70-100
Sodio (mEq/L)	146	136-145
Potasio (mEq/L)	3.4	3.5-5.0
Cloruro (mEq/L)	110	98-106
Bicarbonato (mEq/L)	17	23-28
Bilirrubina directa/total (mg/dL)	1.1/4.2	0.3-1.2/0.3-1.2
AST/ALT (unidades/L)	75/85	0-35
ALP (unidades/L)	116	36-92

neonatal. Su puntuación APGAR fue de 10. El perímetro craneal, la longitud y el peso están dentro de los valores normales. Al niño lo están amamantando. La madre notó un aumento de las dificultades para alimentarlo durante la última semana, junto con un aumento de los episodios de diarrea acuosa.

La exploración física revela un lactante letárgico, ictericia ligera y deshidratación importante que se evidencia por la sequedad de las mucosas. La temperatura es de 37.8 °C (100.1 °F), el pulso de 115/min y la frecuencia respiratoria de 26/min. Se encuentra en el percentil 5 de peso y talla, mostrando una marcada desaceleración del crecimiento durante las primeras 4 semanas. En el examen con lámpara de hendidura, se observa que se están desarrollando cataratas en ambos ojos. El hígado es palpable por debajo del margen costal derecho. No hay otros hallazgos anormales.

Se solicitan análisis de sangre y orina, y los resultados del análisis de sangre se muestran en la tabla 6-2.

En el análisis de orina, es notoria la presencia de una sustancia reductora que no es la glucosa. Se inician líquidos intravenosos y se rehidrata al niño. La radiografía de tórax es negativa. Se obtienen cultivos de sangre, orina y líquido cefalorraquídeo (LCR). Se administra un antibiótico de amplio espectro. En las 48 horas siguientes, el niño reacciona mejor y su temperatura se normaliza. Los cultivos de sangre y orina revelan la presencia de *Escherichia coli*. Se mantiene el antibiótico y se solicitan más estudios.

TÉRMINOS CLAVE Y DEFINICIONES

Errores congénitos del metabolismo (ECM). El término describe los trastornos metabólicos congénitos que alteran las vías metabólicas implicadas en la descomposición de nutrientes y la generación de energía, dando lugar a hallazgos significativos desde el punto de vista clínico.

Galactitol. El subproducto adverso de la galactosemia.

Glucoconjugados. Proteínas, péptidos y lípidos unidos a un azúcar.

Impresión clínica

PREGUNTA: ¿cuál es su impresión clínica en este momento?

RESPUESTA: se nos presenta un neonato en estado crítico con hipoglucemia leve e icteria. Dado que el niño presenta un conjunto de manifestaciones clínicas ominosas (letargia, escasa ingesta oral, vómito, diarrea e icteria), debemos considerar un amplio abanico de posibilidades que van mucho más allá de la icteria fisiológica y las enzimopatías implicadas en el metabolismo de la bilirrubina. La madre gozó de buena salud durante todo el embarazo y el tamizaje de hepatopatías maternas fue negativo.

La bilirrubina elevada, cuando se fracciona, demuestra un predominio de la forma indirecta (no conjugada). Un estudio de imagen (tomografía computarizada) del sistema hepatobiliar demuestra un hígado homogéneo agrandado y un bazo normal. No muestra ninguna obstrucción anatómica al flujo de bilis desde el hígado y, por lo tanto, excluye la atresia biliar y duodenal, así como un quiste coledociano. No hay evidencia de hemólisis con un recuento normal de haptoglobina y reticulocitos. La resonancia magnética del cerebro muestra un edema leve.

Deben investigarse las diversas infecciones neonatales. Se solicitan estudios virales (tamizaje TORCH), hepatitis y citomegalovirus (CMV), y todos vuelven con resultados negativos. Sin embargo, como ya se ha señalado, en los cultivos de sangre y orina crece *E. coli*. Junto con el recuento de leucocitos deprimido, hay que tener en cuenta una posible alteración del sistema inmunológico, evidenciada por el hallazgo de leucopenia. La orina fue positiva para sustancias reductoras pero no para glucosa. La intolerancia hereditaria a la fructosa (IHF) puede dar una pre-

sentación similar a la de este paciente, pero la IHF suele incluir también hipoglucemia y no cataratas. El neonatólogo la considera poco probable, ya que el momento de aparición (excepto en raras ocasiones) es erróneo por completo. La intolerancia a la fructosa no es probable, ya que el lactante solo ha sido amamantado; sin embargo, puede manifestarse rara vez en los primeros meses, ya que las fórmulas a base de soja contienen fructosa o sacarosa. Así pues, en resumen, el niño tiene una enfermedad grave, presenta icteria y se observa que tiene una infección por *E. coli*. Además, el hallazgo inusual de cataratas bilaterales desarrolladas desde el nacimiento debe tenerse en cuenta en el diferencial.

El diferencial se reduce ahora a la hemocromatosis neonatal y la galactosemia. La hemocromatosis neonatal es bastante rara y puede presentarse muy pronto en la vida con signos precoces de insuficiencia hepática. Sin embargo, un paciente con hemocromatosis no desarrolla cataratas. La obtención de tejido por biopsia es técnicamente difícil y conlleva un riesgo moderado, pero una biopsia de la mucosa oral y de la glándula salival mostraría con toda probabilidad un depósito excesivo de hierro (siderosis).

El reconocimiento del patrón llevó al neonatólogo a reconocer la galactosemia de forma precoz e intervenir lo antes posible. La observación del retraso del crecimiento, la aparición precoz de icteria, la leucopenia, la infección por *E. coli*, las cataratas y la presencia de una sustancia no reductora de la glucosa en la orina favorecen el diagnóstico de galactosemia. En consecuencia, se solicita una prueba para la deficiencia de galactosa-1-uridililtransferasa (GALT), que muestra niveles de GALT en eritrocitos de 3 unidades/g Hb (normal 18-22). El análisis de ADN también apoya el diagnóstico de deficiencia de GALT.

Correlaciones con ciencias básicas

PREGUNTA: ¿cuáles son las alteraciones bioquímicas que se producen en este error congénito?

RESPUESTA: la galactosemia se produce debido a un error en el metabolismo de la galactosa de la dieta. La lactosa, un disacárido compuesto de glucosa y galactosa, se convierte en la principal fuente de galactosa en el cuerpo humano. Descompuesto en el borde en cepillo del enterocito por la β-galactosidasa (lactasa), el SGLT1 facilita la absorción de estos hidratos de carbono en la célula. A continuación, GLUT2 los transfiere a la circu-

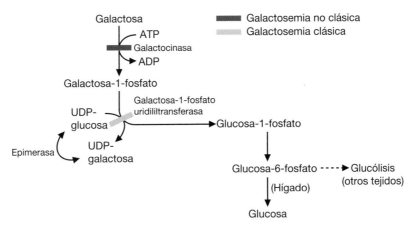

FIGURA 6-5 Metabolismo de la galactosa y trastornos relacionados. (De Lieberman M, Ricer R. *BRS Biochemistry, Molecular Biology, and Genetics.* 7th ed. Lippincott Williams & Wilkins; 2020.)

lación. La mayoría de las células tienen la capacidad para metabolizar la galactosa como combustible o utilizarla para la síntesis de glicolípidos (cerebrósidos), proteoglicanos y glicoproteínas.

Cuando se necesita como combustible, la galactosa experimenta una fosforilación impulsada por ATP para convertirse en galactosa-1-fosfato (galactosa-1-P) mediada por la galactocinasa. Esta modificación asegura que la galactosa quede atrapada en la célula, de forma similar a lo que ocurre con la glucosa y la fructosa. A continuación, la galactosa-1-P es convertida en glucosa-1-P por la enzima galactosa-1-P uridililtransferasa (GALT). Esta reacción de intercambio implica que la galactosa-1-P reacciona con la UDP-glucosa produciendo UDP-galactosa y glucosa-1-P. A continuación, la UDP-galactosa se convierte en UDP-glucosa mediante la UDP-galactosa-4-epimerasa reversible. La glucosa-1-P es isomerizada a glucosa-6-P por la fosfoglucomutasa y puede entrar en la vía glucolítica. El fosfato puede ser eliminado en el hígado por la glucosa 6-fosfatasa para producir glucosa y mantener los niveles de glucosa en sangre (fig. 6-5).

La galactosa también puede ser metabolizada a alcohol de azúcar galactitol por la enzima aldosa reductasa al utilizar el cofactor NADPH. La Km de la aldosa reductasa para la galactosa es relativamente alta, por lo que esta reacción solo se produce a niveles de galactosa superiores a los normales. El galactitol no puede seguir metabolizándose; su mayor concentración en el interior de las células provoca un aumento de la presión osmótica que da lugar a daños en los tejidos, incluido el desarrollo de cataratas en el cristalino del ojo y daños en los nervios periféricos.

PREGUNTA: ¿cuál es la fisiopatología de la galactosemia?

RESPUESTA: la galactosemia clásica es uno de los errores congénitos del metabolismo (ECM) más frecuentes en el proceso correspondiente de los hidratos de carbono. En la galactosemia clásica, el problema surge debido al trastorno en la función de la galactosa-1-P uridililtransferasa (GALT). Como consecuencia, la galactosa-1-fosfato se acumula en los tejidos y la galactosa aumenta en la sangre y la orina. La forma mucho más rara de galactosemia no clásica se produce por una deficiencia de galactocinasa en la que se produce galactosemia y galactosuria, pero no hay formación de galactosa-1-P. Tanto en la galactosemia clásica como en la no clásica, la acumulación de galactosa conduce a la producción de galactitol en el cristalino. Como resultado, en ambas enfermedades pueden desarrollarse cataratas. El aumento de los niveles de galactosa-1-P en la galactosemia clásica es tóxico y provoca daños en numerosos tejidos. Los daños neurológicos dan lugar a retrasos en el desarrollo, dificultades en el habla, hepatitis y, en última instancia, cirrosis como secuelas clínicas. Los lactantes con deficiencia de GALT desarrollarán síntomas clínicos cuando se expongan a la leche materna o a cualquier fórmula a base de lactosa. La gravedad de los síntomas dependerá del grado de deficiencia enzimática. Por último, la galactosa también se encuentra en menor cantidad en los tomates, las manzanas, los plátanos y otras frutas y verduras.

Resolución del caso

Una vez establecido el diagnóstico de galactosemia clásica, el equipo médico aconseja a los padres. La dieta se modifica de manera repentina para excluir la lactosa (galactosa). De modo gradual, las transaminasas y la bilirrubina vuelven a la normalidad. La ictericia retrocede y cesan la diarrea y el vómito. El niño toma ahora la fórmula y aumenta de peso. Además, como la catarata galactosémica es uno de los pocos síntomas reversibles en realidad, las cataratas también mejoran. Sin embargo, cabe señalar que, incluso con un diagnóstico precoz y la restricción de galactosa, algunos niños presentan limitaciones intelectuales, dificultades en el habla e insuficiencia ovárica en las mujeres.

Conceptos de alto rendimiento

1. Los humanos poseen la maquinaria metabólica para generar cualquiera de los azúcares necesarios para un metabolismo normal.
2. La principal fuente de galactosa en la dieta es la lactosa. La intolerancia a la lactosa es una entidad separada no relacionada, como se discute en otra parte del libro.
3. La formación de galactosa-1-fosfato se produce a través de la enzima galactocinasa y atrapa la galactosa en la célula.
4. La GALT es necesaria para convertir la galactosa-1-fosfato en su epímero glucosa-1-fosfato desplazando la glucosa-1-fosfato de la UDP-glucosa con galactosa-1-fosfato.
5. Una deficiencia de GALT (galactosemia clásica) da lugar a la acumulación de galactosa-1-fosfato y galactitol que luego se acumulan en los tejidos neurales, oftálmicos y otros, provocando daños.
6. En la galactosemia clásica, el neonato suele presentar letargo, vómito, diarrea e ictericia. La hepatomegalia es frecuente y se caracteriza por una infiltración grasa.
7. Si no se reconoce a tiempo, existe un alto riesgo de sepsis por *E. coli* debido a un defecto en la quimiotaxis de los granulocitos. A menudo se produce una brecha en las defensas inmunológicas con un resultado clínico desastroso.

CASO 6.3

Un niño de 4 meses es llevado a un neonatólogo tras ser remitido por su pediatra debido a un retraso del crecimiento y síntomas de letargia creciente. Ha tenido dificultades de alimentación y anemia megaloblástica que no ha respondido a los suplementos de folato y vitamina B_{12} durante el último mes. Es el

TABLA 6-3 Caso 6.3. Resultados de laboratorio de un niño de 3 meses con retraso del crecimiento, letargia creciente y dificultades para alimentarse

Prueba (unidades)	Paciente	Intervalo de referencia
Glucosa (mg/dL)	80	80-90
Leucocitos (/μL)	3 800	4 000-10 000
Hb (g/dL)	9.9	14-17
VCM (fL)	106	80-100
BUN (mg/dL)	16	8-20
Creatinina (mg/dL)	1.1	0.7-1.3
AST/ALT (unidades/L)	45/55	0-35
Sodio (mEq/L)	145	136-145
Potasio (mEq/L)	3.5	3.5-5.0
Cloruro (mEq/L)	110	98-106
Bicarbonato (mEq/L)	27	23-28
Ácido úrico (mg/dL)	5.5	2.5-8.0
Hierro sérico/TIBC (μg/dL)	120/260	60-160/250-460
Vitamina B_{12} (pg/mL)	400	200-800
Folato (ng/mL)	16	2.5-20
Amoniaco sérico (μg/dL)	18	15-45

resultado de un embarazo y parto a término normal con una puntuación APGAR de 9. No hay antecedentes de defectos congénitos en las dos generaciones anteriores. Se encuentra en el percentil 10 de crecimiento y desarrollo.

La exploración física revela un niño, pequeño para su edad, que en general parece aletargado. No hay signos neurológicos focales. El único otro hallazgo físico es una leve candidiasis bucal observada en la orofaringe. La orina presenta cristales en el sedimento y se envía para análisis. Los datos de laboratorio se muestran en la tabla 6-3.

TÉRMINOS CLAVE Y DEFINICIONES

Ácido orótico. Es un intermediario en la biosíntesis de la pirimidina que aumenta en los trastornos de esta vía, así como en varios trastornos del ciclo de la urea.

Impresión clínica

PREGUNTA: ¿cuál es su impresión clínica en este momento?

RESPUESTA: en este momento, este niño presenta retraso del crecimiento, retraso funcional global, anemia megaloblástica que no responde a la suplementación vitamínica, leucopenia y cristaluria. El grupo de neonatología sospecha un error congénito específico del metabolismo. No hay indicios en los antecedentes familiares ni en el periodo gestacional que nos ayuden en nuestro razonamiento. Hay, sin embargo, dos hallazgos que aún no hemos encontrado en los casos anteriores 1 y 2 de este capítulo. Los datos de anemia megaloblástica con niveles normales de folato y vitamina B_{12} son una pista fundamental para este caso.

En primer lugar, cabe preguntarse por qué las causas más frecuentes de anemia megaloblástica no responden a la administración de suplementos de vitamina B_{12} y folato. Además, ¿por qué este niño presenta este hallazgo en una etapa temprana de su vida? Entonces, ¿por qué cristaluria y de qué están compuestos los cristales? Dado que se trata de un hallazgo de relativa poca frecuencia, su investigación puede ayudar a acotar el diagnóstico diferencial.

La causa más común de la anemia megaloblástica es una deficiencia de vitamina B_{12} o de ácido fólico, o de ambos, que inhibe la síntesis de ADN. Sin embargo, la clínica complementó al inicio el régimen del niño con estas vitaminas sin ningún efecto. El único ECM en la vía de síntesis de nucleótidos que provoca anemia es la deficiencia de uridina monofosfato sintasa (UMPS), la cual desempeña un papel importante en la vía de la pirimidina. Como tal, una de las consecuencias esperadas de esta interrupción en la síntesis de nucleótidos resultaría en aciduria orótica. Esto sería coherente con el hecho de que se encuentren cristales en la orina.

PREGUNTA: ¿qué trastornos provocan cristaluria?

RESPUESTA: existen varias enfermedades relacionadas con los cristales en las que los síntomas se desarrollan debido a la sobresaturación de iones en el entorno local que conduce a la formación de cristales. Estos entornos locales incluyen tejidos blandos, huesos y articulaciones. La sobresaturación puede provocar formación de cristales también en la orina. Las enfermedades más comunes por depósito de cristales son la gota y la seudogota, debidas al depósito de urato y pirofosfato cálcico, respectivamente. Otros cristales menos comunes son el oxalato cálcico depositado en los riñones y el colesterol depositado en la artritis reumatoide y la osteoartritis.

El cristal más común que se encuentra en la orina es el ácido úrico. Además de la gota, es probable encontrar cristales de ácido úrico en varias afecciones hiperuricémicas que se dan en varios de los ECM, como la deficiencia de hipoxantina-guanina fosforribosiltransferasa (HGPRT) (síndrome de Lesch-Nyhan) y la activación de la PRPP sintetasa (fig. 6-6A). Sin embargo, esto puede excluirse rápidamente, ya que el ácido úrico sérico, en este caso, es normal.

La causa más frecuente de cálculos renales son los cristales de oxalato (oxalato cálcico). La obesidad, la ingestión de dietas ricas en proteínas e hidratos de carbono (en especial jarabe de maíz con alto contenido en fructosa), el hiperparatiroidismo y la enfermedad inflamatoria intestinal han aumentado la incidencia de cálculos de oxalato cálcico. Sin embargo, lo más probable es que esto ocurra mucho más tarde en la vida y puede excluirse, ya que en este caso se trata de un lactante. Un trastorno autosómico recesivo muy poco frecuente, la hiperoxaluria primaria, provoca el depósito de oxalato cálcico en los riñones (nefrocalcinosis), y la insuficiencia renal resultante puede producirse en lactantes y al principio de la edad adulta (fig. 6-6B).

Un raro ECM autosómico recesivo, a saber, la aciduria orótica, puede presentarse con cristales de ácido orótico en la orina. Resulta que el laboratorio informa que los cristales son de ácido orótico, que aparecen como finos cristales incoloros en forma de aguja. Mientras que los cristales de urato que se encuentran en las articulaciones con gota tienen forma de aguja similar a los cristales de ácido orótico, los cristales de ácido úrico en la orina, que se forman con un pH más bajo, son cuboidales.

Como vamos a ver en nuestra discusión de las aberraciones bioquímicas descritas a continuación, el hallazgo de ácido orótico en la orina puede ser el resultado de aciduria orótica debida a la deficiencia de UMPS en la vía de síntesis de pirimidina o con deficiencia de ornitina transcarbamilasa (OTC) en el ciclo de la urea. Sin embargo, podemos prescindir con rapidez de la idea de que podría tratarse de un trastorno del ciclo de la urea. En ese caso, el sello distintivo

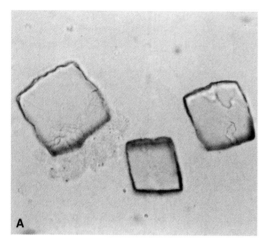
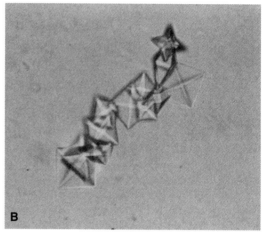

FIGURA 6-6 Cristales de urato y oxalato en la orina. **A.** Los cristales de ácido úrico tienen forma cuboidal (romboidal). **B.** Los cristales de oxalato cálcico tienen forma "envolvente". (De Schrier, Robert W. *Diseases of the Kidney and Urinary Tract.* 8th ed. Lippincott Williams & Wilkins; 2007.)

sería un **nivel elevado de amoniaco sérico y un nivel bajo de nitrógeno ureico en sangre (BUN)**. El amoniaco sérico y el BUN son normales en este caso, por lo que se excluye esta posibilidad.

Es este razonamiento, por lo tanto, el que lleva a los neonatólogos a concluir que la aciduria orótica es el diagnóstico correcto. Esto nos conducirá ahora a hablar de las aberraciones en el metabolismo de los nucleótidos y, en particular, de la síntesis *de novo* de pirimidinas.

Correlaciones con ciencias básicas

PREGUNTA: ¿cuál es la base bioquímica que explica la enfermedad de este niño?

RESPUESTA: en primer lugar, hay que comprender la vía *de novo* de la síntesis de pirimidinas. En la formación de pirimidinas, existen dos errores congénitos en esta vía. Se trata de defectos enzimáticos en la orotato fosforribosiltransferasa y la orotidina-5-monofosfato descarboxilasa (ODC), también denominada uridina monofosfato (UMP) sintasa. Hay que tener en cuenta que el objetivo final es generar el nucleótido UMP, que se convertirá en el precursor de los demás nucleótidos. Veamos un esquema abreviado de la vía centrándonos solo en los componentes esen-

ciales para comprender con más facilidad la aciduria orótica (fig. 6-7).

1. En el citosol de los hepatocitos, la enzima carbamoil fosfato sintetasa II sintetiza carbamoil fosfato a partir de glutamina y bicarbonato (utilizando dos moléculas de ATP).
2. La aspartato transcarbamilasa añade aspartato para formar el precursor del anillo heterocíclico.
3. La formación del anillo a dihidroorotato pasa ahora al siguiente paso, que tiene lugar en la mitocondria. Tras la oxidación a orotato, la molécula regresa al citosol.
4. La PRPP se une con el orotato en el citosol, el grupo carboxilo es lisado y se forma UMP. Estas reacciones son catalizadas por la enzima uridina monofosfato sintasa (UMPS). La deficiencia de UMPS provocará la acumulación de orotato y, por lo tanto, los síntomas clínicos de la aciduria orótica.
5. El UMP es ahora la vía común para la formación de nucleósidos basados en la pirimidina: citidina, uridina y timidina.

A diferencia de muchas de las enzimopatías que hemos observado en casos anteriores, no es tanto la cuestión de la acumulación de ácido orótico, sino este defecto en la síntesis de nucleótidos lo que conduce a las discapacidades globales observadas en el lactante en este caso.

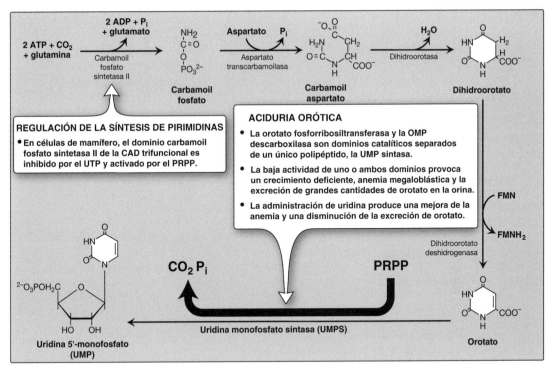

FIGURA 6-7 Síntesis *de novo* de nucleótidos de pirimidina. (De Abali EE, Cline SD, Franklin DS, Viselli SM. *Lippincott Illustrated Reviews: Biochemistry*. 8th ed. Lippincott Williams & Wilkins; 2022.)

PREGUNTA: ¿cuál es la base bioquímica de la aciduria orótica?

RESPUESTA: la aciduria orótica puede desarrollarse debido a una deficiencia de UMP sintasa en la vía de síntesis de la pirimidina. La UMPS es una enzima bifuncional con actividades orotato fosforribosiltransferasa y orotidilato descarboxilasa (fig. 6-7). Las mutaciones en cualquiera de los dominios pueden conducir a la acumulación de orotato en la orina. Como vemos en el caso, los pacientes presentan retraso del crecimiento y anemia megaloblástica durante la infancia, que no puede tratarse con suplementos de folato o vitamina B_{12}. La sustitución de la pirimidina por uridina oral ayuda a la anemia de los pacientes y da lugar a la remisión hematológica. Debido al control de retroalimentación negativa de la enzima carbamoil sintasa II por los nucleótidos de pirimidina, el tratamiento con uridina también reduce la excreción urinaria de ácido orótico.

La aciduria orótica también puede desarrollarse debido a la deficiencia de ornitina transcarbamilasa (OTC) en el ciclo de la urea. El gen OTC está codificado en el cromosoma X, por lo que se hereda de forma recesiva ligada al cromosoma X. Por lo tanto, la aciduria orótica por deficiencia de OTC es más frecuente en varones.

PREGUNTA: ¿existen otros trastornos del metabolismo de las pirimidinas?

RESPUESTA: los productos finales de la degradación de la pirimidina se convierten en intermediarios del ciclo del ácido cítrico. Por lo tanto, a diferencia de lo que ocurre en la vía de degradación de las purinas, los productos de degradación de las pirimidinas no se acumulan en el organismo, ni siquiera con un exceso de degradación. Sin embargo, las mutaciones genéticas en la enzima dihidropirimidina deshidrogenasa (DPD), que por lo general degrada el uracilo y la timina, pueden causar el desarrollo de toxicidad potencialmente mortal si los individuos son tratados con 5-fluorouracilo (5-FU) (fig. 6-8). Existen diversas variantes genéticas en este gen responsables

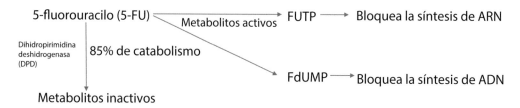

FIGURA 6-8 Catabolismo del 5-fluorouracilo (5-FU) por la dihidropirimidina deshidrogenasa (DPD) a un metabolito inactivo. (De Devita VT, Lawrence TS, Rosenberg SA. *Cancer: Principles and Practice of Oncology*. 8th ed. Lippincott Williams and Wilkins; 2008.)

de la acumulación de 5-FU. Los pacientes con las variantes alélicas del gen DPD deben ser genotipados antes de los tratamientos con 5-FU.

Resolución del caso

Se han solicitado estudios para determinar los niveles de UMPS en los eritrocitos y se ha comprobado que son bajos. Se confirma el diagnóstico de aciduria orótica. Se inicia un tratamiento con triacetato de uridina, ya que así se evita el paso de la enzimopatía. El estado del niño mejora de manera progresiva en las semanas siguientes.

Conceptos de alto rendimiento

1. La síntesis *de novo* de pirimidina implica glutamina, bicarbonato, aspartato y PRPP.
2. El paso comprometido catalizado por la carbamoil fosfato sintetasa II se retroalimenta mediante UTP. La adición de uridina a la dieta inhibe esta enzima dando lugar a una menor acumulación de ácido orótico en la deficiencia de UMPS.
3. Un neonato que presente un retraso del crecimiento, retraso en el desarrollo, anemia megaloblástica y que no responda a los suplementos de folato y vitamina B_{12} debe dar al médico razones para considerar la aciduria orótica hereditaria en el diagnóstico diferencial.
4. La aciduria orótica hereditaria se desarrolla debido a una deficiencia de UMPS en la vía de síntesis de la pirimidina.
5. La aciduria orótica también puede aparecer debido a defectos en el ciclo de la urea.
6. Los productos finales de la degradación de la pirimidina son solubles en agua y se con-

vierten en intermediarios del ciclo del ácido cítrico.
7. El déficit de dihidropirimidina deshidrogenasa afecta a alrededor de 5% de la población. Provoca un aumento de la vida media del 5-FU, utilizado para tratar muchos tipos de cáncer, lo que da lugar a una acumulación excesiva del fármaco y a una toxicidad subsiguiente.

CASO 6.4

Una niña de 16 meses es llevada por sus padres a una clínica dermatológica por un historial de 2 meses de empeoramiento de una erupción cutánea y pérdida de cabello. La erupción se trató sin éxito con antibióticos, esteroides tópicos y ciclos breves de esteroides orales y antihistamínicos. La exploración física muestra a una niña irritable con cabello hipopigmentado y quebradizo, y dermatitis generalizada. Su peso, altura y perímetro craneal son significativamente bajos para su edad. Su abdomen está distendido y presenta un leve edema con fóvea en las extremidades inferiores. Su pediatra veía a la niña con regularidad, y el crecimiento progresaba con normalidad hasta su visita de control a los 12 meses. Desde entonces, su ritmo de crecimiento comenzó a disminuir. Aunque empezó a caminar a los 11 meses, ha retrocedido y ahora no se mantiene firme de pie; sin embargo, no hay otros hallazgos neurológicos focales. La función intestinal se describe como que fluctúa de normal a estreñimiento ligero. La historia social revela que los padres son económicamente estables y bien educados, con un entorno social típico.

Se encargan estudios de laboratorio, y los resultados seleccionados se muestran en la tabla 6-4.

TABLA 6-4 Caso 6.4. Los resultados de laboratorio de una niña de 16 meses de edad con una historia de 2 meses de empeoramiento de una erupción cutánea y pérdida de cabello

Prueba (unidades)	Paciente	Intervalo de referencia
Glucosa (mg/dL)	78	80-90
Hb (g/dL)	7.6	10.5-13.5
HCT (%)	27	33-40
Leucocitos (/µL)	18 000	6 000-17 000
VCM (fL)	75	80-100
RDW (%)	19	< 14.5
Proteína sérica total (g/dL)	4.0	6.3-7.9
Albúmina (mg/dL)	2.2	3.5-5.0
ALP (unidades/L)	522	368-809
ALT (unidades/L)	58	0-35
AST (unidades/L)	56	0-35
BUN (mg/dL)	11	0-20
Creatinina (mg/dL)	0.8	1.0
Tiempo de protrombina/INR	1.1	< 1

TÉRMINOS CLAVE Y DEFINICIONES

Kwashiorkor. Desnutrición proteico-energética con edema. El término fue descrito por primera vez por Cecily Williams, profesora de la Escuela de Salud Pública de la Universidad Americana de Beirut en 1936. Hace referencia a la enfermedad que se produce cuando un niño que vive en una zona del mundo con carencias nutricionales es destetado de su madre debido al nacimiento de su siguiente hijo.

Marasmo. Malnutrición proteico-energética con emaciación.

Malnutrición proteico-energética. El término describe el desequilibrio metabólico debido a la deficiencia nutricional resultante de una ingesta inadecuada de energía o proteínas.

Impresión clínica

PREGUNTA: ¿cuál es su impresión clínica en este momento?

RESPUESTA: la niña es hospitalizada para análisis y tratamiento adicionales. Los resultados de laboratorio revelan anemia microcítica, proteínas séricas totales y albúmina bajas; transaminasas y recuento de leucocitos elevados. Aunque el peso y el desarrollo físico de la paciente eran ade-

cuados para su edad de 12 meses, se ha producido una regresión en los últimos 4 meses.

Lo primero que se podría pensar es en una mala digestión/malabsorción y en una enfermedad celiaca, sobre todo por la erupción relacionada; sin embargo, no hay antecedentes de diarrea que lo confirmen, y la erupción no se parece a la dermatitis herpetiforme descrita en el caso 6.1. La deficiencia de ácidos grasos esenciales también puede provocar pérdida de peso y dermatitis con una dieta demasiado agresiva baja en grasas. Sin embargo, la hipopigmentación y el adelgazamiento, y la pérdida de cabello junto con el edema en las extremidades son sugestivos de deficiencia de proteínas.

Por último, en el diferencial, una enfermedad hepática subyacente significativa (cirrosis) o una enfermedad renal podrían cursar con un retraso del crecimiento y una sobrecarga de líquidos similares a los de este caso. Sin embargo, en el examen físico, la niña no muestra signos de insuficiencia hepática, el hígado y el bazo no son palpables, y no hay apoyo para ninguna de las entidades en los análisis de laboratorio.

Antes de emprender pruebas exhaustivas, es necesario conocer más antecedentes sociales de los padres. El neonatólogo se entera de que los padres son veganos y, tras destetar a la niña a los 12 meses, esta ha seguido una dieta vegana estricta, que incluye leche de arroz, una bebida no láctea, tofu, cereales infantiles, frutas y verduras. Esta dieta bastante austera e inapropiada para un niño pequeño que requiere una amplia gama de nutrientes durante esta fase de crecimiento hace que los médicos piensen en una deficiencia nutricional (inanición) antes que en cualquier causa orgánica.

PREGUNTA: ¿qué pruebas de laboratorio podrían ayudar a aclarar el diagnóstico?

RESPUESTA: se solicita una tTG para evaluar la enfermedad celiaca. Se envía al laboratorio una evaluación de las causas de la anemia profunda. Los resultados se muestran en la tabla 6-5.

TABLA 6-5 Caso 6.4. Resultados de laboratorio de una niña de 16 meses con una historia de 2 meses de empeoramiento de una erupción cutánea, pérdida de cabello y anemia profunda

Prueba (unidades)	Paciente	Intervalo de referencia
Hierro sérico (niño) (µg/dL)	38	50-120
TIBC (µg/dL)	380	255-450
Folato sérico (µg/dL)	3	5-21
Vitamina B$_{12}$ en suero (pg/mL)	175	160-950
tTG (anticuerpo IgA)	Negativo	Negativo

PREGUNTA: ¿cómo deben interpretarse los resultados de estas pruebas?

RESPUESTA: el nivel de anticuerpos tTG es negativo, lo que hace improbable la enfermedad celiaca. Estos hallazgos sugieren un diagnóstico probable de desnutrición grave, en particular kwashiorkor, con el edema observado en este caso. Aquí no es necesaria una biopsia del intestino delgado para establecer un diagnóstico; sin embargo, es importante señalar que la mucosa del intestino delgado en el kwashiorkor tiene un parecido sorprendente con la de la enfermedad celiaca, como se observa en la figura 6-9.

PREGUNTA: ¿cómo se puede conciliar el desarrollo de kwashiorkor en un lactante que vive en un país muy desarrollado?

RESPUESTA: el kwashiorkor suele producirse en países subdesarrollados o en zonas en guerra debido a la falta de una nutrición adecuada y a unas condiciones sanitarias deficientes que provocan infecciones, en especial de parásitos gastrointestinales. El retraso del crecimiento debido al kwashiorkor también puede observarse en países desarrollados, ya que puede presentarse en lactantes debido a dietas de moda, dietas hipoalergénicas, dietas para aminoacidopatías, trastornos del ciclo de la urea y acidemias orgánicas como la fenilcetonuria y la hiperglicinemia no cetósica. En este caso, el niño desarrolló kwashiorkor por-

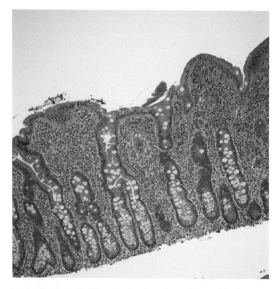

FIGURA 6-9 Biopsia duodenal en el kwashiorkor. Nótese la similitud con la enfermedad celiaca. (De Husain AN, Stocker JT, Dehner LP. *Stocker & Dehner's Pediatric Pathology*. 4th ed. Wolters Kluwer; 2016.)

que los padres no tienen conocimientos correctos sobre nutrición, lo que da lugar a elecciones inadecuadas para alimentar a su hijo.

Correlaciones con ciencias básicas

PREGUNTA: ¿qué es el kwashiorkor y en qué se diferencia de la inanición?

RESPUESTA: el kwashiorkor es una de las dos principales clasificaciones de la malnutrición proteico-energética (MPE), déficit energético debido a deficiencias de macronutrientes. La MPE se observa sobre todo en niños, pero también puede desarrollarse en adultos mayores con acceso limitado a los alimentos o con depresión. Los niños con MPE primario proceden en su mayoría de países en desarrollo con un suministro inadecuado de alimentos a causa de la pobreza, las malas condiciones sanitarias, las guerras, los conflictos, los desplazamientos de población y factores medioambientales como la sequía. En los países desarrollados, la causa del MPE es sobre todo secundaria debido a enfermedades crónicas como la fibrosis quística, la celiaquía, el cáncer y el SIDA. Las dos formas principales de MPE que se observan en niños de entre 6 meses y 5 años son el marasmo y el kwashiorkor. La descripción de MPE en niños se sustituye por desnutrición aguda grave, que se utiliza para describir a los niños con emaciación grave (marasmo) y kwashiorkor (edema nutricional) (fig. 6-10). El kwashiorkor marásmico se utiliza para describir los casos de malnutrición grave que presentan a la vez emaciación y edema. La asignación de la descripción como desnutrición aguda grave subraya el vínculo entre la etiología multifactorial y la mortalidad observada en niños con estas afecciones.

Alrededor de 52 millones de niños padecen marasmo en el mundo, según estimaciones de 2018 de la Organización Mundial de la Salud. Las cifras del kwashiorkor son difíciles de estimar, ya que la evaluación del edema en los niños no forma parte de las encuestas nutricionales. Sin embargo, se cree que entre 50 y 70% de los casos de malnutrición grave (19 millones en todo el mundo) son kwashiorkor.

El conocimiento actual de los mecanismos que intervienen en la desnutrición aguda grave, especialmente en el kwashiorkor, es escaso. En la mayoría de los casos, los cambios metabólicos observados responden tanto a la desnutrición como a la enfermedad. Las alteraciones metabólicas en la desnutrición grave provocan cambios

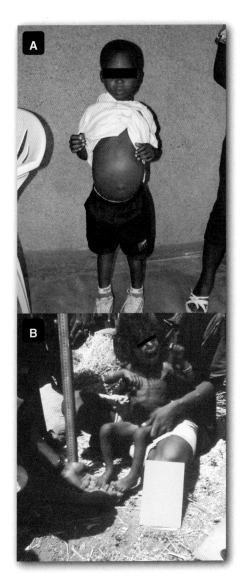

FIGURA 6-10 A y B. Kwashiorkor frente a marasmo. (**A,** de Corey Heitz, MD. https://www.flickr.com/photos/coreyheitzmd/3478702894. **B,** Biblioteca de Imágenes de Salud Pública de los Centers for Disease Control and Prevention. Atlanta, GA.)

y un fenotipo complejo que incluye edema, decoloración capilar, hepatomegalia, palidez de la piel y facilidad de depilación, lo cual se ilustra en la figura 6-11.

La adaptación del metabolismo a la inanición en una persona bien nutrida es diferente a la de una persona con una ingesta escasa de alimentos crónica. La respuesta metabólica de una persona bien nutrida a la inanición es el mantenimiento de la energía para el cerebro. Por lo tanto, tras el agotamiento de las reservas de glucógeno, se produce un aumento de la actividad gluconeogénica para mantener las necesidades de glucosa del cerebro. A medida que sobreviene la inanición, la gluconeogénesis se suprime para evitar una mayor degradación de las proteínas musculares, y los niveles de cetonas comienzan a aumentar. Los cuerpos cetónicos se convierten en la principal fuente de energía del cerebro. La cantidad de glucosa utilizada por el cerebro desciende de 90 a 30 mg/dL. Los ácidos grasos libres del tejido adiposo y del hígado, y los cuerpos cetónicos del hígado se oxidan sobre todo a fin de obtener energía para todos los tejidos excepto los glóbulos rojos. Estos cambios metabólicos son orquestados al inicio por la insulina y el glucagón, y en la inanición prolongada por las catecolaminas, los corticoesteroides, la tiroides y las hormonas del crecimiento. Como resultado, el efecto de una ingesta inadecuada es la ralentización o detención del crecimiento de los niños.

PREGUNTA: ¿cuáles son las diferencias entre las alteraciones metabólicas del marasmo y el kwashiorkor?

RESPUESTA: en el marasmo, la adaptación metabólica a una ingesta alimentaria baja en extremo es la pérdida severa de tejido muscular y adiposo con cese completo del crecimiento. En el kwashiorkor, este proceso de adaptación se interrumpe debido al daño mitocondrial y peroxisomal. La causa del daño es multifactorial. Puede implicar infecciones, toxinas ambientales o alimentarias, como la aflatoxina, y un desequilibrio de aminoácidos esenciales y no esenciales. Como resultado, hay niveles reducidos de glutatión, disfunción hepática como la esteatosis que conduce a la enfermedad del hígado graso, y la reducción de la síntesis de proteínas de exportación que conduce a la hipoalbuminemia. Además, se producen daños en la membrana celular por el aumento de radicales libres, lo que hace que aumenten las concentraciones intracelulares de sodio y disminuyan las de potasio. A continuación se produce un edema como consecuencia de la hipoalbuminemia y la fuga de líquido de los capilares. La figura 6-12 resume los conocimientos actuales sobre el mecanismo de los cambios metabólicos del kwashiorkor.

FIGURA 6-11 Hallazgos típicos en kwashiorkor. (De Rubin E, Reisner HM. *Principles of Rubin's Pathology*. 7th ed. Wolters Kluwer; 2019.)

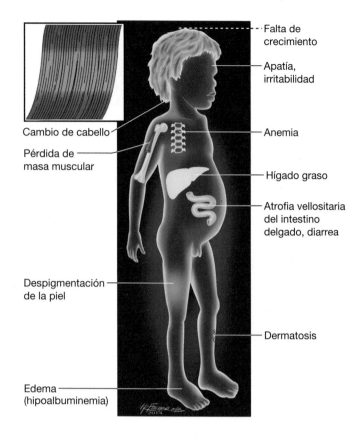

Falta de crecimiento

Apatía, irritabilidad

Anemia

Hígado graso

Atrofia vellositaria del intestino delgado, diarrea

Dermatosis

Cambio de cabello

Pérdida de masa muscular

Despigmentación de la piel

Edema (hipoalbuminemia)

Resolución del caso

La niña recibe una alimentación a base de leche a través de una sonda nasogástrica con suplementos de hierro, ácido fólico, vitamina B_{12}, calcio y fós-foro. El estado de la bebé mejoró con rapidez; el edema y el letargo desaparecieron. Al cabo de un mes, la anemia mejoró. La niña empezó a ganar peso, y su pelo volvió a la normalidad, y la derma-titis mejoró de modo notable. Con la reinstaura-

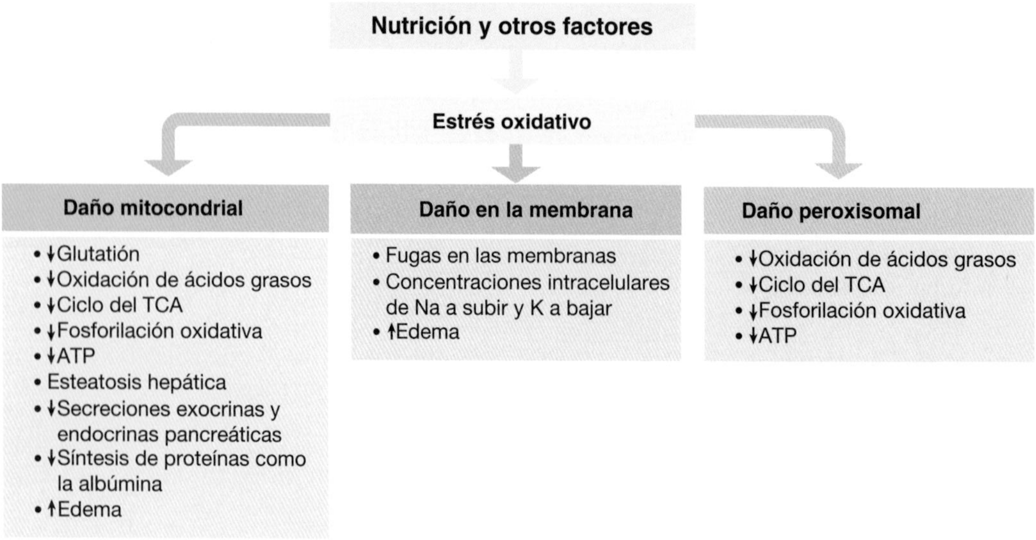

Nutrición y otros factores

Estrés oxidativo

Daño mitocondrial	**Daño en la membrana**	**Daño peroxisomal**
• ↓Glutatión • ↓Oxidación de ácidos grasos • ↓Ciclo del TCA • ↓Fosforilación oxidativa • ↓ATP • Esteatosis hepática • ↓Secreciones exocrinas y endocrinas pancreáticas • ↓Síntesis de proteínas como la albúmina • ↑Edema	• Fugas en las membranas • Concentraciones intracelulares de Na a subir y K a bajar • ↑Edema	• ↓Oxidación de ácidos grasos • ↓Ciclo del TCA • ↓Fosforilación oxidativa • ↓ATP

FIGURA 6-12 Cambios metabólicos que se producen en kwashiorkor.

ción de una dieta equilibrada apropiada para un niño en crecimiento, el peso repuntó y los síntomas de la niña desaparecieron. Los parámetros de laboratorio vuelven a la normalidad. Los padres, comprensiblemente arrepentidos, aceptaron con avidez las recomendaciones del nutricionista.

Conceptos de alto rendimiento

1. La desnutrición proteico-energética se observa en niños de entre 6 meses y 5 años en forma de kwashiorkor o marasmo, pero también puede desarrollarse en adultos mayores que tienen un acceso limitado a los alimentos o con depresión.
2. El marasmo está causado por una grave emaciación debida a la malnutrición.
3. Kwashiorkor provoca un edema nutricional y se reconoce por la hipoalbuminemia.
4. Los cambios metabólicos en el marasmo y kwashiorkor provocan un crecimiento lento y un tamaño corporal pequeño.
5. En el kwashiorkor, los cambios metabólicos se alteran debido al daño mitocondrial y peroxisomal provocado por la malnutrición y otros factores ambientales.

CASO 6.5

El orientador escolar remite al pediatra a una niña de 5 años por problemas de conducta. Ha sido disruptiva en clase y ha mostrado un comportamiento agresivo que ha ido empeorando en los últimos 2 años desde el jardín de niños. El colegio solicita evaluaciones médicas y emocionales. Fue el resultado de un parto a término normal, pero se registró una puntuación APGAR de 7 en el historial médico de la niña. Su estatura se sitúa en el percentil 7 y su peso en el percentil 4. Es pequeña para su familia, con una talla y un peso justo por debajo del percentil 10. El historial nutricional es normal, según la abuela de la niña (que también es la tutora en la actualidad). La abuela dice que su hija bebió alcohol durante el embarazo. No tiene otros antecedentes médicos hasta la fecha. La psicóloga del colegio presenta los resultados de pruebas recientes en las que se observa un retraso en el habla, el razonamiento y la memoria. Se le situó en un nivel de desarrollo intelectual de 3 años.

En su historia social, el padre abandonó a la familia cuando ella tenía un año. Es hija única de una madre de 22 años que en la actualidad está en un centro de rehabilitación por alcoholismo.

La exploración física revela constantes vitales normales. Se observan anomalías craneofaciales, incluido un cráneo pequeño y la ausencia del surco nasolabial con aplanamiento nasal (fig. 6-13). Aunque no hay anomalías neurológicas focales, es muy evidente para el médico que el comportamiento de la niña durante el encuentro no es normal. Es incapaz de responder a preguntas sencillas o de mantener la calma durante la entrevista.

Se solicita una batería de datos de laboratorio de tamizaje rutinario que, al regresar a la clínica, se revisa con la abuela. El hemograma completo, el perfil metabólico y la función tiroidea son normales. Se planifica una resonancia magnética de la cabeza. Con base en los datos disponibles, se establece un diagnóstico provisional de síndrome alcohólico fetal (SAF).

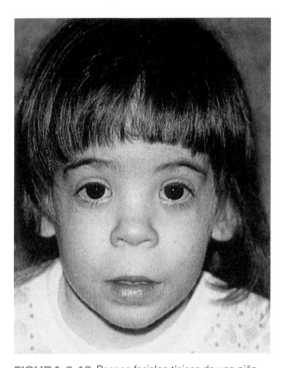

FIGURA 6-13 Rasgos faciales típicos de una niña de 5 años con problemas de conducta. (Reimpresa con permiso de Goldman B, Schnell J, Spencer P. *Pathophysiology Concepts of Altered Health States.* 7th ed. Current Medicine Inc.; 2008.)

TÉRMINOS CLAVE Y DEFINICIONES

Células de la cresta neural. Son células multipotentes que dan lugar a los derivados de las células del sistema nervioso y de la epidermis, como las neuronas y las células gliales de los ganglios periféricos sensoriales y autónomos, las células de Schwann, los melanocitos, las células endocrinas, el músculo liso y las células del tejido conectivo y esquelético del complejo craneofacial.

Cuerpo calloso. Región primaria del cerebro formada por tractos de sustancia blanca que unen los hemisferios cerebrales izquierdo y derecho. Garantiza que ambos lados se comuniquen entre sí. Un defecto en esta parte del cerebro retrasa los hitos del desarrollo.

Filtrum. El surco entre la nariz y el labio superior.

Neuroapoptosis. Describe la muerte celular programada de las células cerebrales.

Síndrome de DiGeorge. Resultado de múltiples deleciones génicas en el cromosoma 22, este síndrome es autosómico dominante, pero solo en raras ocasiones se transmite de padres a hijos; la mayoría de los casos se producen por mutación espontánea. Caracterizado por anomalías palatinas, los rasgos faciales pueden imitar los observados en los trastornos del espectro alcohólico fetal (TEAF). Sin embargo, además de los defectos cognitivos observados en el FASD, existen defectos cardiacos adicionales (tronco arterial y tetralogía de Fallot), dismotilidad gastrointestinal, disfunción paratiroidea (hipocalcemia) y anomalías del sistema inmunológico (disfunción de las células T con propensión a infecciones frecuentes) que permiten al médico diferenciarlo del síndrome alcohólico fetal.

Trastornos del espectro alcohólico fetal (TEAF). La exposición prenatal al alcohol se relaciona con una serie de alteraciones denominadas trastornos del espectro alcohólico fetal (TEAF). Estas afecciones pueden incluir problemas de aprendizaje y comportamiento, así como problemas físicos. El síndrome alcohólico fetal (SAF) se sitúa en el extremo más grave del espectro de trastornos combinados.

Impresión clínica

PREGUNTA: ¿cuáles son las otras posibilidades clínicas para el diagnóstico diferencial del síndrome alcohólico fetal?

RESPUESTA: el diagnóstico diferencial incluye la fenilcetonuria materna, el síndrome de DiGeorge (deleción 22q11) y, muy rara vez, la exposición al tolueno (metilbenceno) durante el embarazo (embriopatía fetal por tolueno). Aunque la fenilcetonuria materna puede imitar las características similares a los TEAF, el tamizaje neonatal al nacer la madre debería haber detectado este error congénito del metabolismo. En la actualidad, el síndrome de DiGeorge se aproxima al síndrome de Down (trisomía 21) en cuanto a frecuencia relativa como aberración genética en el recién nacido. Pueden encontrarse anomalías cardiacas tanto en los TEAF como en el síndrome de DiGeorge. También se observan anomalías gastrointestinales en el síndrome de DiGeorge; sin embargo, no cabe duda de que pueden simular TEAF y no deben excluirse del diagnóstico diferencial. Las pruebas genéticas del síndrome DiGeorge permitirían distinguir ambas afecciones. El médico solicita la prueba, que resulta negativa. En raras ocasiones, la exposición al tolueno por exposición industrial o abuso intencionado puede crear un síndrome clínico idéntico a los TEAF. Aunque se ha sugerido que lo más probable es que el daño se produzca en el primer trimestre, también es razonable suponer que el daño neurológico persiste durante toda la gestación, como se verá cuando examinemos la bioquímica de este trastorno.

PREGUNTA: ¿qué correlatos clínicos es importante comprender en este caso?

RESPUESTA: el efecto tóxico del alcohol en el feto se ha hecho cada vez más evidente en los últimos años. El síndrome alcohólico fetal sería la causa más frecuente de retraso en el desarrollo y disfunción neurológica en niños, no causados de otro modo por un trastorno hereditario.

La incidencia del síndrome alcohólico fetal (SAF) en Estados Unidos se aproxima a 1%. Además, hay un aumento significativo de abortos espontáneos, partos prematuros, trastornos placentarios, discapacidades congénitas y síndrome de muerte súbita del lactante (SMSL). El bajo peso al nacer es típico. Desgraciadamente, las personas más propensas al SAF suelen consumir tabaco, drogas ilícitas, tener mala nutrición y recibir una atención médica prenatal deficiente, lo que agrava el problema. Así pues, el médico debe estar alerta de estos factores de riesgo en los embarazos de madres solteras jóvenes con menor nivel educativo y nivel económico bajo.

En cuanto a la fisiopatología, las anomalías estructurales en el desarrollo cerebral dominan el cuadro *in utero*, como se describe en la figura 6-14.

La microcefalia es lo más frecuente en el SAF; sin embargo, también se observan hidrocefalia, defectos del cuerpo calloso y otras anomalías del desarrollo. La mortinatalidad o muerte fetal, los rasgos faciales dismórficos, el retraso cognitivo, el pequeño tamaño de la cabeza, el retraso del crecimiento y los defectos cardiacos son frecuentes. Si el niño sobrevive los primeros años, todo esto se traduce, a través de una expresión genética alterada debida a aberraciones genéticas o epigenéticas, en monumentales obstáculos intelectuales, conductuales y sociales a los que deberá enfrentarse en la edad adulta.

Correlación con ciencias básicas

PREGUNTA: ¿cuál es la base molecular del síndrome alcohólico fetal y los trastornos relacionados?

RESPUESTA: los trastornos del espectro alcohólico fetal (TEAF) se desarrollan por el consumo materno de alcohol durante el desarrollo del feto. La intoxicación por etanol durante el embarazo da lugar a un conjunto de anomalías estructurales y del neurodesarrollo. Las anomalías estructurales incluyen dismorfología craneofacial, como labio superior fino, surco nasolabial liso y aberturas oculares pequeñas, retraso del crecimiento pre

Tabla de desarrollo fetal

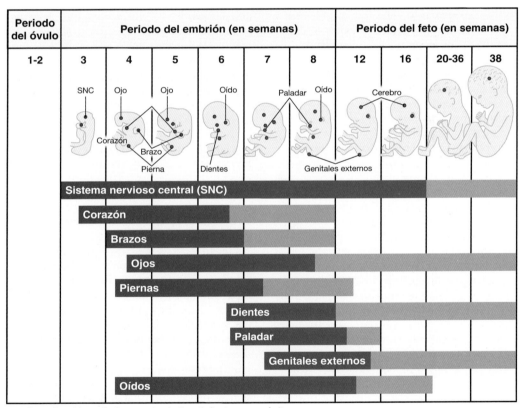

● Localización más frecuente de los defectos congénitos

FIGURA 6-14 Momento en que se desarrollan los defectos congénitos durante el periodo fetal. (Reproducido de Moore KL, Persaud TVN. *The Developing Human: Clinically Oriented Embryology.* W.B. Saunders; 1993:156.)

FIGURA 6-15 Rasgos faciales relacionados con el síndrome alcohólico fetal. (De Moore KL, Dalley AF. *Clinically Oriented Anatomy*. 5th ed. Lippincott Williams & Wilkins; 2006:903.)

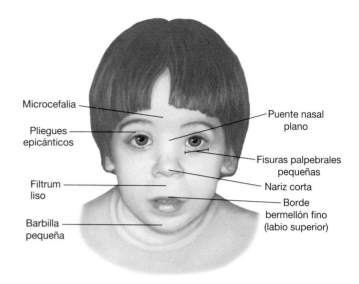

Microcefalia

Pliegues epicánticos

Filtrum liso

Barbilla pequeña

Puente nasal plano

Fisuras palpebrales pequeñas

Nariz corta

Borde bermellón fino (labio superior)

y posnatal, y crecimiento anormal (fig. 6-15). Las anomalías del neurodesarrollo incluyen el sistema nervioso central, como déficits visuales o auditivos, y discapacidades mentales, como dificultad de aprendizaje, problemas de memoria, escasa capacidad de atención y escasas habilidades de comunicación. Estas discapacidades no son reversibles y no tienen cura. La gravedad de estas características depende del momento, la dosis y la frecuencia de la exposición al etanol *in utero*; se considera que el primer trimestre es el periodo más vulnerable. Aunque no se conocen bien las bases moleculares de los TEAF, se cree que se debe a la interacción de los efectos teratogénicos del etanol que conducen a una remodelación genética y epigenética, así como a cambios bioquímicos y celulares.

La ingestión materna de etanol puede actuar como teratógeno sobre el tejido somático y el crecimiento cerebral del feto por el etanol o su subproducto acetaldehído sobre el tejido fetal o su efecto sobre la placenta. El etanol/acetaldehído puede iniciar la neuroapoptosis al inhibir el N-metil-D-aspartato y potenciar las actividades gamma-aminobutíricas. Se ha demostrado que el etanol causa lesiones placentarias que provocan un aumento del estrés oxidativo y malnutrición fetal. El etanol y sus productos pueden inhibir la actividad de varias enzimas, lo que provoca disfunción hepática fetal. Algunos de los cambios fisiopatológicos hepáticos son similares a la deficiencia del complejo piruvato deshidrogenasa, lo cual causa un fenotipo facial similar. La migración de las células de la cresta neural está

alterada, lo que provoca dismorfología facial y defectos cardiacos, que también se observan en el síndrome de DiGeorge. En consecuencia, los médicos deben ser cautos a la hora de diagnosticar los TEAF debido a las fenocopias, aunque los TEAF sean más frecuentes entre las dos afecciones mencionadas.

Aunque la base bioquímica de la teratogenicidad del alcohol aún es imprecisa, el papel de los antecedentes genéticos de la madre, el estado nutricional y el metabolismo hepático del alcohol se han estudiado con amplitud. Investiguemos ahora los efectos deletéreos de estos factores sobre el desarrollo fetal.

PREGUNTA: ¿cómo se absorbe el alcohol y cuál es su efecto sobre la nutrición?

RESPUESTA: el alcohol se absorbe en todo el tubo digestivo, pero sobre todo en el intestino delgado. La absorción se produce por difusión pasiva y se desplaza a través de las membranas en la dirección del gradiente de concentración. El consumo de alimentos con alcohol ralentiza la absorción de alcohol al cerrar el esfínter pilórico para permitir que los alimentos se digieran primero en el estómago (fig. 6-16). El hígado es el órgano más expuesto al alcohol, ya que lo recibe del intestino a través de la vena porta. Una vez en el torrente sanguíneo, es absorbido por todos los tejidos. Dado que el cerebro y los pulmones tienen un riego sanguíneo abundante, el alcohol llega con más rapidez a estos dos órganos.

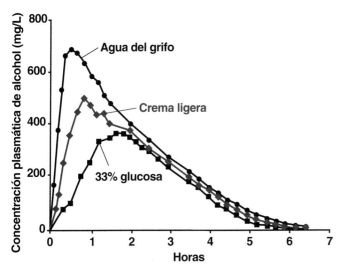

FIGURA 6-16 Cambio en la absorción de alcohol con varios nutrientes. (Utilizado con permiso de Alcohol Research Documentation, Inc., de Sedman AJ, Wilkinson PK, Sakmar E, et al. Food effects on absorption and metabolism of alcohol. *J Stud Alcohol.* 1976;37:1197-1214. Reimpresa con permiso de Journal of Studies on Alcohol, Inc., Rutgers Center of Alcohol Studies, New Brunswick, NJ; permiso transmitido a través de Copyright Clearance Center, Inc.)

El alcohol no es soluble en grasa y se distribuye en los compartimentos acuosos. Las mujeres tienen un menor porcentaje de agua corporal total y un mayor porcentaje de grasa corporal total que los hombres. Por consiguiente, la concentración de alcohol en las mujeres es mayor que en los hombres, lo que las expone a un mayor riesgo de intoxicación que a los hombres.

El alcohol presente en el torrente sanguíneo materno atraviesa con facilidad la placenta y llega al feto (fig. 6-17). El líquido amniótico también actúa como depósito de alcohol, ampliando la exposición del feto. El alcohol no solo tiene efectos directos sobre el crecimiento fetal, sino también un efecto indirecto sobre el estado nutricional materno. El consumo de alcohol causa daños epiteliales al estómago y al intestino delgado, lo que provoca deficiencias de micronutrientes como tiamina, folato, zinc y hierro. Estas deficiencias de micronutrientes también pueden afectar al desarrollo fetal. Además, el alcohol puede restringir de manera directa el flujo de nutrientes al feto.

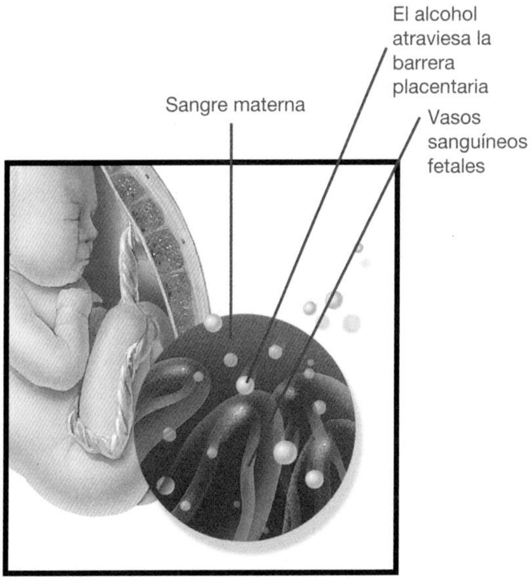

PREGUNTA: ¿qué importancia tiene la genética en los TEAF?

RESPUESTA: el alcohol es metabolizado en dos pasos por la alcohol deshidrogenasa (ADH) y la aldehído deshidrogenasa, respectivamente (fig. 6-18). Existen polimorfismos genéticos en ambas enzimas. Una ADH rápida o la enzima aldehído deshidrogenasa lenta pueden conducir a la acumulación de acetaldehído, lo que crea efectos desagradables que pueden predisponer a las personas a consumir más bebidas. Los polimorfismos maternos con aumento de ADH se relacionan con una menor incidencia de teratogenicidad del alcohol. Esto puede deberse al efecto desagradable del aumento de acetaldehído, que reduce la cantidad de alcohol consumido, o a que la mejora del metabolismo del alcohol disminuye su toxicidad para el feto. La actividad de la ADH en el hígado fetal es de 10% de la de los adultos, por lo que depende de la ADH materna para desintoxicar el alcohol.

FIGURA 6-17 Absorción de alcohol por el feto a partir de la sangre materna. (Reimpresa con permiso de Anatomical Chart Company.)

FIGURA 6-18 Metabolismo del alcohol. (De Lieberman M, Ricer RE. *Biochemistry, Molecular Biology, and Genetics.* 7th ed. Wolters Kluwer; 2020.)

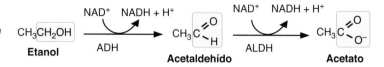

Resolución del caso

Es lamentable saber que se han producido daños irreparables en la niña. La resonancia magnética revela un cerebro de tamaño pequeño para la edad, con un cuerpo calloso y un cerebelo con subdesarrollo. Las pruebas de cociente intelectual demuestran deficiencias significativas. La terapia ayudará a modificar el comportamiento y a educar la niña; sin embargo, las perspectivas generales de que ella pueda tener un comportamiento normal siguen siendo inciertas.

Conceptos de alto rendimiento

1. La exposición de un feto al alcohol, en especial durante el primer trimestre, puede alterar la diferenciación celular, el crecimiento y la migración.
2. El resultado fisiopatológico en anomalías del desarrollo en la estructura del cerebro.
3. La microcefalia es la más común de las muchas anomalías estructurales.
4. Es frecuente observar bajo peso al nacer y rasgos dismórficos faciales.
5. Se ha documentado un aumento de la mortalidad infantil.
6. Se produce una discapacidad intelectual significativa. A menudo no se reconoce hasta la edad preescolar, y es poco lo que puede hacerse para rectificar el daño.
7. Solo pueden ofrecerse cuidados de apoyo.

PREGUNTAS DE REPASO

1. Un hombre de 40 años tiene diarrea de naturaleza osmótica que ha empeorado durante el último año. Ha perdido 5 kilos. No ha hecho viajes, y no tiene fiebre, náusea ni dolor abdominal. Presenta una erupción pruriginosa difusa en las extremidades inferiores. Los datos de laboratorio revelan una anemia ferropénica, transaminasas anormales; proteínas, albúmina y calcio bajos. La biopsia del intestino delgado revela vellosidades aplanadas, criptas profundas y un infiltrado inflamatorio difuso; sin embargo, el anticuerpo antitransglutaminasa tisular (tTG) es negativo. ¿Cuál de las siguientes es la prueba de tamizaje más adecuada para este paciente en este momento?

A. Un nivel de IgG
B. Un anticuerpo antiendomisio
C. Un anticuerpo antigliadina
D. Un nivel de IgA

2. Una niña de 5 semanas presenta vómito, diarrea, fiebre, ictericia y retraso del crecimiento. Los síntomas han empeorado durante la última semana. Ella fue el resultado de un embarazo y un parto normales. No hay problemas médicos relevantes ni en los padres ni en los abuelos. En la exploración física se observan cataratas neonatales. El análisis de laboratorio inicial revela la presencia de una sustancia reductora en la orina. ¿Cuál de las siguientes es la causa más probable del estado de la paciente?

A. Deficiencia de lactasa
B. Intolerancia hereditaria a la fructosa
C. Intolerancia a la fructosa
D. Galactosemia clásica

3. Una bebé de 1 mes presenta una anemia megaloblástica refractaria a la suplementación con cobalamina y folato. Producto de un embarazo y parto normales, se observa que la niña se está retrasando en la curva de crecimiento y tiene dificultades para alimentarse. La niña parece pálida (anémica) y pequeña para su edad, pero sin otras anomalías en la exploración física. Estudios de laboratorio significativos revelan que la glucosa sérica, el amoniaco y el ácido úrico son normales, y el BUN está elevado. Se observan cristales en la orina. ¿Es muy probable que esta paciente tenga una deficiencia de cuál de las siguientes enzimas?

A. Galactosa-1-fosfato uridililtransferasa (GALT)
B. Ornitina transcarbamilasa (OTC)
C. Hipoxantina-guanina fosforribosiltransferasa (HGPRT)
D. Uridina monofosfato sintasa (UMPS)

4. Una mujer de 44 años acude al médico por pérdida de peso reciente, calambres abdominales recurrentes y diarrea acuosa. Los resultados de laboratorio son positivos para anticuerpos antitransglutaminasa tisular. ¿Cuál de los siguientes nutrientes es más probable que aumente el riesgo de progresión de sus síntomas?

A. Leche
B. Fibra
C. Centeno
D. Harina de maíz

5. Los padres de un recién nacido lo llevan al pediatra porque están preocupados por su intranquilidad al comer, su vómito frecuente y su falta de aumento de peso. La madre ha estado amamantando al niño. Añade que el bebé se pone inquieto después de comer. La exploración física muestra un niño agitado con ictericia, hepatomegalia y signos tempranos de cataratas. ¿Cuál de los siguientes metabolitos es más probable que provoque el desarrollo de cataratas en este paciente?

A. Fructosa 1-fosfato
B. Lactosa
C. Galactosa-1-fosfato
D. Galactitol

6. Una lactante de 10 meses es llevada al médico por sus padres, preocupados porque se enferma con frecuencia y tiene un aspecto muy pálido. La exploración física muestra a una niña muy delgada, letárgica, con pelo ralo y muy corto. El hígado, el bazo y los ganglios linfáticos no están agrandados. Su peso está por debajo del percentil 5. La madre dice que ha dado a luz a una bebé sana. Los estudios de laboratorio muestran:

Hemoglobina: 6 g/dL (10.5-13.5)
Hematocrito: 25% (33-40)
VCM: 120 fL (80-100)
Glóbulos blancos: 5 000 (6 000-17 000)
Vitamina B$_{12}$: 580 (normal 140-900 pg/mL)
Folato: 19 (5.9-21 ng/mL)

El amoniaco sérico y el BUN están dentro de los límites normales. La prueba de sangre oculta en heces es negativa. Los niveles séricos de proteína total, albúmina, globulina, calcio, fósforo y enzimas de función hepática están dentro de la normalidad. Los análisis orgánicos de orina muestran un sedimento cristalino. ¿Cuál de las siguientes intervenciones es la más adecuada?

A. Orotato
B. Uridina
C. Hierro
D. Hidroxiurea

7. Un varón de 1 año es llevado al médico por su madre porque le preocupa la pérdida de peso, el edema abdominal y el de las extremidades superiores e inferiores. El niño está letárgico e irritable cuando se despierta. La madre dice que, después de dejar de amamantar al niño, le puso una dieta BRAT a base de plátanos, arroz blanco, puré de manzana y pan tostado porque le preocupaban las alergias alimentarias. ¿Cuál de los siguientes factores es más probable que aumente en este niño?

A. Albúmina
B. Glutatión
C. Oxidación de ácidos grasos
D. Estrés oxidativo

8. Un niño de 1 año es llevado al médico por hiperactividad. La exploración física muestra un niño con facies atípica, microcefalia, surco nasolabial liso, labio superior fino y ojos estrechos y pequeños. ¿Cuál de las siguientes es la causa más probable de sus rasgos dismórficos faciales?

A. Deterioro del movimiento de la cresta neural
B. Disminución de la neuroapoptosis
C. Activación de la piruvato deshidrogenasa
D. Acumulación de NAD$^+$

9. A un niño de 6 años se le diagnostica celiaquía. El médico planea examinar a los hermanos y otros familiares de primer grado para detectar este trastorno. ¿Cuál de las siguientes es la prueba diagnóstica más adecuada?

A. Anticuerpos antigliadina
B. Anticuerpos antitransglutaminasa tisular
C. Biopsia del intestino delgado
D. Anticuerpos antiendomisio

10. Una niña de 6 años es llevada al médico por sus padres adoptivos para una evaluación neuropsicológica con el fin de evaluar su nivel actual neurocognitivo debido a problemas de conducta, preocupaciones emocionales y bajo rendimiento escolar. La exploración

física muestra una talla y un peso inferiores al percentil 5 y presenta retrasos en el desarrollo. A continuación se muestra una fotografía de la niña. La paciente nació después de 34 semanas de gestación. Según los registros del hospital y la declaración de adopción, su madre biológica no recibió cuidados prenatales y declaró haber bebido "varias" copas al día durante el embarazo. ¿Cuál de los siguientes es el diagnóstico más probable?

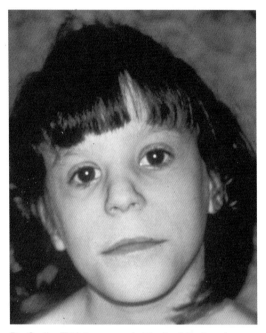

De Sadler TW. *Langman's Medical Embryology.* 15th ed. Williams & Wilkins; 2023, Fig. 9.7.

A. Síndrome de DiGeorge
B. Galactosemia clásica
C. Síndrome de alcoholismo fetal
D. Kwashiorkor

RESPUESTAS

1. D es correcta. El médico no tuvo en cuenta que la paciente, que parece tener malabsorción y, con gran probabilidad, celiaquía, también puede tener deficiencia de IgA. Por lo tanto, el laboratorio informa que el anticuerpo tTG es negativo. Recordemos que las serologías para la enfermedad celiaca son anticuerpos IgA y, por lo tanto, un resultado falso negativo es engañoso. El médico debe discutir con el laboratorio la necesidad de volver a analizar las serologías utilizando un anticuerpo IgG especial para tTG.

A es incorrecta. Un nivel de IgG no es la respuesta correcta, ya que el problema radica en la deficiencia de IgA. Esto no tendría ningún impacto en el resultado.

B es incorrecta. Un anticuerpo antiendomisio también sería negativo (falso) en este caso si el laboratorio utiliza la prueba estándar, que se basa en un anticuerpo IgA.

C es incorrecta. Un anticuerpo antigliadina, aunque correcto desde el punto de vista técnico, tiene una alta sensibilidad pero una baja especificidad y, por lo tanto, ya no se utiliza en el tamizaje primario de la enfermedad celiaca.

2. D es correcta. Deficiencia de galactosa-1-fosfato uridililtransferasa (GALT), que es la causa de la galactosemia. La edad de aparición junto con la gravedad de los síntomas, la susceptibilidad a las infecciones, la ictericia, el FTT, las cataratas y la presencia de una sustancia reductora en la orina contribuyen a apoyar este diagnóstico.

A y C son incorrectas. La deficiencia de lactasa y la intolerancia a la fructosa son incorrectas, ya que se presentan como malabsorción de azúcares caracterizada por diarrea osmótica. La intolerancia a la lactosa es común en todo el mundo, y el grado de deficiencia enzimática en el borde en cepillo del enterocito dictará el grado de mala digestión de la lactosa en el intestino y, por lo tanto, la gravedad de los síntomas; no es causa para una presentación tan grave como la descrita aquí. La intolerancia a la fructosa es similar a la intolerancia a la lactosa, y se debe a un defecto en el transportador Glut5. No debe confundirse con la deficiencia de aldolasa B (fructosa 1-fosfato aldolasa) o la deficiencia de fructoquinasa. Ninguna de ellas provocaría cataratas.

B es incorrecta. La intolerancia hereditaria a la fructosa debida a la deficiencia de fructosa 1-fosfato aldolasa suele presentarse hacia la segunda mitad del primer año de vida, cuando se introducen las frutas en la dieta. Aunque desde el punto de vista clínico puede parecer similar y está en el diferencial de la galactosemia, el momento de aparición suele ser más tardío y, de nuevo, no incluiría las cataratas como síntoma.

3. D es correcta. Lo más probable es que el niño tenga una deficiencia de UMPS que provoque anemia y aciduria orótica. Los cristales resultarán ser de ácido orótico debido a la acumulación de exceso de ácido orótico en el organismo. El retraso del crecimiento y la anemia megaloblástica refractaria a los suplementos de vitamina B_{12} y folato son las pistas en este caso. Aunque todos los trastornos mencionados en las opciones de respuesta pueden manifestarse en el periodo neonatal, cada uno tiene una razón por la que no es correcto.

A es incorrecta. La deficiencia de GALT provoca ictericia, hepatomegalia y cataratas, ninguno de los cuales es el síntoma de la paciente.

B es incorrecta. OTC no es correcta, ya que se refiere a un trastorno del ciclo de la urea. En ese caso, el nivel de amoniaco sería elevado, y el BUN sería bajo. En este caso no es así; sin embargo, los trastornos del ciclo de la urea pueden causar cristaluria de ácido orótico. Esto tiene que ver con el aumento de las concentraciones de ornitina y la disminución de citrulina debido a la deficiencia de OTC. El resultado es que el carbamoil fosfato se acumula en las mitocondrias, se derrama en el citoplasma y actúa como sustrato de la aspartato transcarbamilasa. Por lo general, no existe ninguna conexión entre las vías de la pirimidina y del ciclo de la urea; sin embargo, aquí el cruce ocurre cuando se produce orotato en exceso. Sin suficiente PRPP para empujar el orotato hacia la síntesis de nucleótidos, el orotato se derramará en la orina como cristales de ácido orótico. Esto también se discute en más detalle con los trastornos del ciclo de la urea.

C es incorrecta. La HGPRT es la enzima deficiente en el síndrome de Lesch-Nyhan, lo cual produce cristales en la orina, pero se deben a un exceso de ácido úrico en la orina, que es normal en este caso. El niño también manifestaría un comportamiento autodestructivo, como rascarse y morderse los dedos, así como dolores articulares que no se ven aquí.

4. C es correcta. Los resultados de laboratorio positivos de anticuerpos antitransglutaminasa tisular son un fuerte indicio de que la paciente padece enfermedad celiaca. Los cereales que tienen gluten son el trigo, la cebada y el centeno.

A es incorrecta. Debe evitarse la leche si el paciente tiene intolerancia a la lactosa, deficiencia de glucoquinasa o deficiencia de galactosa-1-fosfato uridililtransferasa (GALT).

B es incorrecta. El exceso de fibra en la dieta puede causar diarrea, pero no será diarrea acuosa.

D es incorrecta. La harina de maíz proviene de un grano que no contiene gluten; por lo tanto, no provocará la progresión de la enfermedad celiaca. Aunque la avena tampoco tiene gluten, el procesamiento de la avena en la misma fábrica que el de otros cereales como el trigo, la cebada y el centeno introduce gluten en la avena.

5. D es correcta. El recién nacido es amamantado, por lo que los síntomas descritos son indicativos de deficiencia de galactosa-1-fosfato uridililtransferasa (GALT). La deficiencia de GALT provoca un aumento de galactosa, que puede ser convertida por la aldosa reductasa en galactitol en muchos tejidos, incluido el cristalino. El aumento de la presión osmótica en el cristalino puede causar cataratas.

A es incorrecta. La acumulación de fructosa-1-fosfato se produce con la deficiencia de aldolasa B (intolerancia hereditaria a la fructosa). Si se hubieran incluido frutas en la dieta del niño, podrían haberse desarrollado síntomas similares; sin embargo, no hay indicios de ello; por lo tanto, puede descartarse.

B es incorrecta. La intolerancia a la lactosa puede provocar diarrea y distensión abdominal, pero no hepatomegalia, ictericia ni cataratas.

C es incorrecta. La deficiencia de GALT provoca un aumento de galactosa-1-fosfato, que puede dar lugar a hepatomegalia e ictericia, pero no a la formación de cataratas.

6. B es correcta. El paciente presenta anemia macrocítica sin respuesta a la suplementación con folato y vitamina B_{12}. La presencia de aciduria con sedimento cristalino indica que el lactante puede tener aciduria orótica debida a una deficiencia de UMP sintasa con dos actividades catalíticas: orotato fosforribosiltransferasa y orotidilato descarboxilasa. Como resultado, la síntesis *de novo* de pirimidina se bloquea y el ácido orótico se acumula en la orina. La aciduria orótica también puede deberse a un bloqueo del ciclo de la urea. Sin embargo, el amoniaco y los sustratos del ciclo de la urea se acumulan dando lugar a síntomas neurológicos, que no vemos en este paciente. En los defectos del ciclo de la urea, la aciduria orótica se desarrolla debido a la fuga de fosfato de carbamoilo de las mitocondrias al citosol, donde se produce la síntesis de pirimidina.

La ausencia de pirimidina afecta a las células que se dividen con rapidez, como los glóbulos rojos y las células del cabello, lo que explica la anemia y el escaso cabello fino del lactante. El orotato no puede superar el bloqueo en la síntesis de pirimidina. La uridina puede eludir el bloqueo y, utilizando la vía de salvamento, puede dar lugar a todos los trinucleótidos de pirimidina: UTP, CTP y TTP.

A es incorrecta. Véase la explicación en B.

C es incorrecta. El fenilbutirato también se utiliza en los trastornos del ciclo de la urea para reducir la acumulación de amoniaco. Se condensa con la glutamina para formar fenilacetilglutamina, que puede eliminarse con facilidad por la orina.

D es incorrecta. La hidroxiurea se utiliza para aumentar la síntesis de α-globina en la anemia falciforme y en la β-talasemia, pero no en el tratamiento de la aciduria orótica debida a la deficiencia de UMPS.

7. D es correcta. El lactante presenta síntomas de kwashiorkor con pérdida de peso y edema debido a malnutrición proteico-energética. No hay proteínas en la dieta BRAT, que se suele dar a los niños con diarrea. En el kwashiorkor hay un aumento del estrés oxidativo que afecta a la función mitocondrial, por lo que disminuye el metabolismo energético y la síntesis de proteínas.

A es incorrecta. Una de las características del kwashiorkor es la hipoalbuminemia.

B es incorrecta. El glutatión es una molécula que desempeña un papel importante en la reducción del estrés oxidativo. Sin embargo, se cree que en el kwashiorkor los niveles de glutatión son más bajos.

C es incorrecta. La oxidación de ácidos grasos está alterada en el kwashiorkor debido a la disfunción mitocondrial.

8. A es correcta. El examen físico del niño, junto con la hiperactividad, apunta a trastornos del espectro alcohólico fetal (TEAF). Se cree que los trastornos neurológicos y los dismorfismos se deben a una alteración del movimiento de la cresta neural y a un aumento de la neuroapoptosis.

B es incorrecta. Véase la explicación en A.

C es incorrecta. La piruvato deshidrogenasa se inhibe debido al aumento de la acumulación de NADH. Algunos de los dismorfismos faciales observados en el SAF son similares al déficit de piruvato deshidrogenasa. Sin embargo, los niños con deficiencia de piruvato deshidrogenasa no son hiperactivos debido a la falta de energía.

D es incorrecta. El metabolismo del alcohol aumenta el NADH en las células, inclinando la proporción hacia un aumento de la relación NADH/NAD.

9. B es correcta. Los anticuerpos antitransglutaminasa tisular (tTG) se han convertido en la prueba de tamizaje con mejor especificidad y sensibilidad, en especial si se ha diagnosticado antes a un familiar de primer grado. La prueba también es útil cuando se realiza un seguimiento a largo plazo de un paciente para comprobar si sigue la dieta. Si el paciente se desvía mucho de la restricción de gluten, los anticuerpos tTG volverán a ser positivos y se correlacionarán con la reacción inflamatoria recurrente en el intestino.

A y D son incorrectas. Los anticuerpos antigliadina y los anticuerpos antiendomisio, aunque no son técnicamente incorrectos, son pruebas con menor sensibilidad y especificidad que la tTG.

C es incorrecta. La biopsia del intestino delgado es incorrecta, ya que solo suele ser necesaria cuando se establece por primera vez el diagnóstico en el caso índice. Recordemos que la mucosa del intestino delgado con vellosidades aplanadas y criptas profundas junto con cambios inflamatorios no es patognomónica de enfermedad celiaca, ya que otros trastornos de malabsorción pueden presentar una patología mucosa similar; sin embargo, correlacionada con una tTG positiva, encaja en el diagnóstico.

10. C es correcta. El paciente muestra la presentación clásica del síndrome alcohólico fetal TEAF con retraso del crecimiento y rasgos dismórficos faciales como labio superior delgado, surco nasolabial liso y orificios oculares pequeños.

A es incorrecta. Aunque el síndrome de DiGeorge y el síndrome alcohólico fetal comparten rasgos faciales dismórficos comunes, la historia social de la madre apunta más hacia el TEAF como diagnóstico más probable.

B es incorrecta. Aunque la deficiencia de galactosa-1-fosfato uridililtransferasa puede provocar un retraso del crecimiento, los síntomas de esta deficiencia serían ictericia, hepatomegalia y cataratas.

D es incorrecta. El niño recibe lactancia materna y también de fórmula; por lo tanto, es poco probable que la falta de crecimiento del niño se deba al kwashiorkor.

CAPÍTULO 7

Retrasos del desarrollo en la infancia y la niñez

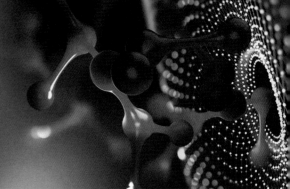

OBJETIVOS DE APRENDIZAJE

1. Definir retraso en el desarrollo.

2. Discutir las aberraciones bioquímicas que pueden provocar un retraso en el desarrollo.

3. Definir los errores congénitos del metabolismo y explicar cómo las deficiencias enzimáticas específicas pueden dar lugar a estos errores.

4. Distinguir las enfermedades relacionadas con errores congénitos del metabolismo, incluyendo (A) la enzima deficiente, (B) la relación de la deficiencia con la acumulación de metabolitos secundarios y (C) la información clínica relevante relacionada con el estado de la enfermedad.

5. Interpretar las medidas genéticas y de laboratorio neonatales congruentes con el diagnóstico de errores congénitos del metabolismo.

INTRODUCCIÓN

El nacimiento de un niño (o de cualquier forma de vida en este planeta) es un acontecimiento fascinante y los padres se maravillan con el nacimiento de esa pequeña persona y tienen aspiraciones para su futuro en su viaje por la vida; sin embargo, proponemos que en realidad es difícil comprender la enorme complejidad de esta forma de vida. Es lamentable que, aunque todo vaya bien en este proceso de desarrollo embriológico la mayoría de las veces, las complejidades del desarrollo bioquímico y neurológico del niño hacen inevitable el hecho de que se produzcan errores. Un entorno tóxico en el útero, un traumatismo al nacer, una infección temprana, deficiencias en el estado nutricional del niño y errores en el código genético pueden alterar la vida y ser desastrosos. Las alteraciones del código genético o del código epigenético pueden provocar retrasos en el desarrollo normal y, a menudo, discapacidades de por vida. Cuando el desarrollo general de un niño progresa más despacio de lo normal y persiste en una o más áreas como la motricidad, el aprendizaje, el lenguaje o el comportamiento, puede padecer un retraso del desarrollo. Estas afecciones surgen durante el periodo de desarrollo y dan lugar a discapacidades que pueden perjudicar a la persona en los aspectos físico e intelectual a lo largo de su vida. El abordaje del paciente con retraso del desarrollo, ya sea físico o intelectual, se describe en la figura 7-1.

La discapacidad intelectual (DI), antes denominada retraso mental, es un trastorno del neurodesarrollo que se caracteriza por limitaciones significativas tanto en el funcionamiento intelectual como en el comportamiento adaptativo; es una de las discapacidades del desarrollo más comunes, afecta hasta a 3% de la población y tiene un gran impacto en el individuo afectado, sus seres queridos y el sistema de salud. En los niños, es la tercera afección neurológica más prevalente después de la parálisis cerebral y la epilepsia. Establecer las etiologías de la DI es un reto importante.

Los errores congénitos del metabolismo (ECM) representan un pequeño porcentaje (< 5%) de los niños con DI inexplicada. Entonces, ¿por qué dedicamos un capítulo entero del retraso del desarrollo a la comprensión de los ECM? Los ECM representan la mayor categoría de enfermedades genéticas susceptibles de terapia causal. Además, la detección precoz de los ECM es esencial para mejorar los resultados, prevenir las manifestaciones adversas de la enfermedad y reducir la carga que soportan las personas afectadas y sus familias.

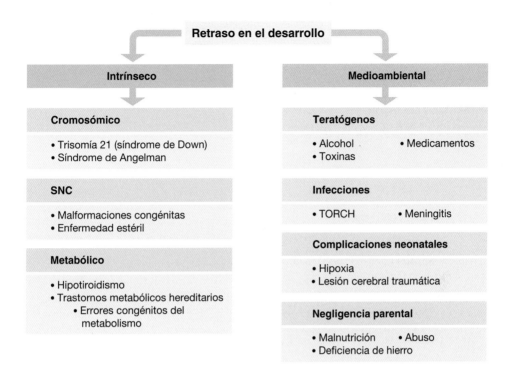

FIGURA 7-1 Factores que conducen al desarrollo físico e intelectual del niño.

¿Qué son los ECM? Son trastornos en los que un único defecto genético provoca la acumulación de sustrato enzimático tras una obstrucción metabólica o la deficiencia de un producto de reacción. Existen varias formas de clasificar los ECM, pero en este capítulo los agruparemos en ECM debidos a defectos en el metabolismo de las fuentes de energía (carbohidratos, proteínas y lípidos) y ECM debidos a disfunciones en vías dentro de organelos celulares (lisosoma, peroxisoma y mitocondria). A lo largo del libro se exponen ejemplos de ECM. Las presentaciones clínicas de los ECM tienen una amplia gama de diferencia, con formas leves y graves que dependen de la actividad restante de la enzima afectada.

Aunque la mayoría de los ECM se produce en una etapa temprana de la vida, algunos no se manifiestan hasta más avanzada la infancia o incluso más tarde. El metabolismo de la madre puede compensar muchos ECM mientras está en el útero, por lo que los síntomas aparecen por primera vez en el periodo neonatal. Dado que los ECM se diagnostican a edades más tempranas, lo que permite prolongar vidas que podrían haberse perdido, está aumentando el número de mujeres con ECM que alcanzan ahora la edad fértil, lo que puede afectar al feto de manera negativa.

Existen rasgos comunes entre los ECM, que pueden alertar al médico de que se está ante un ECM. Los síntomas reflejan la vía metabólica afectada y pueden ser patognomónicos desde el punto de vista del diagnóstico, como la orina negra en la alcaptonuria o las opacidades corneales en la enfermedad de Fabry. Sin embargo, en la mayoría de los casos, identificar a un niño con un ECM puede resultar difícil. Puede ser beneficioso en este momento esbozar algunos principios generales para establecer un diagnóstico.

Siempre que se hayan excluido las posibilidades más comunes en un niño con síntomas inexplicables y aún no se tenga una respuesta, hay que mantener el ECM en el diferencial o puede pasarse por alto con facilidad. Se recomienda utilizar pruebas metabólicas de primer y segundo niveles para diagnosticar los presuntos ECM (tabla 7-1)

Los análisis de primer nivel incluyen pruebas de laboratorio iniciales, tanto de sangre como de orina. Los análisis de sangre incluyen hemograma completo, gasometría, electrolitos, calcio y magnesio, glucosa, lactato, amoniaco, enzimas hepáticas, tiempo de protrombina, perfil de acil-carnitina y niveles de cobre, ceruloplasmina, carnitina, homocisteína y aminoácidos. Los análisis de orina incluyen análisis rutinarios más ácidos orgánicos. El color y el olor de la orina también pueden utilizarse para diagnosticar un defecto genético subyacente. También se dispone de va-

TABLA 7-1 Hallazgos de laboratorio y síntomas relacionados en los errores congénitos del metabolismo

Hallazgos de laboratorio y síntomas	Ejemplos de errores congénitos del metabolismo
Presencia de azúcar reductor en la orina	Galactosemia Intolerancia hereditaria a la fructosa
Cetosis	Acidemia orgánica Aminoacidopatía Trastornos del metabolismo de los hidratos de carbono
Acidosis láctica	Defectos del metabolismo del piruvato Defectos de la cadena respiratoria mitocondrial Trastornos de la gluconeogénesis Trastornos de los hidratos de carbono Defectos de la oxidación de los ácidos grasos Acidemias orgánicas
Olor inusual de la orina	Fenilcetonuria (mohoso, ratonil) Enfermedad de orina de jarabe de arce (jarabe de arce)
Color inusual de la orina	Enfermedad de Hartnup (azul) Alcaptonuria (negro) Porfiria (rojo)
Hiperamonemia	Defecto del ciclo de la urea Acidemia orgánica Trastornos del transporte de aminoácidos
Anomalías oculares	Galactosemia (cataratas neonatales) Tay-Sachs, enfermedad de Niemann-Pick (mancha rojo cereza)
Rasgos dismórficos	Síndrome de Zellweger Deficiencia de piruvato deshidrogenasa Trastornos mitocondriales Mucopolisacaridosis
Hipoglucemia	Galactosemia Intolerancia hereditaria a la fructosa Trastornos del almacenamiento de glucógeno Defectos del metabolismo del piruvato Defectos de la cadena respiratoria mitocondrial Trastornos de la gluconeogénesis
Hipoglucemia hipocetósica	Defectos de oxidación de los ácidos grasos
Hepatomegalia con enzimas de la función hepática anormales	Defectos de la oxidación de los ácidos grasos Acidemias orgánicas Trastornos peroxisomales

rias pruebas de tamizaje para detectar metabolitos anormales excretados en la orina en muchos ECM, como purinas, pirimidinas, ácidos orgánicos, oligosacáridos y glucosaminoglicanos. Los análisis de segundo nivel incorporan estudios genéticos moleculares específicos de la enfermedad y pruebas invasivas.

Cualquiera de estas anomalías en estos resultados de laboratorio podría sugerir que el médico se ha encontrado con un niño con un error congénito del metabolismo. El grado de expresión viene dictado por el grado de trastorno metabólico que da lugar a la expresión fenotípica en el individuo. Por lo tanto, es importante una cuidadosa historia familiar que se remonte a dos generaciones. La consanguinidad debe alertar al clínico de un posible problema.

Considerados de modo individual, cada trastorno es bastante raro; sin embargo, si se tiene en cuenta el gran número de posibles mutaciones que se han definido, en total, los ECM representan un número considerable de casos potenciales, ~1:1500 niños, y un reto formidable para el médico a la hora de comprender y diagnosticar.

CASO 7.1

Un niño de 2 años es evaluado por su pediatra por algo que los padres pueden considerar una "convulsión". Se describe que el niño presenta rigidez en todo el cuerpo y una pérdida de consciencia de varios minutos de duración. En un interrogatorio más detallado, los padres describen movimientos musculares inusuales, un espasmo y rigidez que se han ido desarrollando en los últimos meses. El pediatra también observa que el niño se está retrasando en sus hitos de desarrollo. Fue adoptado hace 6 meses a través de una agencia internacional que se encarga de traer niños de la India. Se informa que el embarazo llegó a término sin complicaciones, la puntuación APGAR fue normal. No se sabe nada de la salud de los padres. En la actualidad, el niño no se alimenta bien. No ha empezado a hablar ni a caminar. Tampoco está preparado para ir al baño.

En la exploración física destaca el letargo y la hipotonía. Hay movimientos musculares distónicos ocasionales. Se observa que el niño tiene la piel clara y el pelo claro, y su madre informa de que la orina de los pañales tiene un olor persistente y peculiar.

El único otro signo neurológico anormal es un aumento de los reflejos tendinosos profundos.

Debido la posible convulsión reciente, las manifestaciones neurológicas anormales observadas en

TABLA 7-2 Caso 7.1. Hallazgos de laboratorio del niño de 2 años con pigmentación pálida, letargia e hipotonía, y cuya orina en el pañal tiene un olor peculiar

Prueba (unidades)	Paciente	Intervalo de referencia
Análisis de sangre		
Hb (g/dL)	13	14-16
Hematocrito (%)	43	45
CMB (/μL)	7 600	5 000-10 000
Plaquetas (/μL)	260 000	150-300 000
Reticulocitos (%)	< 4%	< 5
Glucosa (mg/dL)	90	80-120
Albúmina (g/dL)	3.1	3-5.5
BUN (mg/dL)	18	8-23
Potasio sérico (mEq/L)	4.3	3.8-5.0
Sodio sérico (mEq/L)	138	136-142
CO_2 sérico (mmol/L)	25	21-28
Bilirrubina (mg/dL)	0.5	0.3-1.1
Bilirrubina indirecta (mg/dL)	0.2	0.2-0.7
AST (unidades/L)	43	< 45
ALT (unidades/L)	31	7-35
Fosfatasa alcalina (unidades/L)	36	13-39
Análisis de orina		
Glucosa	Negativo	
Proteína	Negativo	
pH	5.3	5-8
Cetonas	+2	cero

la exploración física y la evidencia de retraso del desarrollo, se solicita una resonancia magnética del cerebro.

Los resultados del examen de laboratorio inicial figuran en la tabla 7-2.

TÉRMINOS CLAVE Y DEFINICIONES

Acidemia/aciduria orgánica. Concentraciones anormales de ácidos orgánicos en el suero que pasan a la orina.

Análisis de manchas de sangre en recién nacidos. En los 50 estados de Estados Unidos se realizan pruebas a los recién nacidos para detectar numerosos errores innatos del metabolismo. El panel de tamizaje uniforme recomendado (RUSP) es una lista de trastornos recomendados por el secretario del Departamento de Salud y Servicios Humanos (HHS) para que los estados realicen pruebas de tamizaje.

Ataxia. Deterioro del equilibrio o la coordinación.

Atetosis. Trastorno caracterizado por movimientos lentos y retorcidos, cuya causa son contracciones musculares involuntarias en manos, pies y cara.

Distonía. Trastorno del movimiento con contracciones musculares repetitivas involuntarias que dan lugar a posturas de apariencia deforme.

Grado de penetrancia. Proporción de individuos que poseen una variante genética concreta y la expresión de ese gen en una característica observable (fenotipo).

Hiporreflexia. Disminución de los reflejos tendinosos profundos.

Hipotonía. Disminución de la resistencia al movimiento pasivo de los músculos. Músculos blandos y flácidos, a menudo acompañados de hiporreflexia.

Puntuación de APGAR. Descrita por primera vez por la Dra. Virginia Apgar en 1952, es una instantánea de la salud del niño al nacer. Es una puntuación para evaluar el bienestar de un bebé justo después de nacer y cuantifica su estado mediante observaciones de Apariencia, Pulso, Mueca, Actividad y Respiración. La puntuación de 1 minuto indica lo bien que ha tolerado el bebé el proceso del parto mediante la evaluación del esfuerzo respiratorio, la frecuencia cardiaca, el tono muscular, los reflejos y el color de la piel. Utilizando los mismos parámetros, la puntuación de 5 minutos determina lo bien que se encuentra el bebé fuera del útero materno. Cuanto más alta sea la cifra (es 5 la normalidad esperada), más normal es el recién nacido y no muestra angustia.

Reflejos primitivos. Reacciones musculares primitivas a estímulos que se observan en los primeros meses de vida como respuestas normales. Si estas respuestas persisten a medida que el niño madura, indica la posibilidad de un retraso en el desarrollo y una discapacidad neurológica subyacente.

Impresión clínica

PREGUNTA: ¿cuál es su impresión clínica en este momento?

RESPUESTA: los resultados de las pruebas de laboratorio están dentro de la normalidad. El pediatra revisa los resultados de la resonancia magnética con los padres y observa que hay cambios que sugieren pérdida de volumen en el cerebro, el cuerpo calloso y el puente de Varolio. Estos hallazgos, junto con el retraso del desarrollo; el color claro de cabello, piel y ojos, y el olor peculiar de la orina, hacen sospechar de un error congénito del metabolismo y, en particular, de fenilcetonuria (PKU, por sus siglas en inglés) o enfermedad de la orina con olor a jarabe de arce. Se solicitan los niveles de fenilalanina, tirosina y l-aloisoleucina en el suero. Los resultados se muestran en la tabla 7-3. Los niveles altos de fenilalanina y bajos de tirosina sugieren un diagnóstico de PKU, y se solicita un análisis de orina para el ácido fenilpirúvico para su confirmación. El resultado es positivo. Los niveles normales de l-aloisoleucina descartan el diagnóstico de enfermedad del jarabe de arce en orina.

Mientras que la mayoría de los casos de PKU se denominan "clásicos" e implican una deficiencia de la enzima fenilalanina hidroxilasa (PAH), un pequeño número presenta un nivel elevado de fenilalanina debido a un defecto en la actividad de la enzima dihidrobiopterina reductasa (PKU no clásica) que regenera la tetrahidrobiopterina (BH_4) cofactor de la actividad de la enzima PAH. Para comprobar si existe esta mutación, se administra un bolo de BH4 al niño con una comida y se controla el nivel de fenilalanina a lo largo del tiempo. Los niveles de fenilalanina del niño no disminuyen en respuesta a la prueba, lo que sugiere

que el niño padece PKU clásica. El diagnóstico de deficiencia de HAP se confirma mediante pruebas genéticas. Un dietista metabólico da instrucciones a los padres sobre el tratamiento y el niño recibe de inmediato una dieta restringida para evitar daños neurológicos mayores.

Dado que el recién nacido con PKU parece normal desde el punto de vista funcional, la detección precoz mediante el tamizaje neonatal identifica la PKU en un momento en el que un tratamiento temprano puede evitar el desarrollo de la manifestación cardinal, es decir, el deterioro intelectual. Si esto escapa a la detección o no se lleva a cabo, como es el caso de este niño, entonces el individuo afectado desarrolla un peculiar "olor a ratón" en particular en la orina, tez muy clara, color pálido de cabello y de ojos. Esto está relacionado con la alteración de la síntesis de melanina. En este caso, el niño no ha alcanzado los hitos del desarrollo, como caminar y hablar, y más adelante manifestará un grave deterioro intelectual, eccema, actividad convulsiva y comportamiento autoagresivo, a menos que se inicie el tratamiento de inmediato.

PREGUNTA: ¿cuál es el proceso fisiopatológico de este trastorno?

RESPUESTA: una cantidad excesiva de fenilalanina atraviesa la barrera hematoencefálica y es tóxica para la vaina de mielina. Además, una disminución de la biosíntesis de dopamina, epinefrina y norepinefrina explica las disfunciones neurológicas. A menos que esto se aborde de "manera agresiva" con manipulación dietética, se producen daños irreversibles antes de los 6 meses de edad. Esto explicaría el deterioro neurológico descrito en este paciente. Además, el bajo nivel de tirosina (debido a la incapacidad de convertir la fenilalanina en tirosina) provoca una falla en la formación de pigmentos (pseudoalbinismo) y, por lo tanto, explica el color claro de los ojos y la piel.

Una dieta normal contiene un exceso de fenilalanina necesaria para las necesidades metabólicas normales. La conversión en tirosina se produce en el hígado. Se han definido cientos de mutaciones en el gen de la fenilalanina hidroxilasa con alteraciones que van desde una actividad de 50% hasta la inactividad total de la enzima. Una reducción mínima de la actividad enzimática puede dar lugar a niveles elevados de fenilalanina sin deterioro neurológico (hiperfenilalaninemia). Cuando la deficiencia enzimática alcanza nive-

TABLA 7-3 Caso 7.1. Resultados de laboratorio de fenilalanina, tirosina y l-aloisoleucina en el suero del niño de 2 años con pigmentación pálida, letargia e hipotonía, y la orina en el pañal tiene un olor peculiar

Prueba (unidades)	Paciente	Intervalo de referencia
Fenilalanina (mg/dL)	16	< 1
Tirosina (mg/dL)	0.2	0.4-1.6
l-aloisoleucina (μmol/L)	1	1.3 ± 0.5

les críticos, el exceso de fenilalanina se "desvía" hacia vías metabólicas alternativas. Son estos productos metabólicos, a saber, el fenilpiruvato y el fenilacetato, los responsables del olor en la orina del lactante. El tratamiento dietético estricto de la PKU puede conseguir un nivel de fenilalanina casi normal y, a su vez, un desarrollo normal. Por este motivo, el tamizaje obligatorio de todos los recién nacidos se ha convertido en la norma asistencial.

También debe tenerse en cuenta un último escenario clínico. Las mujeres embarazadas con deficiencia de PAH deben ser prudentes en su restricción dietética de fenilalanina antes y durante el embarazo. Los niveles elevados de fenilalanina provocan graves daños teratogénicos en el útero (embriopatía tóxica) que, en esta situación, dan lugar a microcefalia y anomalías cardiacas.

Correlaciones con ciencias básicas

PREGUNTA: ¿cuál es la base bioquímica de los síntomas observados en la fenilcetonuria?

RESPUESTA: la fenilcetonuria pertenece a la categoría de aminoacidopatías de los ECM, debido al metabolismo defectuoso de los aminoácidos. Las aminoacidopatías comunes se muestran en la tabla 7-4 y las enfermedades relacionadas con el metabolismo de la fenilalanina y la tirosina se ilustran en la figura 7-2. Las moléculas acumuladas pueden ser tóxicas y dar lugar a síntomas como hiperactividad, discapacidad intelectual, retraso del desarrollo, vómito y convulsiones.

PREGUNTA: ¿cuáles son los destinos metabólicos de los aminoácidos?

RESPUESTA: la mayoría de los aminoácidos tienen dos destinos: su incorporación a las proteínas y su conversión en diversas biomolécu-

las. Existen tres tipos de aminoácidos: esenciales, no esenciales y condicionalmente esenciales. Hay nueve aminoácidos esenciales que los humanos no podemos sintetizar y que, por lo tanto, necesitamos consumir en nuestra dieta. Estos aminoácidos son fenilalanina, valina, triptófano, treonina, isoleucina, metionina, histidina, leucina y lisina. El organismo puede sintetizar aminoácidos no esenciales a partir de otros compuestos como la glucosa y aminoácidos esenciales por transaminación. Hay algunos aminoácidos que se consideran "condicionalmente" esenciales, en el sentido de que pueden sintetizarse a partir de un aminoácido esencial. Así, se convierten en esenciales si la dieta carece de ese aminoácido esencial. Estos aminoácidos son cisteína, glutamina, glicina, prolina y tirosina. La arginina es condicionalmente esencial en los adultos, pero es un aminoácido esencial en los lactantes porque su ciclo de la urea, que sintetiza la arginina, no es tan robusto (tabla 7-5).

PREGUNTA: ¿cuál es el destino metabólico de la tirosina y qué podría ocurrir si hay un defecto en su metabolismo?

RESPUESTA: la tirosina es sintetizada a partir de la fenilalanina por la fenilalanina hidroxilasa utilizando la tetrahidrobiopterina como cofactor. La tirosina es el precursor de la dopamina, la norepinefrina y la epinefrina, también conocidas como neurotransmisores catecolamínicos; también es el precursor de las hormonas tiroideas y de la melanina. El cofactor tetrahidrobiopterina es esencial no solo para la síntesis de la tirosina, sino también para la síntesis de la L-DOPA, precursora de las catecolaminas, y para la síntesis de la serotonina a partir del triptófano. Estas reacciones son hidroxilaciones por monooxigenasas que utilizan la tetrahidrobiopterina como cofactor. Durante esta reacción, la tetrahidrobiopterina se oxida a dihidrobiopterina. El reciclaje de la dihidrobiopterina de nuevo a tetrahidrobiopterina por la dihidropteridina reductasa (DHPR)

TABLA 7-4 Aminoacidopatías comunes

Aminoacidopatía	Enzima defectuosa	Molécula acumuladora	Característica
Fenilcetonuria	Fenilalanina hidroxilasa	Ácido fenilpirúvico	Olor a humedad
Tirosinemia	Fumarilacetoacetato hidrolasa	Fumarilacetoacetato y succinilacetona	Olor a bolsa
Alcaptonuria	Homogentisato oxidasa	Ácido homogentísico	Orina negra
Enfermedad del jarabe de arce	Descarboxilasa de cetoácidos de cadena ramificada	Aminoácidos ramificados	Olor a jarabe de arce o azúcar quemada
Homocistinuria	Cistationina beta sintasa	Homocisteína	Luxación del cristalino

FIGURA 7-2 Metabolismo de la tirosina y trastornos relacionados. (De Strayer DS, Saffitz JE, Rubin E. *Rubin's Pathology: Mechanisms of Human Disease*. 8th ed. Lippincott Williams & Wilkins; 2019, figura 6.21.)

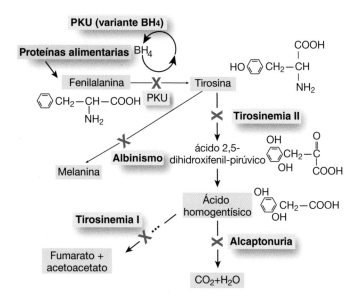

es necesario para la síntesis continua de tirosina, L-DOPA y serotonina (fig. 7-3).

La hiperfenilalaninemia puede deberse a una deficiencia de fenilalanina hidroxilasa o de DHPR, ambas deficiencias se consideran fenilcetonuria; sin embargo, dado que la tetrahidrobiopterina es un cofactor en varias reacciones, los efectos de la deficiencia de DHPR pueden causar dificultades neurológicas aún más graves que las de la deficiencia de fenilalanina hidroxilasa. Los pacientes con deficiencia de DHPR también pueden responder menos al tratamiento.

Si la fenilalanina no se convierte en tirosina, se produce una acumulación de fenilalanina, que se vuelve el principal donante de grupos amino en la aminotransferasa. Como resultado, se sintetiza fenilpiruvato. La acumulación urinaria de fenil-

piruvato se utiliza como herramienta de diagnóstico de la PKU. El fenilpiruvato se oxida después a fenilacetato, que imparte un olor "ratonil" a la orina.

El retraso mental progresivo en la PKU no tratada se debe a varias razones: 1) depleción de tirosina como se ha comentado antes; 2) depleción de α-cetoglutarato del tejido neural, que es esencial para la producción de energía del ciclo del TCA; 3) depleción de otros aminoácidos neutros grandes, que utilizan los mismos transportadores de aminoácidos para cruzar la barrera hematoencefálica que la fenilalanina. Los niveles elevados de fenilalanina pueden bloquear de forma competitiva la captación por el cerebro de otros aminoácidos que son necesarios para la síntesis de proteínas y neurotransmisores.

TABLA 7-5 Aminoácidos condicionalmente esenciales, sus aminoácidos precursores y los hallazgos clínicos y de laboratorio en la deficiencia de aminoácidos condicionalmente esenciales

Precursor de aminoácidos condicionalmente esenciales	Aminoácidos condicionalmente esenciales	Características principales
Glutamina/glutamato y aspartato, prolina	Arginina (lactantes)	Hiperamonemia, así como disfunción cardiovascular, pulmonar, neurológica e intestinal.
Metionina, serina	Cisteína	La cisteína es un aminoácido condicionalmente esencial. Se considera en recién nacidos prematuros y a término y en pacientes con enfermedad hepática.
Fenilalanina	Tirosina	La fenilalanina hidroxilasa (PAH), que cataliza la hidroxilación de la cadena lateral aromática de la fenilalanina para generar tirosina. Por lo tanto, la tirosina se convierte en un aminoácido esencial en pacientes con PKU.

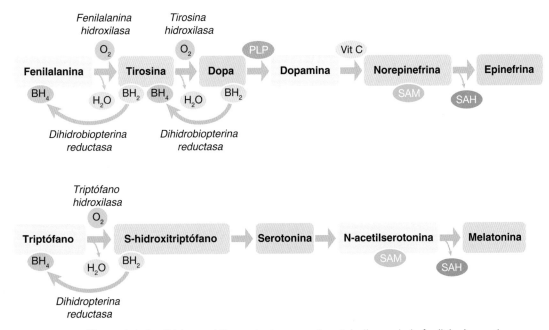

FIGURA 7-3 El papel de la dihidropteridina reductasa en el metabolismo de la fenilalanina y el triptófano en la síntesis de neurotransmisores como la dopamina, la norepinefrina, la serotonina y hormonas como la epinefrina y la melatonina.

Resolución del caso

Se requiere un régimen dietético estricto para controlar el efecto devastador de este defecto sobre la función cognitiva. El tratamiento se basa en un control cuidadoso de la ingesta de fenilalanina que sea suficiente para la síntesis de proteínas y, al mismo tiempo, reduzca drásticamente el nivel de fenilalanina en la dieta para evitar su acumulación. La terapia dietética inmediata se lleva a cabo con una combinación de una fórmula especial carente de fenilalanina y una pequeña cantidad de proteína natural para proporcionar fenilalanina y tirosina suficientes, pero no en exceso, para el crecimiento y el desarrollo. Los niveles de fenilalanina se normalizan y los síntomas mejoran. Si el tratamiento se inicia antes de las 3 semanas de vida, el desarrollo intelectual es casi normal. Sin embargo, cuanto más se retrase el tratamiento, peor será el resultado cognitivo. Lo ideal es mantener las restricciones dietéticas durante toda la vida. Esto, como es fácil imaginar, supone un reto formidable para el paciente.

Nota histórica. En 1934, una madre con dos hijos intelectualmente discapacitados consultó a un médico/bioquímico noruego, Ivar Asbörn Fölling, ya que había notado un olor peculiar en los pañales de los niños. Asbörn aisló una sustancia orgánica de la orina de estos niños, observando que olía a ácido benzoico, que más tarde se identificó como fenilpiruvato. Luego, analizó la orina de 430 niños con discapacidad intelectual y observó resultados similares en ocho de ellos. Esto representó un hito en la comprensión de las conexiones entre los trastornos metabólicos y sus presentaciones clínicas.

Conceptos de alto rendimiento

1. La deficiencia de fenilalanina hidroxilasa (PAH) es responsable de la fenilcetonuria clásica (PKU).
2. BH_4 es un cofactor esencial en el metabolismo de la fenilalanina. En un pequeño porcentaje de casos de PKU, el defecto está en el metabolismo de la BH_4 (y no en la PAH) que debe corregirse para evitar daños neurológicos.
3. Los metabolitos tóxicos de la fenilalanina en la circulación de la madre pueden provocar daños *in utero* si la embarazada con PKU no cumple la dieta antes de la concepción hasta el término del embarazo.

CASO 7.2

Un niño de 7 años sufrió una convulsión generalizada mientras iba al colegio hace alrededor de 1 hora. Fue trasladado de inmediato al servicio de urgencias. En urgencias, se le nota desorientado y con estupor. Es atendido por el médico de urgencias y un neurólogo que entrevista a sus padres para obtener más antecedentes. No tiene hermanos y su nacimiento e infancia son "normales" desde el punto de vista de la salud. La historia clínica familiar tampoco es destacable y no hay referencia a ningún antecedente de eventos vasculares o trastornos de la coagulación en la familia.

Las constantes vitales son normales. Es alto (percentil 95 de estatura) para la edad declarada y tiene aspecto marfanoide. En la exploración de cabeza y cuello se observa papiledema en el ojo derecho. En el ojo izquierdo no se visualiza el fondo de ojo. La faringe oral muestra un paladar alto y arqueado. En la pared torácica se observa un *pectus excavatum* y un signo de Walker-Murdoch positivo en ambas manos. La exploración cardiopulmonar es normal. Aparte del cambio en el estado mental, no se observan otros hallazgos neurológicos focales.

Se administra oxígeno nasal y se obtiene acceso intravenoso. Una vez estabilizado, se solicita una angiografía por TAC de la cabeza, urgente. Se ha determinado que la función renal es normal, por lo que es seguro administrar contraste intravenoso con la exploración.

Ahora que el paciente está estable, los médicos pueden obtener más detalles históricos. Los padres dicen que el niño tiene un importante problema de aprendizaje en la escuela. Además, no ha sido visto por un pediatra desde hace algún tiempo debido al reciente traslado de su familia y a las dificultades económicas. En su revisión de los sistemas, los padres informan que ha experimentado un cambio en la visión en el último mes y que se programó una revisión ocular para la semana que viene. Decía a sus padres que no era capaz de ver la pizarra en la escuela y que "ve doble" con el ojo izquierdo (diplopía monocular). Se solicita una consulta oftalmológica para evaluar al paciente.

Las pruebas de laboratorio iniciales incluyen un hemograma y un perfil metabólico, un análisis de orina y un electrocardiograma. Todos estos estudios resultan normales. Los hallazgos del angiograma por TC revelan una trombosis venosa cerebral. El niño ingresa a la unidad de cuidados intensivos pediátricos para recibir tratamiento adicional.

TÉRMINOS CLAVE Y DEFINICIONES

Aspecto marfanoide. El síndrome de Marfan es un trastorno autosómico dominante del tejido conjuntivo con mutaciones en el gen de la fibrilina-1 (FBN1) en el cromosoma 15. La homocistinuria y el síndrome de Marfan comparten hallazgos fenotípicos comunes (ectopia lentis y sobrecrecimiento de huesos largos) que hacen que los pacientes sean inusualmente altos con extremidades largas (dolichostenomelia), paladar alto arqueado, dentición apiñada y escoliosis. Sin embargo, existen diferencias sustanciales entre ambas enfermedades. En el síndrome de Marfan se produce dilatación aórtica, mientras que la trombosis arterial y venosa, y la disfunción cognitiva y del desarrollo son características de la homocistinuria, la cual es un trastorno autosómico recesivo, mientras que el síndrome de Marfan es autosómico dominante.

Betaína. Proporciona una vía alternativa de remetilación para la homocisteína, disminuyendo así la concentración sérica y sus efectos deletéreos. La activación de esta vía alternativa con betaína administrada de manera exógena como medicamento representa un tratamiento que reducirá la concentración de homocisteína (y, por lo tanto, el daño neurológico debido al trastorno metabólico).

Diplopía monocular. Visión doble en un ojo.

Ectopia lentis. Luxación del cristalino; suele deslizarse hacia arriba en el síndrome de Marfan y hacia abajo en la homocistinuria.

Homocisteinemia. Niveles elevados de homocisteína en sangre. La homocisteinemia puede existir sin homocistinuria, y puede estar relacionada con enfermedades cardiovasculares prematuras, como el infarto de miocardio y el ictus. Sin embargo, la disminución de la homocisteína no reduce necesariamente los eventos cardiovasculares.

Homocistinuria. Niveles elevados de homocisteína en la orina debidos a una deficiencia de cistationina beta sintasa, 5,10-metilentetrahidrofolato reductasa o metionina sintasa.

Metilentetrahidrofolato reductasa (MTHFR). Esta enzima es necesaria para la conversión del 5,10 metilentetrahidrofolato en 5-metiltetrahidrofolato (la forma que predomina en la sangre). Un polimorfismo común de un solo nucleótido en la MTHFR provoca una menor actividad de la enzima y, por lo tanto, una concentración elevada de homocisteína en suero.

Pectus excavatum. Esternón cóncavo (deprimido).

Signo de Walker-Murdoch. Superposición del pulgar y el índice cuando se envuelven alrededor de la muñeca opuesta, característica del síndrome de Marfan.

Impresión clínica

PREGUNTA: ¿qué razonamiento clínico llevaría al diagnóstico correcto?

RESPUESTA: un evento neurológico agudo en un niño de 7 años sería inusual en realidad. El diagnóstico diferencial es diverso e incluye infecciones de la cabeza y el cuello, trastornos hematológicos como la anemia falciforme, traumatismos localizados, neoplasias, trastornos de la coagulación con trombosis venosa profunda resultante, infarto de miocardio, trombosis de las arterias cerebrales o de los senos venosos, fenómeno embólico de trastornos cardiacos estructurales y ECM. No hay nada en la anamnesis que apoye un traumatismo o una infección y el hemograma normal excluye con rapidez la anemia falciforme y las discrasias sanguíneas, ni hay indicios de un trastorno cardiaco estructural en la exploración física. Se solicitan estudios de coagulación que incluyen tiempo de protrombina y tiempo parcial de tromboplastina, niveles de proteínas C y S, antitrombina 3 y análisis del factor V Leiden para buscar un posible estado de hipercoagulabilidad. Todos estos estudios resultan negativos.

Dando un paso atrás para examinar las pruebas, el neurólogo observa ahora que el niño presenta clínicamente una trombosis venosa aguda de los senos paranasales, tiene aspecto marfanoide con retraso del desarrollo y alteraciones visuales. El síndrome de Marfan es autosómico dominante y como ambos progenitores no se ajustan a ese hábito, podemos excluir ese diagnóstico. Además, el síndrome de Marfan no se relaciona con retraso del desarrollo, pero hay ECM que pueden dar un aspecto marfanoide. Los ECM a considerar que pueden afectar de manera negativa al SNC son la homocistinuria y, con menor frecuencia, la acidemia propiónica, así como otras aminoacidurias y, por último, los trastornos del ciclo de la urea. No se observan aminoácidos en la orina, y el BUN y

TABLA 7-6 Caso 7.2. Los hallazgos de laboratorio del niño de 7 años que experimenta una convulsión generalizada mientras asiste a la escuela

Prueba (unidades)	Paciente	Intervalo de referencia
Análisis de sangre		
Homocisteína plasmática (µmol/L)	235	0-14
Metionina plasmática (µmol/L)	482	7-47
Cisteína (µmol/L)	2	5-45
Análisis de orina		
Homocisteína en orina (µmol/g creatinina)	200	0.0-9

la creatinina del paciente son normales, lo que elimina estas dos últimas posibilidades.

La paciente pasa a oftalmología. Se observa una luxación del cristalino con desplazamiento hacia abajo **solo** en el ojo izquierdo (ectopia lentis). El oftalmólogo aporta una información clave: el desplazamiento del cristalino hacia abajo es característico de la homocistinuria, mientras que el desplazamiento hacia arriba se observa en el síndrome de Marfan. El diagnóstico de homocistinuria parece el más probable, por lo que se ordenan análisis de sangre y orina para investigar esta entidad.

Los resultados figuran en la tabla 7-6.

Se establece un diagnóstico de trabajo de homocistinuria y se solicita una consulta con un genetista.

Correlaciones con ciencias básicas

PREGUNTA: ¿qué papel desempeña el metabolismo de la metionina en los ciclos metabólicos del folato y la homocisteína?

RESPUESTA: la metionina, al igual que otros aminoácidos, tiene un doble destino: uno que implica la síntesis de proteínas y otro que implica su catabolismo dando lugar a muchos compuestos que contienen azufre, como la *S*-adenosilmetionina (SAM), la *S*-adenosil-L-homocisteína (SAH), la homocisteína (Hcy), la cistationina y la cisteína. El ciclo del folato, el ciclo de la metionina y la vía de la transulfuración son tres vías interdependientes, esenciales para la síntesis de estas moléculas (fig. 7-4).

La conversión de metionina en cisteína comienza con la combinación de metionina con ATP para formar SAM, que es uno de los principales donantes de metilo para las reacciones de metilación en el organismo, incluida la metilación de lípidos, ADN y neurotransmisores. Más de 35 reacciones en el ser humano requieren la donación de metilo de la SAM. Con la transferencia de su grupo metilo, la SAM se convierte en SAH. El siguiente paso es la hidrólisis de SAH a homocisteína y adenosina. En este punto, la homocisteína puede ser remetilada de nuevo a metionina o condensada en transulfuración con serina para formar cistationina.

La remetilación de la homocisteína se lleva a cabo sobre todo por la metionina sintasa, que requiere metil-cobalamina como cofactor. La cobalamina es metilada por el 5-metiltetrahidro-folato (5-MTHF) formando metil-cobalamina y THF. El reciclaje del 5-MTHF implica el ciclo del folato. El THF se convierte en 5,10-metilen-tetrahidrofolato (5,10-metilTHF) por la metil-entetrahidrofolato reductasa (MTHFR) y luego en 5-MTHF. Obsérvese que la MTHFR es una enzima dependiente del FAD. El hígado contiene una segunda vía para remetilar la homocisteína a metionina que utiliza betaína como donante de metilo y la enzima betaína metiltransferasa (fig. 7-4).

La vía de la transulfuración se produce sobre todo en el hígado y el riñón. La condensación de la homocisteína con la serina es catalizada por la cistationina beta sintasa (CBS), una enzima dependiente del fosfato de piridoxal (vitamina B₆), para formar cistationina en una reacción de transulfuración. A continuación, otra enzima dependiente del fosfato de piridoxal, la gamma-cistationasa, descompone la cistationina en cisteína mediante otra reacción de transulfuración. Por lo tanto, el ciclo del folato, el ciclo de la metionina y la vía

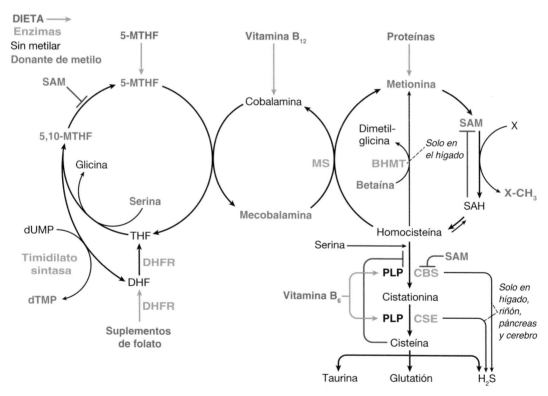

FIGURA 7-4 Metabolismo de la homocisteína, que implica vías dependientes e independientes del folato. Una deficiencia de las enzimas cistationina beta sintasa (CBS), metilentetrahidrofolato reductasa (MTHFR) y metionina sintasa (MS) da lugar a la acumulación de homocisteína. Del mismo modo, las deficiencias vitamínicas de folato, cobalamina (vitamina B₁₂) o piridoxina (vitamina B₆) también pueden provocar la acumulación de homocisteína. La metilmalonil-CoA mutasa también requiere vitamina B₁₂ como cofactor y, por lo tanto, una deficiencia de vitamina B₁₂ también dará lugar a la acumulación de ácido metilmalónico.

de transulfuración dependen de varias vitaminas B: folato (B_7), riboflavina (B_2), cobalamina (B_{12}) y fosfato de piridoxal (B_6).

Es importante señalar que la cisteína es un aminoácido condicionalmente esencial, ya que se fabrica a partir del aminoácido esencial metionina. Por lo tanto, dado que el ciclo del folato, el ciclo de la metionina y las vías de transulfuración son interdependientes entre sí, los defectos en cualquiera de estas vías pueden afectar a los niveles de cisteína. Además de ser un aminoácido para la síntesis de proteínas, la cisteína es un importante precursor del antioxidante glutatión. El glutatión es importante como agente reductor, desintoxicante y en el transporte de aminoácidos.

PREGUNTA: ¿cuáles son los trastornos de los ciclos metabólicos del folato, la metionina y la homocisteína?

RESPUESTA: en condiciones normales, los niveles de homocisteína son muy bajos en el suero, ya que se remetila a metionina o se cataboliza a cisteína en varios pasos. Las enzimas implicadas en estas reacciones requieren reservas adecuadas de ácido fólico, vitamina B_{12} (cobalamina) y vitamina B_6 (fosfato de piridoxal). Unos niveles inadecuados de estas vitaminas o cualquier defecto en las enzimas de estas vías metabólicas pueden provocar homocistinuria; sin embargo, la causa más común de homocistinuria es un defecto en la enzima CBS dependiente del fosfato de piridoxal, que transforma la homocisteína en cistationina. En ausencia de esta enzima, las concentraciones de homocisteína y metionina aumentan drásticamente en el suero y pasan a la orina (homocistinuria). Y lo que es más importante, la homocisteína es tóxica para el tejido neural en concentraciones elevadas. Así, un niño con este error congénito tiene una función cerebral normal al nacer, pero experimenta una lesión neurológica que avanza de manera gradual si no se reconoce la alteración metabólica. El aumento de homocisteína también se relaciona con una aceleración de la enfermedad vascular y con un mayor riesgo de accidente cerebrovascular, lo que concuerda con el hallazgo de trombosis venosa cerebral en este paciente. Alrededor de 50% de estos pacientes responde al tratamiento con fosfato de piridoxal, que puede aumentar la actividad de la enzima defectuosa.

Los niveles elevados de homocisteína en plasma y orina sugieren una homocistinuria clásica debida a la deficiencia de CBS; sin embargo, la deficiencia de CBS es un ECM bastante raro y existen muchos otros factores genéticos, nutricionales y farmacológicos, así como varias enfermedades relacionadas con un aumento de la homocisteína. La vitamina B_{12} y, con menor frecuencia, la deficiencia de folato son causas nutricionales comunes de concentraciones elevadas de homocisteína. En nuestro paciente puede excluirse una deficiencia de vitamina B_{12}, ya que no se detecta ácido metilmalónico en la orina. Debido al enriquecimiento de los alimentos con folato desde 1998, la deficiencia de folato es poco frecuente en Estados Unidos; sin embargo, la deficiencia de folato puede desarrollarse con niveles elevados de homocisteína debido a la variante homocigótica ($c.677C > T$) del gen *MTHFR*. En este caso, a diferencia de la deficiencia de CBS, la homocistinuria se produce sin elevación de la metionina plasmática, ya que el producto de la reacción de la MTHFR, el 5-MTHF, es necesario para formar metilcobalamina. También hay factores farmacológicos, como el tratamiento con metotrexato, que pueden reducir los niveles de folato, pero la historia clínica no revela que nuestro paciente esté tomando algún medicamento.

Resolución del caso

El paciente es tratado con trombólisis y, en los días siguientes, recupera su estado neurológico basal. Oftalmología planifica una corrección quirúrgica de la luxación del cristalino. Se le administra aspirina como terapia antiplaquetaria para prevenir la trombosis recurrente y piridoxina (vitamina B_6) para determinar si responde a dosis terapéuticas. Cuando esto no es efectivo, se le trata con modificación de la dieta (baja en metionina) y betaína para reducir la homocisteína a un rango aceptable. Su régimen incluye suplementos de folato y vitamina B_{12}. Las complicaciones pueden incluir osteoporosis prematura, caries dental debido a la dieta alta en carbohidratos y baja en proteínas, y demencia precoz. Por lo tanto, conviene prestar atención a estas cuestiones. Los padres reciben asesoramiento genético y apoyo nutricional. Comprenden el trastorno y el riesgo de recurrencia de 25% para la futura descendencia. Los servicios sociales se implican ahora para que pueda establecerse una atención médica longitudinal para el niño. Su nivel de homocisteína es ahora de 30 μmol/L. Las pruebas genéticas confirman la deficiencia de cistationina beta-sintasa.

Conceptos de alto rendimiento

1. La hiperhomocisteinemia indica niveles elevados de homocisteína en la sangre. No debe confundirse con la homocistinuria.
2. La deficiencia de cistationina beta-sintasa (CBS) es el único defecto que causa de forma consistente homocistinuria.
3. La homocisteína puede ser remetilada a metionina o transulfurada a cisteína. Este segundo paso está regulado por la cistationina beta-sintasa y utiliza la vitamina B_6 (piridoxina) como cofactor esencial.
4. La deficiencia de cistationina beta-sintasa es un trastorno autosómico recesivo poco frecuente que puede provocar retrasos tempranos en el desarrollo. Después, puede presentar anomalías fenotípicas parecidas al síndrome de Marfan, osteoporosis, ectopia lentis y trombosis recurrente. Los retrasos del desarrollo en el recién nacido o en el niño distinguen esta entidad del síndrome de Marfan.
5. Un evento neurológico agudo en un niño es inusual y presenta un amplio diferencial que incluye infección, traumatismo, coagulopatía, discrasia sanguínea, drepanocitosis y trastornos cardiacos. Excluyendo estos, los ECM emergen como posibilidades con la homocistinuria en el diagnóstico diferencial.
6. Otras causas de la homocisteinemia son las deficiencias de vitamina B_{12}, vitamina B_6 y folato, los errores congénitos de remetilación de la homocisteína, la insuficiencia renal y los medicamentos.

CASO 7.3

Un lactante varón de 5 días ha estado vomitando en repetidas ocasiones durante las últimas 24 horas y ahora está cada vez más letárgico y poco reactivo. La madre pide consejo a su pediatra. Es el tercer hijo, quien nació a término sin incidencias, con un parto normal y un APGAR de 10. Aunque al principio todo iba bien, la madre empezó a notar dificultades para alimentarlo, con vómito y falta de reacciones normales como reflejo de succión y movimientos involuntarios que empeoran desde hace 3 días. La madre no ha observado fiebre, erupción cutánea, diarrea ni cambios en la micción del neonato.

No hay antecedentes de consanguinidad. Los dos hijos mayores están sanos. No hay antecedentes de trastornos metabólicos en familiares emparentados.

En la exploración física se observa que el neonato está afebril, con una taquicardia leve (130 latidos/min) y un aumento de la frecuencia respiratoria (20 respiraciones/min), pero con una oxigenación normal. El neonato está sonrosado pero tiene poca turgencia cutánea y las mucosas secas. No presenta ictericia. No se observa organomegalia abdominal. Desde el punto de vista neurológico, responde mal, con disminución de los reflejos de succión y de otros pero sin otros hallazgos neurológicos localizados. Los estudios de laboratorio iniciales se muestran en la tabla 7-7.

Un análisis de orina revela un color amarillo claro con un pH de 5.5, una gravedad específica de 1.025 (Normal: 1.002-1.013), un examen microscópico normal y muy positivo para cuerpos cetónicos. El electrocardiograma es significativo para un intervalo QT prolongado. Un TAC cerebral no revela daños estructurales ni cambios isquémicos agudos.

Se estabiliza al niño con líquidos intravenosos que contienen glucosa y oxígeno suplementario, y se trata el desequilibrio ácido-base. Se le ingresa a la unidad de cuidados intensivos neonatales.

TABLA 7-7 Caso 7.3. Hallazgos de laboratorio del lactante varón de 5 días de edad que vomita en repetidas ocasiones durante las últimas 24 horas y está cada vez más letárgico y poco reactivo

Prueba (unidades)	Paciente	Intervalo de referencia
Glucosa (mg/dL)	40	70-100
Hb (g/dL)	10	19.3±2.2
Leucocitos (/μL)	2 000	4-10 000
Plaquetas (/μL)	95 000	150-300 000
BUN (mg/dL)	45	8-20
Creatinina (mg/dL)	0.95	0.55 ± 0.26
Potasio (mEq/L)	3.0	3.5-5.0
Cloruro (mEq/L)	106	98-106
Bicarbonato (mEq/L)	10	23-28
Amoniaco (μmol/L)	> 1 000	23-47

TÉRMINOS CLAVE Y DEFINICIONES

Carboxilasas. Enzima que elimina el CO_2 del grupo carboxilo de un alfa amino cetoácido. Todas las enzimas carboxilasas utilizan biotina como cofactor.

Propionil CoA carboxilasa. Esta enzima es necesaria para la conversión de propionil CoA en metilmalonil CoA. Por lo tanto, es una vía para la conversión de ciertos aminoácidos y ácidos grasos de cadena impar en succinil CoA, un intermediario del ciclo del TCA. La obstrucción de esta vía conduce a la acumulación de ácido propiónico y al daño tisular resultante.

Sepsis neonatal. En varios de los casos relacionados con errores congénitos del metabolismo (ECM) a lo largo de este libro, es posible que nos refiramos a situaciones clínicas en las que es necesario "descartar" la sepsis en el diagnóstico diferencial. Si bien esto es fácil de enunciar, no es tan fácil de llevar a cabo en tiempo real. La sepsis en el recién nacido suele aparecer en las primeras 24 horas en la mayoría de los casos (80-90%). Es más frecuente en los nacimientos prematuros. La sepsis de aparición tardía se describe como la que se produce entre 4 y 90 días después del nacimiento. La sepsis precoz se debe a la inoculación transplacentaria o en el canal del parto. Aunque los organismos varían, por supuesto, el *Streptococcus* del Grupo B y el *Staphylococcus epidermidis* son los organismos hospitalarios más comunes. En los neonatos, como la inmunidad celular está en fase de desarrollo, el niño tiene una mayor susceptibilidad a las infecciones adquiridas. Los hallazgos físicos pueden parecerse a los del síndrome de dificultad respiratoria aguda, con tos, retracciones costales y esternales, taquipnea, aleteo nasal y cianosis. También puede haber compromiso del gasto cardiaco. Pueden producirse déficits neurológicos, hipoglucemia o hiperglucemia, acidosis metabólica e ictericia; sin embargo, estos signos también son algunas de las manifestaciones cardinales de los ECM. Así pues, los hallazgos clínicos y los marcadores de laboratorio de la sepsis neonatal pueden superponerse con los ECM, lo que dificulta mucho la distinción; sin embargo, los cultivos de varios fluidos, incluido el LCR, las imágenes del SNC y de los pulmones, y un aumento constante de la PCR (proteína C reactiva) pueden distinguir la sepsis neonatal de un ECM.

Impresión clínica

PREGUNTA: ¿cuál es su impresión clínica en este momento?

RESPUESTA: se trata de una situación clínica emergente junto con anomalías de laboratorio significativas que deben ser atendidas de inmediato. El neonatólogo toma nota de una acidosis metabólica, hipoglucemia, hiperamonemia y pancitopenia. Como hemos visto en repetidas ocasiones, el deterioro súbito del estado clínico en un neonato o un niño pequeño lleva a considerar en primer lugar las entidades más comunes.

¿Hay indicios de un proceso infeccioso agudo como la sepsis neonatal? No suele haber fiebre ni diarrea para apoyar este diagnóstico; sin embargo, estos hallazgos pueden estar ausentes en los neonatos. Se obtienen cultivos de sangre, orina y SNC. No hay contactos con otras personas que padezcan una enfermedad infecciosa. No ha habido viajes previos durante el embarazo. No hay cambios en la dieta de la paciente. Además, no hay nada que apoye una reacción a medicamentos como la aspirina en el síndrome de Reye o la exposición a una sustancia tóxica.

El vómito repetitivo en un neonato pone de manifiesto la posibilidad de una estenosis pilórica. Esto puede eliminarse con rapidez mediante un examen ecográfico.

El niño ha estado vomitando y parece deshidratado. Tomamos nota de que la hipoglucemia, la acidosis y un nivel elevado de amoniaco es un patrón que se observa con frecuencia en los ECM. No hay pistas en la historia familiar que indiquen un ECM; sin embargo, recuerde que muchos de los ECM son autosómicos recesivos y, por lo tanto, pueden no ser evidentes en la historia familiar inmediata. Aun así, las posibilidades de diagnóstico siguen siendo muy numerosas.

PREGUNTA: ¿cómo podemos diferenciar las distintas posibilidades?

RESPUESTA: con una presentación tan dramática con solo 5 días de vida, al neonatólogo le preocupa que haya un trastorno metabólico subyacente y empieza por considerar un posible ECM. Veamos primero el nivel de amoniaco. El nivel elevado de amoniaco podría sugerir un trastorno del ciclo de la urea, ya que este suele aparecer poco después del nacimiento con un rápido deterioro del estado mental (encefalopatía); sin embargo, un trastorno del ciclo de la urea no es probable en este caso. Mientras que el amoniaco sérico está elevado junto con una acidosis metabólica, ¡el nitrógeno ureico en sangre (BUN) está muy elevado, a 45! En los trastornos del ciclo de la urea, debido a que el amoniaco no puede incorporarse a la urea como residuo de nitrógeno que aparece en la sangre, se esperaría que el BUN fuera bajo (< 20) y, por lo tanto, se elimina esta posibilidad.

Las enfermedades por almacenamiento de glucógeno suelen presentarse con hipoglucemia pero no con hiperamonemia; por lo tanto, pueden descartarse del diagnóstico diferencial. Las enfermedades por almacenamiento lisosómico y peroxisómico y las aminoacidopatías pueden presentarse con retrasos del desarrollo similares, pero no causan los defectos metabólicos que se muestran aquí. Por último, los trastornos mitocondriales de betaoxidación de ácidos grasos también pueden presentarse en esta etapa temprana de la vida con hipoglucemia, un nivel elevado de amoniaco y acidosis, pero con ausencia de cuerpos cetónicos. Los cuerpos cetónicos se encuentran en la orina de este niño, por lo que se excluye esta entidad.

PREGUNTA: ¿cuál es el siguiente paso?

RESPUESTA: la acidosis, la hipoglucemia y la hiperamonemia aún deben tenerse en cuenta, ya que hemos descartado muchos de los otros ECM. Se solicita análisis de orina para ácidos orgánicos y aminoácidos mediante cromatografía de gases/espectrografía de masas para ácidos orgánicos y aminoácidos. Los ácidos orgánicos en orina son positivos para 3-hidroxipropionato, metilcitrato, tiglilglicina, propionilglicina, cuerpos cetónicos y ácido láctico. Mientras que la glicina plasmática es elevada, las carnitinas libres y totales son bajas. Como resultado, se hace hincapié en el diagnóstico de aciduria propiónica.

En última instancia, la determinación de una actividad disminuida de la propionil CoA carboxilasa (PCC) en los fibroblastos o la identificación de mutaciones en los genes PCCA o PCCB serían confirmatorias. Cabe señalar que, si bien la tomografía computarizada es normal en este niño, en la acidemia propiónica también pueden encontrarse cambios estructurales en los núcleos lenticular y caudado.

Correlaciones con ciencias básicas

PREGUNTA: ¿cuáles son los trastornos del metabolismo de los ácidos orgánicos?

RESPUESTA: en el caso 7.2, hablamos de las aminoacidopatías que surgen de un catabolismo defectuoso de los aminoácidos. Aquí hablaremos de las acidurias orgánicas, también conocidas como acidemias orgánicas, que son un grupo de trastornos caracterizados por un aumento de la excreción de ácidos orgánicos no aminados en la orina. Existen muchas acidurias orgánicas, pero pueden clasificarse en cinco grupos: acidemias orgánicas de cadena ramificada, defectos de la oxidación de ácidos grasos, deficiencias múltiples de carboxilasa, acidurias glutáricas y trastornos del metabolismo energético. La mayoría de las acidurias orgánicas se deben a la actividad reducida de las enzimas mitocondriales que metabolizan los ácidos carboxílicos activados por CoA derivados del catabolismo de los aminoácidos. La carnitina es una molécula portadora que transporta acil-CoA grasos de cadena larga dentro y fuera de la mitocondria; sin embargo, cuando las moléculas de acil-CoA se acumulan debido a una beta-oxidación defectuosa en la mitocondria, sin considerar su longitud, se esterifican con carnitina libre dando lugar a la formación de acilcarnitinas que son un sello distintivo para diagnosticar cada una de las acidurias orgánicas.

Las acidurias orgánicas más frecuentes son la aciduria isovalérica, la aciduria propiónica y la aciduria metilmalónica (fig. 7-5). Las acidurias propiónica y metilmalónica son trastornos del metabolismo del propionil CoA a partir de isoleucina o valina, dos de los tres aminoácidos de cadena ramificada, y del metabolismo de los ácidos grasos de cadena impar. La aciduria isovalérica es un trastorno del metabolismo de la leucina, el otro aminoácido de cadena ramificada.

Las acidurias orgánicas se heredan de forma autosómica recesiva, y representan el error congénito del metabolismo más común que pone en peligro la vida. Pueden diagnosticarse por la acumulación de ácidos orgánicos en forma de acilcarnitinas aguas arriba del bloque genético. También suelen caracterizarse por niveles elevados de glicina, cetoacidosis, hiperamonemia y acidosis láctica. La hiperglucinemia surge debido a la inhibición de una enzima de escisión de la glicina en el hígado. El mecanismo de la hiperamonemia se debe al trastorno del metabolismo energético mitocondrial por ácidos orgánicos que también se encuentran en las mitocondrias. El ciclo de la urea depende de las mitocondrias de dos maneras: varias enzimas del ciclo de la urea residen en las mitocondrias, y requieren ATP generado en las mitocondrias por fosfo-

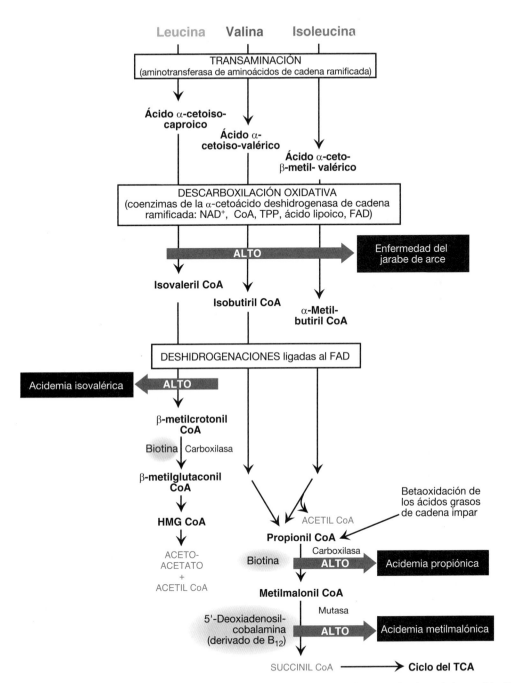

FIGURA 7-5 Aciduria orgánica debida al catabolismo de aminoácidos de cadena ramificada y a la betaoxidación de ácidos grasos de cadena impar. (Modificada de Abali EE, Cline SD, Franklin DS, Viselli SM. *Lippincott Illustrated Reviews: Biochemistry*. 8th ed. Lippincott; 2021, figura 20.11.)

rilación oxidativa para alimentar el ciclo de la urea. La alteración de la fosforilación oxidativa y del complejo piruvato deshidrogenasa provoca una reducción de la síntesis de ATP y una mayor dependencia de la glucólisis anaeróbica, lo que favorece la acidosis láctica. La presentación clí-

nica de estos trastornos se debe a los efectos de estas moléculas tóxicas en el cerebro, el hígado, el riñón, el páncreas, la retina y otros órganos.

PREGUNTA: ¿cómo se metaboliza la propionil CoA?

RESPUESTA: la propionil CoA, como se ha mencionado con anterioridad, se forma como resultado del catabolismo de los aminoácidos (isoleucina, valina, metionina, treonina), los ácidos grasos de cadena impar y la cadena lateral de tres carbonos del colesterol. La propionil CoA se metaboliza después en succinil CoA, un metabolito del ciclo del TCA en tres pasos. Las enzimas a recordar en estos pasos son la propionil CoA carboxilasa y la metilmalonil CoA mutasa. Un defecto en cualquiera de ellas da lugar a acidurias orgánicas: aciduria propiónica y aciduria metilmalónica, respectivamente. La propionil CoA carboxilasa cataliza la formación de metilmalonil CoA. Como todas las carboxilasas, depende del **ATP** y utiliza la **b**iotina como cofactor y el CO_2 como sustrato. Este es el ABC de todas las carboxilasas, a saber, acetil CoA carboxilasa, propionil CoA carboxilasa, 3-metilcrotonil CoA carboxilasa y piruvato carboxilasa. Por lo tanto, la desregulación del metabolismo de la biotina, ya sea genética o por deficiencia nutricional, conduce a deficiencias múltiples de carboxilasa (MCD) caracterizadas por un amplio espectro de síntomas, incluyendo dificultades de alimentación y respiración, letargo, convulsiones, erupciones cutáneas, alopecia y retraso en el desarrollo.

La deficiencia de propionil CoA carboxilasa da lugar a una hiperglicinemia cetósica. Pueden detectarse en la orina niveles elevados de metabolitos anormales como metilcitrato, 3-hidroxipropionato, ácido tíglico, propionilcarnitina y propionilglicina. Una vez sintetizada la metilmalonil CoA, es isomerizada por la metilmalonil CoA racemasa y la metilmalonil CoA mutasa a succinil CoA. La metilmalonil CoA mutasa es una enzima dependiente de la cobalamina (vitamina B_{12}). Por lo tanto, cualquier deficiencia en esta enzima o en el metabolismo de la cobalamina, como defectos en la biosíntesis de adenosilcobalamina y transporte deficiente de cobalamina, puede provocar aciduria metilmalónica. También puede desarrollarse una aciduria metilmalónica adquirida con deficiencia nutricional de vitamina B_{12} o con anemia perniciosa, que se desarrolla por falta de factor intrínseco.

Resolución del caso

Tras reconocer que la causa de la enfermedad del niño es un ECM, se le traslada a una unidad de cuidados intensivos pediátricos. Un equipo, que incluye un neonatólogo, un neurólogo pediátrico, un genetista y un dietista certificado asumen su cuidado. Se instaura una dieta baja en proteí-nas con suplementos de biotina (el cofactor de las reacciones de la carboxilasa) y carnitina. La suplementación con carnitina ayuda a mantener niveles normales de carnitina libre, que son esenciales para la eliminación de la acumulación de compuestos tóxicos de acil-CoA y para el restablecimiento de la beta-oxidación. De este modo, el estado del niño se estabiliza y se espera que siga mejorando en los próximos meses.

Conceptos de alto rendimiento

El propionil CoA es un intermediario del metabolismo de los ácidos grasos impares y de dos de los tres aminoácidos de cadena ramificada (Val e Ile).

1. La acidemia propiónica (aciduria propiónica, hiperglicinemia cetósica) se debe a una deficiencia de propionil CoA carboxilasa. Utilizando la biotina como cofactor, esta enzima convierte la propionil CoA en metilmalonil CoA. Por lo tanto, es una vía para la conversión de algunos aminoácidos, ácidos grasos y colesterol en succinil CoA.
2. Este trastorno suele presentarse poco después del nacimiento. El embarazo normal y el periodo neonatal temprano se ven interrumpidos por vómito y un rápido deterioro del estado mental.
3. También se observan los niveles de hipoglucemia, acidosis e hiperamonemia. Tal presentación en el periodo neonatal debería alertar sobre la consideración de las aminoacidurias.
4. Este trastorno puede presentarse de forma intermitente más adelante en la vida con hipoglucemia periódica y acidosis tras un desafío metabólico grave.

CASO 7.4

Una niña de 1 mes ingresa al hospital por retraso del crecimiento e hipotonía. Fue un embarazo a término sin complicaciones y la primogénita para los padres. La madre no tiene antecedentes de abuso de drogas o alcohol. No se conocen antecedentes familiares de otros niños con defectos congénitos. La niña tuvo una puntuación de APGAR baja y un peso al nacer en el percentil 10. La exploración física revela rasgos dismórficos, como fontanelas grandes, frente alta, pliegues epicánticos en los párpados, lóbulos de las orejas deformados y camptodactilia de los dedos tercero, cuarto y quinto (fig. 7-6). El examen oftalmológico no muestra anomalías retinianas, y el estudio esquelético muestra una edad ósea normal. La lactante presenta hipotonía grave y escaso reflejo de succión, así como flacidez muscular y dificultad para alimentarse. También se observa hepatoesplenomegalia. La talla y el peso se sitúan en el percentil 5. La respuesta auditiva del tronco encefálico (ABR) indica una hipoacusia neurosensorial.

Los resultados de laboratorio son normales para las siguientes entidades: glucosa en sangre, hemograma completo (CBC, por sus siglas en inglés), urea y electrolitos (U/E), calcio, magnesio, bilirrubina sérica total, creatina cinasa, lactato y amoniaco. Las transaminasas hepáticas están elevadas con una AST = 255 (rango normal = 7-55 unidades/L) y ALT = 111 (rango normal = 7-55 unidades/L). El tamizaje de enfermedades infecciosas TORCH (toxoplasmosis, rubéola, citomegalovirus y virus del herpes simple) también es negativo.

La ecografía transfontanelar es normal; sin embargo, la ecografía abdominal muestra múltiples quistes renales. Un TAC de tórax y abdomen con angiografía revela una estructura cardiovascular normal y de nuevo los quistes renales. El análisis cromosómico muestra un cariotipo normal (46, XX).

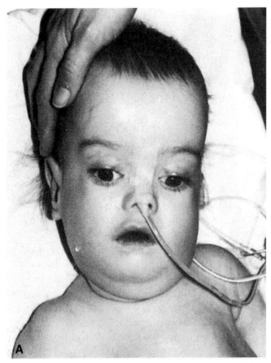

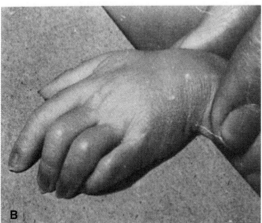

FIGURA 7-6 A, B. Niña de 1 mes de edad con rasgos dismórficos con frente alta y facies plana y camptodactilia de los dedos tercero, cuarto y quinto. (**A.** Cortesía del fallecido Dr. H. Zellweger, Universidad de Iowa, Iowa City, IA. **B.** Tomado de Kline-Tilford AM, Haut C. *Lippincott Certification Review: Pediatric Acute Care Nurse Practitioner.* Lippincott Williams & Wilkins; 2015. Activo: Kline-ch009-image006.tif.)

TÉRMINOS CLAVE Y DEFINICIONES

Ácidos orgánicos en orina. Una herramienta de tamizaje para la detección de muchas de las ECM. Las acidemias orgánicas incluyen el ácido propiónico, isovalérico y metilmalónico, los defectos de oxidación de los ácidos grasos, así como la detección del trastorno urinario de jarabe de arce y la tirosinemia. También pueden detectarse ácido láctico y cetonas.

Camptodactilia. Afección genética o adquirida poco frecuente en la que uno o varios dedos quedan fijos en una posición doblada en la articulación media y no pueden enderezarse por completo debido a una contractura permanente por flexión en la articulación interfalángica proximal.

Enfoque isoeléctrico de la transferrina. Una herramienta de tamizaje para determinar trastornos congénitos de la glucosilación.

Genes PEX. Los 16 genes que dirigen el ensamblaje normal del peroxisoma. Los defectos en estos genes darán lugar a trastornos de la biogénesis peroxisomal.

Migración neuronal. Durante el desarrollo embrionario del sistema nervioso, las neuronas deben desplazarse para ubicarse en el lugar adecuado para lograr una función correcta.

Peroxisoma. Organelo del citoplasma con una sola membrana, de estructura similar a la mitocondria, pero con varias funciones vitales distintas. Contiene más de 50 enzimas que llevan a cabo diversas reacciones de oxidación utilizando oxígeno molecular y peróxido de hidrógeno (de ahí su nombre). Los distintos componentes se producen en otros lugares y deben transportarse al peroxisoma.

Plasmalógenos. Glicerofosfolípidos de membrana únicos que se encuentran en el cerebro, la vaina de mielina y el corazón, así como en los huesos y el ojo; su pérdida o disfunción provoca una alteración neurológica grave.

Impresión clínica

PREGUNTA: ¿cuál es su impresión clínica en este momento?

RESPUESTA: la impresión inicial del neonatólogo es la de una aberración metabólica o cromosómica y parece bastante razonable. El diagnóstico diferencial y las pruebas a descartar/aceptar incluyen infecciones (pantalla TORCH), PKU prenatal (aminoácidos plasmáticos), trastornos mitocondriales (ácidos orgánicos plasmáticos y urinarios) y trastorno congénito de la glicosilación (enfoque isoeléctrico de la transferrina). Otro trastorno raro en el diferencial que demuestra hipotonía es la enfermedad de Canavan y se descarta midiendo el ácido *N*-acetil aspártico en orina. El síndrome de Smith-Lemli-Opitz, un trastorno que cursa con rasgos faciales dismórficos, se descartó midiendo los niveles de 7-dehidrocolesterol en orina.

El siguiente grupo de ECM en este diferencial serían los trastornos peroxisomales. Las mutaciones en los genes PEX causan disfunción peroxisomal, conocida en conjunto como trastornos de la biogénesis peroxisomal. El trastorno peroxisomal más grave es el síndrome de Zellweger, con ausencia completa de peroxisomas.

La presentación del trastorno del espectro de Zellweger varía con la edad. En los lactantes, el trastorno del espectro de Zellweger puede diagnosticarse de manera errónea con otras afecciones que provocan una hipotonía profunda, como el síndrome de Down, el síndrome de Prader-Willi, la atrofia muscular espinal, la distrofia miotónica congénita de tipo 1 y las miopatías congénitas. El síndrome de Down y el síndrome de Prader-Willi están excluidos, ya que el análisis cromosómico es normal. La hepatoesplenomegalia con hipotonía solo se observa en el trastorno del espectro de Zellweger (ZSD) y aumenta la sospecha de esta enfermedad en esta lactante.

TABLA 7-8 Caso 7.4. Resultados del análisis de ácidos grasos séricos totales por cromatografía de gases-espectrometría de masas (GC-MS)

Ácidos grasos	Paciente	Normal
C22:0 (µg/mL)	8.66	29.76 ± 6.45
C22:1 (n-9) (µg/mL)	1.73	1.61 ±0.45
C24 (µg/mL)	17.51	22.88 ±4.88
C26:0 (µg/mL)	3.93	0.24 ±0.14
C26:1 (µg/mL)	4.08	0.11± 0.04
Ratio C24:C22	2.07	0.78 ±0.10
Ratio C26:C22	0.50	0.01 ±0.003
Ácido fitánico (mg/dL)	0.40	0.2

Datos clínicos como hipotonía, alimentación deficiente, facies distintiva, malformaciones cerebrales, convulsiones, quistes renales, hepatoesplenomegalia, colestasis y disfunción hepática son hallazgos comunes en la ZSD. El diagnóstico puede establecerse a partir de pruebas de laboratorio de los metabolitos del peroxisoma, como los niveles plasmáticos/séricos de ácidos grasos de cadena muy larga y de cadena ramificada, y de ácido fitánico. Por último, se solicita un análisis de suero en ayunas mediante cromatografía de gases-espectrometría de masas (GC-MS). Los resultados se muestran en la tabla 7-8.

La elevación de C26:0 y C26:1 y el aumento de las ratios C24/C22 y C26/C22 son coherentes con un defecto en el metabolismo de los ácidos grasos peroxisomales, al igual que la presentación de este paciente. Esta es la prueba inicial más informativa. El diagnóstico del espectro del trastorno de Zellweger se establece de manera positiva tras las pruebas genéticas moleculares de los genes PEX. También pueden utilizarse pruebas funcionales en fibroblastos para confirmar los resultados moleculares y bioquímicos.

Correlaciones con ciencias básicas

PREGUNTA: ¿qué es un peroxisoma y cuáles son las bases metabólicas y moleculares de los trastornos peroxisomales?

RESPUESTA: las células eucariotas tienen organelos subcelulares especializados que desempeñan distintas funciones en el metabolismo celular. La estructura de la membrana y el contenido de los suborganelos de estas estructuras son únicos para cumplir sus diferentes funciones. Estos organelos son el núcleo, la mitocondria, el retículo endoplásmico, el aparato de Golgi, los lisosomas y los peroxisomas. En este caso se trata de ECM que causan enfermedades peroxisomales; para comprender estas enfermedades, es importante conocer la función y la biología celular de los peroxisomas. Los peroxisomas se encuentran en todas las células, pero en mayor número en el hígado, el riñón y las células cerebrales; tienen una sola membrana que encierra más de 50 enzimas en la matriz peroxisomal. Todas las proteínas peroxisomales, incluidas las proteínas de membrana y las enzimas, se codifican en el núcleo

y se sintetizan en el citosol para, a continuación, importarse a los peroxisomas. Las enzimas peroxisomales son transportadas a los peroxisomas por las peroxinas, codificadas por los genes PEX. En los seres humanos se han identificado al menos 16 genes PEX. Las mutaciones en los genes PEX dan lugar a peroxisomas ausentes o vacíos, lo que provoca disfunción peroxisomal. Estos trastornos se conocen en conjunto como trastornos de la biogénesis peroxisomal.

El trastorno peroxisomal más grave es el síndrome de Zellweger con ausencia completa de peroxisomas (fig. 7-7). Las mutaciones en enzimas o transportadores peroxisomales pueden provocar defectos en vías bioquímicas peroxisomales concretas. Por lo tanto, los trastornos peroxiso-

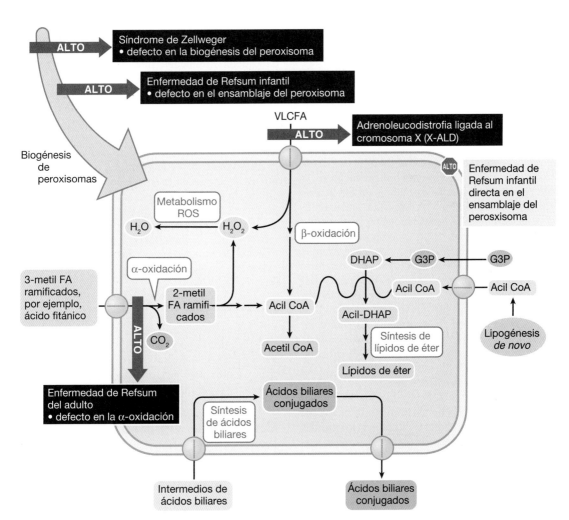

FIGURA 7-7 Funciones de los peroxisomas y trastornos relacionados. Abreviaturas: DHAP, fosfato de dihidroxiacetona; FA, ácido graso; G3P, glicerol 3-fosfato; ROS, especies reactivas del oxígeno; VLCFA, ácido graso de cadena muy larga. (Adaptada de Los recuadros negros y las señales de ALTO se han añadido a la figura original de Cipolla CM, Lodhi IJ. Peroxisomal dysfunction in age-related diseases. *Trends Endocrinol Metab*. 2017;28(4):297-308. doi:10.1016/j.tem.2016.12.003 con permiso de Elsevier.)

males pueden clasificarse a grandes rasgos en dos grupos: trastornos de la biogénesis peroxisomal (PBD, por sus siglas en inglés) y defectos de una sola enzima. El trastorno más frecuente que pertenece a la segunda categoría es la adrenoleucodistrofia ligada al cromosoma X, que se debe a mutaciones en el transportador ABCD1.

En los PBD se producen daños graves en el SNC en una fase temprana en el útero, durante la fase de crecimiento, debido a un defecto en la migración neuronal. La muerte prematura y el retraso mental grave son la consecuencia en la mayoría de estos casos. Los niños que sobreviven más allá del primer año de vida manifiestan rasgos faciales dismórficos, disfunción oculomotora, alteraciones motoras y del habla (atetosis, distonía, ataxia) y retraso grave del desarrollo neurológico.

PREGUNTA: ¿cuáles son las principales vías bioquímicas de los peroxisomas?

RESPUESTA: para comprender los hallazgos de laboratorio en la PBD y los defectos enzimáticos/de transporte peroxisomal, debemos dar un paso atrás y conocer las principales vías bioquímicas de los peroxisomas, los que desempeñan un papel esencial en varias vías anabólicas y catabólicas (fig. 7-7). Las vías catabólicas incluyen la beta-oxidación y la alfa-oxidación de los ácidos grasos. Las vías anabólicas implican la biosíntesis de ácidos biliares y plasmalógeno, que pueden proteger a las células de las especies reactivas del oxígeno y se encuentran sobre todo en los sistemas nervioso, inmunológico y cardiovascular. Además, el segmento precualeno de la vía biosintética del colesterol/isoprenoide también se produce en los peroxisomas. Por último, como su nombre indica, los peroxisomas son un organelo importante, en especial en el hígado, para la desintoxicación de diversas moléculas tóxicas, incluido el alcohol, mediante la reacción de peroxidación.

Betaoxidación de ácidos grasos. Las enzimas peroxisomales para la betaoxidación coinciden en su función con las de las mitocondrias, excepto en su selectividad para diferentes longitudes de ácidos grasos. Las enzimas peroxisomales oxidan los ácidos grasos de cadena muy larga (AGCML), aquellos de 22-26 carbonos de longitud, a ácidos grasos de cadena media, que luego son transportados a la mitocondria para su oxidación completa a CO_2 y H_2O. La beta-oxidación en los peroxisomas también es importante para el metabolismo del ácido pristánico, que es el producto formado tras la alfa-oxidación del ácido fitánico, un ácido graso de cadena ramificada que se encuentra en la dieta a través del consumo de productos lácteos y grasas de animales rumiantes como el ganado vacuno, ovino y caprino, así como de ciertos pescados. Por lo tanto, un defecto en la beta-oxidación peroxisomal, ya sea debido a PBD o a un defecto de un solo gen, se manifiesta por lo general con AGCML y ácido fitánico elevados. La adrenoleucodistrofia ligada al cromosoma X (X-ALD) es el trastorno peroxisomal más común; afecta a la betaoxidación de los AGCML debido a un transporte defectuoso de estos ácidos grasos al peroxisoma por mutaciones en el transportador ABCD1. La acumulación de AGCML puede ser tóxica para la corteza suprarrenal y la mielina al desencadenar una respuesta inflamatoria en el cerebro que conduce a la descomposición de la mielina (fig. 7-8).

Alfa-oxidación de ácidos grasos y enfermedad de Refsum. El ácido fitánico, el ácido graso de cadena ramificada más conocido, no puede metabolizarse por betaoxidación, ya que tiene un grupo metilo en la posición beta (C-3). En su lugar, primero se somete a alfa-oxidación para eliminar el grupo carboxilo terminal como CO_2 (fig. 7-7). Una vez formado el pristano por alfa-oxidación, pasa por beta-oxidación. La enzima clave en la alfa-oxidación es la fitanoil-CoA hidroxilasa, que es deficiente en la enfermedad de Refsum del adulto, lo que conduce a la acumulación de ácido fitánico. La enfermedad de Refsum puede tratarse con dieta, evitando el consumo de productos lácteos y grasas de rumiantes, que contienen ácido fitánico. Si no se trata, se produce retinitis pigmentaria, ataxia cerebelosa y neuropatía.

Resolución del caso

Es lamentable que en este caso solo se dispone de cuidados de apoyo y paliativos. La niña falleció a los 8 meses. Los padres acuden ahora a un genetista y a un asesor genético para que les ayuden a planificar la familia.

Conceptos de alto rendimiento

1. Los peroxisomas tienen funciones metabólicas tanto catabólicas como anabólicas. Son la betaoxidación de VLCA y la eliminación de productos de desecho macromoleculares no deseados, y la biosíntesis de colesterol, ácidos biliares, factor activador de plaquetas y plasmalógenos, respectivamente.

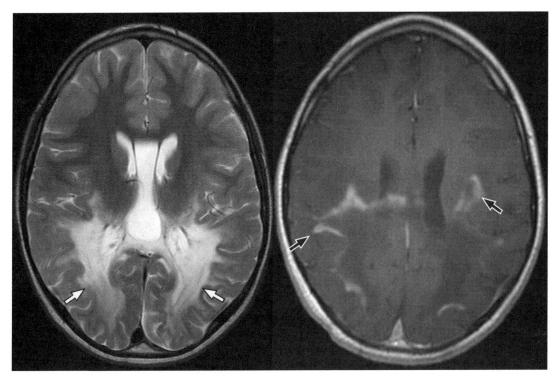

FIGURA 7-8 Imágenes por resonancia magnética del cerebro que muestran desmielinización (*flechas blancas*) e inflamación (*flechas negras*) en la adrenoleucodistrofia ligada al cromosoma X. (Tomada de Lee E. *Pediatric Radiology: Practical Imaging Evaluation of Infants and Children.* Lippincott Williams & Wilkins; 2017. Asset: Lee-ch002-image119.gif.)

2. En el periodo neonatal temprano, un niño con retraso del crecimiento, hipotonía, rasgos faciales dismórficos, malformación cerebral, hepatoesplenomegalia, transaminasas elevadas y anomalías lipídicas debe ser sospechoso de padecer un trastorno peroxisomal.

3. El análisis del gen PEX ayuda a establecer el diagnóstico de trastorno del espectro peroxisomal.

4. Los trastornos peroxisomales pueden producirse por un defecto de un solo gen o por un trastorno de la biogénesis que se refiere a un ensamblaje ineficaz del propio peroxisoma.

5. El síndrome de Zellweger es el más frecuente de los trastornos peroxisomales.

CASO 7.5

Un niño de 6 meses fue llevado a la consulta de pediatría porque sus padres describen una aparente convulsión. No hay antecedentes de fiebre, infección reciente ni traumatismo craneal. Antes de esta convulsión, ha habido debilidad muscular progresiva y el niño parece estar retrocediendo. La madre ha notado una dificultad creciente para alimentarse y el niño parece estar más apático y menos activo en el último mes. El niño había sido capaz de sentarse sin apoyo cuando se le colocaba en posición vertical, pero ahora ha retrocedido y es incapaz de hacerlo. Además, rara vez se da la vuelta. La madre informa de una disminución de los movimientos fetales durante el embarazo; sin embargo, durante el parto y los primeros meses de vida del bebé, este cumplía todos los hitos esperados. Los padres refieren consanguinidad (madre y padre son primos hermanos). No hay antecedentes de enfermedades neurológicas o trastornos del desarrollo en la familia.

En la exploración física, el niño está apático y tiene la cabeza colgando en la tarea de tirar para sentarse. Es capaz de sentarse solo durante unos segundos, pero su cabeza vuelve a colgar y se cae. La exploración de la cabeza y el cuello revela rasgos faciales toscos. El examen funduscópico muestra áreas maculares de color blanco tiza con una "mancha rojo cereza" en el centro de ambos ojos (fig. 7-9). Además de hipotonía, se observa una respuesta exagerada de sobresalto al ruido con

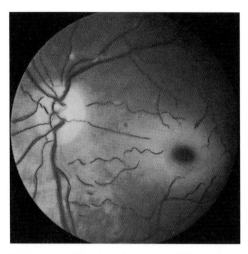

FIGURA 7-9 Mancha rojo cereza en la mácula. (Tomada de Nelson LB, Olitsky SE. *Harley's Pediatric Ophthalmology.* Lippincott Williams & Wilkins; 2013. Fig:ch021 imagen 009.)

extensión de brazos y piernas. Sus reflejos también son exagerados. El hígado y el bazo son normales. Es ingresado en el hospital y evaluado por el neonatólogo.

Se evalúan las pruebas de laboratorio básicas, y los resultados son todos normales. Se le envía a una consulta oftalmológica.

TÉRMINOS CLAVE Y DEFINICIONES

Acroparestesias. Ardor u hormigueo, así como entumecimiento en las extremidades y que se nota con mayor frecuencia al despertar. Suelen deberse a una compresión nerviosa durante el sueño.

Consanguinidad. Relación de sangre entre individuos (ser del mismo parentesco, p. ej., primos, tío/sobrina).

Disostosis múltiple. Indicador de enfermedades de depósito lisosomal (EDL) causadas por la acumulación de mucopolisacáridos en los lisosomas de los huesos. Esto da lugar a anomalías óseas características que incluyen silla turca deforme y agrandada, costillas en forma de remo, clavículas y escápulas anchas, cuerpos vertebrales ovoides, pelvis estrecha, placas metafisarias anormales en huesos largos, huesos metatarsianos y desmineralización generalizada.

Gangliósidos. Presentes en los tejidos neuronales y en la retina (característica "mancha roja cereza"), los gangliósidos son componentes azucarados-lipídicos de las membranas neuronales que intervienen en la transmisión de los impulsos.

HEXA. Es una abreviatura para describir el gen HEX que codifica para la subunidad alfa hexosaminidasa A. Combinado con la subunidad HEXB, completa una enzima funcional que se encuentra en el lisosoma.

Lisosoma. Organelo que contiene enzimas (proteasa, glucosidasa, nucleasa, fosfatasa y lipasa) en un medio ácido. Es responsable de la degradación de varios productos de desecho macromoleculares celulares.

Impresión clínica

PREGUNTA: ¿cuál es su impresión clínica en este momento?

RESPUESTA: la hipotonía *in utero* es un signo ominoso. Las causas más frecuentes de hipotonía en un niño menor de 1 año deben excluirse desde el principio. Aunque el bebé parecía normal al nacer, hubo regresión de la función mental y física a partir de los 6 meses. Aunque no había signos de retraso precoz, poco después del nacimiento, la hipotonía parece ser progresiva. Además, los hallazgos de afectación de la visión y reflejos anormales apoyan un problema muscular central más que periférico. No hay hallazgos dismórficos en la exploración física, lo cual sugiere que no existe un desequilibrio cromosómico. Hay antecedentes de consanguinidad sin antecedentes familiares similares a este caso, lo que hace más probable un trastorno recesivo.

Junto con la mancha rojo cereza en el ojo y la disminución de los movimientos fetales, los trastornos por almacenamiento lisosómico ocupan el primer lugar en el diferencial. Además, la historia de regresión de los hitos y los rasgos hipotónicos en la exploración física sin dismorfismo ni vísceras agrandadas apoyan un trastorno por almacenamiento lisosómico relacionado con el metabolismo de los esfingolípidos. La ausencia de vísceras agrandadas en este niño es significativa, ya que sirve para descartar las enfermedades de Sandhoff, Gaucher y Niemann-Pick.

En este punto, se consulta a un genetista pediátrico y se solicita un análisis enzimático que revela una deficiencia de beta-hexosaminidasa A, lo que confirma el diagnóstico de enfermedad de Tay-Sachs. El análisis del ADN de la *HEXA* identifica una mutación patogénica homocigótica.

PREGUNTA: ¿cuál es la fisiopatología de las enfermedades de depósito lisosomal (EDL)?

RESPUESTA: las EDL son una familia de trastornos progresivos que resultan de la acumulación de diversos metabolitos y macromoléculas celulares en el lisosoma. El individuo es normal al nacer, tras lo cual se producen cambios degenerativos progresivos en diversos tejidos y a una edad de aparición variable. Algunas de estas enfermedades se limitan al sistema reticuloendotelial y no afectan al cerebro. Por ejemplo, según la mutación, la enfermedad de Gaucher (tipo 1) se presenta con un almacenamiento limitado a huesos, hígado y bazo, y sin deterioro cognitivo o del SNC. En cambio, las mutaciones de la enfermedad de Gaucher (tipo 2) provocan una afectación cognitiva y del SNC grave. En todos los casos, sin embargo, la persona desarrolla una variedad de productos de desecho celulares macromoleculares que deberían haber sido eliminados o reciclados ("digeridos") para evitar la alteración tóxica de la función celular a medida que se acumulan. Las macromoléculas extracelulares (productos de desecho) pueden ser fagocitadas y entregadas a la célula para su eliminación, o los productos finales intracelulares del metabolismo se manipulan dentro de la propia célula. La mutación de cualquiera de las diversas hidrolasas ácidas conduce a una acumulación de sustratos en el lisosoma ("enfermedad de almacenamiento lisosómico"). Estos productos tóxicos se acumulan en el hígado, el esqueleto y el sistema linforreticular y, a continuación, pasan a la circulación y al sistema nervioso central.

Correlación con ciencias básicas

PREGUNTA: ¿qué es un lisosoma y cómo se dirigen las proteínas lisosómicas al lisosoma?

RESPUESTA: los lisosomas contienen enzimas digestivas que son activas en el pH ácido de este organelo. La mayoría de estas enzimas es soluble y se localiza en el lumen lisosomal. Al igual que en la biogénesis de los peroxisomas, todas las proteínas lisosomales se codifican por vía nuclear. Estas enzimas lisosomales (también denominadas hidrolasas ácidas) se sintetizan en el retículo endoplásmico. Las enzimas lisosomales se dirigen al lisosoma a través de una vía dependiente de manosa 6-fosfato (M6P). En esta vía, la fracción de manosa de las enzimas lisosomales se fosforila en una reacción de dos pasos dentro del complejo de Golgi. Las enzimas lisosomales, ahora marcadas con M6P, se unen a receptores de M6P en la red trans-Golgi y se translocan al endosoma y después al lisosoma (fig. 7-10). La enzima que cataliza el primer paso de este proceso es la N-acetil-glucosamina-1-fosfotransferasa, que es defectuosa en la enfermedad de la célula I. La ausencia de esta enzima conduce a la ausencia de enzimas lisosomales en el interior de los lisosomas y a su secreción anormal a la circulación. La acumulación inadecuada de los sustratos de las enzimas lisosomales (glucosaminoglicanos, glucógeno, esfingolípidos) da lugar a toxicidad celular, que a menudo provoca la muerte en la primera década de vida. La enfermedad de células I y el síndrome de Hurler, uno de una familia de trastornos con una deficiencia de enzimas lisosomales necesarias para degradar los glucosaminoglicanos, comparten muchas de las características clínicas y radiográficas, pero la enfermedad de células I se presenta antes (fig. 7-11). La enfermedad de células I afecta a múltiples tejidos, como el esqueleto, el SNC, el músculo y, en particular, el corazón.

PREGUNTA: ¿cuáles son los sustratos de las enzimas lisosomales? ¿Cuál es la base bioquímica de los trastornos por almacenamiento lisosómico?

RESPUESTA: existen al menos 50-60 hidrolasas ácidas en los lisosomas. La clasificación de los trastornos por almacenamiento lisosómico se realiza en gran medida en función del tipo de sustratos que se acumulan. Estos sustratos son los esfingolípidos, los mucopolisacáridos y el glucógeno. En el resto del capítulo, se describen en primer lugar las funciones normales de estas clases de moléculas, seguidas de los trastornos por almacenamiento lisosómico relacionados.

Esfingolípidos y esfingolipidosis. Los lípidos son un grupo heterogéneo de moléculas hidrófobas. Los principales tipos de lípidos del organismo son las lipoproteínas, los triacilgliceroles y los lípidos de membrana. Los lípidos son una importante fuente de energía para el organismo, así como moléculas funcionales dentro del cuerpo. Algunos ejemplos son las vitaminas liposolubles, las prostaglandinas y las hormonas esteroideas. También sirven como moléculas estructurales al proporcionar una barrera hidrofóbica que sirve como "compartimentos" para separar los mate-

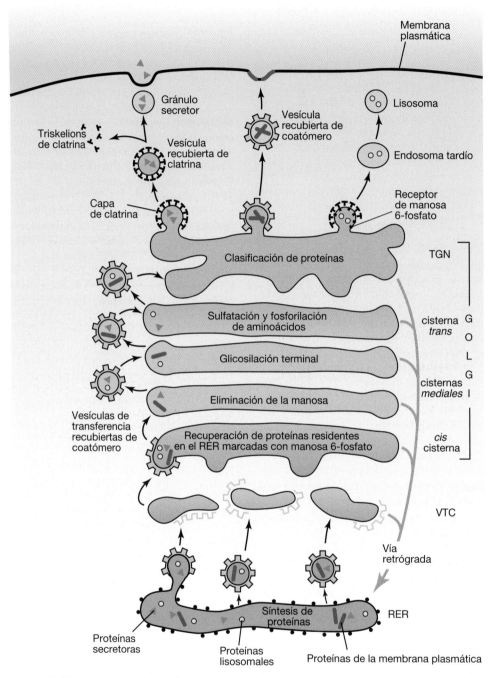

FIGURA 7-10 Biosíntesis de proteínas lisosomales y tráfico de estas mediante el transporte intracelular del receptor de manosa-6-fosfato (M6P). (De Gartner LP, Hiatt JL. *Cell Biology and Histology.* 7th ed. Wolters Kluwer Health; 2015, figura 3-14.)

riales del entorno muy hidrofílico de nuestro cuerpo.

Los lípidos pueden clasificarse como glicerolípidos o esfingolípidos, según su columna vertebral estructural. La figura 7-12 muestra la clasifica-

ción de los lípidos. Este capítulo se centra en los esfingolípidos. La columna vertebral de los esfingolípidos es la esfingosina, un aminoalcohol. Esto contrasta con los glicerofosfolípidos, que tienen un esqueleto de glicerol.

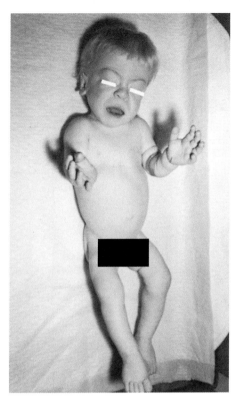

FIGURA 7-11 Enfermedad de células I que muestra macrocefalia con rasgos faciales toscos, deformidades esqueléticas y hepatoesplenomegalia. (De Mcmillan JA, Oski FA. *Oski's Pediatrics: Principles & Practice.* Lippincott Williams & Wilkins; 2006, figura 389-17.)

Esfingofosfolípidos. La esfingomielina es un ejemplo de esfingofosfolípido corporal que desempeña un papel integral en el sistema nervioso. Como demuestra su nombre, la esfingomielina es un componente importante de las fibras nerviosas de mielina que permiten una rápida conducción de las señales eléctricas dentro del cuerpo. La vía de degradación de la esfingomielina se consigue mediante la esfingomielinasa y la ceramidasa. Las deficiencias de estas dos enzimas son responsables de la Niemann-Pick y de otra enfermedad rara de almacenamiento lisosómico.

Glucoesfingolípidos. Son otro tipo de esfingolípidos que contienen tanto hidratos de carbono como lípidos y suelen encontrarse en la membrana extracelular y desempeñan papeles importantes en las interacciones celulares. Existen cuatro tipos de glucoesfingolípidos: los cerebrósidos, los sulfátidos, los globósidos y los gangliósidos. La degradación de los glucolípidos sigue el formato clásico de "último en entrar, primero en salir", en el que las unidades se eliminan de modo secuencial de la gran cadena de glucolípidos para volver por último al punto de partida de la ceramida. Las deficiencias en las enzimas lisosómicas que degradan las porciones de carbohidratos de varios glicoesfingolípidos son responsables de varias enfermedades de almacenamiento lisosómico.

Esfingolipidosis. Las enfermedades por almacenamiento de lípidos lisosomales se conocen como esfingolipidosis; estos trastornos suelen afectar a la función neuronal debido al efecto tóxico de los sustratos acumulados. La figura 7-13 muestra una vía común para la descomposición de los esfingolípidos.

Las deficiencias en cualquier enzima dentro de esta vía de degradación conducen a la acumulación de compuestos que son tóxicos para diversos tejidos (tabla 7-9).

Los trastornos por esfingolipidosis son progresivos; aunque muchos son mortales en la infancia, se observa una amplia variabilidad fenotípica que conduce a la designación de diferentes tipos clínicos, como los tipos A y B en la enfermedad de Niemann-Pick. Las esfingolipidosis son enfermedades autosómicas recesivas, excepto la enfermedad de Fabry, que está ligada al cromosoma X. La incidencia de las esfingolipidosis es baja en la mayoría de las poblaciones, excepto en el caso de las enfermedades de Niemann-Pick, Gaucher y Tay-Sachs, que muestran una alta frecuencia en la población judía asquenazí.

Un problema de degradación de los esfingofosfolípidos: la enfermedad de Niemann-Pick: esta enfermedad está causada por la deficiencia de esfingomielinasa, lo que da lugar a una acumulación de esfingomielina a niveles tóxicos que provoca graves daños neurológicos, agrandamiento del hígado y muerte prematura. La acumulación de lípidos dentro del lisosoma da a las células un aspecto "espumoso". Los síntomas dependen de dónde se acumule la esfingomielina. Aunque la esfingomielina es importante para la mielinización de las fibras nerviosas, el sistema monocito-macrófago es el lugar de mayor almacenamiento de esfingomielina. Los macrófagos del bazo y el hígado se ven afectados en especial, lo que provoca una hepatoesplenomegalia que puede causar distensión abdominal. En el cerebro, la acumulación puede causar diversos déficits neurológicos, como ataxia, disartria, distonía, discapacidad intelectual y convulsiones. Alrededor de 50% de los niños presenta una mancha "rojo cereza" observada en el examen oftalmológico sin pérdida visual. La gravedad

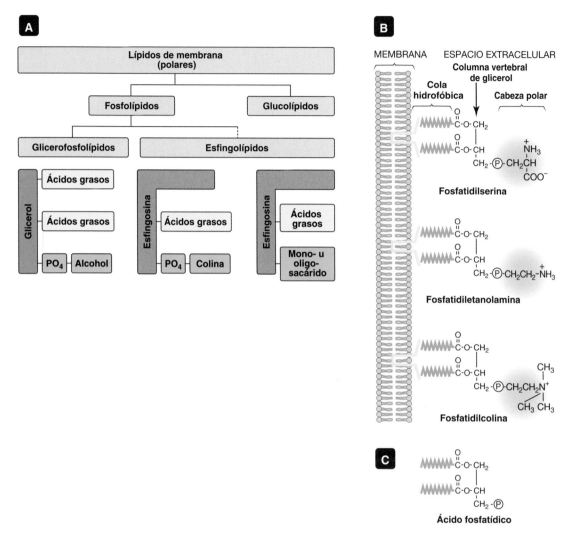

FIGURA 7-12 A-C. Clasificación de los lípidos. (Tomada de Abali EE, Cline SD. *Lippincott Illustrated Reviews: Biochemistry.* Lippincott Williams & Wilkins; 2021. Asset: Abali-ch017-image001.jpg.)

de la enfermedad depende de la actividad restante de la enzima esfingomielinasa. La enfermedad de Niemann-Pick de tipo A tiene una mayor incidencia entre los judíos asquenazíes y es la forma más grave de la enfermedad, que provoca la muerte durante la infancia. La enfermedad de Niemann-Pick de tipo B es menos grave y la esperanza de vida se prolonga hasta la edad adulta.

Glicoespingolipidosis. Enfermedad de Gaucher, leucodistrofia metacromática, enfermedad de Fabry, enfermedad de Krabbe y enfermedad de Tay-Sachs.

Enfermedad de Gaucher. Es un trastorno autosómico recesivo causado por una deficiencia de beta-glucocerebrosidasa que conduce a una acumulación masiva de glucosilceramida en los macrófagos. Los lisosomas son fundamentales para la función de los macrófagos, que engullen

y digieren los restos celulares utilizando sus lisosomas. Por lo tanto, la enfermedad de Gaucher es el prototipo de un trastorno por almacenamiento de macrófagos. Este trastorno afecta a la médula ósea, ya que en ella se producen macrófagos; al hígado, puesto que contiene una subpoblación de macrófagos llamada células de Kupffer; a los pulmones, ya que sus alveolos contienen macrófagos para prevenir infecciones, y al bazo y al cerebro, que contienen una copiosa cantidad de sangre con macrófagos. Esto, a su vez, da lugar a un agrandamiento del hígado, esplenomegalia masiva, linfadenopatía difusa y pancitopenia que a menudo se confunde al inicio con un trastorno hematológico más común. Dado que los macrófagos son incapaces de eliminar los lípidos dentro de sus lisosomas, los lípidos se acumulan en ellos dando el característico aspecto "arrugado" o de

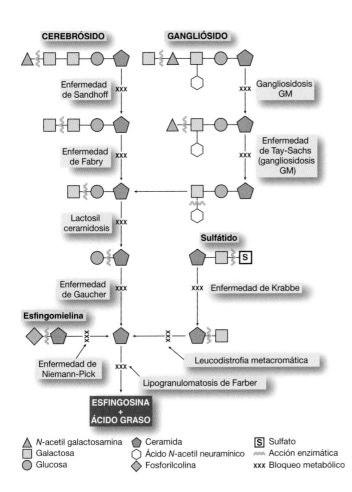

FIGURA 7-13 Degradación de esfingolípidos y trastornos de almacenamiento lisosómico relacionados. (Tomada de Rubin E, Reisner HM. *Principles of Rubin's Pathology*. Lippincott Williams & Wilkins; 2018. Asset: Rubin-ch005-image021.jpg.)

papel de seda. Estas células se conocen como "células de Gaucher" (fig. 7-14). Los osteoclastos del hueso también se ven afectados, ya que la actividad del lisosoma es crítica para su función, lo que provoca anomalías esqueléticas y fracturas patológicas. Sin embargo, como no afecta al SNC, los pacientes sobreviven hasta la edad adulta, aunque con una longevidad algo reducida. El diagnóstico puede hacerse con la medición de la actividad de la glucocerebrosidasa en leucocitos periféricos junto con la histología que revela "células de Gaucher". En la actualidad se dispone de tratamiento con glucocerebrosidasa recombinante intravenosa.

Leucodistrofia metacromática. También se trata de un trastorno autosómico recesivo causado por una deficiencia de arilsulfatasa. La deficiencia de arilsulfatasa provoca la acumulación de sulfato de cerebrósido. Esta acumulación es en especial prevalente en las células del sistema nervioso. Los signos característicos de la leuco-

distrofia metacromática pueden incluir ataxia, neuropatía periférica y demencia. La forma más común de la enfermedad aparece alrededor de los 2 años, pero otras variantes pueden no presentarse hasta la adolescencia.

Enfermedad de Fabry. A diferencia de otras esfingolipidosis, es un trastorno ligado al cromosoma X debido a una deficiencia de la enzima alfa-galactosidasa A que conduce a una acumulación de globotriaosilceramida. La acumulación de este material en las neuronas provoca dolor neuropático periférico, y en la vasculatura, manifestaciones isquémicas; sin embargo, el cerebro no se ve afectado. Los síntomas son progresivos como en las otras EDL. Estos síntomas incluyen acroparestesias, dolor en todo el cuerpo, insuficiencia renal, cardiomiopatía, hipertensión y fatiga grave. Los hallazgos cutáneos únicos incluyen angioqueratomas (lesiones cutáneas benignas de los capilares) y anhidrosis (falta de sudoración) o hiperhidrosis (sudoración excesiva). Se dispone

TABLA 7-9 Trastornos por almacenamiento lisosómico

Clasificación	Nombre	Enzima	Molécula acumuladora	Modo de herencia	Características principales
Glicoespingolipidosis	Enfermedad de Gaucher	Glucocerebrosidasa	Glucocerebrósidos	Deficiencia autosómica recesiva	Hepatoesplenomegalia; acumulación de macrófagos en hígado, bazo, médula ósea, macrófagos con aspecto de papel arrugado, anemia, trombocitopenia, dolor óseo, epistaxis, deformidad en matraz de Erlenmeyer del fémur distal; compatible con la vida
	Enfermedad de Niemann-Pick	Esfingomielinasa	Esfingomielina	Deficiencia autosómica recesiva	Hepatoesplenomegalia, aspecto burbujeante de los macrófagos, acumulación de esfingomielina en el cerebro y los GR, retraso mental, espasticidad, convulsiones, ataxia, mácula de color rojo cereza según la gravedad de la enfermedad, mortal en los primeros años de vida si la actividad enzimática es muy baja
	Enfermedad de Tay-Sachs	Hexosaminidasa A	Gangliósidos GM2	Deficiencia autosómica recesiva	Debilidad y flacidez muscular; neurodegeneración, retraso del desarrollo, ceguera, mancha macular rojo cereza, ausencia de hepatoesplenomegalia, lisosomas en piel de cebolla se da en judíos asquenazíes de Europa del Este; mortal a edad temprana
	Leucodistrofia metacromática	Arilsulfatasa A	Sulfátidos	Deficiencia autosómica recesiva	Desmielinización; pérdida de las funciones cognitivas y motoras, disminución intelectual del rendimiento escolar, ataxia, hiporreflexia, convulsiones; demencia
	Enfermedad de Krabbe	Galactocerebrosidasa	Galactocerebrósidos	Deficiencia autosómica recesiva	La desmielinización provoca espasticidad, neurodegeneración rápida; hipertonía, hiperreflexia que conduce a una postura descerebrada, atrofia óptica que provoca ceguera, sordera; grandes cuerpos globoides en la materia gris cerebral
	Enfermedad de Fabry	Alfa-galactosidasa	Ceramida trihexósidos	Deficiencia recesiva ligada al cromosoma X	Parestesia en extremidades por neuropatía periférica, angioqueratomas, cataratas, infarto isquémico de riñón, corazón y cerebro, muerte por insuficiencia renal o cardiaca
Mucopolisacaridosis	Síndrome de Hurler	Alfa-L-iduronidasa	Heparán sulfato, dermatán sulfato	Deficiencia autosómica recesiva	Deformidades esqueléticas como tosquedad de los rasgos faciales con microglosia, micrognatia, enanismo, opacidad corneal, hepatoesplenomegalia, cardiomiopatía, retraso mental, muerte antes de la pubertad
	Síndrome de Hunter	Iduronato sulfatasa	Heparán sulfato, dermatán sulfato	Deficiencia recesiva ligada al cromosoma X	Similar a Hurler pero más leve que Hurler sin opacidad corneal
	Síndrome de Sanfilippo	Tipo A heparán sulfatasa tipo B N-acetilglucosaminidasa	Heparán sulfato	Deficiencia autosómica recesiva	Afecta sobre todo al sistema nervioso central; los hallazgos somáticos son más leves en comparación con los síndromes de Hunter y Hurler
Glucogenosis	Enfermedad de Pompe	Alfa-glucosidasa	Glucógeno	Deficiencia autosómica recesiva	Acumulación de glucógeno en hígado y músculo estriado, cardiomegalia, muerte por insuficiencia cardiaca antes de los 3 años de edad

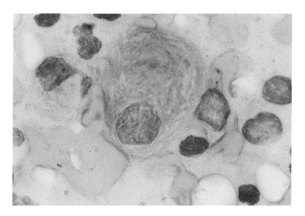

FIGURA 7-14 Morfología típica de una célula de Gaucher llena de lípidos anormales que dan la apariencia de papel de seda arrugado o un aspecto arrugado. Obsérvese que el núcleo excéntrico es empujado hacia un lado por los lípidos. (De Anderson SC, Poulsen KB. *Atlas de hematología.* Lippincott Williams & Wilkins; 2003.)

de un ensayo enzimático para medir los niveles de la enzima deficiente cuando se sospecha el diagnóstico. En la actualidad se dispone de terapia de sustitución enzimática (aunque es cara) y puede ayudar a prolongar la vida. Las complicaciones cardiacas son la principal causa de muerte en pacientes con enfermedad de Fabry.

Enfermedad de Krabbe. Otro trastorno neurodegenerativo autosómico recesivo poco frecuente. Los rasgos distintivos de la enfermedad de Krabbe son la pérdida de mielina y la presencia de cuerpos globoides en la sustancia blanca. Estos cambios estructurales se deben a la deficiencia de la enzima β-galactocerebrosidasa lisosomal. Sin esta enzima, el organismo no puede descomponer la mielina con éxito, lo que da lugar a una serie de síntomas neurológicos. La enfermedad de Krabbe se presenta en el primer año de vida con un deterioro neurológico progresivo grave, opistótono e irritabilidad.

Enfermedad de Tay-Sachs. La gangliosidosis es una subcategoría de las esfingolipidosis que contiene dos tipos de trastornos por almacenamiento de lípidos: la gangliosidosis GM1 y la gangliosidosis GM2. La enfermedad de Tay-Sachs, una gangliosidosis GM2, es causada por una deficiencia enzimática de beta-hexosaminidasa A que da lugar a un deterioro motor y neurológico progresivo grave en el lactante pequeño. La herencia es autosómica recesiva y tiene una mayor prevalencia en la población judía asquenazí. Los síntomas comienzan cuando se acumulan cantidades nocivas de gangliósidos en las neuronas, lo que explica por qué los pacientes pueden ser inicialmente asintomáticos. Con el tiempo, los pacientes desarrollan una disfunción neurológica progresiva que incluye tono muscular deficiente, convulsiones, nistagmo, ataxia, hiperreflexia, reflejos patológicos y pérdida de visión.

En el examen ocular puede observarse una "mancha rojo cereza" (aunque no es diagnóstica). Una forma sencilla de recordar las EDL que muestran una "mancha rojo cereza" es la siguiente: tanto Tay-Sachs como Niemann-Pick tienen un guion, igual que la frase "rojo cereza".

Mucopolisacáridos/glucosaminoglicanos. Los mucopolisacáridos suelen conocerse mejor como glucosaminoglicanos, que son una familia de polímeros lineales compuestos de subunidades disacáridas repetitivas. La unidad de repetición de disacáridos consta de un azúcar amino y un azúcar ácido. Los glucosaminoglicanos se sintetizan mediante la adición secuencial de azúcares ácidos y aminoácidos alternados. Algunos de los azúcares se modifican mediante esterificación con sulfato. Los glucosaminoglicanos tienen una combinación de carga negativa de muy alta densidad debido al sulfato y a los grupos carboxilato del ácido glucurónico. Cuando están unidos a proteínas, los glucosaminoglicanos se conocen como proteoglicanos. Para minimizar las fuerzas de repulsión de los grupos cargados vecinos, estas moléculas adoptan una conformación extendida en solución. En consecuencia, los glucosaminoglicanos son moléculas largas, delgadas e hidratadas con una viscosidad muy alta y pueden actuar como cojines cuando existen fuerzas de compresión.

Existen seis tipos de glucosaminoglicanos; sus estructuras difieren en la composición monomérica, el tipo de enlace glucosídico y el grado y la ubicación de los grupos sulfato. La distribución tisular de cada glucosaminoglicano varía. Mientras que el queratán sulfato predomina en el cartílago, la córnea y los discos intervertebrales, el dermatán sulfato se encuentra en el corazón, los vasos sanguíneos y la piel. Por otro lado, el heparán sulfato es un componente del pulmón, las arterias y las superficies celulares. Es importante recordar la distribución tisular de estos glucosaminoglicanos ya que los trastornos en su degradación pueden mostrar fenotipos clínicos paralelos.

Mucopolisacaridosis (MPS). Las mucopolisacaridosis son las más comunes entre los trastornos por almacenamiento lisosómico y se caracterizan por la acumulación de glucosaminoglicanos en diversos tejidos debido a una deficiencia de cualquiera de las hidrolasas lisosómicas normalmente implicadas en la degradación del heparán sulfato o dermatán sulfato o ambos (tabla 7-9).

Las enfermedades que se tratan en este capítulo son las más comunes entre las mucopolisacaridosis: síndromes de Hunter, Hurler y Sanfilippo (fig. 7-15). Estos pacientes experimentan de manera progresiva deformidades esqueléticas y de la matriz extracelular, y retraso mental. Todas son enfermedades autosómicas recesivas excepto el síndrome de Hunter, que está ligado al cromosoma X. La degradación incompleta de los glucosaminoglicanos da lugar a su acumulación en la orina, que puede utilizarse como herramienta para el diagnóstico. La confirmación del diagnóstico se consigue con la medición del nivel celular de hidrolasas lisosomales del paciente. Los trasplantes de médula ósea y sangre de cordón umbilical se han utilizado para tratar los síndromes de Hurler y Hunter. En estos casos, los macrófagos trasplantados producen las enzimas necesarias para degradar los glucosaminoglicanos en el espacio extracelular. En la actualidad se dispone de terapia de sustitución enzimática para ambos síndromes.

Síndrome de Hurler. Este trastorno es causado por un defecto en la alfa-L-iduronidasa. Como resultado, tanto el heparán sulfato como el dermatán sulfato son las sustancias que se acumulan. Los rasgos característicos de la enfermedad incluyen engrosamiento de los rasgos faciales, opacidad corneal y hepatoesplenomegalia, y aparecen alrededor de los 2 años de edad en los individuos afectados (fig. 7-16). Debido al espesamiento de las secrecio-

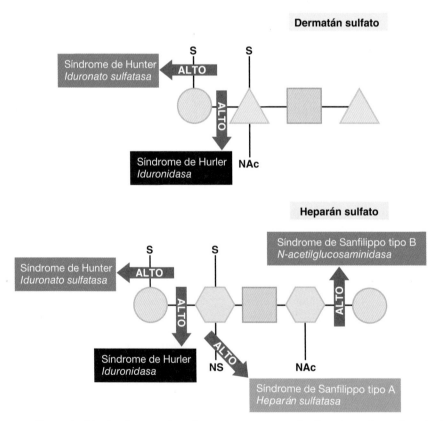

FIGURA 7-15 Degradación de glucosaminoglicanos y trastornos de almacenamiento lisosómico relacionados. Cada forma geométrica representa un azúcar o azúcares ácidos. Por ejemplo, la deficiencia de iduronidasa conduce a la acumulación tanto de dermatán como de heparán sulfato. Sin embargo, la deficiencia de heparán sulfatasa conduce a la acumulación de heparán sulfato.

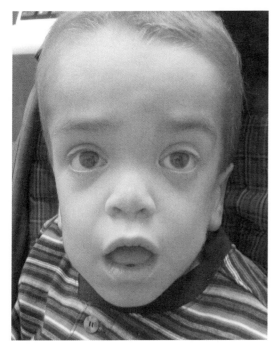

FIGURA 7-16 Características clave del síndrome de Hurler con puente nasal deprimido, boca abierta, hipertelorismo y orejas grandes. (De Sabella C, Cunningham RJ, Cleveland Clinic Foundation. *The Cleveland Clinic Intensive Review of Pediatrics.* 5th ed. Wolters Kluwer; 2017, figura 41-2.)

nes respiratorias, los individuos con síndrome de Hurler son propensos a infecciones recurrentes. Los pacientes con síndrome de Hurler tienen una esperanza de vida muy corta, por lo que a menudo fallecen antes de cumplir los 10 años.

Síndrome de Hunter. Es causado por un defecto en la iduronato sulfatasa. Al igual que en el síndrome de Hurler, tanto el heparán sulfato como el dermatán sulfato son las sustancias que se acumulan. A diferencia del síndrome de Hurler, el síndrome de Hunter se hereda con un patrón recesivo ligado al cromosoma X. Además, el síndrome de Hunter suele aparecer más tarde en la vida que el síndrome de Hurler y no presenta opacidad corneal como característica cardinal. Las características clave del síndrome de Hunter incluyen discapacidad intelectual, rasgos faciales toscos y baja estatura.

Síndrome de Sanfilippo. Es el resultado de una deficiencia de las enzimas que degradan el heparán sulfato. La acumulación anormal de heparán sulfato afecta sobre todo al sistema nervioso central. Los hallazgos somáticos son más leves en comparación con los síndromes de Hunter y Hur-

ler; además, a diferencia de estos, los síntomas del síndrome de Sanfilippo empiezan a manifestarse más tarde, entre los 3 y los 6 años.

Glucogenosis y enfermedad de Pompe. El glucógeno es un polímero ramificado de moléculas de glucosa unidas con enlaces alfa 1,4 y alfa 1,6. En contraste con las otras enzimas de degradación del glucógeno, la alfa-glucosidasa ácida, también conocida como alfa 1,4-glucosidasa ácida o maltasa ácida, es una enzima lisosomal. Se trata de una vía menor de degradación del glucógeno y solo representa 2% de la degradación total del glucógeno. La enfermedad de Pompe es el resultado de una deficiencia de esta enzima. Esta enfermedad es el único trastorno por almacenamiento lisosómico que también se clasifica como trastorno por almacenamiento de glucógeno: enfermedad por almacenamiento de glucógeno (tipo II). A diferencia de los otros trastornos por almacenamiento de glucógeno, la enfermedad de Pompe no provoca hipoglucemia. Más bien, causa cardiomegalia, hipotonía y hepatomegalia (tabla 7-9). Las biopsias de músculo e hígado revelan un agrandamiento lisosómico intracitoplasmático debido a la acumulación de glucógeno. Existen dos formas de la enfermedad. En su expresión más grave en el lactante, la cardiomiopatía hipertrófica y la debilidad muscular conducen a la muerte precoz a los 2 años de vida. En una forma más leve, la miopatía muscular esquelética avanza con lentitud progresiva y conduce a la discapacidad en adultos, y a la reducción de la esperanza de vida debido a la insuficiencia respiratoria; sin embargo, la disfunción del músculo cardiaco es leve. Existe una terapia enzimática aprobada para la enfermedad de Pompe que ha prolongado la esperanza y la calidad de vida en ambas formas.

Resolución del caso

Es lamentable que no exista un tratamiento eficaz para la enfermedad de Tay-Sachs y solo pueden ofrecerse cuidados de apoyo a este niño. Es previsible que fallecerá antes del segundo año de vida.

Conceptos de alto rendimiento

1. La enfermedad por almacenamiento lisosómico describe una familia de trastornos caracterizados por anomalías cromosómicas que dan lugar a defectos enzimáticos. Estas enzimas son responsables de la degradación de una serie de macromoléculas.

2. El depósito excesivo del sustrato en diversos tejidos se vuelve tóxico para las células. La presentación clínica refleja el órgano en el que se acumula el metabolito tóxico, por ejemplo, los macrófagos del sistema hematopoyético en la enfermedad de Gaucher. No obstante, el individuo puede vivir hasta la edad adulta en función de la actividad restante de la enzima. En la mayoría de los demás trastornos, el sustrato es tóxico, en especial para el sistema nervioso, lo que provoca un deterioro cognitivo y motor.

PREGUNTAS DE REPASO

1. A un recién nacido de 3 meses se le diagnostica fenilcetonuria al nacer mediante pruebas genéticas. Se han llevado a cabo alteraciones dietéticas y, sin embargo, los niveles de fenilalanina no responden de modo favorable. ¿Cuál de las siguientes es la explicación **menos** probable para estos resultados?

   A. Los padres no cumplen la dieta.
   B. Existe una deficiencia de fenilalanina hidroxilasa.
   C. El reciclaje de BH_4 está alterado debido a un defecto en la dihidrobiopterina reductasa.
   D. El nivel de fenilalanina disminuye en el cerebro, lo que provoca un defecto en la neurotransmisión.

2. Un chico de 14 años nota una debilidad repentina en el brazo izquierdo al despertarse por la mañana. Acude al servicio de urgencias, donde se le realiza una resonancia magnética que demuestra el hallazgo de una trombosis cerebral media derecha. No hay antecedentes familiares de coagulopatía y el perfil de coagulación es normal. Recibe un tratamiento agresivo con un agente trombolítico y recupera la función en los 2 meses siguientes. Sus médicos sospechan que se trata de un error congénito del metabolismo y, como tal, ¿qué deficiencia enzimática sería la más probable?

   A. Cistationina beta sintasa
   B. Fenilalanina hidroxilasa

C. Maltasa ácida
D. Propionil CoA carboxilasa

3. Una niña de 14 meses está siendo evaluada por debilidad muscular progresiva. En el curso de esta evaluación, sufre una convulsión que llama la atención del neonatólogo. Al recuperar la consciencia, se observa que tiene nistagmo, hiperreflexia exagerada y una mancha cereza en el examen de la retina. ¿Cuál de los siguientes es el diagnóstico de trabajo más probable?

   A. Enfermedad de Fabry
   B. Enfermedad de Gaucher
   C. Enfermedad de Zellweger
   D. Enfermedad de Tay-Sachs

4. Un niño en periodo neonatal presenta hipotonía y dificultad para ingerir alimentos y tiene una convulsión. En la exploración física se observan rasgos faciales dismórficos y hepatomegalia. Los resultados de laboratorio muestran niveles elevados de ácidos grasos de cadena muy larga. ¿Cuál de los siguientes defectos es la explicación más probable de los síntomas observados y de los resultados de laboratorio?

   A. Fenilalanina hidroxilasa
   B. Gen PEX
   C. Hexosaminidasa A
   D. Galactocerebrosidasa

5. Un lactante de 10 días ingresa a la unidad de cuidados intensivos neonatales con letargia, dificultades para alimentarse y disminución del tono muscular. Está afebril y en la exploración física se aprecia hepatomegalia. Se encuentra acidótico e hipoglucémico y tiene un nivel de amoniaco sérico muy elevado. Se observan niveles anormales de carnitina sérica y ácidos orgánicos en la orina. El BUN está elevado. Las imágenes de la cabeza revelan anomalías estructurales. ¿Cuál de los siguientes es el diagnóstico de trabajo más probable?

   A. Enfermedad por almacenamiento de glucógeno
   B. Trastorno lisosómico
   C. Acidemia propiónica
   D. Trastorno peroxisomal

6. Un niño de 6 años es llevado al médico por su madre. El niño tiene un dolor insoportable y no le permite mover la pierna cuando se intenta examinarlo. El examen físico muestra hepatomegalia y de los estudios de laboratorio se obtienen:

Hemoglobina: 5.7 (normal 13-15 g/dL)

Hematocrito: 17.1 (normal 39-45%)

Leucocitos: 1 300 (normal 4 000-12 000/mm^3)

Plaquetas: 52 000 (normal 150 000-450 000/mm^3)

El frotis del aspirado de médula ósea muestra macrófagos con aspecto de papel de seda arrugado. ¿Es muy probable que este paciente tenga una acumulación de cuál de los siguientes sustratos?

A. Ceramida
B. Gangliósidos GM2
C. Esfingomielina
D. Glucocerebrósidos

7. Una niña de 2 años acude al médico por retraso del crecimiento. Se le diagnosticó fenilcetonuria en un tamizaje neonatal rutinario. Su peso y su talla están muy por debajo de lo normal para su edad. Sigue una dieta baja en fenilalanina. Su concentración plasmática de fenilalanina está dentro del rango de referencia. El siguiente paso más apropiado es medir la concentración de ¿cuál de los siguientes elementos en el plasma?

A. Arginina
B. Homocisteína
C. Tirosina
D. Cisteína

8. Un lactante de 7 días presenta mala alimentación, letargo, vómito después de comer y convulsiones. Los resultados de laboratorio muestran acidosis, carnitina baja y niveles elevados de glicina tres 3 carbonos. ¿Cuál de las siguientes enzimas es más probable que sea deficiente en este lactante?

A. Cetoácido deshidrogenasa de cadena ramificada
B. Fenilalanina hidroxilasa
C. Propionil-CoA carboxilasa
D. Cistationina sintasa

9. Un lactante de un mes acude a urgencias por hipotonía y retraso del crecimiento. La exploración física muestra una frente alta, pliegues oculares anormales, lóbulos de las orejas deformados y hepatomegalia. El análisis del suero muestra niveles elevados de las proporciones de ácidos grasos de 26 carbonos con respecto a los ácidos grasos de 22 carbonos, ácido fitánico y ácido pristánico. ¿Cuál de las siguientes enfermedades es la causa más probable de estos hallazgos clínicos?

A. Enfermedad Refsum
B. Síndrome de Zellweger
C. Leucodistrofia metacromática
D. Adrenoleucodistrofia ligada al cromosoma X

10. Un varón de 4 años es llevado al médico por su madre para que evalúe un retraso en su desarrollo. La madre está preocupada porque tiene dificultades para subir las escaleras y sigue teniendo dificultades para utilizar utensilios. Habla en frases con pocas palabras. La historia clínica revela un nacimiento sin complicaciones y el logro de los hitos del desarrollo hasta los 6 meses de edad. En la exploración, es un niño de piel clara y bajo peso para su edad, de estatura alta, pero sin trastornos agudos. El examen oftalmológico muestra luxación del cristalino. Los resultados de laboratorio muestran niveles elevados de metionina sérica. ¿Cuál de los siguientes suplementos es la intervención **MENOS** probable para mejorar el pronóstico del paciente?

A. Vitamina B$_6$
B. Vitamina B$_{12}$
C. Biotina
D. Betaína

RESPUESTAS

1. D es correcta. En la PKU ocurre lo contrario, ya que el exceso de fenilalanina que atraviesa la barrera hematoencefálica es neurotóxico.

A es incorrecta. Sería muy difícil aceptar que los padres de un bebé de 3 meses no cumplieran las normas, pero puede ocurrir.

B es incorrecta. Esta es la deficiencia enzimática en la PKU clásica, pero aun así algunos niños no responden a la restricción dietética.

C es incorrecta. Mientras que el defecto genético típico es una deficiencia de HAP, en una fracción muy pequeña de pacientes con PKU existe un defecto en el reciclaje o la producción de BH_4. La BH_4 también interviene en la hidroxilación de la tirosina y el triptófano. Por lo tanto, el niño no responderá solo a la terapia dietética, sino que también deberá recibir suplementos de BH_4.

2. A es correcta. Se trata de homocistinuria y, en una forma más leve, el paciente puede llegar a la adolescencia o al inicio de la edad adulta presentando lo que parecería ser un evento trombótico. Este hallazgo patológico, aunque tardío en el curso habitual de la homocistinuria, es bastante precoz en la historia natural de la ASVD, presentándose después de la quinta década de vida. Esta trombosis se debería a un nivel crónicamente elevado de homocisteína. Este hallazgo debe distinguirse del nivel elevado de homocisteína en adultos que se considera un factor de riesgo para la ASVD (homocisteinemia).

B es incorrecta. La deficiencia de fenilalanina hidroxilasa es la causa de la fenilcetonuria y no provoca trombosis.

C es incorrecta. La deficiencia de maltasa ácida es la causa de la enfermedad de Pompe, y su presentación cardinal es la cardiomegalia.

D es incorrecta. La deficiencia de propionil CoA carboxilasa es la causa de la aciduria propiónica, que se presenta con aciduria, cetosis e hiperglucinemia.

3. D es correcta. Esta niña padece la enfermedad de Tay-Sachs, que se manifiesta por una mancha rojo cereza en la mácula, lisosomas en piel de cebolla, y retraso progresivo del desarrollo, así como pérdida de habilidades motoras. Se debe a una deficiencia de beta-hexosaminidasa A.

A es incorrecta. Aunque muchas de las esfingolipidosis parecen similares en su presentación clínica, la enfermedad de Fabry está ligada al cromosoma X, por lo que es menos probable que la paciente sea una mujer, y no da síntomas en el SNC. Se debe a una deficiencia de alfa-galactosidasa.

B es incorrecta. La enfermedad de Gaucher es otra de las EDL. La enfermedad de Gaucher es una enfermedad de almacenamiento lisosómico causada por un defecto en la glucocerebrosidasa, que provoca una acumulación de glucocerebrósido. A nivel clínico, se caracteriza por hepatoesplenomegalia, dolor óseo debido a necrosis aséptica y pancitopenia, una deficiencia en células de todas las líneas sanguíneas.

C es incorrecta. La hipotonía y la disfunción del SNC también se observan en los trastornos por almacenamiento peroxisomal, pero la presencia de una mancha color rojo cereza en la mácula en este caso lo descarta. Los trastornos por almacenamiento peroxisomal se deben a la deficiencia de los genes PEX.

4. B es correcta. Los síntomas apuntan al síndrome de Zellweger, que se caracteriza por rasgos faciales dismórficos, hepatomegalia e hipotonía profunda. Se debe a la pérdida completa de peroxisomas que conduce a la acumulación de ácidos grasos de cadena muy larga (AGCLP). El análisis de los genes PEX confirma el diagnóstico de trastorno de la biogénesis peroxisomal.

A es incorrecta. La fenilalanina hidroxilasa es la enzima defectuosa en la fenilcetonuria. Aunque provoca un retraso del desarrollo, el hallazgo de laboratorio es la acumulación de fenilpiruvato y fenilacetato en la orina, lo que imparte un olor "ratonil" a la orina.

C es incorrecta. La deficiencia de hexosaminidasa A causa la enfermedad de Tay-Sachs, que también presenta retrasos en el desarrollo pero también se caracteriza por una mancha rojo cereza en la mácula y lisosomas de piel de cebolla.

D es incorrecta. La deficiencia de galactocerebrosidasa causa la enfermedad de Krabbe, que cursa con síntomas como hipotonía y disminución de los reflejos. Un síntoma notable y característico de la enfermedad de Krabbe es la atrofia óptica, la muerte de las células ganglionares de la retina, que conduce a la ceguera.

5. C es correcta. La rápida aparición de letargia, debilidad muscular y dificultad para nutrirse, junto con hipoglucemia, acidosis y aminoácidos en la orina, apoyan el diagnóstico de acidemia propiónica.

A es incorrecta. Aunque la hipoglucemia es un hallazgo cardinal y la hepatomegalia se observa en enzimas hepáticas como las deficiencias de glucosa-6-fosfatasa y glucógeno fosforilasa, no apoyaría el hallazgo de aminoácidos en la orina.

B es incorrecta. La hiperamonemia descarta cualquiera de los trastornos por almacenamiento lisosómico.

D es incorrecta. Muchas de las características de los trastornos peroxisomales, siendo el de Zellweger el más común, también encajan con estos síntomas de presentación, incluyendo dificultades de alimentación, tono muscular hipotónico, hepatomegalia, hipoglucemia y acidosis. Se observan anomalías estructurales cerebrales. Sin embargo, los hallazgos de anomalías de aminoácidos en suero y orina y los bajos niveles séricos de carnitina inclinan el diagnóstico hacia la acidemia propiónica.

6. D es correcta. La enfermedad de Gaucher es una enfermedad autosómica recesiva causada por un defecto en la glucocerebrosidasa y que es clásico que se presente con dolor óseo, pancitopenia y hepatoesplenomegalia. Se dice que las células de Gaucher que se observan en el microscopio están rellenas de "papel tisú" y son características de esta enfermedad. La enfermedad de Gaucher es más frecuente en pacientes de ascendencia judía asquenazí.

   A es incorrecta. La ceramida es el producto de la glucocerebrosidasa que es defectuosa en la enfermedad de Gaucher; por lo tanto, la ceramida está en niveles bajos en esta enfermedad. La acumulación de ceramida se produce en la enfermedad de Farber. Los hallazgos presentados en este caso no coinciden con los rasgos distintivos observados en la enfermedad de Farber.

   B es incorrecta. La acumulación de GM2 se produce en la enfermedad de Tay-Sachs, que cursa con problemas neurológicos debidos a la destrucción de neuronas en el cerebro y la médula espinal.

   C es incorrecta. La esfingomielina se acumula en la enfermedad de Niemann-Pick, lo que provoca alteraciones en tejidos y órganos como el cerebro, los pulmones, el bazo y el hígado.

7. C es correcta. La fenilcetonuria (PKU) es un trastorno autosómico recesivo que da lugar a niveles bajos de fenilalanina hidroxilasa (PAH), que cataliza la hidroxilación de la cadena lateral aromática de la fenilalanina para generar tirosina. Por lo tanto, la tirosina se convierte en un aminoácido esencial en los pacientes con PKU. Las personas con fenilcetonuria tendrán niveles letales de fenilalanina acumulada (lo que provocará daños cerebrales) si consumen niveles normales de fenilalanina, o aspartame, que se descompone en fenilalanina.

   A es incorrecta. La arginina es un aminoácido condicionalmente esencial en los lactantes. La arginina desempeña un papel importante en la desintoxicación del amoniaco; por lo tanto, su deficiencia puede provocar hiperamonemia, así como disfunciones cardiovasculares, pulmonares, neurológicas e intestinales.

   B es incorrecta. La homocisteína se acumula cuando hay deficiencia de vitamina B_6 (fosfato de piridoxal), folato o vitamina B_{12}, o de cistationina beta sintasa.

   D es incorrecta. La cisteína es un aminoácido condicionalmente esencial. Se considera en recién nacidos prematuros y a término, y en pacientes con enfermedad hepática.

8. C es correcta. El paciente tiene deficiencia de propionil-CoA carboxilasa. La prueba de laboratorio de ello es la acumulación de glicina de tres carbonos, propionilglicina. Las otras moléculas de tres carbonos que están elevadas son 3-hidroxipropionato, y propionil-carnitina, con lo que se produce el atrapamiento de carnitina en esta molécula. Como resultado, los niveles de carnitina son bajos en el paciente. La acidemia propiónica es la causa de los síntomas del paciente en este caso.

   A es incorrecta. Una deficiencia de cetoácido deshidrogenasa de cadena ramificada causa la enfermedad del jarabe de arce, que otorga su olor característico de jarabe de arce a la orina.

   B es incorrecta. La fenilalanina hidroxilasa causa fenilcetonuria, que presenta entre otros resultados de laboratorio: fenilalanina elevada. Los hallazgos característicos incluyen retraso mental y olor a humedad en la orina y el sudor.

   D es incorrecta. La deficiencia de cistationina sintasa causa homocistinuria, que se caracteriza por miopía, luxación del cristalino, un mayor riesgo de coagulación sanguínea anormal y osteoporosis u otras anomalías esqueléticas.

9. B es correcta. Las manifestaciones de la paciente apuntan al síndrome de Zellweger, que se caracteriza por rasgos faciales dismórficos, hepatomegalia e hipotonía profunda evidente desde el nacimiento; se debe a una pérdida completa de peroxisomas que conduce a la acumulación de ácidos grasos de cadena muy larga (AGCML), como se observa en los resultados de laboratorio. La acumulación de AGCML también puede manifestarse en la adrenoleucodistrofia ligada al cromosoma X; sin embargo, en esta enfermedad, los niveles de ácido fitánico y pristánico deben permanecer en el rango normal.

   A es incorrecta. La enfermedad de Refsum es el resultado de mutaciones en la enzima que metaboliza el ácido fitánico. Las manifestaciones cardinales de la enfermedad de Refsum se deben a la acumulación de ácido fitánico que conduce a retinitis pigmentosa, ataxia cerebelosa y neuropatía. Los niveles de AGCML deben permanecer dentro del rango normal.

C es incorrecta. La leucodistrofia metacromática es causada por una deficiencia de arilsulfatasa que provoca una acumulación de sulfato de cerebrósido. Esta acumulación es en especial frecuente en las células del sistema nervioso. Los signos característicos de la leucodistrofia metacromática son ataxia, neuropatía periférica y demencia.

D es incorrecta. La adrenoleucodistrofia ligada al cromosoma X es un trastorno ligado a este cromosoma; se debe a mutaciones en el transportador ABCD1 de los peroxisomas; como consecuencia, los ácidos grasos de cadena muy larga (C22-C26) que se degradan en los peroxisomas no pueden transportarse al organelo; por lo tanto, los resultados de laboratorio con altos niveles de AGCML se observan tanto en el síndrome de Zellweger como en la adrenoleucodistrofia ligada al cromosoma X; sin embargo, en el síndrome de Zellweger, los ácidos fitánico y pristánico están elevados, como se observa en el paciente de este caso.

10. C es correcta. El paciente presenta síntomas de homocistinuria. Dado que el folato, la vitamina B_6, la vitamina B_{12} y la betaína son importantes para el reciclado de homocisteína a metionina, se administran como suplementos para reducir de modo potencial los niveles de homocisteína en pacientes con homocistinuria. La biotina no interviene en el metabolismo de la homocisteína. Es un cofactor de las carboxilasas ABC, que son la acetil CoA carboxilasa, la propionil CoA carboxilasa, la 3-metilcrotonil CoA carboxilasa y la piruvato carboxilasa.

A es incorrecta. La vitamina B_6 desempeña un papel importante en el metabolismo de la homocisteína; es un cofactor de la cistationina beta sintasa y de la cistationasa, que convierte la cistationina en cisteína.

B es incorrecta. La vitamina B_{12} también es importante para el metabolismo de la homocisteína; es un cofactor de la metionina sintasa, que cataliza la conversión de homocisteína en metionina.

D es incorrecta. La betaína es importante para el reciclaje independiente del folato de homocisteína a metionina.

CAPÍTULO 8

Gota

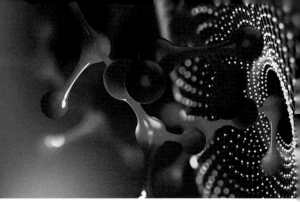

1. Discutir el metabolismo de las purinas y la producción de ácido úrico.

2. Analizar la base bioquímica de la patogénesis de la hiperuricemia.

3. Distinguir entre hiperuricemia primaria y secundaria.

4. Comentar los factores de riesgo que precipitan la gota.

5. Describir las posibles manifestaciones clínicas relacionadas con la hiperuricemia.

6. Discutir el diagnóstico de la gota.

7. Distinguir entre gota aguda y crónica.

8. Examinar el tratamiento farmacológico de la gota durante y después de un brote.

INTRODUCCIÓN

Sería muy poco habitual que un paciente acudiera al médico con las siguientes palabras: "Tengo un inicio agudo de dolor de la articulación monoarticular o mi hiperuricemia no anda bien". Sin embargo, que un paciente busque ayuda por una articulación inflamada con un dolor insoportable es bastante frecuente. Las razones de las molestias articulares agudas o crónicas son muchas y suelen incluir traumatismos repetidos, una gran cantidad de agentes infecciosos, numerosos trastornos inflamatorios y degenerativos crónicos, y depósitos de cristales como la gota y la seudogota (fig. 8-1). El diagnóstico precoz suele ser esencial para iniciar el tratamiento adecuado y evitar daños que provoquen una destrucción temprana de la articulación. Esto es en especial cierto en una posible articulación séptica, ya que se considera una urgencia reumatológica.

El diagnóstico diferencial del dolor articular puede dividirse, en esencia, en vías como aguda o crónica y monoarticular o poliarticular. Aunque las presentaciones clínicas pueden superponerse en algunos casos, la artritis reumatoide suele presentarse con hallazgos simétricos en las articulaciones pequeñas; sin embargo, la apari- ción monoarticular no está exenta de posibilidades. Aunque es clásico que la gota se presente en el dedo pulgar del pie, también pueden producirse brotes poliarticulares, en especial en la gota saturnina. La pseudogota tiene predilección por la rodilla. La enfermedad articular degenerativa puede de modo eventual afectar una o ambas caderas, o rodillas, en diferentes momentos.

El primer paso en el diagnóstico de cualquier paciente con dolor articular debe incluir (por supuesto) una anamnesis y una exploración física exhaustivas. En primer lugar, hay que ser consciente de cualquier enfermedad concurrente, y el dolor articular podría representar un componente de esa enfermedad. Deben indagarse las enfermedades articulares previas, los traumatismos recientes o recurrentes (lesiones por uso repetitivo), los antecedentes familiares de gota o artritis, la medicación actual, los viajes recientes, los antecedentes sexuales y dietéticos, la exposición a garrapatas, los riesgos laborales, el alcohol y el consumo de drogas. La exploración física debe incluir tanto la articulación afectada como la contralateral, así como el resto de las articulaciones, para determinar si existe un patrón de afectación, ya que la afectación articular simétrica es un indicio de enfermedad reumatoide, así como de

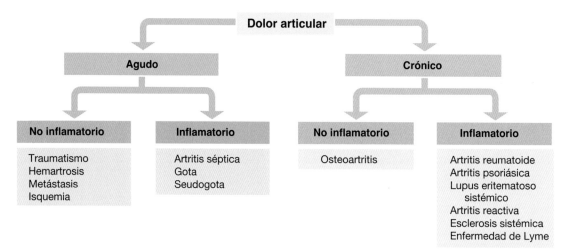

FIGURA 8-1 Mapa conceptual del dolor articular.

un trastorno sistémico subyacente (artritis reactiva). Tras la anamnesis y la exploración física del paciente, puede ser conveniente tomar una radiografía de la articulación o articulaciones afectadas. Cuando hay una cantidad anormal de líquido sinovial, este puede extraerse de la articulación para obtener más pistas sobre el diagnóstico; debe examinarse su aspecto (color/turbidez), el recuento de leucocitos del líquido sinovial, la presencia de cristales, la tinción de Gram y el cultivo de este líquido. La presencia de cristales de urato monosódico (MSU, *monosodium urate*) en la articulación apoyaría el diagnóstico de gota, la cual es una enfermedad crónica que afecta a casi 4% de la población de Estados Unidos. El dolor insoportable de la gota es el resultado de la respuesta inflamatoria a los cristales de MSU en el espacio articular. Esta formación cristalina es, a su vez, el resultado final de la elevación crónica del ácido úrico en el suero (hiperuricemia). Así pues, la formación de cristales de MSU es el resultado de una degradación excesiva de las purinas o, más comúnmente, de una secreción insuficiente del producto final, el ácido úrico, a través del riñón.

La hiperuricemia primaria puede ser consecuencia de ciertos trastornos genéticos. La hiperuricemia secundaria se desarrolla como complicación de enfermedades adquiridas como la leucemia y el síndrome metabólico, o por exposición a ciertos medicamentos o a factores ambientales, o bien por hábitos dietéticos y alcoholismo. Como siempre, nuestro objetivo en este texto es relacionar la alteración bioquímica con la presentación clínica. Por ello, este capítulo trata de la vía de las purinas,

la producción de ácido úrico y el cuadro clínico de la gota cuando el resultado adverso es la hiperuricemia.

CASO 8.1

Un hombre de 55 años acude al médico por un fuerte dolor en el dedo pulgar del pie en una fría mañana de invierno (fig. 8-2).

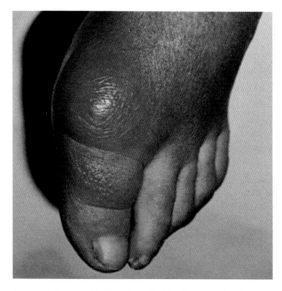

FIGURA 8-2 Un hombre de 55 años acude al médico debido a un fuerte dolor en el dedo pulgar del pie. (De Ayala C, Spellberg B. *Boards and Wards for USMLE Step 2.* 6th ed. Wolters Kluwer; 2017, figura 15.3.)

Declara que estuvo en un crucero de fin de semana con su familia para celebrar su 25 aniversario de bodas y que se excedió durante el viaje y comió langosta hervida, barbacoa y bebió grandes cantidades de refrescos azucarados y alcohol. Mide 1.70 m y pesa 223 lb (101 kg); su IMC es de 32 kg/m². Su médico le hace un seguimiento por síndrome metabólico. Su medicación incluye un β-bloqueador y un diurético tiazídico para la hipertensión.

La exploración física no aporta datos relevantes, excepto por lo siguiente: una presión arterial de 150/90 mm/Hg y un pulso de 88/min, y un dedo pulgar del pie con inflamación notoria que está muy sensible y eritematoso sin líquido sinovial detectable (fig. 8-2). Sus valores de laboratorio más significativos se muestran en la tabla 8-1.

TABLA 8-1 Caso 8.1. Hallazgos de laboratorio de un hombre de 55 años con dolor intenso en el dedo pulgar del pie en una fría mañana de invierno

Prueba (unidades)	Paciente	Intervalo de referencia
Leucocitos (/μL)	13 000	4-10 000
Hb (g/dL)	18	14-17
Ácido úrico (mg/dL)	8.8	2.5-8.0
BUN (mg/dL)	37	7-20
Creatinina (mg/dL)	1.1	0.7-1.3

TÉRMINOS CLAVE Y DEFINICIONES

Artropatía. Cualquier trastorno de la articulación, ya sea inflamatorio o no inflamatorio.

Artropatía monoarticular. Cambio inflamatorio agudo en una sola articulación.

Iritis. Inflamación del iris (parte coloreada del ojo).

Oligoarticular. Afecta a varias articulaciones pero a menos de cinco.

Poliarticular. Que afecta a más de cinco articulaciones.

PRPP. El 5-fosforribosil-1-pirofosfato es un intermediario clave en la biosíntesis de nucleótidos.

Uretritis. Hinchazón e inflamación del conducto por el que pasa la orina, es decir, la uretra.

Impresión clínica

PREGUNTA: ¿cuál es su impresión sobre el diagnóstico de este paciente?

RESPUESTA: no hay antecedentes de traumatismos recientes. Desde hace poco ha seguido una dieta con alto contenido en purinas y alcohol y hace 1 mes que dejó de tomar la medicación. Los factores de riesgo dietéticos que se han relacionado con el desarrollo de gota incluyen el consumo de alcohol, fructosa (frutas dulces como manzanas, naranjas), refrescos azucarados (jarabe de maíz con alto contenido en fructosa), carne y mariscos (pescado azul entre otros). Se sabe que los diuréticos tiazídicos elevan el nivel de ácido úrico del paciente.

El dedo pulgar del pie es la articulación clásica para una presentación monoarticular de un brote agudo de gota. No obstante, veamos el diagnóstico diferencial con presentaciones similares.

PREGUNTA: ¿cuál es el abordaje general del paciente con artropatía monoarticular aguda?

RESPUESTA: teniendo en cuenta que la presentación de una única articulación con inflamación aguda puede formar parte de una enfermedad multiarticular más amplia, el diagnóstico diferencial de una única articulación incluye traumatismos presentes o pasados en la articulación, artritis séptica, artrosis y artritis inducida por cristales, incluidas la gota y la seudogota.

Sabiendo esto, hay que considerar:

A. Infección bacteriana aguda como causa de una articulación séptica (*Staphylococcus aureus* y *Neisseria gonorrhoeae* son los organismos más comunes). La infección requiere una intervención agresiva para evitar la destrucción de la articulación y (como se señaló antes) constituye una verdadera urgencia reumatológica.

B. La artritis reactiva (antiguo síndrome de Reiter) se relaciona con iritis y uretritis, y también con una infección bacteriana entérica reciente, como *Campylobacter,* así como con otros numerosos agentes infecciosos. En este caso no parece haber antecedentes infecciosos.

C. La enfermedad de Lyme tiene como manifestación cardinal la artritis, la cual tiende a ser migratoria y afecta a grandes articulaciones como el codo, el hombro y la rodilla. Para ayudar a establecer este diagnóstico, uno puede encontrarse con la clásica erupción cutánea, fiebre y fatiga, y síntomas neurológicos en un paciente con exposición a esta enfermedad transmitida por garrapatas; de nuevo, no presentes en este caso.

D. La osteoartritis suele presentarse en personas de edad avanzada, pero puede aparecer en pacientes más jóvenes, sobre todo en una articulación con antecedentes de traumatismo. A menudo es asimétrica y afecta a las articulaciones más grandes, como las rodillas, las caderas, los codos y los hombros. Cuando afecta a las articulaciones distales de las manos (DIP) se produce una hipertrofia ósea denominada nódulos de Heberden. Este patrón no se correlaciona con la presentación del paciente.

E. La artritis reumatoide es más frecuente en personas jóvenes (desde la infancia hasta la mediana edad), pero puede aparecer en adultos mayores. Se presenta de forma simétrica en las articulaciones más pequeñas de las manos, los pies, las muñecas y los codos, y se relaciona con rigidez matutina. En la mayoría de los casos es poliarticular, pero no necesariamente con el patrón simétrico clásico, y en ocasiones comienza en una sola articulación. Su aparición suele ser crónica.

Otras numerosas entidades reumatológicas presentan características auxiliares que ayudan a diferenciarlas:

A. El lupus sistémico presenta una erupción característica en un tercio de los pacientes, y la artritis no suele ser inflamatoria.

B. El síndrome de Sjögren se relaciona con xerostomía, problemas de motilidad esofágica y la clásica esclerosis del tejido conjuntivo de la cara y las manos.

C. La artritis psoriásica se presenta en diferentes formas, incluyendo la afectación de la columna vertebral y de las articulaciones periféricas. En ocasiones, la manifestación de la artritis psoriásica es una monoartritis. Hay manifestaciones cutáneas clásicas, y la hiperuricemia es un fenómeno frecuente que aumenta el riesgo de gota.

Volviendo al presente caso y en lugar de cualquier documentación de cristales de ácido úrico en el espacio articular del dedo pulgar del pie, los criterios del American College of Reumatology que apoyan un diagnóstico de gota basado en la presentación clínica y los hallazgos de laboratorio son los siguientes:

A. Un nivel elevado de ácido úrico en suero

B. Un ataque o ataque recurrente de artritis monoarticular en las articulaciones tarsiana o metatarsiana de aparición rápida (24 horas)

C. Dolor y eritema en dicha articulación

D. Cultivo negativo en caso de aspiración de la articulación

E. Hallazgo de un quiste subcortical sin erosión en la radiografía

Sin embargo, la artritis inducida por cristales incluye tanto la gota como la seudogota. Por lo tanto, conviene hablar de la seudogota para excluir también este diagnóstico. La seudogota es más frecuente en la rodilla, pero puede aparecer en otras articulaciones. En este caso, el cristal causante es la deposición de pirofosfato cálcico, por lo que puede simular un ataque de gota (de ahí el nombre). Casualmente, al menos 50% de las personas de 80 años presentan cristales de pirofosfato cálcico en las articulaciones o en los tejidos circundantes. Solo 25% de estos individuos con depósitos articulares cristalinos experimentan síntomas, y más de la mitad de estos sujetos ya tienen artrosis concomitante en las rodillas, muñecas y articulaciones metacarpofalángicas, lo que dificulta un diagnóstico claro. Los pacientes con seudogota tienen una predisposición familiar, así como una mayor frecuencia observada en la hemocromatosis y la enfermedad paratiroidea. El diagnóstico se realiza mediante aspiración de la articulación inflamada, en la que se encuentran cristales cuboides en lugar de los cristales de MSU en forma de aguja que se observan en la gota. El diagnóstico puede apoyarse en radiografías de la rodilla, ya que los depósitos de pirofosfato cálcico se observan en el menisco (condrocalcinosis o calcificación del cartílago observada en la radiografía simple). Así pues, este paciente parece tener un ataque clásico de gota. La gota es una artropatía descrita ya en el antiguo Egipto. A menudo se representa en las pinturas del Renacimiento como el corpulento varón de la aristocracia inglesa, indulgente en exceso, con una dieta rica en proteínas y licores, sentado con un malestar insoportable y con el pie levantado sobre una almohada. En los varones, la gota suele ser monoarticular y presentarse en las extremidades inferiores, y se cree que se debe a que el ambiente externo frío ayuda a iniciar la cristalización del ácido úrico en la articulación. El principal factor de riesgo para precipitar un ataque es un nivel elevado de ácido úrico en el suero (hiperuricemia). Basta con niveles de ácido úrico en suero superiores a 7 mg/dL en los varones y a 6 mg/dL en las mujeres.

El estilo de vida es un factor determinante en el desarrollo de la hiperuricemia.

Las afecciones que conducen al síndrome metabólico también aumentan el riesgo de gota, entre ellas están la obesidad, la dislipidemia, la resistencia a la insulina y la hipertensión. Por ello, a las personas con gota crónica se les suelen recomendar cambios en su estilo de vida, como perder peso, dejar de fumar y hacer más ejercicio. Además, también se recomienda consumir menos bebidas azucaradas, bebidas alcohólicas, en especial cerveza rica en purinas, carne y mariscos. En su lugar, se favorece una dieta rica en proteínas vegetales, frutos secos, verduras, legumbres, cereales integrales, frutas con bajo contenido en azúcar y aceites vegetales.

Correlaciones con ciencias básicas

Para comprender la hiperuricemia y la gota, es importante conocer la estructura y el metabolismo del ácido úrico y sus precursores, las purinas (adenina y guanina).

PREGUNTA: ¿cuáles son las propiedades químicas del ácido úrico?

RESPUESTA: el producto final de la degradación de las purinas es el ácido úrico. El ácido úrico es un ácido débil con pKa de 5.5 y una baja solubilidad (60 mg/L). Una acumulación indebida en el suero da lugar a depósitos de ácido úrico en los tejidos. En condiciones fisiológicas, pH 7.4 y 37 °C, el ácido úrico existe como ion urato en el plasma y en el líquido sinovial (fig. 8-3). En estado cristalino, existe como ácido úrico en los cálculos renales y como cristales de MSU en las articulaciones. La temperatura, el pH, la tensión mecánica, los componentes del cartílago y otros factores sinoviales y séricos son factores clave en el desarrollo de los cristales de MSU. Mientras que la forma cristalina inicia una reacción inflamatoria aguda en las articulaciones sinoviales, los depósitos cristalinos en la orina pueden provocar urolitiasis y, con el tiempo, daños en el parénquima renal.

PREGUNTA: ¿cuál es el metabolismo del ácido úrico y su relación con la gota?

RESPUESTA: el lugar principal de degradación de las purinas es el hígado. La degradación de los ribonucleótidos y desoxirribonucleótidos comienza con su conversión en nucleósidos por las nucleotidasas. En los seres humanos, los nucleósidos de purina, la adenosina y la guanosina se metabolizan en ácido úrico. Sin embargo, a diferencia de los humanos, la mayoría de los mamíferos tienen un nivel muy bajo de ácido úrico en suero debido a la presencia de la enzima uricasa, que además convierte el ácido úrico en la molécula alantoína, más soluble en agua.

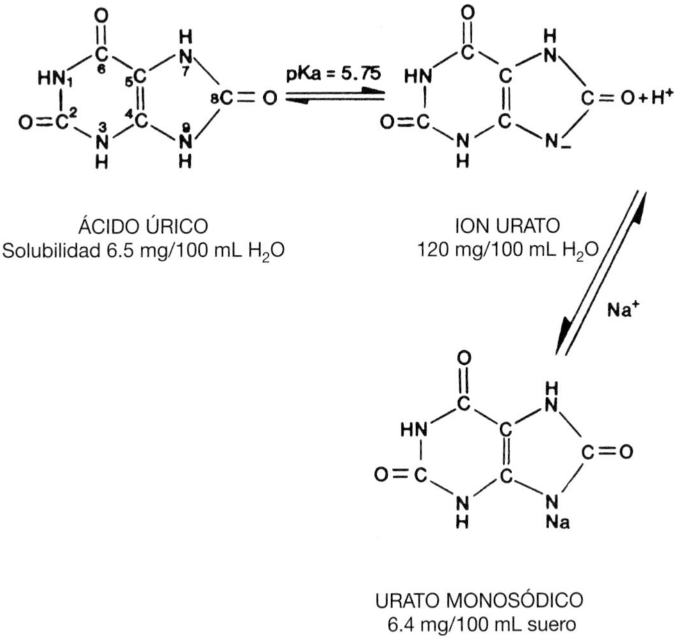

ÁCIDO ÚRICO
Solubilidad 6.5 mg/100 mL H_2O

ION URATO
120 mg/100 mL H_2O

URATO MONOSÓDICO
6.4 mg/100 mL suero

FIGURA 8-3 pKa del ácido úrico y formación de la sal de urato y sus solubilidades. (De Koopman WJ, Moreland LW. *Arthritis and Allied Conditions A Textbook of Rheumatology.* 15th ed., Lippincott Williams & Wilkins. Lippincott Williams & Wilkins; 2005, figura 113.01.)

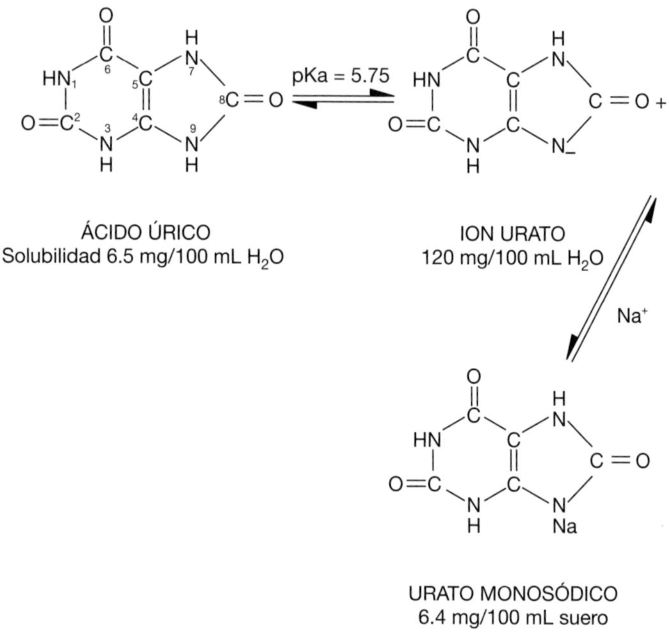

FIGURA 8-4 La degradación de las purinas. (De Lieberman M, Peet A. *Marks' Essentials of Medical Biochemistry: A Clinical Approach.* Lippincott Williams & Wilkins; 2015, figura 6.12.)

ÁCIDO ÚRICO
Solubilidad 6.5 mg/100 mL H₂O

pKa = 5.75

ION URATO
120 mg/100 mL H₂O

Na⁺

URATO MONOSÓDICO
6.4 mg/100 mL suero

El principal intermediario en la degradación de las purinas es la xantina. La adenosina y la guanosina se metabolizan en xantina, que a su vez se metaboliza en urato (fig. 8-4). En este paso se centra la intervención farmacológica para controlar la hiperuricemia.

La principal vía de degradación de los nucleótidos de adenina en el hígado comienza con el AMP, que primero se desamina para dar lugar a IMP y amoniaco libre y, a continuación, se hidroliza de IMP a inosina. La adenosina deaminasa (ADA) también puede convertir el AMP en adenosina y desaminarlo de manera directa para producir inosina. Aunque la ADA se encuentra en todo el organismo, es más activa en los linfocitos. Así pues, desempeña un papel esencial en la función inmunológica, de manera concreta en la proliferación, diferenciación y maduración de los linfocitos. También es un importante regulador de la señalización extracelular de la adenosina y, por lo tanto, participa en el desarrollo de la respuesta inflamatoria y la producción de citocinas. A partir de aquí, la purina nucleósido fosforilasa (PNP, por sus siglas en inglés) provoca la liberación de ribosa-1-fosfato a partir de la inosina, formando así hipoxantina. A continuación, la xantina oxidasa convierte la hipoxantina en xantina.

La degradación del GMP sigue una vía similar mediante hidrólisis a guanosina, liberación de ribosa-1-fosfato por PNP formando guanina, y luego conversión a xantina por guanina deaminasa.

El paso final en la degradación de las purinas es la formación de ácido úrico por la xantina oxidasa, la misma enzima que se utiliza para la conversión de hipoxantina en xantina. La vía general se ilustra en la figura 8-5.

La desregulación del metabolismo de las purinas puede provocar hiperuricemia y gota (fig. 8-6). Puede deberse a un aumento de la síntesis *de novo* de purinas, a un aumento del recambio celular, a una disminución de la recuperación de las purinas de la dieta y de la hipoxantina, o a una disminución de la excreción renal de ácido úrico.

La hiperuricemia primaria se debe a un error congénito del metabolismo que da lugar a diversos defectos bioquímicos. Las causas genéticas de la hiperuricemia primaria se muestran en la tabla 8-2.

TABLA 8-2 Caso 8.1. Posibles causas de hiperuricemia primaria

Deficiencia de HGPRT (enfermedad de Lesch-Nyhan)
Aumento de PRPP
Deficiencia de glucosa-6-fosfatasa (enfermedad de von Gierke)
Deficiencia de aldolasa B (intolerancia hereditaria a la fructosa)
Deficiencia de galactosa-1-fosfato uridililtransferasa (GALT) (galactosemia clásica)
Defecto en los transportadores de ácido úrico

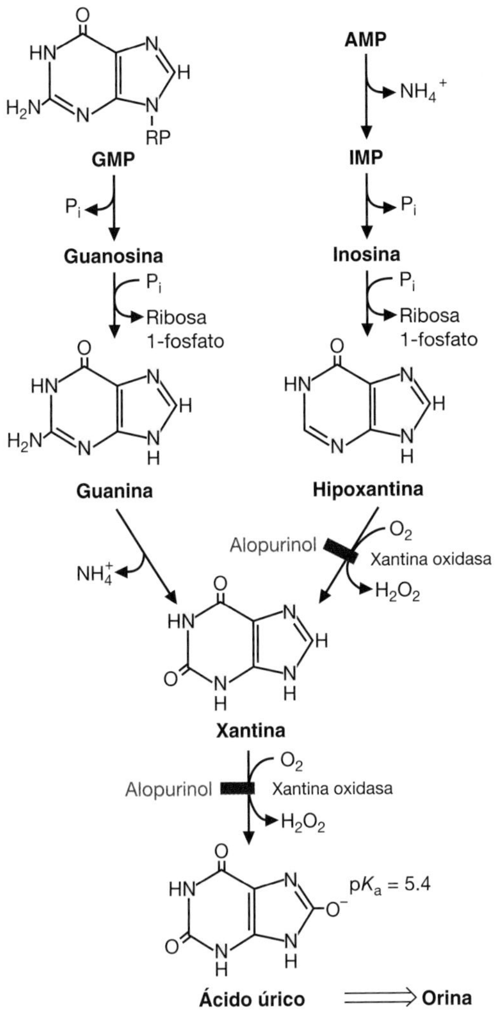

FIGURA 8-5 Degradación de purinas a ácido úrico. El alopurinol inhibe la xantina oxidasa. (De: Lieberman M, Peet A. *Marks' Essentials of Medical Biochemistry: A Clinical Approach.* Wolters Kluwer; 2015, figura 35-16.)

La hiperuricemia secundaria tiene una presentación clínica similar a la gota primaria; sin embargo, la causa de la hiperuricemia es un trastorno subyacente o preexistente. Puede desarrollarse como complicación de trastornos adquiridos, como la leucemia o el síndrome metabólico, por el uso de ciertos medicamentos como los diuréticos o de toxinas como el plomo. En la tabla 8-3 se muestra una lista más completa de afecciones relacionadas con la hiperuricemia secundaria.

TABLA 8-3 Caso 8.1. Posibles causas de hiperuricemia secundaria

Hematopoyético	Trastornos mieloproliferativos
	Trastornos neoplásicos
	Anemia hemolítica
Fármacos y toxinas	Diuréticos
	Plomo
	Quimioterapia contra el cáncer
Trastornos metabólicos y endocrinos	Síndrome metabólico
	Dislipidemia
	Hipotiroidismo
Enfermedades cardiovasculares	Hipertensión
Enfermedad renal	Enfermedad renal crónica

PREGUNTA: ¿cómo podemos utilizar estos conocimientos para tratar a los pacientes de gota?

RESPUESTA: el alopurinol, un análogo de la hipoxantina, se utiliza en el tratamiento de la hiperuricemia de los pacientes con gota. Inhibe la xantina oxidasa de una forma bastante complicada. La xantina oxidasa cataliza la conversión del alopurinol en aloxantina (también conocida como oxipurinol), que es un potente inhibidor irreversible de la xantina oxidasa (fig. 8-7). Después, se bloquea la síntesis de ácido úrico, lo que conduce a la acumulación de xantina e hipoxantina, que son más solubles que el ácido úrico y pueden excretarse por el riñón. El alopurinol también es convertido por la hipoxantina-guanina fosforribosiltransferasa (HGPRT) en alopurinol ribonucleótido, que actúa como inhibidor de retroalimentación de la PRPP-amido-transferasa, la enzima clave en la síntesis *de novo* de purinas, lo que provoca una disminución de la síntesis y degradación de purinas. El febuxostat, un análogo no purínico, es también un inhibidor de la xantina oxidasa.

PREGUNTA: ¿existen otras opciones de tratamiento?

RESPUESTA: el objetivo del tratamiento del paciente con gota es reducir la hiperuricemia. Esto puede lograrse en parte limitando la ingesta dietética de alimentos ricos en purinas, como la carne y los mariscos, así como la ingesta de alcohol, en especial de cerveza. El tratamiento farmacológico se centra en la disminución crónica de la hiperuricemia y el combate de los ataques agudos de gota.

FIGURA 8-6 Factores que influyen en el desarrollo de hiperuricemia y gota. (De Rubin R, Strayer DS, Rubin E. *Rubin's Pathology: Clinicopathologic Foundations of Medicine.* 6th ed. Lippincott Williams & Wilkins; 2011, Figura 26.58.)

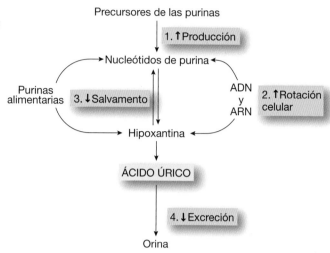

Durante el ataque agudo de gota, el tratamiento antiinflamatorio debe iniciarse de preferencia pronto, mejor en las 24 horas siguientes al inicio para reducir el dolor. El tratamiento con corticosteroides es la primera línea de tratamiento. Los antiinflamatorios no esteroides (AINE) orales, como el naproxeno, son el tratamiento de segunda línea en la mayoría de los pacientes debido a las comorbilidades que presentan los pacientes con gota, como la enfermedad renal crónica y la hipertensión. La colchicina oral, que impide la formación de microtúbulos en los neutrófilos y las células inmunológicas y, por lo tanto, reduce la inflamación, es eficaz pero presenta posibles efectos secundarios (fig. 8-8).

La colchicina puede tener efectos secundarios gastrointestinales inaceptables, como náusea, vómito y diarrea en algunos pacientes. Los corticoesteroides son una alternativa adecuada para los pacientes que no toleran los AINE o la colchicina.

Para el manejo crónico, el tratamiento de primera línea incluye inhibidores de la xantina oxidasa como el alopurinol y el febuxostat. Un tratamiento alternativo de primera línea consiste en aumentar la excreción de ácido úrico mediante agentes uricosúricos como el probenecid. Para prevenir la urolitia-

sis, debe considerarse la alcalinización de la orina mediante la administración de citrato potásico o con el aumento de la ingesta de líquidos.

Por último, una tercera línea de tratamiento para los pacientes que no responden a las terapias mencionadas es la administración intravenosa de uricasa expresada de modo recombinante. La uricasa degrada el ácido úrico en CO_2 y alantoína altamente soluble que se excreta por la orina.

PREGUNTA: ¿cómo puede un nivel de ácido úrico elevado de manera crónica provocar daños en los tejidos?

RESPUESTA: la formación de cristales de urato puede provocar daños en las articulaciones sinoviales y en el riñón. En el espacio articular a un pH fisiológico de 7.4, los cristales de MSU están en solución hasta que se produce un acontecimiento como un cambio de temperatura, pH, tensión mecánica, componentes del cartílago y otros factores sinoviales y séricos que alteran su solubilidad. Bajo microscopía de luz polarizada, los cristales de MSU aspirados del líquido sinovial aparecen con gran birrefringencia negativa y en forma de aguja, que son patognomónicos de gota (fig. 8-9).

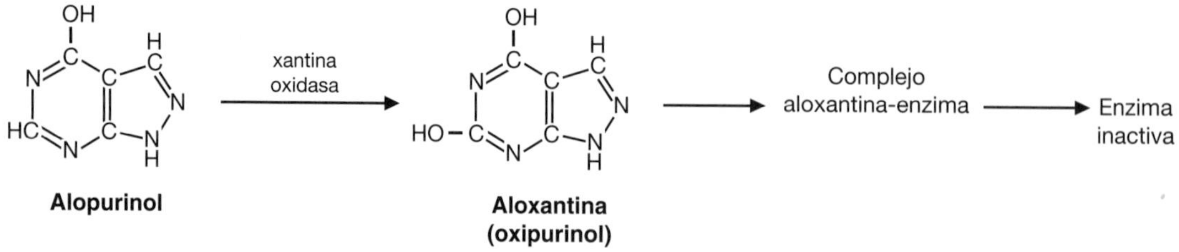

FIGURA 8-7 El alopurinol es un inhibidor irreversible de la xantina oxidasa. (De Lieberman M, Peet A. *Marks' Essentials of Medical Biochemistry: A Clinical Approach.* Wolters Kluwer; 2015, figura 6.12.)

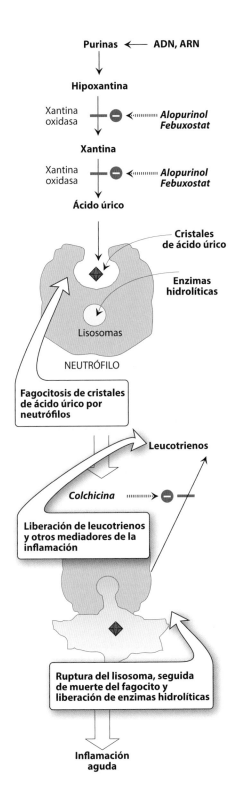

Purinas ← ADN, ARN

↓

Hipoxantina

Xantina oxidasa ──⊖⟵········ *Alopurinol Febuxostat*

↓

Xantina

Xantina oxidasa ──⊖⟵········ *Alopurinol Febuxostat*

↓

Ácido úrico

Cristales de ácido úrico

Enzimas hidrolíticas

Lisosomas

NEUTRÓFILO

Fagocitosis de cristales de ácido úrico por neutrófilos

Leucotrienos

Colchicina ········▷⊖──

Liberación de leucotrienos y otros mediadores de la inflamación

Ruptura del lisosoma, seguida de muerte del fagocito y liberación de enzimas hidrolíticas

Inflamación aguda

FIGURA 8-8 Tratamiento de la gota y respuesta inflamatoria al ácido úrico. (De Whalen K, Feild C, Radhakrishnan R. *Lippincott Illustrated Reviews: Pharmacology.* 7th ed. Wolters Kluwer Health; 2018, figura 38.20.)

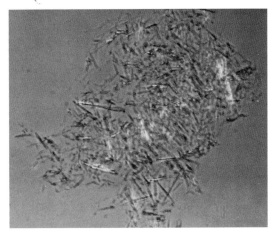

FIGURA 8-9 Cristales de urato monosódico (MSU) en forma de aguja observados mediante microscopía polarizante en el líquido sinovial de pacientes con gota crónica. (De Preston RR, Wilson TE. *Physiology. North American* ed. Lippincott Williams & Wilkins; 2013, figura 26.1.)

Los cristales de MSU inician fuertes respuestas inflamatorias en estos tejidos. Estos cristales suelen estar recubiertos de estructuras similares a las inmunoglobulinas. Una vez formados, los cristales de MSU también interactúan con los macrófagos tisulares residentes, que segregan citocinas inflamatorias, incluida la IL-1β, un iniciador clave de la cascada inflamatoria y agente clave del reclutamiento de neutrófilos. Tras la infiltración, los neutrófilos se activan aún más por los cristales de MSU, produciendo mediadores proinflamatorios adicionales (fig. 8-8).

Alrededor de 30% del ácido úrico generado como producto final del catabolismo se excreta en la bilis y el resto se filtra a través del riñón. El ácido úrico filtrado por el glomérulo se reabsorbe en el túbulo proximal. Por lo regular, los riñones reabsorben 90% del ácido úrico filtrado. Por lo tanto, solo 10% del ácido úrico filtrado es excretado por el riñón.

Ahora, en el entorno de relativa acidez del conducto colector renal (pH de alrededor de 5 en el túbulo renal), el equilibrio se desplaza desde el urato hacia el ácido úrico, mucho más insoluble. Esto favorece el depósito de cristales de ácido úrico en el parénquima del riñón, incluidos los túbulos, los conductos colectores, la pelvis y el uréter (cálculos de ácido úrico). Una consecuencia de ello es la posterior compresión parenquimatosa de las pequeñas vénulas renales, que se suma a los efectos del aumento de la presión vascular renal debido al depósito de ácido úrico. El resultado es la nefropatía crónica por urato y la formación de

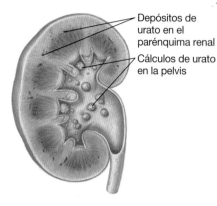

Depósitos de urato en el parénquima renal

Cálculos de urato en la pelvis

FIGURA 8-10 Cálculos de ácido úrico en el riñón. (De Capriotti T. *Pathophysiology Made Incredibly Visual.* 3rd ed. Lippincott Williams & Wilkins; 2016, figura 10.38.)

cálculos de ácido úrico (fig. 8-10). La formación de cálculos (los cálculos de ácido úrico representan 10% de todas las nefrolitiasis) es mayor en orinas con pH bajo. Sin embargo, hay que tener en cuenta que los pacientes con hiperuricemia NO siempre forman cálculos, y que los pacientes con niveles séricos de urato normales PUEDEN producir nefrolitiasis por ácido úrico, lo que enturbia cualquier enfoque simplista de este dilema.

Resolución del caso

Se aconseja al paciente que se aplique hielo tópico en el pie afectado; se le trata con una rápida reducción gradual de la dosis de corticoesteroides y se le administra analgesia para aliviar el dolor. Una vez resuelto el ataque, se añade el inhibidor de la xantina oxidasa alopurinol a su régimen médico para reducir su nivel sérico de ácido úrico. Se le aconseja sobre la indiscreción dietética y el abuso del alcohol. El dolor experimentado durante el reciente ataque convenció al paciente de que estaba justificado modificar su estilo de vida.

Por último, se le advirtió que la gota (al igual que otras afecciones inflamatorias crónicas) está relacionada con un proceso ateroesclerótico acelerado, que puede causar enfermedades cardiovasculares.

Conceptos de alto rendimiento

1. Una persona puede tener un nivel elevado de ácido úrico en suero sin experimentar necesariamente un ataque de gota. La mayoría de los pacientes con hiperuricemia nunca desarrollarán gota. A menudo, un acontecimiento precipitante como una indiscreción dietética, el alcohol y la deshidratación inician un ataque.

2. La gota suele producir monoartritis del dedo pulgar del pie, siendo esta la articulación clásica implicada. El descenso de la temperatura en estas articulaciones periféricas puede favorecer la formación de cristales de MSU.

3. La disminución de la excreción de ácido úrico en el túbulo proximal del riñón favorece la hiperuricemia, lo que permite el depósito de urato en las articulaciones y el riñón. El aumento de la concentración de otros ácidos orgánicos pequeños, como el ácido láctico, puede inhibir de manera competitiva la excreción de ácido úrico. El uso de diuréticos, como la hidroclorotiazida, también inhibe la excreción de ácido úrico. La acumulación de cristales de MSU con el tiempo conduce a la formación de tofos, nefropatía y formación de cálculos. La disfunción renal favorece la acidosis metabólica, que a su vez acelera la precipitación de urato y los daños subsiguientes.

4. Un nivel elevado de ácido úrico en suero puede deberse a una disminución del aclaramiento o a un aumento de la producción de ácido úrico, como ocurre en los tumores malignos o en la quimioterapia.

5. El aumento de alimentos ricos en purinas y de alcohol en la dieta aumenta la posibilidad de un ataque en un paciente hiperuricémico.

6. En el caso de la monoartritis aguda, los hallazgos de una elevación del ácido úrico sérico con la posterior aspiración de cristales de MSU de la articulación apoyan el diagnóstico de gota. No obstante, hay que tener en cuenta que los pacientes pueden presentar un ataque de gota y, sin embargo, el urato sérico puede ser normal.

CASO 8.2

Un niño de 7 meses es llevado al pediatra por sus padres. Su madre está muy preocupada porque ha empezado a morderse los dedos, dañándolos y rascándose la cara de manera repetida. Su madre afirma que los movimientos musculares involuntarios de los que había informado antes están empeorando y que hay un deterioro de la coordinación muscular general. Ahora nota una "arena naranja" en el pañal.

Fue el resultado de un parto a término normal. En el periodo neonatal no se observaron anomalías, incluida ictericia. No había consanguinidad en la familia. No había antecedentes familiares significativos, aparte del tío de la madre que murió a una edad temprana con síntomas similares. No hay hermanos.

En el cuarto mes, perdió un hito, y el niño no era capaz de mantener la cabeza erguida cuando estaba acostado en decúbito prono y no intentaba agarrar bien los objetos. A los 7 meses, la exploración física demuestra que el niño presenta un retraso progresivo del desarrollo y continúa con automutilaciones como morderse los labios y los dedos y golpearse la cabeza. Además, el niño presenta movimientos distónicos de la musculatura de la cara y las extremidades. También se observa coreoatetosis. Los reflejos son hiperactivos.

En este punto, se realiza un estudio diagnóstico. Los datos de laboratorio revelan un hemograma y un perfil químico normales, excepto por el ácido úrico de 8.8 mg/dL (normal < 7 mg/dL). El examen del sedimento en el pañal revela que se trata de cristales de ácido úrico.

TÉRMINOS CLAVE Y DEFINICIONES

Coreoatetosis. Movimientos involuntarios de torsión.

Distonía. Trastorno del movimiento caracterizado por espasmos musculares involuntarios de contracción rápida.

Vía de rescate de purinas. Vía por la que las células recuperan y reciclan las bases de purina liberadas por la degradación de los nucleótidos.

Impresión clínica

PREGUNTA: ¿cuáles son las posibilidades de diagnóstico?

RESPUESTA: comenzando con el único hallazgo de laboratorio significativo de hiperuricemia y cristales de ácido úrico en la orina, uno podría cuestionar una posible neoplasia hematológica que resulta en su sobreproducción de ácido úrico debido al alto recambio celular. Esto puede descartarse con rapidez, ya que el recuento sanguíneo completo es normal.

Se trata de un niño que, de modo lamentable, ha presentado un retraso significativo en los hitos del desarrollo, lo que sugiere una discapacidad intelectual grave. No había antecedentes de ictericia que dieran lugar a kernícterus en el periodo neonatal, que puede producir síntomas motores inusuales y retraso del desarrollo; sin embargo, esto habría sido muy evidente desde el principio y no es el caso.

La parálisis cerebral sería una posibilidad basándose en su relativa frecuencia estadística y es una causa de incapacidad motora, del habla e intelectual que comienza a manifestarse casi en el mismo momento en que este niño se presentó al médico. Sin embargo, el hallazgo de automutilación y rascado facial combinado con hiperuricemia llevó al médico al diagnóstico de síndrome de Lesch-Nyhan, que resulta de una deficiencia de hipoxantina-guanina fosforribosiltransferasa (HGPRT). Se trata de un rasgo recesivo ligado al cromosoma X. El diagnóstico del síndrome de Lesch-Nyhan se determina midiendo el nivel de la HGPRT y se confirma con un análisis genético.

PREGUNTA: ¿cuál es la fisiopatología de este trastorno?

RESPUESTA: los pacientes con síndrome de Lesch-Nyhan acumulan de manera gradual ácido úrico en las articulaciones, el riñón y el sistema nervioso central, lo que da lugar a una constelación de síntomas que incluyen gota, cálculos renales con destrucción del parénquima, pérdida de control muscular, disartria y retraso psicomotor moderado a partir del primer año de vida. Las muecas faciales y el comportamiento autodestructivo podrían deberse a la falta de nucleótidos en el SNC, lo que conduce al mordisqueo destructivo de los dedos y al rascado facial.

Correlaciones con ciencias básicas

Para comprender las bases bioquímicas del síndrome de Lesch-Nyhan, es esencial conocer la síntesis *de novo* de purinas en la que interviene la HGPRT.

PREGUNTA: ¿cómo se sintetizan las purinas?

RESPUESTA: existen dos vías principales para la síntesis de purinas: la vía *de novo* y la vía de rescate. En la vía *de novo*, el anillo de purina se construye a partir de moléculas simples. Por otro lado, la vía de salvamento utiliza las bases de purina formadas como subproductos de la degradación de las purinas e interconvierte estas bases de purina en nucleósidos y nucleótidos. Dado que la vía *de novo* requiere mucha energía, la mayoría de las células recurren a la vía de salvamento para sintetizar nucleótidos.

El hígado es el órgano principal para la síntesis *de novo* de purinas. La biosíntesis *de novo* de purinas requiere energía en forma de ATP. El anillo de purina se forma utilizando glicina, glutamina, aspartato, CO_2 y derivados reducidos de tetrahidrofolato (fig. 8-11A). La biosíntesis de purina posee rigurosa regulación en respuesta a las necesidades fisiológicas. La molécula central que regula la síntesis de purinas es el fosforribosil pirofosfato (PRPP). Hay cuatro pasos principales para la síntesis de ribonucleótidos de purina (fig. 8-11B).

La síntesis de purinas comienza con la reacción de la ribosa-5-fosfato de la vía de la pentosa fosfato con el ATP para formar 5-fosforribosil-1-pirofosfato (PRPP) en una reacción catalizada por la PRPP sintetasa. El PRPP es el azúcar intermedio activado para las vías *de novo* y de rescate de la síntesis de los nucleótidos de purina y pirimidina. La actividad de la PRPP sintetasa se activa con fosfato inorgánico y se inhibe con purina-5′-ribonucleótidos y, en particular, con AMP y GMP. Una mayor concentración de purina-5′-ribonucleótidos significa que la síntesis de nucleótidos es suficiente en la célula.

Tras la formación de PRPP, su fracción de pirofosfato se sustituye por un grupo amida de glutamina para generar fosforribosilamina (PRA, por sus siglas en inglés) mediante la glutamina PRPP-amidotransferasa (GPAT). Este es el paso limitante y comprometido de la síntesis *de novo* de nucleótidos de purina y, por lo tanto, posee gran regulación. La enzima se activa a medida que aumenta la concentración de PRPP. También existe una inhibición alostérica por retroalimentación por IMP, el nucleótido de purina original, así como por los productos finales AMP y GMP.

Posterior a la formación de 5-fosforribosilamina (PRA), se producen una serie de reacciones para generar IMP como **purina madre**. La formación de IMP es un proceso que consume energía, utilizando cinco ATP por cada molécula de IMP producida. También requiere una glicina, un aspartato, un CO_2 y dos moléculas de formiato. Los donantes de las moléculas de formilo son derivados reducidos del tetrahidrofolato en forma de 10-meteniltetrahidrofolato y 10-formiltetrahidrofolato.

La vía de las purinas se ramifica en el IMP para generar AMP y GMP en un proceso de dos pasos que requiere energía. La síntesis de AMP y GMP a partir de IMP se regula de forma recíproca. Mientras que la conversión de IMP en AMP requiere GTP, la conversión de IMP en GMP requiere ATP. Así, niveles elevados de GTP favorecen la conver-

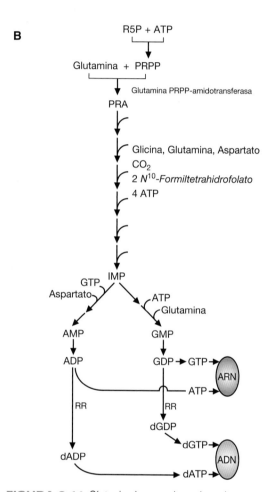

FIGURA 8-11 Síntesis *de novo* de purinas. Las fuentes de los átomos que forman el anillo de purina se muestran junto a cada átomo. PRPP, 5′-fosforribosil-1′-pirofosfato; RP, ribosa-5-fosfato; R5P, ribosa-5-fosfato; RR, ribonucleótido reductasa. (Modificada de Lieberman MA, Ricer R. *BRS Biochemistry, Molecular Biology, and Genetics*. 7th ed. Wolters Kluwer; 2019.)

sión de IMP en AMP. Por otro lado, altos niveles de ATP favorecen la conversión de IMP en GMP. Esta reciprocidad de regulación permite a la célula equilibrar la síntesis de ATP y GTP disminuyendo la síntesis de un nucleótido de purina si hay una deficiencia del otro nucleótido.

PREGUNTA: ¿cómo se sintetizan las purinas por la vía de salvamento?

RESPUESTA: aunque la síntesis *de novo* de purinas se produce sobre todo en el hígado, no es suficiente para la síntesis adecuada de nucleótidos en otros tejidos. Los tejidos extrahepáticos complementan sus necesidades de nucleótidos utilizando la vía del rescate. Las bases de purina se obtienen del hígado y, en menor medida, de la dieta y del recambio normal de los ácidos nucleicos celulares, en particular de los ARN mensajeros.

La síntesis y degradación de los nucleótidos de purina, y en particular del ARN, es un proceso continuo. La degradación del ARN genera bases de purina libres (adenina, guanina e hipoxantina). Estas bases libres son resintetizadas por la vía del salvamento a sus nucleótidos correspondientes por enzimas llamadas fosforribosiltransferasas (fig. 8-12). La adenina fosforribosiltransferasa (APRT) convierte la adenina en AMP, mientras que la HGPRT reconoce tanto la guanina como la hipoxantina como sustratos para catalizar la formación de GMP e IMP, respectivamente. El papel de APRT no es tan significativo como el de HGPRT en la síntesis de los nucleótidos de purina a partir de bases libres. La cantidad de adenina generada es mínima, ya que los nucleótidos y

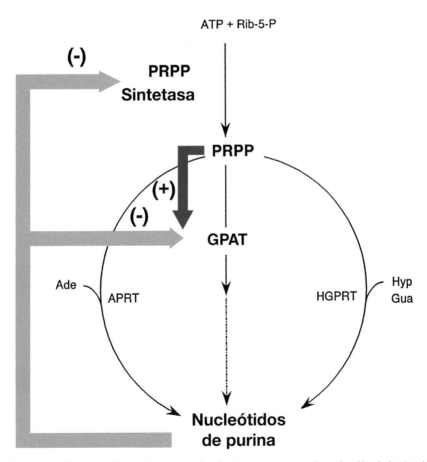

FIGURA 8-12 Regulación de la síntesis de purinas. La *flecha negra* muestra la activación de la vía y las *grises* su inhibición. GPAT, glutamina PRPP-amidotransferasa; PRPP, fosforribosil pirofosfato; APRT, adenina fosforribosiltransferasa; HGPRT, hipoxantina-guanina fosforribosiltransferasa; Rib-5-P, ribosa-5-fosfato; Ade, adenina; Hyp, hipoxantina; Gua, guanina. (Modificada de: Koopman WJ. *Arthritis and Allied Conditions: A Textbook of Rheumatology*. 15th ed. Lippincott Williams & Wilkins; 2005, figura 113-4.)

nucleósidos de adenina se metabolizan sobre todo a inosina más que a adenina.

PREGUNTA: ¿cuál es la base bioquímica del síndrome de Lesch-Nyhan?

RESPUESTA: la síntesis de nucleótidos de purina se regula en los dos primeros pasos (fig. 8-12). La PRPP sintetasa es inhibida por retroalimentación por purina-5-ribonucleótidos. La segunda enzima, la glutamina fosforribosil pirofosfato amidotransferasa (GPAT), se activa por acumulación de PRPP y es inhibida por purina-5-ribonucleótidos.

El síndrome de Lesch-Nyhan está causado por una deficiencia completa de la enzima HGPRT que provoca la incapacidad de recuperar la hipoxantina o la guanina. La inhibición de la vía de salvamento da lugar a la acumulación de PRPP que, a su vez, activa la GPAT y, por lo tanto, la activación de la síntesis *de novo* de nucleótidos de purina. Al mismo tiempo, se produce una acumulación de hipoxantina y guanina debido a la ausencia de la vía de salvamento de purinas. Estas bases de purina se dirigen hacia la degradación de purina generando así cantidades excesivas de ácido úrico. La deficiencia de HGPRT provoca hiperuricemia, déficits neurológicos como espasticidad, retraso mental, agresividad y automutilación.

Una explicación bioquímica plausible de los síntomas neurológicos se debe a la importante dependencia de la vía de rescate de purinas en los tejidos neurales en lugar de la vía *de novo*. Como resultado, tanto los niveles de ATP como de GTP son bajos en el cerebro. El GTP se utiliza en el primer paso y el paso limitante de la síntesis de tetrahidrobiopterina, que es el cofactor para la síntesis de catecolaminas y serotonina. En los pacientes con síndrome de Lesch-Nyhan se produce una reducción de la dopamina y la serotonina; sin embargo, las manifestaciones neurológicas de la enfermedad siguen siendo poco conocidas.

Resolución del caso

La atención al niño con este raro trastorno solo puede ser de apoyo. Se prescribe alopurinol para controlar la hiperuricemia y prevenir la aparición de ataques de gota y daños renales. Sin embargo, por desgracia, no mejora los síntomas neurológicos. Se establece ayuda para la familia con cuidados de apoyo para este niño afectado de manera grave. Se recomienda asesoramiento genético para explorar futuras opciones reproductivas.

Conceptos de alto rendimiento

1. El síndrome de Lesch-Nyhan es una enfermedad ligada al cromosoma X que resulta de una deficiencia de la hipoxantina-guanina fosforribosil transferasa (HGPRT). La deficiencia de HGPRT provoca un aumento de la síntesis y acumulación de ácido úrico.
2. La síntesis *de novo* de purinas se produce sobre todo en el hígado y consume mucha energía. En otros tejidos, la síntesis *de novo* no es suficiente para una adecuada síntesis de nucleótidos. Los tejidos extrahepáticos complementan sus necesidades de nucleótidos utilizando la vía del rescate.
3. El anillo de purina se forma utilizando glicina, glutamina, aspartato, CO_2 y derivados reducidos de tetrahidrofolato.
4. La vía de las purinas se ramifica en IMP para generar AMP y GMP en un proceso de dos pasos que requiere energía.
5. La degradación del ARN genera bases de purina libres (adenina, guanina e hipoxantina). Estas bases libres son resintetizadas por la vía del salvamento a sus nucleótidos correspondientes por enzimas denominadas fosforribosiltransferasas.
6. Una explicación bioquímica plausible de los síntomas neurológicos es que los niveles de GTP son bajos en el cerebro.

CASO 8.3

Un niño de 7 años acude al servicio de urgencias por mareos y un ataque de dolor articular en muñecas, codos y tobillos. Estos síntomas han sido recurrentes durante el último año. Se le diagnosticó glucogenosis tipo 1A o enfermedad de von Gierke en su primer año de vida. En ese momento se documentaron hipoglucemias posprandiales frecuentes a pesar de una nutrición adecuada. Ha sido tratado por un equipo formado por su pediatra, un endocrinólogo y un nutricionista. En la revisión de los sistemas, su madre también menciona que se queja de dolor en el flanco derecho que ha ido en aumento durante el último mes y que ha tenido varios episodios de hematuria.

La exploración física revela a un joven de baja estatura con signos de retraso del crecimiento. Presenta dolor moderado en las articulaciones y en el costado. Los signos vitales incluyen una presión arterial de 140/60 mm Hg, un pulso de 90/min, una temperatura de 37.6 °C (99.6 °F) y una frecuencia respiratoria de 20/min. Los hallazgos físicos prominentes incluyen xantomas en la región periorbital, un hígado firme agrandado con un borde observado 6 cm por debajo del margen costal derecho en la línea medioclavicular, con articulaciones de difusa sensibilidad y con ligera inflamación que afectan a las muñecas, los codos y los tobillos. La amplitud de movimiento está limitada por el dolor y la sensibilidad; sin embargo, no se observan signos de derrames articulares. El bazo no es palpable. Los resultados de laboratorio se indican en la tabla 8-4.

Las anomalías más destacadas son la hipoglucemia, la anemia, la acidosis láctica aniónica, la hiperuricemia, la elevación del colesterol y de los triglicéridos, y las pruebas de función hepática anormales.

El análisis de orina muestra cristales de urato e indica hematuria. La ecografía abdominal revela un agrandamiento del hígado y de ambos riñones, además, se observa un cálculo en el uréter derecho. El bazo es de tamaño normal.

TÉRMINOS CLAVE Y DEFINICIONES

Edgar von Gierke. Médico alemán (1877-1945) que describió por primera vez la glucogenosis de tipo I.

Hematuria. Presencia de glóbulos rojos en la orina.

ROM. La amplitud de movimiento es una medida del movimiento alrededor de una articulación.

Xantomas. Del griego que significa amarillo, son depósitos ricos en colesterol en la piel y manifestaciones cutáneas de la hiperlipidemia.

Impresión clínica

PREGUNTA: ¿cómo puede presentar un niño la enfermedad de von Gierke (trastorno por almacenamiento de glucógeno de tipo 1a)?

RESPUESTA: la mayoría de los trastornos por almacenamiento de glucógeno se presentan por primera vez poco después del nacimiento y en la primera infancia con síntomas relacionados con una hipoglucemia profunda. El recién nacido parece estar bien alimentado; sin embargo, a pesar de una alimentación adecuada, tras un breve ayuno o quizás tras una enfermedad infecciosa más o menos leve, el niño aparece de repente, de manera inusual, letárgico, apático y débil. Síntomas mucho más preocupantes, como temblores, apnea, actividad convulsiva e incluso coma, pueden poner de manifiesto de manera repentina este problema. Durante la evaluación inicial de urgencia, suele observarse que el niño presenta hipoglucemia junto con hepatomegalia.

La hipoglucemia, una vez documentada, incitaría al médico a investigar más a fondo solicitando la determinación simultánea de los niveles de insulina y glucosa. Un nivel *bajo* de insulina ante una hipoglucemia excluiría un tumor secretor de insulina u otra razón para un nivel elevado de insulina. En el presente caso, los hallazgos físicos típicos de la EAG, como los rasgos dismórficos de retraso del crecimiento y la facies de muñeca debida a la deposición de grasa en las mejillas, apoyarán este diagnóstico de trastorno de almacenamiento de glucógeno. Sin esta presentación inquietante de hipoglucemia y rasgos dismórficos (casos más leves de EAG), el diagnóstico del niño puede retrasarse hasta una edad más avanzada.

TABLA 8-4 Caso 8.3. Hallazgos de laboratorio en un niño de 7 años que acude al servicio de urgencias por un ataque de dolor articular que afecta a las muñecas, los codos y los tobillos

Prueba (unidades)	Paciente	Intervalo de referencia
Glucosa (mg/dL)	35	70-100
Leucocitos (/µL)	12 000	4 000-10 000
Hb (g/dL)	10.5	14-17
HCT (%)	30	33-44
Sodio (mEq/L)	145	136-145
Potasio (mEq/L)	4.5	3.5-5.0
Cloruro (mEq/L)	120	98-106
Bicarbonato (mEq/L)	5	23-28
BUN/creatinina (mg/dL)	45/1.5	8-20/0.7-1.3
Ácido úrico (mg/dL)	8.0	2.5-5.5
Triglicéridos (mg/dL)	500	< 150
Colesterol (mg/dL)	250	150-199
Lactato (mg/dL)	30	6-16
Fósforo (mg/dL)	3.2	3-4.5
AST/ALT (U/L)	70/363	10-30
Bilirrubina (mg/dL)	2	0.3-1.2

La manifestación cardinal de la enfermedad de von Gierke en la exploración física es una hepatomegalia masiva junto con nefromegalia. Con un trastorno hepático primario, que llevaría a un raro caso de cirrosis infantil, el bazo aumentaría de tamaño debido a la hipertensión portal y la pancitopenia resultante. Sin embargo, al no haber nada que sugiera una enfermedad hepática primaria o cirrosis en este lactante, se podría pensar más bien en un trastorno hepático infiltrativo (en este caso, el almacenamiento de glucógeno en el hígado).

Como veremos en las discusiones sobre muchos de los errores congénitos del metabolismo, los hallazgos de laboratorio incluyen acidosis láctica e hiperuricemia junto con hipoglucemia. Las complicaciones a largo plazo incluyen hiperlipidemia, gota, adenomas hepáticos con riesgo de malignidad, osteoporosis, disfunción plaquetaria, hipertensión pulmonar e insuficiencia renal. Las razones de estas anomalías quedarán claras cuando examinemos el trastorno metabólico que conduce a estos hallazgos.

PREGUNTA: ¿qué hallazgos de laboratorio apoyan el diagnóstico de la enfermedad de von Gierke?

RESPUESTA: desde el punto de vista del laboratorio, la hipoglucemia, la acidosis láctica, la hiperuricemia, la hipercolesterolemia y la hipertrigliceridemia son compatibles con la enfermedad de von Gierke. Una prueba de estimulación con glucagón puede dar lugar a un aumento significativo del lactato en sangre, pero a un aumento escaso o nulo de la concentración de glucosa en sangre. Sin embargo, sería necesaria una vigilancia muy estrecha, ya que puede aumentar el riesgo de acidosis aguda.

Correlaciones con ciencias básicas

PREGUNTA: ¿cuál es la función del glucógeno en el metabolismo energético?

RESPUESTA: solo hay unos 10 g de glucosa en el plasma y en el volumen de líquido extracelular en un momento determinado. Dado que el cerebro y los glóbulos rojos consumen glucosa de modo constante para obtener energía, existe una demanda persistente de reposición de glucosa en sangre. Si la glucosa en sangre no se repone, se produce una hipoglucemia. Esto compromete con rapidez la función cerebral y provoca confusión, desorientación y coma de potencial mortalidad en concentraciones de glucosa en sangre inferiores a 45 mg/dL. La ingesta dietética puede reponer los niveles de glucosa en sangre, pero solo absorbemos glucosa durante 2-3 horas después de una comida, dependiendo del índice glucémico de los alimentos ingeridos. Un índice glucémico más bajo de los alimentos indica que el ritmo de digestión y absorción de los hidratos de carbono es más lento y, por lo tanto, la liberación de glucosa en la circulación es más constante, sin que se produzca un aumento repentino de los niveles de glucosa o insulina. Dado que el cerebro y los glóbulos rojos necesitan glucosa como combustible, el cuerpo necesita una forma de mantener los niveles de glucosa incluso durante los periodos de ayuno. El hígado desempeña esta función sobre todo de dos maneras. Almacena el exceso de glucosa durante el estado de alimentación en forma de glucógeno, que puede descomponerse con rapidez (glucogenólisis) y liberarse como glucosa cuando el cuerpo entra en estado de ayuno. También puede generar nuevas moléculas de glucosa mediante el proceso de gluconeogénesis para mantener los niveles de glucosa durante ayunos más prolongados. Una de las razones por las que el hígado tiene la capacidad de mantener los niveles de glucosa en sangre mediante estos procesos es que expresa la enzima glucosa-6-fosfatasa. El producto final tanto de la glucogenólisis como de la gluconeogénesis es la glucosa 6-fosfato. A continuación, la glucosa-6-fosfatasa elimina el fosfato de la glucosa 6-fosfato para producir glucosa que puede liberarse de la célula a la sangre. Aunque casi todas las células tienen la capacidad de producir glucógeno, solo se almacena en cantidades significativas en el hígado y el músculo esquelético, pero solo el hígado expresa glucosa-6-fosfatasa. Por lo tanto, la glucosa 6-fosfato derivada de las reservas de glucógeno muscular está limitada de manera estricta para su uso en el propio tejido muscular.

Por lo tanto, se puede pensar en el hígado como un almacén de glucosa. Cuando la glucosa en sangre aumenta después de una comida, el hígado es capaz de absorber el exceso de glucosa y comenzar el proceso de convertirla en glucógeno (glucogénesis). Entre comidas, cuando la glucosa en sangre empieza a descender, las reservas de glucógeno pueden volver a catabolizarse en glucosa. Este cambio del estado de "alimentación" al de "ayuno" se produce al pasar de un aumento de

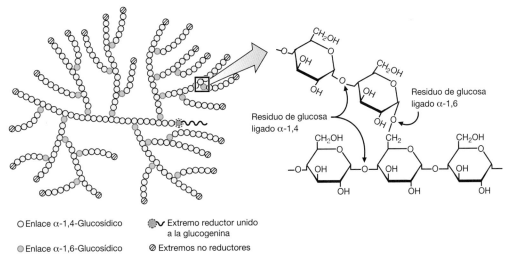

O Enlace α-1,4-Glucosídico

● Enlace α-1,6-Glucosídico

🌀〰 Extremo reductor unido
a la glucogenina

⊘ Extremos no reductores

FIGURA 8-13 La síntesis del glucógeno ilustra la formación lineal y la ramificación. (De Swanson TA, Lieberman M. *Biochemistry, Molecular Biology, and Genetics*. 6th ed. Lippincott Williams & Wilkins; 2014, figura 6.7.)

los niveles de insulina a un aumento de los niveles de glucagón. La hormona anabólica insulina promueve la glucogénesis para almacenar el exceso de glucosa, mientras que la hormona catabólica glucagón promueve la glucogenólisis como medio para mantener los niveles de glucosa en sangre. Las reservas de glucógeno en el hígado no suelen durar más de 24 horas, pero ese tiempo es fundamental para permitir que el proceso de gluconeogénesis se acelere y pueda asumir la función de mantener los niveles de glucosa en sangre. El tiempo que se tarda en agotar las reservas de glucógeno depende de los distintos componentes de la dieta. Si una persona consume sobre todo hidratos de carbono, sus reservas de glucógeno serán mayores que las de una persona con una dieta con predominio de proteínas.

PREGUNTA: ¿qué es el glucógeno?

RESPUESTA: el glucógeno es en esencia una enorme cadena ramificada de moléculas de glucosa. Los residuos de glucosa están unidos mediante dos tipos diferentes de enlaces glucosídicos. En el polímero lineal, los restos de glucosa están unidos entre sí mediante enlaces glucosídicos α-1,4, mientras que en las ramificaciones existe un enlace glucosídico α-1,6 (fig. 8-3).

PREGUNTA: ¿cómo se sintetiza y degrada el glucógeno?

RESPUESTA: la enzima clave en la síntesis de glucógeno (glucogénesis) es, como era de esperar, la glucógeno sintasa. La regulación de esta enzima controla la síntesis de glucógeno en la célula. La glucosa, una vez atrapada dentro de la célula por la hexocinasa o la glucocinasa (dependiendo del tejido) formando glucosa 6-fosfato, se isomeriza a glucosa 1-fosfato y luego se convierte en UDP-glucosa por la glucosa 1-fosfato uridililtransferasa. El inicio de la síntesis de glucógeno requiere un cebador o primer preexistente. Las nuevas cadenas de glucógeno son iniciadas por una enzima llamada glucogenina, que se autoglucosila uniendo una UDP-glucosa a Tyr-194 (un residuo de la glucogenina). Esto actúa como cebador de la cadena de glucógeno en crecimiento. Las cadenas de glucógeno preexistentes también pueden actuar como cebadores para que la glucógeno sintasa añada más moléculas de glucosa. La glucógeno sintasa alarga el polímero de glucosa utilizando UDP-glucosa para añadir residuos de glucosa hasta que la cadena de glucógeno tiene al menos 11 residuos. A continuación, la enzima ramificadora escinde al menos seis residuos y une el polímero de glucógeno escindido para formar ramas α-1,6. El resultado es un polímero de glucógeno muy ramificado. La síntesis del glucógeno se ilustra en la figura 8-14.

Ahora revisemos la glucogenólisis o degradación del glucógeno (fig. 8-15). La enzima que cataliza el paso determinante de la glucogenólisis es la glucógeno fosforilasa, que cataliza la elimina-

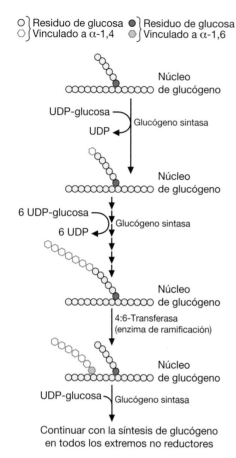

○} Residuo de glucosa   ● Residuo de glucosa
◌} Vinculado a α-1,4   ● Vinculado a α-1,6

Núcleo de glucógeno

UDP-glucosa —┐
              │ Glucógeno sintasa
UDP ←────────┘

Núcleo de glucógeno

6 UDP-glucosa —┐
                │ Glucógeno sintasa
6 UDP ←─────────┘

Núcleo de glucógeno

4:6-Transferasa
(enzima de ramificación)

Núcleo de glucógeno

UDP-glucosa —┐ Glucógeno sintasa

Continuar con la síntesis de glucógeno
en todos los extremos no reductores

FIGURA 8-14 Síntesis del glucógeno. (De Lieberman M, Peet A. *Marks' Essentials of Medical Biochemistry: A Clinical Approach.* Wolters Kluwer; 2015, figura 23.5.)

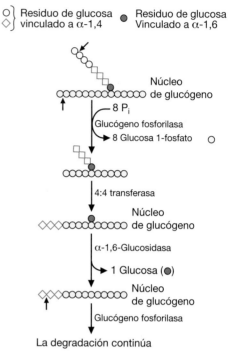

○} Residuo de glucosa   ● Residuo de glucosa
◇} vinculado a α-1,4   ● Vinculado a α-1,6

Núcleo de glucógeno

8 P$_i$
Glucógeno fosforilasa
8 Glucosa 1-fosfato   ○

4:4 transferasa

Núcleo de glucógeno

α-1,6-Glucosidasa

1 Glucosa (●)

Núcleo de glucógeno

Glucógeno fosforilasa

La degradación continúa

FIGURA 8-15 Degradación del glucógeno. (De Lieberman MA. *BRS Biochemistry, Molecular Biology, and Genetics.* 7th ed. Wolters Kluwer; 2019, figura 6-11).

RESPUESTA: la función principal del glucógeno es proporcionar una fuente rápida de glucosa que puede utilizarse como combustible por la célula que almacena el glucógeno, como en los músculos, o liberada para mantener la glucosa

ción de una molécula de glucosa de la cadena de glucógeno, produciendo glucosa-1-fosfato y un polímero de glucógeno menos un residuo de glucosa. La glucógeno fosforilasa elimina residuos de glucosa hasta que quedan cuatro residuos de glucosa en una cadena. Cuando quedan cuatro residuos de glucosa en una rama, una enzima de desramificación desplaza tres residuos al final de otra rama, dejando un residuo de glucosa de enlace α-1,6. La enzima de desramificación hidroliza entonces este residuo restante para producir una molécula de glucosa-1-fosfato libre.

A continuación, la glucosa 1-fosfato se isomeriza en glucosa 6-fosfato para ser utilizada en la glucólisis y producir energía en el tejido muscular. En el hígado, la glucosa-6-fosfatasa elimina el fosfato permitiendo que la glucosa sea exportada a la sangre (fig. 8-16).

PREGUNTA: ¿por qué el glucógeno se almacena como un polímero ramificado?

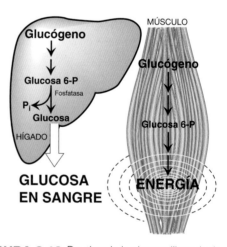

FIGURA 8-16 Destino de la glucosa liberada de las reservas de glucógeno en el músculo y el hígado. (De Harvey RA, Ferrier DR. *Lippincott's Illustrated Reviews: Biochemistry.* 5th ed. Wolters Kluwer Health; 2011, figura 11.2.)

en sangre, como en el hígado. Dado que el glucógeno se sintetiza añadiendo moléculas de glucosa al extremo de los filamentos de glucógeno, y se degrada retirando esas moléculas de glucosa, cuantos más extremos de filamentos de glucógeno haya, más rápido se podrá incorporar glucosa a los filamentos para almacenarla y más rápido se podrá liberar glucosa para su uso. La estructura altamente ramificada también aumenta la solubilidad del glucógeno. La importancia de la ramificación puede verse a través de la presentación de la enfermedad de almacenamiento de glucógeno tipo IV (EAG tipo IV), conocida como enfermedad de Andersen, que es uno de los tipos más graves de EAG. En este trastorno, la enzima que forma las ramificaciones es defectuosa, lo que da lugar a largos polímeros lineales de glucosa. Esto provoca una hipoglucemia en ayunas, pero el cambio de estructura también favorece la fibrosis hepática y, por lo general, una muerte prematura.

PREGUNTA: ¿por qué el glucógeno se almacena en los músculos?

RESPUESTA: en los músculos predominan los ácidos grasos como combustible, ya que aportan más calorías por molécula que la glucosa; sin embargo, los ácidos grasos requieren oxígeno para su oxidación y, puesto que se almacenan en forma de triacilgliceroles en el tejido adiposo, también necesitan ser movilizados y transportados al tejido muscular diana. Por lo tanto, en condiciones de contracción muscular rápida, como el *sprint*, los músculos necesitan una fuente de combustible con rapidez y antes de que los músculos puedan oxigenarse con un mayor flujo sanguíneo. En estos casos, la glucólisis anaeróbica proporciona el ATP utilizando glucosa derivada del glucógeno muscular. Aunque solo se producen dos ATP por cada molécula de glucosa oxidada, el músculo esquelético tiene una capacidad muy elevada de glucólisis. Aunque los músculos pueden utilizar glucosa de la sangre, la glucosa derivada del glucógeno muscular proporciona más ATP porque la glucosa de la sangre necesita ser fosforilada al entrar en la célula, consumiendo así un ATP.

PREGUNTA: ¿el músculo cardiaco también utiliza glucógeno?

RESPUESTA: el músculo cardiaco almacena muy poco glucógeno. De modo conceptual, esto debería tener sentido para usted. Para el músculo esquelético, el glucógeno sirve como almacén de energía. Esto es útil para el músculo esquelético, ya que pasará por periodos de alta demanda energética (al huir de un oso), cuando necesita energía rapidez y en condiciones anaeróbicas, y de baja demanda energética (al leer un libro sentado en una silla), cuando utilizará el combustible más calórico de los ácidos grasos. El corazón es diferente. Está sometido a una demanda energética constante. Incluso antes de nacer, el corazón debe latir. El glucógeno sería una mala elección como fuente de energía cardiaca, por lo que se almacena en pequeñas cantidades en el corazón. En su lugar, el corazón depende casi por completo de la β-oxidación de los ácidos grasos. Esto debería tener sentido dado que el corazón, en condiciones normales, tiene fácil acceso a la sangre oxigenada necesaria para la fosforilación oxidativa. Todo lo que interrumpa este flujo de O_2 (por ejemplo, un infarto de miocardio) provocaría una lesión en el miocardio. En ausencia de oxígeno, el músculo cardiaco pasa a la glucólisis anaeróbica hasta que al fin agota sus reservas de glucógeno, que solo duran muy poco tiempo.

PREGUNTA: ¿cómo se regula el metabolismo del glucógeno?

RESPUESTA: el metabolismo del glucógeno se regula tanto a nivel alostérico como hormonal. Analicemos primero la regulación hormonal (fig. 8-17). Durante el ayuno o el ejercicio, la glucógeno sintasa, que cataliza el paso comprometido en la glucogénesis, se inactiva por fosforilación. El glucagón y la epinefrina lo inician mediante la señalización del AMPc que actúa a través de la proteína cinasa A. Al mismo tiempo, esta vía activa la glucógeno fosforilasa por fosforilación dando lugar a la glucogenólisis. El glucagón solo promueve la glucogenólisis en el hígado, ya que las células musculares no expresan el receptor del glucagón. Esto tiene sentido ya que no querrías perder todo el glucógeno muscular cada vez que ayunas. En cambio, la hormona que activa la glucogenólisis en los músculos, así como en el hígado, es la epinefrina. La epinefrina actúa como una catecolamina y se segrega en respuesta al estrés. El estrés puede ser fisiológico, como el ejercicio, o condicionado, como la hipoglucemia. El estrés también puede ser patológico, por ejemplo debido a una hemorragia, o lesiones físicas o psicológicas. Las necesidades energéticas se disparan durante el estrés (respuesta de lucha o huida), por lo que es esencial la rápida activación del metabolismo del glucógeno para aumentar los niveles de glucosa.

Durante el estado de alimentación, la insulina, actuando a través de una proteína fosfatasa, invierte las acciones del glucagón y la epinefrina

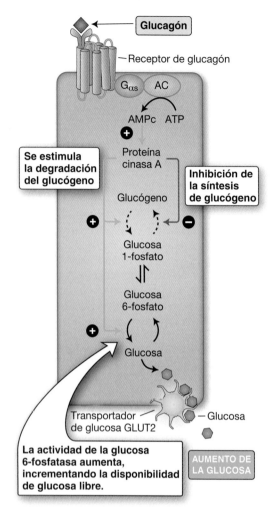

FIGURA 8-17 Regulación de la glucogenólisis por el glucagón. (De Preston RR. *Lippincott® Illustrated Reviews: Physiology*. 2nd ed. Wolters Kluwer Health; 2018, figura 33.8.)

El metabolismo del glucógeno también se regula de manera alostérica, y al igual que con la glucólisis, los reguladores alostéricos del metabolismo del glucógeno deberían tener un sentido intuitivo si consideramos las condiciones en las que el cuerpo querría promover la glucogénesis o la glucogenólisis en el hígado y el músculo esquelético (fig. 8-18).

La glucosa 6-fosfato y el ATP son reguladores negativos de la glucogenólisis tanto en el hígado como en el músculo. Esto tiene sentido, ya que un exceso de ATP indica abundancia de energía y, por lo tanto, no hay necesidad de descomponer el glucógeno. Del mismo modo, el exceso de glucosa 6-fosfato, un producto final de la glucogenólisis, indica que hay suficiente sustrato para la glucólisis y proporciona una **retroalimentación negativa** para inhibir la glucogenólisis. La abundancia de glucosa 6-fosfato también **estimula** la síntesis de glucógeno tanto en el hígado como en el músculo para almacenar este exceso de glucosa. De nuevo, esto es intuitivamente lógico, ya que la abundancia de glucosa 6-fosfato indica que hay

A ISOZIMAS DEL HÍGADO

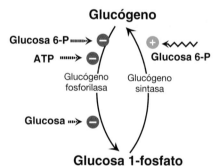

B ISOZIMAS MUSCULARES

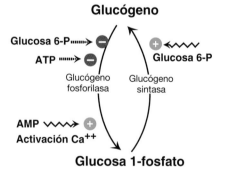

FIGURA 8-18 Regulación alostérica del metabolismo del glucógeno en el hígado y el músculo. (De Abali EE. *Lippincott Illustrated Reviews: Biochemistry*. 8th ed. Wolters Kluwer Health; 2021, figura 11.12.)

a través de la desfosforilación que da lugar a la activación de la glucógeno sintasa y la inactivación de la glucógeno fosforilasa que conduce a la glucogénesis. Los efectos de la insulina se producen tanto en el hígado como en el músculo, pero la captación de glucosa por estos tejidos también afecta al proceso. La captación de glucosa en el músculo esquelético se produce a través del transportador GLUT-4 dependiente de la insulina. Se trata de un transportador de alta afinidad pero de baja capacidad, lo que significa que cuando los niveles de glucosa aumentan, el músculo empieza a captarla con rapidez para la síntesis de glucógeno. El hígado utiliza un transportador de glucosa de baja afinidad pero alta capacidad, el GLUT-2, de modo que el hígado solo capta glucosa para almacenarla cuando hay abundancia durante el estado de alimentación.

sustrato disponible para la producción de glucógeno. Además de la glucosa 6-fosfato, la glucosa también inhibe la glucogenólisis en el hígado. En el músculo, la glucogenólisis también se ve estimulada por el aumento de Ca^{+2} y AMP, que son marcadores del agotamiento energético debido a la contracción muscular.

PREGUNTA: ¿cuáles son las enfermedades por almacenamiento de glucógeno y trastornos relacionados?

RESPUESTA: las enfermedades por almacenamiento de glucógeno (EAG) son un grupo de enfermedades hereditarias causadas por defectos en la síntesis, la degradación o la glucólisis del glucógeno. Dado que algunas de estas enfermedades se deben a defectos en isoformas específicas de tejido de las enzimas, la presentación patológica puede afectar al hígado, al músculo o a ambos tejidos.

En general, los trastornos que afectan al glucógeno muscular reducen la tolerancia al ejercicio, en particular al ejercicio extenuante, lo que provoca cambios en varios marcadores bioquímicos en sangre como el lactato, la mioglobina y la creatinina. El ejercicio extenuante utiliza la glucogenólisis para proporcionar combustible a la glucólisis anaeróbica, lo que provoca un aumento de su producto final, el lactato. La EAG muscular específica más común es la enfermedad de McArdle, que resulta de un defecto en la glucógeno fosforilasa muscular. Por lo tanto, estos pacientes no pueden someterse a la glucólisis anaeróbica y producen menos lactato cuando intentan realizar un ejercicio extenuante. La falta de energía provoca la descomposición del tejido muscular, que deja escapar mioglobina a la circulación sistémica. Los niveles elevados de la enzima creatina cinasa (también conocida como creatina fosfocinasa) en la sangre son otra indicación de daño muscular.

Los defectos en las enzimas que regulan el metabolismo del glucógeno en el hígado se manifiestan como déficits metabólicos que crean síntomas, como la hipoglucemia, y cambios anatomopatológicos, como la hepatomegalia, por la acumulación excesiva de glucógeno. Un enfoque útil para descifrar las diversas enfermedades de almacenamiento de glucógeno comienza por plantearse tres preguntas:

1. ¿Qué enzima se afecta?
2. ¿Está alterada la cantidad o la estructura del glucógeno?
3. ¿Qué tejidos son afectados?

La figura 8-19 y la tabla 8-5 resumen la mayoría de las EAG. Empecemos por el tipo más frecuente de EAG, la enfermedad de von Gierke, que representa 90% de todas las EAG.

PREGUNTA: ¿cuál es el defecto de la enfermedad de von Gierke (enfermedad por almacenamiento de glucógeno tipo 1)?

RESPUESTA: el gen G6PC codifica la enzima glucosa-6-fosfatasa y es responsable de la conversión de glucosa 6-fosfato en glucosa y una molécula de fosfato inorgánico. El complejo enzimático es una proteína unida a la membrana del retículo endoplásmico (RE) con su sitio catalítico localizado en el lumen del RE. El complejo enzimático incluye la actividad de la glucosa-6-fosfatasa y tres proteínas transportadoras. La primera proteína transportadora traslada la glucosa 6-fosfato al RE. Una vez que la glucosa 6-fosfato se hidroliza en glucosa y fosfato inorgánico, cada uno de ellos es transportado de vuelta al citoplasma utilizando su propio transportador.

Una mutación en el gen G6PC (tipo 1a) es la causa de 80% de los casos de EAG tipo 1. De los casos restantes (tipo 1b), 20% es el resultado de mutaciones en el gen SLC37A4 que da lugar a un defecto en el transporte de la glucosa 6-fosfato del citosol al retículo endoplásmico.

PREGUNTA: ¿cuál es la base bioquímica de los hallazgos clínicos de la enfermedad de von Gierke?

RESPUESTA: veamos uno por uno los siguientes hallazgos clínicos.

Hipoglucemia. El defecto en la glucosa-6-fosfatasa bloquea la liberación de glucosa del hígado que por lo regular se genera a partir de la glucogenólisis y la gluconeogénesis, lo que provoca una hipoglucemia grave. Al igual que ocurre con otras EAG que causan hipoglucemia, se trata de una hipoglucemia en ayunas. Por lo tanto, para mantener unos niveles de glucosa más o menos normales y maximizar el crecimiento y el desarrollo, el tratamiento implica pequeñas raciones frecuentes de carbohidratos durante el día, y esto debe mantenerse durante toda la vida. La alimentación con almidón de maíz crudo se utiliza para mejorar los niveles de glucosa en sangre durante un periodo más largo, ya que se absorbe de manera muy lenta. Como resultado, hay una liberación continua de glucosa en el torrente sanguíneo durante 4-6 horas, minimizando el desarrollo de hipoglucemia y la degradación de las proteínas musculares. La alimentación nocturna nasogás-

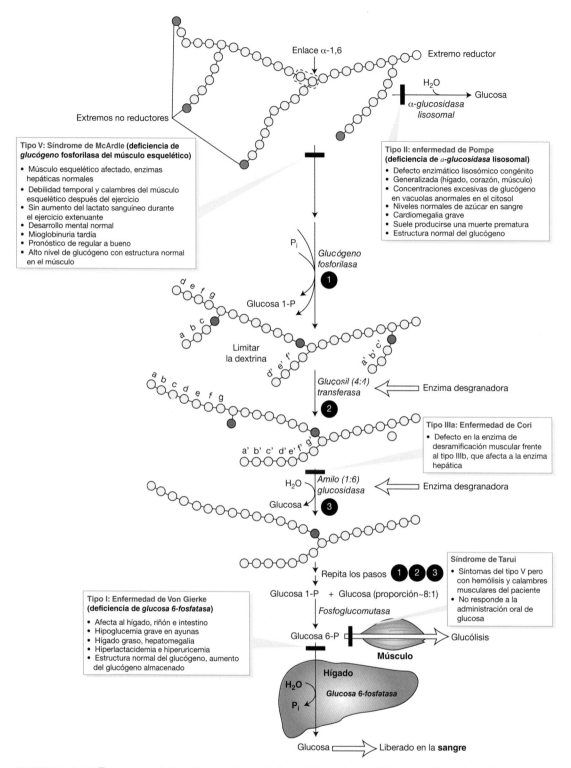

FIGURA 8-19 Trastornos relacionados con el metabolismo del glucógeno. (Tomada de McInnis M. *Step-up to USMLE step 1.* 7th ed. Lippincott Williams & Wilkins; 2015, figura 11.11.)

TABLA 8-5 Trastornos por almacenamiento de glucógeno

Tipo	Trastorno por almacenamiento de glucógeno	Enzima deficiente	Diagnóstico bioquímico	Síntomas clínicos
	Tipos de trastornos del almacenamiento de glucógeno			
1	Hepatorrenal: enfermedad de von Gierke	Glucosa-6-fosfatasa	Glucógeno normal; cantidades excesivas en el hígado y los riñones	Hipoglucemia, hiperlipidemia, cetosis, hiperuricemia, hepatomegalia, enanismo
2	Generalizada, maligna: enfermedad de Pompe	α-1,4-Glucosidasa	Glucógeno normal, excesivo en todos los órganos	Hipotonía muscular, cardiomiopatía hipertrófica, insuficiencia cardiaca, síntomas neurológicos, muerte infantil
3	Hepatomuscular, benigna: enfermedad de Cori	Enzima desgranadora	Glucógeno anormal, con cadenas externas cortas, en el hígado y (de manera más rara) en los músculos	Hepatomegalia, hipoglucemia; curso leve de la enfermedad
4	Hígado cirrótico, reticuloendotelial: enfermedad de Anderson; amilopectinosis	Enzima de ramificación	Glucógeno anormal, con largas cadenas externas, en el hígado, el bazo y los ganglios linfáticos	Cirrosis hepática; hepatoesplenomegalia
5	Muscular: enfermedad de McArdle	Glucógeno fosforilasa del músculo	Glucógeno normal, cantidades excesivas en el músculo	Miastenia generalizada y mialgia, mioglobinuria
6	Hepática: enfermedad de Hers	Glucógeno fosforilasa I del hígado	Glucógeno normal, cantidades excesivas en el hígado	Hepatomegalia relativamente benigna
7	Muscular: enfermedad de Tarui	Fosfofructocinasa muscular	Glucógeno normal, en el músculo esquelético	Calambres musculares, mioglobinuria

De Lieberman M, Ricer RE. *Lippincott's Illustrated Q&A Review of Biochemistry.* Lippincott Williams & Wilkins; 2010. Asset: Lieberman-ch012-image003.gif.

trica o por gastrostomía se utiliza para controlar la hipoglucemia nocturna.

Hepatomegalia. La hepatomegalia se debe a la acumulación masiva de glucógeno como resultado de la estimulación continua de la glucógeno sintasa por los altos niveles de glucosa 6-fosfato que actúa como un regulador alostérico positivo de la síntesis de glucógeno.

Acidosis láctica e hiperalaninemia. En la enfermedad de von Gierke, el hígado permanece en estado de alimentación mientras que el resto del organismo está en estado de ayuno y hambriento de glucosa para la producción de energía. La deficiencia de glucosa-6-fosfatasa provoca la acumulación de glucosa 6-fosfato en el hígado. El hígado, en lugar de ser un consumidor de lactato, se convierte ahora en un productor de lactato debido a la acumulación de glucosa 6-fosfato que alimenta la glucólisis para producir piruvato. La cantidad de piruvato excede la cantidad que puede ser metabolizada por el ciclo del TCA, lo que conduce a acidosis láctica e hiperalaninemia, ya que estos son los otros destinos del piruvato (fig. 8-20). Además, el lactato formado por tejidos extrahepáticos (como los hematíes) no puede ser convertido en glucosa por el hígado debido a la inhibición de la gluconeogénesis. Aunque parte del lactato se elimina por la orina, sigue acumulándose.

Hiperuricemia. Hay varios factores que conducen a la hiperuricemia en la enfermedad de von Gierke. El gen transportador de urato (URAT1) es un antiportador que reabsorbe en específico ácido úrico del túbulo proximal a cambio de aniones monovalentes, como el lactato, y cuerpos cetónicos, como el acetoacetato y el hidroxibutirato. Así, al aumentar la secreción de lactato y cuerpos cetónicos, también aumenta la reabsorción de ácido úrico, lo que provoca hiperuricemia.

Los altos niveles de glucosa 6-fosfato también se desvían hacia la vía de la hexosa monofosfato, lo que resulta en un aumento de la síntesis de fosforribosil difosfato. Esto estimula un aumento de

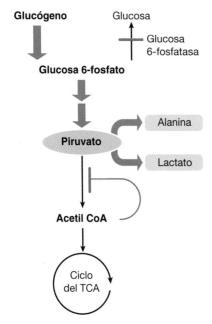

FIGURA 8-20 Destinos metabólicos del piruvato en la enfermedad de von Gierke.

la síntesis de purinas. Dado que las células no utilizan las purinas sobrantes, se produce un aumento de su degradación, formándose más ácido úrico.

Por último, el catabolismo de las purinas también se estimula por otro mecanismo. Esto se explica por el atrapamiento de fosfato inorgánico en la glucosa 6-fosfato debido a la glucosa 6-fosfatasa defectuosa. La disminución del fosfato intracelular estimula la AMP deaminasa hepática, que a su vez cataliza la degradación de AMP a IMP formando por último más ácido úrico.

Como resultado de los tres mecanismos, se produce un aumento agudo del ácido úrico en la circulación (fig. 8-21).

Hiperlipidemia. Como se indicó antes, el hígado se encuentra en estado de alimentación, pero el resto del organismo se encuentra en estado de ayuno debido al bloqueo de la liberación de glucosa. La elevada tasa glucolítica aumenta la tasa del primer paso en la síntesis de ácidos grasos, incrementando así la producción de glicerol-3-fosfato. Dado que el glicerol-3-fosfato es un factor limitante en la formación de triglicéridos, se favorece este proceso, lo que provoca un exceso de triglicéridos en el hígado y un aumento de la secreción de VLDL a la circulación.

PREGUNTA: las enfermedades de Pompe y Tarui se clasifican como EAG, pero ¿en qué se diferencian?

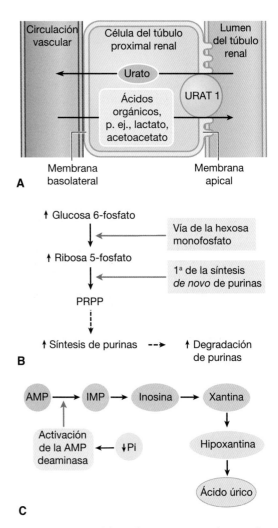

FIGURA 8-21 Mecanismos que conducen a la hiperuricemia.

RESPUESTA: la enfermedad de Pompe también se conoce como deficiencia de maltasa ácida, glucogenosis tipo 2 y deficiencia de α-glucosidasa ácida. La enzima defectuosa se encuentra en el lisosoma, y su distribución tisular no se limita al músculo o al hígado. Como consecuencia, el glucógeno se acumula en los lisosomas de la mayoría de los tejidos. Debido a estas diferencias, la presentación clínica de la enfermedad de Pompe no se parece a la de las otras EAG. En la forma infantil clásica de la enfermedad de Pompe, los signos cardinales incluyen miocardiopatía hipertrófica, hipotonía, debilidad muscular, que progresa con rapidez, e insuficiencia respiratoria.

La última enfermedad por almacenamiento de glucógeno de la que hablaremos es la enfermedad de Tarui. No es causada por un defecto en una enzima implicada en el metabolismo del glucógeno, sino en la glucólisis. Se debe a una mutación en el gen que codifica la fosfofructocinasa 1 (PFK1) muscular y eritrocitaria. La pérdida de la subunidad M provoca una deficiencia muscular completa y una pérdida parcial de actividad en los glóbulos rojos, que comprenden 50% de la PFK1 total. Los síntomas de esta enfermedad son muy similares a los observados en pacientes afectados por la enfermedad de McArdle. Se presenta con dolor muscular inducido por el ejercicio y mioglobinuria. Sin embargo, dado que la enfermedad de Tarui también implica un defecto en la PFK1 eritrocitaria, pueden desarrollarse formas leves de ictericia debido a la destrucción acelerada de eritrocitos (hemólisis). La administración de suplementos de glucosa o sacarosa antes del ejercicio puede prevenir con eficacia los efectos de la enfermedad de McArdle inducidos por el ejercicio. Sin embargo, esto es ineficaz en la enfermedad de Tarui, ya que el defecto de la enzima glucolítica se encuentra aguas abajo de la glucosa.

Resolución del caso

El manejo en este niño de 7 años se ha centrado en el mantenimiento de la glucemia mediante la alimentación frecuente y el aumento de la ingesta de carbohidratos con harina de maíz o harina de maíz de liberación prolongada. Como la galactosa y la fructosa no pueden convertirse en glucosa en ausencia de glucosa-6-fosfatasa, se reducen al mínimo en la dieta. El depósito masivo de glucógeno en el hígado y el riñón debe reducirse al mínimo para evitar la enfermedad renal crónica y la formación de adenomas hepáticos (raramente hepatomas). El nivel de triglicéridos del paciente de 500 debe reducirse para evitar complicaciones de pancreatitis aguda y ASVD de aparición temprana a largo plazo. El tratamiento es difícil, y el trasplante de hígado representa la única "cura" para este trastorno.

Conceptos de alto rendimiento

1. En un neonato, el cambio en el estado mental y el hallazgo de hipoglucemia lleva primero a considerar causas más comunes: sepsis, malnutrición, diarrea y toxicidad por aspirina (síndrome de Reye) e insuficiencia hepática sobrevenida. Si se excluyen, entonces debe analizarse el exceso hormonal (insulina) o la deficiencia hormonal de las glándulas suprarrenales o hipofisarias (cortisol, hormona del crecimiento). Por último, pasan a primer plano los errores congénitos del metabolismo, como la inhibición de la oxidación de los ácidos grasos y la enfermedad por almacenamiento de glucógeno.

2. La enfermedad por almacenamiento de glucógeno tipo 1a es un defecto de la glucosa-6-fosfatasa que provoca la incapacidad de movilizar las reservas de glucosa del glucógeno. La hipoglucemia resultante es más pronunciada en el tipo 1 que en las otras EAG.

3. Las manifestaciones clínicas incluyen hepatomegalia, hipoglucemia, acidosis láctica, hiperalaninemia, hiperlipidemia e hiperuricemia.

4. En la EAG tipo 1, el defecto en la glucosa-6-fosfatasa da lugar a la acumulación de glucosa 6-fosfato. Esto atrapa el fosfato que conduce a la degradación de los ácidos nucleicos. Recordemos que este resultado aumenta la producción de ácido úrico con hiperuricemia crónica que conduce a un daño renal progresivo. Una acidosis metabólica también se suma a la carga de ácido úrico al promover la reabsorción tubular renal. Además, la pérdida renal de calcio provoca nefrocalcinosis y osteoporosis.

5. La glucosa-6-fosfatasa no debe confundirse con la glucosa-6-fosfato deshidrogenasa (G6PD) de la vía de la pentosa fosfato.

6. El glucógeno se almacena tanto en el hígado como en el músculo esquelético. El tejido muscular es capaz de absorber la glucosa con mayor afinidad, pero con una capacidad más limitada. El hígado se comporta de forma diferente; tiene una menor afinidad transportadora pero es capaz de absorber y fosforilar mayores cantidades de glucosa. Esto es coherente con el papel del hígado como almacén central de la glucosa del organismo.

7. Aunque los ácidos grasos proporcionan energía, no pueden satisfacer las necesidades del cerebro ni de los glóbulos rojos, ya que dependen de la glucosa para obtener energía, y NO PODEMOS sintetizar glucosa a partir de ácidos grasos.

CASO 8.4

Una primogénita de 8 meses está siendo evaluada por un pediatra en el servicio de urgencias por un cambio brusco en su estado mental tras varios episodios de vómito y luego volverse letárgica, y ahora difícil de despertar. Los padres informan que el vómito repetitivo unas horas después de la toma han aumentado en las últimas semanas. También han notado que durante estos episodios está diaforética en extremo. Su madre notó entonces un breve periodo en el que no respondía en absoluto, lo que la llevó a llamar a una ambulancia. La niña es el resultado de un parto a término normal sin complicaciones. Su crecimiento y desarrollo han sido normales durante los primeros 6 meses. Sin embargo, en las últimas 6 semanas, cuando su dieta ha cambiado a sólidos blandos, los padres han observado estos cambios de comportamiento. Los padres no tienen antecedentes de enfermedades crónicas, y los antecedentes familiares son irrelevantes.

La exploración física revela que la lactante está apática y flácida; responde a los estímulos, pero luego vuelve a un estado somnoliento. Su pulso es de 105/min y regular, y está taquipneica con una frecuencia respiratoria de 26/min. La temperatura es de 36.6 °C (98 °F). Presenta icteria leve y hepatomegalia. No hay otros hallazgos neurológicos localizados en la exploración.

Se coloca una vía intravenosa y se administran líquidos y glucosa, tras lo cual la niña responde con una notable mejoría de la agudeza mental y la actividad motora vuelve a la normalidad en 15 minutos. Los datos iniciales obtenidos se muestran en la tabla 8-6.

TABLA 8-6 Caso 8.4. Hallazgos de laboratorio en una primogénita de 8 meses con un cambio brusco de su estado mental tras varios episodios de vómito

Prueba (unidades)	Paciente	Intervalo de referencia
Glucosa (mg/dL)	35	70-100
Leucocitos (/µL)	9 500	4 000-10 000
Hb (g/dL)	14	12-14
Sodio (mEq/L)	148	136-145
Potasio (mEq/L)	2.8	3.5-5.0
Cloruro (mEq/L)	105	98-106
Bicarbonato (mEq/L)	13	23-28
Bilirrubina total (mg/dL)	3.3	0.3-1.2
AST/ALT (U/L)	30/35	0-35
BUN (mg/dL)	40	8-20
Creatinina (mg/dL)	2.1	0.7-1.3
Triglicéridos (mg/dL)	405	< 150
Ácido úrico (mg/dL)	8.3	2.5-8.0
Calcio (mg/dL)	8.0	9-10.5
Fósforo (mg/dL)	2.1	3-4.5
Lactato (mg/dL)	18	6-16

Los resultados del análisis de orina muestran un pH de 8.5, 3+ proteínas y positivo para aminoácidos con un examen microscópico normal.

TÉRMINOS CLAVE Y DEFINICIONES

Intolerancia a la fructosa. Es un defecto en la **absorción** de la fructosa en el intestino y es benigna. En esta afección son típicos síntomas similares a la deficiencia de lactasa y al síndrome del intestino irritable (gases, hinchazón, dolor abdominal y diarrea).

Síndrome de Fanconi. Descrito por primera vez por un médico suizo a principios del siglo xx, el síndrome de Fanconi se produce como resultado de una lesión en el túbulo renal proximal.

Taquipnea. Respiración rápida de modo anormal.

Impresión clínica

PREGUNTA: ¿qué opina del diagnóstico basándose en la información disponible?

RESPUESTA: se nos presenta un niño enfermo de gravedad. El cambio agudo del estado mental exige atención inmediata. Es el resultado de un embarazo a término normal y un parto sin incidentes aparentes, y un crecimiento y desarrollo normales hasta este momento. No hay evidencia de infección aguda como posible explicación en la historia y no hay sugerencia de exposición a toxinas o uso de medicación alguna. No obstante, el niño presenta marcadores de una alteración metabólica grave, como evidencian la hipoglucemia, la acidosis láctica, la elevación del ácido úrico y de los triglicéridos. Hay afectación multiorgánica. Los niveles elevados de AST, ALT y bilirrubina indican disfunción hepática. Además, hay indicios de disfunción renal con proteinuria y aminoaciduria marcadas.

La icteria y la hepatomegalia junto con la hipoglucemia hacen pensar en un trastorno de almacenamiento de glucógeno. AST/ALT normales e hipofosfatemia descartan la enfermedad de von Gierke. Estos hallazgos con la adición de calcio sérico bajo y aminoácidos en la orina ahora son sugestivos de una causa hereditaria del síndrome de Fanconi.

El síndrome de Fanconi se produce como resultado de una lesión del túbulo renal proximal, cuya función incluye la reabsorción de bicarbonato, glucosa, sodio, cloruro, fosfato, aminoácidos y albúmina. El hallazgo de estas sustancias en la orina ayuda a explicar las alteraciones clínicas, como la hipoglucemia, la hipopotasemia, la hipofosfatemia y la acidosis. El daño de la bomba de Na⁺/K⁺ ATP en la membrana basolateral, la disfunción de los transportadores de membrana tubular y los cambios en los túbulos proximales explican las pérdidas de electrolitos y glucosa, así como de fosfato y aminoácidos. Se sabe que el síndrome de Fanconi primario se debe a una alteración genética; sin embargo, se puede observar el síndrome de Fanconi por muchas otras razones. Los errores innatos del metabolismo son causas comunes y, entre ellas, la cistinosis, la enfermedad de Wilson y la intolerancia hereditaria a la fructosa son las causas más frecuentes de este síndrome. Una plétora de medicamentos, incluidos antibióticos, agentes quimioterapéuticos, antivirales y agentes anticonvulsivos, también pueden causar el síndrome de Fanconi.

La causa más frecuente del síndrome de Fanconi hereditario en niños es la cistinosis. Sin embargo, esto puede excluirse ya que la cistinosis debe presentarse poco después del nacimiento. Podemos excluir la enfermedad de Wilson ya que el niño es joven (por lo general se presenta > 10 años de edad). Como se ha señalado, no hay toxinas ni medicamentos en este cuadro relacionados con el síndrome de Fanconi como posible causa.

La clave para entender este caso se encuentra en la obtención de un cuidadoso historial dietético. Observar que todo iba bien hasta que se avanzó en la dieta para incluir frutas y verduras (de ahí la fructosa) es la observación que lo une todo.

La explicación más plausible de la hiperuricemia, ictericia, hipoglucemia y síndrome de Fanconi es la intolerancia hereditaria a la fructosa (HFI, deficiencia de aldolasa B). Y por último, aunque sugerir HFI es el diagnóstico más plausible, como apunte, esta entidad también podría presentarse de forma precoz, antes de la introducción de sólidos en la dieta si el lactante es alimentado con una fórmula que contenga **sacarosa** (como una fórmula a base de soja). Los carbohidratos de la soja consisten en ~ 5% de sacarosa, un disacárido que contiene fructosa y glucosa, y por lo tanto desenmascararán los síntomas en un niño con deficiencia de aldolasa B.

Correlaciones con ciencias básicas

PREGUNTA: ¿cómo se metaboliza la fructosa en la dieta?

RESPUESTA: la fructosa se metaboliza sobre todo en el hígado, el intestino y el riñón en dos pasos. Aunque la absorción global de fructosa por las células epiteliales intestinales se presenta con relativa lentitud, el primer paso de su metabolismo no lo es. El primer paso implica la fosforilación de la fructosa para atraparla dentro de la célula. Como su nombre indica, la enzima hexocinasa puede utilizar azúcares de 6 carbonos como sustratos y, por lo tanto, puede fosforilar la fructosa en el carbono 6 formando fructosa 6-fosfato, que puede entrar en la vía de la glucólisis. Sin embargo, la Km de la hexocinasa para la fructosa es muy alta, por lo que esta reacción de fosforilación es muy lenta. En cambio, la enzima fructocinasa, también conocida como ceto-hexocinasa, que tiene una Km muy baja para la fructosa, fosforila la fructosa a fructosa 1-fosfato. No solo se trata de una reacción rápida, sino que además no está regulada. A diferencia de la hexocinasa, que es inhibida por el producto de su reacción, la glucosa 6-fosfato, la fructosa 1-fosfato no inhibe a la fructocinasa, por lo que cualquier fructosa que entre en la célula será fosforilada con rapidez (fig. 8-22).

El segundo paso del metabolismo de la fructosa implica la hidrólisis de la fructosa 1-fosfato por la aldolasa B a gliceraldehído y dihidroxiacetona fosfato. Ambas moléculas pueden transformarse en gliceraldehído 3-fosfato, que puede utilizarse para la glucólisis y la gluconeogénesis o transformarse en glicerol 3-fosfato, que puede utilizarse como columna vertebral para la síntesis de triacilglicerol. Existen tres isoenzimas de aldolasa: A, B y C. Las tres isoenzimas pueden hidrolizar la fructosa 1,6-bisfosfato, un intermediario de la glucólisis; sin embargo, solo la aldolasa B puede hidrolizar la fructosa 1-fosfato. La aldolasa A se expresa con predominio en el músculo esquelético, mientras que la aldolasa C lo hace en el cerebro. La aldolasa B solo se expresa en el hígado, el intestino y el riñón.

PREGUNTA: ¿qué ocurre con la glucólisis en pacientes con HFI si existe una deficiencia de aldolasa B?

RESPUESTA: es probable que la actividad residual de la aldolasa B defectuosa combinada con la posible expresión compensadora de la aldolasa A sea suficiente para que la glucólisis continúe en los pacientes con HFI cuando se consumen hidratos de carbono.

PREGUNTA: ¿existen trastornos genéticos relacionados con el metabolismo de la fructosa en la dieta?

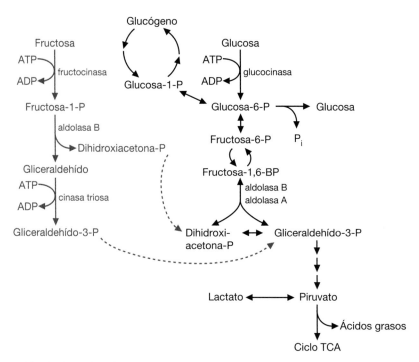

FIGURA 8-22 Metabolismo de la fructosa en el hígado. (Modificada de Lieberman M, Peet A. *Marks's Essentials of Medical Biochemistry: A Clinical Approach*. Lippincott Williams and Wilkins; 2015, figura 24-1.

RESPUESTA: sí, existen dos trastornos autosómicos recesivos del metabolismo de la fructosa: la fructosuria esencial y la intolerancia hereditaria a la fructosa (HFI, por sus siglas en inglés).

La fructosuria esencial es el resultado de la ausencia de fructocinasa. Se trata de una deficiencia rara y asintomática. La fructosa no se puede metabolizar y, como su nombre indica, se produce un aumento de los niveles de fructosa en la orina.

Por otro lado, la HFI, causada por la ausencia de la aldolasa B, puede ser bastante grave con importantes trastornos bioquímicos (fig. 8-23). Se acumulan altos niveles de fructosa-1-fosfato, secuestrando así fosfato inorgánico, similar a la condición vista en el caso anterior (enfermedad de von Gierke). Como resultado, los niveles de ATP disminuyen con un aumento concomitante de los niveles de ADP y AMP, lo que provoca hiperuricemia. Las presentaciones clínicas de la HFI incluyen hipoglucemia, náusea y vómito tras exposiciones leves a la fructosa. La hipoglucemia se desarrolla debido a la inhibición de la glucogenólisis a nivel de la fosforilasa y también de la gluconeogénesis por la fructosa 1-fosfato. Esta inhibición de la gluconeogénesis, combinada con la activación de la piruvato cinasa por la fructosa

1-fosfato, conduce a la acumulación de lactato, contribuyendo así a la acidosis metabólica y a la retención de ácido úrico por los riñones, situación similar a la observada en von Gierke (fig. 8-21). Los lactantes con HFI presentan un retraso del crecimiento y desarrollan lesiones hepáticas si no se elimina la fructosa de la dieta. Los pacientes permanecen sanos con una dieta sin fructosa, sin sacarosa y sin sorbitol.

Resolución del caso

Una vez que el niño esté estable, deben eliminarse de la dieta los alimentos que contengan fructosa, sacarosa y sorbitol. Tanto la sacarosa como el sorbitol se metabolizan en fructosa. Se debe tener cuidado de evitar los medicamentos que contengan fructosa. La prueba de provocación de fructosa para confirmar el diagnóstico de HFI está contraindicada, ya que puede poner en peligro la vida del paciente. Si se sospecha el diagnóstico de HFI, debe utilizarse el análisis de mutación de la aldolasa B.

Así pues, se modifica la dieta para excluir la fructosa, la sacarosa y el sorbitol, con una notable mejoría durante el mes siguiente. Los estu-

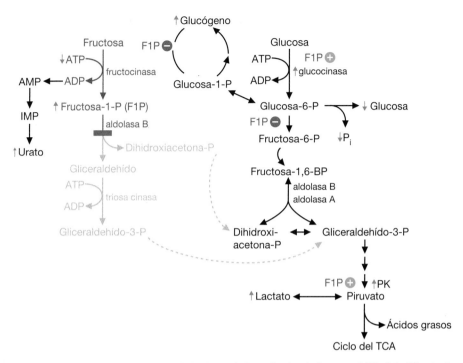

FIGURA 8-23 Alteraciones metabólicas en la intolerancia hereditaria a la fructosa (HFI). (Modificada de Lieberman MA. *Marks' Essentials of Medical Biochemistry*. 2nd ed. Wolters Kluwer Health; 2014, figura 24.1.)

dios genéticos para la deficiencia de aldolasa B (ALDOB) apoyaron la impresión clínica. Los niños con HFI con síntomas más leves suelen desarrollar aversión a los alimentos que contienen fructosa.

La familia es remitida para recibir asesoramiento genético sobre esta enfermedad autosómica recesiva. Se informa a los padres de que, al ser portadores heterocigotos de la mutación ALDOB, tienen un mayor riesgo de padecer gota y deben evitar el consumo de alimentos que contengan fructosa. También deben evitar los medicamentos que contengan fructosa.

Conceptos de alto rendimiento

1. La aldolasa B es el paso limitante del metabolismo de la fructosa, que escinde el 1-fosfato de fructosa en dihidroxiacetona fosfato y gliceraldehído.
2. La intolerancia hereditaria a la fructosa se debe a la deficiencia de fructosa 1-fosfato aldolasa.
3. La deficiencia de aldolasa B provoca la acumulación de fructosa-1-fosfato en el hígado y en otros tejidos.
4. El atrapamiento del fosfato inorgánico en la fructosa 1-fosfato conduce a hipoglucemia,

hiperuricemia, acidemia láctica e hipertrigliceridemia.
5. El síndrome de Fanconi puede desarrollarse en HFI.
6. La deficiencia de fructocinasa, también conocida como fructosuria esencial, es benigna y provoca fructosuria.
7. La heterocigosidad para ALDOB puede predisponer a los pacientes a presentar gota.

CASO 8.5

Un hombre de 56 años acude a su médico por un pie caído en la pierna izquierda de 1 semana de duración. También señala que ambos pies se le están "entumeciendo" desde hace 6 meses y que a últimas fechas se tropieza con cosas. Desde hace poco tiempo ha estado olvidadizo. Su revisión de los sistemas describe dolor abdominal recurrente y estreñimiento crónico. En su historial solo destaca una apendicectomía a los 20 años. Solo bebe alcohol en contadas ocasiones y no fuma. Describe su dieta como "buena" y su peso es estable. No ha viajado fuera de Estados Unidos.

La exploración física revela un IMC normal y una presión arterial de 155/90 mm Hg. Las constantes vitales son normales. La dentición es deficiente. La exploración abdominal es normal. Los únicos otros hallazgos significativos se encuentran en el examen neurológico. Presenta un deterioro reciente de la memoria en el Mini-Mental Status Examination. Presenta disminución bilateral de la sensibilidad al tacto leve en las extremidades inferiores. La propiocepción es deficiente. Hay debilidad motora en la parte anterior de la pierna derecha, y su marcha refleja este déficit con un pie caído.

Los exámenes de laboratorio se muestran en la tabla 8-7. Los resultados del frotis sanguíneo se muestran en la figura 8-24. El análisis de orina revela un pH alcalino de 10, una gravedad específica de 1.010 y un examen microscópico negativo. El resto del examen de laboratorio es normal.

TABLA 8-7 Caso 8.5. Hallazgos de laboratorio en el hombre de 56 años que acude al médico por un pie caído en la pierna izquierda de 1 semana de duración

Prueba (unidades)	Paciente	Intervalo de referencia
Glucosa (mg/dL)	95	80-90
Leucocitos (/μL)	4 500	4 000-10 000
Hb (g/dL)	10.5	14-17
Recuento de plaquetas (/μL)	150 000	150-300 000
VCM (fL)	75	80-100
Sodio (mEq/L)	139	136-145
Potasio (mEq/L)	4.3	3.5-5.0
Cloruro (mEq/L)	110	98-106
Bicarbonato (mEq/L)	20	23-28
BUN (mg/dL)	28	8-20
Creatinina (mg/dL)	1.4	0.7-1.3
Ácido úrico (mg/dL)	9.1	2.5-8.0
Calcio (mg/dL)	8.0	9-10.5
Fósforo (mg/dL)	3.9	3-4.5

TÉRMINOS CLAVE Y DEFINICIONES

Citocromo C oxidasa o complejo IV. Última enzima de la cadena de transporte de electrones situada en la mitocondria.

Gota saturnina. Gota que se produce como consecuencia de la toxicidad del plomo.

Hueco aniónico. La "brecha aniónica" en el suero es un marcador útil para diagnosticar trastornos ácido-base.

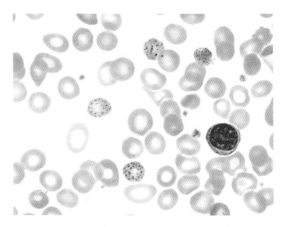

FIGURA 8-24 Frotis de sangre periférica del hombre de 56 años que acude al médico por un pie caído en la pierna izquierda de una semana de duración. (De Weksler B. *Wintrobe's Atlas of Clinical Hematologym*. 2nd ed. Lippincott Williams & Wilkins Health; 2017, figura 3.16.)

Intoxicación por metales pesados. Efectos tóxicos derivados del consumo de plomo, mercurio, arsénico y cadmio.

Plumbismo. Envenenamiento o intoxicación por plomo.

Porfiria. Grupo de enfermedades debidas a mutaciones en la síntesis del hemo.

Síntesis del hemo. Aunque se produce en todos los tejidos, la síntesis del hemo predomina en el hígado y en las células eritroides de la médula ósea. A continuación, el hemo se ensambla en hemoglobina, mioglobina y citocromos.

Impresión clínica

PREGUNTA: ¿cómo pueden interpretarse estos resultados?

RESPUESTA: el paciente presenta pie caído, así como síntomas neuropáticos crónicos que incluyen pérdida de memoria y parestesias. A pesar de sus quejas de dolor abdominal y estreñimiento, no hay hallazgos abdominales en la exploración; presenta hipertensión, un frotis de sangre periférica que muestra anemia microcítica hipocrómica con punteado basófilo, y una acidosis hiperclorémica sin brecha iónica; se detecta insuficiencia renal leve e hiperuricemia; su orina es alcalina frente a la acidosis metabólica, lo que sugiere una posible acidosis tubular renal. La tarea consiste en reunir todos estos hallazgos en un diagnóstico diferencial.

PREGUNTA: ¿qué opina del diagnóstico diferencial en este momento?

RESPUESTA: este paciente presenta dolencias agudas y crónicas que afectan a múltiples sistemas orgánicos. Es lamentable que la lista de posibilidades diagnósticas para el deterioro cerebral difuso, la neuropatía periférica, la anemia microcítica y la insuficiencia renal leve, así como la hiperuricemia es bastante extensa cuando cada una se toma de modo individual. Por lo tanto, exploremos la única pista que no tiene una lista tan extensa de posibilidades, a saber, la acidosis hiperclorémica sin brecha aniónica con orina alcalina.

PREGUNTA: ¿qué es la acidosis hiperclorémica no aniónica?

RESPUESTA: para entender esto, necesitamos revisar la brecha aniónica, que se define como la diferencia entre las concentraciones plasmáticas del catión principal (Na^+) y los aniones principales medidos ($Cl^- + HCO_3^-$). Por lo general, esta diferencia (también conocida como brecha aniónica) se compone de aniones no medidos e incluye albúmina plasmática, fosfato, sulfato, citrato y lactato. El intervalo de referencia para la diferencia aniónica normal es de 7-16 mEq/L. Sin embargo, si algún trastorno metabólico es causa de acidosis, se reflejará en una ampliación de esta diferencia de aniones y cationes en el suero. En la acidosis metabólica, la concentración de HCO_3^- suele disminuir para mantener la electroneutralidad. Este HCO_3^- "perdido" debe ser sustituido por algún otro anión. Puede que no se trate de un fenómeno de "todo o nada", sino más bien de un rango que va de la acidosis normal a la creciente. Si hay acidosis sin una brecha aniónica, se define como acidosis no aniónica o hiperclorémica. Sin embargo, si el HCO_3^- es reemplazado por un anión no medido (p. ej., lactato, cetoaniones o fosfato) en una concentración superior a 12 mEq/L, entonces se define como acidosis por brecha aniónica (fig. 8-25).

En el caso de este paciente, Anion gap = [Na + K] − [HCO_3 + Cl] = 143.3 − 130 = 14.3, que está en el intervalo normal para la brecha aniónica a pesar de un bajo nivel de HCO_3^-. **Es bastante inusual encontrar una orina alcalina ante una acidosis metabólica.** Esto nos lleva a un diferencial mucho menor que incluye:

1. Síndrome de Fanconi
2. Medicación, incluyendo acetazolamida, ifosfamida, ácido valproico y tenofovir, y otros
3. Exposición tóxica, incluidos metales pesados como el plomo

El síndrome de Fanconi por sí solo no explicaría todos los demás hallazgos. No toma ningún medicamento. ¿Podría una exposición tóxica explicar el problema? El médico vuelve a ver al paciente para obtener más antecedentes.

PREGUNTA: ¿qué otros antecedentes se podrían indagar con este paciente?

RESPUESTA: cuando se le pregunta por su ocupación, dice que durante los últimos 10 años ha trabajado para una empresa que fabrica arti-

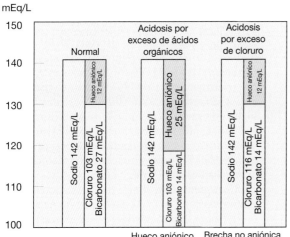

FIGURA 8-25 Brecha aniónica y desarrollo de acidosis metabólica. El *segundo panel* muestra la acidosis metabólica debida a un anión diferente, como el lactato. El *tercer panel* muestra la acidosis metabólica debida a niveles séricos excesivos de cloruro. El aumento de cloruro se compensa con una disminución de la concentración de bicarbonato, lo que no produce ningún cambio en la brecha aniónica. (Adaptada de: Braun CA, Anderson CM. *Applied Pathophysiology: A Conceptual Approach to the Mechanisms of Disease*. 3rd ed. Wolters Kluwer; 2017, figura 9-1.)

llería. Como *hobby*, se ha unido a una compañía de recreación de la guerra revolucionaria y ha estado fabricando sus propias balas de plomo para su mosquete. Por último, hace 5 años se mudó a una casa centenaria que ha estado remodelando. Para ello ha tenido que rascar y pintar el interior de la casa.

Volviendo ahora a la presentación clínica con los hallazgos de laboratorio, y teniendo en cuenta su ocupación y aficiones, una toxina como el plomo que afecta a múltiples sistemas orgánicos de manera simultánea se convierte en una posibilidad real. No obstante, debe tenerse en cuenta que la intoxicación por metales pesados, y en particular la toxicidad por plomo, puede confundirse con la porfiria aguda intermitente debido a la similitud del complejo sintomático, como la anemia microcítica, el dolor abdominal y los hallazgos neuropáticos. Sin embargo, la porfiria no explica la insuficiencia renal leve, la hiperuricemia y la acidosis hiperclorémica sin brecha aniónica con la orina alcalina. Por lo tanto, el envenenamiento por plomo es nuestro diagnóstico de trabajo, por lo que el médico ordena investigar niveles de plomo en suero, que resultan muy elevados, a 88 µg/dL. El médico vuelve a examinar su boca y nota una línea azul púrpura en la encía, conocida como línea de Burton, que se había pasado por alto en el examen físico previo (fig. 8-26). Con el envenenamiento por plomo como diagnóstico, se planifica un régimen terapéutico.

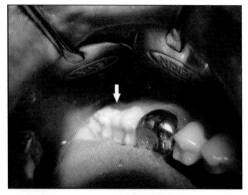

A

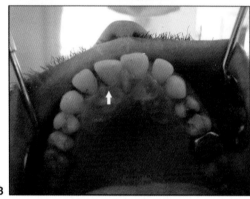

B

FIGURA 8-26 A, B. Las líneas de color azul violáceo que muestran las *flechas* se conocen como línea de Burton, que se observa en la intoxicación por plomo. (Reimpresa de Babu MS, Murthy KVKSN, Sasidharan S. Burton's line. *Am J Med.* 2012;125(10):963-964, con permiso de Elsevier).

Correlación con ciencias básicas

PREGUNTA: ¿cuáles son los efectos de la exposición al plomo sobre la salud?

RESPUESTA: el plomo está omnipresente en el medio ambiente. Entre las fuentes habituales de plomo se encuentran las virutas de pintura con base de plomo (habituales en las casas construidas antes de 1970), la alfarería y la cerámica, la tierra o el agua contaminadas con plomo, las tuberías de plomo, algunos productos importados como cosméticos, joyas y juguetes. Con la eliminación del plomo de la gasolina y la concienciación pública sobre la presencia de plomo en la pintura, en especial en las casas antiguas, el número de personas afectadas por el plomo ha disminuido de manera significativa, y la exposición tóxica más común se produce ahora debido a la exposición ocupacional (p. ej., trabajadores de recuperación de baterías, trabajadores de la cerámica, pintores de muebles, trabajadores de

reparación de radiadores y trabajadores de la construcción). El plomo puede entrar en el organismo por vía oral, pulmonar o cutánea. Si la exposición es prolongada, el plomo se acumula en diversos tejidos. Sin embargo, la mayor parte del plomo consumido se deposita en la estructura ósea e impide la remodelación normal del cartílago y las trabéculas óseas. Esto es en especial cierto en los niños. Puede identificarse en las radiografías como una "línea de plomo" en la placa epifisaria. Dado que el metabolismo óseo es lento, el plomo puede liberarse del hueso hasta varias décadas, convirtiéndose en la fuente de una exposición continuada incluso tras el cese de la exposición ambiental.

La presentación clínica de la intoxicación por plomo varía en función del grado de exposición (fig. 8-27). La exposición leve puede causar letargo, anorexia, molestias abdominales y artralgias. En la intoxicación moderada aparecen anemia, dolor de cabeza, calambres abdominales y neuropa-

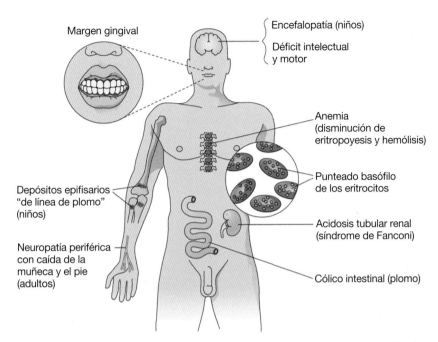

Margen gingival

Encefalopatía (niños)

Déficit intelectual y motor

Anemia (disminución de eritropoyesis y hemólisis)

Depósitos epifisarios "de línea de plomo" (niños)

Punteado basófilo de los eritrocitos

Acidosis tubular renal (síndrome de Fanconi)

Neuropatía periférica con caída de la muñeca y el pie (adultos)

Cólico intestinal (plomo)

FIGURA 8-27 Signos de intoxicación por plomo. (De Rubin E, Farber JL. *Pathology.* 3rd ed., Lippincott Williams & Wilkins. Lippincott Williams & Wilkins; 1998, figura 8-18.)

tía periférica. También pueden aparecer líneas de plomo en el tejido gingival (líneas de Burton) y en los huesos largos. En la exposición crónica, la acumulación de plomo da lugar a una nefropatía tubulointersticial que provoca acidosis tubular renal e hiperuricemia. Si la acumulación de plomo se agrava y no se trata, se producen convulsiones, coma, encefalopatía e insuficiencia renal.

PREGUNTA: ¿por qué el paciente desarrolló anemia microcítica hipocrómica con punteado basófilo?

RESPUESTA: el plomo inhibe dos enzimas de la biosíntesis del hemo. Se trata de la ALA deshidratasa (ALAD) y la ferroquelatasa (fig. 8-28).

La inhibición de la ALAD es más predominante que la inhibición de la ferroquelatasa. La inhibición de estas enzimas impide la incorporación de hierro a la protoporfirina IX dando lugar a la anemia sideroblástica (fig. 8-29).

Las anemias sideroblásticas son un grupo heterogéneo de trastornos que comparten dos características principales. Los sideroblastos son eritrocitos nucleados que contienen gránulos de hierro en su citoplasma. El deterioro de la biosíntesis del hemo en la médula ósea conduce a la producción de sideroblastos anillados en lugar de células progenitoras eritroides sanas (fig. 8-30). La inhibición por plomo de la ferroquelatasa da

lugar a la acumulación de hierro en las mitocondrias y a la formación de sideroblastos anillados.

Los hematíes maduros son microcíticos (pequeños); también son hipocrómicos (pálidos) debido a la baja concentración de hemoglobina resultante de la alteración de la síntesis del hemo, lo que limita la integración del hierro en el hemo de la hemoglobina. El punteado basofílico se debe a la agregación de ribosomas (fig. 8-24).

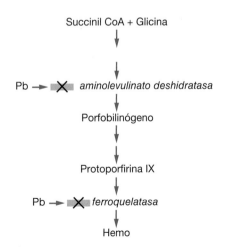

Succinil CoA + Glicina

Pb → ✖ *aminolevulinato deshidratasa*

Porfobilinógeno

Protoporfirina IX

Pb → ✖ *ferroquelatasa*

Hemo

FIGURA 8-28 Inhibición de la síntesis del hemo por el plomo. (De: Rosenfeld GC, Loose DS. *Pharmacology.* 6th ed. Lippincott Williams & Wilkins; 2014, figura 13-1.)

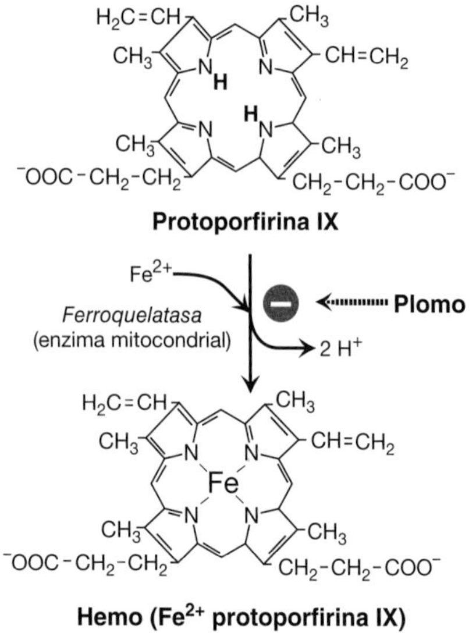

H₂C=CH

CH₃

CH₃

CH=CH₂

N

H

N

H

CH₃

N

CH₃

⁻OOC-CH₂-CH₂

CH₂-CH₂-COO⁻

Protoporfirina IX

Fe²⁺

Ferroquelatasa
(enzima mitocondrial)

⊖ ←·········· **Plomo**

2 H⁺

H₂C=CH

CH₃

CH₃

CH=CH₂

N

N

Fe

CH₃

N

N

CH₃

⁻OOC-CH₂-CH₂

CH₂-CH₂-COO⁻

Hemo (Fe²⁺ protoporfirina IX)

FIGURA 8-29 Inhibición de la incorporación del hierro en la protoporfirina IX al hemo en la síntesis del hemo por el plomo. (De Drilon A, et al. *Pocket Oncology*. Lippincott Williams & Wilkins; 2014, figura 1.8.)

PREGUNTA: ¿cómo puede causar gota el plomo?

RESPUESTA: la gota causada por la nefropatía inducida por plomo suele desarrollarse como una complicación tardía de la intoxicación por plomo. El plomo daña el túbulo renal proximal provocando una acidosis tubular renal. Como consecuencia, se produce una infraexcreción de urato que provoca hiperuricemia y, de manera

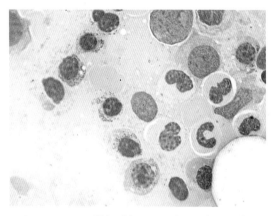

FIGURA 8-30 Sideroblastos anulares observados en la intoxicación por plomo. (De Drilon A, et al. *Pocket Oncology*. Lippincott Williams & Wilkins; 2014, figura 1.8.)

potencial, gota clínica. El plomo también altera el metabolismo de las purinas causando hiperuricemia y de nuevo gota. La nefropatía por plomo puede progresar a insuficiencia renal crónica con hipertensión, que es la manifestación cardinal de la intoxicación por plomo no reconocida.

PREGUNTA: ¿cómo se diagnostica la intoxicación por plomo?

RESPUESTA: si se sospecha una exposición al plomo, se realiza una prueba de nivel de plomo en sangre (BLL). Sin embargo, en el pasado se han utilizado diferentes pruebas para el diagnóstico. La protoporfirina eritrocitaria (PE), comúnmente ensayada como protoporfirina de zinc (ZPP), se utilizaba como patrón oro para detectar la exposición al plomo en niños asintomáticos. Dado que esta prueba no posee la sensibilidad suficiente para medir niveles bajos de exposición al plomo, no se utiliza con tanta frecuencia para el tamizaje. La acumulación de ZPP se debe a una alteración del aporte de hierro a los eritrocitos inmaduros, lo que induce una respuesta similar a la deficiencia de hierro, con un aumento del Zn que sustituye al hierro en la protoporfirina. En el pasado también se recomendaba el tamizaje de hemoglobina; sin embargo, si este se realiza solo, no será posible descartar en específico la ferropenia, puesto que solo es suficiente para diagnosticar la anemia (por definición). El frotis periférico puede ser normocrómico y normocítico o hipocrómico y microcítico. Puede haber hematíes nucleados con punteado basófilo del citoplasma en pacientes con exposición crónica; sin embargo, el punteado basófilo no es específico de la exposición al plomo y, por lo tanto, no es tan valioso para detectar la exposición al plomo como la medición de BLL o el ensayo ZPP.

PREGUNTA: ¿existe algún medicamento para tratar la intoxicación por plomo?

RESPUESTA: la respuesta es afirmativa. Los quelantes de metales como la deferoxamina o deferrioxamina, el edetato cálcico sódico y la penicilamina se unen al plomo, lo que provoca su excreción por la orina.

Resolución del caso

El nivel inicial de plomo era elevado, 88 µg/dL. Como el plomo tiene una vida media prolongada en el organismo, se somete al paciente a una terapia de quelación para reducir su contenido de plomo. Se han obtenido niveles seriados de plomo; ahora tiene un contenido sérico de < 5 μg/dL y está mejorando en el aspecto clínico. Muchos de los síntomas físicos agudos se han resuelto junto con la anemia. Su función renal ha mejorado, y la creatinina es ahora de 1.1 mg/dL. Por desgracia, el deterioro de la memoria y la neuropatía periférica siguen siendo un problema activo. Ha abandonado su antigua afición y se ha convertido en un jardinero activo que suele evitar los productos químicos y los pesticidas.

Conceptos de alto rendimiento

1. En la actualidad, la forma más común de encontrar toxicidad por plomo es a través de la exposición ocupacional o de viejas tuberías de plomo.
2. El plomo puede ser asimilado por el organismo a través del tracto gastrointestinal, los pulmones y la piel.
3. La mayor parte del plomo ingerido se deposita en los huesos. Puede retrasar el crecimiento óseo en los niños, y el hallazgo radiográfico clásico es la "línea de plomo".
4. Los síntomas incluyen dolor abdominal, gota, deterioro del sistema nervioso central y periférico, acidosis tubular renal y nefropatía.
5. Los hallazgos de laboratorio incluyen una anemia microcítica hipocrómica con punteado basófilo en el frotis sanguíneo y sideroblastos en anillo en la biopsia de médula ósea.
6. El plomo puede eliminarse del organismo mediante terapia de quelación.

PREGUNTAS DE REPASO

1. Un hombre de 40 años presenta una inflamación aguda del codo derecho que empeora en 3 días. Se trata del primer episodio y no parece haber otras articulaciones afectadas. Sus antecedentes muestran traumatismos recientes, pero es hipertenso. Su única medicación es hidroclorotiazida. No ha viajado en fechas recientes y no presenta otras molestias. La exploración física revela un codo eritematoso, sensible y con marcada inflamación, con un derrame. El recuento de leucocitos es de 14 000, con un 86% de neutrófilos polimorfonucleares. Una artrocentesis revela una cantidad mínima de leucocitos

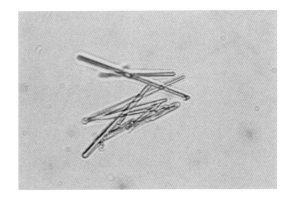

(De Mundt LA, Shanahan K, Graff L. *Graff's Textbook of Routine Urinalysis and Body Fluids.* 2nd ed. Wolters Kluwer/Lippincott Williams & Wilkins Health; 2011, figure 5-21.)

y una formación de cristales en forma de aguja que se observan con luz polarizada.

Se envía el líquido para cultivo. ¿Cuál de las siguientes es la afirmación más exacta sobre el estado clínico o el resultado del paciente?

A. Una radiografía del codo mostrará condrocalcinosis.
B. El paciente tiene un mayor riesgo de ateroesclerosis debido a la inflamación crónica.
C. Lo más probable es que disminuya la concentración de ácido úrico en el parénquima renal.
D. El cultivo del líquido sugiere una articulación séptica y debe iniciarse el tratamiento con antibióticos.

2. Un lactante de 4 meses presenta una hipoglucemia inexplicable caracterizada por un comportamiento apático y dificultad para alimentarse. La exploración física muestra una temperatura de 37.2 °C (99 °F) y un pulso de 120/min. Se observa hepatomegalia y no hay hallazgos neurológicos focales. Las pruebas de laboratorio muestran hipoglucemia e hiperuricemia. El lactante responde con rapidez a una infusión de glucosa con mejoría del estado mental. Los resultados del hemograma completo son normales y el análisis de orina es irrelevante. ¿Cuál de los siguientes es el diagnóstico más probable?

A. Deficiencia de aldolasa B
B. Enfermedad de Lesch-Nyhan
C. Deficiencia de fructocinasa
D. Enfermedad de von Gierke

3. Una bebé de 7 meses es llevado al pediatra debido a vómito recurrente unas horas después de comer. El hígado tiene ligero aumento de tamaño. Fue alimentada exclusivamente con leche materna hasta los 5 meses, cuando se iniciaron los alimentos sólidos. En las últimas 6 semanas, se han introducido en la dieta de la niña purés de frutas y verduras. Su crecimiento y desarrollo han sido normales. En este momento, ¿cuál de los siguientes es el paso más apropiado para continuar con la evaluación de esta paciente?

A. Solicitar el panel metabólico completo.
B. Pedir pruebas genéticas para detectar la deficiencia de aldolasa.
C. Administrar prueba de provocación de fructosa.
D. Iniciar una fórmula metabólica especial.

4. Una mujer de 44 años acude al servicio de urgencias por una inflamación y sensibilidad agudas de la rodilla derecha que empeoran desde hace 3 días. Se trata de su primer episodio de problemas articulares. Vive en una zona rural y es arquitecta paisajista. En la exploración física se observa que tiene una temperatura de 37.5 °C (99.5 °F), y la rodilla derecha está hinchada, eritematosa y sensible con un derrame articular. ¿Cuál de las siguientes opciones es la más adecuada para el tratamiento inicial?

A. Administrar un AINE.
B. Iniciar tratamiento con antibióticos intravenosos.
C. Realizar artrocentesis.
D. Solicitar una resonancia magnética de la rodilla.

5. Un niño de 4 años es llevado al médico por su madre debido a un dolor abdominal inexplicable de 6 meses de duración y que muestra cierto retraso en el desarrollo preescolar. La exploración física muestra que su estatura está dos desviaciones estándar por debajo de lo normal para su edad. En la exploración oral se observa una mucosa teñida de gris en la línea de las encías. En la analítica se observa una anemia microcítica. ¿Cuál de los siguientes pasos es el más apropiado para confirmar su diagnóstico?

A. Historial dietético
B. Análisis de orina para detectar porfirinas

C. CBC y panel de hierro
D. Historia social sobre el entorno familiar

El escenario clínico que se presenta a continuación se aplica a las dos preguntas siguientes.

Una mujer de 25 años acude al médico por un dolor insoportable en el dedo pulgar del pie. Menciona que desde la infancia ha tenido episodios de debilidad y mareos. La exploración física muestra una estatura baja, mejillas prominentes y abdomen protuberante. Cuando se le pregunta por sus hábitos alimentarios, menciona que prefiere comer múltiples tentempiés pequeños de alimentos ricos en almidón, o "dulces", en lugar de comidas regulares. No hay antecedentes de convulsiones ni de pérdida de conocimiento. Ha tenido dos embarazos y partos normales. Los resultados de laboratorio muestran hipoglucemia, acidemia láctica, hiperuricemia e hiperlipidemia.

6. ¿Cuál es la deficiencia enzimática más probable en este paciente?

A. Aldolasa B
B. Hipoxantina-guanina fosforribosiltransferasa
C. Xantina oxidasa
D. Glucosa-6-fosfatasa

7. ¿Cuál es la explicación más probable de la hiperuricemia en esta paciente?

A. Estimulación de la reabsorción de lactato por URAT 1
B. Inhibición de la PRPP sintetasa
C. Estimulación de la AMP deaminasa por disminución del fosfato inorgánico
D. Inhibición de la xantina oxidasa

El escenario clínico que aparece a continuación se aplica a las tres preguntas siguientes.

Un varón de 2 años es llevado al médico por sus padres para evaluación y tratamiento de laceraciones labiales relacionadas con comportamiento automutilante. La historia clínica revela un embarazo normal sin complicaciones, pero se diagnosticó hipotonía muscular a los 4 meses de edad. El niño sigue usando pañales, y la madre ha notado arena anaranjada en sus pañales. El análisis de orina reveló un aumento significativo de la producción de ácido úrico. En la exploración física, su control cefálico sigue siendo deficiente, y el niño presenta retraso motor y retraso mental grave, y muestra un comportamiento autodestructivo.

8. ¿Cuál de los siguientes es el mecanismo más probable de esta enfermedad?
   A. Mayor recuperación de pirimidinas
   B. Disminución de la recuperación de purinas
   C. Disminución de la síntesis *de novo* de purinas
   D. Aumento de la síntesis *de novo* de pirimidina

9. ¿Cuál de las siguientes es la deficiencia enzimática más probable?
   A. Aldolasa B
   B. Hipoxantina-guanina fosforribosiltransferasa
   C. AMP deaminasa
   D. Fosforribosil pirofosfato sintetasa

10. ¿Cuál de los siguientes es el tratamiento más adecuado para reducir la orina en el caso de este paciente?
    A. AINE
    B. Probenecid
    C. Alopurinol
    D. Corticosteroides

RESPUESTAS

1. B es correcta. Este paciente tiene gota con una presentación inicial en el codo. Se observan cristales de ácido úrico en la orina (urato sódico). Su riesgo de enfermedad cardiovascular ateroesclerótica (ECVA) ya está aumentado debido a su hipertensión; sin embargo, está intentando controlarla con un diurético tiazídico. En este caso sabemos dos cosas: 1) las tiazidas aumentan la reabsorción de ácido úrico en el riñón y predisponen a la gota y 2) las afecciones reumatológicas crónicas no controladas como la gota, el lupus eritematoso sistémico y la artritis reumatoide son factores agravantes que potencian el desarrollo de ECVA.
A es incorrecta. La condrocalcinosis es característica de la seudogota, y los cristales del aspirado articular tendrían forma romboidal y no de aguja.
C es incorrecta. El glomérulo estaría manejando una concentración aumentada de ácido úrico. La reabsorción en el túbulo proximal se aproxima al 100%. Cualquier pérdida de

ácido úrico a través del riñón es por medio de la secreción en el túbulo distal y se aproxima solo al 10% del total filtrado. Por lo tanto, los niveles de ácido úrico en suero y orina siguen siendo elevados, lo que prepara el terreno para la precipitación y, por lo tanto, para el daño inflamatorio de los tejidos.
D es incorrecta. En el líquido articular se encuentra un número mínimo de leucocitos. Se esperaría que un aspirado de articulación séptica mostrara un recuento de glóbulos blancos mucho más numeroso, y con el hallazgo de cristales en forma de aguja, hace poco probable la posibilidad de una articulación séptica.

2. D es correcta. Esta es la presentación típica del trastorno por almacenamiento de glucógeno.
A es incorrecta. La deficiencia de aldolasa B tiene cierta credibilidad, ya que la presentación puede imitar la de un trastorno por almacenamiento de glucógeno, incluyendo hipoglucemia refractaria profunda y enfermedad hepática con hepatomegalia e ictericia. El momento de aparición de la intolerancia hereditaria a la fructosa es en el primer año de vida, cuando se introducen las frutas y verduras en la dieta; sin embargo, se ha observado que ocurre antes, ya que algunas fórmulas infantiles contienen pequeñas cantidades de fructosa.
B es incorrecta. La enfermedad de Lesch-Nyhan se presenta de forma muy diferente con movimiento muscular espástico, artritis gotosa, automutilación, así como deterioro neurológico y no se confundiría con la EAG.
C es incorrecta. La deficiencia de fructocinasa provoca niveles elevados de fructosa en la sangre y la orina. En ausencia de fructocinasa, el paciente tendrá niveles elevados de fructosa pero no presentará síntomas significativos.

3. A es correcta. Se trata quizá de una intolerancia hereditaria a la fructosa. La deficiencia de fructosa 1-fosfato aldolasa comentada en este capítulo puede presentarse con una crisis de hipoglucemia, hiperuricemia y acidosis metabólica o tener una manifestación crónica más sutil de intolerancia a la alimentación, enfermedad hepática y renal. La hepatomegalia se observaría en los trastornos por almacenamiento de glucógeno, así como en la deficiencia de aldolasa, pero no se señala aquí. Con los síntomas de este lactante y la evidencia de una función hepática anormal, estaría justificado realizar más pruebas para demostrar la deficiencia de aldolasa

B. Además, si se sospecha esta deficiencia, debe modificarse la dieta para eliminar las fuentes de fructosa, sorbitol y sacarosa.

B es incorrecta. Aunque en última instancia puede ser necesario realizar pruebas de aldolasa B, este no sería el primer paso.

C es incorrecta. La administración de una prueba de provocación con fructosa posee gran peligro potencial, ya que puede producir una hipoglucemia profunda y causar la muerte. Deben considerarse métodos alternativos más seguros.

D es incorrecta. Este diagnóstico se trata con una dieta que no contenga fructosa. Se debe enseñar a los padres a leer las etiquetas de los alimentos y a elegir alimentos que no contengan sacarosa, sorbitol ni fructosa. No se necesita ninguna fórmula especial.

4. C es correcta. Primero debe realizarse la artrocentesis. Observe el color y la turbidez del líquido. Envíelo para tinción de Gram, cultivo, análisis de cristales y recuento de glóbulos blancos.

A es incorrecta. La respuesta A no es la mejor elección. Aunque hay que estar atento al dolor del paciente, esta elección presupone que solo se trata de un proceso inflamatorio; sin embargo, hay que descartar una infección.

B es incorrecta. La respuesta B no debe realizarse hasta que el médico haya realizado una tinción de Gram. Si se observan bacterias y se sospecha una articulación séptica, se trata de una urgencia reumatológica. *Gonorrhoeae* y *Staphylococcus* son los dos agentes causales más probables de una articulación séptica.

D es incorrecta. La respuesta D es incorrecta en el sentido de que, si bien es necesaria una técnica de imagen, sería razonable comenzar con una radiografía simple de la articulación.

5. D es correcta. Es posible que viva en una casa antigua con pintura a base de plomo y que haya estado ingiriendo pintura y, por lo tanto, cantidades tóxicas de plomo durante los últimos años.

A es incorrecta. En un niño mayor, la falta de frutas y verduras puede provocar carencia de vitamina C o folato. La carencia de vitamina C es la causa del escorbuto que provoca hemorragias en las encías y puede causar anemia microcítica debido a su papel en la absorción del hierro. La carencia de folato causará anemia macrocítica. Sin embargo, ninguna de estas carencias causa dolor abdominal ni la mucosa teñida de gris en la línea de las encías.

B es incorrecta. El dolor abdominal y la microcitosis serían compatibles con porfiria aguda; sin embargo, esto no causará la mucosa teñida de gris en la línea de las encías. Tampoco causará retraso en el desarrollo.

C es incorrecta. La carencia de hierro puede causar anemia microcítica; sin embargo, esto no causará dolor abdominal ni la mucosa teñida de gris en la línea de las encías.

6. D es correcta. Los pacientes con deficiencia de glucosa-6-fosfatasa suelen tener mejillas gordas, extremidades relativamente delgadas, baja estatura y abdomen protuberante que indica hepatomegalia. Dado que estos pacientes no pueden regular sus niveles de azúcar en sangre, tienen que comer con frecuencia e ingerir hidratos de carbono complejos para regular mejor los niveles de azúcar en sangre. Aunque los resultados de laboratorio también pueden apoyar la posibilidad de una deficiencia de aldolasa B, junto con los antecedentes, hay más apoyo para la deficiencia de glucosa-6-fosfatasa. En ausencia de esta enzima, la glucosa 6-fosfato se desvía a la vía de la hexosa monofosfato, lo que conduce a un aumento tanto de la síntesis como de la degradación de purinas. Como resultado, se produce una acumulación de ácido úrico que causa la gota y, por lo tanto, el dolor en el dedo pulgar.

A es incorrecta. Aldolasa B es incorrecta. Aunque los resultados de laboratorio pueden ser compatibles con la deficiencia de aldolasa B, la hipoglucemia no es un síntoma constante en la deficiencia de aldolasa B (intolerancia hereditaria a la fructosa [HFI]). Además, la hepatomegalia no es tan común en la deficiencia de aldolasa B como en la deficiencia de glucosa-6-fosfatasa. Y lo que es más importante, los pacientes con HFI desarrollan una aversión a los dulces que contienen fructosa.

B es incorrecta. La deficiencia de HGPRT es la causa de la enfermedad de Lesch-Nyhan y puede provocar hiperuricemia, pero los síntomas observados en este paciente no coinciden con la deficiencia de HGPRT.

C es incorrecta. La xantina oxidasa interviene en la degradación de las purinas. Convierte la xantina en ácido úrico y está destinada al tratamiento de la hiperuricemia. Tampoco interviene en la hipoglucemia.

7. C es correcta. Estimulación de la AMP deaminasa por disminución de la concentración del fosfato inorgánico puede ocurrir tanto con la

deficiencia de glucosa-6-fosfatasa como con la deficiencia de aldolasa B, debido al atrapamiento de fosfato inorgánico en glucosa-6-fosfato y fructosa-1-fosfato, respectivamente.

A es incorrecta. El lactato es secretado en lugar de reabsorbido por URAT1 a través de la membrana apical hacia el lumen del túbulo renal.

B es incorrecta. La PRPP sintetasa es estimulada por el fosfato inorgánico, y la elevada actividad de la PRPP sintetasa es una de las causas genéticas de la gota.

D es incorrecta. La inhibición de la xantina oxidasa reducirá la hiperuricemia, y es el mecanismo de acción del alopurinol.

8. B es correcta. La paciente presenta los síntomas típicos del síndrome de Lesch-Nyhan, que se debe a una deficiencia de la actividad de la hipoxantina-guanina fosforribosiltransferasa (HGPRT), lo que provoca una disminución de la recuperación de la hipoxantina y la guanina.

A es incorrecta. Lesch-Nyhan afecta la recuperación de purinas pero no de pirimidinas.

C es incorrecta. El síndrome de Lesch-Nyhan provoca un aumento de la síntesis *de novo* de purinas y del ácido úrico.

D es incorrecta. El aumento de la síntesis *de novo* de pirimidina no provoca hiperuricemia ni los demás síntomas del síndrome de Lesch-Nyhan.

9. B es correcta. La pregunta busca una causa primaria o secundaria de la gota. La disminución de la HGPRT es una de las causas de la gota. Dado que este paciente no muestra síntomas del síndrome de Lesch-Nyhan debido a una defi-

ciencia completa de la actividad de la HPRT, lo más probable es que tenga una deficiencia parcial de la HGPRT.

A es incorrecta. Una disminución de la aldolasa B provoca hiperuricemia pero no causará automutilación, retraso en las habilidades motoras y retraso mental grave.

C es incorrecta. Un aumento, y no una disminución, de la AMP deaminasa conduce a un aumento de la síntesis de ácido úrico, lo que provoca hiperuricemia.

D es incorrecta. Los niveles bajos de PRPP no impulsan la síntesis *de novo* de purinas. Más bien, los niveles elevados de PRPP aumentan la velocidad de la biosíntesis de purinas, acelerando así la degradación que causa hiperuricemia y gota.

10. C es correcta. El alopurinol es un análogo de la xantina y actúa como inhibidor de la xantina oxidasa. Es una terapia de primera línea para la disminución de los niveles de ácido úrico y la prevención de la gota crónica.

A es incorrecta. Un antiinflamatorio no esteroideo (AINE) es el tratamiento de primera línea para el ataque agudo de gota hasta que remitan el dolor y la inflamación.

B es incorrecta. El HGPRT aumenta la producción de ácido úrico en lugar de disminuir su excreción; por lo tanto, el alopurinol sería más apropiado que el probenecid, que aumenta la excreción urinaria de ácido úrico.

D es incorrecta. Los corticosteroides son una alternativa adecuada para los pacientes que no toleran los AINE como parte del tratamiento de primera línea para disminuir el dolor, y no se utilizan para reducir la hiperuricemia.

CAPÍTULO 9

Estado mental alterado

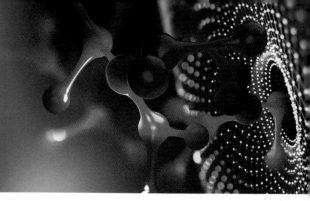

OBJETIVOS DE APRENDIZAJE

1. Definir los cambios del estado mental.
2. Discutir los factores de riesgo para desarrollar alteraciones del estado mental.
3. Discutir los signos y síntomas del etanol, la intoxicación alcohólica tóxica y los trastornos metabólicos como diabetes, trastornos del ciclo de la urea y porfirias agudas.
4. Discutir las alteraciones metabólicas del etanol, la intoxicación alcohólica tóxica y los trastornos metabólicos como diabetes, trastornos del ciclo de la urea y porfirias agudas.
5. Describir las opciones de tratamiento para un paciente con etanol, intoxicación alcohólica tóxica y trastornos metabólicos como diabetes, trastornos del ciclo de la urea y porfirias agudas.

INTRODUCCIÓN

La alteración del estado mental (AEM) abarca una amplia gama de trastornos que producen un cambio en la cognición o el nivel de conciencia. Las manifestaciones clínicas son estupor, delirio y coma. Los síntomas también pueden variar en cronicidad y gravedad y pueden ser agudos o crónicos. La AEM aguda puede poner en peligro la vida y suele ser secundaria a alguna enfermedad médica subyacente.

La demencia es una forma crónica de AEM. Se desarrolla a lo largo de un periodo prolongado y, aunque no suele poner en peligro la vida *per se*, es la causa de numerosas complicaciones y predomina en los adultos mayores. Sin embargo, la AEM crónica es un tema para otro momento.

En la AEM es importante identificar la etiología subyacente. El diagnóstico diferencial es amplio y puede resultar complicado, ya que los pacientes con AEM suelen ser incapaces de proporcionar una historia clínica precisa. Por lo tanto, es necesario incluir a los miembros de la familia o a los cuidadores a la hora de obtener la anamnesis para determinar el inicio y el curso de la enfermedad. La consideración de un amplio diagnóstico diferencial es importante en la AEM aguda e incluye traumatismos, infecciones, trastornos psiquiátri-cos, vasculares, estructurales, hipóxicos y metabólicos (fig. 9-1). Nuestro énfasis en este capítulo se centra en las alteraciones metabólicas.

CASO 9.1

Un hombre de 25 años de edad es llevado al servicio de urgencias por su familia al "desmayarse" en casa. Se encuentra en un estado de estupor, divagando incoherentemente sobre su trabajo. Manifiestan que ha tenido vómito repetitivo en las últimas 24 horas. No había acudido al médico por ningún motivo en los últimos años. Sin embargo, su familia menciona que parece estar perdiendo peso en los últimos meses y que ha bebido cantidades excesivas de líquidos. Hace una semana se le detectó una infección de las vías aéreas altas. Por lo demás, sus antecedentes no son destacables. Es conductor de un servicio de paquetería. No toma medicamentos ni tiene alergias. Sus antecedentes familiares destacan por hipertensión y diabetes. No fuma, no bebe alcohol ni consume sustancias ilícitas.

En la exploración física destaca una temperatura de 37.6° (99.8 °F), PA = 90/60 mm Hg, pulso = 100/min, y respiraciones de 28/min profundas y prolongadas. Su aliento desprende un olor afrutado. Su pO_2 es de 96 mm Hg. Parece algo obnubilado

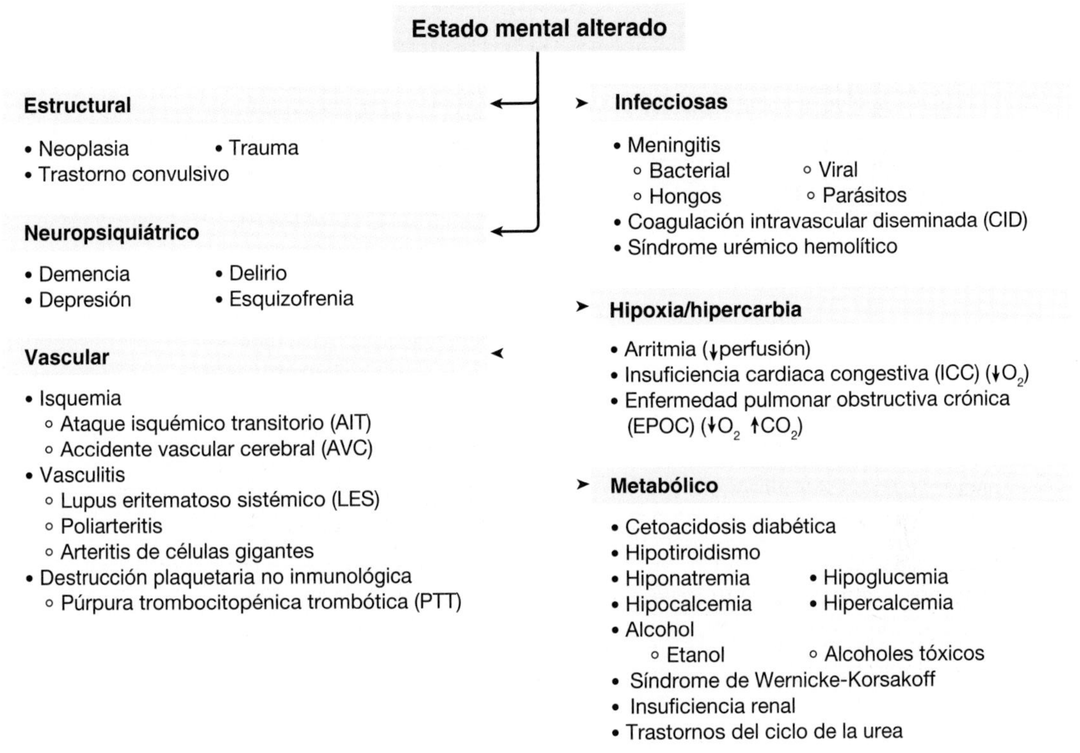

Estado mental alterado

Estructural

- Neoplasia
- Trastorno convulsivo
- Trauma

Neuropsiquiátrico

- Demencia
- Depresión
- Delirio
- Esquizofrenia

Vascular

- Isquemia
  - Ataque isquémico transitorio (AIT)
  - Accidente vascular cerebral (AVC)
- Vasculitis
  - Lupus eritematoso sistémico (LES)
  - Poliarteritis
  - Arteritis de células gigantes
- Destrucción plaquetaria no inmunológica
  - Púrpura trombocitopénica trombótica (PTT)

Infecciosas

- Meningitis
  - Bacterial
  - Hongos
  - Viral
  - Parásitos
- Coagulación intravascular diseminada (CID)
- Síndrome urémico hemolítico

Hipoxia/hipercarbia

- Arritmia ($\downarrow$perfusión)
- Insuficiencia cardiaca congestiva (ICC) ($\downarrow O_2$)
- Enfermedad pulmonar obstructiva crónica (EPOC) ($\downarrow O_2 \uparrow CO_2$)

Metabólico

- Cetoacidosis diabética
- Hipotiroidismo
- Hiponatremia
- Hipocalcemia
- Alcohol
  - Etanol
- Hipoglucemia
- Hipercalcemia
  - Alcoholes tóxicos
- Síndrome de Wernicke-Korsakoff
- Insuficiencia renal
- Trastornos del ciclo de la urea

FIGURA 9-1 Mapa conceptual de la alteración del estado mental.

y desorientado. Las mucosas están secas y la turgencia cutánea es escasa. Presenta una leve atrofia muscular temporal e interósea. La esclerótica no es ictérica. En la exploración cardiopulmonar destaca el pulso acelerado, las respiraciones de Kussmaul y los estertores gruesos en el campo pulmonar posterior derecho. La exploración abdominal es normal. No hay hallazgos neurológicos focales.

TABLA 9-1 Caso 9.1. Resultados de laboratorio del paciente de 25 años que tuvo un "desmayo" en su domicilio

Prueba (unidades)	Paciente	Intervalo de referencia
Leucocitos (/µL)	12 400	4 000-10 000
Hb (g/dL)	19	14-17
Sodio (mEq/L)	133	136-145
Potasio (mEq/L)	6.0	3.5-5.0
Cloruro (mEq/L)	29	98-106
Bicarbonato (mEq/L)	8	23-28
BUN (mg/dL)	60	8-20
Creatinina (mg/dL)	2.4	0.7-1.3
Glucosa (mg/dL)	505	70-100

Se comienzan a administrar líquidos intravenosos (IV), se inician pruebas de laboratorio y se obtiene un electrocardiograma. Se administra oxígeno nasal tras obtener una gasometría arterial. Los datos de laboratorio iniciales se muestran en la tabla 9-1.

El análisis de orina muestra un pH de 5.5, 4+ cuerpos cetónicos y una gravedad específica de 1.035 (rango normal = 1.005-1.030), y el examen microscópico es normal. El electrocardiograma (ECG) revela únicamente una taquicardia sinusal con ondas T en pico.

TÉRMINOS CLAVE Y DEFINICIONES

Cuerpos cetónicos. Ácido acetoacético y ácido betahidroxibutírico.

Respiraciones de Kussmaul. Las respiraciones profundas y dificultosas como respuesta del organismo a una acidosis grave. Es el intento de balancear el pH del sistema mediante la expulsión de CO_2.

Impresión clínica

PREGUNTA: ¿cuál es su impresión sobre el diagnóstico de este paciente?

RESPUESTA: el paciente está enfermo de gravedad, manifiesta cambios del estado mental, neumonía en el lóbulo inferior derecho, deshidratación e hipoxia leve. Presenta hiperglucemia marcada, hiperpotasemia y acidosis metabólica. Hay deterioro renal, y no está claro en este momento si es agudo o crónico. Los cambios en el ECG incluyen taquicardia debido al deterioro de su estado clínico y picos en las ondas T, probablemente como resultado de la hiperpotasemia.

Su glucemia es de 505 mg/dL y presenta acidosis metabólica, lo más probable es que se trate de una cetoacidosis diabética (CAD). Sin embargo, ¿por qué no se trata simplemente de una acidosis láctica o una cetoacidosis alcohólica? La diferencia más notable es la presencia de hiperglucemia en la CAD. Y así, con la pérdida de peso, la infección reciente y la glucemia de 505 mg/dL, parece que la cetoacidosis diabética es el diagnóstico de trabajo.

PREGUNTA: ¿cuál es la fisiopatología que explica estos procesos?

RESPUESTA: la raíz del problema está en la deficiencia de insulina. Para entender mejor por qué esto causa el resultado actual, se debe revisar cómo el cuerpo controla el metabolismo de la glucosa para mantener los niveles de glucosa en sangre en un rango bastante ajustado.

Correlaciones con ciencias básicas

PREGUNTA: ¿cómo se mantiene la homeostasis de la glucosa durante los estados de alimentación y ayuno?

RESPUESTA: aunque la mayoría de los tipos celulares pueden utilizar glucosa, ácidos grasos y cetonas como combustible para generar energía en forma de ATP, las células que no contienen mitocondrias, como los glóbulos rojos, están limitadas a utilizar solo glucosa. La glucosa también es el principal combustible del sistema nervioso central (SNC), excepto en condiciones de ayuno extremo, en donde puede complementarse con cetonas. Así pues, existe un estrecho control hormonal de los niveles plasmáticos de glucosa a través de las actividades de la insulina, que promueve captación, almacenamiento y uso de glucosa cuando los niveles plasmáticos aumentan después de una comida. La disminución de los niveles de glucosa en plasma favorece la liberación de glucosa de las reservas (glucógeno) y la síntesis de glucosa de otros sustratos. Estas actividades están reguladas por glucagón, epinefrina, cortisol y hor-

mona del crecimiento y se conocen como hormonas contrarreguladoras. La epinefrina se libera en respuesta a estrés, hipoglucemia, traumatismos y ejercicio vigoroso. La epinefrina afecta al metabolismo energético provocando una rápida movilización de la glucosa del hígado y de los ácidos grasos del tejido adiposo para obtener energía. En situaciones de emergencia, el sistema nervioso simpático (SNS) anula la acción de la insulina estimulando la secreción de epinefrina.

En la diabetes tipo I, hay una insuficiencia de insulina, lo que hace que los tejidos respondan como si el organismo estuviera en estado de ayuno, aunque los niveles de glucosa en sangre puedan ser muy elevados, como en este caso clínico, lo que provoca una respuesta de estrés agudo.

PREGUNTA: ¿cómo se sintetiza y secreta la insulina?

RESPUESTA: la insulina es una hormona polipeptídica producida por las células beta de los islotes de Langerhans (figs. 9-2 y 9-3). Se procesa proteolíticamente a partir de un único producto de traducción primario que da lugar a dos cadenas polipeptídicas, denominadas A y B, unidas entre sí por dos puentes disulfuro. Además, la cadena A contiene un puente disulfuro intramolecular. Después de la estimulación, las células beta liberan tanto la insulina madura como el subproducto procesado "péptido C". El péptido C tiene una semivida en plasma más larga que la insulina y se utiliza como indicador de la producción y secreción de insulina. La insulina es la principal hormona que coordina la utilización de los combustibles por los tejidos. Sus efectos metabólicos son anabólicos, favoreciendo el crecimiento celular y la síntesis de glucógeno, triacilglicerol, proteínas y nucleótidos.

La secreción de insulina está coordinada de manera estrecha con la liberación de glucagón por las células alfa pancreáticas para mantener estables los niveles de glucosa en sangre. Los diversos factores que producen la estimulación de las células beta para liberar insulina son la glucosa, los aminoácidos y las hormonas gastrointestinales (GI) (tabla 9-2). Las incretinas son hormonas GI que se liberan incluso antes de que se produzca un aumento real de la glucemia en la vena porta, lo que ocasiona un aumento anticipatorio. Este mecanismo puede explicar la mayor secreción de insulina cuando la glucosa se administra por vía oral en lugar de IV. El glucagón también estimulará la secreción de insulina para promover la utilización de la glucosa generada por las actividades del glucagón. Sin embargo, la insulina inhibe la

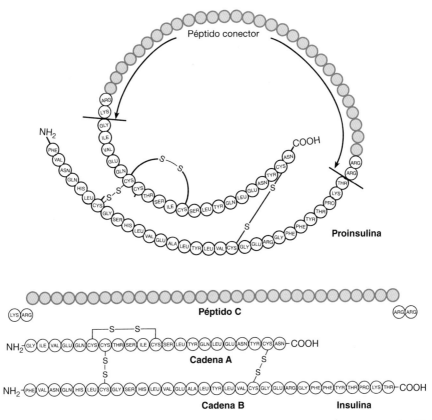

Péptido conector

Proinsulina

Péptido C

Cadena A

Cadena B   Insulina

FIGURA 9-2 Estructura de la insulina. (De Rhoades R, Bell DR. *Medical Physiology: Principles for Clinical Medicine*. 4th ed. Lippincott Williams & Wilkins; 2013, figura 34-2.)

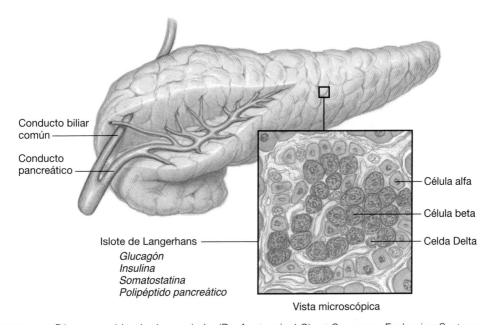

Conducto biliar común

Conducto pancreático

Islote de Langerhans

Glucagón
Insulina
Somatostatina
Polipéptido pancreático

Célula alfa

Célula beta

Celda Delta

Vista microscópica

FIGURA 9-3 Páncreas e histología asociada. (De Anatomical Chart Company, Endocrine System Anatomical Chart, Lippincott Williams & Wilkins, una división de Wolters Kluwer; 2022.)

TABLA 9-2 Caso 9.1. Reguladores de la secreción de insulina

Factores estimulantes	Factores inhibidores
Glucosa sérica elevada	Glucosa sérica baja
Aminoácidos séricos elevados	Aminoácidos séricos bajos
Ácidos grasos libres séricos elevados	Leptina
Glucagón, hormona del crecimiento, cortisol	Somatostatina
Hormonas GI (péptido similar al glucagón, gastrina, colecistoquinina, secretina, péptido inhibidor gástrico)	Señalización alfa-adrenérgica
Estimulación parasimpática	
Estimulación beta-adrenérgica	

TABLA 9-3 Caso 9.1. Transportadores de glucosa

Transportador	Distribución tisular	Características
GLUT 1	Eritrocitos, células con función de barrera (p. ej., barrera hematoencefálica)	Transportador de glucosa de alta afinidad.
GLUT 2	Hígado, riñón, célula beta pancreática, superficie serosa de las células de la mucosa intestinal	Transportador de glucosa de baja afinidad y alta capacidad.
GLUT 3	Neuronas del cerebro, placenta, testículos	Transportador de glucosa de alta afinidad.
GLUT 4	Músculo esquelético, tejido adiposo, músculo cardiaco	Transportador de glucosa de alta afinidad. La insulina aumenta el número de transportadores GLUT-4 en la superficie celular.
GLUT 5	Epitelio intestinal, espermatozoides	Transportador de fructosa de alta afinidad.

liberación de glucagón, por lo que los niveles de glucosa en sangre disminuirán con rapidez hasta situarse dentro de los valores normales después de una comida.

PREGUNTA: ¿qué ocurre con la glucosa en el estado de alimentación?

RESPUESTA: después de una comida que contiene hidratos de carbono, las células beta del páncreas perciben el aumento de glucosa en sangre y secretan insulina. La insulina favorece la captación de glucosa en el músculo adiposo y esquelético mediante la translocación del transportador GLUT4 a la membrana de estas células. El exceso de glucosa se almacena en forma de glucógeno. El transportador GLUT4 tiene una gran afinidad por la glucosa, pero su actividad depende principalmente de la insulina (tabla 9-3 y fig. 9-4). Otros tejidos utilizan transportadores GLUT independientes de la insulina que tienen afinidades variables por la glucosa. El hígado, que utiliza principalmente ácidos grasos como combustible, usa el transportador GLUT2 de baja afinidad. Por lo tanto, solo absorbe glucosa y la almacena en forma de glucógeno cuando los niveles de glucosa plasmática son elevados. El exceso de glucosa también se convierte en ácidos grasos y se incorpora en forma de triacilgliceroles a las partículas VLDL que se secretan para su distribución por todo el organismo.

FIGURA 9-4 Activación del transportador de glucosa GLUT4 por la insulina. (De Porth C. *Essentials of Pathophysiology: Concepts of Altered Health States.* 3rd ed. Wolters Kluwer/Lippincott Williams & Wilkins; 2010, figura 33-6.)

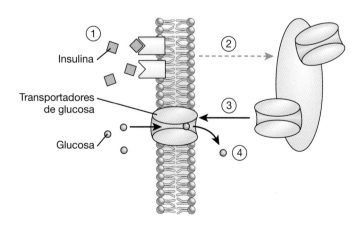

PREGUNTA: ¿cómo regulan la insulina y el glucagón el metabolismo de la glucosa en el hígado?

RESPUESTA: la insulina y el glucagón tienen actividades opuestas en el metabolismo de la glucosa. El hígado mantiene los niveles plasmáticos de glucosa descomponiendo sus reservas de glucógeno y sintetizando nuevas moléculas de glucosa. Mientras que la insulina promueve la síntesis de glucógeno, el glucagón, junto con la epinefrina, promueve la glucogenólisis en el hígado. Del mismo modo, la insulina promueve la glucólisis, mientras que el glucagón y la epinefrina promueven la síntesis de glucosa, la gluconeogénesis.

La gluconeogénesis es en gran medida el proceso opuesto a la glucólisis, excepto por tres pasos irreversibles, dos de los cuales están regulados por la insulina y el glucagón/epinefrina. El primero de estos pasos en la glucólisis es la formación de fructosa 1,6-bifosfato (F 1,6-BP) a partir de fructosa 6-fosfato (fructosa 6-P) por la enzima fosfofructocinasa I (PFK I) (fig. 9-5). Esta reacción es activada alostéricamente por la fructosa 2,6-bisfosfato (F 2,6-BP), que es un indicador de la señalización de la insulina. La fructosa 2,6-bifosfato no forma parte directamente de la vía de la glucólisis, sino que la señalización de la insulina promueve su formación a partir de la fructosa 6-fosfato. A continuación, la fructosa 2,6-bifosfato activa alostéricamente la PFK I. En la gluconeogénesis, los niveles de fructosa 2,6-bifosfato disminuyen por la acción del glucagón o la epinefrina a través de la señalización del AMPc y la proteína cinasa A. Esto disminuye la actividad de la PFK I y aumenta la actividad de la fructosa 1,6-bifosfatasa (F 1,6-Pasa), que cataliza la reacción opuesta eliminando un fosfato de la fructosa 1,6-bifosfato para formar fructosa 6-fosfato. A continuación, la fructosa 6-fosfato se isomeriza a glucosa 6-fosfato, y el fosfato es eliminado por la glucosa 6-fosfatasa (G 6-Pasa), permitiendo que la glucosa sea secretada por el hígado para mantener los niveles de glucosa en sangre.

La señalización mediada por AMPc del glucagón también inhibe el último paso de la glucólisis, la conversión de fosfoenolpiruvato (PEP) a piruvato por la enzima piruvato cinasa (PK), mientras que la insulina promueve este paso (fig. 9-5). Este es un paso importante, ya que dos sustratos críticos para la gluconeogénesis, el lactato y la alanina, entran en la vía convirtiéndose primero en piruvato. Sin embargo, la conversión de PEP en piruvato es una reacción energéticamente irreversible. Por lo tanto, para invertir la dirección durante la gluconeogénesis y convertir el piruvato en PEP, este sigue un camino tortuoso dentro y fuera de la mitocondria.

PREGUNTA: ¿qué ocurre con el piruvato en estado de ayuno?

RESPUESTA: en el metabolismo aeróbico, el piruvato entra en la mitocondria y es convertido en acetil CoA por el complejo piruvato deshidrogenasa. El acetil CoA entraría entonces en el ciclo del TCA. En el estado de ayuno, la señalización del glucagón promueve la lipólisis en los tejidos adiposos aumentando los niveles plasmáticos de ácidos grasos de modo que la mayoría de los tejidos usan la beta-oxidación de los ácidos grasos como combustible. En el hígado, esto aumenta los niveles de acetil CoA y NADH en las mitocondrias, que inhiben la actividad del complejo piruvato deshidrogenasa y estimulan la actividad de la piruvato carboxilasa. Así, el piruvato se convierte en oxaloacetato en lugar de acetil CoA (fig. 9-6). Los altos niveles de NADH promueven la conversión de oxaloacetato en malato,

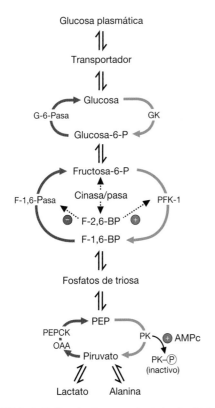

FIGURA 9-5 Regulación opuesta de la glucólisis y la gluconeogénesis por la insulina y el glucagón. (De Lieberman M, Peet A. *Marks' Basic Medical Biochemistry: A Clinical Approach.* 6th ed. Wolters Kluwer Health; 2022, figura 28-14.)

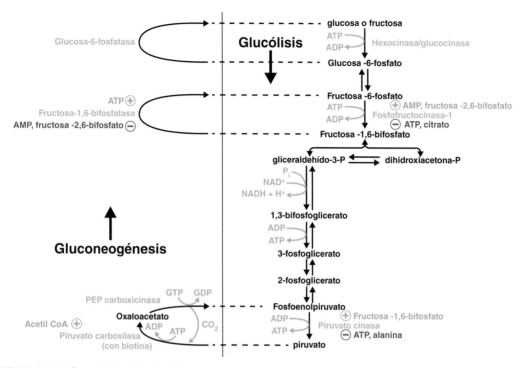

FIGURA 9-6 Regulación de la glucólisis y la gluconeogénesis. Las enzimas aparecen en *azul*; los activadores alostéricos, en *verde*, y los inhibidores, en *rojo*. (De Mcinnis M. *Step up to USMLE Step 1*. 7th ed. Wolters Kluwer; 2015, figura 11-9.)

el cual puede salir de la mitocondria. El malato en el citosol se convierte de nuevo en oxaloacetato y luego en PEP a través de la actividad de la PEP carboxicinasa, una enzima inducida por la señalización del AMPc por el glucagón y la epinefrina, así como por el cortisol. La inhibición de la piruvato cinasa por la señalización del glucagón y la epinefrina es esencial para evitar que el PEP recién producido se convierta de nuevo en piruvato. En su lugar, el PEP se convierte en fructosa 1,6-bifosfato mediante una inversión de las reacciones glucolíticas.

Mientras que la glucólisis produce un neto de dos enlaces fosfato de alta energía por cada molécula de glucosa oxidada a dos moléculas de piruvato, la gluconeogénesis es un proceso que consume energía y requiere seis enlaces fosfato de alta energía para convertir dos moléculas de piruvato en una molécula de glucosa (fig. 9-7). En estado de ayuno, la energía para la gluconeogénesis se obtiene de la beta-oxidación de los ácidos grasos. A medida que el acetil CoA se acumula a partir de la beta-oxidación y excede la capacidad de oxidación a través del ciclo TCA, se desvía hacia la cetogénesis. Los cuerpos cetónicos formados se convierten en una impor-

tante fuente de combustible para la mayoría de los tejidos.

PREGUNTA: ¿cuál es la fisiopatología que explica el proceso que causa la hiperglucemia con cetosis?

RESPUESTA: la diabetes es una enfermedad por déficit de insulina o incapacidad del organismo para responder a la insulina. Esta definición describe en esencia la diferencia básica entre la diabetes tipos 1 y 2. La diabetes tipo 1 es causada por una deficiencia grave o una falta total de insulina, mientras que la diabetes tipo 2 se debe a que los tejidos se vuelven resistentes a la insulina y no responden de manera tan eficaz o en absoluto a la insulina.

La pérdida de insulina en la diabetes tipo 1 suele deberse a la destrucción autoinmune crónica de las células beta pancreáticas. La falta de insulina provoca una elevación de las hormonas contrarreguladoras que provocan una elevada tasa de producción hepática de glucosa. Esto, combinado con una disminución de la captación de glucosa por el músculo esquelético y el tejido

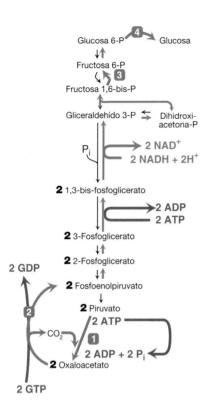

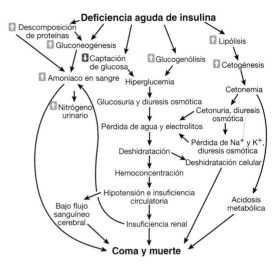

FIGURA 9-7 Energía necesaria para la gluconeogénesis. (De Harvey AR, Ferrier DR. *Biochemistry: Lippincott's Illustrated Reviews.* 5th ed. Wolters Kluwer/Lippincott Williams & Wilkins; 2011, figura 10-7.) 1. piruvato carboxilasa; 2. fosfoenolpiruvato carboxinasa; 3. fructosa 1,6-bifosfatasa; 4. glucosa 6-fosfatasa.

FIGURA 9-8 Los cambios metabólicos que causan la cetoacidosis diabética. (De Lippincott: Project: Leeper-Woodford North American Edition 9781451190960, figura 8-36; modificada de la figura 34-12, Rhoades RA, Bell DR. *Medical Physiology: for Clinical Medicine.* 4th ed. Lippincott Williams & Wilkins; 2013.)

adiposo, debido a la disminución de la translocación de GLUT4 a la membrana, ocasiona una hiperglucemia incluso cuando el organismo responde como si estuviera en ayunas. El aumento sin restricciones de la gluconeogénesis requiere sustratos y energía en forma de ATP. Las hormonas contrarreguladoras favorecen ambas cosas. El cortisol promueve el catabolismo proteico en los músculos para suministrar alanina y otros aminoácidos como sustratos. El glucagón y la epinefrina aumentan la actividad de la lipasa hormonosensible en el tejido adiposo para promover la descomposición de los triacilgliceroles en glicerol y ácidos grasos. El glicerol se utiliza como otro sustrato para la gluconeogénesis, mientras que la beta-oxidación de los ácidos grasos proporciona la energía necesaria. La producción excesiva de acetil CoA a partir de los ácidos grasos favorece la cetogénesis.

Con el aumento de cuerpos cetónicos, se produce acidosis metabólica. Las cetonas pasan a la orina (un marcador clínico útil). El organismo intenta compensarlo eliminando CO_2 a través de los pulmones, lo que desencadena una respiración lenta y profunda conocida como respiración de Kussmaul. A medida que disminuye el pH, el aumento de H^+ empieza a entrar en las células, que lo compensan intercambiando K^+ y disminuyendo el potasio intracelular. Además, la hiperglucemia provoca diuresis osmótica con la pérdida concomitante de sodio y potasio y la deshidratación resultante.

El resultado clínico neto es hiperglucemia, cetoacidosis, deshidratación con pérdida neta de sodio y potasio, y disfunción renal (fig. 9-8). La sed sobreviene, de ahí la clásica "polidipsia". La alteración ácido-base acabará afectando al SNC con alteraciones del estado mental y de la conciencia. Sin una intervención rápida con la administración de insulina, bicarbonato, reposición de líquidos y corrección de electrolitos, puede producirse un deterioro clínico muy rápido.

Resolución del caso

Se estabiliza al paciente con reposición de líquidos y electrolitos. Se administra insulina IV mientras se vigilan de manera estrecha glucosa, sodio, potasio y bicarbonato en sangre. Se le administran antibióticos y fisioterapia pulmonar para tratar la neumonía. Su estado mental mejora de forma gradual. Se le refiere a un internista, endocrinólogo y dietista titulado. Su función renal se normaliza de manera gradual. Una vez estabilizado desde el punto de vista metabólico, se le aconseja sobre su enfermedad y se le instruye sobre el control de la diabetes y los cuidados que debe seguir. El farmacéutico y el personal de enfermería le dan instrucciones sobre su medicación. Al quinto día de hospitalización recibe el alta y queda al cuidado de sus médicos.

Conceptos de alto rendimiento

1. En el corazón de la cetoacidosis diabética está la deficiencia de insulina.
2. En ausencia de insulina, la célula no puede asimilar la glucosa para producir energía y debe utilizar proteínas y ácidos grasos.
3. La utilización de ácidos grasos causa la producción de cuerpos cetónicos y, por lo tanto, a acidosis.
4. La hiperglucemia y la glucosuria provocan diuresis osmótica, poliuria que causa deshidratación y pérdida de electrolitos ocasionan hiponatremia.
5. A nivel celular, la acidosis provoca la entrada de iones de hidrógeno en la célula a cambio de iones de potasio, lo que provoca pérdida neta de potasio intracelular y aumento de los niveles de potasio plasmático. Esto ocasiona hiperpotasemia inicial. Sin embargo, la pérdida de electrolitos a través de la diuresis osmótica al final causará hipopotasemia.
6. Las manifestaciones clínicas, como hipotensión, disfunción renal, anomalías de la conducción cardiaca y disfunción del SNC, son consecuencia de hiperglucemia, hiponatremia, hipopotasemia, deshidratación y cetoacidosis.
7. Para normalizar al paciente es necesaria una intervención cuidadosa, pero agresiva con reposición de insulina, líquidos y electrolitos y una corrección cuidadosa del equilibrio ácido-base.

CASO 9.2

Un hombre de 50 años de edad es llevado al servicio de urgencias por su hermano. El paciente ha estado experimentando náusea y vómito durante las últimas 24 horas y ahora se encuentra en un estado debilitado y semiconsciente. Tiene una larga historia de abuso de alcohol. Como el médico no puede obtener ningún antecedente del paciente, su hermano relata cómo ha ido "cuesta abajo" en los últimos días, con una ingesta nutricional deficiente y un aumento del consumo de alcohol. No toma medicación, pero es posible que haya tenido contacto con alguna sustancia tóxica y la haya ingerido. Su historial médico indica frecuentes visitas al servicio de urgencias por episodios similares, pero no tiene otros problemas médicos activos en curso. No se ha sometido a ninguna intervención quirúrgica y no tiene alergias. No acude al médico con regularidad. Vive solo.

La exploración física revela una presión arterial de 90/60 mm Hg, pulso de 95/min, frecuencia respiratoria de 18/min, temperatura de 37.22 °C (99 °F) y pO_2 de 98% de saturación. Presenta deshidratación > 5%, tomando como indicador la sequedad de sus mucosas. El estado mental muestra estupor y desorientación espacial y temporal. No hay hallazgos neurológicos focales. El aliento sugiere cetosis. El hígado y el bazo no son palpables y no hay indicios de ascitis. La prueba de sangre oculta en heces es negativa. Los valores de laboratorio iniciales se muestran en la tabla 9-4. La orina es positiva para cuerpos cetónicos. Se solicita un análisis de drogas y toxinas.

TABLA 9-4 Caso 9.2. Resultados de laboratorio del hombre de 50 años que está semiconsciente

Valor	Paciente	Intervalo de referencia
Leucocitos (/dL)	10 000	4 000-10 000
Hb (g/dL)	12.5	14-17
HCT (%)	38	38-48
Glucosa (mg/dL)	45	70-100
Sodio (mEq/L)	147	136-145
Potasio (mEq/L)	3.0	3.5-5.0
Cloruro (mEq/L)	105	98-106
Bicarbonato (HCO_3^-) (mEq/L)	10	23-28
BUN (mg/dL)	45	8-20
Ácido úrico (mg/dL)	8.8	2.5-8
AST/ALT (unidades/L)	75/65	0-35
Etanol (mg/dL)	170	> 80 por encima del rango legal

TÉRMINOS CLAVE Y DEFINICIONES

Brecha aniónica. Se utiliza para detectar y analizar trastornos ácido-base. Mide la diferencia (delta) entre los iones de carga positiva y negativa del suero. La ecuación de la brecha aniónica (AG) es $AG = [Na^+] - ([Cl^-] + [HCO_3^-])$. Se utiliza para determinar las causas de la acidosis metabólica. El intervalo normal (es decir, sin signos de alteración metabólica) es de 8-16 mEq/L.

Nitrógeno ureico en sangre (BUN, *blood urea nitrogen*). Se utiliza para medir la capacidad de los riñones para excretar residuos nitrogenados en forma de urea por el organismo. El BUN puede aumentar en hemorragias GI, dietas altas en proteínas, uso de esteroides, quemaduras, fiebre, cirugía o cáncer en los que hay un alto recambio proteico. También puede aumentar en caso de insuficiencia renal, deshidratación, hipotensión arterial, obstrucción del flujo urinario o rotura de la vejiga. Una disminución del BUN puede ser benigna, pero también puede deberse a trastornos del ciclo de la urea u otras enfermedades que afecten a la función hepática, reduciendo así la capacidad del hígado para desintoxicar el amoniaco en urea. En estos casos, el BUN bajo se acompaña de hiperamonemia y glutamina elevada.

Prueba de sangre oculta. Se utiliza para detectar sangre oculta en las heces.

Impresión clínica

PREGUNTA: ¿cuál es su impresión clínica del caso?

RESPUESTA: un componente agudo en el caso que implica síntomas GI y cambios en el estado mental que le llevaron al servicio de urgencias. También hay un componente crónico de mala nutrición y reincidencia en el consumo de alcohol. La infección es una fuerte posibilidad en este estado de mala nutrición y con un sistema inmunológico comprometido con probabilidad. ¿Su deshidratación y acidosis son causadas por vómito o resultado de una sepsis? No presenta signos neurológicos focales de lesión del SNC, sino un cuadro más generalizado de disfunción del SNC, quizá debido a un trastorno metabólico agudo.

Debe considerarse la posibilidad de realizar cultivos de sangre, orina e incluso del líquido cefalorraquídeo. Debe considerarse la posibilidad de una neumonía aguda u otro nido de infección (incluido el SNC). Para esto, se solicita una radiografía de tórax y una tomografía computarizada del SNC.

Está profundamente hipoglucémico. No se menciona que tenga diabetes en el historial, ni hay ninguna sugerencia de ingestión accidental de agentes hipoglucemiantes. Hay, sin embargo, una fuerte posibilidad de enfermedad hepática subyacente con esta historia. Su hermano menciona que el paciente no toma ningún medicamento. Sin embargo, siempre existe la posibilidad de ingestión accidental de una sustancia tóxica, quizá en estado etílico. Se solicita un análisis de toxinas, como se ha indicado antes. Los resultados de las pruebas e imágenes en el servicio de urgencias revelan lo siguiente:

a. La radiografía de tórax es normal. La tomografía computarizada (TC) de la cabeza también es normal.
b. Se envían al laboratorio cultivos de sangre, orina y esputo. En este momento se aplaza la punción lumbar.
c. El análisis toxicológico de medicamentos y drogas recreativas es negativo. Su nivel de alcohol en sangre es notablemente elevado.

Se comienzan a administrar líquidos IV y glucosa, y se administran 100 mg de tiamina en el servicio de urgencias. Se ingresa para monitorización en cuidados intensivos.

PREGUNTA: ¿cómo se explica la acidosis metabólica?

RESPUESTA: se parte de la premisa de que el suero siempre se esforzará por mantener la electroneutralidad. Esto se consigue mediante un equilibrio de aniones y cationes. Para esto, el sodio representa la mayor parte de los cationes, con solo una pequeña contribución del potasio. La influencia del calcio y del magnesio se ignora en esta ecuación. En este paciente, el sodio está elevado y el potasio deprimido, probablemente debido al vómito y la deshidratación. Desde el punto de vista aniónico, el cloruro aporta la mayor parte, con solo una modesta contribución del bicarbonato (HCO_3^-). En este paciente, los niveles de cloruro son normales, pero los niveles de bicarbonato son bajos.

La ecuación que describe esta relación es:

$$(Na^+ + K^+) - (Cl^- + HCO_3^-) \leq 20 \text{ mEq.}$$

Es decir, por lo general solo hay un pequeño exceso de aniones $\leq$ 20 mEq. Estos aniones no contabilizados en la ecuación suelen ser fosfato, sulfato y algunas proteínas cargadas negativamente. Sin embargo, si el equilibrio se rompe por la adición espuria de un anión "rebelde", el cuerpo debe "reequilibrarse" para alcanzar la electroneutralidad. La presencia de este anión espurio es un indicador para el médico de alguna alteración de los procesos metabólicos normales. Así, la diferencia entre el número medido de aniones y el valor normal previsto se convierte en la "brecha aniónica". En el presente caso, la brecha aniónica es de 33 mEq ({ Na^+ (147) + K^+ (3.0)} - {(Cl^- (105) + HCO_3^- (10)}). La mayoría de las veces se explica por un anión "ácido" como el lactato o los cuerpos cetónicos, explicando así la acidosis metabólica. La observación de la brecha aniónica alerta al médico para que busque una causa fundamental del desequilibrio metabólico. Como resultado, se solicitan pruebas de laboratorio para lactato sérico y cuerpos cetónicos (tabla 9-5).

Los hallazgos de laboratorio indican acidosis metabólica debida a lactato y cuerpos cetónicos elevados. Veamos primero las situaciones clínicas que pueden influir en la brecha aniónica (fig. 9-9).

1. Lactato: la causa principal de la acidosis láctica es la hipoxia, que cambia el metabolismo de aeróbico a anaeróbico. Esto puede deberse a diversas causas, como insuficiencia cardiaca, insuficiencia hepática, hipoglucemia, alcoholismo crónico y ejercicio vigoroso. En estos casos, la brecha aniónica supera los 20 mEq.
2. Cetonas: en casos de privación de insulina, diabetes (tipo I), inanición, pancreatitis aguda y alcoholismo crónico, se produce un aumento de la producción de cetonas que ocasionan la cetoacidosis.
3. El metabolismo de algunos fármacos y toxinas causan diferentes ácidos orgánicos. La

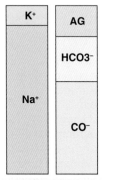
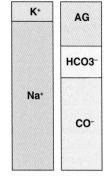

Brecha aniónica normal (AG)
AG=(Na⁺+K⁺)-(Cl⁻+HCO3⁻)
AG=(142+4)-(103+28)=15

Brecha aniónica del paciente (AG)
AG=(Na⁺+K⁺)-(Cl⁻+HCO3⁻)
AG=(147+3)-(105+10)=25

Causas de la acidosis metabólica por déficit aniónico	
Endógeno	• Lactato • Cetonas (inanición diabética, etanol) • Insuficiencia renal
Exógeno	• Alcoholes tóxicos (metanol, etilenglicol, propilenglicol [NO ISOPROPANOL]) • Paracetamol • Salicilatos (aspirina) • Sobredosis de hierro

FIGURA 9-9 Brecha aniónica del paciente y causas de acidosis metabólica.

figura 9-9 muestra que el paciente, en este caso, tiene acidosis metabólica por brecha aniónica y nuestros hallazgos con hipoglucemia con cetosis y lactato alto son consistentes con el metabolismo del alcohol inhibiendo la gluconeogénesis.

Correlaciones con ciencias básicas

En primer lugar, conviene repasar brevemente cómo se metaboliza el etanol y cómo afecta a otras vías de procesos metabólicos para comprender las alteraciones metabólicas que se han producido en este caso.

PREGUNTA: ¿cómo se metaboliza el alcohol?

RESPUESTA: el metabolismo del etanol es una vía de dos pasos bastante sencilla, aunque los

TABLA 9-5 **Caso 9.2.** Resultados de laboratorio de lactato sérico y cetonas

Valor	Paciente	Intervalo de referencia
Lactato (mg/dL)	24	5-15
3-hidroxibutirato (mg/dL)	47	0-3

metabolitos y productos intermedios pueden alterar de manera drástica el metabolismo intermedio de los hidratos de carbono, las proteínas y las grasas. Aunque parte del alcohol se metaboliza en el estómago, el lugar principal del metabolismo es el hígado. El etanol se oxida primero a acetaldehído por una de tres enzimas: la alcohol deshidrogenasa citosólica (ADH), la enzima principal metaboliza alrededor de 85% del etanol. Le sigue la CYP2E1, un sistema microsómico oxidante del etanol (MEOS) en el retículo endoplásmico liso (metaboliza entre 10 y 15%) y, por último, la catalasa en los peroxisomas (< 5%) (fig. 9-10). La expresión de CYP2E1 es inducida por una concentración prolongada elevada de sus sustratos. Así, esta enzima aumenta con el consumo crónico de alcohol, incrementando la capacidad de metabolización del etanol, lo que explica que las personas con abuso de alcohol sean capaces de "aguantar" el licor. La CYP2E1 puede metabolizar numerosos compuestos, como paracetamol, isoniazida y fenobarbital, por lo que desempeña un papel importante en muchas interacciones entre el alcohol y los medicamentos. Por ejemplo, debido al aumento de la expresión del CYP2E1, el consumo crónico de alcohol es un importante factor de riesgo de toxicidad por paracetamol.

El producto de la primera oxidación del etanol, el acetaldehído, es llevado a la mitocondria para su posterior metabolización a acetato por la aldehído deshidrogenasa (ALDH). Los dos pasos de oxidación mediados por la ADH y la ALDH utilizan NAD+ y reducen el NAD+ a NADH. Gran parte del acetato abandona el hígado y es absorbido por muchos tejidos donde se convierte en acetil CoA, entra en el ciclo del TCA y se convierte en el combustible preferido de estas células.

PREGUNTA: ¿qué efecto tiene el aumento de NADH/NAD+ en otras vías metabólicas del hígado?

RESPUESTA: la acumulación de NADH señala un estado de alta energía para la célula. Los altos niveles de NADH inhiben el complejo piruvato deshidrogenasa, impidiendo la conversión de piruvato en acetil CoA y promoviendo su reducción a lactato, lo que convierte al hígado en productor en lugar de consumidor de lactato. El lactato suele llegar al hígado procedente de otros tejidos sometidos a glucólisis anaeróbica. Se convierte en glucosa para enviarla de nuevo a esos tejidos, lo que se conoce como ciclo de Cori. Los altos niveles de NADH citoplasmático en el hígado impiden la conversión de lactato en piruvato, lo que favorece la aparición de acidosis láctica (fig. 9-11).

Los altos niveles de NADH procedentes del metabolismo del etanol también inhiben la gluconeogénesis, provocando hipoglucemia si los hidratos de carbono procedentes de la dieta son bajos. En estas condiciones, las reservas de glucógeno también suelen ser bajas, lo que agrava el problema. Uno de los principales sustratos de la gluconeogénesis es el lactato. Sin embargo, como se ha comentado antes, no puede reducirse a piruvato para que se produzca la gluconeogénesis. Al mismo tiempo, el ciclo TCA se invierte debido a la conversión de oxaloacetato en malato en presencia de altos niveles de NADH. El aumento de malato por lo general estimularía la gluconeogénesis ya que el malato puede ser transferido fuera de la mitocondria por el enlace malato-aspartato. En el citoplasma, se convierte de nuevo en oxaloacetato y luego en fosfoenolpiruvato en su camino hacia la producción de glucosa. Sin embargo, al igual que en las mitocondrias, los altos niveles de NADH en el citoplasma favorecen la formación de malato en lugar de oxaloacetato, inhibiendo así la gluconeogénesis también en este paso. Por último, otro sustrato primario para la gluconeogénesis es el glicerol, que procede de la lipólisis

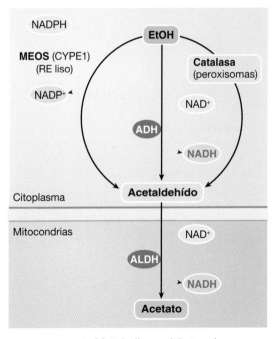

FIGURA 9-10 Metabolismo del etanol. ADH, alcohol deshidrogenasa citosólica; ALDH, Aldehído deshidrogenasa.

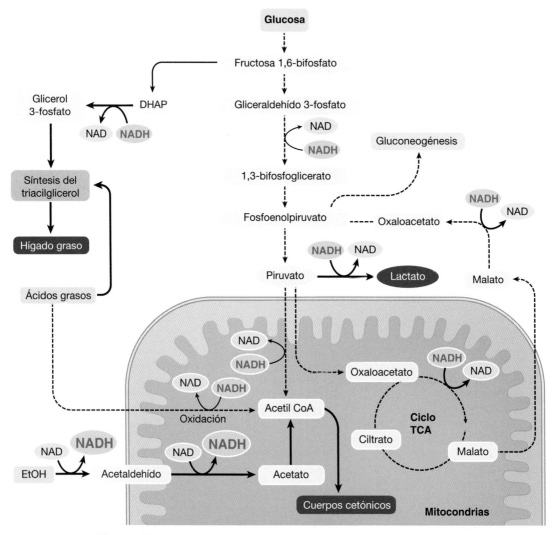

FIGURA 9-11 Efectos del metabolismo del alcohol en el hígado.

de triacilgliceroles en el tejido adiposo. Esta lipólisis es inducida por glucagón y hormonas del estrés cortisol y epinefrina, que aumentan con el consumo moderado o excesivo de alcohol. En el hígado, el glicerol se fosforila a glicerol 3-fosfato, que a continuación suele ser oxidado por el NAD⁺ a dihidroxiacetona fosfato (DHAP) y entra en la vía de la gluconeogénesis. Los altos niveles de NADH inhiben este último paso, bloqueando así otro paso de la gluconeogénesis, lo que ocasiona una acumulación de glicerol 3-fosfato en el hígado.

Los ácidos grasos liberados por la lipólisis en el tejido adiposo también van al hígado, pero los altos niveles de NADH inhiben su oxidación. En

su lugar, el alto nivel de ácidos grasos y glicerol 3-fosfato promueve la formación de triacilgliceroles en el hígado. Estos se empaquetan en partículas VLDL y se liberan en la sangre, provocando a menudo hiperlipidemia alcohólica. Las partículas VLDL también se acumulan en el hígado, lo que provoca esteatosis y puede causar enfermedad del hígado graso alcohólico y, por último, a cirrosis.

Al igual que en otros tejidos, los altos niveles de acetato formados a partir del metabolismo del etanol también se convierten en acetil CoA en el hígado; sin embargo, como el ciclo del TCA está inhibido, se desvía por otras vías. Cuando las fuentes alimentarias de combustible son suficientes para mantener altos los niveles de insulina, el exceso de acetil CoA favorece la síntesis de ácidos grasos, lo que contribuirá a la síntesis de triacilglicerol y a la esteatosis. Con un estado nutricional deficiente y una insulina baja, como en el caso actual, el exceso de acetil CoA se desvía hacia la cetogénesis y la producción de acetoacetato y beta-hidroxibutirato, con los altos niveles de NADH favoreciendo la formación de beta-hidroxibutirato. Estos cuerpos cetónicos suelen ser utilizados como combustible por los tejidos extrahepáticos; sin embargo, el acetato producido por el metabolismo del etanol se ha convertido en su combustible preferido. Por lo tanto, la creciente cantidad de cuerpos cetónicos producidos por el hígado no es usada por los demás tejidos, lo que contribuye aún más a la cetoacidosis.

Además de los efectos deletéreos de los altos niveles de NADH en diferentes vías metabólicas, como se discutió antes, los efectos dañinos del etanol mismo, el acetaldehído y las especies reactivas de oxígeno producidas por la vía MEOS resultan en daño a muchos tejidos, en particular en el hígado (fig. 9-12).

Resolución del caso

Al cabo de 48 horas, el estado mental del paciente mejora y se estabiliza desde el punto de vista médico. Se le traslada a un centro de rehabilitación para que reciba asesoría sobre el alcohol. Los servicios sociales intervienen para estabilizar y mejorar su situación vital. Su familia desempeña un papel más activo en su apoyo.

Conceptos de alto rendimiento

1. La elevada relación NADH/NAD$^+$ resultante en el metabolismo del etanol afecta de manera negativa al metabolismo de carbohidratos, lípidos y proteínas.
2. La esteatosis hepática es el resultado neto de un aumento de la producción de lípidos (síntesis de ácidos grasos) y una disminución de la oxidación de ácidos grasos (utilización de lípidos).
3. El metabolismo del etanol provoca la acumulación de acetato, lo que provoca un aumento de la síntesis de cuerpos cetónicos y, por lo tanto, a la cetosis.
4. La hipoglucemia es el resultado de una falla de la gluconeogénesis, que causa acidosis láctica.
5. El resultado neto es hipoglucemia, deshidratación y acidosis metabólica por brecha aniónica.

CASO 9.3

Un hombre de 63 años de edad es llevado al servicio de urgencias por su esposa debido a una alteración aguda del estado mental. Está desorientado con respecto a tiempo y lugar, y habla de forma incoherente. Le dice a la enfermera del triage: "no puedo ver". También refiere calambres abdominales difusos con náusea y vómito. Tiene un largo historial de abuso de alcohol. En los últimos años, ha acudido a la clínica por numerosas lesiones accidentales y padecimientos GI crónicos, como vómito y diarrea. Su dieta es deficiente y no toma suplementos ni medicamentos. No tiene alergias.

La exploración física revela a un hombre de aspecto de desnutrición con signos vitales normales excepto por una frecuencia de pulso de 88/minuto. Su oxigenación es normal. Está desorientado y parece estar en estado etílico y algo somnoliento. En el examen fundoscópico se observa un leve edema del disco óptico. La exploración cardiopulmonar es normal. El abdomen está difusamente sensible sin hallazgos focales. Los ruidos intestinales son normales. El resto de la exploración es normal.

Un ECG muestra una taquicardia leve con prolongación del intervalo QT y ondas T planas. El análisis de orina es normal. Se ordenan las pruebas de laboratorio y los resultados de los hallazgos restantes se muestran en la tabla 9-6.

TABLA 9-6 Caso 9.3. Resultados de laboratorio del hombre de 63 años con una alteración aguda del estado mental

Valor	Paciente	Intervalo de referencia
Leucocitos (/µL)	7 500	4-10 000
Hb (g/dL)	11	14-17
VCM (fL)	76	80-100
HCT (%)	34	38-48
Glucosa (mg/dL)	95	90
BUN (mg/dL)	25	8-20
Creatinina (mg/dL)	1.1	0.7-1.3
Sodio (mEq/L)	144	136-145
Potasio (mEq/L)	3.5	3.5-5.0
Cloruro (mEq/L)	98	98-106
Bicarbonato (mEq/L)	7	23-28
AST/ALT (unidades/L)	98/65	0-35

Sistema cardiovascular

Las complicaciones del sistema cardiovascular incluyen hipertensión portal, debilitamiento del músculo cardiaco e insuficiencia cardiaca. Son frecuentes la rotura de vasos sanguíneos en la parte superior de las mejillas, cerca de la nariz, y los ojos inyectados en sangre.

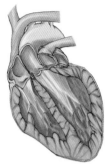

Cerebro

Es frecuente la depresión del SNC, que provoca neuropatía periférica, interferencias en la conducción nerviosa, cambios en la marcha y parálisis nerviosas. La dependencia crónica puede causar demencia.

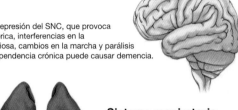

Sistema respiratorio

Las complicaciones de las vías aéreas incluyen depresión respiratoria y disminución del reflejo de la tos debido al efecto sedante del alcohol. La persona con alcoholismo es susceptible de tener neumonía y otras infecciones respiratorias.

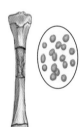

Médula ósea/células sanguíneas

La anemia, el aumento de la susceptibilidad a las infecciones y la tendencia a la formación de hematomas y hemorragias son consecuencia de la disminución de glóbulos rojos y blancos y del funcionamiento anormal de la médula ósea.

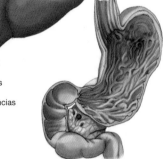

Tracto gastrointestinal

Las complicaciones del tracto GI incluyen gastritis aguda, pancreatitis, hepatitis, cirrosis hepática, varices esofágicas, hemorroides y ascitis. El paciente con alcoholismo suele tener un estado nutricional deficiente, incluyendo carencias de vitaminas A, B, D y K.

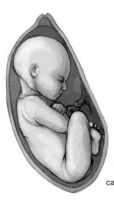

Reproducción

Las complicaciones del sistema reproductor incluyen prostatitis, interferencia con la micción y liberación de inhibiciones sexuales. El síndrome alcohólico fetal causado por el consumo de alcohol de la madre durante el embarazo causa anomalías en el recién nacido, como defectos cardiacos, cabezas y extremidades anormales, defectos genitales y retraso mental.

FIGURA 9-12 Efectos del alcohol en diversos órganos. (De Louise Rebraca S. *Basic Concepts of Psychiatric-Mental Health Nursing.* 8th ed. Lippincott Williams & Wilkins; 2011, figura 25-1.)

TÉRMINOS CLAVE Y DEFINICIONES

Brecha de osmolalidad. Indica el soluto no medido en la sangre. Se determina mediante la osmolalidad medida (OM) menos la osmolalidad calculada (OC).

Fomepizol. Es un potente inhibidor de la alcohol deshidrogenasa, por lo que se convierte en un agente terapéutico para evitar la formación de metabolitos tóxicos.

Impresión clínica

PREGUNTA: ¿qué pensamos del diagnóstico diferencial?

RESPUESTA: parece que hay algo más en juego que una mera intoxicación etílica. Según su esposa, no hay antecedentes de traumatismo craneoencefálico, alteraciones neuropsiquiátricas, antecedentes de medicación o abuso de sustancias ilícitas. No se ha observado actividad convulsiva ni un estado posictal posterior en este caso. Hay quejas adicionales de náusea, vómito y dolor abdominal que deben tenerse en cuenta. Y lo que es más importante, hay edema de retina. Se solicita un estudio de imagen del cerebro para descartar la posibilidad de una lesión cerebral vascular o traumática que no haya sido presenciada por su esposa.

Los resultados de laboratorio muestran anemia microcítica con glucosa y electrolitos normales. El vómito pueden provocar deshidratación, como sugiere el BUN ligeramente elevado.

Un nivel de bicarbonato demasiado bajo muestra la presencia de acidosis metabólica grave. La brecha aniónica es de 43, lo que indica la presencia de un anión no contabilizado. Por lo tanto, se envía al laboratorio un tamizaje para detectar diversas toxinas y sustancias ilícitas, y los resultados son negativos.

Siempre se puede considerar una deficiencia de tiamina (encefalopatía de Wernicke) en cualquier paciente con abuso crónico de alcohol, así como desnutrición. Se administra una reposición de tiamina y se inicia un acceso IV con reposición de líquidos.

Con los antecedentes de abuso crónico de alcohol del paciente y las anomalías leves de las transaminasas, la cirrosis con encefalopatía hepática sigue ocupando un lugar destacado en la lista.

Se solicita una PT/INR y un nivel de amoniaco sérico para abordar más a fondo esta posibilidad. La albúmina sérica y los estudios de coagulación (tiempo de protrombina) vuelven a la normalidad. Estos hallazgos argumentan en contra de la cirrosis con insuficiencia hepática como la razón de sus cambios de estado mental.

Sin embargo, hay una toxina que todavía se ha pasado por alto en el diagnóstico diferencial. Todavía no se ha considerado un alcohol tóxico (no etanol). Uno podría ver cómo un diagnóstico de ingestión tóxica de alcohol podría pasar por alto con facilidad sin ninguna pista en la historia. Por fortuna, el médico tiene un excelente reconocimiento de patrones. En este caso, la larga historia de abuso de alcohol del paciente y el estado de intoxicación aguda con transaminasas elevadas se asemejan al exceso de alcohol (etanol). Sin embargo, el dolor abdominal, el vómito, la pérdida aguda de visión y la acidosis profunda hacen sospechar una intoxicación por metanol. Se pide un nivel de metanol, que se encuentra elevado a 4.2 mmol/L, lo que se asocia con signos de toxicidad. Se inicia la intervención terapéutica.

Correlaciones con ciencias básicas

PREGUNTA: ¿cuál es la fisiopatología de la ingestión tóxica de alcohol?

RESPUESTA: en ocasiones, los seres humanos pueden ingerir alcoholes tóxicos (no etanol) por ignorancia, accidente, exposición industrial o motivos suicidas. Estos alcoholes incluyen metanol, isopropanol, etilenglicol y dietilenglicol, y propilenglicol. Estos alcoholes no son nocivos de manera directa para el ser humano. Son sus metabolitos los que causan estragos metabólicos. Todos ellos se metabolizan a través de la misma vía metabólica de dos pasos que se observó en el etanol descrito en el caso anterior. En la figura 9-13 se muestra cada alcohol y su producto final tóxico. Las ramificaciones tóxicas pueden ser desde leves hasta catastróficas, y su reconocimiento por el médico puede suponer todo un reto diagnóstico.

Las exposiciones al isopropanol son los riesgos tóxicos al alcohol más frecuentes notificados a los centros de toxicología de Estados Unidos. Se encuentra en muchas sustancias, sobre todo en forma de solución al 70% en alcohol para frotar.

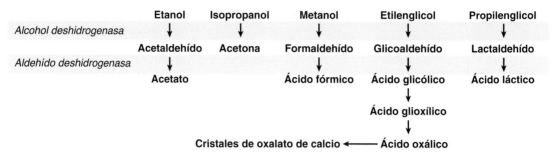

FIGURA 9-13 Metabolismo de los alcoholes tóxicos.

Se absorbe con rapidez en el estómago y puede absorberse por inhalación y a través de la piel. Su naturaleza lipofílica lo convierte en un tóxico más potente que los demás alcoholes. A diferencia de los demás alcoholes tóxicos, su metabolismo por la alcohol deshidrogenasa produce su producto final, la acetona, que da un olor afrutado al aliento del paciente. Esto también distingue el metabolismo del isopropanol de los otros alcoholes en que no produce un metabolito ácido sino una cetona. Por lo tanto, la cetonemia y la cetonuria sin acidosis son características de la intoxicación por isopropanol. La intoxicación por isopropanol puede provocar síntomas respiratorios y cardiacos graves, incluida la hipotensión.

El etilenglicol también se absorbe rápido en el estómago, pero no por inhalación ni a través de la piel. Se utiliza sobre todo como anticongelante para automóviles, pero su sabor dulce y sus propiedades embriagadoras lo hacen atractivo como sustituto barato del etanol. Sin embargo, también se ingiere como agente suicida debido a su toxicidad. Se metaboliza con rapidez en ácido glioxílico, provocando una acidosis metabólica. El siguiente paso en su metabolismo es más lento. Da lugar a la formación de ácido oxálico, que se deposita en forma de cristales de oxalato cálcico que causan daños en los pulmones, el SNC, el corazón y los riñones en las primeras 72 horas.

La toxicidad del propilenglicol es bastante rara. Por lo general se usa como aditivo alimentario o medicamentoso y puede absorberse con facilidad después de su ingestión oral o a través de la piel. La toxicidad se produce con mayor frecuencia debido a una exposición prolongada a medicamentos tópicos, por ejemplo, el uso de un medicamento para una quemadura grave. El propilenglicol se metaboliza en ácido láctico. Como resultado, puede desarrollarse acidosis láctica, así como disfunción hepática y renal.

En este caso, el paciente ingirió metanol (alcohol de madera). El metanol se metaboliza en formaldehído, que a su vez se metaboliza rápido en un producto final tóxico, el ácido fórmico. Esto explica la profunda acidosis metabólica. Además, el ácido fórmico inhibe la actividad de la citocromo c oxidasa, lo que provoca hipoxia tisular, formación de lactato y empeoramiento de la acidosis. El ácido fórmico es propenso a dañar el nervio óptico, lo que resulta en el hallazgo característico de cambios visuales agudos que ocurren en las primeras 24 horas (fig. 9-14). También es tóxico para el tronco encefálico, los síntomas tardíos parecidos al Parkinson suelen aparecer semanas después de la ingestión. El grado de daño se correlaciona aproximadamente con la gravedad de la acidosis y el nivel de formiato en la sangre.

En el caso del alcohol destilado en casa (*moon-shine*), el etanol es coingestado. En realidad, esto es algo protector en este caso y nos lleva a examinar la primera intervención terapéutica en el servicio de urgencias por parte del médico. Recuerde que el primer paso en el metabolismo de cualquier alcohol tóxico lo facilita la alcohol deshidrogenasa. El metanol se convierte en formaldehído como toxina. Sin embargo, el etanol competirá por la misma enzima (alcohol deshidrogenasa) y tiene una afinidad mucho mayor por la enzima. En efecto, esto inhibe la conversión del metanol en formaldehído. Por ello, la primera línea de defensa en el tratamiento de la ingestión accidental de alcohol metílico es la instilación de etanol bajo supervisión directa.

PREGUNTA: ¿qué importancia tienen la brecha osmolal y la brecha aniónica en la toxicidad aguda por alcohol?

RESPUESTA: en primer lugar, definamos la osmolalidad sérica, que es una medida de la rela-

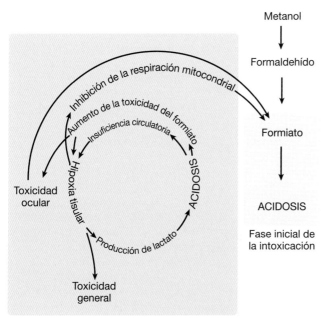

Metanol

Formaldehído

Formiato

ACIDOSIS

Fase inicial de
la intoxicación

Inhibición de la respiración mitocondrial

Aumento de la toxicidad del formiato

Insuficiencia circulatoria

ACIDOSIS

Hipoxia tisular

Toxicidad
ocular

Producción de lactato

Toxicidad
general

Fase tardía de la intoxicación

FIGURA 9-14 Metabolismo del metanol. (De Wolfson AB, Hendey GW, Harwood-Nuss A. *Harwood-Nuss' Clinical Practice of Emergency Medicine*. 5th ed. Lippincott Williams & Wilkins; 2010, figura 284-1.)

ción entre solutos y agua. El sodio, el cloruro, el bicarbonato, la glucosa y la urea son los solutos más importantes de la sangre y se denominan osmóticamente activos, ya que obligan al agua a seguirlos. La osmolalidad sérica (Osm_c) puede calcularse mediante la fórmula:

$$Osm_c = 2x\,[Na^+] + [Glucosa]/18 + [BUN]/2.8 = mOsm/kg$$

La diferencia entre la osmolalidad medida (OsmM) y la osmolalidad calculada se denomina brecha osmolal. Una brecha osmolal > 10 mOsm/kg es una indicación de una molécula osmóticamente activa no medida. La causa más común de una brecha osmolal elevada es la ingestión de alcohol tóxico (fig. 9-15). En la intoxicación por alcohol tóxico, es el alcohol de origen el que da lugar a la brecha osmolal y sus metabolitos (ácidos orgánicos) los que provoca una brecha aniónica. Esto significa que se desarrolla una brecha osmolal a medida que el intestino absorbe el alcohol tóxico en la circulación. Una vez que el hígado metaboliza los alcoholes tóxicos en sus ácidos orgánicos, se desarrolla una brecha aniónica con acidosis metabólica, excepto para el isopropanol. Debido a que el isopropanol se metaboliza en acetona y no en ácidos orgánicos, se produce un vacío osmolal sin acidosis metabólica.

Resolución del caso

El médico del servicio de urgencias, al darse cuenta de que se trata probablemente de un caso de ingestión tóxica de alcohol y muy probable de metanol, basándose en los síntomas y en la brecha aniónica, ordena una infusión de etanol para bloquear la conversión del metanol en sus subproductos tóxicos. Tan pronto como esté disponible en la farmacia, se inicia el tratamiento con fomepizol y se interrumpe el etanol IV. La hemodiálisis aguda también es una opción terapéutica, pero no es necesaria en este caso. El paciente se estabiliza durante 3 días y es dado de alta al cuidado de su familia. Por fortuna, su visión ha mejorado por la intervención temprana. El servicio social interviene con privación económica.

Por desfortuna, el paciente regresa 2 meses después debido a temblores y dolores articulares en las rodillas, los tobillos y los pies. Las rodillas y los tobillos están muy hinchados y sensibles. Se sugiere el diagnóstico de gota saturnina. Esta variante no suele afectar al dedo gordo del pie, como ocurre en la gota clásica. El examen neurológico añade los hallazgos de una rigidez muscular difusa con un "temblor similar al Parkinson", así como una disminución de los reflejos. Su reincidencia le ha llevado a una nueva ingestión de *moon-shine* e intoxicación por plomo, lo que le ha provocado

FIGURA 9-15 Causas de una brecha osmolal y una brecha aniónica elevadas. (De Lynch JJ, Mcgee KR. *Lippincott's Manual of Toxicology.* Wolters Kluwer/Lippincott Williams & Wilkins Health; 2012, figura 5-1.)

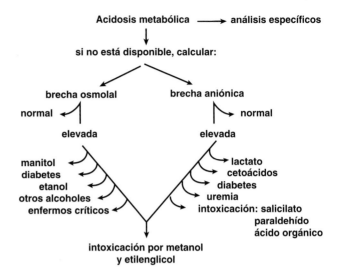

gota saturnina, acidosis e insuficiencia renal. Una TAC del cerebro demuestra daños en los ganglios basales, que son en particular sensibles a la intoxicación por metanol, lo que provoca síntomas parecidos al Parkinson. Su pronóstico general es malo.

Conceptos de alto rendimiento

1. Los alcoholes tóxicos se metabolizan por la misma vía que el etanol.
2. Son los productos metabólicos de los alcoholes tóxicos los responsables del daño tisular.
3. Como a menudo también se ingiere etanol al mismo tiempo, la competencia por la alcohol deshidrogenasa actúa para frenar la formación de metabolitos tóxicos del alcohol tóxico.
4. En ausencia de fomepizol, la infusión de etanol puede ser terapéutica para frenar el metabolismo tóxico del alcohol.
5. La observación de un déficit osmolal o aniónico en un paciente intoxicado puede sugerir una ingestión tóxica de alcohol y fomentar una intervención oportuna, evitando así daños tisulares.

CASO 9.4

El neonato de una mujer de 34 años nace sin complicaciones (APGAR 10). El recién nacido es llevado a urgencias 1 semana más tarde debido a una mala alimentación progresiva, vómito y letargo. El niño parece extremadamente enfermo en el triage, lo que

requiere una intervención inmediata. Para la madre, se trata de su tercer embarazo, ya que tiene una hija de 6 años sana y normal, pero hace 3 años perdió un hijo varón poco después de nacer. Todos los embarazos transcurrieron sin incidentes. Los hijos son fruto de una relación no consanguínea. La historia familiar no presentaba defectos congénitos.

La exploración física revela signos vitales normales, excepto una temperatura de 36 °C (97 °F). Su oxigenación es normal. Parece poco sensible a los estímulos normales. El estado hídrico es normal. Las escleras son no ictéricas. No hay organomegalia. Su tono muscular es por lo general deficiente y los reflejos están disminuidos. No hay otros hallazgos neurológicos focales. Los resultados de laboratorio se muestran en la tabla 9-7.

TABLA 9-7 Caso 9.4. Resultados de laboratorio de un recién nacido con mala alimentación progresiva, vómito y letargia

Valor	Paciente	Intervalo de referencia
Leucocitos (/μL)	6 500	4-10 000
Hb (g/dL)	14	14-17
Sodio (mEq/L)	140	136-145
Potasio (mEq/L)	3.8	3.5-5.0
Cloruro (mEq/L)	102	98-106
Bicarbonato (mEq/L)	23	23-28
BUN (mg/dL)	3	8-20
Creatinina (mg/dL)	0.7	0.7-1.3
Glucosa (mg/dL)	85	70-100

TÉRMINOS CLAVE Y DEFINICIONES

Asterixis. El aleteo espástico rítmico de las manos como signo patognomónico de encefalopatía.

Ciclo de la urea. Es la única fuente endógena para la producción de arginina, ornitina y citrulina. También es responsable de eliminar los iones de amonio y el amoniaco libre, ambos tóxicos para el tejido neural. Los defectos en cualquiera de las enzimas provocan la acumulación de niveles tóxicos de amoniaco.

Encefalopatía hepática. Alteraciones del estado mental asociadas con cirrosis e insuficiencia hepática metabólica por acumulación de amoniaco.

Hiperamonemia no cirrótica. Encefalopatía resultante de una falla en el ciclo de la urea para eliminar el amoniaco del sistema.

Urea. La urea es una molécula nitrogenada sintetizada en el hígado a partir del amoniaco producido por la descomposición de los aminoácidos.

Impresión clínica

PREGUNTA: ¿cuál podría ser la causa de este cambio repentino del estado mental?

RESPUESTA: al revisar los antecedentes familiares, el neonatólogo observa que hubo una muerte mal definida de un hijo varón anterior en el periodo neonatal. Esto puede ser significativo, ya que podría sugerir una causa genética que vincule a los dos niños varones. El cambio repentino del estado mental combinado con la hipotermia y la flacidez del niño sugiere una emergencia metabólica. La hipoglucemia en el neonato, aunque se observa a menudo en los errores innatos del metabolismo, no está presente en este caso. No hay indicios de acidosis en curso. Los electrolitos y la función renal son normales. Sin embargo, el BUN está muy disminuido, lo que podría deberse a una dieta baja en proteínas, malnutrición o falla hepática repentina.

PREGUNTA: ¿podría deberse este cambio repentino del estado mental a una falla hepática repentina?

TABLA 9-8 Caso 9.4. Los resultados de las enzimas de la función hepática, el tiempo de protrombina (INR) y el amoniaco sérico

Valor	Paciente	Intervalo de referencia
Albúmina (g/dL)	3.2	3.5-5.5
AST/ALT (unidades/L)	45/40	0-35
Bilirrubina (total) (mg/dL)	0.9	0.3-1.2
ALP (unidades/L)	65	36-92
PT/INR	1.0	< 1.0
Amoniaco sérico (μg/dL)	300	40-75

RESPUESTA: se solicita un panel que incluya las enzimas de la función hepática (EFH), el tiempo de protrombina (INR) y un nivel de amoniaco sérico. Se muestran en la tabla 9-8.

Los niveles normales de albúmina descartan una deficiencia proteica. Aunque las transaminasas están ligeramente elevadas, la bilirrubina y la fosfatasa alcalina, junto con el tiempo de protrombina normal, hacen poco probable una falla hepática aguda. La creatinina normal excluye el fracaso renal agudo. El elevado nivel de amoniaco sérico y el bajo nivel de BUN ponen en primer plano un trastorno del ciclo de la urea en este neonato que presenta un deterioro clínico tan drástico y rápido. La muerte de un hermano que antes no tenía explicación solo aumenta la sospecha.

PREGUNTA: ¿qué importancia tiene el elevado nivel de amoniaco?

RESPUESTA: tanto los carbohidratos como los ácidos grasos tienen vías metabólicas para ser reciclados u oxidados por completo a H_2O y CO_2. Por el contrario, las proteínas tienen una fracción nitrogenada que debe ser tratada. Este proceso genera amoniaco como producto de desecho, y por lo general se elimina a través del ciclo de la urea.

Cuando decimos que el nivel de amoniaco es elevado, en realidad nos referimos a un anión de amonio elevado. La acumulación de amoniaco es el resultado del catabolismo de los aminoácidos y del amoniaco absorbido en el intestino a partir del metabolismo de la urea por bacterias que expresan ureasa. En última instancia, el amoniaco debe transformarse en glutamina dentro de los

TABLA 9-9 Caso 9.4. Análisis de aminoácidos en plasma para citrulina y glutamina y análisis de ácidos orgánicos en orina para ácido orótico para un neonato con mala alimentación progresiva, vómito y letargia

Valor	Paciente	Intervalo de referencia
Citrulina (µmol/L)	1	5-50
Glutamina (µmol/L)	3 420	285-950
Ácido orótico (mmol/mol creatinina)	255	0.7-5.1

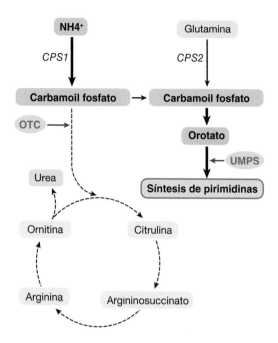

Deficiencia de OTC: acidura orótica + hiperamonemia – ciclo de la urea
Deficiencia de UMPS: acidura orótica + anemia megalobástica – síntesis de pirimidina *de novo*

FIGURA 9-16 Los cambios en los intermediarios del ciclo de la urea cuando hay deficiencia de OTC. (De De Biase I, Diaz-Ochu M, Rindler M, Hobson- Rohrer WL. Introduction to biochemical genetics from the clinical laboratory prospective: a casebased discussion. *MedEdPORTAL*. 2017 May 23;13:10586. doi: 10.15766/mep_2374-8265.10586). CPS1, carbamoilfosfatosintasa 1; CPS2, carbamoilfosfatosintasa 2.

hepatocitos, el músculo esquelético y los astrocitos del cerebro y, por último, excretarse como urea a través del riñón. Un nivel normal de amoniaco es de 10-40 µmol/L, pero suele ser más alto en neonatos, llegando a 40-75 µmol/L.

La incapacidad de eliminar el amoniaco a través del ciclo de la urea causa la posibilidad de una encefalopatía hepática debido a sus efectos tóxicos sobre el SNC, lo que podría explicar la escasa respuesta del paciente a los estímulos. El neonatólogo, al ver el aumento del nivel de amoniaco frente a un BUN bajo, reconoce que un defecto enzimático en el ciclo de la urea es la clave del caso. Por lo tanto, para identificar el defecto del ciclo de la urea, se ordenan análisis de aminoácidos en plasma para citrulina y glutamina y análisis de ácidos orgánicos en orina para ácido orótico (tabla 9-9).

Los resultados de laboratorio muestran un elevado ácido orótico en orina y un nivel muy bajo de citrulina, lo que apunta a una deficiencia de ornitina transcarbamilasa (OTC) (fig. 9-16).

PREGUNTA: ¿qué correlación clínica tiene con la encefalopatía hepática en la insuficiencia hepática?

RESPUESTA: en el presente caso se trata de un error congénito selectivo del metabolismo debido a una deficiencia de OTC. El resultado de una falla incontrolada en la eliminación de amoniaco crea un cambio repentino en la función neuronal del SNC. Se trata de un caso muy poco frecuente. En cambio, en los adultos, la insuficiencia hepática (cirrosis o necrosis hepática aguda) es bastante frecuente.

El mecanismo de la insuficiencia hepática, ya sea necrosis hepática aguda o destrucción crónica en la cirrosis, conduce al mismo punto final neurológico en ambos casos. Sin embargo, la diferencia en la cirrosis tiene que ver simplemente con la **pérdida de hepatocitos y, por lo tanto, de la maquinaria metabólica para eliminar el amo-**

niaco **(ion amonio)**. El implacable camino cuesta abajo, ya sea en días, como en la ingestión tóxica aguda de paracetamol o en un proceso infeccioso abrumador, o en la destrucción crónica por alcohol, virus de la hepatitis o hemocromatosis, acaba provocando una disfunción del SNC debida a la toxicidad del amoniaco. Sin embargo, habrá muchos signos y síntomas reveladores causados por la insuficiencia hepática que no estarán presentes en un paciente con un trastorno del ciclo de la urea. En el caso de este neonato que manifiesta cambios agudos, sin embargo, los únicos hallazgos que podrían verse en el laboratorio que distinguen la deficiencia de OTC de otros errores congénitos del metabolismo cuando se presentan en las primeras semanas de vida.

Los trastornos del ciclo de la urea suelen presentarse inmediatamente después del nacimiento si la deficiencia enzimática es por completo penetrante. El niño nace sin defecto metabólico aparente, pero se deteriora de manera repentina en los primeros 2 días mostrando signos clínicos de dificultades de alimentación, letargo, hiperventilación, hipotermia y es posible convulsiones, y hay un nivel elevado de amoniaco sérico junto con un BUN deprimido. En este caso, un trastorno del ciclo de la urea pasa a encabezar la lista de posibilidades.

Para que nadie se lleve la idea de que los trastornos del ciclo de la urea solo se presentan en neonatos, las deficiencias de OTC pueden desenmascararse en la infancia y en adultos mayores. Las dificultades de aprendizaje y los trastornos del comportamiento, la cefalea, el trastorno convulsivo y el retraso del crecimiento pueden aparecer también en la infancia. En los adultos, los trastornos del comportamiento, los déficits neurológicos e incluso el coma se manifestarán por el aumento repentino del amoniaco sérico. Sin embargo, el diagnóstico puede ser bastante difícil en un niño o un adulto. Puede haber diversos trastornos del estado de ánimo y del pensamiento, y estas manifestaciones pueden ser variables e intermitentes. Pueden atribuirse con facilidad a muchas razones más comunes para estos síntomas. El estrés metabólico, como una infección o una sobrecarga proteica, podría desenmascarar un trastorno del ciclo de la urea más leve previamente desconocido. En ausencia de disfunción hepática o renal, una reacción adversa a un fármaco o un trastorno psiquiátrico crónico, cualquier paciente con síntomas que sugieran una encefalopatía metabólica podría dar pie a medir un nivel de amoniaco en suero.

Si este proceso no se corrige y el niño fallece, en la autopsia se observarán daños en la sustancia blanca con deficiencia de mielina y pérdida neuronal en el SNC. En el hígado, se observa un proceso inflamatorio agudo y esteatosis microvesicular.

Correlaciones con ciencias básicas

PREGUNTA: ¿cuál es la base bioquímica de esta enfermedad?

RESPUESTA: para comprender mejor los efectos tóxicos del amoniaco (ion amonio), examinemos el ciclo de la urea.

PREGUNTA: ¿qué ocurre con las proteínas cuando se les acaba el tiempo?

RESPUESTA: el recambio proteico describe la síntesis y degradación de las proteínas. Las proteínas se sintetizan y degradan de forma continua. Se calcula que los adultos ingieren entre 200 y 300 g de proteínas al día.

En general, el sistema se encuentra en "equilibrio de nitrógeno", refiriéndose al hecho de que la cantidad de proteína ingerida es igual a la cantidad excretada en forma de urea (fig. 9-17). En los niños en crecimiento, el balance es positivo debido al rápido crecimiento, que requiere síntesis de proteínas. Se utiliza más nitrógeno del que se excreta.

En caso de enfermedad (inanición, diabetes, malabsorción o quemaduras masivas), el balance de nitrógeno se inclina hacia el lado negativo. Convertir las proteínas en energía es siempre el último recurso. Además, a diferencia de los hidratos de carbono y los lípidos, las proteínas no pueden almacenarse para un uso futuro. Por lo tanto, cuando hay un exceso de proteínas en la dieta, el ciclo de la urea en el hígado debe acelerarse para eliminar el exceso de nitrógeno.

Se utilizan dos mecanismos para eliminar el exceso de proteínas. Estos dos mecanismos también se utilizan para eliminar el amoniaco producido en los tejidos periféricos. Debido a que el amoniaco es tóxico, es necesario convertirlo en formas no tóxicas. Dos aminoácidos, alanina y glutamina, son transportadores nitrogenados de los tejidos periféricos al hígado (fig. 9-18). La glutamina desempeña un papel esencial en todos los órganos, mientras que la alanina tiene un papel crítico en el músculo. Una vez en el hígado, la alanina y la glutamina liberan amoniaco al hígado para el ciclo de la urea utilizando diferentes estrategias.

PREGUNTA: ¿cómo actúa la glutamina como transportador?

RESPUESTA: cerca de 20 reacciones en los tejidos periféricos producen amoniaco. La mayoría de ellas implican el catabolismo de aminoácidos. En el músculo en ejercicio, el amoniaco se produce mediante la desaminación del monofosfato de adenosina (AMP) a monofosfato de inosina (IMP) catalizada por la adenilato deaminasa y forma parte del ciclo de los nucleótidos de purina. El amoniaco producido en los tejidos periféricos se desintoxica antes de su liberación a la circulación mediante su incorporación al glutamato por la glutamina sintetasa para formar glutamina. La glutamina tiene la mayor concentración de todos los aminoácidos en circulación. Muchos tejidos pueden utilizar la glutamina como fuente de energía, pero hay tres órganos principales que absorben la glutamina para eliminar el amoniaco: riñones, enterocitos del intestino e hígado.

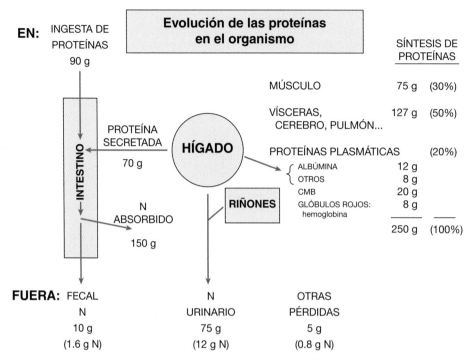

FIGURA 9-17 Volumen de proteínas en una persona de 70 kg con equilibrio neutro en el que la ingesta de proteínas alimentarias y las proteínas endógenas están en equilibrio. (De Catharine RA. *Modern Nutrition in Health and Disease*. 11th ed., Lippincott Williams & Wilkins; 2014, figura 1.6.)

Los riñones absorben ~ 10 a 15% de la glutamina en la circulación. A continuación, la glutaminasa desamina la glutamina a glutamato y amoniaco libre (fig. 9-18). De este amoniaco, 30% se pierde en la orina y el resto se devuelve a la circulación. Por lo tanto, los riñones son tanto eliminadores como productores de amoniaco en el organismo. La eliminación de amoniaco de los riñones a la orina es clínicamente significativa cuando se produce acidosis. La acidosis aumenta los niveles de glutaminasa en los riñones, lo que incrementa la cantidad de amoniaco secretado para neutralizar la orina en lugar de utilizar bicarbonato para neutralizar la orina. En ese sentido, el amoniaco es ahorrador de bicarbonato, necesario para el ciclo de la urea.

Los enterocitos del intestino convierten la glutamina en glutamato y amoniaco en una reacción catalizada por la glutaminasa. Las bacterias del intestino también producen amoniaco, la mayor parte del cual se envía al hígado a través de la vena porta hepática, y una pequeña cantidad de amoniaco se pierde en las heces.

La glutamina que entra en el hígado también se desamina a glutamato y amoniaco, que se utiliza para el paso inicial del ciclo de la urea. El glutamato liberado de esta reacción es metabolizado posteriormente por la glutamato deshidrogenasa, que produce otra molécula de amoniaco y alfa-cetoglutarato (fig. 9-19). Por último, el glutamato liberado de la glutamina puede utilizarse en una reacción de transaminación acoplada con oxaloacetato para producir alfa-cetoglutarato y aspartato, que también es necesario para el ciclo de la urea (fig. 9-19).

PREGUNTA: ¿cuál es la función de la alanina en el ciclo de la urea?

RESPUESTA: durante el ayuno o la inanición, la proteína muscular se descompone y se transporta al hígado en forma de alanina (fig. 9-19). En el hígado, la alanina se desamina a piruvato, que puede entrar en la vía gluconeogénica para sintetizar glucosa que se libera a la circulación. En este momento, es necesaria una discusión sobre las transaminasas.

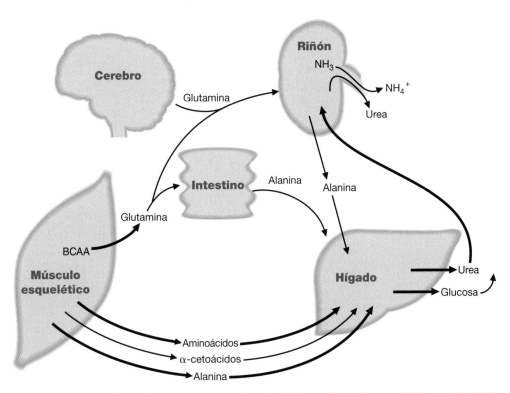

FIGURA 9-18 Alanina y glutamina como transportadores de nitrógeno. (De Lieberman M, Peet A. *Marks' Basic Medical Biochemistry: A Clinical Approach.* 6th ed. Wolters Kluwer Health; 2022, figura 40-3.) BCAA, aminoácidos de cadena ramificada.

PREGUNTA: ¿qué son las transaminasas (aminotransferasas)?

RESPUESTA: las transaminasas permiten eliminar los grupos alfa-amino de los aminoácidos para convertirlos en alfa-cetoácidos. A cambio, otro alfa-cetoácido acepta el grupo amino para convertirse en un aminoácido. Todas las transaminasas requieren fosfato de piridoxal (vitamina B6) y las reacciones son reversibles. La concentración de cada sustrato determina la dirección de la reacción (fig. 9-20A).

Todos los aminoácidos excepto dos (lisina y treonina) pueden ser transaminados. Sin embargo, discutiremos dos aminotransferasas (alanina transaminasa [ALT] y aspartato transaminasa [AST]) (fig. 9-20B) que catalizan la transferencia de grupos amino de la mayoría de los aminoácidos para formar L-alanina a partir de piruvato o L-glutamato a partir de alfa-cetoglutarato, respectivamente. El grupo alfa-amino de todos los aminoácidos, incluida la alanina, puede transferirse al alfa-cetoglutarato para formar glutamato en el hígado (fig. 9-19), lo que permite que los iones de amonio de los diversos aminoácidos se canalicen hacia el ciclo de la urea a través del glutamato. Nótese que la ALT y la AST se expresan en todos los tejidos, pero a niveles mucho más altos en el hígado. Estas dos transaminasas (ALT y AST) son los mismos marcadores utilizados para determinar la lesión hepatocelular en las enfermedades hepáticas. La lesión de los hepatocitos provoca su vertido a la circulación general. El grado de elevación se correlaciona con el grado de lesión hepatocelular.

PREGUNTA: ¿cómo elimina el amoniaco el ciclo de la urea?

RESPUESTA: cada molécula de urea contiene dos nitrógenos, ambos aportados por el glutamato. Uno procede del amonio libre que se ha liberado del glutamato, a través de la glutamato deshidrogenasa, o de la glutamina, a través de la glutaminasa. El otro nitrógeno de la urea procede del aspartato mediante la desaminación del glutamato a alfa-cetoglutarato y la donación de su grupo amino al oxaloacetato.

El ciclo de la urea se produce en el hígado y es un ciclo dependiente de la energía que requiere cuatro moléculas de fosfato "rico en energía"

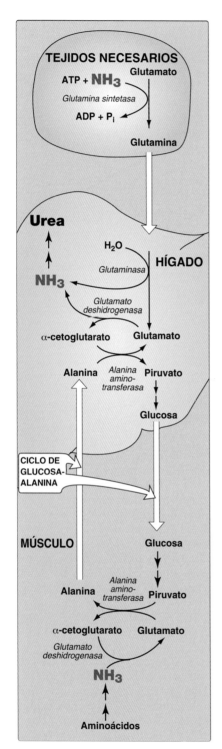

FIGURA 9-19 El metabolismo de glutamina y
alanina en el hígado. (De Harvey AR, Ferrier DR.
Biochemistry: Lippincott's Illustrated Reviews. 5th ed.
Wolters Kluwer/Lippincott Williams & Wilkins; 2011,
figura 19-13).

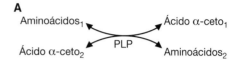

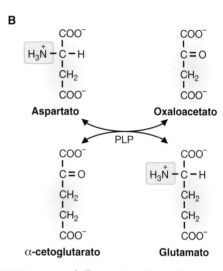

FIGURA 9-20 A. Transaminación catalizada por
piridoxal fosfato (PLP) de aminoácidos excepto leucina
y lisina. Un ejemplo usando aspartato transaminasa
(AST) se muestra en **B.** (De Lieberman M, Ricer RE.
Biochemistry, Molecular Biology, and Genetics. 6th ed.
Wolters Kluwer Health/Lippincott Williams & Wilkins;
2014, figura 8-2.)

para sintetizar una molécula de urea. Hay cinco
pasos con cinco reacciones enzimáticas (fig. 9-21).
Las dos primeras ocurren en la mitocondria y las
restantes en el citoplasma. La síntesis de carbamoil fosfato a través de la condensación de ion
amonio, bicarbonato y 2 ATP es conducida por
la carbamoil fosfato sintetasa I (CPSI) localizada
en la mitocondria. Existe una isoenzima de esta
enzima, la CPSII, que reside en el citoplasma y
media el paso comprometido en la síntesis de pirimidina (tabla 9-10). A continuación, el carbamoil
fosfato se condensa con la ornitina para formar
citrulina, que se transporta al citoplasma. A continuación, el aspartato se combina con la citrulina
para formar argininosuccinato, liberando fumarato para formar arginina. El fumarato puede
reciclarse de nuevo a aspartato o utilizarse para
la gluconeogénesis, dependiendo de las necesidades del organismo. A continuación, la arginasa
escinde la arginina para liberar urea y formar
ornitina, que entra en la mitocondria para iniciar
de nuevo el ciclo.

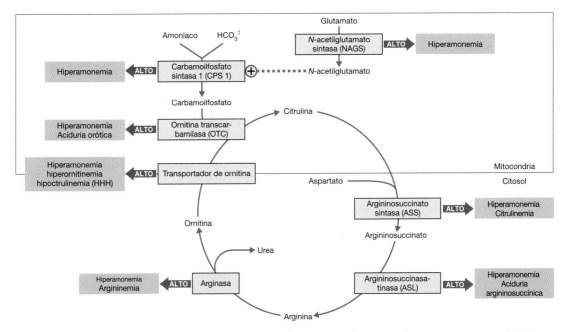

FIGURA 9-21 Ciclo de la urea y trastornos asociados. (De Cloherty JP. *Manual of Neonatal Care*. 7th ed. Wolters Kluwer Health/Lippincott Williams & Wilkins; 2012, figura 60-5).

El paso inicial de la formación de carbamoil fosfato está estrechamente regulado de manera que el ciclo funciona más rápido cuando hay una mayor necesidad de eliminar amoniaco. Esto se consigue mediante la regulación alostérica del CPSI por el *N*-acetilglutamato (NAG). La presencia de NAG es necesaria para la actividad de la CPSI. La síntesis de NAG a partir de acetil CoA y glutamato es estimulada por la arginina. Así, los niveles elevados de arginina estimulan la síntesis de NAG, lo que aumenta la producción de carbamoil fosfato. El aumento de arginina también produce más ornitina, ya que es escindida por la arginasa, permitiendo así que el ciclo funcione más rápido. Las condiciones que requieren un aumento del metabolismo de las proteínas, como una comida alta en proteínas o un ayuno prolongado, también aumentan la producción de enzimas del ciclo de la urea, incrementando aún más la capacidad de excretar nitrógeno en forma de urea.

PREGUNTA: ¿cómo explica un defecto del ciclo de la urea la presentación clínica de este paciente?

RESPUESTA: la enzima ornitina transcarbamilasa (OTC), que combina la ornitina con el carbamoil fosfato para formar citrulina, es defectuosa en este paciente, causando el mal funcionamiento del ciclo de la urea. La deficiencia de OTC es un trastorno recesivo ligado al cromosoma X y representa el error congénito más frecuente en la familia de los trastornos del ciclo de la urea. Los otros errores congénitos de los trastornos del ciclo de la urea son todos mutaciones autosómicas recesivas (fig. 9-21). Debido a que el defecto en este paciente se encuentra en OTC, la suplementación con citrulina permitirá al hígado añadir aspartato para formar argininosuccinato y, por lo tanto, seguir siendo capaz de eliminar un nitrógeno con cada molécula de urea fabricada.

TABLA 9-10 Caso 9.4. Comparación entre CPSI y CPSII

Variable	CPSI	CPSII
Ubicación celular	Mitocondrias	Citosol
Vía implicada	Ciclo de la urea	Síntesis de pirimidinas
Fuente de nitrógeno	Amoniaco	Grupo γ-amida de la glutamina
Reguladores	Activador: *N*-acetilglutamato	Activador: PRPP
		Inhibidor: UTP

CPS, carbamoil fosfato sintetasa.
De Abali EE, Cline S, Franklin D, Viselli S. *Lippincott Illustrated Reviews: Biochemistry*. 8th ed. Wolters Kluwer Health; 2021, figura 22-20.

Un defecto en cualquiera de las cinco enzimas del ciclo de la urea interrumpe el ciclo, provocando un aumento del ion amonio (amoniaco) y los síntomas descritos en este paciente. La clave del diagnóstico es el reconocimiento de un nivel elevado de amoniaco sérico con BUN bajo en un neonato que provoca un deterioro repentino del estado mental.

Para tratar los trastornos del ciclo de la urea se utilizan dos fármacos que eliminan el amoniaco: el benzoato sódico y el fenilbutirato. El benzoato sódico se combina con la glicina para formar ácido hipúrico, que se elimina por la orina. El fenilbutirato se metaboliza en fenilacetato una vez administrado. Se conjuga con la glutamina para formar fenilacetilglutamina, que también se elimina por la orina.

PREGUNTA: ¿por qué es significativo en este caso el hallazgo de ácido orótico en la orina?

RESPUESTA: el exceso de ácido orótico en la orina puede deberse a la aciduria orótica hereditaria y también a trastornos del ciclo de la urea, en especial a la deficiencia de ornitina transcarba-

milasa. La aciduria orótica hereditaria es el resultado de un defecto en la uridina monofosfato sintetasa, una enzima de la vía de síntesis de la pirimidina. La deficiencia de esta enzima provoca la acumulación de orotato, lo que causa aciduria orótica. Los hallazgos de ácido orótico cristalino en la orina, la presencia de anemia megaloblástica y los niveles normales de amoniaco y BUN se convierten en una clave para el diagnóstico diferencial entre la aciduria orótica hereditaria y la aciduria orótica debida a la deficiencia de enzimas del ciclo de la urea (fig. 9-22).

La carbamoil fosfato sintetasa I reside en la mitocondria como paso iniciador del ciclo de la urea. La carbamoil fosfato sintetasa II reside en el citoplasma como paso inicial de la síntesis de pirimidina. Ambas producen carbamoil fosfato, pero en compartimentos celulares diferentes. Al obstruirse la producción de urea, el precursor carbamoil fosfato se acumula en las mitocondrias. Al derramarse en el citoplasma, este exceso de fosfato de carbamoilo fuerza una cantidad excesiva en la producción de pirimidina, lo que resulta en un exceso de ácido orótico derramado en la orina. Así, el hallazgo de ácido orótico en un neonato se

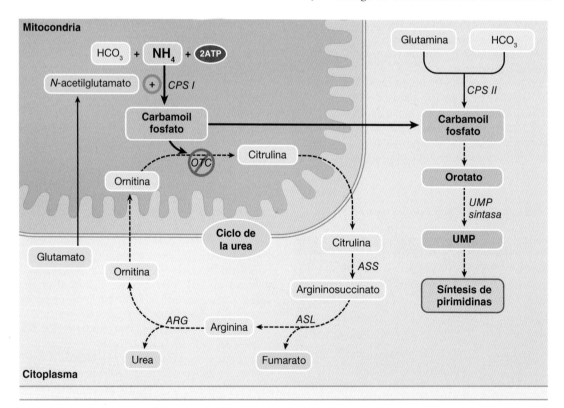

FIGURA 9-22 Aciduria orótica en relación con el ciclo de la urea y la síntesis *de novo* de pirimidina. (Reproducida de USMLE287. *Orotic Aciduria*. https://usmle287.wordpress.com/2012/08/14/oroticaciduria-and-beyond/.) ARG, arginasa; ASL, Argininosuccinasa; ASS, argininosuccinato sintasa; CPS1, carbamoilfosfatosintasa 1; CPS2, carbamoilfosfatosintasa 2.

produce no solo en la aciduria orótica hereditaria, sino también en los trastornos del ciclo de la
urea. Estas dos enfermedades diferentes pueden
diferenciarse con base en el BUN sérico. Recuerde
que el BUN es bajo SOLO en un trastorno del
ciclo de la urea. ¿Por qué? Simplemente porque la
urea no puede generarse en una persona con un
trastorno del ciclo de la urea. Por lo tanto, vemos
un BUN bajo frente a un nivel elevado de amoniaco. El hallazgo de ácido orótico en la orina
en un paciente con un defecto del ciclo de la urea
es un efecto secundario espurio y no debe confundirse con la aciduria orótica hereditaria.

PREGUNTA: ¿qué relación tiene el amoniaco
con el desarrollo de encefalopatía?

RESPUESTA: mientras que el cuerpo puede
almacenar hidratos de carbono y grasas, no tiene
ningún mecanismo para almacenar aminoácidos.
Los aminoácidos se degradan rápido y se excretan cuando no son utilizados por el organismo.

Una vez que el nitrógeno se desprende del aminoácido, el esqueleto de carbono restante puede
reciclarse o utilizarse para la producción de energía. Ahora, el nitrógeno (ion amonio) se convierte
en un subproducto que debe desecharse como
residuo, ya que es tóxico para el organismo.

Además, la segunda fuente de amoniaco aparece en la circulación y también debe desintoxi-
carse. El catabolismo de las proteínas por acción
de las bacterias del tracto GI (microbioma) también produce amoniaco, gran parte del cual se
absorbe. A través de la vena porta, el amoniaco
es eliminado con facilidad en forma de urea por
un hígado sano que funcione con normalidad, sin
efectos nocivos. Sin embargo, si la función sintética hepática del paciente está comprometida como
en la cirrosis (común) o tiene la incapacidad selectiva de manejar el amoniaco solo (trastornos del
ciclo de la urea), el resultado neto será deletéreo
para el paciente. Ahora el exceso de amoniaco en el
suero podrá atravesar la barrera hematoencefálica,
donde se convierte en una neurotoxina (fig. 9-23).

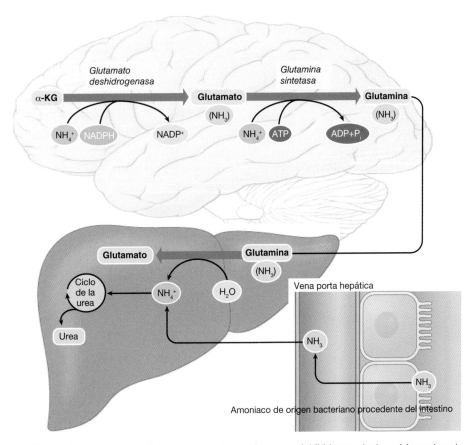

FIGURA 9-23 La eliminación normal de amoniaco del cerebro se ve inhibida por niveles séricos elevados de
amoniaco debidos a trastornos del ciclo de la urea o a insuficiencia hepática. (Modificada de Panini S, ed. *Medical
Biochemistry-An Illustrated Review*. 1st ed. Thieme; 2013. doi:10.1055/b-005-148906, figura 15.13.)

En condiciones normales en el SNC de una persona sana, los productos de desecho nitrogenados se eliminan dentro del astrocito mediante la acción enzimática de la glutamato deshidrogenasa, que convierte el alfa-cetoglutarato en glutamato, y la glutamina sintetasa que, a su vez, convierte el glutamato en glutamina (fig. 9-24). La glutamina es un neurotransmisor y actúa como excitador. Como contrapeso está la acción del ácido gamma-hidroxibutírico (GABA), que es inhibitorio en la sinapsis. El equilibrio normal entre estos dos neurotransmisores se pierde con el aumento de los niveles de glutamina, lo que provoca lesiones en el tejido neural. A medida que aumentan los niveles de amoniaco en el cerebro, se observan los siguientes problemas en la neurotransmisión:

1. Las células reaccionan con hinchazón osmótica/edema.
2. Se pierde el equilibrio del pH en la célula.
3. El agotamiento del alfa-cetoglutarato inhibe el ciclo TCA y, por lo tanto, la producción de energía en las mitocondrias.
4. Los potenciales excitatorios postsinápticos se inhiben, perturbando la función neuronal.

Resolución del caso

Una vez que se comprende que un trastorno del ciclo de la urea es la base de la enfermedad de este niño, la terapia se dirige a detener el catabolismo proteico. Así, una infusión de dextrosa para limitar la gluconeogénesis, disminuyendo la necesidad de catabolismo proteico para proporcionar sustratos, y la corrección de cualquier anomalía electrolítica y ácido-base son remedios inmediatos. La diálisis se utiliza para eliminar con rapidez los iones de amonio. La terapia con suplementos de citrulina para evitar el bloqueo del ciclo de la urea ayuda a excretar urea y a reequilibrar el defecto metabólico. A continuación, se diseña una dieta baja en proteínas. El estado del niño se estabiliza. Por otra parte, en las personas mayores, la administración crónica intermitente de antibióticos por vía oral disminuye el amoniaco que llega al hígado a través de la vena porta al reducir la carga bacteriana del intestino y, por lo tanto, la producción de amoniaco.

Conceptos de alto rendimiento

1. La transaminación de los aminoácidos se convierte en el punto de entrada para el mayor

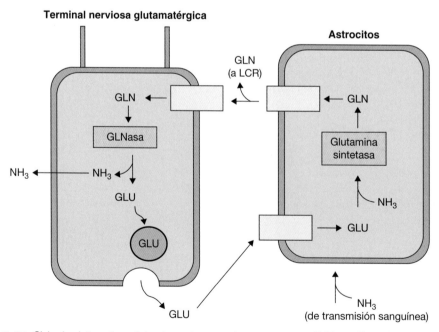

Terminal nerviosa glutamatérgica

Astrocitos

FIGURA 9-24 Ciclo de glutamato y glutamina entre astrocitos y neuronas. GLNasa, Glutaminasa. (De Desjardins P, Du T, Jiang W, et al. Pathogenesis of hepatic encephalopathy and brain edema in acute liver failure: role of glutamine redefined. *Neurochem Int.* 2012;60(7):690-696, con permiso.)

transporte y eliminación del nitrógeno liberado en el catabolismo de los aminoácidos.

2. En el hígado, el ciclo de la urea se inicia en las mitocondrias y se completa en el citoplasma.

3. La carbamoil fosfato sintetasa 1 cataliza el paso comprometido del ciclo de la urea, combinando iones de amonio con bicarbonato para formar carbamoil fosfato, que contiene entonces el primer nitrógeno en la formación de urea.

4. Combinado con la citrulina, el aspartato aporta el segundo nitrógeno en la formación de la urea.

5. Si no se eliminan los iones de amonio, pueden acumularse en el SNC al atravesar la barrera hematoencefálica.

6. El astrocito es la única célula del SNC con capacidad metabólica para desintoxicar el amoniaco.

7. Si no se elimina el amoniaco del SNC, se produce un daño en la transmisión sináptica y, por lo tanto, un deterioro neurológico.

CASO 9.5

Una mujer de 33 años es llevada al servicio de urgencias a medianoche por su esposo, ya que parecía confusa, desorientada y experimentaba un fuerte dolor abdominal. El dolor es constante, pero difuso y ha empeorado en las últimas 24 horas. La paciente está febril y ha vomitado ocasionalmente durante las últimas 12 horas. Ha tenido dos ingresos por molestias similares en los últimos 2 años. El año pasado se le practicó una apendicectomía por este motivo. El médico solicita el historial y anota que no se observaron cambios patológicos en el momento de la operación. Ha perdido 5 kilos en los últimos 2 años y presenta múltiples "ataques" leves que duran solo unos días. La paciente también nota un entumecimiento progresivo en ambos pies. Cuando se producen los ataques, experimenta cambios de humor con agitación y depresión justo antes de la aparición.

Su única medicación es un anticonceptivo oral, y recientemente ha empezado una "dieta de adelgazamiento drástico". Su madre murió a los 50 años de una "enfermedad progresiva" mal definida que le provocó "complicaciones después de un ataque", pero sin que nunca se estableciera un diagnóstico claro.

La exploración física muestra a una mujer con dolor abdominal moderado. Los signos vitales revelan una temperatura de 38.8 °C (102 °F), una pre-

TABLA 9-11 Caso 9.5. Resultados de laboratorio de una mujer de 33 años que se encuentra confusa, desorientada y con dolor abdominal inexplicable

Valor	Paciente	Intervalo de referencia
Leucocitos (/µL)	7.7	4 000-10 000
Hb (g/dL)	14.3	12-16
Sodio (mEq/L)	130	136-145
Potasio (mEq/L)	3.4	3.5-5.0
Cloruro (mEq/L)	119	98-106
Bicarbonato (mEq/L)	17	23-28
Glucosa (mg/dL)	110	70-100
AST/ALT (unidades/L)	75/85	0-35

sión arterial de 150/95 mm Hg y un pulso de 90 latidos/min. El examen abdominal es notablemente benigno a pesar de la gravedad del malestar de la paciente. Las extremidades distales muestran disminución de la sensibilidad al tacto leve y de la propiocepción. No se observan otras anomalías en la exploración. Los valores de laboratorio se muestran en la tabla 9-11. El ECG solo muestra taquicardia sinusal. El análisis de orina es normal. El TAC de abdomen y pelvis es normal. Se pidió un nivel de plomo, que está pendiente en este momento.

La paciente permanece en urgencias toda la noche y hasta el día siguiente, ya que no hay camas disponibles en ese momento. Se recoge una muestra de orina, pero se deja de manera inadvertida en el alféizar de la ventana durante la noche. Por la mañana, el médico observa que la orina ha cambiado y ahora es de color morado oscuro. Debido al cambio en el estado mental, la hipertensión, la taquicardia y el color oscuro de la orina, se solicitan niveles de popirina en orina. Los datos de laboratorio se muestran en la tabla 9-12.

TABLA 9-12 Caso 9.5. Resultados de laboratorio del análisis de metabolitos de porfirina

Valor	Paciente	Intervalo de referencia
Nivel sérico de plomo (µg/dL)	0.05	0.00
Porfobilinógeno en orina (PGP)	56 mg/24 h	< 2 mg/24 h
Ácido 5-aminolevulínico (ALA) en orina	84 mg/24 h	1-7 mg/24 h
Porfirinas totales en orina	1 850 µg/24 h	< 200 µg/24 h

TÉRMINOS CLAVE Y DEFINICIONES

Hemina y hematina. Formas farmacológicamente estables del hemo.

Porfiria. Proviene del término que significa orina púrpura en griego. Desafortunadamente, no es un signo cardinal que indique el diagnóstico correcto en la mayoría de los casos. La porfiria es un trastorno de la síntesis del hemo. Hay una serie de ocho reacciones mediadas por enzimas. Como hemos señalado en el pasado, los defectos enzimáticos (hereditarios o adquiridos) producen acumulación de sustratos precursores en el lado de suministro de esa enzima, con sus efectos tóxicos adversos.

Síntesis del hemo. Aunque se produce en todos los tejidos, la síntesis del hemo predomina en el hígado y en las células eritroides de la médula ósea. A continuación, el hemo se ensambla en hemoglobina, mioglobina y citocromos.

Impresión clínica

PREGUNTA: ¿cuáles son los errores clásicos en el diagnóstico del dolor abdominal?

RESPUESTA: el diagnóstico del dolor abdominal puede abordarse de forma lógica, anotando su localización, el patrón de aparición, la gravedad, el carácter (constante o cólico), así como cualquier factor modificador. El hecho de que el dolor (o cualquier otro síntoma) despierte al paciente por la noche debería ser una importante "señal de alarma" para el clínico. Sugiere con claridad que no se trata de un problema funcional y que hay que buscar una patología activa.

Un diagnóstico erróneo frecuente se produce cuando existe una disparidad entre la gravedad del dolor y la ausencia de hallazgos en la exploración física que respalden una conclusión. Algunos ejemplos clásicos de esta situación son los siguientes:

1. Un paciente con diabetes tipo 1 que ahora ha desarrollado neuropatía autonómica.
2. Una colecistitis aguda con vesícula necrosante puede presentarse con fiebre y leucocitosis, pero sin hallazgos abdominales.
3. Isquemia vascular mesentérica que se presenta con un mínimo de hallazgos abdominales mientras el intestino se necrosa con rapidez.
4. Intoxicación por metales pesados, como en el caso del plomo.
5. El herpes zóster se presenta a veces con dolor abdominal intenso, pero solo se reconoce un examen abdominal benigno cuando la erupción cutánea clásica aparece uno o dos días después.
6. Porfiria en la que, como se ha señalado antes, el paciente puede someterse a varias intervenciones quirúrgicas "exploratorias" y a innumerables TAC antes de que se reconozca el diagnóstico.

A menudo se cree de forma errónea que el paciente tiene alguna ganancia secundaria, como ser un "consumidor de drogas", un malintencionado o el síndrome de Munchausen. Una vez que este diagnóstico incorrecto queda "anclado" en la historia clínica o en un paciente frecuente en el servicio de urgencias, no se consideran nuevas posibilidades.

En este caso, sin embargo, hay señales en el camino con el patrón de dolor abdominal grave recurrente sin hallazgos físicos en el examen abdominal. Ha perdido peso. En la actualidad toma un anticonceptivo oral. Ya se ha realizado una exploración quirúrgica del abdomen sin hallazgos patológicos. Presenta neuropatía inexplicada, alteraciones del estado mental previas al ataque e hiponatremia. Las evaluaciones repetidas y el presente estudio de imagen negativo parecen haber descartado la mayoría de las explicaciones más comunes. Los diagnósticos han sido descartados. Quizá sea el momento de buscar por otro lado. Este es un caso de porfiria aguda intermitente.

Los episodios agudos de porfirias se manifiestan como cambios en el estado mental (desde cambios de humor hasta convulsiones), neuropatía periférica y dolor abdominal intenso junto con náusea y vómito (tabla 9-13). El dolor abdominal es de origen neuropático, no inflamatorio ni estructural, por lo que puede eludir el diagnóstico. Excepto por la elevación de la presión arterial y el pulso como consecuencia del dolor intenso y la angustia, suele haber escasez de hallazgos físicos y falta de hallazgos de laboratorio o de imagen que apoyen el diagnóstico. El alivio del dolor con analgésicos suele ser ineficaz, por lo que la idea errónea más común del médico es que el paciente tiene dolor psicosomático, necesita atención o busca fármacos, lo que conduce a resultados desastrosos. No es raro que el paciente se

TABLA 9-13 Caso 9.5. Síntomas de porfiria

Síntomas de la porfiria aguda intermitente	
Dolor abdominal	Fiebre
Vómito	Confusión
Taquicardia	Convulsiones
Hipertensión	Somnolencia
Neuropatía	

Adaptada de Barash P, Cullen B, Stoelting R. *Handbook of Clinical Anesthesia.* 5th ed. Wolters Kluwer; 2006, tabla 20-11.

someta a una intervención quirúrgica abdominal que no produzca ningún hallazgo en la operación. La tríada de dolor abdominal sin una causa evidente o demostrable, actividad convulsiva e hiponatremia es sugestiva de porfiria.

Como suele ocurrir con un trastorno poco frecuente como la porfiria, una presentación con hallazgos no específicos puede tener una miríada de otras explicaciones más comunes. El diagnóstico suele retrasarse. El daño neurológico progresivo e irreversible es una secuela frecuente. El hallazgo por excelencia de la alteración del color de la orina no es aparente hasta que la orina, que contiene el precursor hemo ácido aminolevulínico y porfobilinógeno incoloro al principio, se oxida para producir el característico color púrpura rojizo.

PREGUNTA: los distintos síndromes de porfiria son poco frecuentes y difíciles de recordar. ¿Hay alguna forma de clasificarlos para futuras consultas?

RESPUESTA: las porfirias pueden dividirse en tres grupos:

1. **Porfirias hepáticas agudas** debidas a la sobreproducción de ácido delta-aminolevulínico y porfobilinógeno que causan daños neurológicos (porfiria delta-ALA deshidratasa y porfiria aguda intermitente).
2. **Porfirias cutáneas** debidas a una sobreproducción de porfirinas fotosensibles por el hígado y la médula ósea (porfiria eritropoyética congénita, porfiria cutánea tardía y protoporfiria eritropoyética).
3. Las que se presentan a menudo con dolor agudo y síntomas cutáneos (coproporfiria hereditaria y porfiria variegada).

Correlaciones con ciencias básicas

PREGUNTA: ¿cuál es la base bioquímica de las diferentes porfirias?

RESPUESTA: las porfirias son el resultado de deficiencias enzimáticas en la vía de síntesis del hemo, lo que provoca una acumulación de porfirinas y sus precursores. Las porfirinas son precursores del hemo, una molécula cíclica con un átomo de hierro en su centro y la entidad funcional dentro de la hemoglobina, la mioglobina y las enzimas que contienen citocromo. La vía sintética del hemo consta de 8 pasos (fig. 9-25). El paso inicial comprometido ocurre en la mitocondria. Los pasos 2 a 5 están en el citoplasma, y luego los últimos 3 pasos están de vuelta en la mitocondria. Como se mostrará, esta compartimentación de los pasos primero y último de la vía en las mitocondrias es crítica en la regulación de la vía y, en consecuencia, en la promoción de los ataques graves de las porfirias agudas. La regulación de la vía es un ejemplo clásico de inhibición del producto, en el que el hemo como producto final es un potente inhibidor de la enzima iniciadora ácido delta-aminolevulínico (ALA) sintasa. Así, cuando hay necesidad de más hemo, la vía se activa, y cuando se satisface la necesidad, el exceso de hemo desactiva la vía (fig. 9-26). No hay regulación de los otros pasos de la vía porque las porfirinas y sus precursores son tóxicos para la célula, por lo que se mantienen a un nivel bajo. Las porfirias son el resultado de deficiencias de cualquiera de las enzimas de la vía, lo que provoca la acumulación de porfirinas y sus precursores (fig. 9-25).

Excepto la delta-ALA deshidratasa y la porfiria eritropoyética congénita, que son autosómicas recesivas y muy raras, el resto de porfirias son enfermedades autosómicas dominantes. La porfiria cutánea tarda, la porfiria más frecuente, también puede ser adquirida (*véase* más adelante). La porfiria aguda intermitente (PAI) es la porfiria hereditaria genética más común.

En la PAI, los precursores de porfirina porfobilinógeno (PBG) y ALA se acumulan. Se cree que el aumento de ALA es la causa del daño neurológico que causa neuropatías autonómicas y síntomas psiquiátricos. Un paciente con síntomas agudos de porfiria debe plantear la posibilidad de una intoxicación por plomo.

Por lo tanto, el análisis de precursores del hemo como el delta-ALA y el porfobilinógeno en orina es la clave para el diagnóstico diferencial entre la PIA y la intoxicación por plomo. El ALA, pero no el PBG, está aumentado tanto en la porfiria delta-ALA deshidratasa como en la intoxicación por plomo, que inhibe la delta-ALA deshidratasa y ocasiona síntomas similares a los de la PAI (fig. 9-25). El diagnóstico definitivo de intoxicación por plomo se confirma midiendo los niveles de plomo en sangre.

Los ataques agudos de estas porfirias se desencadenan predominantemente por condiciones que inducen la síntesis del hemo. El hígado contiene muchas enzimas citocromo P450 diferentes que metabolizan muchos fármacos, hormonas y alcohol, y su síntesis es inducida por sus sustratos.

El hemo inhibe la transcripción hepática de ALAS, pero la transcripción de ALAS1 se ve aumentada por cuatro factores conocidos como 4M: medicación (p. ej., barbitúricos, alcohol y algunos antibióticos); menstruación, que indica sangrado (p. ej., pérdida de sangre debida a la menstruación, un accidente o una intervención quirúrgica y, por lo tanto, pérdida de hemo); desnutrición (inanición, ayuno y dietas), y enfermedades (p. ej., enfermedad, infección, estrés y viajes). Estas 4M causan mayor demanda de enzimas del citocromo P450 o a la degradación del hemo, lo que resulta en un aumento de la síntesis

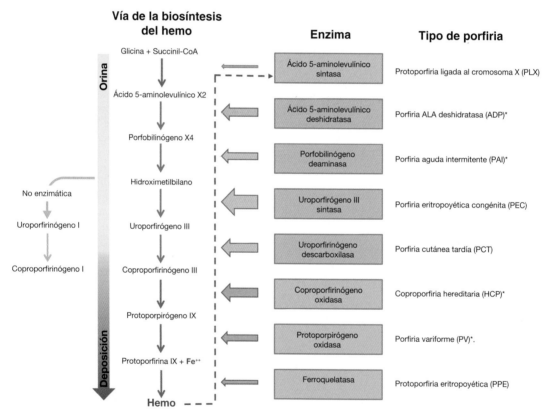

FIGURA 9-25 Vía biosintética del hemo y la porfiria relacionada debida a defectos en las enzimas dentro de la vía. Los *recuadros de color durazno* indican enzimas mitocondriales. Los *recuadros azules* indican enzimas citosólicas. Los *asteriscos* indican enzimas inducibles. La *flecha amarilla ancha hacia abajo* indica la solubilidad en agua decreciente de los intermediarios biosintéticos y su excreción en orina o heces. La *línea discontinua roja* muestra la inhibición por retroalimentación negativa de la 5-aminolevulinato (ALA) sintasa por el hemo. Los tamaños de las flechas en recuadro reflejan las actividades enzimáticas relativas en las células eritroides. (Modificada de Greer JP, Al E. *Wintrobe's Clinical Hematology*. 14th ed. Wolters Kluwer; 2018, figura 28-1).

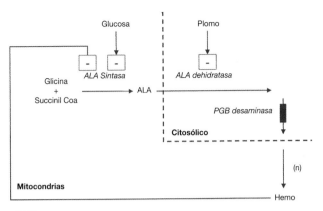

FIGURA 9-26 Regulación de la biosíntesis del hemo. (De Ross AC, Caballero B, Cousins RJ, Tucker K, Ziegler TR. *Modern Nutrition in Health and Disease.* 11th ed. Wolters Kluwer Health/Lippincott Williams & Wilkins; 2014, figura 69-2). ALA, ácido delta aminolevulínico.

de ALAS. Así, la presencia de cualquiera de estos factores inducirá una necesidad de mayor síntesis de hemo. Sin embargo, un bloqueo en la porfobilinógeno deaminasa debido a una mutación en la porfiria aguda intermitente ocasiona a acumulación del precursor, ALA, lo que provoca un ataque agudo. Estos factores de riesgo explican la aparición de los ataques en la paciente actual, ya que toma un anticonceptivo oral y sigue una dieta de choque. También explican los principales tratamientos de las porfirias agudas. Se administra una infusión inicial de glucosa, seguida de hematina, un preparado comercial de hemo, para reducir la expresión de delta-ALA sintasa y detener la síntesis de hemo (fig. 9-26).

Las porfirias cutáneas se deben a la acumulación de porfirinas, los precursores cíclicos del hemo. El primero de ellos es el hidroximetilbilano, que se forma en el paso posterior a la fabricación de PBG. Así, las deficiencias enzimáticas luego de este paso causan porfirias cutáneas (fig. 9-25). La producción de porfirinas en exceso se deposita en la piel. Las porfirinas son moléculas fotoactivas que pueden ser excitadas por el espectro violeta visible y causar daño oxidativo que causa lesiones cutáneas.

Cerca de 80% de todos los casos de porfiria cutánea tardía (PCT) son adquiridos, y los síntomas suelen aparecer por primera vez en la edad adulta. La PCT adquirida se asocia por lo general con una sobrecarga de hierro, y se ha establecido una fuerte asociación entre la PCT y los genes de la hemocromatosis hereditaria. La PCT es causada por una deficiencia de uroporfirinógeno descarboxilasa (UROD). El exceso de hierro facilita la creación de especies tóxicas de oxígeno que catalizan la formación de inhibidores oxidativos de la

actividad de la enzima UROD. El tratamiento consiste en reducir las reservas de hierro del organismo mediante flebotomía y educación del paciente para que evite el alcohol, el tabaco y los medicamentos que contienen estrógenos.

Resolución del caso

Como ya se ha señalado, la infusión de hemina biosintética junto con la reposición de líquidos y la analgesia calmaron el episodio agudo. Se consulta a un dietista especialista y se sustituye la medicación anticonceptiva oral por un enfoque alternativo de la gestión de la fertilidad. La paciente está muy agradecida a la astuta perspicacia diagnóstica del médico.

Conceptos de alto rendimiento

1. En la biosíntesis del hemo intervienen enzimas tanto del citosol como de las mitocondrias.
2. La síntesis de hemo se produce en los precursores eritroides de la médula ósea para la síntesis de hemoglobina.
3. La síntesis del hemo se produce en los hepatocitos por las enzimas citocromo-P450.
4. Los precursores de la síntesis del hemo son la glicina y la succinil CoA. La enzima que cataliza esta reacción es la δ-aminolevulinato sintasa (ALAS), que depende del fosfato de piridoxal (vitamina B_6). Es el paso comprometido en la síntesis del hemo.
5. Existen formas hepáticas y eritroides de δ-aminolevulinato sintasa (ALAS) reguladas de forma diferente.

6. La isoenzima hepática ALAS1 es inhibida por el hemo. En consecuencia, su actividad aumenta cuando hay mayor necesidad de citocromo P450. Las circunstancias que desencadenan un aumento de la síntesis de ALAS1 se conocen como 4M: medicación (p. ej., fenobarbital), menstruación (cualquier hemorragia), enfermedades (viajes, estrés y enfermedades) y malnutrición (ayuno y dietas).

7. La isoenzima eritroide ALAS2 está regulada por el hierro.

8. Los defectos en siete de las ocho enzimas de la síntesis del hemo provocan porfirias.

9. La porfiria más común es la porfiria cutánea tardía (PCT), que puede ser tanto adquirida (p. ej., alcoholismo) como hereditaria. La enzima defectuosa es la deficiencia de uroporfirinógeno descarboxilasa. Se caracteriza por fotosensibilidad que causa lesiones cutáneas dolorosas y ampollosas que se desarrollan en la piel expuesta al sol. La PCT se trata con flebotomía para reducir los niveles de hierro y porfirina en el hígado.

10. La segunda porfiria más frecuente es la porfiria aguda intermitente. Se trata de un trastorno autosómico dominante. La enzima defectuosa es la porfobilinógeno deaminasa. Se caracteriza por ataques recurrentes de dolor abdominal, disfunción GI y alteraciones neurológicas. El tratamiento incluye la administración de hemina o hematina y glucosa.

PREGUNTAS DE REPASO

1. Un hombre de 40 años de edad ha perdido su seguro médico. Ha utilizado toda su insulina y no puede obtener más. Nota que cada vez tiene más sed y bebe más agua, y su frecuencia urinaria ha aumentado. Sus suministros para monitorizar la glucosa en sangre se han agotado. ¿Cuáles de los siguientes estudios de laboratorio son más probables para este paciente?

   A. Disminución de la relación glucagón/insulina.
   B. Disminución del nivel de cetonas.
   C. Disminución del nivel de potasio intracelular.
   D. Disminución del nivel de epinefrina.

2. Un hombre de 37 años de edad es detenido por conducir en estado etílico. Su tasa de alcoholemia es normal y es trasladado a urgencias. El médico observa que está ligeramente obnubilado y desorientado. Su exploración neurológica no revela ningún hallazgo neurológico focal. Se obtienen datos de laboratorio. El hemograma completo, los electrolitos, la creatinina y la glucosa sérica son normales.

Valor	Paciente	Intervalo de referencia
AST/ALT (unidades/L)	35/43	0-35
Bilirrubina (mg/dL)	1.0	1.0
ALP (unidades/L)	95	85
PT/INR	1.0	1.0
Amoniaco sérico (µg/dL)	120	0-40
BUN (mg/dL)	5	8-20

Un estudio de imagen del cerebro sugiere un edema cerebral leve. Llega la familia y se recogen más antecedentes. El paciente ha tenido numerosos episodios de este tipo últimamente. Ha sido "fanático" del gimnasio y consume grandes cantidades de batidos de proteínas. ¿Cuál de los siguientes es el diagnóstico más probable?

   A. Cirrosis hepática
   B. Enfermedad de Gaucher de inicio en la edad adulta
   C. Enfermedad de von Gierke
   D. Deficiencia de ornitina transcarbamilasa

3. Un hombre de 50 años de edad acude al servicio de urgencias y es evaluado por ingestión accidental de metanol. ¿Cuál de las siguientes opciones es la más adecuada?

   A. Lavado gástrico e inducir vómito
   B. Infusión rápida de suero salino por vía IV
   C. Administración de fomepizol
   D. Administración oral de N-acetilcisteína

4. Una mujer de 19 años de edad es llevada al servicio de urgencias por sus amigos debido a un fuerte dolor abdominal con náusea y vómito luego de una gran ingesta de alcohol en una fiesta. A su llegada a urgencias se muestra muy ansiosa y con alucinaciones.

Además, presenta hipertensión, taquicardia y diaforesis, y tiene neuropatía periférica. Los análisis iniciales son normales, por lo que se la mantiene en observación. Mientras sustituye una sonda recta después de 12 horas, la enfermera observa orina rojiza en la bolsa de Foley. ¿Cuál de las siguientes opciones es la farmacoterapia más adecuada?

A. Hemin
B. Flebotomía
C. Fomepizol
D. Tiamina

El siguiente escenario clínico se aplica a las dos preguntas siguientes.

5. Un hombre de 45 años de edad acude al servicio de urgencias. Tiene una larga historia de abuso de alcohol y es bien conocido por el personal de urgencias. Está aturdido y desorientado con respecto a tiempo y lugar. Está demacrado y es fácil detectar alcohol en su aliento. La exploración física revela presión arterial de 100/60 mm Hg, pulso de 100/min y respiración de 24/min. Está pálido, con una importante atrofia muscular, un pequeño borde hepático firme y un rastro de ascitis, pero sin edema. Se observan angiomas en araña en el tronco. Su glucosa sérica es de 40 mg/dL. ¿Cuál es la explicación más probable de su hipoglucemia?

A. Aumento de la relación NADH/NAD inhibiendo la gluconeogénesis
B. Aumento de la relación NADH/NAD inhibiendo la glucogenólisis
C. Disminución del ATP inhibiendo la gluconeogénesis
D. Disminución del ATP inhibiendo la glucogenólisis

6. En el servicio de urgencias, se administra un bolo de glucosa y tiamina. ¿Cuál de los siguientes es el cambio metabólico más probable en este momento?

A. Aumento de la síntesis de cuerpos cetónicos
B. Aumento de la síntesis de triacilglicerol
C. Aumento de la oxidación de ácidos grasos
D. Aumento de la producción de lactato

7. Una niña de 1 mes de edad tiene anemia megaloblástica refractaria a los suplementos de cobalamina y folato. Producto de un embarazo y parto normales, se observa que se está retrasando en la curva de crecimiento y que tiene dificultades para alimentarse. La niña parece pálida (anémica) y pequeña para su edad, pero no se observan otros hallazgos físicos. Estudios de laboratorio significativos revelan que la glucosa sérica, el amoniaco y el ácido úrico son normales, y el BUN está elevado. Se observan cristales en la orina. ¿Es muy probable que esta paciente tenga una deficiencia de cuál de las siguientes enzimas?

A. Carbamoil fosfato sintetasa II (CPSII)
B. Ornitina transcarbamilasa (OTC)
C. UMP sintasa (UMPS)
D. Carbamoil fosfato sintetasa I (CPSI)

8. Su padre lleva a una niña de 3 años de edad al servicio de urgencias, que pierde y recupera el conocimiento. El padre dice que encontró a su hija en la cochera y que no reaccionaba. Mientras intentaba darle respiración boca a boca, notó un sabor dulce en los labios. El etanol sérico es negativo y el análisis de orina muestra cristales de oxalato cálcico. ¿Cuáles de los siguientes estudios de laboratorio son más probables en esta paciente?

A. Aumento de la brecha aniónica
B. Aumento del pH sérico
C. Disminución de la brecha osmolal
D. Disminución de la glucosa sérica

9. Una mujer de 78 años de edad es llevada al servicio de urgencias inconsciente por el responsable de un albergue. Dice que la paciente lo perdió todo durante el reciente huracán y que lleva 3 días en el albergue. Los resultados de laboratorio muestran

Hematocrito 40% (N = 41 a 53%)

Hemoglobina 12 g/dL (N = 13.5-17.5 g/dL)

Sodio 146 mEq/L (N = 136-145 mEq/L)

Potasio 4.7 mEq/L (N = 3.5-5.0 mEq/L)

Cloruro 100 mEq/L (N = 95-105 mEq/L)

Bicarbonato 13 mEq/L (N = 22-28 mEq/L)

Glucosa 840 mg/dL (N = 70-110 mg/dL)

BUN 32 mg/dL (N = 7-18 mg/dL)

Creatinina 0.8 mg/dL (N = 0.6-1.2 mg/dL)

¿Cuál de las siguientes vías es la causa subyacente más probable del trastorno ácido-base de este paciente?

A. Glucogenólisis
B. Beta-oxidación
C. Degradación de aminoácidos
D. Gluconeogénesis

10. Un hombre de 45 años de edad es llevado al servicio de urgencias por su esposa debido a un fuerte dolor abdominal. Mientras es evaluado, desarrolla delirios paranoides y alucinaciones auditivas. Su esposa dice que no tiene antecedentes familiares ni personales de trastornos psiquiátricos. También afirma que su trabajo ha sido muy estresante, por lo que ha estado fumando y bebiendo café en exceso para hacer el trabajo. Sus signos vitales muestran presión arterial elevada y taquicardia. El análisis de orina es negativo para proteínas, cetonas, sangre, glóbulos blancos y bacterias, excepto para niveles elevados de ácido δ-aminolevulínico. ¿Cuál de las siguientes enzimas es deficiente en este paciente?

A. Aldehído deshidrogenasa
B. Lipoproteína lipasa
C. Ornitina transcarbamilasa
D. Porfobilinógeno deaminasa

RESPUESTAS

1. C es correcta. No se puede predecir el nivel de potasio plasmático en ningún momento del curso de esta enfermedad, y debe medirse de manera empírica. Sin embargo, a nivel celular, la acidosis hace que los iones de hidrógeno entren en la célula a cambio de iones de potasio, lo que provoca una pérdida neta de potasio intracelular.

A es incorrecta. La diabetes del paciente se está descontrolando por falta de insulina. Se está volviendo acidótico e hiperglucémico, por lo que la respuesta A es incorrecta porque debido a la falta de insulina hay un desequilibrio entre la insulina y las hormonas contrarias: glucagón, epinefrina, cortisol y hormona del crecimiento aumentarían para elevar la glucosa en sangre.

B es incorrecta. El paciente estará en cetoacidosis metabólica debido al aumento de la relación glucagón/insulina que favorece la oxidación de los ácidos grasos y la síntesis de cetonas.

D es incorrecta. Véase la explicación de la respuesta A.

2. D es correcta. La deficiencia de ornitina transcarbamilasa es la respuesta correcta. Sin embargo, el paciente está obnubilado y tiene glucosa sérica normal, sin evidencia de hiponatremia para explicar el cambio del estado mental. La imagen cerebral muestra un edema leve. Llama la atención el amoniaco sérico marcadamente elevado mientras que el BUN es bajo. Puede tratarse de la aparición en la edad adulta de un trastorno del ciclo de la urea desenmascarado por la ingesta elevada de proteínas.

A es incorrecta. Su "química hepática" es normal, así como su tiempo de protrombina. No tiene manifestaciones de cirrosis en la exploración física. Lo más probable es el nivel elevado de amoniaco sérico no sea consecuencia de una hepatopatía terminal ni de una encefalopatía hepática.

B es incorrecta. La enfermedad de Gaucher es un trastorno por almacenamiento lisosómico caracterizado por síntomas progresivos en lugar de episódicos en este caso. Los síntomas son incompatibles con la enfermedad de Gaucher.

C es incorrecta. El trastorno por almacenamiento de glucógeno hepático se presenta con hipoglucemia con mayor probabilidad a una edad más temprana y suele presentar una hepatomegalia que no se ve aquí.

3. C es correcta. El fomepizol es el tratamiento farmacológico de elección, si está disponible, ya que inhibe la alcohol deshidrogenasa. Esta enzima metaboliza el metanol en su metabolito tóxico ácido fórmico. Así pues, la inhibición de esta enzima impide la acumulación del producto final tóxico del metabolismo del metanol.

A es incorrecta. El lavado gástrico y la inducción del vómito son apropiados en una persona alerta que acaba de ingerir una sustancia tóxica como paracetamol, con la esperanza de eliminarla antes de que pueda ser absorbida.

B es incorrecta. La infusión rápida de suero salino por vía IV podría ser apropiada en un paciente marcadamente deshidratado o en estado de choque para restablecer la hidratación o la presión arterial.

D es incorrecta. La administración oral de *N*-acetilcisteína es el tratamiento de la sobredosis de paracetamol.

4. A es correcta. El paciente presenta síntomas de porfiria aguda intermitente (PAI). El factor iniciador es el etanol, que utiliza la enzima citocromo P540 para su metabolismo. Recuerde

4M. El etanol entra en la clasificación de un medicamento. La intoxicación por etanol puede causar síntomas similares, pero la clave en este paciente de la pregunta viene de la orina rojiza. El porfobilinógeno se acumula en la PAI. Es incoloro, pero forma pigmentos parduscos en reposo.

B es incorrecta. La flebotomía se utiliza para tratar otra porfiria: la porfiria cutánea tardía. Esta enfermedad no presenta síntomas neurológicos, sino fotosensibilidad.

C es incorrecto. El fomepizol inhibe la alcohol deshidrogenasa, por lo que se utiliza para tratar la intoxicación etílica. Aunque el paciente de esta pregunta está intoxicado, el tratamiento de primera línea debe abordar la PAI.

D es incorrecto. La administración de tiamina se utiliza sobre todo en pacientes con alcoholismo crónico que también pueden presentar malnutrición y carencias vitamínicas.

5. A es correcta. El aumento de NADH producido por el metabolismo del alcohol inhibe la gluconeogénesis al bloquear los sustratos (lactato, alanina y glicerol) que entran en la vía.

B es incorrecto. Los niveles de NADH no afectan a la glucogenólisis.

C es incorrecto. El aumento de NADH procedente del metabolismo del etanol permite la producción de ATP a través de la cadena de transporte de electrones.

D es incorrecto. La disminución de ATP en forma de aumento de AMP activa la glucogenólisis.

6. B es correcta. El aumento de la síntesis de ácidos grasos se produce como consecuencia de la glucosa administrada en urgencias, que se convierte en 1,6 difosfoglicerato pero que ahora se desvía a glicerol 3-fosfato debido al exceso de NADH. Esto, a su vez, provoca un aumento del triacilglicerol (TAGS) y de la deposición de grasa en el hígado.

A es incorrecto. El aumento de NADH impulsa el acetil CoA hacia la producción de cuerpos cetónicos y cetoacidosis; sin embargo, la administración de glucosa induciría insulina que redirige el acetil CoA hacia la síntesis de ácidos grasos.

C es incorrecto. La administración de glucosa aumentaría la glucólisis y disminuiría la oxidación de ácidos grasos en todos los tejidos.

D es incorrecto. La administración conjunta de tiamina con el bolo de glucosa favorecería la conversión del piruvato en acetil-CoA en lugar de su reducción a lactato.

7. C es correcta. Lo más probable es que la niña tenga aciduria orótica debido a una deficiencia de UMPS y aciduria orótica. Es probable que los cristales en la orina se deban a la acumulación de ácido orótico. Las claves, en este caso, son el retraso del crecimiento y la anemia megaloblástica refractaria.

A es incorrecta. La CPSII es la enzima limitante de la síntesis de pirimidina. Aunque su deficiencia provocaría una anemia megaloblástica, el bloqueo se produce antes de la síntesis del carbamoil fosfato. Por lo tanto, no debería provocar aciduria orótica.

B es incorrecta. La ornitina transcarbamilasa (OTC) no es correcta, ya que se refiere a un trastorno del ciclo de la urea. Aquí el nivel de amoniaco sería elevado y el BUN bajo. Sin embargo, los trastornos del ciclo de la urea pueden presentar cristaluria del ácido orótico. Esto tiene que ver con las concentraciones crecientes de fosfato de carbamoilo que se acumulan en la mitocondria, que se derrama en el citoplasma y entra en la vía de síntesis de pirimidina. Sin suficiente PPRP para empujar el orotato hacia la síntesis de nucleótidos, el orotato se derramará en la orina en forma de cristales de ácido orótico.

D es incorrecta. La CPSI es la enzima limitante del ciclo de la urea. En su ausencia, se bloquea la síntesis de carbamoil fosfato y, por lo tanto, no debería provocar aciduria orótica.

8. A es correcta. Parece que el paciente presenta síntomas de intoxicación por alcohol, en concreto de etilenglicol. Las claves para la intoxicación por etilenglicol provienen del etanol negativo, el sabor dulce y los cristales de oxalato cálcico. Aunque la cetoacidosis diabética también puede presentarse con sabor dulce, no debe haber cristales en la orina. La toxicidad por metanol también es posible, pero no debería producir un olor dulce. Sin embargo, estas afecciones, es decir, etilenglicol, metanol, etanol y cetoacidosis diabética, provocan acidosis metabólica. En este caso, el anión responsable del aumento de la brecha aniónica es el ácido oxálico.

B es incorrecta. Como se describe en la opción A, este paciente tiene acidosis metabólica; por lo tanto, el pH debe bajar y no subir.

C es incorrecta. El alcohol no ionizado es osmóticamente activo; por lo tanto, es el propio alcohol unionizado antes de su metabolismo el que provoca el aumento de la brecha osmolal. A medida que los alcoholes se metabolizan, dan lugar a ácidos orgánicos, disminuyendo la brecha osmolal y aumentando la brecha aniónica.

D es incorrecta. En este caso, no hay indicios de que el paciente sea hipoglucémico. Aunque el NADH elevado pueda inhibir la gluconeogénesis, la glucogenólisis está intacta.

9. B es correcto. La paciente presenta cetoacidosis diabética. No ha podido administrarse la insulina debido al desplazamiento a un centro de acogida. La acidosis metabólica se debe al aumento de la degradación de triacilgliceroles y ácidos grasos por el desequilibrio en la relación insulina/glucagón, que es muy baja en esta situación. La acumulación de acetil CoA procedente de la beta-oxidación produce la síntesis de cuerpos cetónicos que provocan la acidosis metabólica.

A es incorrecta. La glucogenólisis se incrementa por la señalización del glucagón en este caso, pero no causa un trastorno ácido-base. Contribuye a su hiperglucemia.

C es incorrecta. La degradación de aminoácidos también ocurre en la cetoacidosis diabética, pero la degradación de proteínas que ocurre principalmente en el músculo va a ser transportada como alanina, que no causa acidosis metabólica.

D es incorrecta. La gluconeogénesis también aumenta en caso de insuficiencia de insulina. Se aumenta la brecha osmolal, pero no incrementa la brecha aniónica, que se observa con la acidosis metabólica.

10. D es correcta. La respuesta correcta es porfobilinógeno deaminasa. El paciente tiene porfiria aguda intermitente (PAI). Los síntomas por sí solos dificultan el diagnóstico. Las 4M, enfermedades, menstruación, medicación y malnutrición, son los principales detonantes de los ataques de PAI. En su caso, su reciente vida estresante puede ser la razón de su ataque. Son los resultados de laboratorio los que impulsan el diagnóstico. Las moléculas por encima de la porfobilinógeno deaminasa aumentan la síntesis del hemo, es decir, el ácido δ-aminolevulínico y el porfobilinógeno.

A es incorrecta. Existen variantes de la aldehído deshidrogenasa. Un nivel bajo de aldehído deshidrogenasa causa la acumulación de acetaldehído. Como resultado, el paciente puede presentar enrojecimiento facial, náusea, hipotensión, dolor de cabeza y fatiga. El paciente de la pregunta no presenta estos síntomas.

B es incorrecta. La deficiencia de lipoproteinlipasa puede causar dolor abdominal después de una comida grasa. La gravedad puede variar de leve a grave. El dolor abdominal se debe a una pancreatitis. Aunque el paciente de la pregunta tiene dolor abdominal, los demás síntomas no coinciden con la deficiencia de lipoproteinlipasa.

C es incorrecta. La deficiencia de ornitina transcarbamilasa (OTC) es un trastorno del ciclo de la urea. Las personas con deficiencia de OTC de aparición tardía pueden presentar alteración del estado mental, pero no dolor abdominal. Los resultados de laboratorio muestran hiperamonemia con aciduria orótica.

Obesidad

1. Describir los cambios metabólicos asociados con la obesidad.

2. Discutir los criterios para diagnosticar el síndrome metabólico.

3. Evaluar la relación entre el riesgo de diabetes tipo 2, enfermedades cardiovasculares y síndrome metabólico.

4. Discutir las causas de la alteración del metabolismo lipídico y su papel en el desarrollo de la aterosclerosis.

5. Describir los factores primarios que causan colelitiasis, como un desequilibrio en la síntesis del colesterol o en el metabolismo de los ácidos biliares.

6. Discutir los factores que se asocian con el desarrollo y la progresión de la enfermedad del **h**ígado **g**raso **n**o **a**lcohólico (HGNG)/**e**steato**h**epatitis **n**o **a**lcohólica (EHNA).

INTRODUCCIÓN

El World Obesity Atlas 2022 estima que el número mundial de personas con obesidad será de mil millones en 2030, el doble que en 2010. La obesidad es una enfermedad prevenible y está asociada con complicaciones de salud como resistencia a la insulina, diabetes tipo 2, enfermedades cardiovasculares, enfermedades hepáticas, cáncer y neurodegeneración. La obesidad puede ser una importante fuente de morbilidad y ocasionar deterioro de la calidad de vida y a un acortamiento de la esperanza de vida. La obesidad fue responsable de 4.7 millones de muertes en 2017, según el estudio Global Burden of Disease. Estas cifras no tienen en cuenta la importante morbilidad asociada con este trastorno. En 2020, la obesidad adulta en Estados Unidos era de 42.4% de la población, lo que supone un aumento de 26% desde 2008.

La principal causa de la obesidad es el desequilibrio energético debido a que se consume más energía de la que se utiliza. Los principales factores determinantes de la obesidad son complejos e implican la interacción de factores sociales, ambientales, psicológicos, genéticos y biológicos.

El equilibrio energético está determinado por la ingesta y el gasto de energía (fig. 10-1). Cuando estos dos parámetros son iguales, existe equilibrio energético y se mantiene el peso corporal (fig. 10-1A). Sin embargo, si la ingesta energética de una persona es inferior al gasto energético, se produce un balance energético negativo que ocasiona pérdida de peso (fig. 10-1B). Por el contrario, si una persona consume más calorías de las que puede gastar como energía, se produce un balance energético positivo y un aumento de peso (fig. 10-1C). Durante un balance energético positivo, el exceso de energía se almacena en el tejido adiposo. Una libra (0.45 kg) de grasa en el tejido adiposo equivale a ~3 500 kcal. Para perder medio kilo, se necesita un balance energético negativo de 3 500 kcal, que podría ser una combinación de disminución de ingesta calórica y aumento de ejercicio. Una recomendación segura y eficaz es perder 1 libra por semana. Se debe tener en cuenta que la pérdida de peso no se debe solo a la pérdida de grasa, sino también de agua y tejido muscular.

El índice de masa corporal (IMC) se utiliza de manera amplia para definir la obesidad (fig. 10-2). Se calcula dividiendo el peso de una persona en kilogramos entre el cuadrado de la altura

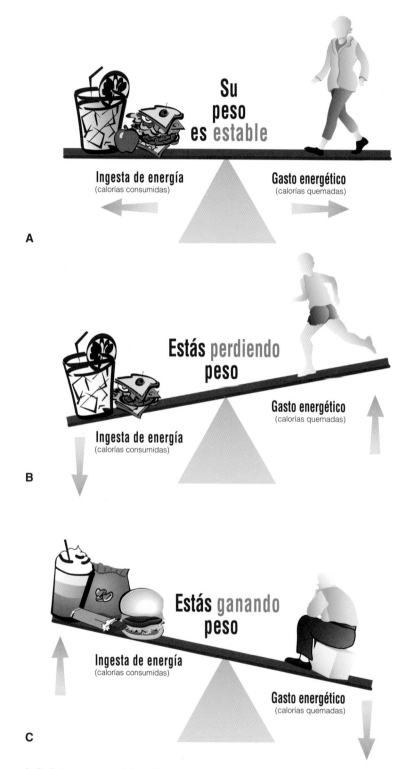

FIGURA 10-1 A-C. Balance energético. (De Understanding Your Weight Anatomical Chart, Anatomical Charts Company, Wolters Kluwer, 2007.)

Cálculo del índice de masa corporal (IMC)

Fórmula:

$$IMC = \frac{Peso\ (kg)}{Altura\ (m)^2}$$

Conversión:

Kilogramos = libras ÷ 2.2

Metros = pulgadas ÷ 39.4

Ejemplo:

Una mujer de 1.70 m de estatura y 74 kg de peso tiene un IMC de 23.5.

Peso: 134 libras ÷ 2.2 = 61 kg

Altura: 164 pulgadas ÷ 39.4 = 1.6 m; $(1.6)^2$ = 2.6

$$IMC = \frac{61\ kg}{2.6\ m} = 23.5$$

FIGURA 10-2 Cálculo del índice de masa corporal. (De Cohen BJ, Taylor JJ, Memmler Ruth Lundeen. *Memmler's the Human Body in Health and Disease*. 11th ed. Lippincott Williams & Wilkins; 2009, figura 20-4.)

en metros. La Organización Mundial de la Salud (OMS) utiliza el IMC para clasificar a las personas como de bajo peso (si el IMC es < 18.5), normales (18.5 a 24.9), con sobrepeso (25 a 29.9) y con obesidad (> 30). El IMC también se utiliza para identificar el riesgo cardiovascular. Aunque el IMC se correlaciona con el porcentaje de grasa, no puede distinguir entre masa grasa y masa magra. Las personas musculosas pueden clasificarse con obesidad utilizando el IMC. En consecuencia, el IMC puede inducir a error, y el perímetro de cintura puede ser un mejor indicador de la obesidad, quizá combinado con el IMC.

El perímetro de la cintura es una medida sencilla de la adiposidad central, y es más predictivo de síndrome metabólico, hipertensión arterial, resistencia a la insulina, riesgo cardiovascular y muerte prematura. Un perímetro de cintura de 89 cm (35 pulgadas) o más en mujeres y de 101 cm (40 pulgadas) o más en los hombres aumenta el riesgo de estos resultados adversos. El cociente cintura/cadera también se asocia de forma independiente con mayor riesgo de morbilidad; sin embargo, resulta más práctico medir el perímetro de la cintura. Por lo tanto, es el método preferido en muchos entornos. Un cociente cintura/cadera superior a 0.90 para los hombres y superior a 0.85 para las mujeres implica adiposidad central. Diferentes patrones de distribución del tejido adiposo tienen distintas secuelas metabólicas (fig. 10-3). Las mujeres tienden a tener más tejido adiposo subcutáneo alrededor de las caderas y los muslos, lo que les da un aspecto "en forma de pera". El tejido adiposo alrededor de la cintura da lugar a un cuerpo en forma de "manzana" y está fuertemente asociado con el síndrome metabólico. Este patrón es más frecuente en los hombres.

En este capítulo, se entrelazan las presentaciones clínicas y las alteraciones bioquímicas derivadas de la obesidad. Las causas de la obesidad se

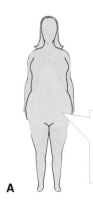

Forma de pera: el exceso de grasa se distribuye alrededor de las caderas y los glúteos. Común en las mujeres. Asociada con mayor riesgo de artrosis.

A

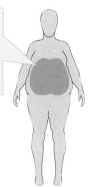

Forma de manzana: el exceso de grasa se distribuye alrededor del abdomen. Común en hombres, mujeres en la posmenopausia y con el envejecimiento. Asociada con mayor riesgo de diabetes tipo 2.

B

FIGURA 10-3 A, B. Distribución regional del tejido adiposo: forma de pera frente a forma de manzana. (De Maintaining A Healthy Weight Anatomical Chart, Anatomical Charts Company, Wolters Kluwer; 2001.)

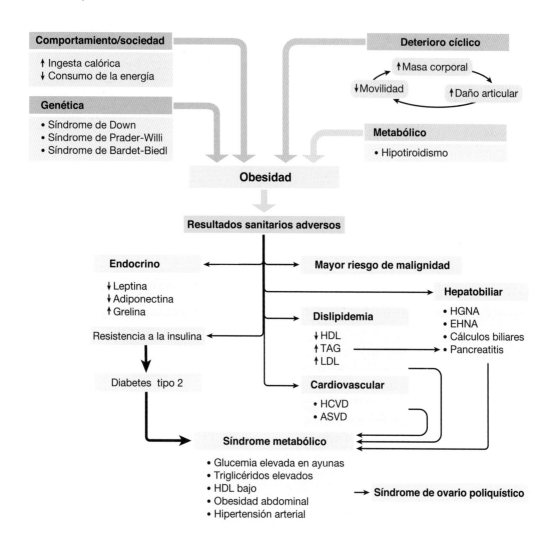

FIGURA 10-4 Causas y consecuencias de la obesidad.

resumen en la figura 10-4. Otras causas de obesidad que no se discuten aquí incluyen hipotiroidismo y desregulación de las hormonas endocrinas del hambre como la leptina, la adiponectina, la grelina y algunos trastornos genéticos raros.

CASO 10.1

Un hombre de 44 años de edad acude al médico por primera vez debido a dificultad respiratoria, disnea de esfuerzo y dolor bilateral en la rodilla. Recientemente se quedó dormido mientras trabajaba como controlador aéreo. Su cónyuge se alarmó y sugirió esta visita. Sus únicos antecedentes médicos son hipertensión "leve" e intolerancia a la glucosa. Su padre es hipertenso. No fuma y no consume alcohol. No toma medicamentos. Lleva un estilo de vida muy sedentario. En la exploración física, su presión arterial es de 145/90 mm Hg. Su IMC es de 37 kg/m², y su perímetro de cintura es de 112 cm (44 pulgadas), por lo demás, no hay hallazgos físicos destacables.

El médico solicita un panel inicial de pruebas de laboratorio en la primera visita. En la tabla 10-1 solo se muestran los resultados significativos.

TABLA 10-1 **Caso 10.1.** Hallazgos de laboratorio de hombre de 44 años con dificultad respiratoria, disnea y dolor bilateral de rodilla

Prueba (unidades)	Paciente	Intervalo de referencia
Glucosa (mg/dL)	100	70-100
Hb (mg/dL)	16	14-17
HbA1C (%)	5.8	> 5.7
Colesterol total (mg/dL)	240	150-199
HDL (mg/dL)	34	> 60
LDL (mg/dL)	190	< 130
Triglicéridos (mg/dL)	330	< 150
TSH (mU/mL)	1.4	0.5-5.0
Ácido úrico (mg/dL)	5.5	2.5-8.0
Proteína C reactiva (mg/L)	0.7	0.0-0.8
AST/ALT (unidades/L)	75/65	0-35

TÉRMINOS CLAVE Y DEFINICIONES

Apnea obstructiva del sueño. Trastorno de las vías aéreas superiores en el que el flujo de aire se bloquea repetidamente durante el sueño normal. El descenso resultante de la saturación de oxígeno es responsable de una serie de síntomas. La obesidad es uno de los principales factores de riesgo de la apnea obstructiva del sueño.

Esteatohepatitis no alcohólica (EHNA). Acumulación de grasa en el interior del hepatocito junto con un proceso inflamatorio que puede terminar en cirrosis.

Grelina. Hormona que se origina tanto en el estómago como en el hipotálamo. Es la "hormona del hambre". Provoca un aumento de la ingesta de alimentos al unirse a los receptores del hipotálamo y la hipófisis, lo que provoca un aumento del apetito.

Lipoproteína lipasa (LPL). Hidroliza el triacilglicerol a ácido graso libre para su absorción por el músculo en ejercicio y su almacenamiento en el tejido adiposo.

Impresión clínica

PREGUNTA: ¿cuál es su impresión de la situación clínica de este paciente?

RESPUESTA: empezando por las situaciones que podrían tener un efecto negativo inmediato o poner en peligro la vida, primero hay que excluir los trastornos cardiopulmonares. No es fumador, no ha estado expuesto a sustancias químicas tóxicas en el trabajo y no hay hallazgos físicos en la exploración que sugieran una enfermedad cardiopulmonar. La disnea de esfuerzo puede ser una presentación de angina o insuficiencia cardiaca; sin embargo, su examen físico carece de cualquier hallazgo de apoyo como un tercer o cuarto ruido cardiaco, soplo, ventrículo agrandado o edema periférico. Tampoco presenta anemia para explicar su disnea. El hecho de haberse quedado dormido en el trabajo, unido a su importante problema de obesidad, podría hacer pensar que la apnea obstructiva del sueño es un factor que contribuye al cuadro general. La disnea de esfuerzo podría estar relacionada con el dolor de rodilla en este paciente desacondicionado de gravedad.

Los resultados de laboratorio confirman una función tiroidea normal. Sin embargo, tiene dislipidemia y transaminasas elevadas. Así pues, en resumen, este paciente con obesidad tiene intolerancia a la insulina, hipertensión y transaminasas elevadas y presenta posibilidades de síndrome metabólico, apnea del sueño y esteatohepatitis no alcohólica (EHNA).

PREGUNTA: ¿qué otros estudios ayudarían a aclarar el diagnóstico?

RESPUESTA: el médico solicita un electrocardiograma (ECG) y una radiografía de tórax. Además, podría ser necesaria una medición del péptido natriurético cerebral (BNP, *brain natriuretic peptide*) para evaluar la posibilidad de un ventrículo insuficiente. Se requiere una espirometría de tamizaje para medir la función pulmonar y un estudio del sueño nocturno para explicar la somnolencia diurna y la apnea del sueño.

Estos resultados revelan un ECG y una radiografía de tórax normales. El BNP es normal. La espirometría muestra una enfermedad restrictiva leve, explicada con mucha probabilidad por el engrosamiento de la pared torácica debido a la obesidad. El estudio del sueño muestra apnea del sueño de moderada a grave que se considera secundaria a la obesidad.

Se debe aclarar el motivo de las transaminasas elevadas. No presenta hallazgos físicos que apoyen una hepatopatía crónica o una cirrosis incipiente. Los estudios de tamizaje para investigar la causa de las transaminasas elevadas incluyen un panel viral de hepatitis y hierro sérico/TIBC. Estos estudios excluirán la hepatitis crónica y la hemocromatosis. Por último, también se solicita una ecografía del hígado.

Los estudios para excluir la posibilidad de hepatitis y hemocromatosis son normales (negativos). La ecografía hepática informa de esteatosis (hígado graso) y hepatomegalia leve. Sigue existiendo la posibilidad de EHNA. En esta coyuntura, el médico aconseja al paciente concluyendo que la obesidad es el diagnóstico primario y recomienda cambios terapéuticos en el estilo de vida antes de iniciar cualquier medicación. Un dietista certificado entrevista al paciente. Los planes incluyen un diario de alimentos y la restricción de la ingesta calórica, y el dietista hará un seguimiento en los próximos meses. También se prescribe un programa de ejercicio.

Correlaciones con ciencias básicas

PREGUNTA: ¿qué es el síndrome metabólico?

RESPUESTA: el síndrome metabólico es un término utilizado para definir los factores de riesgo que ocasionan un riesgo cinco veces mayor de diabetes mellitus tipo 2 y un riesgo dos veces mayor de enfermedad cardiovascular (tabla 10-2).

La presencia adicional de diabetes mellitus tipo 2 triplicaría el riesgo de enfermedad cardiovascular. Existen cinco condiciones descritas como factores de riesgo metabólico (tabla 10-2). Incluyen obesidad central, niveles elevados de triacilglicerol, HDL bajo, hipertensión y niveles

TABLA 10-2 Caso 10.2. Factores de riesgo que contribuyen al síndrome metabólico

	Hombres	Mujeres
Obesidad central	Cintura > 101.6 cm (40")	Cintura > 88.9 cm (35")
Triglicéridos en ayunas	> 150 mg/dL	> 150 mg/dL
HDL-C bajo	< 40 mg/dL	< 50 mg/dL
Presión arterial	> 130/85	> 130/85
Glucosa en ayunas	> 110 mg/dL	> 110 mg/dL

elevados de glucosa en ayunas. Al menos tres de las cinco condiciones deben cumplirse para diagnosticar síndrome metabólico. Estas condiciones se derivan de un estilo de vida sedentario, una ingesta calórica excesiva y una compleja interacción de factores genéticos y ambientales. La importancia de diagnosticar el síndrome metabólico radica en identificar a las personas con alto riesgo de desarrollar enfermedades cardiovasculares y diabetes tipo 2. El síndrome metabólico también se asocia con enfermedad del hígado graso, enfermedad renal crónica, síndrome de ovario poliquístico, apnea obstructiva del sueño, hiperuricemia, deterioro cognitivo y cáncer.

La fisiopatología del síndrome metabólico es compleja; sin embargo, algunos factores son importantes para su desarrollo (fig. 10-5). Son 1) aumento

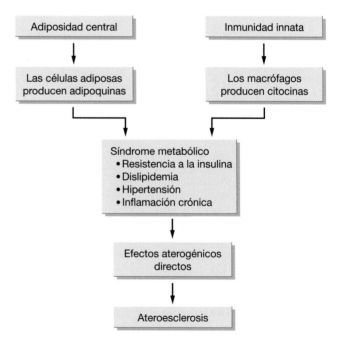

FIGURA 10-5 El papel de la obesidad en el desarrollo del síndrome metabólico y la enfermedad cardiovascular. (De Brunner LS, Suddarth DS, Smeltzer SC. *O'Connell, Brunner and Suddarth's Textbook of Medical-Surgical Nursing.* 11th ed., Lippincott Williams and Wilkins. Lippincott Williams and Wilkins; 2007.)

de los niveles de ácidos grasos libres circulantes que producen lipotoxicidad, 2) resistencia a la insulina y 3) desregulación de la secreción de adipoquinas.

La lipotoxicidad puede provocar resistencia a la insulina y alterar la actividad de las células beta.

El aumento de los ácidos grasos libres circulantes debido a la obesidad central altera la respuesta del músculo y el hígado a la insulina. Además, la actividad de la lipoproteína lipasa puede verse reducida por la resistencia a la insulina, lo que aumenta los niveles de triacilglicerol. El aumento de la adiposidad central causa reducción de la secreción de adiponectina, aumento de las citoquinas proinflamatorias e insensibilidad a la leptina.

La primera línea de tratamiento del síndrome metabólico comienza con cambios terapéuticos en la vida. Estos incluyen control del peso, aumento de la actividad física, disminución de las grasas saturadas en la dieta y aumento de la fibra soluble en la dieta. Si el síndrome metabólico persiste a pesar de estos cambios, se utilizan fármacos para tratar y controlar los factores de riesgo, como hipertensión y dislipidemia.

PREGUNTA: ¿cómo actúa el tejido adiposo como depósito de energía y órgano endocrino?

RESPUESTA: aunque en un principio se pensaba que era bastante inerte, el tejido adiposo es en realidad muy activo metabólicamente y participa en una asa de retroalimentación para equilibrar la ingesta de energía y el metabolismo. El tejido adiposo está compuesto principalmente por adipocitos (células grasas), que están llenos de triacilgliceroles, pero también contiene preadipocitos, macrófagos, células endoteliales, fibroblastos y leucocitos. El tejido adiposo crece utilizando dos mecanismos diferentes: hiperplasia, en la que aumenta el número total de adipocitos, e hipertrofia, en la que aumenta el tamaño celular de los adipocitos debido al aumento de la síntesis y el almacenamiento de triacilgliceroles. Existen dos periodos críticos para el crecimiento hiperplásico: en la infancia y en la pubertad. La pérdida de peso provoca disminución del tamaño de los adipocitos, pero no de su número. En consecuencia, una persona con un mayor número de adipocitos tiene más dificultades para perder peso que una persona con menos adipocitos. Las mujeres tienen un número significativamente mayor de adipocitos que los hombres.

Existen dos tipos principales de tejido adiposo: el tejido adiposo blanco (TAB) y el tejido adiposo marrón (TAM). Mientras que el TAB es

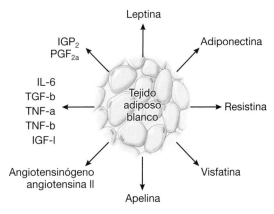

FIGURA 10-6 Principales adipoquinas secretadas por el tejido adiposo blanco. (De Ross MH, Pawlina W. *Histology: A Text and Atlas: With Correlated Cell and Molecular Biology.* 8th ed. Wolters Kluwer Health; 2020, figura 9-1.)

reconocido como un órgano endocrino, el TAM es importante para la termogénesis. **El tejido adiposo blanco segrega moléculas biológicamente activas conocidas como adipoquinas. La leptina y adiponectina son dos de las principales adipoquinas liberadas por los adipocitos.** Las demás adipoquinas, como las citocinas, el TNF-alfa y la IL-6, son secretadas por los macrófagos del tejido adiposo (fig. 10-6).

Resolución del caso

El paciente está motivado al darse cuenta de que su salud futura está en peligro a menos que tome algunas medidas positivas para alterar su trayectoria. Está trabajando con un dietista certificado y con su médico. Ha perdido 10 kilos y está haciendo más ejercicio para ayudar a perder peso. Esto es digno de elogio, ya que se trata de más de 10% de su peso corporal, lo que se ha demostrado que tiene beneficios para la salud, como mejoría de la presión arterial, el colesterol en sangre y la glucosa en sangre. Su presión arterial sigue siendo ligeramente elevada, por lo que se puede añadir un agente antihipertensivo si sigue siendo alta después de una pérdida de peso mayor. Los niveles de AST/ALT siguen siendo anormales; sin embargo, en la actualidad no existe ningún tratamiento claramente eficaz para la EHNA. La pérdida de peso adicional sigue siendo la única terapia. Tiene un largo camino por delante, pero sigue motivado para tener éxito.

Conceptos de alto rendimiento

1. La obesidad está relacionada con hipertensión, dislipidemia, diabetes, síndrome metabólico y EHNA.
2. El índice de masa corporal y el perímetro de la cintura son valiosos marcadores del riesgo cardiovascular y del desarrollo del síndrome metabólico.
3. El tejido adiposo es un órgano endocrino que segrega adipoquinas como leptina y adiponectina.
4. El síndrome metabólico se utiliza para definir un conjunto de afecciones que multiplican por cinco el riesgo de tener diabetes tipo 2 y por dos el de desarrollar enfermedades cardiovasculares.
5. La fisiopatología del síndrome metabólico incluye aumento de los ácidos grasos libres circulantes que causan lipotoxicidad, resistencia a la insulina y desregulación de adipoquinas.

CASO 10.2

Un hombre de 35 años de edad acude a su médico para una visita de seguimiento. La semana pasada fue su primer encuentro para un examen físico requerido en una nueva oportunidad de empleo. No ha visitado a un médico en 8 años y no tiene afecciones específicas. Su estilo de vida es sedentario. Fuma medio paquete de cigarrillos al día, no toma medicamentos y no tiene antecedentes médicos significativos. Su padre murió hace poco, a los 62 años de edad, de un infarto del miocardio. Su madre y su hermana tienen diabetes y obesidad.

La exploración física revela que su presión arterial es de 135/85 mm Hg. Su IMC es de 31 kg/m². No hay otras anomalías significativas en la exploración física. Los resultados de laboratorio revisados por el paciente y datos significativos se muestran en la tabla 10-3. El ECG es normal.

TÉRMINOS CLAVE Y DEFINICIONES

Esfigmomanómetro. En griego, *sphygmos* significa latido del corazón o pulso, y un manómetro es un aparato para medir la presión o la tensión. Manguito para medir la presión arterial.

TABLA 10-3 Caso 10.2. Hallazgo de laboratorio de un hombre de 35 años con obesidad e hipertensión

Prueba (unidades)	Paciente	Intervalo de referencia
Glucosa (mg/dL)	150	70-100
HbA1C (%)	7.8	< 5.7
TSH (mU/dL)	1.1	0.5-5.0
Colesterol (mg/dL)	256	< 200
HDL (mg/dL)	50	> 60
LDL (mg/dL)	160	< 100
Triglicéridos (mg/dL)	230	< 150
AST/ALT (unidades/L)	35/40	0-40

Impresión clínica

PREGUNTA: ¿cómo debe razonar el médico esta situación clínica con el paciente?

RESPUESTA: esta es una presentación típica de diabetes tipo 2. Este paciente no ha tenido un encuentro con la comunidad médica durante un largo tiempo y se presenta para un examen físico obligatorio. Esta situación dista mucho de ser una "visita de bienestar", como pretendía el paciente en un principio, y ahora se enfrenta a una diabetes tipo 2.

En primer lugar, hay que hablar de la elevación de la HbA1C en su relación con el diagnóstico de diabetes tipo 2. A continuación, se debe dedicar algún tiempo a una anamnesis más detallada, que incluya los hábitos alimentarios y el estilo de vida del paciente. Enseguida, se discute con el paciente el riesgo de un IMC elevado de 29 kg/m², así como la presión arterial. Por último, se revisan los datos de laboratorio. La dislipidemia incluye triglicéridos y colesterol LDL elevados, así como un HDL bajo. Deben comentarse las ominosas implicaciones de la enfermedad vascular aterosclerótica (EVAS). El paciente se inquieta por los riesgos potenciales para su salud. En este momento, el paciente pregunta por qué es imperativo mantener un control estricto de la glucemia. El médico le explica que un control adecuado reducirá en gran medida la aparición de complicaciones vasculares de la diabetes, mejorará su calidad de vida y prolongará su esperanza de vida. Las complicaciones clásicas de la diabetes mal controlada, como pérdida de visión, insuficiencia renal, daños neurológicos, "infarto del miocardio" e ictus, se reducen de forma considerable en los pacientes que controlan estrictamente su glucemia.

Con un cuadro general de obesidad, presión arterial ligeramente elevada, diabetes tipo 2 y dislipidemia, se anima al paciente a emprender cambios importantes en su estilo de vida. No será fácil. El médico explica que la causa subyacente de estos problemas es la obesidad. Se organiza una consulta con un dietista certificado (DC) para el paciente y su cónyuge. Se sugiere un régimen de ejercicio. El paciente empieza a darse cuenta de que tiene un alto riesgo de desarrollar enfermedades cardiovasculares, dados sus altos niveles de LDL, su historial de tabaquismo y sus antecedentes familiares de cardiopatía coronaria. Se le indica que compre un esfigmomanómetro casero para registrar la presión arterial en distintos momentos y que traiga esas lecturas a la siguiente visita. A continuación, el paciente obtiene un medidor de glucosa sérica cutánea. Por último, se sugiere una estatina y el paciente decide esperar para ver si los cambios en el estilo de vida por sí solos reducen su perfil lipídico. Se planifican visitas mensuales de seguimiento al médico.

El paciente regresa en 1 mes y ha perdido 1.8 kg. Su presión arterial es ahora de 130/85 mm Hg, y en sus valores de laboratorio más recientes, su Hb1Ac es más baja, de 7.4, su perfil lipídico no ha mejorado, y el paciente acepta la adición de una estatina a su terapia.

PREGUNTA: ¿cuál es la relación entre los niveles crónicamente elevados de glucosa sérica y las complicaciones a largo plazo de la diabetes?

RESPUESTA: el sello patológico de la diabetes es la lesión de la vasculatura que provoca complicaciones tanto microvasculares como macrovasculares. El control estricto de la glucemia tiene un efecto benéfico en la reducción de las complicaciones de la retinopatía y la enfermedad renal.

Los efectos de un control estricto de la glucosa son menos profundos en el caso de las complicaciones neurológicas y cardiovasculares, y en estas influyen de forma más significativa el problema de la resistencia a la insulina. Las lesiones intimales en las paredes vasculares son idénticas a las que se observan con el tabaco y los lípidos séricos elevados. La apolipoproteína B oxidada y las LDL modificadas quedan retenidas en la íntima arterial. Esto, a su vez, atrae a los macrófagos, que captan la lipoproteína y se transforman en células espumosas. La producción de citocinas y qui-

miocinas sirve para atraer células inmunológicas adicionales. También se producen especies reactivas de oxígeno debido a la alteración del metabolismo de la glucosa, que contribuyen a reforzar la vía proinflamatoria. La formación de placas es el resultado de la proliferación de células musculares lisas en la matriz extracelular y la cubierta fibrosa. La apoptosis de los macrófagos se suma al núcleo necrótico a medida que la placa se agranda.

En el riñón, los cambios en la arquitectura glomerular y la función tubular renal, junto con el engrosamiento de la membrana basal debido al daño inflamatorio, provocan en última instancia glomeruloesclerosis. En la retinopatía se produce una apoptosis de las células vasculares secundaria a un metabolismo anormal de la glucosa en el ojo. La activación de la proteína cinasa C, las especies reactivas del oxígeno y los productos finales anormales de la glucosa causan un deterioro de la perfusión y a la isquemia retiniana. La disfunción del tracto gastrointestinal es el resultado de una neuropatía autonómica que provoca una alteración de la motilidad. Los síntomas incluyen vómito crónico debido a la alteración de la motilidad gástrica y al retraso del vaciado gástrico. La motilidad anormal provoca distensión y estreñimiento y diarrea crónicos. Por último, la disfunción eréctil es el resultado de la isquemia.

Correlaciones con ciencias básicas

PREGUNTA: ¿qué es la diabetes y cuál es la diferencia entre la diabetes tipo I y tipo II?

RESPUESTA: la insulina es una hormona anabólica que indica a las células del cuerpo que tomen y utilicen o almacenen nutrientes después de una comida. Su función principal es garantizar que los niveles de glucosa estén controlados y no se mantengan elevados. La insulina favorece la captación de glucosa en el músculo esquelético y el tejido adiposo mediante la translocación del transportador de glucosa GLUT 4 a la membrana plasmática. En el hígado, inhibe la producción de glucosa y favorece su almacenamiento en forma de glucógeno o su conversión en ácidos grasos a través de la lipogénesis hepática.

La diabetes es una enfermedad crónica que afecta a la capacidad del organismo para producir insulina o responder a ella. La falta de señalización de la insulina provoca un aumento de la secreción de glucagón y la activación de vías asociadas con un estado de ayuno o inanición, incluso en presencia de un suministro abundante de glucosa. Se caracteriza por una glucosa plasmática en ayunas $\geq$ 126 mg/dL o un nivel de HbA1C $\geq$ 6.5%. Los niveles descontrolados de glucosa en sangre pueden causar una serie de complicaciones como ceguera en adultos, amputación, insuficiencia renal, infarto del miocardio e ictus.

Los casos de diabetes pueden dividirse a grandes rasgos en dos grupos, tipo 1 o tipo 2 (fig. 10-7). Aunque ambos tipos pueden aparecer a cualquier edad, la diabetes tipo 1 suele aparecer en la infancia o la pubertad y se asocia sobre todo con personas delgadas o desnutrición. Esto representa alrededor de 5 a 10% de los casos de diabetes en Estados Unidos. La enfermedad se caracteriza por una producción escasa o nula de insulina, por lo general debido a la destrucción autoinmune de las células beta pancreáticas que producen insulina. Esta respuesta autoinmune causa una reducción gradual de la población de células beta a lo largo de un periodo de años; sin embargo, los síntomas suelen aparecer de manera repentina cuando se pierde entre 80 y 90% de las células beta. En ese momento, el páncreas ya no puede responder de

	Tipo 1	Tipo 2
Edad de inicio	Por lo general durante la infancia o pubertad	Suelen tener más de 35 años
Estado nutricional en el momento del inicio	Por lo general con desnutrición	Suele presentar obesidad
Prevalencia entre diabéticos diagnosticados	5 a 10%	90 a 95%
Predisposición genética	Moderado	Muy fuerte
Defecto o deficiencia	Las células beta se destruyen, eliminando la producción de insulina	Incapacidad de las células beta para producir cantidades adecuadas de insulina; resistencia a la insulina; otros defectos

FIGURA 10-7 Características de la diabetes tipo 1 y tipo 2. (De Whalen K, Feild C, Radhakrishnan R. *Pharmacology*. 7th ed. Wolters Kluwer; 2019, figura 24.2.)

forma adecuada a la glucosa y se requiere un tratamiento con insulina para restablecer el control metabólico.

En cambio, la diabetes tipo 2 se da más a menudo en adultos y está asociada con la obesidad. Representa entre 90 y 95% de los casos, y su incidencia está aumentando debido al envejecimiento de la población y al incremento de la obesidad, sobre todo en personas más jóvenes. Por lo general, la diabetes tipo 2 se desarrolla de manera gradual sin que la persona note síntomas. La enfermedad suele detectarse en las pruebas de laboratorio rutinarias, aunque algunas personas pueden presentar síntomas perceptibles de poliuria y polidipsia durante varias semanas antes de un diagnóstico claro.

Mientras que la diabetes tipo 1 es una enfermedad por déficit de insulina, la diabetes tipo 2 se inicia por una disminución de la respuesta de las células a la insulina, lo que se denomina resistencia a la insulina. La obesidad es la causa más común de resistencia a la insulina, en particular la obesidad central o visceral. Los adipocitos de estas zonas son más propensos a secretar citocinas proinflamatorias como el factor de necrosis tumoral alfa y la interleucina 6, al tiempo que disminuye la secreción de la proteína antiinflamatoria adiponectina. El resultado neto es una inflamación crónica de bajo grado que interfiere en la señalización de la insulina. Además, la acumulación ectópica de lípidos en el músculo y el hígado aumenta los niveles tisulares de diacilglicerol (DAG), que inician la vía de señalización de la proteína cinasa C (PKC) que interfiere y bloquea la señalización de la insulina. Esta combinación hace que los tejidos se vuelvan más y más resistentes de manera gradual a la insulina; sin embargo, la resistencia a la insulina se desarrolla de forma distintiva con diferentes efectos en los tejidos afectados. Como resultado, las vías activadas por la insulina varían entre los tejidos. La insulina actúa a través de un receptor tirosina cinasa que activa varias vías posteriores. Las respuestas metabólicas están mediadas principalmente por la vía de la fosfoinositida 3-cinasa (PI3K), que se ve más afectada por la resistencia a la insulina que la vía de la cinasa regulada por señales extracelulares (ERK1/2), que estimula la proliferación y diferenciación celular (fig. 10-8).

La resistencia a la insulina suele iniciarse como un aumento de los niveles de glucosa posprandial, que se debe en gran medida a un aumento de la resistencia a la insulina en el músculo esquelético, pero va seguida de cerca por un aumento de los niveles de glucosa en ayunas impulsado por un aumento de la producción hepática de glucosa

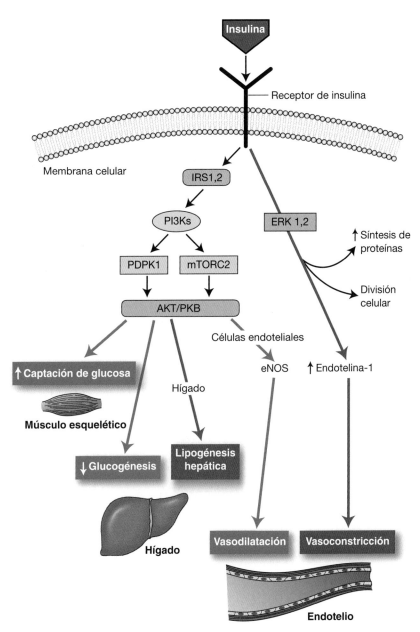

FIGURA 10-8 Señalización por la insulina. Las vías mostradas en *azul* tienen más probabilidades de volverse resistentes a la insulina que las mostradas en *rojo*. (De Strayer DS, Rubin E. *Rubin's Pathology: Clinicopathologic Foundations of Medicine*. 7th ed. Wolters Kluwer Health; 2015; adaptada con permiso de Wu X, Williams KJ. NOX4 pathway as a source of selective insulin resistance and responsiveness. *Arterioscler Thromb Vasc Biol*. 2012;32:1236-1245.)

(fig. 10-9). El páncreas compensa este aumento de los niveles de glucosa aumentando la secreción de insulina. La diabetes tipo II manifiesta no se produce a menos que las células beta pancreáticas sean incapaces de secretar suficiente insulina para compensar la resistencia a la insulina (fig. 10-10). Si la enfermedad no se controla, el defecto de las células beta puede provocar una disminución de la secreción de insulina y un empeoramiento de la hiperglucemia, que puede llegar a un punto en el que algunos pacientes necesiten insulina para controlar la hiperglucemia.

PREGUNTA: ¿cómo provocan la resistencia a la insulina y la diabetes a resultados clínicos negativos?

FIGURA 10-9 Niveles de glucosa e insulina en sangre en la progresión hacia el desarrollo de la diabetes tipo II. (De Strayer DS, Rubin E. *Rubin's Pathology Rubin's Pathology: Clinicopathologic Foundations of Medicine*. 7th ed. Wolters Kluwer Health; 2015, figura 13-8; adaptada de Kendall DM, Cuddihy RM, Bergenstal RM. Clinical application of incretin-based therapy: therapeutic potential, patient selection and clinical use. *Eur J Intern Med*. 2009;20(Suppl 2):S329-S339. doi:10.1016/j.ejim.2009.05.009. Con permiso de Elsevier.) Normal glucose tolerance (NGT), impaired glucose tolerance (IGT), insulin-like growth factor (IGF).

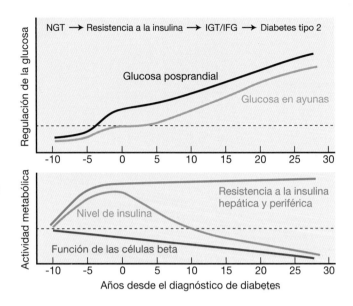

RESPUESTA: la razón principal de la disminución de la esperanza de vida en la diabetes mal controlada son las lesiones micro y macrovasculares. Esto se debe tanto al aumento de la señalización de la insulina a través de vías no afectadas por la resistencia a la insulina como a la hiperglucemia que promueve el estrés oxidativo a través de varias vías diferentes. Como puede verse en la figura 10-8, la estimulación continuada de las vías menos afectadas por la resistencia a la insulina es perjudicial para el sistema cardiovascular. La insulina regula la vasodilatación y la vasoconstricción; sin embargo, en la resistencia a la insulina, solo se mantiene la vasoconstricción. Por lo tanto, la insulinemia que se produce al aumentar la resistencia a la insulina provoca un aumento de la vasoconstricción y de la resistencia vascular que causa la hipertensión. La lipogénesis hepática tampoco se ve afectada por la resistencia a la insulina, lo que aumenta la síntesis de

FIGURA 10-10 El deterioro de la función de las células beta combinado con la resistencia muscular a la insulina y la disminución de la supresión de la producción hepática de glucosa causa hiperglucemia crónica y diabetes tipo II. (De Braun CA, Anderson CM. *Applied Pathophysiology: A Conceptual Approach to the Mechanisms of Disease*. 3rd ed. Wolters Kluwer; 2017, fig. 20-4; modificada de Porth CM. *Essentials of Pathophysiology: Concepts of Altered Health States*. Lippincott Williams & Wilkins; 2003, fig. 33.7.)

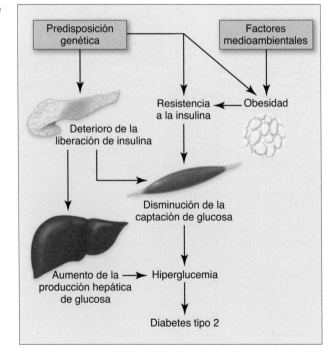

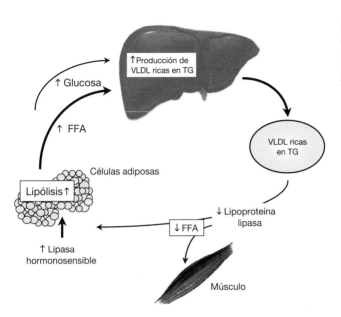

FIGURA 10-11 La resistencia a la insulina aumenta la producción de VLDL. (De Topol EJ, Califf RM. *Textbook of Cardiovascular Medicine*. Lippincott Williams & Wilkins; 2007, figura 4-1.)

ácidos grasos. Esto, combinado con la promoción de la lipólisis y la liberación de ácidos grasos por el adipocito debido al aumento de la señalización del glucagón, aumenta la producción de VLDL por el hígado (fig. 10-11). La resistencia a la insulina también provoca una disminución de la actividad de la lipoproteína lipasa, lo que aumenta aún más los niveles de VLDL y causa hipertrigliceridemia, que puede provocar más complicaciones cardiovasculares.

Existen varias formas diferentes en que la hiperglucemia promueve el estrés oxidativo y el daño tisular (fig. 10-12). Por lo general, estos dañan sobre todo los tejidos con captación de glucosa independiente de la insulina y, por lo tanto, con niveles intracelulares de glucosa aumentados. Esto se refleja en las patologías clínicas comunes

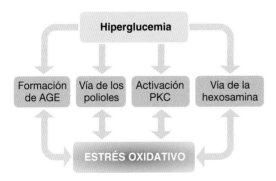

FIGURA 10-12 La hiperglucemia promueve el estrés oxidativo a través de varias vías diferentes.

asociadas con la diabetes tipo II, incluyendo retinopatías, nefropatías y neuropatías. El aumento de los niveles de glucosa promueve mayor uso de las vías metabólicas menores de la glucosa, incluidas las vías del poliol y hexosamina. La vía de los polioles es una vía menor del metabolismo de la glucosa, ya que la enzima aldosa reductasa tiene una afinidad muy baja por la glucosa. Sin embargo, a medida que aumentan los niveles de glucosa, la aldosa reductasa utiliza el cofactor NADPH para convertir la glucosa en su alcohol sorbitol. Este agotamiento del NADPH es importante, ya que también es utilizado por la enzima glutatión reductasa para mantener el antioxidante glutatión, que elimina los radicales libres, en su estado reducido activo. Por lo tanto, la disminución de NADPH deja a las células más susceptibles al daño oxidativo. La mayoría de las células tampoco pueden metabolizar el sorbitol y este no puede salir de las células. El sorbitol es osmóticamente activo, y el aumento de sus niveles atrae agua al interior de las células provocando mayor estrés oxidativo.

El aumento del flujo a través de la vía glucolítica incrementa los niveles de fructosa 6-fosfato (F6P), parte del cual se desvía por la vía de la hexosamina. El F6P se convierte en glucosamina 6-fosfato y luego en UDP-N-acetilglucosamina. Esto se utiliza para la O-glicosilación de muchas proteínas, lo que resulta en la alteración de la actividad y la expresión de diferentes factores de transcripción implicados en la creación de un entorno pro-oxidativo.

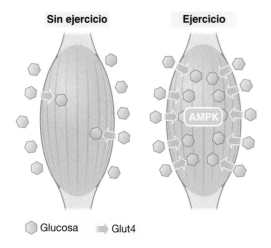

FIGURA 10-13 El papel del ejercicio en el aumento de la captación de glucosa en el músculo mediante el aumento de los transportadores Glut4 en la membrana superficial a través de la activación de la vía de señalización AMPK.

Como se ha comentado antes, la acumulación ectópica de lípidos aumenta el DAG, que activa la vía de la PKC. El aumento de la glucólisis potencia aún más la formación de DAG al incrementar los niveles de gliceraldehído 3-fosfato, la espina dorsal del DAG. El aumento de la señalización de la PKC incrementa la actividad de varias enzimas generadoras de ROS, exacerbando así el entorno oxidativo celular.

Por último, la hiperglucemia puede provocar la autooxidación de la glucosa, que puede formar productos finales de glicación avanzada (AGE) no enzimáticos con proteínas, lípidos, ácidos nucleicos y partes de la matriz extracelular. La interacción de los AGE con sus receptores celulares (RAGE) estimula el estrés oxidativo a través de la activación de varias vías, incluida la PKC.

PREGUNTA: ¿qué papel desempeña el ejercicio en la regulación de los niveles de glucosa en sangre?

RESPUESTA: aunque la insulina es el principal regulador de la captación de glucosa, la actividad física estimula la translocación de Glut4 y aumenta la captación muscular de glucosa mediante la activación de la vía AMPK (fig. 10-13). Esta vía está intacta incluso en los pacientes resistentes a la insulina; de ahí la recomendación de hacer ejercicio a los pacientes resistentes a la insulina y con diabetes.

Resolución del caso

Nuestro paciente experimenta una metamorfosis gradual hacia un estilo de vida saludable. Su cónyuge también tiene un IMC elevado, por lo que acuerdan recibir asesoramiento nutricional juntos. Se les anima a realizar cambios dietéticos significativos y a participar en ejercicio cardiovascular. Le recetan una estatina (inhibidor de la HMG CoA reductasa) para reducir el colesterol. La pérdida de peso durante el año siguiente controla su presión arterial. Abandona el tabaco. La repetición de las pruebas de laboratorio muestra una tendencia de su HbA1C a 6.8. Su pronóstico mejora de manera notable, lo que le motiva aún más a seguir con el programa.

Conceptos de alto rendimiento

1. La insulina es la principal hormona que coordina la utilización de los combustibles por los tejidos. Sus efectos metabólicos son anabólicos, favoreciendo el crecimiento celular y la síntesis de glucógeno, triacilglicerol, proteínas y nucleótidos.
2. La insulina se une al receptor de insulina (RI), un receptor tirosina cinasa presente en las membranas celulares, iniciando una cascada de reacciones que afecta a un conjunto diverso de acciones biológicas.
3. La acumulación excesiva de grasa en el hígado puede producirse como resultado de un aumento del aporte de ácidos grasos, un aumento de la síntesis de ácidos grasos, una reducción de la oxidación de ácidos grasos o una reducción de la exportación de ácidos grasos en forma de VLDL.
4. La obesidad está en el centro de la resistencia a la insulina, la diabetes, el síndrome metabólico y la dislipidemia.
5. Uno de los principales responsables de la resistencia a la insulina es el deterioro de la captación de glucosa estimulada por la insulina.
6. Desde la perspectiva de todo el organismo, la insulina tiene un efecto "ahorrador de grasa", ya que impulsa a la mayoría de las células a oxidar de modo preferente los hidratos de carbono en lugar de los ácidos grasos para obtener energía.
7. Durante el estado de alimentación, la glucosa que no se utiliza en la glucólisis, la síntesis de glucógeno, la vía de la hexosa monofosfato

o para otros procesos anabólicos se utiliza para la síntesis de ácidos grasos y se almacena como triacilglicerol.

8. A medida que se desarrolla la resistencia a la insulina, el metabolismo lipídico cambia de forma drástica. El depósito de grasa se desvía del tejido adiposo a lugares ectópicos como el hígado y el músculo.

9. El ejercicio aumenta el número de receptores Glut4 en el músculo a través de la vía de señalización AMPK reduciendo la hiperglucemia en pacientes con diabetes tipo 2.

CASO 10.3

Un hombre de 57 años de edad acude al servicio de urgencias (SU) con dolor torácico de 30 minutos de duración. El dolor es subesternal, constante con una "sensación de opresión". El dolor se irradia a la mandíbula. Comenzó de manera repentina luego de una discusión con un vecino. Sin embargo, el dolor ha sido recurrente durante los últimos 6 meses, se inicia con el ejercicio y se alivia con el reposo, pero nunca dura más de 5 a 10 minutos. No presenta diaforesis, dificultad respiratoria ni palpitaciones. Ha sido fumador de un paquete al día durante 35 años y bebe alcohol con moderación. Su madre murió de complicaciones de diabetes a los 72 años, y su padre murió de un ataque al corazón a los 66 años. No toma medicamentos ni tiene alergias. Es asesor jurídico de un partido político.

En la exploración física, su presión arterial es de 155/90 mm Hg y su pulso de 90 lpm y regular. Su índice de masa corporal es de 28 kg/m². Los pulmones están limpios y el corazón es regular, sin soplos ni ruidos cardiacos adicionales. Aparte de la comprensible ansiedad observada durante la entrevista inicial, su exploración física no arrojó otros hallazgos destacables.

TÉRMINOS CLAVE Y DEFINICIONES

Anfifílico. Referencia a una molécula que es bipolar en su relación con el agua. Posee un extremo polar hidrófilo que ayuda a solubilizarla, mientras que el extremo opuesto hidrófobo o no polar es soluble en un medio lipídico no acuoso. Los fosfolípidos son ejemplos clásicos de este tipo de estructura.

Angina *in crescendo*. Episodios agudos de dolor torácico que se producen con frecuencia creciente para advertir de un infarto inminente a menos que la intervención sea inminente.

Apolipoproteína. Proteína con múltiples funciones. Al residir en la superficie de las lipoproteínas, intervienen en su estructura, actúan como receptores de superficie y activan o inhiben la actividad enzimática.

Betabloqueadores. Son uno de los medicamentos más utilizados para tratar la hipertensión. También se conocen como bloqueadores beta-adrenérgicos.

Cateterismo cardiaco. Procedimiento médico utilizado para diagnosticar y tratar algunas afecciones cardiacas. Si se utiliza un colorante para visualizar el corazón y detectar la presencia de placa ateroesclerótica, la prueba se denomina angiografía coronaria. Puede realizarse una cirugía endovascular para aliviar la obstrucción vascular provocada por el material de la placa.

Especies reactivas de oxígeno (ROS). Son moléculas de oxígeno inestables que pueden interactuar con componentes celulares normales como ADN, ARN, proteínas y lípidos, provocando daños importantes. Las especies reactivas de oxígeno incluyen superóxido, anión peróxido y radicales hidroxilo.

Lecitina colesterol aciltransferasa (LCAT). Producida principalmente en el hepatocito, la LCAT cataliza la conversión de colesterol en ésteres de colesterol en las HDL transfiriendo un ácido graso de la lecitina al colesterol y creando así el éster. La finalidad es permitir que el colesterol se desplace al núcleo de la partícula de HDL y aumentar así la capacidad transportadora de la partícula.

Peroxidación lipídica. La estructura de la membrana lipídica celular puede dañarse cuando las especies reactivas del oxígeno (ROS) atacan los ácidos grasos poliinsaturados de los fosfolípidos de la membrana, lo que provoca un aumento de la rigidez de la membrana, una alteración de la permeabilidad y una alteración de la actividad de las proteínas unidas a la membrana, como enzimas y receptores.

Proteína de transferencia de ésteres de colesterol (CETP). Sintetizada en el hígado, la CETP facilita la transferencia de colesterol de VLDL a HDL.

Prueba de la troponina. Un marcador diagnóstico para valorar el daño cardiaco y evaluar la probabilidad de infarto del miocardio.

Impresión clínica

PREGUNTA: ¿cuál es su impresión clínica en este caso?

RESPUESTA: sus síntomas sugieren un síndrome coronario agudo, y primero hay que estabilizarlo antes de seguir evaluándolo. Se establece un acceso intravenoso, se comienza a administrar oxígeno nasal, aspirina y sedación suave. Se obtiene un ECG y se solicitan estudios de laboratorio, incluidos los niveles de troponina.

Los resultados de laboratorio iniciales son normales, incluyendo un hemograma completo y electrolitos, función renal y niveles de troponina. Su ECG revela un patrón de distensión ventricular izquierda con depresiones del ST de 2 mm en las derivaciones precordiales anteriores que sugieren isquemia. Se le deriva a un cardiólogo que asume su cuidado. En este punto, se explica al paciente que lo más probable es que su forma de presentación corresponda a una angina *in crescendo* que requiere cateterismo. Se discute un plan para un diagnóstico y un tratamiento más definitivos. Se administra un betabloqueador para controlar la presión arterial elevada y mejorar la hemodinámica cardiovascular. Se le observa con atención durante las 24 horas siguientes y se le encuentra estable. La repetición del nivel de troponina no sugiere lesión miocárdica aguda. Se le da el alta y se planifican estudios de seguimiento. En su primera visita al cardiólogo 2 días después, se comentan con él los resultados de laboratorio (tabla 10-4).

PREGUNTA: ¿cuál es su impresión sobre el estado clínico de este paciente?

RESPUESTA: no ha tenido otro episodio de dolor torácico desde su alta. El médico aborda ahora con el paciente el problema de la hiperlipidemia de larga evolución. El paciente inicia un tratamiento con estatinas y se apunta a un programa para dejar de fumar. Se programa un cateterismo cardiaco.

Con este caso como telón de fondo, examinaremos la dislipidemia en su relación con la presentación clínica de la enfermedad vascular aterosclerótica (EVAS). A continuación se revisará la confluencia de acontecimientos que condujeron al diagnóstico de angina clásica *in crescendo* en este hombre de 57 años. Es el resultado final de muchos años de lesiones silenciosas y lentamente progresivas de su sistema vascular. Un aproximado de 40% de las muertes en la civilización occidental están relacionadas directa o indirectamente con enfermedades vasculares en las que la aterosclerosis es la causa más común. Tanto si esta EVAS se produce en el sistema nervioso central (ictus) como en la región vascular periférica (aorta, arterias coronarias, vasos de los riñones o la retina), la fisiopatología básica sigue siendo la misma. La presentación clínica viene dictada únicamente por la localización de la obstrucción vascular, ya sea en la aorta, un vaso coronario, el sistema nervioso central, una arteria renal o mesentérica, o la circulación periférica.

Correlaciones con ciencias básicas

PREGUNTA: ¿cómo se metabolizan las lipoproteínas? ¿Cuáles son las dislipidemias relacionadas?

RESPUESTA: debido a su insolubilidad en agua, los lípidos como el colesterol, los ésteres de colesterol, los fosfolípidos y los triacilgliceroles (TAG, también conocidos como triglicéridos) se transportan en el plasma como componentes de las lipoproteínas. Esto les permite superar el problema de tratar compuestos hidrófobos en un medio hidrófilo. A excepción de los ácidos grasos transportados unidos a la albúmina, todos los demás lípidos, incluidas las vitaminas liposolubles de la dieta, se transportan en lipoproteínas. Las características básicas de las lipoproteínas esféricas son lípidos anfipáticos y proteínas especializadas llamadas apolipoproteínas o apoproteínas que cubren la superficie y un núcleo anhidro (fig. 10-14).

Los lípidos anfipáticos de la superficie están compuestos por fosfolípidos y colesterol no esterificado, y los lípidos anhidros están compuestos por TAG y ésteres de colesterol.

TABLA 10-4 Caso 10.3. Hallazgos de laboratorio de un hombre de 57 años con dolor torácico

Prueba (unidades)	Paciente	Rango de referencia
Glucosa (mg/dL)	110	70-100
Colesterol (mg/dL)	362	< 200
Triglicéridos (mg/dL)	310	< 150
LDL (mg/dL)	260	< 100
HDL (mg/dL)	40	> 60
HbA1C (%)	6.6	< 5.7

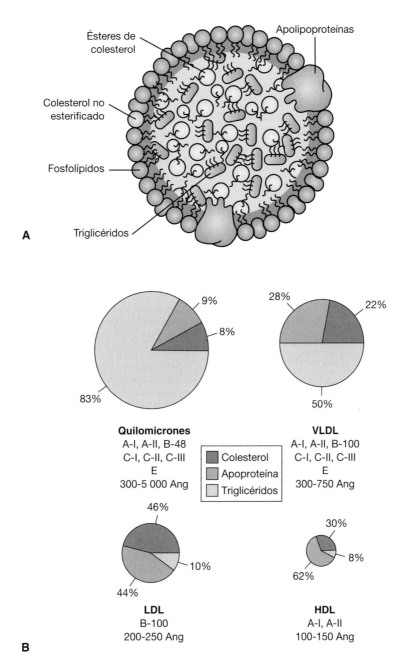

FIGURA 10-14 Estructura de las partículas lipoproteicas **(A)** y características de lipoproteínas específicas **(B)**. (**A.** De Porth C, Gaspard KJ. Essentials of Pathophysiology: Concepts of Altered Health States. 4th ed. Wolters Kluwer; 2015, figura 18-3. **B.** De Neinstein LS, Katzman D, Callahan T. *Neinstein's Adolescent and Young Adult Health Care: A Practical Guide.* 6th ed. Wolters Kluwer; 2016, figura 14-3; adaptada de Hardoff D, Jacobson MS. Hyperlipidemia. *Adolesc Med State Arts Rev* 1992;3:475.)

Las apoproteínas tienen diversas funciones, como la solubilización de lípidos, el mantenimiento de la integridad estructural de las lipoproteínas, los ligandos para los receptores de lipoproteínas y los cofactores para las enzimas que metabolizan las lipoproteínas. A medida que las lipoproteínas son transportadas, son procesadas de forma que hidrolizan los TAG en ácidos grasos libres y glicerol. Mientras los restos se eliminan de la circulación, presentan una serie de cambios en su composición a través de la endocitosis mediada por receptores.

PREGUNTA: ¿por qué es importante y qué implicaciones tiene?

RESPUESTA: las lipoproteínas se clasifican según su movilidad electroforética y su densidad. Las cuatro grandes categorías son los quilomicrones (QM), las lipoproteínas de muy baja densidad (VLDL), las lipoproteínas de baja densidad (LDL) y las lipoproteínas de alta densidad (HDL). Los QM son los más grandes y menos densos y, como tales, contienen el mayor porcentaje de lípidos y el menor porcentaje de proteínas. Por otro lado, las HDL son las partículas más pequeñas y densas, con el menor porcentaje de lípidos y el mayor porcentaje de proteínas.

Sus funciones se describen en la tabla 10-5. Existen tres vías principales para la síntesis, el transporte y el procesamiento de los lípidos en el organismo: 1) la vía exógena, que incluye los QM y los restos de QM derivados de la dieta; 2) la vía endógena, que incluye las VLDL, los restos de VLDL y las lipoproteínas de baja densidad

TABLA 10-5 Caso 10.3. Principales apolipoproteínas en las partículas lipoproteicas y función de cada partícula lipoproteica

Clase	Origen y función	Principales apolipoproteínas
Quilomicrones (QM)	Intestino. Transporte de TAG *alimentarios*	B48, CII, E
Lipoproteínas de muy baja densidad (VLDL)	Hígado. Transporte de TAG de síntesis *endógena*	B100, CII, E
Lipoproteínas de baja densidad (LDL)	Formado en la circulación por la descomposición parcial de IDL. Aporta colesterol a los tejidos periféricos	B100
Lipoproteínas de alta densidad (HDL)	Hígado. Elimina el colesterol "usado" de los tejidos y lo lleva al hígado. Actúa como "reservorio" de apoproteínas, que pueden ser donadas o recibidas de otras lipoproteínas	AI y AII, CII, E

(LDL) derivadas del hígado, y, por último, 3) la vía de transporte inverso, que incluye las HDL (fig. 10-15).

PREGUNTA: ¿qué es la vía exógena y cuál es la relación de los QM con esta vía?

RESPUESTA: la vía de las lipoproteínas exógenas comienza con la incorporación de lípidos de la dieta, incluyendo TAG, fosfolípidos, colesterol, ésteres de colesterol, así como vitaminas liposolubles (ADEK) a los QM en el intestino (fig. 10-16). El ensamblaje se consigue mediante la proteína microsomal de transferencia (MTP) de triglicéridos, que facilita la fusión de la apolipoproteína B-48 con la gota lipídica. La ausencia de MTP provoca la incapacidad de formar QM, una afección conocida como **abetalipoproteinemia** (fig. 10-17).

Los QM no se exportan directo al hígado a través de la circulación portal debido a su gran tamaño. En su lugar, los QM se exportan al sistema linfático y desde allí llegan a la circulación sistémica a través de la vena subclavia en la que drena el conducto torácico. Esto facilita que los nutrientes contenidos en los QM lleguen primero a los tejidos extrahepáticos, como el músculo y el tejido adiposo. En la circulación, los QM adquieren apolipoproteína C-II, una pequeña proteína necesaria para iniciar la actividad de la lipoproteína lipasa (LPL), y apolipoproteína E, esencial para la captación de los restos de quilomicrones por el hígado. Los quilomicrones obtienen la apolipoproteína C-II y la apo E principalmente de las HDL.

Mediante la eliminación de los TAG por la LPL, los quilomicrones se convierten en restos de QM. La LPL hidroliza el triacilglicerol a ácido graso libre para su absorción por el músculo en ejercicio y su almacenamiento en el tejido adiposo. Los remanentes de QM (pero no los QM) son lo suficientemente pequeños como para entrar en el espacio de Disse en el hígado, donde la lipasa hepática elimina más TAG. Estas partículas remanentes son potencialmente aterogénicas, pero son eliminadas de la circulación por el hígado. La apolipoproteína E de los QM remanentes se une a los hepatocitos y permite que los QM sean captados mediante endocitosis mediada por el receptor de LDL y la proteína 1 relacionada con el receptor de LDL (LRP1). A continuación, los lisosomas degradan los restos de QM. La vida media de los QM en personas sanas es muy corta, ~5 minutos; por lo tanto, los QM se eliminan de la sangre pocas horas después de una

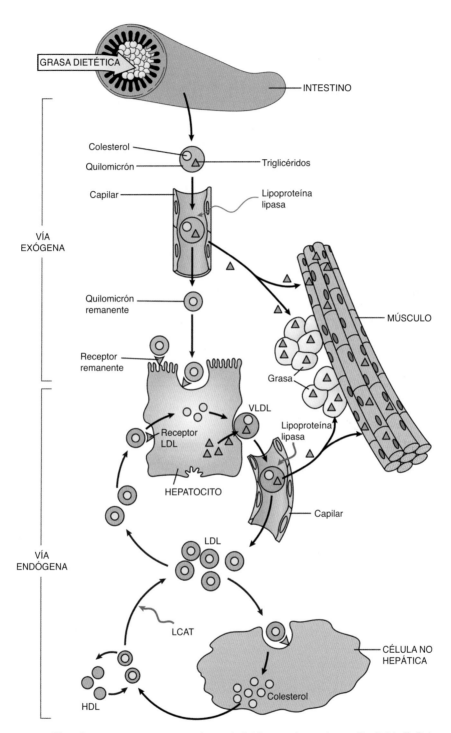

GRASA DIETÉTICA

INTESTINO

Colesterol

Quilomicrón

Triglicéridos

Capilar

Lipoproteína lipasa

VÍA EXÓGENA

Quilomicrón remanente

MÚSCULO

Receptor remanente

Grasa

Receptor LDL

VLDL

Lipoproteína lipasa

HEPATOCITO

Capilar

VÍA ENDÓGENA

LDL

LCAT

CÉLULA NO HEPÁTICA

HDL

Colesterol

FIGURA 10-15 Síntesis, transporte y procesamiento de lípidos en el organismo. (De Rubin E, Reisner HM. *Essentials of Rubin's Pathology.* 6th ed. Wolters Kluwer Health/Lippincott Williams & Wilkins; 2014, figura 10-10.)

comida. Después de un ayuno nocturno, prácticamente no hay QM ni sus restos en circulación. En consecuencia, cuando se van a medir los niveles de lípidos en sangre para determinar el riesgo de cardiopatía coronaria de una persona, se toma una muestra de sangre en ayunas para evitar la presencia de QM "contaminantes" en la muestra de sangre.

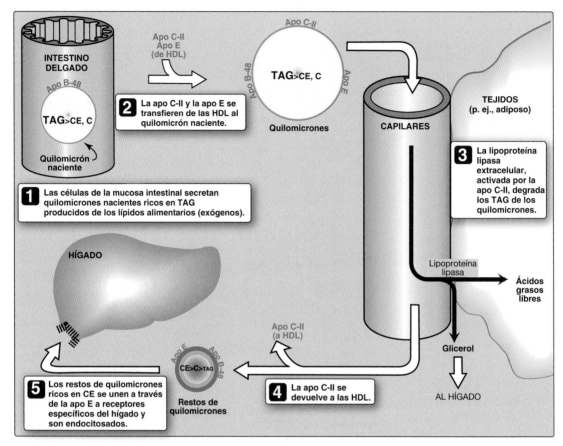

FIGURA 10-16 Absorción de lípidos de la dieta, su liberación como parte de los quilomicrones y su procesamiento. Apo, apolipoproteína; C, colesterol; CE, éster de colesterol. (De Abali EE, Cline SD, Franklin DS, Viselli S, Ferrier DR. *Biochemistry*. 8th ed. Wolters Kluwer; 2022, figura 18-17.)

Las mutaciones de la apo E provocan una disminución del aclaramiento de QM y niveles plasmáticos elevados de colesterol y triacilglicerol. Esta enfermedad se conoce como **disbetalipoproteinemia familiar**.

PREGUNTA: ¿cuál es la vía endógena y cuál es la relación de las lipoproteínas que contienen ApoB100 derivadas del hígado con esta vía?

RESPUESTA: la vía endógena se concibe mejor como una mezcla de TAG alimentarios y TAG

FIGURA 10-7 Abetalipoproteinemia. Ensamblaje y secreción de lipoproteínas que contienen apolipoproteína B. En ausencia de MTP, ni los quilomicrones ni las VLDL se ensamblan las partículas. (De Golan DE, Tashjian AH. *Principles of Pharmacology: The Pathophysiologic Basis of Drug Therapy*. 3rd ed. Wolters Kluwer Health/Lippincott Williams & Wilkins; 2012.)

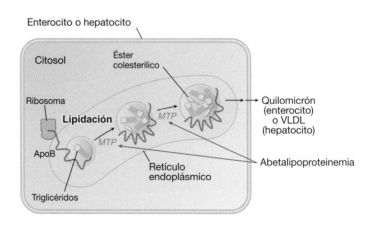

sintetizados *de novo*, predominando los TAG *de novo*, junto con cantidades menores de colesterol y ésteres de colesterol. En el hígado se sintetiza una pequeña cantidad de ácidos grasos procedentes del exceso de hidratos de carbono de la dieta, que se esterifican para formar triacilglicerol. El hígado también recibe una cantidad sustancial de ácidos grasos de la sangre, algunos de los cuales también se esterifican en TAG. De forma similar a la formación de quilomicrones, el ensamblaje de las VLDL también se consigue mediante la MTP, que facilita la fusión de la apolipoproteína B-100 con la gota lipídica. A diferencia de los quilomicrones y sus restos, las lipoproteínas derivadas del hígado se identifican por su contenido de apo B-100 (fig. 10-18). Las mutaciones por pérdida de función en la apo B-100 o en la MTP provocan la incapacidad de producir VLDL y un marcado descenso de los niveles plasmáticos de triacilglicerol y colesterol.

Al entrar en la circulación, la Apo E y la C-II son donadas a las VLDL por las HDL, de forma similar a los quilomicrones. La presencia de Apo C-II activa la LPL en las células endoteliales de la vasculatura periférica para degradar el triacilglicerol, lo que da lugar al transporte de ácidos grasos del hígado a los tejidos extrahepáticos. La acción resultante de la LPL sobre la partícula VLDL la convierte en el remanente VLDL, también conocido como lipoproteína de densidad intermedia (IDL). **La semivida de una partícula de VLDL se expresa en términos de horas, no de fracciones de horas como ocurre con los quilomicrones.** Sin embargo, el destino de estos remanentes no es tan sencillo como el de los remanentes de quilomicrones.

Aproximadamente la mitad de los restos de VLDL son eliminados de la circulación por el hígado a través de la apo E y su receptor de forma idéntica a la de los quilomicrones. La mitad restante se transforma en LDL y permanece en circulación. Esta conversión requiere la acción de la lipasa hepática (HL) y la posterior eliminación tanto del triacilglicerol como de los fosfolípidos de

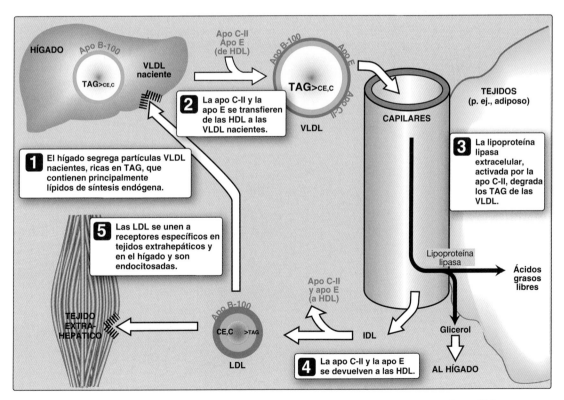

FIGURA 10-18 Transporte y procesamiento de lipoproteínas endógenas portadoras de apoB100. TAG, triacilglicerol; HDL e IDL, lipoproteínas de densidad alta e intermedia; C, colesterol; CE, éster de colesterol. (De Abali EE, Cline SD, Franklin DS, Viselli S, Ferrier DR. *Biochemistry*. 8th ed. Wolters Kluwer; 2022, figura 18-18.)

la partícula LDL naciente. Como consecuencia de la acción acumulativa de la LPL y la HL sobre estas partículas, la partícula de LDL está significativamente enriquecida en ésteres de colesterol.

La semivida de las partículas LDL es larga, del orden de días. Por lo tanto, la mayor parte de los lípidos observados en una muestra de sangre en ayunas se encuentra en las partículas LDL, junto con las VLDL y las IDL, y la mayor parte del colesterol circulante se encuentra principalmente en las partículas LDL solas. El hígado absorbe cerca de dos tercios de las LDL circulantes. El resto es captado por los tejidos periféricos mediante endocitosis mediada por receptor a través de la unión de Apo B-100 al receptor de LDL (fig. 10-19A). El receptor de LDL introduce el colesterol en la célula y media la actividad de la HMG CoA reductasa, que es el paso en la producción de colesterol. **Así, el número de receptores de LDL determina la cantidad de colesterol captado y la cantidad de colesterol en la célula. Cuanto mayor sea el número de receptores, mayor será la cantidad de colesterol LDL eliminado de la circulación y menor la producción endógena de colesterol por la propia célula.** Los receptores LDL pueden reciclarse a la superficie de la membrana plasmática. Sin embargo, existe un mecanismo opuesto que degrada el receptor de LDL. El hígado secreta

en la sangre una enzima (proproteína convertasa subtilisina/kexina tipo 9) PCSK9, que se une a los receptores de LDL e impide su reciclaje a la superficie de la membrana plasmática, y favorece su degradación en los lisosomas (fig. 10-19B). Se ha demostrado que varias mutaciones de PCSK9 causan hipercolesterolemia. Los inhibidores de la PCSK9 han sido aprobados para el tratamiento de pacientes con hipercolesterolemia familiar heterocigota o enfermedad cardiovascular aterosclerótica que requieren una reducción adicional del colesterol LDL, además de la modificación de la dieta y el tratamiento con estatinas máximamente tolerado. Después de la endocitosis, la lipasa ácida lisosomal hidroliza el triacilglicerol y los ésteres de colesterol en los lisosomas.

PREGUNTA: ¿qué es el LDL oxidado y cómo conduce a la aterosclerosis?

RESPUESTA: las LDL se oxidan en circulación, y esta modificación aumenta sus propiedades proinflamatorias y proaterogénicas. El daño oxidativo de las partículas de LDL las hace irreconocibles por el receptor de LDL. Los macrófagos y algunos tipos de células endoteliales poseen un receptor alternativo que reconoce estas ox-LDL (fig. 10-20). El receptor scavenger A (SR-A) re-

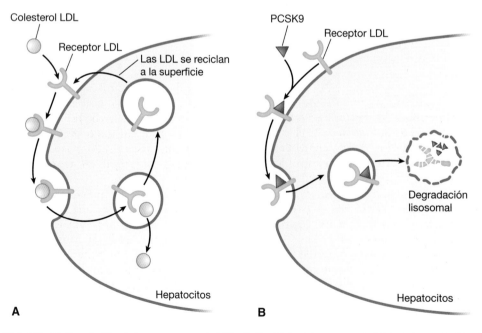

FIGURA 10-19 Regulación de los receptores de LDL. **A.** Reciclaje del receptor de LDL. **B.** Degradación del receptor LDL cuando PCSK9 se une a un receptor LDL. (De Lilly L. *Pathophysiology of Heart Disease*. 7th ed. Wolters Kluwer Medical; 2020, figura 17-22.)

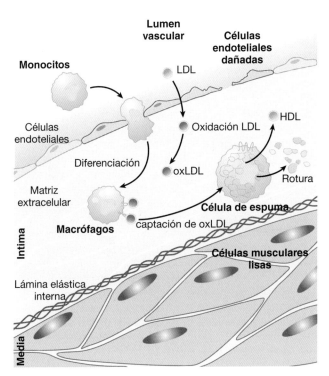

FIGURA 10-20 Metabolismo de LDL oxidada (ox-LDL) (De Bishop ML, Fody EP, Schoeff LE. *Clinical Chemistry Principles, Techniques, and Correlations.* 8th ed. Wolters Kluwer; 2018, figura 26-2; adaptada de Glass CK, Witztum JL. Atherosclerosis: the road ahead. *Cell.* 2001;104(4):503-516, Ref. 10.)

conoce y lleva tanto las partículas normales como las ox-LDL al interior de la célula mediante endocitosis, lo que provoca la formación de células espumosas. La modificación de los macrófagos en células espumosas desempeña un papel clave en el desarrollo temprano de la placa aterosclerótica.

PREGUNTA: ¿por qué el HDL se conoce como colesterol bueno?

RESPUESTA: mientras que el transporte de colesterol del hígado a los tejidos periféricos se denomina "transporte de colesterol", el transporte de colesterol de los tejidos periféricos al hígado y a los tejidos esteroidogénicos se denomina "transporte inverso de colesterol", que se realiza mediante las HDL. **Esta vía desempeña un papel esencial en la obtención del colesterol de los macrófagos, previniendo así la aterosclerosis.**

La síntesis de partículas HDL maduras implica varios pasos. Las partículas de HDL se forman en la circulación mediante la adición de lípidos a la apoA-1, una apolipoproteína producida tanto por el hígado (~80%) como por el intestino (~20%) y secretada a la sangre. La apoA-1 representa cerca de 70% de las apoproteínas de las HDL (fig. 10-21). La ApoA-I libre de lípidos se une a un transportador de casete de unión a ATP

ABCA1 en las membranas celulares de las células hepáticas e intestinales para facilitar el eflujo de fosfatidilcolina y colesterol para formar las HDL nacientes.

A diferencia de los QM y las VLDL, las HDL nacientes no tienen forma esférica, sino más bien de disco. Después de la formación de la HDL naciente, la ApoA-I se une y activa la enzima plasmática lecitina-colesterol aciltransferasa (LCAT), que esterifica el colesterol libre. Como resultado, los ésteres de colesterol más hidrófobos quedan secuestrados en el núcleo de las HDL, formando una esfera. Estas partículas de HDL de mayor tamaño siguen adquiriendo más colesterol libre de los tejidos extrahepáticos, en especial de los macrófagos.

Aunque este paso no contribuye en gran medida a la formación de HDL, su presencia es esencial para reducir el riesgo de desarrollo de aterosclerosis al impedir la formación de células espumosas. En este punto, las HDL tienen dos destinos. En primer lugar, las HDL se unen al receptor scavenger B1 (SR-B1) de los hepatocitos, liberando éster de colesterol al hígado. En este caso, las HDL no se captan y están listas para pasar por otra ronda de transporte inverso de colesterol. Otra posibilidad es que la proteína de transferencia de ésteres de colesterol (CETP) tras-

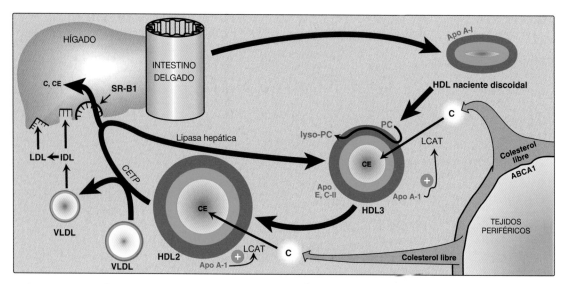

FIGURA 10-21 Formación y procesamiento de partículas HDL. Apo, apolipoproteína; ABCA1, proteína transportadora de casete de unión ATP; C, colesterol; CE, éster de colesterol; LCAT, lecitina:colesterol aciltransferasa; VLDL, IDL y LDL, lipoproteínas de muy baja, intermedia y baja densidad; CETP, proteína de transferencia de éster de colesterol; SR-B1, receptor scavenger B1. (De Abali EE, Cline SD, Franklin DS, Viselli S, Ferrier DR. *Biochemistry*. 8th ed. Wolters Kluwer; 2022, figura 18-24.)

lade parte de los ésteres de colesterol de las HDL a las VLDL a cambio de triacilglicerol, lo que alivia la inhibición de la LCAT por el producto. En este caso, la proteína ApoA-II de las HDL se une a la lipasa hepática y la activa para hidrolizar el triacilglicerol en ácidos grasos libres. Como resultado, la partícula de HDL se convierte de nuevo en ApoA-I deficiente en lípidos. Estos dos procesos permiten el reciclaje continuo de HDL para el transporte inverso de colesterol.

PREGUNTA: ¿existe algún factor de riesgo para el aumento de eventos de enfermedad vascular aterosclerótica (EVAS)?

RESPUESTA: la lipoproteína (a) es una proteína inusual que consiste en una molécula de LDL unida a la apolipoproteína (a) a través de la ApoB100 mediante un enlace disulfuro. La expresión de Lp(a) está determinada genéticamente, y los niveles elevados son un modesto factor de riesgo independiente de eventos de EVAS (en especial infarto del miocardio).

PREGUNTA: ¿qué son las dislipidemias?

RESPUESTA: las dislipidemias se refieren a condiciones en las que hay niveles elevados plasmáticos de colesterol y triacilgliceroles o niveles

bajos de HDL. Cualquiera de estas situaciones predispone al desarrollo de aterosclerosis.

La causa de las dislipidemias puede ser primaria o secundaria. Mientras que las dislipidemias primarias se deben a defectos genéticos, las secundarias se deben al estilo de vida, la dieta y otros estados patológicos subyacentes como la diabetes. Las dislipidemias debidas a defectos genéticos se muestran en la tabla 10-6. Los factores primarios y secundarios pueden contribuir a la dislipidemia en distintos grados en los pacientes. La dislipidemia puede diferenciarse fraccionando los niveles plasmáticos de colesterol, triacilglicerol y HDL. El colesterol LDL se calcula midiendo el colesterol total, el colesterol HDL y los triglicéridos totales utilizando plasma de pacientes en ayunas. El cálculo se basa en la **ecuación de Friedewald (todas las concentraciones en mg/dL): colesterol LDL = colesterol total − colesterol HDL − (triglicéridos totales/5).**

Hipertrigliceridemia: la hipertrigliceridemia es un subtipo de dislipidemia en la que los niveles plasmáticos totales de triacilglicerol superan los 150 mg/dL en ayunas. La hipertrigliceridemia puede deberse a una cantidad anormalmente elevada de QM, VLDL o ambos. En los pacientes con hipertrigliceridemia, las partículas VLDL se forman a un ritmo excesivamente alto, o los QM y las VLDL se eliminan a un ritmo anor-

TABLA 10-6 Características de las dislipidemias debidas a un defecto genético

Tipo I (hiperquilomicronemia familiar)

- Hiperquilomicronemia masiva en ayunas, incluso después de una ingesta normal de grasas en la dieta, lo causa niveles séricos de TG muy elevados
- Deficiencia de lipoproteína lipasa o deficiencia de apolipoproteína CII normal (poco frecuente)
- El tipo I no se asocia con un aumento de las enfermedades coronarias
- Tratamiento: dieta baja en grasas. Ningún tratamiento farmacológico es eficaz para la hiperlipidemia de tipo I

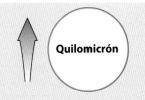

Tipo IIA (hipercolesterolemia familiar)

- LDL elevado con niveles normales de VLDL debido a un bloqueo en la degradación de LDL. El resultado es un aumento del colesterol sérico, pero niveles normales de TG
- Causada por defectos en la síntesis o el procesamiento de los receptores de LDL
- La cardiopatía isquémica se acelera mucho
- Tratamiento: dieta. Heterocigotos: *colestiramina* y *niacina*, o una estatina

Tipo IIB (hiperlipidemia familiar combinada [mixta])

- Similar al tipo IIA, excepto en que también aumenta el VLDL, lo que causa niveles elevados de TG y colesterol en suero
- Causada por la sobreproducción de VLDL por el hígado
- Relativamente común
- Tratamiento: dieta. El tratamiento farmacológico es similar al del tipo IIA

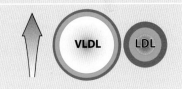

Tipo III (disbetalipoproteinemia familiar)

- Las concentraciones séricas de IDL aumentan, lo que provoca un aumento de los niveles de TG y colesterol
- La causa es la sobreproducción o la infrautilización de IDL debido a la apolipoproteína E mutante
- Los xantomas y la enfermedad vascular acelerada se desarrollan en pacientes de mediana edad
- Tratamiento: dieta. El tratamiento farmacológico incluye *niacina* y *fenofibrato* o una estatina

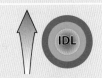

Tipo IV (hipertrigliceridemia familiar)

- Los niveles de VLDL aumentan, mientras que los de LDL son normales o disminuyen, lo que causa niveles de colesterol normales o elevados y a niveles de TG circulantes muy elevados
- La causa es la sobreproducción o la disminución de la eliminación de VLDL y TG en el suero
- Se trata de una enfermedad relativamente frecuente. Tiene pocas manifestaciones clínicas aparte de la cardiopatía isquémica acelerada. Los pacientes con este trastorno suelen tener obesidad, diabetes e hiperuricemia
- Tratamiento: dieta. Si es necesario, el tratamiento farmacológico incluye *niacina* o *fenofibrato*.

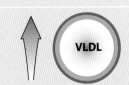

Tipo V (hipertrigliceridemia familiar mixta)

- Las VLDL y los quilomicrones séricos están elevados. El LDL es normal o está disminuido. El resultado es colesterol elevado y niveles de TG muy elevados
- La causa es un aumento de la producción o una disminución de la eliminación de VLDL y quilomicrones. Por lo general, se trata de un defecto genético
- Ocurre con mayor frecuencia en adultos con obesidad y diabetes
- Tratamiento: dieta. Si es necesario, el tratamiento farmacológico incluye *niacina* o *fenofibrato* o una estatina.

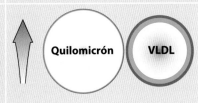

De Whalen K, Finkel R, Panavelil TA. *Lippincott Illustrated Reviews: Pharmacology*. 6th ed. Wolters Kluwer; 2015, fig. 23-2b.

malmente bajo. La hipertrigliceridemia aumenta el riesgo de enfermedad cardiovascular, pero la aparición de la enfermedad suele ser más tardía que la hipercolesterolemia. El principal riesgo de la hipertrigliceridemia muy grave es la pancreatitis. Por último, los pacientes con hipertrigliceridemia muy grave también pueden identificarse en la exploración física por la presencia de xantomas eruptivos y tuberosos.

Hipercolesterolemia: los niveles de colesterol aumentan de forma gradual a medida que la mayoría de las personas envejecen. La hipercolesterolemia se define por niveles muy elevados de colesterol en el suero. Las personas con hipercolesterolemia tienen un alto riesgo de desarrollar una enfermedad coronaria debido al desarrollo de aterosclerosis. Junto con la hipertensión y el consumo de tabaco, los niveles crónicamente elevados de colesterol sérico completan la tríada que ejerce el impacto más significativo en el desarrollo de la EVAS. Las formas hereditarias de hipercolesterolemia que causan niveles muy elevados de colesterol son menos frecuentes.

Las manifestaciones cardinales del colesterol crónicamente elevado incluyen los xantomas y el xantelasma (fig. 10-22). En los xantomas, el colesterol se acumula en los tendones, afectando de manera predominante a los tendones de Aquiles y a los tendones de las manos y los dedos. El xantelasma son los depósitos amarillentos de colesterol bajo la piel de los párpados. Los xantomas contienen células espumosas cargadas de colesterol, y su localización depende de la causa de la dislipidemia. Los pacientes con hipercolesterolemia sin hipertrigliceridemia presentan xantomas tendinosos a menudo en manos y pies. Los pacientes con hipercolesterolemia e hipertrigliceridemia combinadas presentan xantomas tuberosos que se forman sobre las articulaciones.

Resolución del caso

Un cateterismo cardiaco posterior demuestra la existencia de múltiples placas en las arterias coronaria y circunfleja derechas. Dos zonas requieren la colocación de una endoprótesis vascular (*stent*). En este punto, el cardiólogo le comenta los cambios de estilo de vida y la intervención médica que son necesarios para devolverle a un estado saludable. Se inscribe en un programa de rehabilitación cardiaca y empieza a hacer cambios importantes en su dieta y su régimen de ejercicio. Su presión arterial se controla. Se espera que

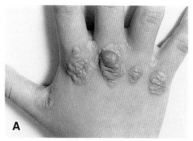
A

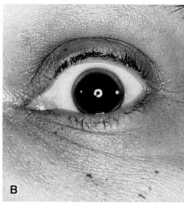
B

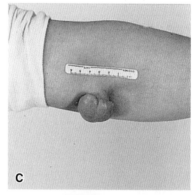
C

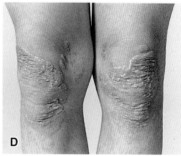
D

FIGURA 10-22 Xantomas en la hipercolesterolemia familiar. **A.** Dorso de la mano. **B.** Arcus lipoides que representa el depósito de lípidos en la córnea periférica. **C.** Superficie extensora del codo. **D.** Rodillas. (Reimpresa de Rubin E. *Principles of Rubin's Pathology*. 7th ed. Wolters Kluwer/Lippincott Williams & Wilkins Health; 2018, fig. 8.22.)

la pérdida gradual de peso mejore su intolerancia a la glucosa. Su colesterol ha mejorado, con una relación HDL/LDL mucho más favorable, debido a la adición de una estatina. Se mantiene el beta-bloqueador. En el futuro, sus médicos le seguirán de cerca.

Conceptos de alto rendimiento

1. La isquemia vascular es el punto final de un proceso prolongado de daño de la pared vascular.
2. A excepción del transporte de ácidos grasos unidos a la albúmina, todos los lípidos, incluidas las vitaminas liposolubles de la dieta, se transportan en lipoproteínas.
3. La vía exógena se refiere al empaquetamiento de lípidos procedentes de la dieta por los QM.
4. La vía endógena se refiere al empaquetamiento de lípidos desde el hígado y su entrega al tejido extrahepático y de vuelta al hepático por VLDL, IDL y LDL.
5. Las LDL se oxidan en la circulación, y esta modificación provoca un aumento de sus propiedades proinflamatorias y proaterogénicas. La modificación de los macrófagos en células espumosas desempeña un papel clave en el desarrollo temprano de la placa aterosclerótica.
6. La lipoproteína (a) es un factor de riesgo independiente de enfermedad cardiovascular aterosclerótica (ECVAS).
7. El transporte del colesterol desde los tejidos periféricos hasta el hígado se denomina "transporte inverso del colesterol" y lo realiza el HDL.
8. La hipertrigliceridemia aumenta el riesgo de enfermedad cardiovascular, pero la aparición de la enfermedad suele ser más tardía que la hipercolesterolemia. Además de la patología vascular, el principal riesgo de la hipertrigliceridemia muy grave es la pancreatitis.

CASO 10.4

Una mujer de 65 años de edad acude al servicio de urgencias por dolor abdominal agudo de más de 4 horas de duración. De aparición brusca, comenzó ~ 30 minutos después de una comida en un res-

taurante de "comida rápida" consistente en una comida de muy alto contenido calórico/graso. El dolor se localiza en el epigastrio y en el cuadrante superior derecho, y se irradia a la espalda y al hombro derecho. Presenta náusea y ha vomitado repetidamente. Está febril. No ha habido cambios en los hábitos intestinales ni urinarios. Después de un interrogatorio más detallado, la paciente señala que durante el último año se han producido episodios similares con una frecuencia cada vez mayor, pero que solo duran media hora o menos y se alivian con antiácidos de venta libre como Alka-Seltzer y Tums.

En su historial clínico consta diabetes tipo 2 e hipertensión. Su madre y su hermana han tenido enfermedades de la vesícula biliar. Fuma una cajetilla al día, pero no toma drogas ilegales y solo bebe alcohol en "ocasiones especiales". La medicación consiste en un hipoglucemiante oral y un betabloqueador para la hipertensión.

En la exploración física se observa a una mujer con obesidad con dolor abdominal moderado. Los signos vitales son presión arterial de 145/90 mm Hg, pulso de 95 latidos/min (lpm), frecuencia respiratoria de 18 respiraciones/min, temperatura de 38.3 °C (101 °F) y Sat O_2 de 98% en aire ambiente. No hay signos de icteria escleral. Se observan mucosas húmedas, un examen cardiopulmonar normal y una sensibilidad localizada a la palpación del abdomen en cuadrante superior derecho (CSD) sin signos peritoneales. El tacto rectal es normal, sin sangre oculta. El resto de la exploración es anodina. Los resultados de los estudios de laboratorio se muestran en la tabla 10-7.

TABLA 10-7 Caso 10.4. Hallazgo de laboratorio de una mujer de 65 años que acude al servicio de urgencias con dolor abdominal agudo

Prueba (unidades)	Paciente	Intervalo de referencia
Leucocitos (/µL)	15 000	4 000-10 000
Hb (mg/dL)	12	12-14
AST/ALT (unidades/L)	65/85	< 40
Bilirrubina (mg/dL)	1.0	1.0
ALP (fosfatasa alcalina) (unidades/L)	130	130
Amilasa (unidades/L)	65	0-130
Lipasa (unidades/L)	45	< 95
Glucosa (aleatoria) (mg/dL)	140	70-100

TÉRMINOS CLAVE Y DEFINICIONES

Colecistectomía. Extirpación quirúrgica de la vesícula biliar.

Colecistitis gangrenosa. Complicación de la colecistitis aguda debida a la compresión circulatoria de la arteria cística y, por lo tanto, a una isquemia aguda.

Coledocolitiasis. Cálculo alojado en el conducto biliar común, que provoca la obstrucción del flujo biliar hacia el duodeno.

Colelitiasis. Formación de cálculos biliares. Arteria cística: arteria terminal como rama terminal de la arteria hepática derecha. Cualquier compromiso de esta arteria puede dar lugar a una vesícula gangrenosa.

Indolente. Enfermedad que progresa con lentitud.

Impresión clínica

PREGUNTA: ¿qué opina sobre un diagnóstico diferencial basado en los hechos presentados hasta ahora?

RESPUESTA: utilizar un enfoque anatómico para el diagnóstico diferencial suele ser una forma útil de descifrar las causas del dolor abdominal. Para ello, hay que recordar las estructuras anatómicas relevantes de la región superior derecha y epigástrica del abdomen (fig. 10-23). Así, se podría construir un diferencial de la siguiente manera:

1. Colecistitis frente a cólico biliar
2. Enfermedad ulcerosa duodenal aguda
3. Distensión de la cápsula de Glisson: hepatitis aguda
4. Musculoesquelético/neuropatía: traumatismo/esquizofrenia
5. Dolor referido: por encima del diafragma (neumonía/angina) y por debajo del diafragma (apendicitis retrocecal, hidronefrosis en riñón derecho)

Su patrón de episodios recurrentes nos permite descartar rápido las causas musculoesqueléticas o neuropáticas, así como la idea de una hepatitis. La presentación clínica, en este caso, parecería demasiado grave para la típica úlcera duodenal, ya que los síntomas tienden a ser más indolentes, recurrentes y suelen aliviarse al comer. Como indican los resultados de laboratorio, el paciente no está anémico, ni hay pruebas de hemorragia gastrointestinal que apoyen la enfermedad ulce-

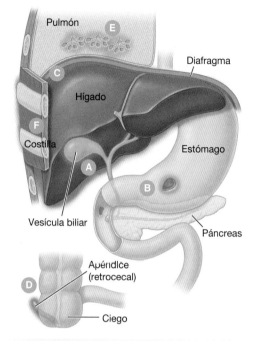

Reacción inflamatoria al dolor

Localizado	Referido
A. Colecistitis aguda	D. Apendicitis retrocecal
B. Enfermedad ulcerosa	E. Neumonía
C. Hepatitis aguda - distensión de la cápsula de Glisson	F. Neuralgia intercostal (herpes zóster, traumatismo)

FIGURA 10-23 Aproximación anatómica para formar un diagnóstico diferencial del dolor abdominal agudo en el cuadrante superior derecho.

rosa crónica. Una úlcera duodenal penetrante posterior causaría con mayor probabilidad pancreatitis aguda y una penetración anterior a perforación libre y peritonitis, y no hay apoyo para ninguna de las dos. La erupción herpética clásica del herpes zóster no se observa aquí. No hay hallazgos en la exploración física que apoyen el dolor referido. Por lo tanto, la colecistitis aguda parece el diagnóstico probable en este caso.

PREGUNTA: ¿qué estudios de laboratorio/imagen podrían ayudar a aclarar más el diagnóstico?

RESPUESTA: se presenta una mujer adulta con dolor abdominal agudo en el CSD, fiebre y vómito. Tiene antecedentes de episodios similares, pero menos dramáticos y de frecuencia creciente. Tiene antecedentes familiares de enfermedad de la vesícula biliar. En la exploración física presenta fiebre y sensibilidad en el CSD. Hay leucocitosis marcada y transaminasas elevadas; sin embargo, el nivel de bilirrubina es normal, apoyando la idea de un proceso inflamatorio en la fosa de la vesícula biliar y no un cálculo que ha migrado al conducto biliar común causando ictericia obstructiva. En resumen, lo más probable es que se trate de una colecistitis aguda complicada con probabilidad por su diabetes.

Se realiza una ecografía abdominal que muestra una vesícula distendida con numerosos cálculos (fig. 10-24). La pared de la vesícula está marcadamente engrosada, lo que sugiere cronicidad. Se observa líquido pericólico. El hígado es normal y el colédoco no está dilatado. El páncreas es normal. Se solicita consulta quirúrgica.

PREGUNTA: se ha construido un caso típico de colecistitis aguda. ¿Por qué no es un cólico biliar?

RESPUESTA: el cólico biliar se produce cuando el cálculo se aloja en el conducto cístico y provoca un dolor agudo posprandial en el cuadrante superior derecho que dura < 2 a 3 horas. También puede haber vómito. Estos son los síntomas que esta paciente describía antes de la presentación de hoy. El cálculo se ha alojado en el conducto cístico durante varias horas, provocando dolor persistente junto con vómito y una marcada leucocitosis que anuncia este proceso inflamatorio. Se trata de una colecistitis aguda típica. La tabla 10-8 y la figura 10-25 resumen el desenlace y los síntomas típicos de la obstrucción en diferentes puntos del tracto biliar.

TABLA 10-8 Caso 10.4. Comparación de los síntomas en la enfermedad de cálculos biliares

Localización de la obstrucción	Presentación clínica
Conducto cístico	Contracción dolorosa de la vesícula biliar
Conducto biliar común	Obstrucción del flujo biliar hacia el duodeno que provoca ictericia (coledocolitiasis) Esteatorrea debida a falla en la digestión de las grasas
Conducto pancreático	Pancreatitis aguda por falla en la liberación de bilis o secreciones pancreáticas al duodeno

PREGUNTA: ¿creemos que el cálculo ha pasado al conducto biliar común?

RESPUESTA: es demasiado pronto para saberlo. Sin embargo, mientras las transaminasas permanezcan casi normales sin indicios de colestasis extrahepática, es seguro suponer que el cálculo permanece alojado en el conducto cístico y no más allá de ese punto. Una amilasa y lipasa normales son un argumento en contra de la pancreatitis por cálculo biliar. No es raro ver elevaciones menores de AST/ALT en la colecistitis aguda, probablemente debido a un "cambio inflamatorio pericólico" en la fosa vesicular.

Correlaciones con ciencias básicas

Luego de haber examinado la obesidad y la dislipidemia, hacemos un paréntesis en este punto

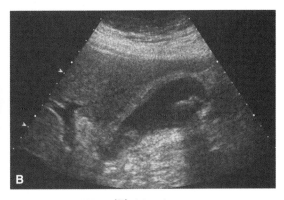

FIGURA 10-24 Comparación de la **(A)** ecografía normal de la vesícula biliar y **(B)** del paciente en este caso que muestra cálculos biliares, engrosamiento de la pared de la vesícula biliar y edema de la pared de la vesícula biliar. (De Hughes SJ, Mulholland MW. *Operative Techniques in Hepato-Pancreato-Biliary Surgery.* Wolters Kluwer; 2015, figura 2-1.)

FIGURA 10-25 Obstrucción del tracto biliar. (*1*) Colelitiasis, (*2*) cólico biliar, (*3*) colecistitis, (*4*) coledocolitiasis, (*5*) colangitis ascendente. (De Gonzales PA. *The PA Rotation Exam Review.* Wolters Kluwer; 2019, figura 3-6.)

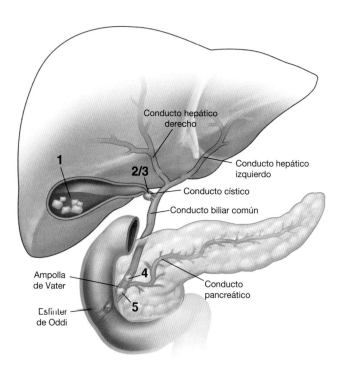

para hablar de la colelitiasis. Aunque los factores conductuales y genéticos influyen en este trastorno, es importante comprender la fisiopatología básica y la bioquímica de la formación de cálculos biliares. El remedio, la colecistectomía, sigue siendo uno de los procedimientos quirúrgicos más frecuentes en los países ricos en recursos, por lo que no debe sorprendernos.

PREGUNTA: ¿cuál es la base bioquímica de la formación de cálculos biliares?

RESPUESTA: para entender la formación de cálculos biliares, es necesario comprender la composición de la bilis. La composición de la bilis es compleja y difiere según el estado nutricional de la persona. Los principales componentes de la bilis son los ácidos biliares (también llamados sales biliares), los fosfolípidos y el colesterol. Además, la bilis contiene bilirrubina, electrolitos como potasio, sodio, bicarbonato y pequeñas cantidades de proteínas y minerales como cobre y otros metales. La bilis tiene dos funciones fundamentales: 1) la bilis es importante en la digestión y absorción de lípidos y 2) la bilis sirve como medio de excreción del colesterol y la bilirrubina.

La bilis se produce en el hígado y se almacena en la vesícula biliar. Los ácidos grasos en el duodeno estimulan la liberación de colecistoquinina (CCK), que, a su vez, provoca la contracción de la vesícula biliar y la relajación del esfínter de Oddi, liberando bilis en el duodeno.

Los ácidos biliares son importantes para la digestión y absorción de lípidos. Su naturaleza anfipática, es decir, la presencia de partes hidrófilas e hidrófobas, los hace importantes para su correcto funcionamiento. Los componentes hidrófilos constan de dos o tres grupos hidroxilo y una carga negativa. Estos grupos hidroxilo están todos por debajo del plano de la estructura anular, mientras que todos los grupos metilo están por encima del plano del anillo (fig. 10-26). Como resultado, estas dos caras diferentes podrían estar expuestas a moléculas hidrófilas e hidrófobas, respectivamente, lo que interviene en su papel como detergentes en el proceso de digestión. Los ácidos biliares facilitan la digestión de los lípidos mediante la emulsificación de las grasas y la formación de micelas. Las micelas de sales biliares transportan los monoglicéridos digeridos y los ácidos grasos libres, que son productos insolubles de los triacilgliceroles, a los bordes en cepillo del epitelio para su absorción.

PREGUNTA: ¿cómo se metaboliza el colesterol?

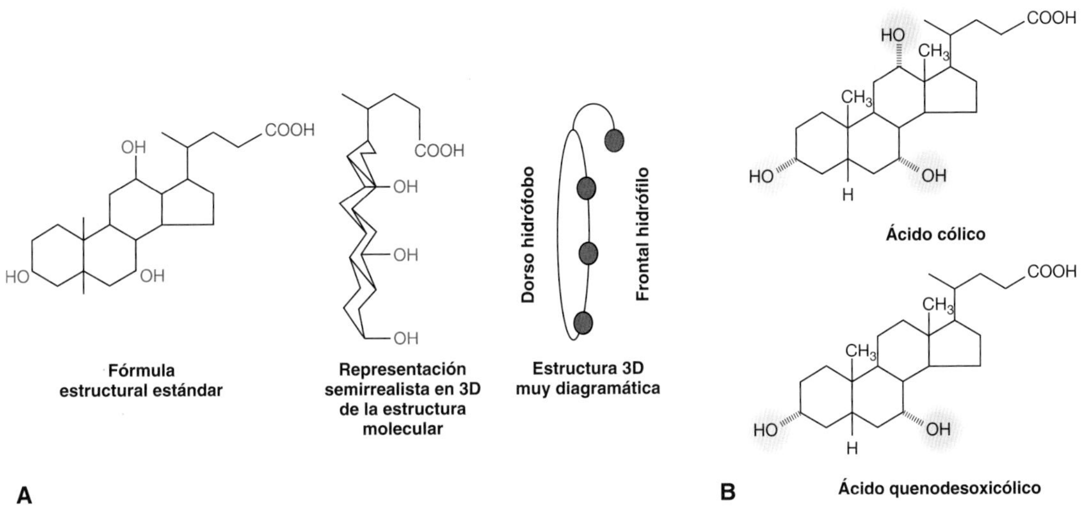

FIGURA 10-26 A, B. Estructura de los ácidos biliares. (De Abali EE Cline SD, Franklin DS, Viselli S, Ferrier DR. *Biochemistry.* 8th ed. Wolters Kluwer; 2022, figura 18-9.)

RESPUESTA: a diferencia de la glucosa o los ácidos grasos, la estructura anular del colesterol no puede metabolizarse a CO_2 y H_2O en los seres humanos. La síntesis y posterior excreción de ácidos biliares en las heces representan el único mecanismo significativo para eliminar el exceso de colesterol. Parte del colesterol libre también se elimina del organismo por secreción en la bilis. Una vez transportado al intestino para su eliminación, parte del colesterol es modificado en coprostanol y colestenol por las bacterias del intestino antes de su excreción. Junto con el colesterol, estos compuestos constituyen la mayor parte de los esteroles fecales neutros.

PREGUNTA: ¿cómo se sintetizan los ácidos biliares?

RESPUESTA: los ácidos biliares más abundantes en la bilis humana son el ácido quenodesoxicólico y el ácido cólico. Se denominan ácidos biliares primarios. Su síntesis a partir del colesterol es un proceso de varios pasos que tiene lugar en el hígado. El paso limitante es catalizado por la **7-alfa hidroxilasa (CYP7A)**, que hidroxila el colesterol en las 7 posiciones (fig. 10-27). La síntesis de ácidos biliares primarios está regulada por un mecanismo de retroalimentación que disminuye la expresión de la 7-alfa-hidroxilasa y la retroalimentación de activación. Cuando los ácidos biliares se acumulan, se reduce la síntesis de ácidos biliares. A la inversa, la acumulación de colesterol induce la síntesis de ácidos biliares. El pKa de los ácidos biliares es ~ 6. Por lo tanto,

en el lumen intestinal, que suele tener un pH de 6, alrededor de 50% de las moléculas están presentes en forma protonada y 50% ionizadas, que forman sales biliares. La modificación ulterior de los ácidos biliares primarios para convertirlos en sales biliares aumenta su solubilidad y los convierte así en mejores detergentes. Esto se consigue conjugándolos mediante enlaces amida de glicina o taurina con el grupo carboxilo del anillo para producir las sales **biliares primarias**, a saber, el **ácido glicocólico** y el **ácido taurocólico**. Estas modificaciones no solo aumentan su hidrofilicidad, sino que también disminuyen su citotoxicidad. Los ácidos biliares conjugados son los principales solutos de la bilis humana.

PREGUNTA: ¿cómo se sintetizan los ácidos biliares secundarios?

RESPUESTA: cuando las sales biliares primarias son secretadas al lumen del intestino, cada una de ellas es deshidroxilada en C-7 y desconjugada por bacterias anaerobias del colon para producir dos ácidos biliares secundarios, a saber, el ácido desoxicólico y el ácido litocólico. Así pues, los cuatro tipos principales de ácidos biliares son ácido cólico, ácido quenodesoxicólico, ácido desoxicólico y ácido litocólico. Como era de esperar, los ácidos biliares secundarios son menos solubles debido a la deshidroxilación y desconjugación que los ácidos biliares primarios. Más de 95% de los ácidos biliares en humanos sanos son ácido cólico, ácido quenodesoxicólico y ácido desoxicólico, y prácticamente todos los

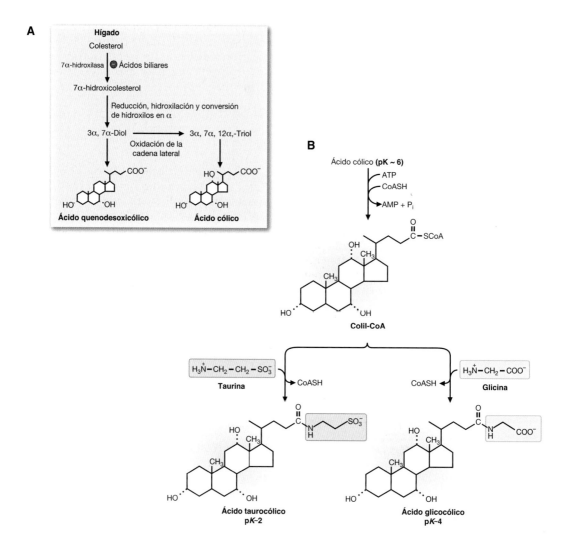

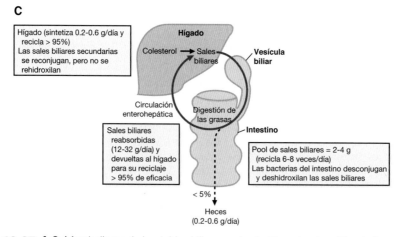

FIGURA 10-27 A-C. Metabolismo de los ácidos biliares y circulación enterohepática de las sales biliares. (De Lieberman M, Ricer RE. *Biochemistry, Molecular Biology, and Genetics.* 6th ed. Wolters Kluwer Health/Lippincott Williams & Wilkins; 2014, figura 7-12.)

ácidos biliares se encuentran en forma conjugada. Por otro lado, los ácidos biliares fecales no están casi en su totalidad conjugados debido a las enzimas bacterianas desconjugadoras del colon y consisten principalmente en ácidos biliares deshidroxilados, ácido desoxicólico y ácido litocólico.

PREGUNTA: ¿cuál es el destino de los ácidos biliares primarios y secundarios?

RESPUESTA: el término circulación enterohepática implica el movimiento de los ácidos biliares del hígado al intestino delgado y de vuelta al hígado. La reserva de ácidos biliares contiene unos 2 a 4 g de ácidos biliares. Esta reserva se recicla a través de la circulación enterohepática ~ 6-8 veces cada día, de modo que pueden entrar en el duodeno entre 12 a 32 g de ácidos biliares durante un periodo de 24 horas (fig. 10-27). De la reserva total de sales biliares, alrededor de 0.2-0.6 g se excretan en las heces cada día. Esta fracción perdida de sales biliares se repone a partir del colesterol mediante la síntesis hepática *de novo* de ácidos biliares.

Los ácidos biliares atraviesan el hepatocito y se secretan activamente en la bilis canalicular, completando el ciclo enterohepático. El transporte ileal de sales biliares es muy eficaz, con una absorción aproximada de 95%; sin embargo, entre 0.2 y 0.6 g de sales biliares escapan a diario de la circulación enterohepática y se convierten en sustratos para que las bacterias del colon los transformen en ácidos biliares secundarios. Solo una pequeña cantidad de ácidos biliares secundarios es absorbida por el colon y devuelta al hígado. Los ácidos biliares secundarios que vuelven al hígado pueden ser reconjugados; sin embargo, no son hidroxilados. El resto de los ácidos biliares secundarios se pierde en las heces, lo que representa el único mecanismo de eliminación del anillo de cuatro miembros derivado del colesterol.

PREGUNTA: ¿qué consecuencias puede tener una alteración del metabolismo de los ácidos biliares?

RESPUESTA: la colelitiasis (cálculos biliares) representa uno de los problemas quirúrgicos más comunes en todo el mundo y es en especial frecuente en la mayoría de los países occidentales. Solo en Estados Unidos, los cálculos biliares están presentes en 8 a 20% de la población a la edad de 40 años y es más probable que se desarrollen en las mujeres que en los hombres en una proporción aproximada de 2-3 a 1.

Existen tres tipos de cálculos biliares (fig. 10-28). El primer tipo y el más frecuente (representa ~ 75% de los casos) son los cálculos de colesterol. El segundo tipo de cálculos biliares es la variedad pigmentada. Los cálculos pigmentados pueden ser negros o marrones. Los cálculos negros se producen por la cristalización de bilirrubinato cálcico. El aumento de la destrucción de glóbulos rojos (hemólisis) y el metabolismo anormal de la hemoglobina (enfermedad hepática) son responsables de entre 15 y 20% de todos los cálculos biliares. Los cálculos marrones se desarrollan de forma secundaria a la estasis y a la infección bacteriana anaerobia. Están formados principalmente por fosfato o carbonato cálcicos. El último tipo de cálculos biliares encontrados es el mixto, que contiene una mezcla de colesterol y pigmento. Los cálculos biliares tienden a for-

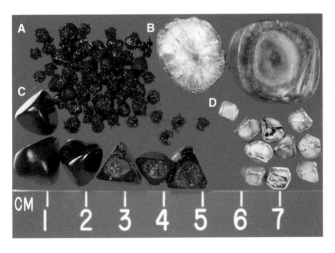

FIGURA 10-28 Diferentes tipos de cálculos biliares. **A.** Cálculos de pigmento negro, que son pequeños e irregulares. **B.** Cálculos de colesterol. **C y D.** Cálculos mixtos de colesterol. (De Longacre TA. *Mills and Sternberg's Diagnostic Surgical Pathology.* 7th ed. Wolters Kluwer Medical; 2021, figura 38-8.)

marse cuando hay estasis de bilis, alteración de la motilidad de la vesícula biliar y desequilibrio del contenido biliar.

Cinco defectos primarios pueden causar la formación de cálculos biliares de colesterol: 1) ciertos factores genéticos, incluidos los genes LITH; 2) hipersecreción hepática de colesterol biliar; 3) hipomotilidad de la vesícula biliar; 4) transiciones rápidas de fase del colesterol en la bilis del estado líquido al sólido, y 5) ciertos factores intestinales. Estos defectos actúan en conjunto para facilitar la nucleación y cristalización del colesterol y, en última instancia, promueven la formación de cálculos biliares de colesterol (fig. 10-29A y B).

Por lo general, existe un delicado equilibrio entre los niveles de ácidos biliares, fosfolípidos y colesterol. El triángulo de Admirand se utiliza para demostrar dónde el colesterol es totalmente soluble (fig. 10-29B). Fuera de esta zona, el colesterol se cristaliza. Cuando se rompe este equilibrio, es en especial cuando hay sobresaturación con colesterol, existe una predisposición al desarrollo de cálculos biliares de tipo colesterol. Esto ocurre cuando el colesterol sobresatura la bilis, dando lugar a la cristalización. La presencia de factores enucleantes puede servir entonces de nido para la formación de cálculos.

Resolución del caso

Después de ser estabilizada médicamente, la paciente se somete a una colecistectomía laparoscópica. Como seguimiento de su hipertensión y diabetes, se ordenan pruebas de laboratorio para

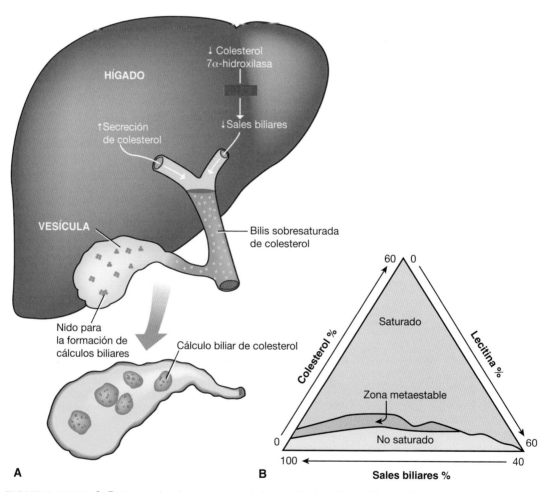

FIGURA 10-29 **A.** Factores primarios que causan la formación de cálculos biliares. (De Rubin E, Farber JL. *Pathology.* 3rd ed., Lippincott Williams & Wilkins. Lippincott Williams & Wilkins; 1999, figura 14-67.) **B.** Triángulo de Admirand. (De Lawrence PF. *Essentials of General Surgery.* 5th ed. Wolters Kluwer Health/Lippincott Williams & Wilkins; 2013, figura 16-2.)

TABLA 10-9 Caso 10.4. Resultados del seguimiento de laboratorio de la paciente

Prueba (unidades)	Paciente	Intervalo de referencia
Colesterol (mg/dL)	275	< 200
Triglicéridos (mg/dL)	300	< 150
LDL (mg/dL)	165	< 100
HDL (mg/dL)	50	> 60
HbA1C (%)	7.2	< 5.7

perfil lipídico y HbA1C (tabla 10-9). Los resultados muestran que tiene hipercolesterolemia y que su diabetes está mal controlada.

Durante los 2 días siguientes, evoluciona bien clínicamente. Se recomiendan consultas con un DC y su internista. El seguimiento específico ha permitido a la paciente perder peso, hacer más ejercicio y controlar la presión arterial y el colesterol. Su pronóstico general ha mejorado.

Conceptos de alto rendimiento

1. La bilis se compone principalmente de ácidos biliares, fosfolípidos y colesterol.
2. Los ácidos biliares son importantes para la digestión y absorción de lípidos.
3. La síntesis de ácidos biliares primarios a partir del colesterol es regulada por un mecanismo de retroalimentación que disminuye la expresión de la 7-alfa-hidroxilasa y la retroalimentación de activación.
4. Alrededor de 95% de las sales biliares se reabsorben a través de la circulación enterohepática.
5. El tipo más común de cálculos biliares son los de colesterol.
6. Los cálculos negros surgen de la cristalización de bilirrubinato cálcico debido al aumento de la hemólisis de los glóbulos rojos.
7. Un desequilibrio entre los niveles de ácidos biliares, fosfolípidos y colesterol puede provocar la cristalización del colesterol, dando lugar a la formación de cálculos biliares.
8. La sobresaturación de la bilis con colesterol junto con la dismotilidad de la vesícula biliar y el aumento de la producción de moco predisponen a la formación de cálculos biliares.
9. El cólico biliar se produce cuando un cálculo biliar se aloja temporalmente en el conducto cístico. Los síntomas son transitorios.

10. La colecistitis se caracteriza por un dolor en el CSD persistente. A menudo se acompaña de náusea, vómito y dura horas, ya que el cálculo se ha alojado en el conducto cístico, lo que provoca distensión de la vesícula biliar.
11. La elevación de la bilirrubina y la fosfatasa alcalina o un conducto biliar común dilatado en los estudios de imagen deben alertar de la posibilidad de coledocolitiasis (un cálculo [o varios]) alojado en el conducto biliar común.
12. La edad, el sexo, la obesidad, el síndrome metabólico, los efectos de los estrógenos, la pérdida rápida de peso y la predisposición genética son factores que influyen en la formación de cálculos biliares.

CASO 10.5

Una mujer de 60 años de edad acude al médico quejándose de letargo y molestias leves inespecíficas en rodillas, caderas y hombros que han ido empeorando en los últimos 6 meses. No ha habido cambios de peso ni de apetito. Niega fiebre, cambios en los hábitos intestinales o síntomas cardiopulmonares.

Su historial médico se caracteriza por un empeoramiento de obesidad e hipertensión. La última vez que acudió a un médico fue hace 4 años, cuando se le recomendó que adelgazara y controlara su hipertensión. Sin embargo, no ha modificado su dieta ni su pauta de ejercicio en los últimos 4 años y no siguió la terapia prescrita. Fuma un paquete de cigarrillos al día y no bebe alcohol. No toma medicamentos ni tiene alergias. Trabaja como contable y describe un estilo de vida muy sedentario.

En la exploración física se observa una presión arterial de 150/90 mm Hg, un IMC de 37 kg/m^2 y un perímetro de cintura de 96.5 cm (38 pulgadas). Excepto por su obesidad, no hay otros hallazgos físicos significativos. Sus pruebas de laboratorio iniciales se muestran en la tabla 10-10.

TÉRMINOS CLAVE Y DEFINICIONES

Cuerpos de Mallory. Cuerpos de inclusión hialinos citoplasmáticos en hepatocitos que indican daño hepático.

Esteatosis. Se refiere a la acumulación deletérea de un exceso de grasa en el hepatocito. Aunque la esteatosis por sí sola probablemente no sea perjudicial, se convierte en un marcador de que la maquinaria metabólica va mal.

HGNA. Enfermedad del hígado graso no alcohólico.

TABLA 10-10 Caso 10.5. Hallazgos de laboratorio de una mujer de 60 años con letargo y molestias leves inespecíficas en rodillas, caderas y hombros

Prueba (unidades)	Paciente	Intervalo de referencia
Leucocitos (/µL)	3 900	4 000-10 000
Hb (g/dL)	12.0	14-17
Plaquetas (/µL)	90,000	150 000-300 000
MCV (fL)	98	80-100
Na$^+$ (mEq/L)	130	136-145
K$^+$ (mEq/L)	4.2	3.5-5.0
Cl$^-$ (mEq/L)	110	98-106
HCO$_3^-$ (mEq/L)	18	23-28
Glucosa (g/dL)	100	70-100
HbA1C (%)	6.1	< 5.7
Colestorol (mg/dL)	210	< 200
Triglicéridos (mg/dL)	220	< 150
LDL (mg/dL)	144	< 100
HDL (mg/dL)	30	> 60
AST/ALT (unidades/L)	90/70	0-35
ALP (unidades/L)	145	36-92
Bilirrubina (mg/dL)	1.5	0.3-1.2
Bilirrubina directa (mg/dL)	0.6	0.1-0.3
TP/INR	1.0	1.0
Albúmina (g/dL)	4.1	4.0-6.0
TSH (unidades/mL)	3.3	0.5-5.0

Impresión clínica

PREGUNTA: ¿qué opina sobre un diagnóstico diferencial basado en la información presentada hasta ahora?

RESPUESTA: el hecho crucial de la historia es que la paciente ha tenido riesgos para la salud como la obesidad, el consumo de tabaco y un estilo de vida sedentario durante muchos años. Su hipertensión no ha sido controlada. Aunque presenta molestias articulares difusas, es evidente que no percibe los signos de peligro.

La dislipidemia combinada con obesidad central, dislipidemia e hipertensión apoya el diagnóstico de síndrome metabólico. Pero hay una arruga adicional en este caso. Hay elevaciones de AST/ALT e inversión de la relación habitual (la ALT suele ser mayor que AST). Por lo general se aso-cia esta inversión (AST > ALT) con el abuso del alcohol; sin embargo, ahora sabemos que también puede observarse en la esteatohepatitis no alcohólica (EHNA). Además, la bilirrubina y la fosfatasa alcalina están ligeramente elevadas, lo que sugiere daños más importantes en el hígado. Por último, hay una leve pancitopenia que debe tenerse en cuenta.

PREGUNTA: ¿podría explicarse todo esto por fibrosis hepática, hipertensión portal temprana y esplenomegalia leve?

RESPUESTA: la albúmina está en el extremo inferior del rango normal. Sin embargo, no hay alteración de la coagulación indicada por un TP/INR normal, lo que sugiere que la función sintética del hígado está todavía marginalmente intacta.

En primer lugar, hay que excluir las hepatitis virales crónicas B y C, así como la hemocromatosis, basándose en su frecuencia relativa y su tendencia a aparecer después de un periodo oculto prolongado. El abuso del alcohol, los agentes virales como las hepatitis B y C y la EHNA son las causas más frecuentes de cirrosis en todo el mundo. Podemos estar razonablemente satisfechos, por el momento, de que el abuso de alcohol no está en el cuadro basándonos en la historia. La hemocromatosis sigue siendo la más común de las aberraciones genéticas, pero la detección oportuna mediante tamizaje está disminuyendo en gran medida su impacto en la población. Se solicitan los anticuerpos de la hepatitis B y C, así como la saturación de hierro y la ferritina. Los resultados se muestran en la tabla 10-11.

No se puede culpar a nadie por buscar etiologías menos comunes en este caso, como la hepatitis autoinmune y la colangitis esclerosante primaria. Siempre hay que tener en cuenta la hepatitis autoinmune (por lo general en mujeres en la 3.ª a 4.ª décadas de la vida), la cirrosis

TABLA 10-11 Caso 10.4. Resultados de hepatitis B y C y hierro sérico

Prueba (unidades)	Paciente	Intervalo de referencia
Antígeno de superficie de la hepatitis B	Negativo	Negativo
Anticuerpo de la hepatitis C	Negativo	Negativo
Hierro sérico/TIBC (µg/dL)/(µg/dL)	150/350	60-160/250-460
Ferritina sérica (µg/dL)	150	15-200

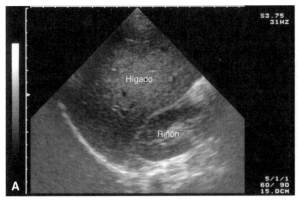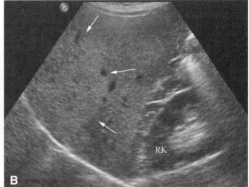

FIGURA 10-30 A. Ecografía de un hígado normal. (De Cosby KS, Kendall JL. Practical Guide to Emergency Ultrasound. 2ª ed. Wolters Kluwer Health/Lippincott Williams & Wilkins; 2014, figura 3-18). **B.** Ecografía de un hígado con infiltración de ácidos grasos (*flechas*). (De Penny SM. *Examination Review for Ultrasound. Abdomen & Obstetrics and Gynecology.* 2ª ed. Wolters Kluwer Health; 2018, figura 2-14.)

biliar primaria (por lo general en mujeres jóvenes o de mediana edad con un patrón de otros problemas autoinmunes asociados) y la colangitis esclerosante (por lo general en hombres en la 3.ª a 4.ª décadas de la vida y una asociación con la enfermedad inflamatoria intestinal (EII) y el colangiocarcinoma). No obstante, se descartan mediante pruebas serológicas. La enfermedad de Wilson (que normalmente se presenta en la infancia tardía) y la enfermedad de la alfa-1-antitripsina (que normalmente se observa con enfermedad pulmonar concomitante), aunque son bastante raras, tampoco tienen nada que las sugiera como posibilidades en este caso. Por último, no hay fármacos ni toxinas en el cuadro que expliquen los hallazgos.

Por último, se solicita una ecografía abdominal que revela un hígado agrandado, no homogéneo, consistente con infiltración grasa (fig. 10-30). Además (no se muestra), se observa colelitiasis. Los conductos biliares son normales; sin embargo, se observa una esplenomegalia leve. No se observa ascitis. El resto del estudio es anodino.

En este último caso, se examinan los efectos de la obesidad, el síndrome metabólico, la dislipidemia y su impacto en el hígado. La enfermedad del hígado graso no alcohólico (HGNA) es la forma más común de enfermedad hepática. Muchos casos de HGNA salen a la luz de forma bastante casual en un estudio orientado a otra entidad. La elevación de las transaminasas es un hallazgo frecuente en los análisis de laboratorio rutinarios. Además, es frecuente que los estudios de imagen informen de esteatosis hepática de forma bastante casual.

La progresión a EHNA a partir de HGNA está eclipsando actualmente a las etiologías virales y rivaliza con el alcohol como principal causa de cirrosis. Por ello, es importante comprender la bioquímica de la EHNA.

PREGUNTA: ¿a qué conclusiones se podría llegar en este punto?

RESPUESTA: además del síndrome metabólico subyacente, el diagnóstico de EHNA es probable. Ahora tenemos datos adicionales basados en la ecografía que sugieren cambios fibróticos/cirróticos tempranos con hipertensión portal temprana (esplenomegalia y pancitopenia).

Recuerde que la esteatosis puede observarse no solo en la obesidad, sino también en muchas otras afecciones, como abuso de alcohol, diabetes, diversas toxinas y fármacos, hepatitis viral, enfermedad de Wilson y fibrosis quística. No todas las esteatosis, incluida la HGNA, dan lugar a EHNA. De hecho, la mayoría de los casos no lo hacen (fig. 10-31). Es en esta transición de la esteatosis a una respuesta inflamatoria (EHNA) donde se empieza a observar una histopatología totalmente diferente. Por lo general, lo primero que se observa es la alteración de la arquitectura normal del hígado, incluido el "abombamiento" de los hepatocitos debido a la pérdida del equilibrio iónico celular y de la homeostasis de fluidos, lo que causa apoptosis. También pueden observarse cuerpos malolientes. A medida que la lesión progresa, se desarrolla fibrosis. Con el tiempo (años) se produce la respuesta fibrótica esperada y, por lo tanto, una lenta progresión hacia la cirrosis (fig. 10-32).

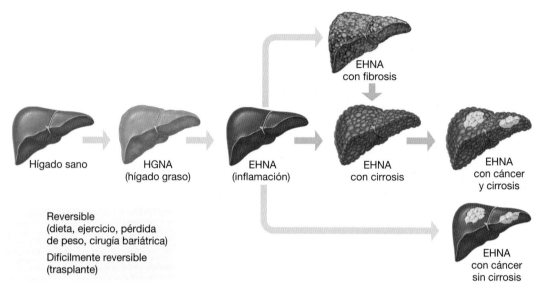

FIGURA 10-31 Progresión clínica de la HGNA. (De Signimu, CC BY-SA 3.0 <https://creativecommons.org/licenses/by-sa/3.0>, vía Wikimedia Commons).

PREGUNTA: ¿cómo se puede confirmar el diagnóstico de EHNA?

RESPUESTA: la biopsia del hígado es el patrón de oro para establecer el diagnóstico de EHNA. Sin embargo, una biopsia no está exenta de riesgos y sus hallazgos no alterarían el enfoque del tratamiento. Se han desarrollado métodos para eludir la biopsia y, sin embargo, determinar que existe fibrosis (por lo tanto, daño hepatocelular). Se han ideado varios algoritmos descritos como "puntuaciones de fibrosis". Utilizando una serie de parámetros, como edad del paciente, AST/ALT y recuento de plaquetas, pueden correlacionarse razonablemente bien con los resultados de la biopsia. Así, se pueden obtener valores predictivos tanto positivos como negativos con una certeza razonable respecto a la fibrosis hepática.

Correlaciones con ciencias básicas

PREGUNTA: ¿cuál es la base bioquímica de la hepatopatía no alcohólica?

RESPUESTA: en Estados Unidos, la enfermedad del hígado graso no alcohólico (EHGNA) afecta hasta a 24% de la población y es la causa más común de pruebas hepáticas anormales. Esto

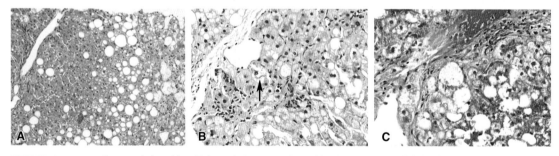

FIGURA 10-32 Características histológicas de la esteatohepatitis no alcohólica (EHNA). **A.** El extremo derecho de la imagen muestra esteatosis centrilobular, inflamación lobular y abombamiento de los hepatocitos. (De Torbenson M, Zhang L, Moreira RK. *Surgical Pathology of the Liver*. Wolters Kluwer; 2018, figura 16-33). **B.** La flecha indica el mallory hialino en un hepatocito abombado. (De Longacre TA. *Mills and Sternberg's Diagnostic Surgical Pathology*. 7th ed. Wolters Kluwer Medical; 2021, figura 36-51.) **C.** Tinción de tricrómico que muestra el patrón característico de la fibrosis avanzada en la esteatohepatitis. (De Longacre TA. *Mills and Sternberg's Diagnostic Surgical Pathology*. 7th ed. Wolters Kluwer Medical; 2021, figura 36-55.)

se debe en gran medida al aumento de la obesidad. La HGNA representa las manifestaciones hepáticas del síndrome metabólico. Representa un espectro de enfermedad que va desde la esteatosis hepática simple a la esteatosis hepática con inflamación y abombamiento celular, denominada esteatohepatitis no alcohólica (EHNA), con diversos grados de fibrosis (fig. 10-32). La principal complicación de la EHNA es la cirrosis, que puede ocasionar una enfermedad hepática descompensada o un carcinoma hepatocelular, que a menudo requiere un trasplante de hígado.

PREGUNTA: ¿cuál es la base bioquímica de la HGNA?

RESPUESTA: múltiples mecanismos, algunos de los cuales ya se han comentado en este capítulo, causan HGNA. Entre ellos se encuentran resistencia a la insulina, hormonas secretadas por el tejido adiposo, factores nutricionales, microbiota intestinal y factores genéticos y epigenéticos.

La resistencia a la insulina seguida de la acumulación de ácidos grasos y triacilglicéridos causa deterioro de la oxidación mitocondrial y peroxisomal de los ácidos grasos. La liberación de citocinas, quimiocinas y adipocinas provoca inflamación lobular, necrosis de los hepatocitos, apoptosis y abandono celular. Además, el colesterol suele aumentar en el plasma de personas con obesidad y es un potente inductor de la inflamación hepática. El resultado final es una hepatitis

necroinflamatoria grave (EHNA) que puede causar una fibrosis importante.

Los pacientes con HGNA suelen tener una resistencia hepática a la insulina "selectiva" o "disociada"; es decir, tienen alterada la homeostasis de la glucosa, pero aumentada la lipogénesis *de novo* hepática mediada por la insulina (fig. 10-33). El aumento del flujo de ácidos grasos libres en el hígado, ya sea por lipogénesis *de novo* o por afluencia de ácidos grasos libres a través de la vena porta, deteriora la acción de la insulina hepática, lo que provoca un aumento de la producción hepática de glucosa, la síntesis de citocinas proinflamatorias y cambios importantes en el metabolismo de las lipoproteínas. **En concreto, la lipogénesis *de novo* hepática limita la betaoxidación de los ácidos grasos mediante la producción del intermediario malonil CoA (la molécula sintetizada en el paso comprometido de la síntesis de ácidos grasos *de novo*), que inhibe la betaoxidación.** Así pues, en las personas con HGNA, el flujo de ácidos grasos libres es elevado, la síntesis de triacilglicerol y el almacenamiento intrahepático de lípidos aumentan, y la exportación de ácidos grasos en forma de VLDL se reduce.

PREGUNTA: ¿qué papel desempeñan las adipocinas en el HGNA?

RESPUESTA: como ya se ha comentado, el tejido adipocitario es un órgano endocrino. La

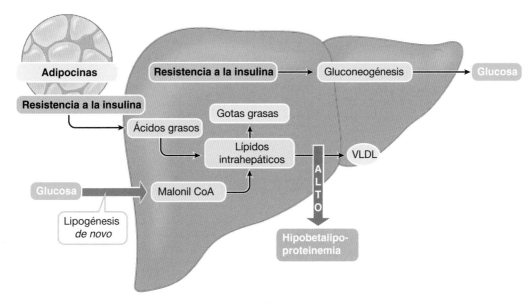

FIGURA 10-33 Bases bioquímicas de la NAFLD. (Adaptada de Creative Commons Zero - CC0 and Adipose tissue diagram; licencia: dominio público; fecha: 14/11/2020; SVG publicado por OpenClipart.)

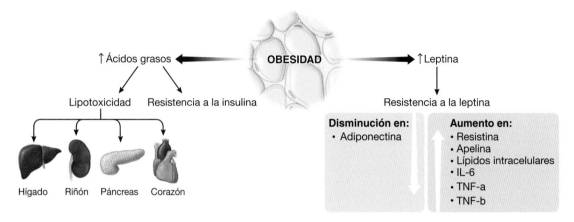

FIGURA 10-34 El papel de las adipocinas en el desarrollo de HGNA en el hígado y la acumulación de lípidos en otros tejidos en la obesidad. (De Ross MH, Pawlina W. *Histology: A Text and Atlas: With Correlated Cell and Molecular Biology.* Wolters Kluwer Health; 2020, figura 9-1; modificada de Vázquez-Vela ME, Torres N, Tovar AR. White adipose tissue as endocrine organ and its role in obesity. *Arch Med Res.* 2008;39:715-728).

adiponectina y la leptina parecen desempeñar un papel esencial en el HGNA (fig. 10-34). **La adiponectina disminuye la resistencia hepática y sistémica a la insulina y mejora la inflamación hepática y la fibrosis.** Sin embargo, los niveles de adiponectina son bajos en el HGNA, lo que acelera la progresión de la enfermedad de esteatosis a EHNA. **Los niveles más altos de leptina se correlacionan con mayor gravedad el HGNA.** Esto llevó a la conclusión de que puede haber "resistencia a la leptina" en el HGNA, un fenómeno similar al de la insulina y la resistencia a la insulina en el síndrome metabólico y la diabetes tipo 2. En condiciones normales, la leptina protege al hígado de la acumulación de lípidos y de la lipotoxicidad. Debido a la resistencia a la leptina, se produce un aumento de la síntesis de ácidos grasos libres, lipogénesis y disminución de la secreción de VLDL. **Como hemos aprendido antes, el aumento de ácidos grasos podría contribuir a la inflamación y fibrosis hepática debido a la acumulación de lípidos y a la peroxidación.**

Resolución del caso

Aunque se están investigando activamente las intervenciones farmacológicas, el tratamiento actual de la EHNA consiste en una pérdida de peso significativa. Una consulta nutricional con la paciente y su cónyuge y un seguimiento y apoyo intensivos parecen ser decisivos para lograr una alteración significativa del estilo de vida. La paciente está motivada para perder peso y hacer más ejercicio, y su médico la vigila de manera estrecha. Por último, se le prescribe un tratamiento adecuado para controlar su hipertensión.

Conceptos de alto rendimiento

1. El abuso del alcohol, los agentes virales como la hepatitis B y C, y la EHNA son las causas más comunes de cirrosis en todo el mundo.
2. Existe una inversión de la relación habitual (la ALT suele ser mayor que la AST) en la esteatohepatitis alcohólica y la esteatohepatitis no alcohólica (EHNA).
3. Las características histológicas de la EHNA incluyen esteatosis, degeneración globular de los hepatocitos con cuerpos de Mallory, infiltración inflamatoria de macrófagos y fibrosis.
4. Los pacientes con HGNA presentan resistencia hepática a la insulina "selectiva", con alteraciones de la homeostasis de la glucosa, pero mayor lipogénesis hepática *de novo* mediada por la insulina.
5. La lipogénesis *de novo* hepática limita la betaoxidación de los ácidos grasos, lo que provoca flujo elevado de ácidos grasos libres, aumento de la síntesis de triacilglicerol, aumento del almacenamiento intrahepático de lípidos y disminución de la secreción de VLDL.
6. Los niveles de adiponectina son bajos en el HGNA, y existe resistencia a la leptina con un aumento concomitante de los niveles de leptina en el HGNA.

PREGUNTAS DE REPASO

1. Un hombre de 44 años de edad acude al médico por fatiga creciente. Duerme bien, pero hace ejercicio con poca frecuencia. Su índice de masa corporal es de 35 kg/m² y su perímetro de cintura es de 106.6 cm. Ha subido de peso 13.6 kg desde su última visita hace 2 años. Su presión arterial es de 150/95 mm Hg sin otros hallazgos en la exploración física. ¿Cuál de los siguientes resultados de laboratorio sugiere el diagnóstico de esteatohepatitis no alcohólica?

	Prueba (unidades)	Paciente	Intervalo de referencia
A	Glucosa (mg/dL)	145	< 100
B	AST/ALT (UI/mL)	95/85	< 45
C	Colesterol (mg/dL)	245	< 200
D	Triglicéridos (mg/dL)	185	< 150

2. Un hombre de 55 años de edad que acaba de someterse a un cateterismo cardiaco y al que se le encuentra una placa significativa en la arteria coronaria descendente anterior conocida como *widow-maker*. ¿Cuál de los siguientes es el factor iniciador más probable en la formación de esta placa?
   A. HDL elevado y LDL deprimido
   B. Daño endotelial
   C. Presión arterial elevada
   D. Niveles elevados de lipoproteína (a)

3. A un hombre de 42 años de edad se le diagnostica hipertensión. Su índice de masa corporal es de 35 kg/m², la HbA1C es de 7.5 y su cociente AST/ALT es de 125/105 unidades/L. El hígado está agrandado y la textura se describe en un estudio de imagen como "no homogénea consistente con infiltración grasa y posible cirrosis temprana". ¿Cuál de las siguientes es la explicación más probable para estos hallazgos?
   A. Disminución de los niveles de adipectina
   B. Disminución de la síntesis de TAG en el hígado debido a la resistencia a la leptina
   C. Disminución de la síntesis de malonil CoA en el hígado
   D. Disminución de la producción de glucosa por el hígado

4. Una mujer de 50 años de edad acude al servicio de urgencias por un dolor agudo en la región derecha de 4 horas de duración. Se acompaña de náusea, vómito y fiebre. Afirma que en los últimos 2 años ha tenido ataques similares de frecuencia creciente alrededor de 1 hora después de las comidas. Sin embargo, este ataque no ha disminuido como otros en el pasado. Por lo demás, está sana, no toma medicamentos y no bebe alcohol. Su madre y su hermana se han sometido a una colecistectomía. La exploración física revela temperatura de 37.5 °C, pulso de 88/min, presión arterial de 140/85 mm Hg y frecuencia respiratoria de 17 respiraciones/min. En la exploración física, el principal hallazgo es una marcada sensibilidad a la palpación en la región superior derecha. Los estudios de laboratorio muestran:

Prueba (unidades)	Paciente	Intervalo de referencia
Leucocitos (/mm³)	16 500	4 000-10 000
AST/ALT (unidades/L)	75/95	< 35
Amilasa/lipasa	Normal	

¿Cuál de las siguientes es la causa más probable de su enfermedad aguda?
   A. Obstrucción de su conducto cístico por un cálculo biliar
   B. Obstrucción de su conducto biliar común por un cálculo biliar
   C. Obstrucción de su conducto pancreático por un cálculo biliar
   D. Obstrucción de su ampolla de Vater por un cálculo biliar

5. A un hombre de 65 años de edad le diagnosticaron diabetes tipo II hace 15 años. Ha sido muy negligente en el control de la enfermedad y ahora acude a su médico por problemas de visión. El paciente describe que experimenta moscas volantes, visión borrosa, distorsión y pérdida progresiva de la agudeza visual. Describe dolor en la extremidad inferior izquierda al caminar y ulceraciones que no cicatrizan en el dedo gordo del pie. ¿Qué respuesta describe más correctamente el proceso patológico en este paciente?
   A. Aumento de la permeabilidad del sorbitol en la retina
   B. Aterosclerosis
   C. Glicación no enzimática de las proteínas
   D. Inflamación autoinmune de las células alfa

El siguiente escenario clínico se aplica a las dos preguntas siguientes.

Un hombre de 38 años de edad acude al médico para un examen rutinario de mantenimiento de la salud. Mide 1.80 m y pesa 75 kg; su índice de masa corporal es de 31.5 kg/m^2. Su presión arterial es de 135/80 mm Hg. Su perímetro de cintura es de 104 cm. La exploración física no muestra anomalías. Sus antecedentes médicos solo son significativos para esofagitis. Los estudios de laboratorio muestran:

Prueba (unidades)	Paciente	Intervalo de referencia
Glucosa (mg/dL)	130	70-100
HbA1C	7.9	4-5.6
Colesterol (mg/dL)	210	150-199
Triglicéridos (mg/dL)	165	< 150
LDL (mg/dL)	115	< 130
HDL (mg/dL)	62	> 60
AST/ALT (UI)	30/35	< 35
ALP (UI/L)	42	36-92
Bilirrubina (mg/dL)	1.0	0.3-1.2
INR	1.0	< 1.1
Albúmina (g/dL)	4.1	3.5-5.5
TSH (unidades/mL)	3.3	0.5-5.0

6. ¿Cuál de los siguientes es el diagnóstico más probable en este caso?

   A. Hipercolesterolemia familiar
   B. Esteatohepatitis no alcohólica
   C. Diabetes tipo 2
   D. Síndrome metabólico

7. ¿Cuál de las siguientes vías metabólicas del hígado tendrá una actividad disminuida en este paciente?

   A. Disminución de la beta-oxidación
   B. Disminución de la gluconeogénesis
   C. Disminución de la síntesis de VLDL
   D. Disminución de la lipogénesis

El siguiente escenario clínico se aplica a las dos preguntas siguientes.

Una mujer de 42 años de edad acude al médico para un examen rutinario de control. Tiene un historial de 8 años de hipertensión tratada con un diurético tiazídico. Refiere que se cansa con facilidad con el esfuerzo, pero por lo demás está asintomática. Bebe uno o dos vasos de vino a la

semana. No tiene antecedentes de viajes recientes. No hay antecedentes familiares de enfermedad hepática. Su IMC es de 34 kg/m^2. Su presión arterial es de 140/90 mm Hg. La exploración no muestra otras anomalías excepto obesidad troncular sin estrías abdominales. Los estudios de laboratorio pertinentes muestran:

Prueba (unidades)	Paciente	Intervalo de referencia
Nitrógeno ureico (mg/dL)	19	7-18
Glucosa (mg/dL)	117	70-100
Creatinina (mg/dL)	1	0.6-1.2
Colesterol total (mg/dL)	227	150-199
Colesterol HDL (mg/dL)	32	> 40
Triglicéridos (mg/dL)	347	< 150
AST (unidades/L)	87	< 35
ALT (unidades/L)	85	< 35
Ferritina (ng/mL)	100	12-150
Saturación de transferrina (%)	30	20-50

8. ¿Cuál de los siguientes es el diagnóstico preliminar más probable que causa el aumento de la actividad de las enzimas hepáticas séricas en este paciente?

   A. Hígado graso alcohólico
   B. Hemocromatosis
   C. Hepatitis A
   D. Esteatohepatitis no alcohólica

9. ¿Cuál es la explicación más probable de que el ejercicio mejore los resultados de laboratorio en este paciente?

   A. Disminuye GLUT4 en la membrana plasmática
   B. Activa la vía AMPK
   C. Disminuye la sensibilidad a la insulina
   D. Activa la lipogénesis en el músculo

10. Una mujer de 44 años de edad es llevada al servicio de urgencias por su esposo debido a un dolor intenso que la ha despertado del sueño. La exploración muestra sensibilidad epigástrica. Su última menstruación fue hace 3 semanas. El esposo afirma que el dolor dura un par de horas y a veces se acompaña de vómito. En ocasiones, el dolor aparece después de comidas copiosas. Sus deposiciones han sido normales. Su temperatura es de 37.8 °C, pulso es de 100/min y presión arte-

rial es de 145/90 mm Hg. La paciente mide 1.70 m, pesa 68 kg y su IMC es de 30 kg/m². Las pruebas de laboratorio muestran:

Prueba (unidades)	Paciente	Intervalo de referencia
Glucosa (mg/dL)	100	70-100
HbA1C (%)	7.2	4-5.6
Colesterol (mg/dL)	213	150-199
Triglicéridos (mg/dL)	235	< 150
LDL (mg/dL)	128	< 130
HDL (mg/dL)	38	> 60
AST/ALT (unidades/L)	32/30	< 35
ALP (unidades/L)	45	36-92
Bilirrubina (mg/dL)	1.0	0.3-1.2
TP/INR	1.0	< 1.1
Albúmina (g/dL)	4.1	3.5-5.5
TSH (unidades/mL)	4	0.5-5.0
Lipasa (unidades/L)	62	0-160
Amilasa (unidades/L)	57	25-125

¿Cuál de las siguientes es la causa más probable de los síntomas del paciente?

A. Hepatitis
B. Colecistitis
C. Hipercolesterolemia
D. Pancreatitis

RESPUESTAS

1. B es correcta. Lo más probable es que tenga esteatohepatitis no alcohólica (EHNA), ya que las transaminasas anormales reflejan un proceso inflamatorio en el hepatocito en un paciente con síndrome metabólico.

   A, C y D son incorrectas. Aunque A, C y D suelen estar elevadas en la EHNA, también lo están en el síndrome metabólico y el HGNA. El aumento de AST/ALT son los datos distintivos que indican una respuesta inflamatoria en el hígado.

2. B es correcta. La formación de placas se produce cuando hay una lesión inicial de la íntima de la pared vascular. En ese momento se produce la infiltración leucocitaria y el aumento de la permeabilidad de la pared vascular.

   A es incorrecta. El daño aterogénico se acelera si la relación LDL/HDL muestra un claro predominio del colesterol LDL sobre el HDL.

   Un HDL elevado y un LDL bajo son "protectores" y conviene mantenerlos clínicamente.

   C es incorrecta. Es poco probable que una presión arterial elevada provoque por sí sola el desarrollo de una placa aterosclerótica.

   D es incorrecta. Los niveles elevados de Lp(a) son un modesto factor de riesgo independiente de enfermedad cardiovascular (ECV) aterosclerótica (en especial infarto del miocardio), pero se desconoce su papel en el desarrollo de la placa aterosclerótica.

3. A es correcta. Parece que el paciente tiene síndrome metabólico y probablemente EHNA. Los niveles de adiponectina están disminuidos en la EHNA, lo que provoca un aumento de los niveles de TAG en el hepatocito y la consiguiente deposición de grasa. Sin embargo, en este caso se está produciendo mucho más que esteatosis. Este proceso ha desencadenado la producción de radicales libres, el daño de los hepatocitos y la fibrosis resultante (EHNA).

   B es incorrecta. La resistencia a la leptina provoca un aumento de la formación de TAG en los hepatocitos.

   C es incorrecta. Los niveles de malonil CoA aumentan debido al incremento de la glucólisis. La beta oxidación se inhibe en el hígado por la acumulación de malonil CoA, que es el inhibidor de la actividad de la carnitina palmitoiltransferasa I (CPT I) esencial para la oxidación de los ácidos grasos de cadena larga.

   La D es incorrecta. La producción de glucosa aumenta en el hígado debido al aumento de la gluconeogénesis a causa de la resistencia a la insulina.

4. A es correcta. Este paciente presenta una colecistitis aguda clásica. Un cálculo biliar ha impactado en el conducto cístico causando este cuadro clínico.

   B es incorrecta. Un cálculo biliar que se ha escapado al conducto biliar común podría obstruir el flujo biliar y provocar ictericia clínica en el paciente que no se ve aquí, ya que el nivel de bilirrubina es normal.

   C es incorrecta. Aunque el cuadro clínico podría parecerse a una pancreatitis aguda, los marcadores de laboratorio de esta entidad son normales, lo que excluye esta posibilidad.

   D es incorrecta. La obstrucción de la ampolla de Vater por un cálculo biliar puede provocar la activación de las enzimas digestivas pancreáticas dentro del propio páncreas, causando una pancreatitis aguda. Los resultados de amilasa y lipasa de la paciente son normales, por lo que esta opción es poco probable.

5. C es correcta. Los productos finales de glicación avanzada (AGE) alteran las proteínas y su función normal. Este proceso desempeña un papel más importante en la causalidad de retinopatía, neuropatía y nefropatía diabéticas.

   A es incorrecta. La glucosa se reduce a sorbitol por la enzima aldosa reductasa. El sorbitol es osmóticamente activo e impermeable a la membrana celular, lo que provoca daños en la retina.

   B es incorrecta. El mal tratamiento de su diabetes puede acelerar el proceso aterosclerótico en este paciente. Sin embargo, la oclusión arterial debida a este proceso provoca pérdida repentina de visión.

   D es incorrecta. La inflamación autoinmune de las células beta causa la diabetes tipo 1 y no las células alfa.

6. C es correcta. Sus niveles de glucosa en sangre y de HbA1C son elevados, lo que sugiere diabetes tipo 2, definida por niveles de glucosa plasmática en ayunas superiores a 126 mg/dL.

   A es incorrecta. Aunque los niveles de colesterol LDL son elevados en el paciente, no se mencionan antecedentes familiares de enfermedad coronaria y la exploración física no muestra ninguno. En la hipercolesterolemia familiar, los niveles de LDL están muy elevados y suelen superar los 190 mg/dL.

   B es incorrecta. En la esteatohepatitis no alcohólica, los valores de AST/ALT y ALP están elevados, lo que no ocurre en este caso.

   D es incorrecta. El paciente tampoco tiene síndrome metabólico, ya que solo se cumplen dos de las condiciones: hipertensión arterial y niveles de glucosa plasmática en ayunas.

7. A es correcta. Este paciente tiene diabetes de tipo 2 en la que la gluconeogénesis está aumentada lo que conduce a hiperglucemia, la secreción de VLDL está aumentada debido al aumento de la lipogénesis. Sin embargo, la beta-oxidación está frenada debido al aumento de la peroxidación lipídica que conduce a la disfunción mitocondrial. La beta-oxidación también se inhibe por los altos niveles de ácidos grasos en el hígado que actúan como un inhibidor alostérico.

   B es incorrecta. La diabetes tipo 2 no solo se debe a la resistencia a la insulina, sino también a niveles elevados de glucagón, que estimula la gluconeogénesis.

   C es incorrecta. La lipasa hormonosensible es activada por el glucagón, lo que provoca un exceso de ácidos grasos libres en la circulación. Como resultado, estos ácidos grasos libres son absorbidos por el hígado y se empaquetan de nuevo en triacilglicerol y se envían de nuevo a la circulación en VLDL.

   D es incorrecta. Por lo general, los pacientes con diabetes tipo 2 presentan resistencia hepática a la insulina "selectiva" o "disociada"; es decir, tienen homeostasis de la glucosa alterada, pero lipogénesis hepática *de novo* mediada por la insulina potenciada.

8. D es correcta. Las funciones enzimáticas hepáticas anormales junto con hipertensión, hipertrigliceridemia e hiperglucemia concuerdan con la esteatohepatitis no alcohólica (EHNA).

   A es incorrecta. El paciente solo consume niveles moderados de vino; por lo tanto, es poco probable que padezca hepatopatía grasa alcohólica.

   B es incorrecta. Los valores normales de ferritina y saturación de transferrina son indicios de que esta paciente no tiene hemocromatosis. Este trastorno sería muy improbable en una mujer en menstruación.

   C es incorrecta. Aunque las enzimas de la función hepática son anormales, no hay pruebas de que la paciente tenga hepatitis A. No ha viajado a una zona endémica de hepatitis A. Los pacientes con hepatitis A suelen acudir a la consulta con síntomas de una enfermedad viral, como fiebre alta. Lo más probable es que la hepatitis A se presente con niveles de AST/ALT de cientos o más en el caso agudo. No existe una entidad conocida como hepatitis A crónica. Se necesitan más pruebas para eliminar las hepatitis B y C crónicas del diagnóstico diferencial.

9. B es correcta. El ejercicio provoca la activación de la AMPK. En consecuencia, esta vía de señalización permite la translocación de GLUT4 desde las vesículas citoplasmáticas a la membrana celular para aumentar la captación de glucosa en el músculo.

   A es incorrecta. El ejercicio activa la AMPK, que aumenta la translocación de GLUT4 a la membrana plasmática de las células musculares, lo que permite captar el exceso de glucosa en circulación.

   C es incorrecta. El ejercicio aumenta la sensibilidad a la insulina de dos maneras: incrementando la captación de glucosa por el músculo y aumentando la transcripción de los receptores de insulina.

   D es incorrecta. El músculo en condiciones fisiológicas normales no almacena triacilglicerol; sin embargo, en pacientes con obesidad con síndrome metabólico el depósito de grasa se desvía del tejido adiposo a sitios ectópicos como el hígado y el músculo. El ejercicio aumenta la betaoxidación y no la lipogénesis.

10. B es correcta. La paciente tiene síndrome metabólico con HDL bajo, hipertensión, hipertrigliceridemia e hiperglucemia. La paciente experimenta dolor debido a cálculos biliares que obstruyen intermitentemente su vía biliar. Los pacientes con síndrome metabólico tienen mayor riesgo de desarrollar cálculos biliares. Sus síntomas concuerdan con este diagnóstico, es decir, duración y localización del dolor, asociación con comidas copiosas y vómito. El sexo, la edad, el peso y las hormonas femeninas de la paciente también apuntan hacia una colelitiasis causante de colecistitis.

A es incorrecta. AST/ALT, albúmina y TP/INR están dentro de los valores normales, lo que sugiere un hígado sano.

C es incorrecta. Aunque la hipercolesterolemia puede provocar la aparición de cálculos biliares, sus síntomas no pueden explicarse por niveles elevados de colesterol.

D es incorrecta. En la pancreatitis, los niveles de lipasa y amilasa deben ser al menos tres veces superiores al valor normal para establecer inequívocamente ese diagnóstico. Sin embargo, este no es el caso de esta paciente.

PREGUNTAS DE REPASO

1. Un niño de 10 años es llevado a los servicios de protección de menores para ser evaluado. Se queja de que le "duele todo". La exploración física muestra a un niño delgado y de aspecto enfermizo con múltiples hematomas y petequias. Le sangran las encías y le faltan dos dientes. Tiene el pelo pálido, con hemorragia perifolicular y en forma de sacacorchos. Presenta neuropatía periférica. Las pruebas de laboratorio revelan una anemia normocítica. ¿Cuál de los siguientes suplementos es más probable que hubiera evitado el estado de este paciente?

   A. Cobalamina
   B. Hierro
   C. Ácido ascórbico
   D. Tiamina

2. Un varón de 40 años acude al médico para un examen de seguimiento tras una cirugía de derivación gástrica en Y de Roux. Dice que tiene dolor abdominal intenso, distensión abdominal, desvanecimiento, pérdida de peso y urgencia para defecar, todo lo cual aparece entre 10 y 60 minutos después de las comidas. Añade que ha estado teniendo diarrea explosiva con 3-6 deposiciones al día. Varias horas después de las comidas experimenta con frecuencia debilidad intensa, palpitaciones. ¿Cuál de los siguientes procesos es más probable que cause diarrea explosiva en este paciente debido a la cirugía?

   A. Tiempo de tránsito de los alimentos en el intestino
   B. Digestión de las proteínas en el estómago
   C. Sobrecrecimiento bacteriano del intestino delgado
   D. Osmolaridad de la luz intestinal

3. Un chico de 16 años está siendo evaluado por hemartrosis de rodilla tras un accidente deportivo. Le dice al médico que tiene deficiencia de factor VIII (FVIII) y que se le ha administrado FVIII recombinante tras incidentes hemorrágicos anteriores. Se le administra un bolo de FVIII recombinante, pero la hemorragia no está controlada, a diferencia de otros episodios. ¿Cuál de los siguientes es el paso más apropiado para continuar con el tratamiento?

   A. Buscar otra neoplasia hematológica subyacente
   B. Aspirar la articulación para cultivo
   C. Administrar dosis mayores de FVIII
   D. Envíar un ensayo para inhibidores del FVIII

4. Se ingresa un lactante de 6 meses al hospital por diarrea crónica y retraso del crecimiento. El paciente fue amamantado y prosperó hasta los 4 meses, momento en el que se introdujeron alimentos sólidos en su dieta. Desde entonces, en ocasiones empezó a tener entre 9 y 10 deposiciones acuosas no sanguinolentas al día y dejó de ganar peso. La exploración física muestra un lactante alerta con reducción grave de la masa muscular y la grasa subcutánea sin indicios de enfermedad respiratoria crónica, hepatomegalia y distensión abdominal. El análisis de heces es negativo para sangre, eosinófilos, o huevos y parásitos. El análisis de orina es negativo para azúcares reductores. Los resultados de los hemogramas completos son normales y la prueba de inmunoglobulina transglutaminasa tisular es negativa. ¿Cuál de las siguientes es la causa más probable del trastorno de este lactante?

   A. Intolerancia a la lactosa
   B. Deficiencia de sacarasa
   C. Fibrosis quística
   D. Enfermedad celiaca

5. Una mujer de 30 años presenta hemorragias posparto prolongadas. Durante toda su vida ha notado fácil aparición de hemato-

mas y epistaxis frecuentes. La exploración física muestra varias equimosis de gran tamaño en la espalda. Los resultados de laboratorio revelan una anemia normocítica, trombocitopenia leve y un TTP anormal y un TP normal. Con base en estos síntomas y hallazgos, ¿cuál de las siguientes pruebas es la más apropiada como parte del tratamiento inicial?

A. Nivel de factor VIII por sospecha de hemofilia A

B. Nivel de factor IX según sospecha de enfermedad de Christmas

C. Nivel de FvW como sospecha de enfermedad de von Willebrand

D. Nivel de anticuerpos GPIIb/IIIa por sospecha de trombocitopenia inmunológica

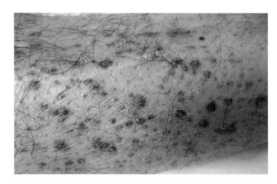

FIGURA 4-20 Una erupción en las piernas del paciente. (Council ML, Sheinbein DM, Cornelius LA, Mo L. *The Washington Manual of Dermatology Diagnostics.* Wolters Kluwer; 2016.)

6. Una mujer de 21 años ingresa al hospital a causa de una diarrea acuosa grave desde hace un día. Había sido voluntaria en las labores de rescate tras una catástrofe natural. Regresó a casa hace 3 días. La exploración física muestra que la paciente está afebril, con hipotensión ligera, y taquicárdica; con una frecuencia respiratoria normal. El examen microscópico de las muestras de heces da positivo para *Vibrio cholerae*. ¿Cuál de los siguientes factores es más probable que intervenga en la patogénesis?

A. Sobreactivación de la subunidad alfa de las proteínas Gs

B. Sobreactivación de la guanilil ciclasa

C. Hipersecreción de péptido intestinal vasoactivo

D. Hipersecreción de serotonina

7. Un hombre de 42 años es enviado a la consulta del dentista por su oncólogo para la evaluación de una pápula en las encías; también dice que estas le sangran con facilidad al cepillarse los dientes. Se le ha diagnosticado leucemia linfocítica aguda y ha estado recibiendo quimioterapia durante los últimos 3 meses. Informa que no ha llevado bien la quimioterapia y que no tiene apetito desde el tratamiento. El dentista observa una erupción en las piernas del paciente (fig. 4-20).

Los estudios de laboratorio muestran que el recuento de plaquetas, el tiempo de protrombina y el tiempo de tromboplastina parcial activada del paciente son normales. Basándose en estos resultados, lo más probable es que este paciente tenga un defecto en ¿cuál de los siguientes elementos?

A. Plaquetas

B. Colágeno

C. Malla de fibrina

D. Endotelio capilar

8. Un hombre de 40 años acude al médico para un seguimiento debido a una trombosis venosa profunda. Ha estado tomando warfarina durante el último año debido a una deficiencia de proteína C. Se le ha realizado un seguimiento con tiempos de protrombina periódicos para controlar su dosificación y mantener el rango terapéutico. Su tiempo de protrombina (TP)/índice internacional normalizado (INR) (TP/INR) cae de manera repentina al rango normal. ¿Cuál es el paso a seguir más apropiado en la evaluación?

A. Aumentar la dosis de warfarina

B. Añadir aspirina al régimen

C. Obtener un historial dietético detallado

D. Cambiar a un inhibidor de trombina

9. Un varón de 30 años acude a su médico quejándose de un aumento de peso y de apetito. Dice que el aumento de peso empezó hace un año. También tiene dolores de cabeza frecuentes, se siente cansado y se le forman hematomas con facilidad. La exploración física muestra múltiples estrías violáceas en el abdomen y debilidad en los grupos muscu-

lares proximales de las cuatro extremidades. El resto de la exploración está dentro de los límites normales. Las pruebas de laboratorio muestran una tolerancia anormal a la glucosa y una hormona adrenocorticotrópica (ACTH) plasmática elevada. ¿El aumento de cuál de los siguientes factores explica su debilidad muscular?

A. Degradación de ácidos grasos
B. Almacenamiento de triacilglicerol
C. Degradación del glucógeno
D. Gluconeogénesis

10. Una mujer de 44 años acude al servicio de urgencias con debilidad muscular profunda y náusea de 12 horas de duración. Estaba en una excursión de senderismo y se sintió aturdida y deshidratada. Un familiar informa que es asmática desde hace 20 años y que su medicación incluye un broncodilatador y prednisona. Perdió la medicación hace 3 días. La exploración física revela una presión arterial de 80/40 mm Hg. Tiene la cara redonda e hinchada, obesidad central y estrías. No hay hallazgos neurológicos focales. Presenta hiponatremia leve e hipopotasemia con una glucemia de 70 mg/dL. Se inician fluidos intravenosos de cloruro sódico y agua; sin embargo, su presión sanguínea permanece deprimida y no responde. ¿Cuál de los siguientes tratamientos es el más apropiado?

A. ACTH
B. Tiamina
C. Hidrocortisona
D. Antibiótico de amplio espectro

El escenario clínico que aparece a continuación se aplica a las dos preguntas siguientes.

11. Una mujer de 30 años acude al médico por dificultad respiratoria y disnea de esfuerzo que empeoran desde hace 6 meses. Declara que se sometió a una cirugía bariátrica de derivación gástrica hace 2 años y que ha perdido 70 kg (155 lb). Los estudios de laboratorio arrojan los siguientes resultados: hemoglobina, 6.0 g/dL (12-16 g/dL); hematocrito, 17% (36-46%); volumen corpuscular medio, 100 fL (80-100 fL), y un recuento de reticulocitos de 2.0% (0.5-1.5%). El nivel sérico de ácido metilmalónico es de 3 600 nmol/L (nivel normal, < 400), y el nivel sérico de homocisteína es de 49.1 μmol/L (nivel normal, < 14). ¿Cuál es el diagnóstico más probable?

A. Deficiencia de hierro
B. Deficiencia de vitamina B_{12}
C. Deficiencia de folato
D. Deficiencia de vitamina B_6

12. ¿Cuál de los siguientes factores es más probable que esté disminuido en la paciente y que pueda explicar sus síntomas?

A. Factor R
B. Factor intrínseco
C. 2,3-bisfosfoglicerato
D. Ferritina

13. Una mujer de 23 años acude a su médico debido a un sangrado menstrual abundante en los últimos 3 meses. Dice que tiene que cambiarse la compresa cada 3-4 horas. Lleva una vida muy ajetreada y no tiene tiempo para cocinar. Ha estado consumiendo sobre todo bebidas muy energéticas. En los últimos 4 meses, ha tomado un exceso de paracetamol debido a dolores corporales. No tiene antecedentes médicos ni familiares de tendencia hemorrágica ni de consumo de otras drogas. La exploración física es normal excepto por la palidez. Su exploración ginecológica es normal. Los resultados de laboratorio muestran un tiempo de protrombina (TP) y un tiempo de tromboplastina parcial (TTP) prolongados. Un análisis completo de los factores de coagulación muestra un factor IX de 28%, un factor II de 39%, un factor VII de 5% y un factor X de 57%. ¿Cuál de las siguientes es la explicación más probable de estos resultados?

A. Trombastenia de Glanzmann
B. Hemofilia A
C. Deficiencia de vitamina K
D. Enfermedad de von Willebrand

14. Los padres de un recién nacido lo llevan al pediatra porque están preocupados por su intranquilidad al comer, su vómito frecuente y su falta de aumento de peso. La madre ha estado amamantando al niño. Añade que el bebé se pone inquieto después de comer. La exploración física muestra un niño agitado con ictericia, hepatomegalia y signos tempranos de cataratas. ¿Cuál de los siguientes metabolitos es más probable que provoque el desarrollo de cataratas en este paciente?

A. Fructosa 1-fosfato
B. Lactosa
C. Galactosa-1-fosfato
D. Galactitol

15. Una lactante de 10 meses es llevada al médico por sus padres, preocupados porque ha estado enfermando con frecuencia y tiene un aspecto muy pálido. La exploración física muestra a una niña muy delgada, letárgica, con cabello ralo y muy corto. El hígado, el bazo y los ganglios linfáticos no están agrandados. Su peso está por debajo del percentil 5. La madre dice que ha dado a luz a una bebé sana. Los estudios de laboratorio muestran:

    Hemoglobina: 6 g/dL (10.5-13.5)

    Hematocrito: 25% (33-40)

    VCM: 120 fL (80-100)

    Glóbulos blancos: 5 000 (6 000-17 000)

    Vitamina B_{12}: 580 (normal 140-900 pg/mL)
    Folato: 19 (5.9-21 ng/mL)

    El amoniaco sérico y el BUN están dentro de los límites normales. La prueba de sangre oculta en heces es negativa. Los niveles séricos de proteína total, albúmina, globulina, calcio, fósforo y enzimas de función hepática están dentro de la normalidad. Los análisis orgánicos de orina muestran un sedimento cristalino. ¿Cuál de las siguientes intervenciones es la más adecuada?

    A. Orotato
    B. Uridina
    C. Hierro
    D. Hidroxiurea

16. Un varón de 1 año es llevado al médico por su madre debido a la preocupación por la pérdida de peso, el edema del abdomen y de las extremidades superiores e inferiores. El niño está letárgico e irritable cuando se despierta. La madre dice que, después de dejar de amamantar al niño, le dio la dieta BRAT, consistente en plátanos, arroz blanco, puré de manzana y tostadas, porque le preocupaban las alergias alimentarias. ¿Cuál de los siguientes factores es más probable que aumente en este niño?

    A. Albúmina
    B. Glutatión
    C. Oxidación de ácidos grasos
    D. Estrés oxidativo

17. Una mujer de 50 años sube a una montaña de 4 000 m sin aclimatación y se queja de dolor de cabeza intenso, vómito y aturdi-miento. ¿Qué mecanismo se iniciaría debido a su cambio de altitud?

    A. Aumento del flujo sanguíneo cerebral debido a los bajos niveles de CO_2
    B. Reabsorción de bicarbonato en el riñón para aliviar el desequilibrio del pH
    C. Disminución de la frecuencia respiratoria debido al aumento de los niveles de CO_2
    D. Aumento de la afinidad del oxígeno por la hemoglobina debido a alcalosis respiratoria

18. Una mujer de 77 años acude a consulta debido a la dificultad respiratoria que ha padecido en los últimos meses. Su historial médico muestra que padece diabetes tipo 1. Indica que no ha habido cambios en su dieta. Los estudios de laboratorio muestran:

    Hb: 9 g/dL (N = 12-15 g/dL)

    VCM: 112 (N = 80-100 fL)

    Hematocrito = 28 (N = 36-45%)

    La exploración física muestra glositis y escle-rótica ictérica. El examen de sangre oculta es negativo ×3. Sus niveles de vitamina B_{12} y folato son bajos. ¿Cuál de las siguientes opciones es quizá la correcta?

    A. Atrofia del antro
    B. Gastrina sérica baja
    C. Gastritis atrófica autoinmune
    D. Aumento de la producción de pepsina

19. Un varón de 19 años con enfermedad de von Willebrand tiene programada una extrac-ción del tercer molar. ¿Cuál de los siguientes estudios de laboratorio concuerda más con su evaluación preoperatoria?

	Tiempo de protrombina (TP)	Tiempo de tromboplastina parcial (TTP)
A	Normal	Normal
B	Aumentada	Normal
C	Aumentada	Aumentada
D	Normal	Aumentada

20. Un niño de 1 año es llevado al médico por hiperactividad. La exploración física mues-tra un niño con facies atípica, microcefalia, surco nasolabial liso, labio superior delgado y ojos estrechos y pequeños. ¿Cuál de las

siguientes es la causa más probable de sus rasgos dismórficos faciales?

A. Deterioro del movimiento de la cresta neural
B. Disminución de la neuroapoptosis
C. Activación de la piruvato deshidrogenasa
D. Acumulación de NAD⁺

21. Se observa en un chico de 15 años una elevación de la bilirrubina con AST/ALT y fosfatasa alcalina normales. La bilirrubina total es de 2.5 mg/dL y la bilirrubina directa de 2.1 mg/dL. A partir de estos datos, ¿cuál de los siguientes es el defecto más probable?

A. UDP-glucuronosiltransferasa (UGT1A1)
B. Polipéptido transportador de aniones orgánicos (OATP1B1/B3)
C. Proteína 2 de resistencia a múltiples fármacos (MRP2)
D. Glutatión *S*-transferasa (GST-β)

22. Un recién nacido varón de 4 días amamantado es llevado al pediatra para una visita de control del niño sano. La exploración física es normal excepto por ictericia. Los estudios séricos muestran una concentración de bilirrubina total de 7 mg/dL, sobre todo indirecta. La madre afirma que ha estado amamantando al bebé cada 2 o 3 horas, el bebé parece satisfecho después de cada toma, y produce de 6 a 7 pañales mojados y de 3 a 4 deposiciones amarillas al día. ¿Cuál de los que se presentan a continuación, es el siguiente paso más apropiado en el tratamiento de la ictericia?

A. Dar agua además de leche materna
B. Pasar de la lactancia materna a la leche de fórmula
C. Iniciar fototerapia
D. Continuar amamantando

23. Se observa que un neonato de 2 días presenta ictericia marcada (bilirrubina total, 15 mg/dL). ¿Cuál de los siguientes es el paso más probable en el tratamiento de este paciente?

A. Tranquilizar a la madre diciéndole que es normal
B. Administrar terapia de hidratación
C. Interrumpir la lactancia materna
D. Consultar a un cirujano pediátrico y a un genetista

24. Un paciente varón de 36 años con anemia falciforme ingresa a urgencias debido a un dolor en el cuadrante superior derecho del abdomen que comenzó hace 3 días.

El paciente dice que se ha sentido cansado, y ha notado que su orina es oscura, y que sus ojos y su piel se han vuelto amarillos en los últimos días. Un interrogatorio más detallado revela una colecistectomía 6 años antes debido a la presencia de cálculos biliares. La exploración física muestra ictericia y sensibilidad en el cuadrante superior derecho del abdomen. Los estudios de laboratorio muestran:

Valor	Paciente	Intervalo de referencia
Bilirrubina total (mg/dL)	8.6	0.1-1.0
Bilirrubina directa (mg/dL)	6.2	0.0-0.3
Hemoglobina (g/dL)	6.0	12-16
AST/ALT (unidades/L)	76/95	0-40
ALP (fosfatasa alcalina) (unidades/L)	420	70-125
Albúmina (g/dL)	4	3.5-5.5
INR	0.9	1.1 o inferior

¿Cuál de las siguientes es la explicación más probable de estos resultados?

A. Obstrucción de las vías biliares por cálculos pigmentarios
B. Obliteración de las vías biliares por cálculos de colesterol
C. Hepatitis infecciosa
D. Obstrucción del bazo por hemólisis durante una crisis drepanocítica

25. Un chico de 16 años está siendo evaluado por diarrea, pérdida de peso y tos crónica no productiva. Solo se encuentra en el percentil 5 de la curva de crecimiento. La diarrea no es urgente, pero se produce después de las comidas; no es nocturna y ha empeorado de modo gradual durante el último año. La tos es diaria y persistente desde hace 3 semanas con fiebre baja (37.7 °C [100 °F]). También presenta una tos leve crónica desde hace un año. No presenta dolor abdominal ni hemorragia gastrointestinal. La exploración física muestra estertores gruesos en la base izquierda, ruidos respiratorios bronquiales y un abdomen con distensión ligera, no sensible, sin organomegalias. Las pruebas de laboratorio muestran anemia microcítica, albúmina sérica baja y tinción de Sudán en las heces positiva para esteatorrea. ¿Cuál de las siguientes es la explicación más probable de sus síntomas gastrointestinales?

A. Deficiencia de disacaridasa

B. Formación defectuosa de micelas en el duodeno

C. Aumento de la secreción de cloruro de los enterocitos

D. Secreciones defectuosas debidas a una mutación en el gen *CFTR*

26. Una estudiante de intercambio de 22 años presenta ictericia de 3 días de evolución. Tiene fiebre, náusea y mialgias. Hace 5 días que regresó de África Central y Occidental. Antes de su estancia en África, gozaba de buena salud y no tenía antecedentes médicos. Tomaba profilaxis antipalúdica y no bebía alcohol. Se había negado a vacunarse antes del viaje. En la exploración física, presenta ictericia marcada, hígado sensible y bazo no palpable. ¿Cuál de los siguientes es el patrón más probable de las pruebas de función hepática para predecir el estado de la paciente?

	Bilirrubina normal (0-1.2 mg/dL)	AST/ALT normal (0-40 unidades/L)	ALP normal (36-92 unidades/L)	Albúmina normal (3.5-5.5 g/dL)	TP/INR normal 1.0
A	10.4	1 000/900	110	5.0	1.0
B	2.0	35/30	55	5.0	1.0
C	1.0	85/70	60	5.0	1.0
D	6.4	55/65	180	2.0	1.3

27. Un hombre de 44 años se sometió a una cirugía de derivación gástrica en Y de Roux hace 4 años. Ahora acude a su médico por debilidad generalizada, pero ha empeorado en las extremidades inferiores durante los últimos 6 meses. Afirma que a últimas fechas ha sido "descuidado" con sus suplementos y ha perdido casi 5 kg.

La exploración física revela constantes vitales normales. Su IMC es de 32 kg/m². El miniexamen del estado mental muestra un defecto de memoria reciente. Presenta una lengua lisa y vidriosa. En la exploración neurológica se observa una disminución de la sensibilidad y la propiocepción en las extremidades inferiores. El sentido vibratorio también estaba disminuido y su marcha era desequilibrada, y su test de Romberg era anormal. La Hb es de 8.4 g/dL (normal 12-16 g/dL) y el VCM es de 105 fL (80-100 fL). ¿Cuál de los siguien-

tes nutrientes es más probable que le falte al paciente?

A. Folato

B. Cobre

C. Hierro

D. Vitamina B_{12}

28. A un hombre de 55 años se le diagnosticó en fechas recientes hepatitis C; tiene antecedentes de consumo de drogas ilegales hace 20 años. Para evaluar la función metabólica sintética de su hígado mediante análisis de sangre sencillos, ¿cuál de los siguientes sería el más apropiado?

A. ALT/AST

B. Bilirrubina

C. Fosfatasa alcalina

D. Albúmina

29. Una mujer de 78 años acude al médico por dificultad respiratoria y diarrea crónica. Se le practicó una resección de al menos 100 cm de íleon debido a un episodio de enfermedad intestinal isquémica aguda hace ~6 meses. Los estudios de laboratorio muestran anemia macrocítica. ¿Cuál de los siguientes marcadores tendría más probabilidad de estar elevado en el examen de laboratorio, y apoyaría su diagnóstico?

A. Tetrahidrofolato

B. Ácido metilmalónico

C. Bilirrubina

D. Glutatión oxidado

30. Una mujer de 26 años acude a su consulta por debilidad, fatiga y disnea leve de esfuerzo, que ha ido empeorando en los últimos 6 meses. Su historial es significativo por sangrado menstrual excesivo. Su dieta es normal, al igual que su exploración física, excepto por la palidez de la conjuntiva y el lecho ungueal. Su Hb es de 6.8 g/dL (12.0-15.5 g/dL) y el volumen corpuscular medio fL es de 77 (80-100 fL). ¿Cuál de los siguientes es el resultado de laboratorio más probable en relación con el estado de esta paciente?

A. Aumento de la capacidad total de fijación del hierro

B. Incremento de la lactato deshidrogenasa sérica

C. Disminución de la haptoglobina sérica

D. Reducción de los niveles séricos de folato

31. Un joven de 16 años presenta un temblor de la mano derecha de 6 meses de duración. Sus antecedentes médicos no son destacables. La exploración física solo muestra el temblor localizado en reposo. Los datos de laboratorio iniciales revelan anemia microcítica leve, LDH elevada, recuento de reticulocitos, AST/ALT, bilirrubina indirecta, pero haptoglobina baja. ¿Cuál de los siguientes es el hallazgo más probable sobre esta presentación inusual en el paciente adolescente?

   A. Incremento del depósito de cobre en la membrana de Descemet de la córnea
   B. Aumento del contenido de hierro en el hígado
   C. Reducción de alfa-1 antitripsina sérica
   D. Disminución de la UDP-glucuronosiltransferasa

32. Una mujer de 23 años se presenta a su médico con un año de diarrea que empeora, caracterizada por deposiciones pequeñas frecuentes y urgencia relacionada con dolor abdominal. El dolor es tipo calambre, infraumbilical, y suele preceder a la defecación. Últimamente nota sangre roja brillante en las deposiciones. Siente un poco de fiebre, pero no se ha tomado la temperatura. Los síntomas son nocturnos algunas veces. Hay urgencia y, en ocasiones, incontinencia fecal. Ha estado bien toda su vida y no hay antecedentes familiares de enfermedades gastrointestinales. No toma medicación, pero ha perdido casi 3 kilos en los últimos 6 meses. No tiene antecedentes de viajes importantes. Su dieta no ha cambiado. El examen físico revela una temperatura de 37.2 °C (99 °F) y sensibilidad abdominal en la parte baja del abdomen. Las heces son negativas para patógenos. ¿Cómo clasificaría la enfermedad diarreica de esta paciente?

   A. Osmótica
   B. Secretoria
   C. Inflamatoria
   D. Con alteración de la motilidad

El escenario clínico que se presenta a continuación se aplica a las dos preguntas siguientes.

33. Un paciente varón de 22 años acude al servicio de urgencias quejándose de vómito, heces oscuras y sangre en la orina. Informa que ha tomado primaquina como profilaxis antipalúdica desde que regresó a Estados Unidos hace 6 días tras su estancia en otro país. Su historial médico era benigno por completo y no tenía alergias medicamentosas conocidas. Sus antecedentes familiares son negativos para anemia y hemólisis. Los resultados de laboratorio son hemoglobina baja, aumento del recuento de reticulocitos, hemoglobinuria y nivel bajo de haptoglobina sérica. ¿Cuál es el mecanismo más probable de la primaquina que causa esta consulta?

   A. Inhibición de la glutatión peroxidasa
   B. Inhibición de la glucosa 6-fosfato deshidrogenasa
   C. Aumento de los niveles de especies reactivas del oxígeno
   D. Incremento de los niveles de la forma reducida del glutatión

34. ¿Cuál de los siguientes hallazgos se encontraría con mayor probabilidad en el frotis de sangre periférica de este paciente?

   A. Neutrófilos hipersegmentados
   B. Glóbulos rojos hipocrómicos microcíticos
   C. Cuerpos de Heinz
   D. Glóbulos rojos en forma de media luna

35. Una mujer de 59 años acude al médico tras experimentar dolor articular, fatiga y sensación de pesadez en el pecho. Dice que su piel se está oscureciendo a pesar de no haber estado al sol, y niega haber ido a un centro de bronceado. Los estudios de laboratorio muestran:

Valor	Paciente	Intervalo de referencia
Hemoglobina (g/dL)	15.5	12.0-16.0
AST/ALT (unidades/L)	42/72	8-20
Bilirrubina total (mg/dL)	0.8	0.1-1.0
Bilirrubina directa (mg/dL)	0.5	0.0-0.3
ALP (unidades/L)	186	20-70 unidades/L
Hierro sérico (μg/dL)	207	60-160
Ferritina (ng/mL)	1 810 ng/mL	18-370
Saturación de transferrina (%)	74	10-39

¿Cuál de los siguientes hallazgos es más probable que disminuya?

A. Ferroportina
B. Hepcidina
C. UDP-GT
D. Hemosiderina

36. Un niño de 3 semanas sufre hipoglucemia tras un ayuno nocturno. La exploración física revela hepatomegalia. Es significativa la ausencia de cetosis con hipoglucemia. ¿Cuál de los siguientes resultados de laboratorio es más probable?

    A. Incremento de los ácidos dicarboxílicos
    B. Aumento del β-hidroxibutirato
    C. Incremento de reticulocitos
    D. Aumento del lactato

37. El niño aletargado de 3 semanas presenta ictericia neonatal prolongada. La respuesta a la fototerapia ha sido parcial con una elevación persistente de la bilirrubina indirecta. Otros valores de laboratorio no son destacables. No se han administrado medicamentos. ¿Cuál de los siguientes resultados de laboratorio es más probable?

    A. Glucosa sérica baja
    B. Nivel elevado de amoniaco
    C. Haptoglobina baja y recuento elevado de reticulocitos
    D. Brecha aniónica elevada

El escenario clínico que se presenta a continuación se aplica a las dos preguntas siguientes.

38. Un niño de 5 años de edad es llevado al servicio de urgencias por fiebre y dolor intenso en la pierna derecha después de jugar al futbol. Su madre adoptiva declara que su hijo es de otro país y tiene antecedentes familiares de anemia; viven en una zona montañosa de Estados Unidos. En la exploración física se detecta fiebre de 39.5 °C (103 °F), palidez intensa, pulso de 110 por minuto, frecuencia respiratoria de 32 por minuto y presión arterial de 90/60 mm Hg. En la exploración abdominal presenta hepatoesplenomegalia. ¿Cuál es la razón más probable para explicar estos hallazgos?

    A. Jugó un partido de futbol en un día frío
    B. Bebió demasiada agua después del partido
    C. Estaba hiperventilando de la emoción tras ganar el partido
    D. Estaba jugando al futbol a gran altitud

39. ¿Cuál de los siguientes factores tiene más probabilidades de mejorar sus síntomas?

    A. Aumento de la concentración de 2,3-BPG
    B. Incremento del pH

    C. Disminución de la oxigenación
    D. Reducción de la actividad de la anhidrasa carbónica

40. Un hombre de 50 años es llevado al servicio de urgencias (SU) por la policía. Se le ve deambulando desorientado y con habla incoherente y confabulación. Tiene antecedentes de repetidas visitas a urgencias y de alcoholismo. De aspecto desaliñado y desnutrido, no presenta signos neurológicos focales en la exploración física. Se le administró oxígeno. ¿Cuál es el paso a seguir más apropiado?

    A. Infusión rápida intravenosa que contiene solución salina
    B. Administración intravenosa de 100 mg de tiamina
    C. Administración intravenosa de 100 mg de tiamina seguida de glucosa al 5%
    D. Solicitud de una consulta psiquiátrica

41. Un paciente varón de 22 años acude al servicio de urgencias quejándose de vómito, heces oscuras, orina oscura y ojos amarillentos. Informa de que toma primaquina como profilaxis antipalúdica desde que regresó a Estados Unidos hace 6 días tras su estancia en otro país. La exploración física muestra ictericia escleral y palidez de las mucosas. Su concentración de hemoglobina es de 10 g/dL. ¿Cuál de los siguientes cambios es más probable que se produzca debido a su estado?

    A. Reducción de la concentración sérica de hierro
    B. Disminución de la concentración de urobilinógeno en orina
    C. Aumento de la circulación enterohepática de ácidos biliares
    D. Incremento del transporte de bilirrubina unida a albúmina al hígado

42. A un niño de 6 años se le diagnostica celiaquía. El médico planea examinar a los hermanos y otros familiares de primer grado para detectar este trastorno. ¿Cuál de las siguientes es la prueba diagnóstica más adecuada?

    A. Anticuerpos antigliadina
    B. Anticuerpos antitransglutaminasa tisular
    C. Biopsia del intestino delgado
    D. Anticuerpos antiendomisio

43. A un recién nacido de 3 meses se le diagnosticó fenilcetonuria al nacer mediante pruebas genéticas. Se han llevado a cabo modificaciones dietéticas y, sin embargo, los niveles de fenilalanina no responden de modo favorable. ¿Cuál de las siguientes es la explicación menos probable para estos resultados?

    A. Los padres no cumplen la dieta
    B. Existe una deficiencia de fenilalanina hidroxilasa
    C. El reciclaje de BH4 está alterado debido a un defecto en la dihidrobiopterina reductasa
    D. El nivel de fenilalanina disminuye en el cerebro, lo que provoca un defecto en la neurotransmisión

44. Una mujer de 20 años se queja de distensión abdominal, urgencia miccional, flatulencia y, a veces, deposiciones repetitivas después de las comidas. Esto ha ido empeorando durante más de un año. De adolescente sufría estreñimiento crónico intermitente. Sus antecedentes familiares son normales. Su peso es estable. No toma medicamentos ni preparados de venta libre. Tiene algo de estrés, pero no excesivo. Duerme bien. Su exploración física es normal. Los resultados del hemograma completo, el perfil químico y el análisis de orina son normales. ¿Cuál de los siguientes es el estudio diagnóstico más apropiado en este momento?

    A. Anticuerpo sérico contra la transglutaminasa tisular
    B. Tinción de Sudán para grasa fecal
    C. Biopsia del intestino delgado
    D. Cuidadoso historial dietético

45. Una niña de 6 años es llevada al médico por sus padres adoptivos para una evaluación neuropsicológica con el fin de evaluar su nivel actual de funcionamiento neurocognitivo debido a problemas de conducta, preocupaciones emocionales y bajo rendimiento escolar. La exploración física muestra una talla y un peso inferiores al percentil 5 y presenta retrasos en el desarrollo. En seguida se muestra una fotografía de la niña. La paciente nació después de 34 semanas de gestación. Según los registros del hospital y la declaración de adopción, su madre biológica no recibió cuidados prenatales y declaró haber bebido "varias" copas al día durante el embarazo. ¿Cuál de los siguientes es el diagnóstico más probable?

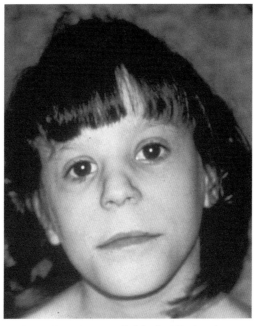

De Sadler TW. *Langman's Medical Embryology.* 15th ed. Williams & Wilkins; 2023, fig. 9.7.

A. Síndrome de DiGeorge
B. Galactosemia clásica
C. Síndrome de alcoholismo fetal
D. Kwashiorkor

46. Un lactante de 10 días es llevado a la unidad de cuidados intensivos neonatales con letargo, dificultades para alimentarse y disminución del tono muscular. Está afebril y en la exploración física se aprecia hepatomegalia. Se le encuentra acidótico e hipoglucémico y tiene un nivel de amoniaco sérico muy elevado. Se observan niveles anormales de carnitina sérica y ácidos orgánicos en la orina. El BUN está elevado. Las imágenes de la cabeza revelan anomalías estructurales. ¿Cuál de los siguientes es el diagnóstico de trabajo más probable?

A. Enfermedad por almacenamiento de glucógeno
B. Trastorno lisosómico
C. Acidemia propiónica
D. Trastorno peroxisomal

47. Un chico de 14 años nota una debilidad repentina en el brazo izquierdo al despertarse por la mañana. Acude al servicio de urgencias, donde se le practica una resonancia magnética que demuestra el hallazgo de una trombosis cerebral media derecha. No hay antecedentes familiares de coagulopatía y el perfil de coagulación es normal. Recibe un tratamiento agresivo con un agente trombolítico y recupera la función en los 2 meses siguientes. Sus médicos sospechan que se trata de un error congénito del metabolismo y, como tal, ¿qué deficiencia enzimática sería la más probable?

A. Cistationina beta-sintasa
B. Fenilalanina hidroxilasa
C. Maltasa ácida
D. Propionil CoA carboxilasa

48. Una niña de 14 meses está siendo evaluada por debilidad muscular progresiva. En el curso de esta evaluación, experimenta una convulsión que llama la atención del neonatólogo. Al recuperar la consciencia, se observa que tiene nistagmo, hiperreflexia exagerada y una mancha rojo cereza en el examen de la retina. ¿Cuál de los siguientes es el diagnóstico de trabajo más probable?

A. Enfermedad de Fabry
B. Enfermedad de Gaucher
C. Enfermedad de Zellweger
D. Enfermedad de Tay-Sachs

49. Un niño de 6 años es llevado al médico por su madre. El niño tiene un dolor insoportable y no le permite mover la pierna cuando intenta examinarlo. El examen físico muestra hepatomegalia y los estudios de laboratorio muestran:

Hemoglobina: 5.7 (normal 13-15 g/dL)

Hematocrito: 17.1 (normal 39-45%)

Leucocitos: 1 300 (normal 4 000-12 000/mm^3)

Plaquetas: 52 000 (normal 150 000-450 000/mm^3)

El frotis del aspirado de médula ósea muestra macrófagos con aspecto de papel de seda arrugado.

¿Es muy probable que este paciente tenga una acumulación de cuál de los siguientes sustratos?

A. Ceramida
B. Gangliósidos GM2
C. Esfingomielina
D. Glucocerebrósidos

50. Un chico de 14 años es llevado al servicio de urgencias tras un periodo de ejercicio extenuante en el que presenta calambres musculares intensos y fatiga. La administración de glucosa oral durante el episodio agudo no alivia los síntomas. Los resultados de laboratorio muestran mioglobinuria, hiperuricemia y aumento de la bilirrubina sérica. ¿Es muy probable que este paciente tenga una deficiencia de cuál de las siguientes enzimas?

A. Piruvato cinasa
B. Carnitina palmitoiltransferasa II
C. Fosfofructocinasa muscular
D. Succinato deshidrogenasa

51. Una niña de 9 años es llevada al médico por su madre para un examen de seguimiento. El examen clínico de la paciente muestra características clínicas de diabetes, hipoacusia neurosensorial bilateral, trastorno mental y del lenguaje, cataratas bilaterales, retinitis

pigmentosa, convulsiones y síndrome piramidal con calcificación de los ganglios basales. Su madre tiene diabetes, su hermana tiene pérdida de audición y sus hermanos están sanos. ¿Cuál de los siguientes mecanismos explica mejor el estado de esta paciente?

A. Mutación en el ARNt mitocondrial

B. Mutación en la ADN polimerasa gamma

C. Mutación en la ARN polimerasa II mitocondrial

D. Mutación en la piruvato deshidrogenasa

52. Una niña de 5 años es llevada al servicio de urgencias con diarrea, distensión abdominal y anemia. Se encuentra en el percentil 60 de estatura y peso. Su historia clínica muestra un aumento del volumen abdominal después de comer. La tinción de Sudán para grasa fecal es positiva. Los estudios de laboratorio muestran:

Prueba (unidades)	Paciente	Intervalo de referencia
Anticuerpos IgA antitransglutaminasa tisular humana (unidades)	234	< 20
Anticuerpos antiendomisio IgA (unidades)	1/320 Negativo- título < 1/5	
IgA total (mg/dL)	160	25-141
Cloruro en sudor (mEq/L)	30	0-39

¿Cuál de los siguientes es el diagnóstico más probable?

A. Enfermedad celiaca

B. Fibrosis quística

C. Intolerancia congénita a la lactosa

D. Síndrome de Zollinger-Ellison

53. Una niña de 5 años presenta un colapso circulatorio que requiere asistencia respiratoria tras una gastroenteritis por rotavirus. En el transcurso de 4 días, tuvo diarrea durante dos de ellos y vómito durante un día. Las investigaciones bioquímicas demuestran hipoglucemia y una elevada proporción de ácidos grasos libres y cetonas en ayunas. Las acilcarnitinas plasmáticas y un ensayo de β-oxidación de ácidos grasos en fibroblastos de piel cultivados dan resultados normales. ¿Cuál de las siguientes deficiencias enzimáticas puede explicar mejor los síntomas del paciente?

A. Acetil CoA carboxilasa

B. HMG CoA sintasa mitocondrial

C. Acil CoA deshidrogenasa de cadena media

D. Carnitina translocasa

54. Una niña de 5 semanas presenta vómito, diarrea, fiebre, ictericia y retraso del crecimiento. Los síntomas han empeorado durante la última semana. Fue el resultado de un embarazo y un parto normales. No hay problemas médicos destacables ni en los padres ni en los abuelos. En la exploración física se observan cataratas neonatales. El análisis de laboratorio inicial revela la presencia de una sustancia reductora en la orina. ¿Cuál de las siguientes es la causa más probable del estado de la paciente?

A. Deficiencia de lactasa

B. Intolerancia hereditaria a la fructosa

C. Intolerancia a la fructosa

D. Galactosemia clásica

55. Un varón de 20 años se queja de dolor intermitente en el cuadrante superior derecho que se extiende al hombro, y tiene fiebre. La ecografía obtenida indica colelitiasis, por lo que se le practica una colecistectomía. El análisis de los cálculos muestra una pigmentación negra. Los resultados de laboratorio muestran anemia grave, aumento de reticulocitos en circulación, disminución de haptoglobina y aumento de 2,3-bisfosfo-glicerato en suero. ¿Cuál de las siguientes enzimas es la más probable causa de su cuadro?

A. Piruvato cinasa

B. Glucosa 6-fosfato deshidrogenasa

C. Glucosa 6-fosfatasa

D. Fosfofructocinasa

56. Una niña de 1 mes presenta una anemia megaloblástica refractaria a la suplementación con cobalamina y folato. Producto de un embarazo y parto normales, se observa que la niña se está retrasando en la curva de crecimiento y tiene dificultades para alimentarse. La niña parece pálida (anémica) y pequeña para su edad, pero sin otras anomalías en la exploración física. Estudios de laboratorio significativos revelan que la glucosa sérica, el amoniaco y el ácido úrico son normales, y el BUN está elevado. Se observan cristales en la orina. ¿Es muy probable que esta paciente tenga una deficiencia de cuál de las siguientes enzimas?

    A. Galactosa-1-fosfato uridililtransferasa (GALT)
    B. Ornitina transcarbamilasa (OTC)
    C. Hipoxantina-guanina fosforribosiltransferasa (HGPRT)
    D. Uridina monofosfato sintasa (UMPS)

57. Una mujer de 55 años acude al médico por fatiga. Refiere dificultad para concentrarse, depresión, intolerancia al frío y aumento de peso a pesar de cualquier cambio en su dieta y régimen de ejercicio. A pesar de las cosas emocionantes que suceden en su vida, sigue sintiéndose deprimida. También menciona que está estreñida. ¿Cuál de los siguientes es el estudio diagnóstico inicial más apropiado?

    A. T4 libre
    B. Hormona estimulante del tiroides
    C. Hormona liberadora de tirotropina
    D. Anticuerpo antiperoxidasa tiroidea

58. Un varón de 35 años con antecedentes de abuso de alcohol ingresa al hospital por confusión aguda, pérdida de visión y marcha inestable. La exploración física muestra una presión arterial de 100/70 mm Hg, una frecuencia cardiaca de 79 lpm y una temperatura de 36.5 °C. Su índice de masa corporal es de 19 kg/m^2. El estado del paciente ha mejorado tras la administración de una vitamina que actúa como coenzima para ¿cuál de las siguientes enzimas?

    A. Acetil CoA carboxilasa
    B. Transaldolasa
    C. Glucógeno fosforilasa
    D. Piruvato deshidrogenasa

59. Un hombre de 40 años tiene diarrea de naturaleza osmótica que ha empeorado durante el último año. Ha perdido casi 5 kg. No presenta mareos, fiebre, náusea ni dolor abdominal. Presenta una erupción pruriginosa difusa en las extremidades inferiores. Los datos de laboratorio revelan una anemia ferropénica, transaminasas anormales, proteínas, albúmina y calcio bajos. La biopsia del intestino delgado revela vellosidades aplanadas, criptas profundas y un infiltrado inflamatorio difuso; sin embargo, el anticuerpo antitransglutaminasa tisular (tTG) es negativo. ¿Cuál de las siguientes es la prueba de cribado más adecuada para este paciente en este momento?

    A. Un nivel de IgG
    B. Un anticuerpo antiendomisio
    C. Un anticuerpo antigliadina
    D. Un nivel de IgA

60. Una mujer de 44 años acude al médico por pérdida de peso reciente, calambres abdominales recurrentes y diarrea acuosa. Los resultados de laboratorio son positivos para anticuerpos antitransglutaminasa tisular. ¿Cuál de los siguientes nutrientes es más probable que aumente el riesgo de progresión de sus síntomas?

    A. Leche
    B. Fibra
    C. Centeno
    D. Harina de maíz

61. Un niño en periodo neonatal presenta hipotonía y dificultad para ingerir alimentos y tiene una convulsión. En la exploración física se observan rasgos faciales dismórficos y hepatomegalia. Los resultados de laboratorio muestran niveles elevados de ácidos grasos de cadena muy larga. ¿Cuál de los siguientes defectos es la explicación más probable de los síntomas observados y de los resultados de laboratorio?

    A. Fenilalanina hidroxilasa
    B. Gen PEX
    C. Hexosaminidasa A
    D. Galactocerebrosidasa

62. Un varón de 1 año es llevado al área de urgencias por presentar diarrea acuosa desde el nacimiento, vómito ocasional y retraso del

crecimiento. Defeca de 8 a 10 veces al día y no presenta sangre ni moco. Recibe lactancia materna parcial. Los padres están sanos, pero tienen un matrimonio consanguíneo. No hay antecedentes de cianosis ni de cardiopatía congénita. Al ingreso, el paciente presenta una actividad reducida y signos de cierta deshidratación. El pulso es de 118/min con una presión arterial de 90/50 mm Hg, temperatura de 36.8 °C, frecuencia respiratoria de 48/min y saturación de oxígeno del 99% sin oxígeno aplicado al ingreso. En la exploración no se observan retracciones intercostales torácicas; los pulmones están limpios a la auscultación; el abdomen está blando, con ligera distensión, pero hay ruidos intestinales. También muestra signos de retraso motor con falta de control del cuello. Los estudios de laboratorio muestran:

Prueba (unidades)	Paciente	Intervalo de referencia
Na$^+$ urinario (mmol/L)	16	54-150
K$^+$ urinario (mmol/L)	24.52	20-80
Cl$^-$ urinario (mmol/L)	12	110-250
Inmunoglobulina transglutaminasa tisular (unidades)	10 unidades	< 20
Albúmina (g/L)	48.97	34.0-50.0
Cl$^-$ en heces (mmol/L)	126.6	6-17
Na$^+$ en heces (mmol/L)	82.9	50-60

¿Cuál de los siguientes genes es la causa más probable de los síntomas de este paciente?

A. CFTR

B. Intercambiador Cl$^-$/HCO$_3^-$

C. Intercambiador Na$^+$/H$^+$

D. Na$^+$/K$^+$ ATPasa

63. Un hombre de 40 años presenta melena y anemia. La endoscopía muestra una úlcera en el antro y dos ulceraciones adicionales en la segunda porción del duodeno. Presenta de 2 a 3 deposiciones blandas al día desde hace 6 meses. Hace un año se le diagnosticó una úlcera duodenal y las pruebas de infección por *H. pylori* dieron negativo. No toma AINE ni aspirina. ¿Cuál de las pruebas de laboratorio que se mencionan a continuación es el siguiente paso probable para llegar a un diagnóstico?

A. Niveles simultáneos de insulina y glucosa

B. Recolección de orina de cuatro horas para ácido 5-hidroxiindolacético (5-HIAA)

C. Nivel sérico de gastrina

D. Nivel sérico de somatostatina

El escenario clínico que se presenta a continuación se aplica a las tres preguntas siguientes.

Un varón de 2 años es llevado al médico por sus padres para evaluación y tratamiento de laceraciones labiales relacionadas con un comportamiento de automutilación. La historia clínica revela un embarazo normal sin complicaciones, pero se diagnosticó hipotonía muscular a los 4 meses de edad. El niño sigue usando pañales, y la madre ha notado arena anaranjada en ellos. El análisis de orina reveló un aumento significativo de la producción de ácido úrico. En la exploración física, su control cefálico sigue siendo deficiente, y el niño presenta retraso motor y retraso mental grave, y muestra un comportamiento autodestructivo.

64. ¿Cuál de los siguientes es el mecanismo más probable de esta enfermedad?

A. Incremento de la recuperación de pirimidinas

B. Reducción de la recuperación de purinas

C. Disminución de la síntesis *de novo* de purina

D. Aumento de la síntesis *de novo* de pirimidina

65. ¿Cuál de las siguientes es la deficiencia enzimática más probable?

A. Aldolasa B

B. Hipoxantina-guanina fosforribosiltransferasa

C. AMP deaminasa

D. Fosforribosil pirofosfato sintetasa

66. ¿Cuál de los siguientes es el tratamiento más apropiado para la terapia reductora de urato en el cuidado de este paciente?

A. AINE

B. Probenecid

C. Alopurinol

D. Corticoesteroides

El escenario clínico que se presenta a continuación se aplica a las dos preguntas siguientes.

Una mujer de 25 años acude al médico por un dolor insoportable en el dedo pulgar del pie. Menciona que desde la infancia ha tenido episodios de debilidad y mareos. La exploración física muestra una estatura baja, mejillas prominentes y abdomen protuberante. Cuando se le pregunta por sus hábitos alimentarios, menciona que prefiere comer múltiples tentempiés pequeños de alimentos ricos en almidón, o "dulces", en lugar de comidas regulares. No hay antecedentes de convulsiones ni de pérdida de conocimiento. Ha tenido dos embarazos y partos normales. Los resultados de laboratorio muestran hipoglucemia, acidemia láctica, hiperuricemia e hiperlipidemia.

67. ¿Cuál es la deficiencia enzimática más probable en esta paciente?
    A. Aldolasa B
    B. Hipoxantina-guanina fosforribosiltransferasa
    C. Xantina oxidasa
    D. Glucosa 6-fosfatasa

68. ¿Cuál es la explicación más probable de la hiperuricemia en esta paciente?
    A. Estimulación de la reabsorción de lactato por URAT 1
    B. Inhibición de la PRPP sintetasa
    C. Estimulación de la AMP deaminasa por disminución del fosfato inorgánico
    D. Inhibición de la xantina oxidasa

69. Un niño de 4 años es llevado al médico por su madre debido a un dolor abdominal inexplicable de 6 meses de duración, y porque muestra cierto retraso en el desarrollo preescolar. La exploración física muestra que su estatura está dos desviaciones estándar por debajo de lo normal para su edad. En la exploración oral se observa una mucosa teñida de gris en la línea de las encías. En la analítica se observa una anemia microcítica. ¿Cuál de los siguientes pasos es el más apropiado para confirmar su diagnóstico?
    A. Historial alimentario
    B. Análisis de orina para porfirinas
    C. CBC y panel de hierro
    D. Historia social sobre el entorno familiar

70. Una mujer de 40 años se presenta con letargo, cambios en la cognición, empeoramiento de la obesidad, disnea leve de esfuerzo y necesidad creciente de dormir que ha empeorado durante el último año. Ha tenido dificultades para desempeñarse en el trabajo y hace poco tiempo se quedó dormida en un semáforo mientras conducía, lo que motivó esta visita al médico. No se le ha diagnosticado ninguna enfermedad en los últimos 10 años. No hay antecedentes familiares relevantes. La exploración física revela constantes vitales normales. Los principales hallazgos son una aspereza de la piel y un retraso general de los reflejos tendinosos profundos. ¿Cuál de los siguientes resultados de laboratorio es más probable?
    A. Un recuento elevado de reticulocitos y una haptoglobina baja
    B. Un nivel bajo de BUN con un nivel elevado de amoniaco
    C. Una TSH elevada
    D. Hipoglucemia tras ejercicio intenso

71. Una niña de 2 años es llevada al médico por retraso del crecimiento. Se le diagnosticó fenilcetonuria en un cribado neonatal rutinario. Su peso y su talla están muy por debajo de lo normal para su edad. Sigue una dieta baja en fenilalanina. Su concentración plasmática de fenilalanina está dentro del rango de referencia. El siguiente paso más apropiado es medir la concentración de ¿cuál de los siguientes elementos en el plasma?
    A. Arginina
    B. Homocisteína
    C. Tirosina
    D. Cisteína

72. Un hombre de 37 años es detenido por conducir en estado de embriaguez. Su tasa de alcoholemia es normal y es trasladado a urgencias. El médico observa que tiene obnubilación y desorientación leves. Su examen neurológico no revela ningún hallazgo neurológico focal. Se obtienen datos de laboratorio. El hemograma completo, los electrolitos, la creatinina y la glucosa sérica son normales.

Valor	Paciente	Intervalo de referencia
AST/ALT (unidades/L)	35/43	0-35
Bilirrubina (mg/dL)	1.0	1.0
ALP (unidades/L)	95	85
TP/INR	1.0	1.0
Amoniaco sérico (μg/dL)	120	0-40
BUN (mg/dL)	5	8-20

Un estudio de imagen del cerebro sugiere un edema cerebral leve. Llega la familia y se recopilan más antecedentes. El paciente ha tenido numerosos episodios de este tipo a últimas fechas. Ha sido "fanático" del gimnasio y consume grandes cantidades de batidos de proteínas. ¿Cuál de los siguientes es el diagnóstico de trabajo más probable?

A. Cirrosis hepática
B. Enfermedad de Gaucher de inicio en la edad adulta
C. Enfermedad de von Gierke
D. Deficiencia de ornitina transcarbamilasa

73. Un lactante de 7 días presenta mala alimentación, letargo, vómito después de comer y convulsiones. Los resultados de laboratorio muestran acidosis, carnitina baja y niveles elevados de glicina de 3 carbonos. ¿Cuál de las siguientes enzimas es más probable que sea deficiente en este lactante?

A. Cetoácido deshidrogenasa de cadena ramificada
B. Fenilalanina hidroxilasa
C. Propionil-CoA carboxilasa
D. Cistationina sintasa

74. Un hombre de 50 años acude al servicio de urgencias y es evaluado por ingestión accidental de metanol. ¿Cuál de las siguientes opciones es el paso **más adecuado** para su tratamiento?

A. Lavado gástrico e inducir el vómito
B. Infusión rápida de solución salina por vía intravenosa
C. Administración de fomepizol
D. Administración oral de N-acetilcisteína

75. Un lactante de 1 mes es llevado a urgencias por hipotonía y retraso del crecimiento. La exploración física muestra una frente alta, pliegues oculares anormales, lóbulos de las orejas deformados y hepatomegalia.

El análisis del suero muestra niveles elevados de las proporciones de ácidos grasos de 26 carbonos con respecto a los ácidos grasos de 22 carbonos, ácido fitánico y ácido pristánico. ¿Cuál de las siguientes enfermedades es la causa más probable de estos hallazgos clínicos?

A. Enfermedad Refsum
B. Síndrome de Zellweger
C. Leucodistrofia metacromática
D. Adrenoleucodistrofia ligada al cromosoma X

76. Una mujer de 19 años es llevada al servicio de urgencias por sus amigos debido a un fuerte dolor abdominal con náusea y vómito después de beber en exceso en una fiesta. A su llegada a urgencias se muestra muy ansiosa y con alucinaciones. Además, tiene hipertensión, taquicárdica y diaforética, y tiene neuropatía periférica. Los análisis de laboratorio iniciales son normales, por lo que se la mantiene en observación. Mientras sustituye una sonda recta después de 12 horas, la enfermera observa orina rojiza en la bolsa de Foley. ¿Cuál de las siguientes opciones es la farmacoterapia más adecuada?

A. Hemin
B. Flebotomía
C. Fomepizol
D. Tiamina

77. Un varón de 4 años es llevado al médico por su madre para evaluación de un retraso del desarrollo. La madre está preocupada porque tiene dificultades para subir escaleras y todavía le es difícil utilizar utensilios. Habla con frases de pocas palabras. La historia clínica revela un nacimiento sin complicaciones y el logro de los hitos del desarrollo hasta los 6 meses de edad. En la exploración, es un niño de piel clara y bajo peso para su edad, de estatura alta, pero sin problemas graves. El examen oftalmológico muestra luxación del cristalino. Los resultados de laboratorio muestran niveles elevados de metionina sérica. ¿Cuál de los siguientes suplementos es la intervención **MENOS** probable para mejorar el pronóstico del paciente?

A. Vitamina B_6
B. Vitamina B_{12}
C. Biotina
D. Betaína

78. Una niña de 1 mes tiene anemia megaloblástica refractaria a los suplementos de cobalamina y folato. Producto de un embarazo y parto normales, se observa que se está retrasando en la curva de crecimiento y que tiene dificultades para alimentarse. La niña parece pálida (anémica) y pequeña para su edad, pero no se observan otros hallazgos físicos. Estudios de laboratorio significativos revelan que la glucosa sérica, el amoniaco y el ácido úrico son normales, y el BUN está elevado. Se observan cristales en la orina. ¿Es muy probable que esta paciente tenga una deficiencia de cuál de las siguientes enzimas?

A. Carbamoil fosfato sintetasa II (CPSII)
B. Ornitina transcarbamilasa (OTC)
C. UMP sintasa (UMPS)
D. Carbamoil fosfato sintetasa I (CPSI)

79. Un varón de 40 años presenta una inflamación aguda del codo derecho que empeora en un periodo de tres días. Se trata del primer episodio y no parece haber otras articulaciones afectadas. Sus antecedentes muestran traumatismo reciente, pero es importante para la hipertensión. Su única medicación es hidroclorotiazida. No ha viajado recientemente y no presenta otras molestias. La exploración física revela un codo eritematoso, sensible y con marcada hinchazón con un derrame. El recuento de leucocitos es de 14 000, con un 86% de neutrófilos polimorfonucleares. Una artrocentesis revela un número mínimo de leucocitos y cristales en forma de aguja que se observan bajo luz polarizada.

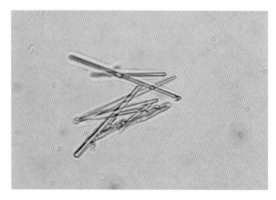

(De Mundt LA, Shanahan K, Graff L. *Graff's Textbook of Routine Urinalysis and Body Fluids.* 2nd ed. Wolters Kluwer/Lippincott Williams & Wilkins Health; 2011, figura 5-21.)

Se envía el líquido para cultivo. ¿Cuál de las siguientes es la afirmación más exacta sobre el estado clínico o el resultado del paciente?

A. Una radiografía del codo mostrará condrocalcinosis
B. El paciente tiene un mayor riesgo de ateroesclerosis debido a la inflamación crónica
C. Lo más probable es que disminuya la concentración de ácido úrico en el parénquima renal
D. El cultivo del líquido sugiere una articulación séptica y debe iniciarse el tratamiento con antibióticos

80. Una bebé de 7 meses es llevada al pediatra debido a vómito recurrente unas horas después de comer. El hígado está ligeramente agrandado. Fue alimentada exclusivamente con leche materna hasta los 5 meses, cuando se iniciaron los alimentos sólidos. En las últimas 6 semanas se han introducido purés de frutas y verduras en la dieta de la niña. Su crecimiento y desarrollo han sido normales. En este momento, ¿cuál de los siguientes es el siguiente paso más apropiado en la evaluación de esta paciente?

A. Solicitar el panel metabólico completo
B. Pedir pruebas genéticas para la deficiencia de aldolasa
C. Administrar desafío de fructosa
D. Iniciar una fórmula metabólica especial

81. Un lactante de 4 meses presenta una hipoglucemia inexplicable caracterizada por un comportamiento apático y dificultad para alimentarse. La exploración física muestra una temperatura de 37.2 °C (99 °F) y un pulso de 120/min. Se observa hepatomegalia y no hay hallazgos neurológicos focales. Las pruebas de laboratorio muestran hipoglucemia e hiperuricemia. El lactante responde con rapidez a una infusión de glucosa con mejoría del estado mental. Los resultados del hemograma completo son normales y el análisis de orina es irrelevante. ¿Cuál de los siguientes es el diagnóstico más probable?

A. Deficiencia de aldolasa B
B. Enfermedad de Lesch-Nyhan
C. Deficiencia de fructocinasa
D. Enfermedad de von Gierke

82. Una mujer de 44 años acude al servicio de urgencias por una inflamación y sensibilidad agudas de la rodilla derecha que empeoran desde hace 3 días. Se trata de su primer episodio de problemas articulares. Vive en una zona rural y es arquitecta paisajista. En la exploración física se observa que tiene una temperatura de 37.5 °C (99.5 °F), y la rodilla derecha está hinchada, eritematosa y sensible con un derrame articular. ¿Cuál de las siguientes opciones es la más adecuada para el tratamiento inicial?

    A. Administrar un AINE
    B. Empezar tratamiento con antibióticos intravenosos
    C. Realizar artrocentesis
    D. Solicitar una resonancia magnética de la rodilla

El escenario clínico que se presenta a continuación se aplica a las dos preguntas siguientes.

83. Un hombre de 45 años acude al servicio de urgencias; tiene una larga historia de abuso de alcohol y es bien conocido por el personal de urgencias. Está aturdido y desorientado con respecto al tiempo y el lugar. Está demacrado y es fácil detectar alcohol en su aliento. La exploración física revela una presión arterial de 100/60 mm Hg, un pulso de 100/min y una respiración de 24/min. Está pálido, con una importante atrofia muscular, un pequeño borde hepático firme y un rastro de ascitis, pero sin edema. Se observan angiomas en araña en el tronco. Su glucosa sérica es de 40 mg/dL. ¿Cuál es la explicación más probable de su hipoglucemia?

    A. Aumento de la relación NADH/NAD inhibiendo la gluconeogénesis
    B. Incremento de la relación NADH/NAD inhibiendo la glucogenólisis
    C. Disminución del ATP inhibiendo la gluconeogénesis
    D. Reducción del ATP inhibiendo la glucogenólisis

84. En el servicio de urgencias, se administra un bolo de glucosa y tiamina. ¿Cuál de los siguientes es el cambio metabólico más probable en este momento?

    A. Aumento de la síntesis de cuerpos cetónicos
    B. Incremento de la síntesis de triacilglicerol
    C. Aumento de la oxidación de ácidos grasos
    D. Elevación de la producción de lactato

85. Un hombre de 45 años de edad es llevado al servicio de urgencias por su mujer debido a un fuerte dolor abdominal. Mientras es evaluado, desarrolla delirios paranoides y alucinaciones auditivas. Su mujer dice que no tiene antecedentes familiares ni personales de trastornos psiquiátricos. También afirma que su trabajo ha sido muy estresante, por lo que ha estado fumando y bebiendo café en exceso para hacer el trabajo. Sus constantes vitales muestran presión arterial elevada y taquicardia. El análisis de orina es negativo para proteínas, cetonas, sangre, glóbulos blancos y bacterias, excepto para niveles elevados de ácido δ-aminolevulínico. ¿Cuál de las siguientes enzimas es deficiente en este paciente?

    A. Aldehído deshidrogenasa
    B. Lipoproteína lipasa
    C. Ornitina transcarbamilasa
    D. Porfobilinógeno deaminasa

86. Su padre lleva a una niña de 3 años al servicio de urgencias, que pierde y recupera el conocimiento. El padre dice que encontró a su hija en el garaje y que no reaccionaba. Mientras intentaba darle respiración boca a boca, notó un sabor dulce en los labios. El etanol sérico es negativo y el análisis de orina muestra cristales de oxalato cálcico. ¿Cuáles de los siguientes estudios de laboratorio son más probables en esta paciente?

    A. Aumento de la brecha aniónica
    B. Incremento del pH sérico
    C. Disminución de la brecha osmolal
    D. Reducción de la glucosa sérica

87. Una mujer de 78 años es llevada inconsciente al servicio de urgencias por el responsable de un albergue, quien menciona que la paciente lo perdió todo durante el reciente huracán y que lleva 3 días en el albergue. Los resultados de laboratorio muestran

    Hematocrito 40% (N = 41-53%)

    Hemoglobina 12 g/dL (N = 13.5-17.5 g/dL)

    Sodio 146 mEq/L (N = 136-145 mEq/L)

    Potasio 4.7 mEq/L (N = 3.5-5.0 mEq/L)

    Cloruro 100 mEq/L (N = 95-105 mEq/L)

    Bicarbonato 13 mEq/L (N = 22-28 mEq/L)

Glucosa 840 mg/dL (N = 70-110 mg/dL)

BUN 32 mg/dL (N = 7-18 mg/dL)

Creatinina 0.8 mg/dL (N = 0.6-1.2 mg/dL)

¿Cuál de las siguientes vías es la causa subyacente más probable del trastorno ácido-base de esta paciente?

A. Glucogenólisis
B. Beta-oxidación
C. Degradación de aminoácidos
D. Gluconeogénesis

88. Un hombre de 44 años acude al médico por fatiga creciente. Duerme bien pero hace ejercicio con poca frecuencia. Su índice de masa corporal es de 35 kg/m^2 y su perímetro de cintura es de 106.7 cm (42 pulg.). Ha engordado 30 lb (13.6 kg) desde su última visita hace 2 años. Su presión arterial es de 150/95 mm Hg sin otros hallazgos en la exploración física. ¿Cuál de los siguientes resultados de laboratorio sugiere un diagnóstico de esteatohepatitis no alcohólica?

	Prueba (unidades)	Paciente	Intervalo de referencia
A	Glucosa (mg/dL)	145	< 100
B	AST/ALT (UI/mL)	95/85	< 45
C	Colesterol (mg/dL)	245	< 200
D	Triglicéridos (mg/dL)	185	< 150

89. A un hombre de 55 años que acaba de someterse a un cateterismo cardiaco se le encuentra una placa significativa en la arteria coronaria descendente anterior conocida como *widowmaker*. ¿Cuál de los siguientes es el factor iniciador más probable en la formación de esta placa?

A. HDL elevado y LDL deprimido
B. Daño endotelial
C. Presión arterial elevada
D. Niveles altos de lipoproteína (a)

90. A un varón de 42 años se le diagnostica hipertensión. Su índice de masa corporal es de 35 kg/m^2, la HbA1C es de 7.5, y su cociente AST/ALT es de 125/105 unidades/L. El hígado está agrandado y la textura se describe en un estudio de imagen como "no homogénea consistente con infiltración grasa y posible cirrosis temprana". ¿Cuál de las siguientes es la explicación más probable de estos resultados?

A. Disminución de los niveles de adiponectina
B. Decremento de la síntesis de TAG en el hígado debido a la resistencia a la leptina
C. Reducción de la síntesis de malonil CoA en el hígado
D. Disminución de la producción de glucosa por el hígado

91. Un hombre de 40 años ha perdido su seguro médico. Ha utilizado toda su insulina y no puede obtener más. Nota que cada vez tiene más sed y bebe más agua, y su frecuencia urinaria ha aumentado. Sus suministros para monitorizar la glucosa en sangre se han agotado. ¿Cuáles de los siguientes resultados de estudios de laboratorio son más probables para este paciente?

A. Disminuye la relación glucagón/insulina
B. Baja el nivel de cetonas
C. Disminuye el nivel de potasio intracelular
D. Desciende el nivel de epinefrina

El escenario clínico que se presenta a continuación se aplica a las dos preguntas siguientes.
Un hombre de 38 años de edad acude al médico para un examen rutinario de mantenimiento de la salud. Mide 1.80 m y pesa 75 kg; su índice de masa corporal es de 31.5 kg/m^2. Su presión arterial es de 135/80 mm Hg. Su perímetro de cintura es de 104 cm (41 pulg.). La exploración física no muestra anomalías. Sus antecedentes médicos solo son significativos por esofagitis. Los estudios de laboratorio muestran:

Prueba (unidades)	Paciente	Intervalo de referencia
Glucosa (mg/dL)	130	70-100
HbA1C	7.9	4-5.6
Colesterol (mg/dL)	210	150-199
Triglicéridos (mg/dL)	165	< 150
LDL (mg/dL)	115	< 130
HDL (mg/dL)	62	> 60
AST/ALT (UI)	30/35	< 35
ALP (UI/L)	42	36-92
Bilirrubina (mg/dL)	1.0	0.3-1.2
INR	1.0	< 1.1
Albúmina (g/dL)	4.1	3.5-5.5
TSH (unidades/mL)	3.3	0.5-5.0

92. ¿Cuál de los siguientes es el diagnóstico más probable en este caso?

    A. Hipercolesterolemia familiar
    B. Esteatohepatitis no alcohólica
    C. Diabetes tipo 2
    D. Síndrome metabólico

93. ¿Cuál de las siguientes vías metabólicas del hígado tendrá una actividad disminuida en este paciente?

    A. Disminución de la beta-oxidación
    B. Reducción de la gluconeogénesis
    C. Disminución de la síntesis de VLDL
    D. Decremento de la lipogénesis

94. A un hombre de 65 años de edad le diagnosticaron diabetes tipo 2 hace 15 años. Ha sido muy negligente en el control de la enfermedad y ahora acude a su médico por problemas de visión. El paciente describe que experimenta moscas volantes, visión borrosa, distorsión y pérdida progresiva de la agudeza visual. Describe dolor en la extremidad inferior izquierda al caminar y ulceraciones que no cicatrizan en el dedo pulgar del pie. ¿Qué respuesta describe de manera más adecuada el proceso patológico en este paciente?

    A. Aumento de la permeabilidad del sorbitol en la retina
    B. Ateroesclerosis
    C. Glicación no enzimática de las proteínas
    D. Inflamación autoinmune de las células alfa

El escenario clínico que se presenta a continuación se aplica a las dos preguntas siguientes.
Una mujer de 42 años de edad acude al médico para un examen rutinario de control. Tiene un historial de 8 años de hipertensión tratada con un diurético tiazídico. Refiere que se cansa con facilidad cuando hace esfuerzo, pero por lo demás está asintomática. Bebe uno o dos vasos de vino a la semana. No tiene antecedentes de viajes recientes. No hay antecedentes familiares de enfermedad hepática. Su IMC es de 34 kg/m². Su presión arterial es de 140/90 mm Hg. La exploración no muestra otras anomalías excepto obesidad troncular sin estrías abdominales. Los estudios de laboratorio pertinentes muestran:

Prueba (unidades)	Paciente	Intervalo de referencia
Nitrógeno ureico (mg/dL)	19	7-18
Glucosa (mg/dL)	117	70-100
Creatinina (mg/dL)	1	0.6-1.2
Colesterol total (mg/dL)	227	150-199
Colesterol HDL (mg/dL)	32	> 40
Triglicéridos (mg/dL)	347	< 150
AST (unidades/L)	87	< 35
ALT (unidades/L)	85	< 35
Ferritina (ng/mL)	100	12-150
Saturación de transferrina (%)	30	20-50

95. ¿Cuál de los siguientes es el diagnóstico preliminar más probable que causa el aumento de la actividad de las enzimas hepáticas séricas en esta paciente?

    A. Enfermedad de hígado graso alcohólico
    B. Hemocromatosis
    C. Hepatitis A
    D. Esteatohepatitis no alcohólica

96. ¿Cuál es la explicación más probable de que el ejercicio mejore los resultados de laboratorio en esta paciente?

    A. Disminuye GLUT4 en la membrana plasmática
    B. Activa la vía AMPK
    C. Reduce la sensibilidad a la insulina
    D. Activa la lipogénesis en el músculo

97. Una mujer de 50 años acude al servicio de urgencias por un dolor agudo en el cuadrante derecho de 4 horas de duración, que se acompaña de náusea, vómito y fiebre. Afirma que en los últimos 2 años ha tenido ataques similares de frecuencia creciente casi una hora después de las comidas. Sin embargo, este ataque no ha disminuido como otros en el pasado. Por lo demás, está sana, no toma medicamentos y no bebe alcohol. Su madre y su hermana se han sometido a una colecistectomía. La exploración física revela una temperatura de 37.5 °C (99.6 °F), un pulso de 88/min, una presión arterial de 140/85 mm Hg y una frecuencia respiratoria de 17 respiraciones/min. En la exploración física, el principal hallazgo es una marcada sensibilidad a la palpación en el cuadrante superior derecho. Los estudios de laboratorio muestran:

Prueba (unidades)	Paciente	Intervalo de referencia
Leucocitos (GB) (/mm³)	16 500	4 000-10 000
AST/ALT (unidades/L)	75/95	< 35
Amilasa/lipasa	Normal	

¿Cuál de las siguientes es la causa más probable de su enfermedad aguda?

A. Obstrucción de su conducto cístico por un cálculo biliar
B. Obliteración de su conducto biliar común por un cálculo biliar
C. Obstrucción de su conducto pancreático por un cálculo biliar
D. Obliteración de su ampolla de Vater por un cálculo biliar

98. Una mujer de 44 años es llevada al servicio de urgencias por su marido debido a un dolor intenso que la ha despertado del sueño. La exploración muestra sensibilidad epigástrica. Su última menstruación fue hace 3 semanas. El marido afirma que el dolor dura un par de horas y que a veces se acompaña de vómito. A veces el dolor aparece después de comidas copiosas. Sus deposiciones han sido normales. Su temperatura es de 37.9 °C (100.2 °F), su pulso es de 100/min y su presión arterial es de 145/90 mm Hg. La paciente mide 1.70 m, pesa 68 kg; IMC 30 kg/m². Las pruebas de laboratorio muestran:

Prueba (unidades)	Paciente	Intervalo de referencia
Glucosa (mg/dL)	100	70-100
HbA1C (%)	7.2	4-5.6
Colesterol (mg/dL)	213	150-199
Triglicéridos (mg/dL)	235	< 150
LDL (mg/dL)	128	< 130
HDL (mg/dL)	38	> 60
AST/ALT (unidades/L)	32/30	< 35
ALP (unidades/L)	45	36-92
Bilirrubina (mg/dL)	1.0	0.3-1.2
TP/INR	1.0	< 1.1
Albúmina (g/dL)	4.1	3.5-5.5
TSH (unidades/mL)	4	0.5-5.0
Lipasa (unidades/L)	62	0-160
Amilasa (unidades/L)	57	25-125

¿Cuál de las siguientes es la causa más probable de los síntomas del paciente?

A. Hepatitis
B. Colecistitis
C. Hipercolesterolemia
D. Pancreatitis

99. Un niño de 16 meses es llevado al pediatra por sus padres debido a un sangrado excesivo alrededor de las rodillas y los codos. Empezó a andar hacia los 12 meses, pero tropieza y se cae con frecuencia. Tienen dos hijas que no presentan este tipo de hemorragias y hematomas. Los antecedentes familiares muestran que el lado materno de la familia también tiene tendencias hemorrágicas. Los estudios de laboratorio muestran un recuento de plaquetas y un tiempo de protrombina (TP) normales, pero un tiempo de tromboplastina parcial (TTP) prolongado. Basándose en estos hallazgos, lo más probable es que este paciente tenga un defecto en ¿cuál de los siguientes?

A. Vía intrínseca de la coagulación
B. Vía extrínseca de la coagulación
C. Vía común de la coagulación
D. Formación de tapones plaquetarios

100. Un hombre de 54 años acude al médico porque desde la semana pasada tiene la piel amarilla, la orina amarillo oscuro y las heces pálidas. La exploración física muestra ictericia. A la palpación profunda presenta una leve sensibilidad epigástrica. Los estudios de laboratorio muestran una actividad elevada de la fosfatasa alcalina y la lipasa. Una tomografía computarizada (TC) del abdomen muestra un agrandamiento de la cabeza del páncreas. ¿Cuál de los siguientes hallazgos es más coherente con el diagnóstico subyacente en este paciente?

	Bilirrubina directa	Urobilinógeno en orina	Estercobilina fecal
A	Sin cambios	↑	↑
B	↑	↑	↓
C	↑	↓	↓
D	Sin cambios	↓	↓
E	↑	↑	↑

Nota: "Sin cambios" significa valores normales.

RESPUESTAS

1. C es correcta. El niño es víctima de maltrato infantil. El hallazgo en el cabello, la hemorragia mucosa, los hematomas y la neuropatía sugieren una deficiencia de vitamina C. Aunque cualquiera o todas las demás opciones son posibles en un niño desnutrido y deben tenerse en cuenta, estos hallazgos sugieren que la deficiencia primaria es de vitamina C.

A es incorrecta. Aunque la neuropatía puede ser sugestiva de deficiencia de cobalamina (vitamina B_{12}), este escenario clínico podría producir más que la probabilidad de una anemia macrocítica, y no explica los hematomas y la hemorragia.

B es incorrecta. El diagnóstico de anemia ferropénica (microcítica) no explicaría todos los hallazgos de este caso.

D es incorrecta. La tiamina se encuentra con mayor frecuencia en una dieta deficiente y en el abuso prolongado del alcohol; sin embargo, el escorbuto es el diagnóstico más apropiado para explicar la presentación clínica de este niño.

2. D es correcta. El paciente presenta síntomas de síndrome de *dumping*, que se desarrolla debido al rápido vaciado gástrico y a la derivación duodenal. Esto conduce a la mala digestión de macromoléculas que causan hiperosmolaridad del contenido luminal. A su vez, esto provoca un desplazamiento de líquido del espacio intravascular al espacio entérico intraluminal, lo que da lugar a una diarrea osmótica.

A es incorrecta. El tiempo de tránsito se acorta en la Y de Roux debido a la disminución del tamaño del estómago y a la derivación duodenal.

B es incorrecta. La digestión de las proteínas comienza en el estómago con la activación de la pepsina y la liberación de ácido clorhídrico. Debido a la disminución del tamaño del estómago en la Y de Roux, la digestión de proteínas en el estómago es limitada.

C es incorrecta. El crecimiento excesivo de bacterias en el intestino delgado puede provocar diarrea, pero no desaparece con la retirada de alimentos.

3. D es correcta. Lo más probable es que el paciente haya desarrollado anticuerpos contra el tratamiento sustitutivo con FVIII recombinante; por lo tanto, debe realizarse una prueba para detectar anticuerpos inhibidores del FVIII.

A es incorrecta. Este paciente no presenta ningún síntoma cardinal de neoplasia hematológica, como fatiga y pérdida de peso.

B es incorrecta. No hay información clínica que sugiera una articulación séptica. El paciente está activo y no tiene fiebre. Una posible articulación séptica es siempre una urgencia reumatológica; sin embargo, el aspirado sería amarillo turbio, no sanguinolento, y la tinción de Gram sugeriría infección y no hemorragia en la articulación.

C es incorrecta. El problema proviene de un inhibidor del FVIII y es muy probable que la administración de FVIII adicional no resuelva el problema, ya que la proteína inhibidora lo neutralizará.

4. B es correcta. Luego de exploración física y los resultados de laboratorio excluyen las otras tres opciones (véanse las explicaciones a continuación). Por lo tanto, la causa más probable de los síntomas de la paciente es la deficiencia de sacarasa. Con la introducción de fruta y verdura en la dieta del lactante, aparece diarrea en la paciente. Dado que la sacarosa no es un azúcar reductor, se espera un resultado negativo.

A es incorrecta. Como se comentó antes, si el paciente tuviera intolerancia a la lactosa, el resultado de los azúcares reductores debería haber sido positivo, ya que la lactosa es un azúcar reductor.

C es incorrecta. La exploración física y la anamnesis no manifiestan datos de síntomas de fibrosis quística, como infecciones pulmonares recurrentes.

D es incorrecta. La prueba de la transglutaminasa es negativa, y los síntomas de la enfermedad celiaca incluyen abdomen distendido, cólicos e irritabilidad. El paciente no presenta estos síntomas.

5. C es correcta. Parece probable que el paciente padezca un trastorno de la coagulación y las dos causas más comunes son la vWD y la deficiencia de FVIII. La deficiencia de factor VIII y el trastorno de von Willebrand pueden tener presentaciones clínicas similares. Ambos se manifiestan con un TP normal y un TTP anormal. Sin embargo, la vWD es autosómica recesiva y la deficiencia de FVIII está ligada al cromosoma X, lo que apoya la vWD.

A es incorrecta. Aunque la hemofilia podría ser un diagnóstico probable con los antecedentes de hemorragias recurrentes, este diagnóstico es un trastorno ligado al cromosoma X y la paciente es mujer (véase la opción de respuesta C).

B es incorrecta. La enfermedad de Christmas, llamada así por Steven Christmas como caso índice en 1952, es una deficiencia del factor IX. El TP normal es un componente de las pruebas diagnósticas y argumenta en contra de un nivel bajo de factor IX. De nuevo, este trastorno también está ligado al cromosoma X y la paciente es una mujer.

D es incorrecta. La trombocitopenia inmunológica es una enfermedad crónica y la trombocitopenia no sería leve, sino grave.

6. A es correcta. La bacteria *Vibrio cholerae* secreta una toxina que se une a la membrana luminal del intestino y penetra en las células epiteliales. Una vez en la célula, se metaboliza para generar el fragmento que activa de modo irreversible la subunidad alfa de las proteínas G mediante una reacción de ADP-ribosilación. Como resultado, se produce una acumulación sustancial de AMPc que provoca un eflujo incontrolado de cloruro a través del CFTR y de agua de las células epiteliales infectadas, lo que provoca diarrea secretora.

B es incorrecta. Aunque la sobreactivación de la guanilil ciclasa también conduce a la hiperestimulación de CFTR, la bacteria causante no es *V. cholerae* sino la ETEC termoestable.

C es incorrecta. Como en B, aunque la hipersecreción de péptido intestinal vasoactivo activa la misma vía de señalización que el *V cholerae*, la secreción de péptido intestinal vasoactivo aumenta con el VIPoma, un tumor enteroendocrino (también conocido como neuroendocrino).

D es incorrecta. La serotonina es también un secretagogo que activa el CFTR, pero lo hace a través de la vía de señalización Ca⁺. Esta vía puede activarse con el síndrome carcinoide.

7. B es correcta. Los resultados de laboratorio y los antecedentes del paciente sugieren con claridad una carencia de vitamina C. Entre otras cosas, la vitamina C es importante para el plegamiento del colágeno en su conformación de triple hélice. Es un cofactor de las hidroxilasas prolil y lisil, que catalizan la conversión de prolina en hidroxiprolina y de lisina en hidroxilisina, respectivamente. Una deficiencia de vitamina C debida a una dieta inadecuada provocó la debilidad del colágeno subendotelial, esencial para la formación del tapón plaquetario.

A es incorrecta. Los defectos de la hemostasia primaria afectan a las plaquetas y a la formación de tapones plaquetarios, que no se ven afectados en este caso.

C es incorrecta. Los tapones plaquetarios se refuerzan convirtiendo el fibrinógeno en fibrina entre las plaquetas y reticulando la fibrina entre sí para formar la malla de fibrina. La vitamina C no afecta a esta vía, ya que forma parte de la hemostasia secundaria.

D es incorrecta. El endotelio capilar desempeña un papel esencial en la hemostasia mediante la secreción de moléculas como la endotelina, el óxido nítrico, la prostaciclina (PG2), el factor de von Willebrand (FvW) y la trombomodulina; ninguna de estas moléculas se ve afectada por la carencia de vitamina C.

8. C es correcta. Lo más probable es que su paciente haya empezado a reintroducir alimentos ricos en vitamina K, como las verduras de color verde oscuro. Aunque los inhibidores de la trombina obvian la necesidad de monitorizar sus tiempos de protrombina, el primer paso es realizar una cuidadosa historia dietética del paciente.

A es incorrecta. Si bien en algún momento puede ser necesario aumentar la dosis de warfarina de forma permanente, antes de optar por esa opción es necesario realizar una historia dietética detallada para determinar si el paciente consume de manera inadvertida alimentos ricos en vitamina K.

B es incorrecta. Ya que la combinación de aspirina y warfarina aumentaría en gran medida las posibilidades de hemorragias incontroladas.

D es incorrecta. Aunque los inhibidores de la trombina obvian la necesidad de controlar sus tiempos de protrombina, el primer paso es realizar una cuidadosa historia dietética del paciente.

9. D es correcta. La ACTH elevada junto con los hallazgos físicos del paciente indican un síndrome de Cushing debido a hipercortisolismo. En el síndrome de Cushing, la degradación del glucógeno es menor en el hígado, pero la gluconeogénesis está aumentada. El cortisol estimula la proteólisis en los músculos para proporcionar sustratos para la gluconeogénesis, lo que pro-

voca debilidad muscular, en especial en las piernas y los brazos.

A es incorrecta. La degradación de los ácidos grasos aumenta en el síndrome de Cushing y es la principal vía que proporciona ATP para la vía gluconeogénica que requiere energía; sin embargo, este aumento no explica la debilidad muscular.

B es incorrecta. El almacenamiento de triacilglicerol aumenta en ciertas partes del cuerpo en el síndrome de Cushing, dando lugar a la presentación cushingoide, como la obesidad central, la facies lunar y la joroba de búfalo. Este aumento no explica la debilidad muscular.

C es incorrecta. La degradación del glucógeno no aumenta y, de hecho, se mantiene en el síndrome de Cushing.

10. C es correcta. La supresión a largo plazo de la función suprarrenal debida al uso de esteroides, evidenciada por su aspecto cushingoide, explicaría su repentina insuficiencia suprarrenal. Esta apareció debido a su repentina falta de suplementación con prednisona y empeoró por el estrés del esfuerzo físico y la deshidratación.

A es incorrecta. La respuesta a la ACTH requeriría más tiempo en comparación con la hidrocortisona.

B es incorrecta. Aunque no sería perjudicial administrar tiamina como medida preventiva, no hay datos que apoyen el abuso de alcohol o la desnutrición para considerar la encefalopatía de Wernicke.

D es incorrecta. Aunque los cambios del estado mental y la hipotensión pueden sugerir sepsis, el paciente está afebril y no hay apoyo para una etiología infecciosa.

11. B es correcta. Los valores de laboratorio de la paciente indican que tiene anemia macrocítica. Sus niveles de metilmalónico son elevados. Esto se debe a una deficiencia de vitamina B_{12}. La metilmalonil CoA mutasa necesita vitamina B_{12} como cofactor para metabolizar la metilmalonil CoA en succinil CoA. En ausencia de vitamina B_{12}, se acumula ácido metilmalónico. Durante la cirugía bariátrica de derivación gástrica, se secciona el cardias del estómago, creando una pequeña bolsa que se une al intestino delgado. Por lo tanto, los alimentos pasan por alto la mayor parte del estómago, excepto la pequeña bolsa creada, y entran en el intestino delgado. Las secreciones gástricas son importantes para la digestión y absorción de la vitamina B_{12}. El ácido clorhídrico producido por las células parietales permite la liberación de las vitaminas B_{12} de su complejo alimento-B_{12}. Además, estas mismas células producen el factor intrínseco esencial para la absorción de la vitamina B_{12} en el íleon terminal. Al perder una parte importante del estómago, la digestión y la absorción de la vitamina B_{12} se ven perturbadas.

A es incorrecta. La deficiencia de hierro también puede desarrollarse después de la cirugía bariátrica; sin embargo, el alto valor corpuscular medio de este paciente niega el diagnóstico de deficiencia de hierro.

C es incorrecta. La deficiencia de folato es una causa potencial de sus manifestaciones hematológicas. Un nivel elevado de ácido metilmalónico diferenciaría la deficiencia de folato de la deficiencia de vitamina B_{12}.

D es incorrecta. La deficiencia de piridoxal (vitamina B_6) provocaría un aumento de la homocisteína porque es un cofactor de la enzima cistationina beta-sintetasa; sin embargo, su deficiencia causaría anemia microcítica porque también es un cofactor de la enzima δ-aminolevulínica sintasa, que es el primer paso en la síntesis del hemo.

12. B es correcta. Durante la cirugía bariátrica de derivación gástrica, se secciona la parte superior del estómago creando una pequeña bolsa que se une al intestino delgado. Por lo tanto, los alimentos pasan por alto la mayor parte del estómago excepto la pequeña bolsa creada y entran en el intestino delgado. Las secreciones gástricas son importantes para la digestión y absorción de la vitamina B_{12}. El ácido clorhídrico producido por las células parietales permite la liberación de la vitamina B_{12} de su complejo alimento-B_{12}. Además, estas mismas células producen el factor intrínseco esencial para la absorción de la vitamina B_{12} en el íleon terminal. Al perder una gran parte del estómago, la digestión y la absorción de la vitamina B_{12} se ven perturbadas, lo que provoca anemia.

A es incorrecta. El factor R, también conocido como haptocorrina o transcobalamina I, es producido por las glándulas salivales de la cavidad oral, que no son afectadas por la cirugía bariátrica, en respuesta a la ingestión de alimentos; por lo tanto, no se esperaría una reducción en sus niveles.

C es incorrecta. El 2,3-bisfosfoglicerato (2,3-BPG) es importante para mejorar el aporte tisular de oxígeno al desplazar la curva de disociación del oxígeno hacia la derecha. El aumento de los niveles de 2,3-BPG se observa en la mayoría de las anemias.

D es incorrecta. La ferritina es la principal proteína de almacenamiento de hierro en el organismo. La ferritina sérica baja puede observarse en pacientes con deficiencia de hierro, pero no con deficiencia de vitamina B_{12}.

13. C es correcta. Los hallazgos de laboratorio junto con los antecedentes de la paciente sugieren con claridad una deficiencia de vitamina K. La vitamina K es un cofactor para la modificación postraduccional de los factores de coagulación X, IX, VII, II, proteína S y proteína C. Todos estos factores de coagulación están en niveles muy bajos en esta paciente. Dado que estos factores forman parte tanto de la vía intrínseca como de la extrínseca, tanto el TP como el TTP están aumentados. La dieta de la paciente y el consumo de paracetamol son las causas más probables de la deficiencia de vitamina K. Esta vitamina se produce en el intestino humano, pero también es necesaria la suplementación a partir de verduras de hoja verde. El paracetamol se metaboliza en el hígado; su subproducto es tóxico para el hígado, lo que puede haber reducido la síntesis de factores de coagulación en este órgano.

A es incorrecta. La trombastenia de Glanzmann se debe a defectos en GPIIb/IIIa, que son receptores de las plaquetas que cambian su conformación al activarse las plaquetas y permiten la unión de estas entre sí con fibrinógeno entre dos plaquetas. Como resultado, no se producen agregaciones plaquetarias. Los hallazgos de la paciente no son compatibles con esta enfermedad.

B es incorrecta. La hemofilia A es un trastorno recesivo ligado al cromosoma X; por lo tanto, es muy raro que las mujeres padezcan la enfermedad. Además, está causada por una deficiencia del factor VIII, que se encuentra en la vía intrínseca de la cascada de la coagulación. En la hemofilia A solo se afecta el TTP y no el TP.

D es incorrecta. La enfermedad de von Willebrand es causada por mutaciones en el gen que expresa el factor von Willebrand (FvW). Este factor tiende un puente entre el colágeno subendotelial y las plaquetas en la hemostasia primaria. Además, el FvW se une al factor VIII y lo protege de la degradación. La enfermedad de von Willebrand solo afecta al TTP,

y no al TP. Esto se debe a que el FvW estabiliza el factor VIII, y su deficiencia conduce a niveles bajos de factor VIII, aumentando así el TTP.

14. D es correcta. El recién nacido es amamantado, por lo que los síntomas descritos son indicativos de deficiencia de galactosa-1-fosfato uridililtransferasa (GALT). La deficiencia de GALT provoca un aumento de galactosa, que puede ser convertida por la aldosa reductasa en galactitol en muchos tejidos, incluido el cristalino. El aumento de la presión osmótica en el cristalino puede causar cataratas.

A es incorrecta. La acumulación de fructosa-1-fosfato se produce con la deficiencia de aldolasa B (intolerancia hereditaria a la fructosa). Si al niño se le hubieran introducido frutas, podrían haberse desarrollado síntomas similares; sin embargo, no hay indicios de ello; por lo tanto, puede descartarse.

B es incorrecta. La intolerancia a la lactosa puede provocar diarrea y distensión abdominal, pero no hepatomegalia, ictericia ni cataratas.

C es incorrecta. La deficiencia de GALT provoca un aumento de galactosa-1-fosfato, que puede dar lugar a hepatomegalia e ictericia, pero no a la formación de cataratas.

15. B es correcta. El paciente presenta anemia macrocítica sin respuesta a la suplementación con folato y vitamina B_{12}. La presencia de aciduria con sedimento cristalino indica que el lactante puede tener aciduria orótica debida a una deficiencia de UMP sintasa con dos actividades catalíticas: orotato fosforribosiltransferasa y orotidilato descarboxilasa. Como resultado, la síntesis *de novo* de pirimidina se bloquea y el ácido orótico se acumula en la orina. La aciduria orótica también puede deberse a un bloqueo del ciclo de la urea. Sin embargo, el amoniaco y los sustratos del ciclo de la urea se acumulan dando lugar a síntomas neurológicos, que no vemos en este paciente. En los defectos del ciclo de la urea, se desarrolla aciduria orótica debido a la fuga de fosfato de carbamoilo de las mitocondrias al citosol, donde se produce la síntesis de pirimidina. La ausencia de pirimidina afecta a las células que se dividen con rapidez, como los glóbulos rojos y el cabello, lo que explica la anemia, y el cabello fino y escaso del lactante. El orotato no puede superar el bloqueo en la síntesis de pirimidina. La uridina puede eludir el bloqueo y, utilizando la vía de salvamento, puede

dar lugar a todos los trinucleótidos de pirimidina: UTP, CTP y TTP.

A es incorrecta. Véase la explicación en B.

C es incorrecta. El fenilbutirato también se utiliza en los trastornos del ciclo de la urea para reducir la acumulación de amoniaco. Se condensa con la glutamina para formar fenilacetilglutamina, que puede excretarse con facilidad en la orina.

D es incorrecta. La hidroxiurea se utiliza para aumentar la síntesis de α-globina en la anemia falciforme y la β-talasemia, pero no en el tratamiento de la aciduria orótica debida a la deficiencia de UMPS.

16. D es correcta. El lactante presenta síntomas de kwashiorkor con pérdida de peso y edema debido a malnutrición proteico-energética. No hay proteínas en la dieta BRAT, que se suele dar a los niños con diarrea. En el kwashiorkor, hay un aumento del estrés oxidativo que afecta a la función mitocondrial, por lo que disminuye el metabolismo energético y la síntesis de proteínas.

A es incorrecta. Una de las características del kwashiorkor es la hipoalbuminemia.

B es incorrecta. El glutatión es una molécula que desempeña un papel importante en la reducción del estrés oxidativo; sin embargo, se cree que en el kwashiorkor los niveles de glutatión son más bajos.

C es incorrecta. La oxidación de ácidos grasos está alterada en el kwashiorkor debido a la disfunción mitocondrial.

17. D es correcta. Esta afirmación es correcta si uno se refiere a la curva de saturación de oxígeno observando que un pH elevado impulsado por la alcalosis respiratoria en este paciente que respira con rapidez aumentaría la unión del oxígeno a la hemoglobina. Es obvio que no es lo deseable, pero en este caso, necesitamos empujar la curva en la dirección de un mayor aporte de oxígeno a los tejidos. Es necesario aumentar la saturación de oxígeno mediante la administración de oxígeno suplementario.

A es incorrecta. El aumento de los niveles de dióxido de carbono en un paciente provoca vasodilatación cerebral. En cambio, una disminución de la pCO2 provoca vasoconstricción cerebral que conduce a síntomas neurológicos.

B es incorrecta. Los riñones intentan corregir la alcalosis respiratoria mediante la secreción de bicarbonato. Un estado acidótico es favorable para el paciente a fin de aumentar la descarga de oxígeno a nivel tisular.

C es incorrecta. La frecuencia respiratoria aumenta por la respuesta del cuerpo carotídeo a la hipoxia y de los quimiorreceptores cerebrales al aumento de los niveles de dióxido de carbono.

18. C es correcta. Lo más probable es que este paciente padezca gastritis atrófica autoinmune. La zona afectada es el cuerpo del estómago, no el antro, y se ha vuelto atrófica durante un periodo considerable. El ataque autoinmune se produce en la bomba de protones, es decir, la bomba H+/K+ ATPasa, lo que provoca aclorhidria. La formación de anticuerpos contra las células parietales es un marcador inmunológico de la enfermedad, al igual que un nivel bajo de pepsinógeno sérico. La pérdida de factor intrínseco junto con la pérdida de células parietales también da lugar a la producción de anticuerpos contra el factor intrínseco.

A es incorrecta. Como ya se ha indicado, la gastritis autoinmune no afecta al antro.

B es incorrecta. Con anemia perniciosa, los niveles séricos de gastrina aumentarán (no disminuirán) al interrumpirse el circuito de retroalimentación. Entre paréntesis, es importante señalar que los pacientes con gastritis atrófica tienen una mayor incidencia de carcinoma gástrico y requieren vigilancia endoscópica.

D es incorrecta. En este caso, si acaso los niveles de pepsina serían bajos.

19. D es correcta. La enfermedad de von Willebrand es causada por mutaciones en el gen que expresa el factor von Willebrand (FvW). Este factor actúa como pegamento para formar una unión entre el colágeno subendotelial y las plaquetas en la hemostasia primaria. Además, el FvW se une al factor VIII y lo protege de su degradación. La ausencia de FvW afecta a la formación de tapones plaquetarios y, por lo tanto, aumenta el tiempo de hemorragia. El tiempo de protrombina (TP) es una medida de la vía extrínseca (factor tisular [también conocido como factor III] y factor VII). Dado que la vía extrínseca no se ve afectada por el FvW defectuoso, se mantiene dentro del intervalo normal. El tiempo parcial de tromboplastina (TTP), que mide la actividad de la vía intrínseca (factores XII, XI, IX y VIII), está aumentado. Aunque el FvW no forma parte de la vía intrínseca, su defi-

ciencia desestabiliza el factor VIII, un factor de coagulación de la vía intrínseca, aumentando así el TTP.

A es incorrecta. Si todos estos parámetros son normales, o no existe ningún problema hemorrágico o bien la disfunción se encuentra fuera de las plaquetas y los factores de coagulación. Un ejemplo de esta situación es la carencia de vitamina C.

B es incorrecta. El aumento del TP indica una disfunción de la vía extrínseca, que puede deberse a una deficiencia del factor tisular (factor III) o del factor VII.

D es incorrecta. El aumento de TP y TTP sugiere una deficiencia en la vía común, que puede deberse a los factores X, V, II (trombina) y I (fibrina). La enfermedad hepática también puede ser un factor, ya que muchos de estos factores de coagulación se sintetizan en el hígado.

20. A es correcta. La exploración física del niño, junto con la hiperactividad, apunta a trastornos del síndrome alcohólico fetal (TEAF). Se cree que los trastornos neurológicos y los dimorfismos se deben a una alteración del movimiento de la cresta neural y a un aumento de la neuroapoptosis.

B es incorrecta. Véase la explicación en A.

C es incorrecta. La piruvato deshidrogenasa se inhibe debido al aumento de la acumulación de NADH. Algunos de los dimorfismos faciales observados en el SAF son similares al déficit de piruvato deshidrogenasa. Sin embargo, los niños con deficiencia de piruvato deshidrogenasa no son hiperactivos debido a la deficiencia de energía.

D es incorrecta. El metabolismo del alcohol aumenta el NADH en las células, lo que inclina la balanza hacia un aumento de la relación NADH/NAD.

21. C es correcta. La proteína 2 de resistencia a múltiples fármacos es la enzima clave para el transporte de numerosos compuestos a través de las membranas celulares. Es necesaria para transportar la bilirrubina conjugada en el hepatocito a los canalículos biliares; por lo tanto, en su ausencia, se producirá ictericia. Lo más probable es que se trate del síndrome de Dubin-Johnson.

A es incorrecta. La disminución de UGT1A1 se observa en el síndrome de Gilbert y en el tipo 2 de Crigler-Najjar y da lugar a una elevación de la bilirrubina no conjugada (indirecta). Son entidades clínicas inocuas.

B es incorrecta. La ausencia de niveles de UGT1A1 se observa en el muy raro tipo I de Crigler-Najjar y es incompatible con la vida.

D es incorrecta. Un defecto en la glutatión S-transferasa beta (GST-beta) provocará un aumento de la bilirrubina no conjugada. Al entrar en el hepatocito, la bilirrubina no conjugada se une a la GST-beta citosólica para reducir su escape de vuelta al plasma.

22. D es correcta. Después del nacimiento, puede aparecer ictericia fisiológica, de la lactancia y de la leche materna en un recién nacido por lo demás sano. La ictericia por lactancia suele desarrollarse con la dificultad para amamantar o el retraso en la producción de leche, lo que provoca deshidratación y menos deposiciones. En cuanto a la ictericia de la leche materna, se desarrolla al cabo de una semana y suele presentar niveles más altos de bilirrubina. A partir de los síntomas presentados en esta paciente, la causa más probable de ictericia es fisiológica; por lo tanto, la continuación de la lactancia materna sería la mejor respuesta.

A y B son incorrectas. Un recién nacido en crecimiento necesita leche materna nutritiva para un desarrollo adecuado. No hay indicios de que la leche materna sea la culpable de los síntomas de la paciente.

C es incorrecta. Debe vigilarse de cerca al lactante para asegurarse de que los niveles de bilirrubina se mantienen bajos, pero, por lo demás, la fototerapia no es necesaria, ya que la ictericia fisiológica disminuye a lo largo de la primera semana tras el nacimiento.

23. D es correcta. La clave de este caso es la rápida aparición de ictericia grave en los días justo posteriores al parto. Lo más probable es que se trate de una ictericia patológica debido a la rápida aparición en el periodo posparto. La posibilidad de atresia biliar, deficiencia de G6PD, galactosemia e infección por CMV, así como otros problemas, son significativos y deben diagnosticarse o descartarse con prontitud para evitar el rápido fallecimiento del bebé. Está indicado realizar de inmediato un estudio del tracto hepatobiliar e investigar los trastornos metabólicos corregibles.

A es incorrecta. Como se indica en la respuesta A, esto sería inadecuado en absoluto.

B es incorrecta. La administración de la terapia de hidratación es para la ictericia de la lactancia, que suele desarrollarse con dificultad para amamantar o el retraso en la producción de leche, lo que provoca deshidratación y menos deposiciones.

C es incorrecta. La ictericia por leche materna suele ser de aparición más tardía, con un aumento más lento de la bilirrubina sérica. La ictericia de la leche materna tiene más que ver con el contenido de la propia leche y suele desaparecer con el tiempo.

24. A es correcta. Los valores de laboratorio son compatibles con una anemia falciforme que causa hemólisis crónica y formación de cálculos de pigmento que obstruyen el conducto común. La precipitación de bilirrubina en el conducto biliar común actuando como una seudovesícula biliar a lo largo del tiempo.

B es incorrecta. Con niveles tan altos de bilirrubina, lo más probable es que desarrolle cálculos de pigmento en lugar de cálculos de colesterol.

C es incorrecta. El trastorno del paciente es agudo, y los hallazgos de laboratorio indican ictericia obstructiva. En la hepatitis, los niveles de enzimas de la función hepática serían mucho más elevados que los observados en este paciente.

D es incorrecta. Aunque la obstrucción del bazo debida a una hemólisis extensa es una posibilidad en la crisis drepanocítica, los síntomas y los valores de laboratorio de este paciente no concuerdan con este diagnóstico.

25. D es correcta. Lo más probable es que el niño padezca fibrosis quística, lo que provocó secciones pancreáticas anormalmente engrosadas y, por lo tanto, pancreatitis crónica con mala digestión pancreática y retraso del crecimiento.

A es incorrecta. Se refiere a la malabsorción de hidratos de carbono como la lactosa, y no se ajusta a los síntomas presentados en este niño.

B es incorrecta. Aunque la formación defectuosa de micelas en el duodeno sería una razón para la esteatorrea, no explicaría los síntomas pulmonares del paciente.

C es incorrecta. El aumento de la secreción de cloruro por los enterocitos provoca diarrea secretora, lo que no ocurre en este caso.

26. A es correcta. Se sospecharía una hepatitis vírica aguda; la hepatitis A es el diagnóstico más probable. Esta joven entró en una zona alta-

mente endémica sin vacunarse contra la hepatitis A. Como el periodo de incubación suele ser de solo varias semanas y parece manifestar síntomas de una enfermedad infecciosa aguda junto con ictericia clínica, debe ser la respuesta A o la D. En las respuestas B y C, la bilirrubina no supera 2.0 y, por lo tanto, no sería aparente a nivel clínico. La elevación de 20 veces de las transaminasas junto con la bilirrubina de 10 sugiere que tiene un marcado daño hepatocelular y ha entrado en una fase de colestasis intrahepática. Sin embargo, la hepatitis A a menudo puede ser anictérica pero, en este caso, se presenta con un cuadro clásico de hepatitis viral aguda de libro de texto.

B es incorrecta. Este patrón de bioquímica hepática solo muestra una ligera elevación de la bilirrubina y todos los demás parámetros son normales. La paciente está clínicamente ictérica, por lo que no puede ser correcto. Se trataría de una paciente con trastornos congénitos, como el síndrome de Gilbert, el síndrome de Rotor o el síndrome de Dubin-Johnson. También podría observarse en hemólisis. La paciente ha vivido en una zona endémica de paludismo y, por lo tanto, la hemólisis sería un factor de este trastorno. Sin embargo, como está manifestando síntomas de hepatitis aguda, uno esperaría ver las transaminasas elevadas aquí y este no es el caso.

C es incorrecta. La bilirrubina aquí es de 1.0, por lo que esta respuesta debe ser incorrecta. Además, el patrón aquí muestra solo una elevación de las transaminasas con todos los demás valores dentro de los límites normales. Este patrón suele observarse en una situación clínica en la que hay un proceso inflamatorio crónico que daña los hepatocitos. El alcohol, las toxinas, los medicamentos y la esteatohepatitis (EHNA) son ejemplos clásicos de este patrón de las enzimas de la función hepática.

D es incorrecta. Se trata de un patrón típico de las personas con hepatopatía crónica terminal (cirrosis). Si bien es cierto que la paciente presenta ictericia, los valores de AST/ALT tienen un aumento mínimo. Esto se debe a que este patrón sugiere una imagen de daño insidioso de bajo grado que ocurre a lo largo de los años con una masa de hepatocitos funcional disminuida que permanece debido a la agresión crónica y la fibrosis resultante. Además, nótese que la albúmina es baja, y los factores de coagulación intrínsecos alterados, típicos de un hígado incapaz de producir niveles normales de proteínas séricas. Esto es clásico de la destrucción crónica de los hepatocitos. El paciente descrito en este caso tiene una hepatitis AGUDA, y se esperaría que la albúmina y el tiempo de protrombina fueran normales. La excepción sería en el caso muy raro de que la hepatitis A provoque una falla hepática aguda. Una situación similar puede observarse en las sobredosis de paracetamol. En estos casos, la albúmina y el tiempo de protrombina serían anormales; sin embargo, se esperaría que las transaminasas fueran de miles debido a la necrosis hepática aguda.

27. D es correcta. Aunque un médico sería consciente de que todos los micronutrientes enumerados en esta pregunta se convierten en posibilidades realistas en un paciente de cirugía bariátrica años después de la cirugía, uno debe entender que B_{12} y el cobre representan el micronutriente más común sujeto a depleción en esta situación clínica. La lengua lisa y vidriosa, los signos de anomalías de la columna posterior (prueba de Romberg positiva) y la marcha anormal y parestesias en las extremidades inferiores favorecen una deficiencia de vitamina B_{12}.

A es incorrecta. La absorción de folato también puede verse afectada por la cirugía bariátrica, y podría causar anemia macrocítica, pero la presentación de los hallazgos neurológicos sugiere deficiencia de vitamina B_{12}.

B es incorrecta. Tanto la deficiencia de cobre como la de vitamina B_{12} pueden provocar anemia, pero la deficiencia de cobre suele dar lugar a microcitosis. En este caso, el cuadro macrocítico observado con esta anemia apoya la deficiencia de folato y de vitamina B_{12} más que la de cobre.

C es incorrecta. La carencia de hierro provoca anemia microcítica, que no se observa en este paciente.

28. D es correcta. La albúmina se sintetiza en exclusiva en el hepatocito. Por lo tanto, si su enfermedad hepática ha progresado hasta el punto de que está cirrótico con una pérdida significativa de hepatocitos para sintetizar proteínas, entonces el nivel de albúmina disminuirá de manera notable.

A es incorrecta. Las transaminasas AST/ALT sugieren el grado de daño agudo de los hepatocitos, pero tienen poco valor pronóstico en situaciones crónicas. De hecho, las AST/ALT pueden ser normales en la hepatitis C de larga duración, mientras que la destrucción en curso del hígado se está produciendo y es de poco valor para evaluar el grado de daño.

B es incorrecta. La bilirrubina, si está elevada en la hepatitis C crónica, sugeriría una enfermedad terminal, pero tiene poco valor en cuanto a la función sintética hepática.

C es incorrecta. La elevación de la fosfatasa alcalina es un marcador de inflamación/daño del sistema colector ductal biliar y no de la maquinaria metabólica del hepatocito. Recordemos también que esta enzima también está presente en huesos, ovarios y otros tejidos, por lo que su elevación debe correlacionarse con el tejido hepático antes de llegar a ninguna conclusión.

29. B es correcta. En este paciente, la absorción de vitamina B_{12} es baja debido a la extirpación quirúrgica del sitio primario de absorción de esta vitamina. Al tener que resecar 100 cm del intestino delgado distal, se llega a un nivel de pérdida de superficie de absorción que podría explicar la diarrea. Esta afección es el síndrome del intestino corto. Además, la falta de absorción de sales biliares en el íleon distal permite que entren en el colon causando diarrea secretora. Por último, no se nos da ninguna información sobre si se conserva la válvula ileocecal, pero sin este "freno ileal" el contenido del intestino delgado puede entrar con más libertad al colon y contribuir a la diarrea al sobrecargar la capacidad de absorción del colon.

A es incorrecta. El metiltetrahidrofolato es el precursor inactivo del tetrahidrofolato. En ausencia de vitamina B_{12}, se inhibe la conversión de metiltetrahidrofolato en tetrahidrofolato, lo que conduce a su acumulación. Este fenómeno se conoce como la trampa del folato.

C es incorrecta. En este caso no se menciona la hemólisis, por lo que no cabe esperar el desarrollo de ictericia o aumento de los niveles de bilirrubina.

D es incorrecta. La vitamina B_{12} no interviene en el mantenimiento del glutatión en forma reducida; por lo tanto, no debería producirse ningún cambio en los niveles de glutatión.

30. A es correcta. Este paciente presenta una deficiencia de hierro clásica. Por lo tanto, los niveles de capacidad total de fijación del hierro (TIBC, por sus siglas en inglés) estarán aumentados y los niveles de ferritina estarían disminuidos.

B y C son incorrectas. Ambos resultados de laboratorio son marcadores de anemia hemolítica.

D es incorrecta. La carencia de folato provoca anemia megaloblástica y anemia microcítica, como se observa en este paciente.

31. A es correcta. Lo más probable es que se trate de la enfermedad de Wilson; por lo tanto, habría un aumento del depósito de cobre en la membrana de Descemet de la córnea (anillo de Kaiser-Fleischer). La enfermedad de Wilson, aunque bastante rara, se presenta con mayor probabilidad a principios de la segunda o tercera décadas de la vida. Además de la elevación de las transaminasas, suele presentar signos de anemia hemolítica (LDH y recuento de reticulocitos elevados, así como bilirrubina indirecta y haptoglobina baja). La combinación de enfermedad hepática, anemia hemolítica y hallazgos neurológicos sería una tríada inusual y llevaría a pensar en la enfermedad de Wilson. Por lo tanto, habría que buscar un depósito excesivo de cobre en los tejidos y el ojo es un lugar excelente para empezar.

B es incorrecta. Eso sería cierto si estuviéramos ante un caso de hemocromatosis.

C es incorrecta. Esto sería cierto en la deficiencia de alfa-1 antitripsina.

D es incorrecta. Se refiere a un trastorno de la conjugación de la bilirrubina, como el síndrome de Gilbert. Se afirma que su bilirrubina es normal.

E es incorrecta. Esto sería cierto si sospecháramos que el diagnóstico es hepatitis C; sin embargo, hay poco apoyo para esta idea.

32. C es correcta. Se trata de una presentación típica de un cuadro inflamatorio con fiebre, sensibilidad abdominal y sangre en las heces. El cuadro con diarrea crónica sugiere un trastorno inflamatorio en el colon con dolor abdominal bajo en forma de calambres, urgencia, incontinencia y hemorragia.

A es incorrecta. La diarrea persiste cuando no come. Además, el dolor abdominal bajo en forma de calambres, la posible fiebre y la sangre en las heces excluyen esta posibilidad. Los síndromes diarreicos osmóticos suelen tener etiología malabsortiva/maldigestiva y se presentan con material fecal voluminoso y acuoso que es controlable pero cesa con el ayuno. La urgencia y la incontinencia apuntan a que la lesión se encuentra en el colon.

B es incorrecta. No podemos descartar un proceso secretor, aunque es menos probable. En la mayoría de las diarreas secretoras, la diarrea continúa a pesar del ayuno y la mayoría de las diarreas secretoras son agudas debidas a agentes infecciosos.

D es incorrecta. Los trastornos de la motilidad suelen aparecer de forma indolente y pueden ser esporádicos. El síndrome del intestino irritable es un ejemplo clásico, y este caso, de seguro, no lo es. También hay causas subyacentes discernibles, como cirugía intestinal previa o diabetes tipo 1 con neuropatía autonómica. La fiebre, la hemorragia rectal y la sensibilidad abdominal serían poco probables.

33. C es correcta. Todos los hallazgos de laboratorio indican anemia hemolítica. La primaquina causa estrés oxidativo en los glóbulos rojos, que por lo general podría ser neutralizado por el glutatión reducido. Debido a la hemólisis, sugiere que hay una incapacidad para mantener el glutatión en el estado reducido, es muy probable que esto se deba a la deficiencia de G6PD, tal deficiencia provoca que no haya suficiente producción de NADPH en los glóbulos rojos para evitar la acumulación de especies reactivas del oxígeno. El glutatión permanece en su estado oxidado y no puede ser un sustrato para que la glutatión peroxidasa convierta el peróxido de hidrógeno en agua.

A es incorrecta. La primaquina aumenta el estrés oxidativo de los glóbulos rojos, con la consiguiente acumulación de peróxido de hidrógeno. La glutatión peroxidasa es necesaria para la reducción del peróxido de hidrógeno a agua, pero su actividad no se ve afectada por la primaquina.

B es incorrecta. La G6PD es deficiente en este paciente, lo que resulta en menos NADPH en los glóbulos rojos. Dado que la primaquina conduce a la acumulación de especies reactivas de oxígeno, lo que aumentaría la oxidación de NADPH a NADP+ para mantener el glutatión en estado reducido, la actividad de la G6PD en estas células es probable que aumentaría, ya que el NADPH inhibe la actividad de la G6PD.

D es incorrecta. En la deficiencia de G6PD, los niveles de glutatión reducido son bajos debido a los bajos niveles de NADPH, que es necesario para la reducción del glutatión por la glutatión reductasa. Por el contrario, los niveles de glutatión oxidado están aumentados.

34. C es correcta. Las especies reactivas de oxígeno provocan la oxidación de los grupos sulfhidrilos entre las diferentes moléculas de hemoglobina, lo que conduce a su polimerización y, por lo tanto, a su precipitación en las células. Estos polímeros precipitados se conocen como cuerpos de Heinz.

A es incorrecta. En las anemias megaloblásticas se observan neutrófilos hipersegmentados.

B es incorrecta. Glóbulos rojos microcíticos hipocrómicos, que suelen verse en la anemia ferropénica, y esta presentación no coincide con esta anemia hemolítica.

D es incorrecta. Los glóbulos rojos en forma de media luna son patognomónicos en los pacientes con anemia falciforme y no en la deficiencia de G6PD.

35. B es correcta. Este paciente no presenta ictericia todavía, pero el patrón de laboratorio para las pruebas de función hepática presenta un patrón colestásico. El hierro sérico elevado, 74% de saturación de la proteína fijadora de hierro con niveles de ferritina muy elevados, indica sobrecarga de hierro. El diagnóstico más probable, en este caso, es hemocromatosis. La hemocromatosis se caracteriza por una absorción de hierro no regulada debido a niveles bajos de hepcidina.

A es incorrecta. Los niveles bajos de señal de hepcidina conducen a un aumento de la actividad de la ferroportina y, en seguida, a una mayor captación de hierro de la dieta a través de los enterocitos.

C es incorrecta. La UDP-GT es la enzima que conjuga la bilirrubina con dos unidades de glucuronilo en los hepatocitos, pero no desempeña ningún papel en el desarrollo de la hemocromatosis. Los niveles de UDP-GT pueden disminuir a medida que aumenta la sobrecarga de hierro, perjudicando las funciones hepáticas.

D es incorrecta. Cuando las concentraciones de hierro se elevan de manera anormal, el hígado convierte la ferritina en otra proteína de almacenamiento denominada hemosiderina. El almacenamiento del exceso de hierro en hemosiderina protege al organismo de los daños que puede causar el hierro libre.

36. A es correcta. El hallazgo de un episodio hipoglucémico no cetósico después del ayuno en este lactante es característico de un trastorno de la oxidación de ácidos grasos.

B es incorrecta. El hallazgo de un episodio hipoglucémico no cetósico indica que no aumentarán los cuerpos cetónicos como el β-hidroxibutirato.

C es incorrecta. El aumento de reticulocitos se manifestaría con más probabilidad como hallazgos debidos a anemia y hemólisis.

D es incorrecta. El lactato puede acumularse en muchas de las enfermedades relacionadas con el metabolismo de los hidratos de carbono, pero no en los trastornos de oxidación de ácidos grasos.

37. C es correcta. Lo más probable es que se trate de una situación en la que la hemólisis sea la causa de la ictericia neonatal prolongada, que podría deberse a una deficiencia de piruvato cinasa o de glucosa 6-fosfato deshidrogenasa.

A es incorrecta. Una glucosa sérica baja se refiere a trastornos que implican la incapacidad de producir la energía necesaria para el metabolismo.

B es incorrecta. Un nivel elevado de amoniaco se refiere a trastornos del ciclo de la urea no relacionados con hemólisis.

D es incorrecta. Una brecha aniónica ampliada describe una situación clínica que implica infección, toxinas o un proceso metabólico como la acidemia orgánica en el neonato como causa de acidosis metabólica.

38. D es correcta. El paciente sufre una crisis drepanocítica. La hemoglobina falciforme se comporta igual que la hemoglobina normal en el estado oxi o relajado (R). Sin embargo, en el estado deoxi o tenso (T), la anemia falciforme de la HbS provoca la oclusión de los capilares. El resultado es una falta de aporte de oxígeno a los tejidos y un ataque agudo de dolor debido a la obstrucción vascular. Los factores que favorecen el estado T son el pH bajo, el aumento de la temperatura y la disminución de la disponibilidad de oxígeno. En este caso, la disminución de la disponibilidad de oxígeno debida a la altitud es el desencadenante del desarrollo del dolor.

A es incorrecta. El aumento, y no la disminución, de la temperatura corporal puede provocar cambios conformacionales en la Hb para que se encuentre en estado tenso y, por lo tanto, se produzcan hoces en los hematíes.

B es incorrecta. La deshidratación puede provocar una crisis drepanocítica como consecuencia de una mayor concentración de hemoglobina intracelular. Esto favorece la polimerización de la HbS desoxigenada.

C es incorrecta. La hiperventilación reduce la cantidad de dióxido de carbono en la sangre del paciente, con lo que disminuye la cantidad de HbS en estado T. Esto conduce a una reducción de la drepanocitosis.

39. B es correcta. Los factores que favorecen la drepanocitosis de la HbS son el pH bajo, el aumento de la temperatura y la menor disponibilidad de oxígeno. Estos parámetros desplazan la Hb del estado R al estado T. Por lo tanto, para reducir la drepanocitosis, la HbS debe permanecer en estado R. El aumento del pH favorecería el estado R. En este caso, la disminución de la disponibilidad de oxígeno debida a la altitud es el desencadenante del desarrollo del dolor.

A es incorrecta. El aumento de la concentración de 2,3-BPG favorece el estado T, por lo tanto, aumenta la drepanocitosis en lugar de reducirla.

C es incorrecta. La disminución de la oxigenación favorece el estado T, por lo tanto, aumenta la formación de eritrocitos con forma de hoz en lugar de reducirla.

D es incorrecta. La disminución de la actividad de la anhidrasa carbónica favorece el estado T, por lo tanto, aumenta la drepanocitosis en lugar de reducirla.

40. C es correcta. Lo más probable es que este paciente manifieste una encefalopatía de Wernicke debida al alcoholismo, la desnutrición y la deficiencia de tiamina, por lo que es apropiado suministrar una fuente de energía en forma de glucosa justo después de la administración de la tiamina o simultánea a ella.

A es incorrecta. Una infusión rápida de solución salina intravenosa solo tendría sentido si el paciente tuviera volumen reducido, que no es el problema en este caso.

B es incorrecta. La administración intravenosa de tiamina sola es incorrecta, como se explica en la opción de respuesta C.

D es incorrecta. Siempre hay que descartar una causa médica corregible para el comportamiento anormal antes de buscar explicaciones psiquiátricas para tal comportamiento. Este error se encuentra cuando un paciente se comporta en un estado agitado o desorientado y en realidad está hipoglucémico, afectado de manera negativa debido a una toxina, alcohol o reacción adversa a la medicación, o como se ve en este caso, tiene deficiencia de tiamina.

41. D es correcta. Lo más probable es que este paciente padezca una deficiencia de glucosa 6-fosfato deshidrogenasa (G6PD). La hemólisis de los glóbulos rojos puede producirse en respuesta al estrés oxidativo. Entre muchos factores desencadenantes, se sabe que la primaquina provoca la crisis hemolítica que da lugar a icteria con aumento de la bilirrubina no conjugada (indirecta), ambiente. La bilirrubina no conjugada es poco soluble, por lo que se transporta en la sangre unida a la albúmina.

A es incorrecta. En la anemia hemolítica, los niveles séricos de hierro pueden no verse afectados en ningún grado. Los hematíes se destruyen debido a la hemólisis intravascular. El contenido de los hematíes se libera, sobre todo en forma de hemoglobina o hemo, en ambos casos, el hierro está unido y no se libera.

B es incorrecta. De hecho, el urobilinógeno urinario puede aumentar. La acumulación de bilirrubina no conjugada en la circulación se debe a la cantidad abrumadora de hemólisis que satura el sistema de conjugación hepático. Toda la bilirrubina conjugada se libera con la bilis que, a su vez, se metaboliza en urobilinógeno.

C es incorrecta. No debería haber cambios en la circulación enterohepática de los ácidos biliares.

42. B es correcta. Los anticuerpos antitransglutaminasa tisular (tTG) se han convertido en la prueba de cribado con mejor especificidad y sensibilidad, en especial si se ha diagnosticado con anterioridad a un familiar de primer grado. La prueba también es útil cuando se realiza un seguimiento a largo plazo de un paciente para comprobar si sigue la dieta. Si el paciente se desvía de manera significativa de la restricción de gluten, los anticuerpos tTG volverán a ser positivos y se correlacionarán con la reacción inflamatoria recurrente en el intestino.

A y D son incorrectas. Los anticuerpos antigliadina y antiendomisio, aunque no son incorrectos desde el punto de vista técnico, son pruebas con menor sensibilidad y especificidad que la tTG.

C es incorrecta. La biopsia del intestino delgado es incorrecta, ya que solo suele ser necesaria cuando se establece por primera vez el diagnóstico en el caso índice. Recordemos que la mucosa del intestino delgado con vellosidades aplanadas y criptas profundas junto con cambios inflamatorios no es patognomónica de enfermedad celiaca, ya que otros trastornos de malabsorción pueden presentar una patología mucosa similar. Sin embargo, correlacionada con una tTG positiva, encaja en el diagnóstico.

43. D es correcta. En la PKU ocurre lo contrario, ya que el exceso de fenilalanina que atraviesa la barrera hematoencefálica es neurotóxico.

A es incorrecta. Sería muy difícil aceptar que los padres de un bebé de 3 meses no cumplieran las normas, pero puede ocurrir.

B es incorrecta. Esta es la deficiencia enzimática en la PKU clásica, pero aun así algunos niños pueden no responder a la restricción dietética.

C es incorrecta. Aunque el defecto genético típico es una deficiencia de HAP, en una fracción muy pequeña de pacientes con PKU existe un defecto en el reciclaje o la producción de BH4. La BH4 también interviene en la hidroxilación de la tirosina y el triptófano. Por lo tanto, el niño no responderá solo a la terapia dietética, sino que también deberá recibir suplementos de BH4.

44. D es correcta. Debe realizarse una cuidadosa historia dietética porque la presentación de los síntomas podría deberse a una indiscreción dietética. Por ejemplo, la paciente puede estar consumiendo una cantidad importante de cafeína en forma de café o beber más leche para "calmar el estómago".

A es incorrecta. Aunque nunca está de más ser minucioso y descartar la celiaquía, una dieta sin lactosa ni cafeína durante una o dos semanas debería ser diagnóstica. Si esto no resolviera el problema, sería prudente obtener serologías para excluir la enfermedad celiaca.

B es incorrecta. Como en la respuesta A, el primer paso es un ensayo empírico de restricción dietética. Si fracasa y se empieza a sospechar un proceso de malabsorción, un simple análisis cualitativo de la grasa fecal es razonable. Al encontrar grasa no digerida en las heces, las opciones de respuesta A y C serían más viables.

C es incorrecta. Si se demostrara que este paciente es celiaco y que es el caso índice, sería apropiado realizar una biopsia del intestino delgado. De lo contrario, es agresiva y sin justificación. No debe realizarse ninguna intervención con riesgo atenuado, por pequeño que sea.

45. C es correcta. La paciente muestra la presentación clásica del síndrome alcohólico fetal (SAF) con retraso del crecimiento y rasgos dismórficos faciales como labio superior fino, surco nasolabial liso y orificios oculares pequeños.

A es incorrecta. Aunque el síndrome de DiGeorge y el síndrome alcohólico fetal comparten rasgos faciales dismórficos comunes, la historia social de la madre apunta más hacia el TEAF como diagnóstico más probable.

B es incorrecta. Aunque la deficiencia de galactosa-1-fosfato uridililtransferasa puede provocar un retraso del crecimiento, los síntomas de esta deficiencia serían ictericia, hepatomegalia y cataratas.

D es incorrecta. El niño recibe lactancia materna y también leche artificial; por lo tanto, es poco probable que la falta de crecimiento del niño se deba al kwashiorkor.

46. C es correcta. La aparición rápida de letargia, debilidad muscular y dificultad para ingerir alimentos, junto con hipoglucemia, acidosis y aminoácidos en la orina apoyan el diagnóstico de acidemia propiónica.

A es incorrecta. Aunque la hipoglucemia es un hallazgo cardinal y la hepatomegalia se observa en las deficiencias de enzimas hepáticas como glucosa 6-fosfatasa y glucógeno fosforilasa, no apoyaría el hallazgo de aminoácidos en la orina.

B es incorrecta. La hiperamonemia descarta cualquiera de los trastornos por almacenamiento lisosómico.

D es incorrecta. Muchas de las características de los trastornos peroxisomales, siendo Zellweger el más común, también encajan con estos síntomas de presentación, incluyendo dificultades de alimentación, tono muscular hipotónico, hepatomegalia, hipoglucemia y acidosis. Se observan anomalías estructurales cerebrales; sin embargo, los hallazgos de anomalías de aminoácidos en suero y orina y los bajos niveles séricos de carnitina inclinan el diagnóstico hacia la acidemia propiónica.

47. A es correcta. Se trata de homocistinuria y, en una forma más leve, el paciente puede llegar a la adolescencia o a la edad adulta temprana presentando lo que parecería ser un evento trombótico. Este hallazgo patológico, aunque tardío en el curso habitual de la homocistinuria, es bastante precoz en la historia natural de la ASVD, presentándose después de la quinta década de vida. Esta trombosis se debería a un nivel crónicamente elevado de homocisteína. Este hallazgo debe distinguirse del nivel elevado de homocisteína en adultos que se considera un factor de riesgo para la ASVD (homocisteinemia).

B es incorrecta. La deficiencia de fenilalanina hidroxilasa es la causa de la fenilcetonuria y no provoca trombosis.

C es incorrecta. La deficiencia de maltasa ácida es la causa de la enfermedad de Pompe, y su presentación cardinal es la cardiomegalia.

D es incorrecta. La deficiencia de propionil CoA carboxilasa es la causa de la aciduria propiónica, que se presenta con aciduria, cetosis e hiperglucinemia.

48. D es correcta. Esta niña padece la enfermedad de Tay-Sachs, que se manifiesta por una mancha rojo cereza en la mácula, lisosomas en piel de cebolla, retraso progresivo del desarrollo y pérdida de habilidades motoras. Se debe a una deficiencia de beta-hexosaminidasa A.

A es incorrecta. Aunque muchas de las esfingolipidosis parecen similares en su presentación clínica, la enfermedad de Fabry está ligada al cromosoma X, por lo que es menos probable que la paciente sea una mujer, y no da síntomas en el SNC. Se debe a una deficiencia de alfa-galactosidasa.

B es incorrecta. La enfermedad de Gaucher es otra de las LSD. La enfermedad de Gaucher es una enfermedad de almacenamiento lisosómico causada por un defecto en la glucocerebrosidasa, que provoca una acumulación de glucocerebrósido. Los hallazgos clínicos se caracterizan por hepatoesplenomegalia, dolor óseo debido a necrosis aséptica y pancitopenia, una deficiencia en células de todas las líneas sanguíneas.

C es incorrecta. La hipotonía y la disfunción del SNC también se observan en los trastornos por almacenamiento peroxisomal, pero la presencia de una mancha rojo cereza en la mácula en este caso lo descarta. Los trastornos por almacenamiento peroxisomal se deben a la deficiencia de los genes PEX.

49. D es correcta. La enfermedad de Gaucher es una enfermedad autosómica recesiva causada por un defecto en la glucocerebrosidasa y que es usual que se manifieste con dolor óseo, pancitopenia y hepatoesplenomegalia. Se dice que las células de Gaucher que se observan en el microscopio están rellenas de "papel tisú" y son clásicas de esta enfermedad. La enfermedad de Gaucher es más frecuente en pacientes de ascendencia judía asquenazí.

A es incorrecta. La ceramida es el producto de la glucocerebrosidasa que es defectuosa en la enfermedad de Gaucher; por lo tanto, la ceramida está en niveles bajos en esta enfermedad. La acumulación de ceramida se produce en la enfermedad de Farber. Los hallazgos presentados en este caso no coinciden con los rasgos distintivos observados en la enfermedad de Farber.

B es incorrecta. La acumulación de GM2 se produce en la enfermedad de Tay-Sachs, que cursa con problemas neurológicos debidos a la destrucción de neuronas en el cerebro y la médula espinal.

C es incorrecta. La esfingomielina se acumula en la enfermedad de Niemann-Pick, lo que provoca alteraciones en tejidos y órganos como el cerebro, los pulmones, el bazo y el hígado.

50. C es correcta. El paciente tiene deficiencia de fosfofructoquinasa (PFK) muscular (enfermedad de Tarui). La pista aquí es que la administración de glucosa no ayudó con los síntomas y el aumento de bilirrubina relacionado con la hemólisis. La enfermedad de Tarui se trata en detalle en el capítulo 1. La enfermedad es causada por mutaciones en la PFKM, la isoenzima muscular de la PFK, que conducen a la pérdida total de la actividad PFK en el músculo y a la pérdida parcial en los glóbulos rojos.

A es incorrecta. La deficiencia de piruvato cinasa (PK) solo afecta a los glóbulos rojos, por lo que los calambres no pueden explicarse con la deficiencia de PK.

B es incorrecta. Aunque la deficiencia de carnitina palmitoiltransferasa II muscular es un trastorno de la oxidación de ácidos grasos de cadena larga, provoca intolerancia al ejercicio y no causa hemólisis. Además, puede aliviarse con la administración intravenosa de glucosa.

D es incorrecta. La succinato deshidrogenasa también se conoce como complejo II de la fosforilación oxidativa. Su deficiencia en el músculo también puede causar intolerancia al ejercicio, ya que tanto la glucólisis como la oxidación de ácidos grasos se ven afectadas. Sin embargo, no provoca hemólisis.

51. A es correcta. La presentación de las características clínicas y los antecedentes familiares son muy sugestivos de enfermedad mitocondrial. La mitocondria tiene su propio genoma. Codifica 13 proteínas que forman parte de la cadena de

transporte de electrones. También codifica sus propios ARNt y ARNr. Una mutación en cualquiera de los genes de la mitocondria provoca una enfermedad mitocondrial.

B es incorrecta. Una mutación en la ADN polimerasa gamma provoca una enfermedad mitocondrial, ya que se trata de una polimerasa codificada a nivel del núcleo que se utiliza para la replicación de genes mitocondriales. Sin embargo, el patrón de herencia no es por herencia materna sino por genética mendeliana simple.

C es incorrecta. La ARN polimerasa II mitocondrial también está codificada a nivel del núcleo. Una mutación en la ARN polimerasa II mitocondrial también dará lugar a una enfermedad mitocondrial, pero no por herencia materna, sino por genética mendeliana simple.

D es incorrecta. La piruvato deshidrogenasa también es una enzima de codificación nuclear que se localiza en las mitocondrias. Aunque algunas de las presentaciones de la deficiencia de piruvato deshidrogenasa son similares a las enfermedades mitocondriales, muchas otras no lo son. El patrón de herencia no es por la rama materna, sino por genética mendeliana simple.

52. A es correcta. El paciente es celiaco según los resultados de laboratorio, que muestran niveles elevados de anticuerpos IgA antitransglutaminasa tisular humana e IgA antiendomisio.

B es incorrecta. El paciente no tiene fibrosis quística, ya que la prueba de cloruro en sudor está dentro de los niveles normales.

C es incorrecta. El paciente puede desarrollar intolerancia a la lactosa debido a la enfermedad celiaca, pero la prueba de laboratorio es positiva para la enfermedad celiaca.

D es incorrecta. Este síndrome es muy poco frecuente en la edad pediátrica. Además, suele cursar con ERGE y diarrea crónica.

53. B es correcta. La HMG-CoA sintasa mitocondrial es la respuesta más probable ya que hay hipoglucemia hipocetósica y hay oxidación normal de grasas en las células cultivadas.

A es incorrecta. La acetil CoA carboxilasa es el paso comprometido en la síntesis *de novo* de ácidos grasos. Su deficiencia provoca daños cerebrales graves, miopatía persistente y crecimiento deficiente.

C es incorrecta. La acil-CoA deshidrogenasa de cadena media produce hipoglucemia hipocetósica, pero su hallazgo característico es la presencia de acilcarnitinas de cadena media, que es negativa en este paciente.

D es incorrecta. La carnitina translocasa también produce hipoglucemia hipocetósica, pero su hallazgo característico es la presencia de acilcarnitinas de cadena larga, que es negativa en este paciente.

54. D es correcta. Deficiencia de galactosa-1-fosfato uridiltransferasa (GALT), que es la causa de la galactosemia. La edad de aparición junto con la gravedad de los síntomas, la susceptibilidad a las infecciones, la ictericia, el ITF, las cataratas y la presencia de una sustancia reductora en la orina contribuyen a apoyar este diagnóstico.

A y C son incorrectas. La deficiencia de lactasa y la intolerancia a la fructosa son incorrectas, ya que se presentan como malabsorción de azúcares caracterizada por diarrea osmótica. La intolerancia a la lactosa es frecuente en todo el mundo, y el grado de deficiencia enzimática en el borde en cepillo del enterocito dictará el grado de mala digestión de la lactosa en el intestino y, por lo tanto, la gravedad de los síntomas. No es una causa para una presentación tan grave como la descrita aquí. La intolerancia a la fructosa es similar a la intolerancia a la lactosa, y se debe a un defecto en el transportador Glut5. No debe confundirse con la deficiencia de aldolasa B (fructosa 1-fosfato aldolasa) o la deficiencia de fructoquinasa. Ninguna de ellas provocaría cataratas.

B es incorrecta. La intolerancia hereditaria a la fructosa debida a la deficiencia de fructosa 1-fosfato aldolasa suele presentarse hacia la segunda mitad del primer año de vida, cuando se introducen las frutas en la dieta. Aunque en el aspecto clínico puede parecer similar y está en el diferencial de la galactosemia, el momento de aparición suele ser más tardío y, de nuevo, no incluiría las cataratas como síntoma.

55. A es correcta. En la deficiencia de piruvato cinasa, dado que la capacidad de generación de ATP en la deficiencia de piruvato cinasa está alterada, se produce una lesión irreversible de la membrana de los glóbulos rojos, se produce una anemia hemolítica crónica. El hemo liberado de los glóbulos rojos dañados se convierte en bili-

rrubina, que se acumula en la vesícula biliar, lo que conduce a la formación de cálculos biliares. Los niveles elevados de 2,3-bisfosfoglicerato también sugieren una deficiencia de piruvato cinasa.

B es incorrecta. Aunque la glucosa 6-fosfato deshidrogenasa provoca anemia hemolítica, esta se desencadena por ciertos alimentos, infecciones o por determinados fármacos. Además, como la hemólisis es aguda, el desarrollo de cálculos biliares es raro en esta afección.

C es incorrecta. La deficiencia de glucosa 6-fosfatasa es un trastorno del almacenamiento de glucógeno conocido como enfermedad de von Gierke y los principales síntomas son hipoglucemia, acidosis láctica e hiperuricemia. Aunque los síntomas pueden variar entre los pacientes afectados, el inicio de la enfermedad es muy temprano en la vida.

D es incorrecta. La deficiencia de fosfofructocinasa provoca la enfermedad de Tarui, un trastorno del almacenamiento de glucógeno. Se trata de un trastorno metabólico muscular poco frecuente y no provoca anemia hemolítica ni cálculos biliares.

56. D es correcta. Lo más probable es que el niño tenga una deficiencia de UMPS que provoque anemia y aciduria orótica. Los cristales resultarán ser de ácido orótico debido a la acumulación de exceso de ácido orótico en el organismo. El retraso del crecimiento y la anemia megaloblástica refractaria a los suplementos de vitamina B_{12} y folato son las pistas en este caso. Aunque todos los trastornos mencionados en las opciones de respuesta pueden manifestarse en el periodo neonatal, cada uno tiene una razón por la que no es correcto.

A es incorrecta. La deficiencia de GALT provoca ictericia, hepatomegalia y cataratas, ninguno de los cuales es el síntoma de la paciente.

B es incorrecta. OTC no es correcto, ya que se refiere a un trastorno del ciclo de la urea. En ese caso, el nivel de amoniaco sería elevado y el BUN sería bajo. En este caso no es así. Sin embargo, los trastornos del ciclo de la urea pueden causar cristaluria del ácido orótico. Esto tiene que ver con el aumento de las concentraciones de ornitina y la disminución de citrulina debido a la deficiencia de OTC. El resultado es que el carbamoil fosfato se acumula en las mitocondrias, se derrama en el citoplasma y actúa como sustrato de la aspartato transcarbamilasa. Por lo regular, no existe ninguna conexión entre las vías de la pirimidina y del ciclo de la urea; sin embargo, aquí el cruce se produce cuando se produce orotato en exceso. Sin suficiente PRPP para empujar el orotato hacia la síntesis de nucleótidos, el orotato se derramará en la orina como cristales de ácido orótico. Esto también se discute en más detalle con los trastornos del ciclo de la urea.

C es incorrecta. La HGPRT es la enzima deficiente en el síndrome de Lesch-Nyhan. Provoca cristales en la orina, pero se deben a un exceso de ácido úrico en la orina, lo cual es normal en este caso. El niño también manifestaría un comportamiento autodestructivo, como rascarse y morderse los dedos, así como dolores articulares que no se ven aquí.

57. B es correcta. Este paciente tiene una presentación clásica de hipotiroidismo. La mejor manera de comprobar al inicio la función tiroidea es medir la hormona estimulante del tiroides (TSH) en la sangre. Un nivel alto de TSH indica hipotiroidismo primario debido a una glándula tiroides defectuosa.

A es incorrecta. La siguiente prueba confirmatoria para el diagnóstico de hipotiroidismo son los niveles de tiroxina libre (T4). La T4 libre entra en los distintos tejidos diana para ejercer sus efectos. Los individuos que padecen hipotiroidismo tienen niveles de FT4 disminuidos.

C es incorrecta. La hormona liberadora de tirotropina (TRH) no suele medirse. La TRH regula la secreción de TSH. Un déficit de TRH puede causar hipotiroidismo.

D es incorrecta. El anticuerpo antitiroideo peroxidasa es positivo como indicador de este trastorno autoinmune. Su presencia indica enfermedad de Graves, y provoca hipertiroidismo y no hipotiroidismo.

58. D es correcta. Este paciente presenta los síntomas del síndrome de Wernicke-Korsakoff, que se tratan con tiamina (vitamina B_1) y glucosa. La tiamina es un cofactor de la piruvato deshidrogenasa, la alfa-cetoglutarato deshidrogenasa, la deshidrogenasa de aminoácidos de cadena ramificada y la transcetolasa.

A es incorrecta. La acetil CoA carboxilasa es una carboxilasa ABC, lo que significa que requiere ATP, biotina y CO2 para su catálisis. La carencia de biotina es rara. Provoca debilidad generalizada.

B es incorrecta. La transaldolasa se encuentra en la fase no oxidativa de la vía de la hexosa monofosfato; transfiere una unidad de 3 carbonos de una fracción de azúcar a otra. La transcetolasa, otra enzima de esta vía, transfiere una unidad de 2 carbonos y requiere tiamina como cofactor.

C es incorrecta. La glucógeno fosforilasa es la enzima de paso comprometido de la degradación del glucógeno. Su cofactor es el fosfato de piridoxal derivado de la vitamina B_6. La deficiencia en las isozimas musculares causa la enfermedad de McArdle y en la isozima hepática causa la enfermedad de Hers.

59. D es correcta. El médico no tuvo en cuenta que la paciente, que parece tener malabsorción y con gran probabilidad celiaquía, también puede tener deficiencia de IgA. Por lo tanto, el laboratorio informa que el anticuerpo tTG es negativo. Recordemos que las serologías para la enfermedad celiaca son anticuerpos IgA y, por lo tanto, un resultado falso negativo es engañoso. El médico debe discutir con el laboratorio la necesidad de volver a analizar las serologías utilizando un anticuerpo IgG especial para tTG.

A es incorrecta. Un nivel de IgG no es la respuesta correcta, ya que el problema radica en la deficiencia de IgA. Esto no tendría ningún impacto en el resultado.

B es incorrecta. Un anticuerpo antiendomisio también sería negativo (falso) en este caso si el laboratorio utiliza la prueba estándar, que se basa en un anticuerpo IgA.

C es incorrecta. Un anticuerpo antigliadina, aunque correcto a nivel técnico, tiene una alta sensibilidad, pero una baja especificidad y, por lo tanto, ya no se utiliza en el cribado primario de la enfermedad celiaca.

60. C es correcta. Los resultados de laboratorio positivos de anticuerpos antitransglutaminasa tisular son un fuerte indicio de que el paciente es celiaco. Los cereales que tienen gluten son el trigo, la cebada y el centeno.

A es incorrecta. Debe evitarse la leche si el paciente tiene intolerancia a la lactosa, deficiencia de glucocinasa o deficiencia de galactosa-1-fosfato uridililtransferasa (GALT).

B es incorrecta. El exceso de fibra en la dieta puede causar diarrea, pero no será diarrea acuosa.

D es incorrecta. La harina de maíz es un cereal sin gluten; por lo tanto, no provocará la progresión de la enfermedad celiaca. Aunque la avena tampoco tiene gluten, el procesamiento de la avena en la misma fábrica que el de otros cereales como el trigo, la cebada y el centeno introduce gluten en la avena.

61. B es correcta. Los síntomas apuntan al síndrome de Zellweger, que se caracteriza por rasgos faciales dismórficos, hepatomegalia e hipotonía profunda. Se debe a la pérdida completa de peroxisomas que conduce a la acumulación de ácidos grasos de cadena muy larga (AGCLP). El análisis de los genes PEX confirma el diagnóstico de trastorno de la biogénesis peroxisomal.

A es incorrecta. La fenilalanina hidroxilasa es la enzima defectuosa en la fenilcetonuria. Aunque provoca un retraso del desarrollo, el hallazgo de laboratorio es la acumulación de fenilpiruvato y fenilacetato en la orina, lo que imparte un olor "ratonil" a la orina.

C es incorrecta. La deficiencia de hexosaminidasa A causa la enfermedad de Tay-Sachs, que también presenta retrasos en el desarrollo, pero también se caracteriza por una mancha rojo cereza en la mácula y lisosomas de piel de cebolla.

D es incorrecta. La deficiencia de galactocerebrosidasa causa la enfermedad de Krabbe, que cursa con síntomas como hipotonía y disminución de los reflejos. Un síntoma notable y distintivo de la enfermedad de Krabbe es la atrofia óptica, la muerte de las células ganglionares de la retina, que conduce a la ceguera.

62. B es correcta. El paciente tiene una absorción intestinal defectuosa de Cl^- y secreción de HCO_3^- debido a una diarrea congénita por cloruros, una rara deficiencia del intercambiador Cl^-/HCO_3^-. Por lo tanto, los niños con DCC tienen hipocloremia, hipopotasemia, hiponatremia y alcalosis metabólica. Como resultado, los niveles de cloruro y sodio en heces son elevados.

A es incorrecta. La deficiencia de CFTR causa la fibrosis quística. Aunque una pérdida aguda de sal en el sudor puede dar lugar a concentraciones séricas bajas de electrolitos como hiponatremia, hipocloremia e hipopotasemia, la diarrea en estos pacientes no es acuosa, sino más bien heces voluminosas, malolientes y grasientas debido a la mala digestión y malabsorción de los alimentos.

C es incorrecta. Aunque cabría esperar un aumento de la concentración de Na^+ en las heces, también debería producirse acidosis metabólica con la deficiencia del intercambiador Na^+/H^+ ya que el H^+ no puede secretarse al lumen provocando su acumulación en la sangre.

D es incorrecta. Na^+/K^+ ATPasa es esencial para todos los transportadores discutidos en las opciones A, B y C. Como la hidrólisis de ATP impulsa el movimiento de los electrolitos a través de sus transportadores pertinentes contra sus gradientes electroquímicos.

63. C es correcta. Esta es una presentación clásica de gastrinoma (síndrome de Zollinger-Ellison [ZE]), un tumor neuroendocrino (NET, por sus siglas en inglés), que tiene niveles elevados de gastrina. La enfermedad ulcerosa recurrente, en especial las ulceraciones múltiples o las úlceras en el duodeno descendente deben hacer sospechar esta enfermedad. Es *H. pylori* negativo y no toma AINE ni aspirina, descartando así la causa más frecuente de úlcera péptica. Aunque la diarrea es un componente de varios de los otros NET sugeridos por este caso, el síndrome ZE es el único escenario caracterizado por ulceraciones múltiples y malabsorción debida a diarrea.

A es incorrecta. Los niveles simultáneos de insulina y glucosa se utilizan para apoyar el diagnóstico de insulinoma. Los síntomas no apoyan este diagnóstico.

B es incorrecta. Se obtiene un nivel de 5-HIAA para investigar la posibilidad de un síndrome carcinoide. Los síntomas no apoyan este diagnóstico.

D es incorrecta. Un nivel elevado de somatostatina apoya el diagnóstico de somatostatinoma. El hallazgo clínico de enfermedad ulcerosa en este caso negaría esta posibilidad, ya que hay una hipoclorhidria neta con somatostatinoma.

64. B es correcta. La paciente presenta los síntomas típicos del síndrome de Lesch-Nyhan, que se debe a una deficiencia de la actividad de la hipoxantineguanina fosforribosiltransferasa (HGPRT) que provoca una disminución de la recuperación de la hipoxantina y la guanina.

A es incorrecta. Lesch-Nyhan afecta a la recuperación de purinas, pero no de pirimidinas.

C es incorrecta. El síndrome de Lesch-Nyhan provoca un aumento de la síntesis *de novo* de purinas y del ácido úrico.

D es incorrecta. El aumento de la síntesis *de novo* de pirimidina no provoca hiperuricemia ni los demás síntomas del síndrome de Lesch-Nyhan.

65. B es correcta. La pregunta busca una causa primaria o secundaria de la gota. La disminución de la HGPRT es una de las causas de la gota. Dado que este paciente no muestra síntomas del síndrome de Lesch-Nyhan debido a una deficiencia completa de la actividad de la HPRT, lo más probable es que tenga una deficiencia parcial de la HGPRT.

A es incorrecta. Una disminución de la aldolasa B provoca hiperuricemia, pero no causará automutilación, retraso en las habilidades motoras y retraso mental grave.

C es incorrecta. Un aumento en lugar de una disminución de la AMP deaminasa conduce a un aumento de la síntesis de ácido úrico, lo que provoca hiperuricemia.

D es incorrecta. Los niveles bajos de PRPP no impulsan la síntesis *de novo* de purinas. Más bien, los niveles elevados de PRPP aceleran la biosíntesis de purinas, acelerando así la degradación que causa hiperuricemia y gota.

66. C es correcta. El alopurinol es un análogo de la xantina y actúa como inhibidor de la xantina oxidasa. Es un tratamiento de primera línea para reducir los niveles de ácido úrico y prevenir la gota crónica.

A es incorrecta. Un antiinflamatorio no esteroideo (AINE) es el tratamiento de primera línea para el ataque agudo de gota hasta que remitan el dolor y la inflamación.

B es incorrecta. El HGPRT aumenta la producción de ácido úrico en lugar de disminuir su excreción; por lo tanto, el alopurinol sería más apropiado que el probenecid, que aumenta la excreción urinaria de ácido úrico.

D es incorrecta. Los corticoesteroides son una alternativa adecuada para los pacientes que no toleran los AINE como parte del tratamiento de primera línea para disminuir el dolor, y no se utilizan para reducir la hiperuricemia.

67. D es correcta. Los pacientes con deficiencia de glucosa 6-fosfatasa suelen tener mejillas gordas, extremidades relativamente delgadas, baja estatura y abdomen protuberante que indica hepatomegalia. Dado que estos pacientes no pueden regular sus niveles de azúcar en sangre, tienen que comer con frecuencia e ingerir hidratos de carbono complejos para regular mejor los niveles de azúcar en sangre. Aunque los resultados de laboratorio también pueden apoyar la posibilidad de una deficiencia de aldolasa B, junto con los antecedentes, hay más apoyo para la deficiencia de glucosa 6-fosfatasa. En ausencia de esta enzima, la glucosa 6-fosfato se desvía a la vía de la hexosa monofosfato, lo que conduce a un aumento tanto de la síntesis como de la degradación de purinas. Como resultado, se produce una acumulación de ácido úrico que causa la gota y, por lo tanto, el dolor en el dedo pulgar.

A es incorrecta. Aldolasa B es incorrecta. Aunque los resultados de laboratorio pueden ser compatibles con la deficiencia de aldolasa B, la hipoglucemia no es un síntoma constante en la deficiencia de aldolasa B (intolerancia hereditaria a la fructosa [HFI]). Además, la hepatomegalia no es tan común en la deficiencia de aldolasa B como en la deficiencia de glucosa 6-fosfatasa. Y lo que es más importante, los pacientes con HFI desarrollan una aversión a los dulces que contienen fructosa.

B es incorrecta. La deficiencia de HGPRT es la causa de la enfermedad de Lesch-Nyhan y puede provocar hiperuricemia, pero los síntomas observados en este paciente no coinciden con la deficiencia de HGPRT.

C es incorrecta. La xantina oxidasa interviene en la degradación de las purinas. Convierte la xantina en ácido úrico y está destinada al tratamiento de la hiperuricemia. Tampoco interviene en la hipoglucemia.

68. C es correcta. La estimulación de la AMP deaminasa por la disminución de la concentración de fosfato inorgánico puede ocurrir tanto con la deficiencia de glucosa-6-fosfatasa como con la deficiencia de aldolasa B debido al atrapamiento de fosfato inorgánico en glucosa-6-fosfato y fructosa-1-fosfato, respectivamente.

A es incorrecta. El lactato es secretado en lugar de reabsorbido por URAT1 a través de la membrana apical hacia el lumen del túbulo renal.

B es incorrecta. La PRPP sintetasa es estimulada por el fosfato inorgánico, y la elevada actividad de la PRPP sintetasa es una de las causas genéticas de la gota.

D es incorrecta. La inhibición de la xantina oxidasa reducirá la hiperuricemia, y es el mecanismo de acción del alopurinol.

69. D es correcta. Es posible que viva en una casa antigua con pintura a base de plomo y que haya estado ingiriendo pintura y, por lo tanto, cantidades tóxicas de plomo durante los últimos años.

A es incorrecta. En un niño mayor, la falta de frutas y verduras puede provocar carencia de vitamina C o folato. La carencia de vitamina C es la causa del escorbuto que provoca hemorragias en las encías y puede causar anemia microcítica debido a su papel en la absorción del hierro. La carencia de folato causará anemia macrocítica. Sin embargo, ninguna de estas carencias causa dolor abdominal ni la mucosa teñida de gris en la línea de las encías.

B es incorrecta. El dolor abdominal y la microcitosis serían compatibles con porfiria aguda; sin embargo, esto no causará la mucosa teñida de gris en la línea de las encías. Tampoco causará retraso en el desarrollo.

C es incorrecta. La carencia de hierro puede causar anemia microcítica; sin embargo, esto no causará dolor abdominal ni la mucosa teñida de gris en la línea de las encías.

70. C es correcta. Este paciente presenta el hallazgo clásico de hipotiroidismo primario en un adulto. La TSH elevada habla de insuficiencia primaria de la glándula tiroides y, con gran probabilidad, de tiroiditis de Hashimoto.

A es incorrecta. Un recuento elevado de reticulocitos y una haptoglobina baja, indicativos de anemia hemolítica, podrían explicar su debilidad generalizada y la disnea de esfuerzo, ya que se refieren a la hemólisis, pero no al cuadro completo.

B es incorrecta. Un BUN bajo con un nivel de amoniaco elevado sugiere un trastorno del ciclo de la urea. El nivel elevado de amoniaco produciría una encefalopatía y el BUN normal junto con el amoniaco elevado es la clave para ese diagnóstico. Aunque esto puede ocurrir en adultos, es muy raro, y el hipotiroidismo es muy común.

D es incorrecta. La hipoglucemia después de un ejercicio vigoroso se refiere a trastornos de la movilización de la energía que incluyen, por ejemplo, trastornos de la oxidación de los ácidos grasos y del metabolismo de los hidratos de carbono que pueden observarse rara vez en los adultos. Sin embargo, la hipoglucemia después del ejercicio no es un síntoma de hipotiroidismo. Como estamos tratando con un adulto que presenta un cuadro de hipotiroidismo, y siguiendo el axioma de que "las cosas comunes ocurren comúnmente", comencemos con un simple nivel sérico de TSH antes de considerar un diagnóstico raro en este paciente adulto.

71. C es correcta. La fenilcetonuria (PKU) es un trastorno autosómico recesivo que da lugar a niveles bajos de fenilalanina hidroxilasa (PAH), que cataliza la hidroxilación de la cadena lateral aromática de la fenilalanina para generar tirosina. Por lo tanto, la tirosina se convierte en un aminoácido esencial en los pacientes con PKU. Las personas con fenilcetonuria tendrán niveles letales de fenilalanina acumulada (lo que provocará daños cerebrales) si consumen niveles normales de fenilalanina, o aspartame, que se descompone en fenilalanina.

A es incorrecta. La arginina es un aminoácido condicionalmente esencial en los lactantes. La arginina desempeña un papel importante en la desintoxicación del amoniaco; por lo tanto, su deficiencia puede provocar hiperamonemia, así como disfunciones cardiovasculares, pulmonares, neurológicas e intestinales.

B es incorrecta. La homocisteína se acumula cuando hay deficiencia de vitamina B_6 (fosfato de piridoxal), de folato o de vitamina B_{12}, o de cistationina beta-sintasa.

D es incorrecta. La cisteína es un aminoácido condicionalmente esencial; se considera en recién nacidos prematuros y a término, y en pacientes con enfermedad hepática.

72. D es correcta. La deficiencia de ornitina transcarbamilasa es la respuesta correcta; sin embargo, el paciente está obnubilado y tiene glucosa sérica normal, sin evidencia de hiponatremia para explicar el cambio del estado mental. La imagen cerebral muestra un edema leve. Llama la atención el amonio sérico muy elevado mientras que el BUN es bajo. Puede tratarse de un trastorno del ciclo de la urea en la edad adulta desenmascarado por la ingesta elevada de proteínas.

A es incorrecta. Su "química hepática" es normal, así como su tiempo de protrombina. No tiene manifestaciones de cirrosis en la exploración física. Lo más probable es que el elevado nivel de amoniaco sérico no sea consecuencia de una hepatopatía terminal ni de una encefalopatía hepática.

B es incorrecta. La enfermedad de Gaucher es un trastorno por almacenamiento lisosómico caracterizado por síntomas progresivos en lugar de episódicos en este caso. Los síntomas son incompatibles con la enfermedad de Gaucher.

C es incorrecta. El trastorno de almacenamiento de glucógeno hepático se presenta con mayor probabilidad con hipoglucemia a una edad más temprana y suele presentar una hepatomegalia que no se ve aquí.

73. C es correcta. El paciente tiene deficiencia de propionil-CoA carboxilasa. La prueba de laboratorio de ello es la acumulación de glicina de 3 carbonos, propionilglicina. Las otras moléculas de 3 carbonos que están elevadas son 3-hidroxipropionato, y propionil-carnitina, lo que resulta en el atrapamiento de carnitina en esta molécula. Como resultado, los niveles de carnitina son bajos en el paciente. La acidemia propiónica es la causa de los síntomas del paciente de esta pregunta.

A es incorrecta. Una deficiencia de cetoácido deshidrogenasa de cadena ramificada causa la enfermedad del jarabe de arce, que tiene su olor característico a jarabe de arce en la orina.

B es incorrecta. La fenilalanina hidroxilasa causa fenilcetonuria, que presenta diferentes hallazgos de laboratorio: fenilalanina elevada. Los hallazgos característicos incluyen retraso mental y olor a humedad en la orina y el sudor.

D es incorrecta. La deficiencia de cistationina sintasa causa homocistinuria, que se caracteriza por miopía, luxación del cristalino, un mayor riesgo de coagulación sanguínea anormal y osteoporosis u otras anomalías esqueléticas.

74. C es correcta. El fomepizol es el tratamiento farmacológico de elección, si está disponible, ya que inhibe la alcohol deshidrogenasa. Esta enzima metaboliza el metanol en su metabolito tóxico ácido fórmico. Así pues, la inhibición de esta enzima impide la acumulación del producto final tóxico del metabolismo del metanol.

A es incorrecta. El lavado gástrico y la inducción del vómito son apropiados en una persona alerta que acaba de ingerir una sustancia tóxica como el paracetamol, con la esperanza de eliminarla antes de que pueda ser absorbida.

B es incorrecta. La infusión rápida de solución salina por vía intravenosa podría ser apropiada en un paciente con gran deshidratación o en estado de shock para restablecer la hidratación o la presión arterial.

D es incorrecta. La administración oral de *N*-acetilcisteína es el tratamiento para la sobredosis de paracetamol.

75. B es correcta. Las manifestaciones de la paciente apuntan al síndrome de Zellweger, que se caracteriza por rasgos faciales dismórficos, hepatomegalia e hipotonía profunda evidente desde el nacimiento. Se debe a una pérdida completa de peroxisomas que conduce a la acumulación de ácidos grasos de cadena muy larga (AGCML), como se observa en los resultados de laboratorio. La acumulación de AGCML también puede observarse en la adrenoleucodistrofia ligada al cromosoma X; sin embargo, en esta enfermedad, los niveles de los ácidos fitánico y pristánico deben permanecer en el rango normal.

A es incorrecta. La enfermedad de Refsum es el resultado de mutaciones en la enzima que metaboliza el ácido fitánico. Las manifestaciones cardinales de la enfermedad de Refsum se deben a la acumulación de ácido fitánico que conduce a retinitis pigmentosa, ataxia cerebelosa y neuropatía. Los niveles de AGCML deben permanecer dentro del rango normal.

C es incorrecta. La leucodistrofia metacromática es causada por una deficiencia de arilsulfatasa que provoca una acumulación de sulfato de cerebrósido. Esta acumulación es en especial frecuente en las células del sistema nervioso. Los signos característicos de la leucodistrofia metacromática son ataxia, neuropatía periférica y demencia.

D es incorrecta. La adrenoleucodistrofia ligada al cromosoma X es un trastorno ligado a este cromosoma. Se debe a mutaciones en el transportador ABCD1 de los peroxisomas. Como consecuencia, los ácidos grasos de cadena muy larga (C22-C26) que se degradan en los peroxisomas no pueden transportarse al organelo. Por lo tanto, los resultados de laboratorio con altos niveles de AGCML

se observan tanto en el síndrome de Zellweger como en la adrenoleucodistrofia ligada al cromosoma X; sin embargo, en el síndrome de Zellweger, los ácidos fitánico y pristánico están elevados, como se observa en el paciente de esta pregunta.

76. A es correcta. El paciente presenta síntomas de porfiria aguda intermitente (PAI). El factor iniciador es el etanol, que utiliza la enzima citocromo P-540 para su metabolismo. Recuerde 4M. El etanol entra en la clasificación de un medicamento. La intoxicación por etanol puede dar lugar a síntomas similares, pero la pista en este paciente de la pregunta viene de la orina rojiza. El porfobilinógeno se acumula en la PAI. Es incoloro, pero forma pigmentos parduscos al ponerse de pie.

B es incorrecta. La flebotomía se utiliza para tratar otra porfiria: la porfiria cutánea tardía. Esta enfermedad no presenta síntomas neurológicos, sino fotosensibilidad.

C es incorrecta. El fomepizol inhibe la alcohol deshidrogenasa, por lo que se utiliza para tratar la intoxicación etílica. Aunque el paciente de esta pregunta está intoxicado, el tratamiento de primera línea debe abordar la PAI.

D es incorrecta. La administración de tiamina se utiliza sobre todo en alcohólicos crónicos que también pueden presentar malnutrición y deficiencias vitamínicas.

77. C es correcta. El paciente presenta síntomas de homocistinuria. Dado que el folato, la vitamina B_6, la vitamina B_{12} y la betaína son importantes para el reciclado de la homocisteína en metionina, se administran como suplementos para reducir de modo potencial los niveles de homocisteína en pacientes con homocistinuria. La biotina no interviene en el metabolismo de la homocisteína; es un cofactor de las carboxilasas ABC, que son acetil CoA carboxilasa, propionil CoA carboxilasa, 3-metilcrotonil CoA carboxilasa y piruvato carboxilasa.

A es incorrecta. La vitamina B_6 desempeña un papel importante en el metabolismo de la homocisteína; es un cofactor de la cistationina beta-sintasa y de la cistationasa, que convierte la cistationina en cisteína.

B es incorrecta. La vitamina B_{12} también es importante para el metabolismo de la homocisteína. Es un cofactor de la metionina sintasa, que cataliza la conversión de homocisteína en metionina.

D es incorrecta. La betaína es importante para el reciclaje independiente del folato de homocisteína a metionina.

78. C es correcta. Lo más probable es que el niño tenga aciduria orótica debido a una deficiencia de UMPS y aciduria orótica. Lo más probable es que los cristales en la orina se deban a la acumulación de ácido orótico. Las pistas, en este caso, son el retraso del crecimiento y la anemia megaloblástica refractaria.

A es incorrecta. La CPSII es la enzima limitante de la velocidad en la síntesis de pirimidina. Aunque su deficiencia provocaría una anemia megaloblástica, el bloqueo se produce antes de la síntesis del carbamoil fosfato. Por lo tanto, no debería provocar aciduria orótica.

B es incorrecta. La ornitina transcarbamilasa (OTC) no es correcta, ya que se refiere a un trastorno del ciclo de la urea. Aquí el nivel de amoniaco sería elevado y el BUN bajo. Sin embargo, los trastornos del ciclo de la urea pueden presentar cristaluria del ácido orótico. Esto tiene que ver con las concentraciones crecientes de fosfato de carbamoilo que se acumulan en la mitocondria, que se derrama en el citoplasma y entra en la vía de síntesis de pirimidina. Sin suficiente PPRP para empujar el orotato hacia la síntesis de nucleótidos, el orotato se derramará en la orina en forma de cristales de ácido orótico.

D es incorrecta. La CPSI es la enzima limitante de la velocidad en el ciclo de la urea. En su ausencia, se bloquea la síntesis de carbamoil fosfato y, por lo tanto, no debería provocar aciduria orótica.

79. B es correcta. Este paciente tiene gota con una presentación inicial en el codo. Tiene cristales de ácido úrico en la orina (urato sódico). Su riesgo de enfermedad cardiovascular ateroesclerótica (ECVA) ya está aumentado debido a su hipertensión; sin embargo, está intentando controlarlo con un diurético tiazídico. En este caso sabemos dos cosas: 1) las tiazidas aumentan la reabsorción de ácido úrico en el riñón y predisponen a la gota y 2) las afecciones reumatológicas crónicas no controladas como la gota, el lupus eritematoso sistémico y la artritis reumatoide son factores agravantes que potencian el desarrollo de ECVA.

A es incorrecta. La condrocalcinosis es característica de la seudogota, y los cristales del aspirado articular tendrían forma romboidal y no de aguja.

C es incorrecta. El glomérulo estaría manejando un aumento de la concentración de ácido úrico. La reabsorción en el túbulo proximal se aproxima al 100%. Cualquier pérdida de ácido úrico a través del riñón se produce mediante la secreción en el túbulo distal y se aproxima solo al 10% del total filtrado. Así pues, los niveles de ácido úrico en suero y orina siguen siendo elevados, lo que prepara el terreno para la precipitación y, por lo tanto, para el daño inflamatorio de los tejidos.

D es incorrecta. En el líquido articular se encuentra un número mínimo de leucocitos. Se esperaría que un aspirado de articulación séptica mostrara un recuento de glóbulos blancos mucho más numeroso, y con el hallazgo de cristales en forma de aguja, hace poco probable la posibilidad de una articulación séptica.

80. A es correcta. Es posible que se trate de una intolerancia hereditaria a la fructosa. La deficiencia de fructosa 1-fosfato aldolasa comentada en este capítulo puede presentarse con una crisis de hipoglucemia, hiperuricemia y acidosis metabólica o tener una manifestación crónica más sutil de intolerancia a la alimentación, enfermedad hepática y renal. La hepatomegalia se observaría en los trastornos por almacenamiento de glucógeno, así como en la deficiencia de aldolasa, pero no se señala aquí. Con los síntomas de este lactante y la evidencia de una función hepática anormal, estaría justificado realizar más pruebas para demostrar la deficiencia de aldolasa B. Además, si se sospecha esta deficiencia, debe modificarse la dieta para eliminar las fuentes de fructosa, sorbitol y sacarosa.

B es incorrecta. Aunque en última instancia puede ser necesario realizar pruebas de aldolasa B, este no sería el primer paso.

C es incorrecta. La administración de una prueba de provocación con fructosa conlleva un gran peligro potencial, ya que puede provocar una hipoglucemia profunda y causar la muerte. Deben considerarse métodos alternativos más seguros.

D es incorrecta. Este diagnóstico se trata con una dieta que no contenga fructosa. Se debe enseñar a los padres a leer las etiquetas de los alimentos y a elegir alimentos que no contengan sacarosa, sorbitol ni fructosa. No se necesita ninguna fórmula especial.

81. D es correcta. Esta es la presentación típica del trastorno por almacenamiento de glucógeno.

A es incorrecta. La deficiencia de aldolasa B tiene cierta credibilidad, ya que la presentación puede imitar la de un trastorno por almacenamiento de glucógeno, incluyendo hipoglucemia refractaria profunda y enfermedad hepática con hepatomegalia e ictericia. El momento de aparición de la intolerancia hereditaria a la fructosa es en el primer año de vida, cuando se introducen las frutas y verduras en la dieta; sin embargo, se ha observado que ocurre antes, ya que algunas fórmulas infantiles contienen pequeñas cantidades de fructosa.

B es incorrecta. La enfermedad de Lesch-Nyhan se presenta de forma muy diferente con movimiento muscular espástico, artritis gotosa, automutilación, así como deterioro neurológico y no se confundiría con la EAG.

C es incorrecta. La deficiencia de fructocinasa provoca niveles elevados de fructosa en la sangre y la orina. En ausencia de fructocinasa, el paciente tendrá niveles elevados de fructosa pero no presentará síntomas significativos.

82. C es correcta. En primer lugar debe realizarse una artrocentesis. Observe el color y la turbidez del líquido. Envíelo para tinción de Gram, cultivo, análisis de cristales y recuento de glóbulos blancos.

A es incorrecta. La respuesta A no es la mejor opción. Aunque hay que estar atento al dolor del paciente, esta opción presupone que se trata solo de un proceso inflamatorio; sin embargo, hay que descartar una infección.

B es incorrecta. La respuesta B no debe realizarse hasta que el médico haya realizado una tinción de Gram. Si se observan bacterias y se sospecha una articulación séptica, se trata de una urgencia reumatológica. *Gonorrhoeae* y *Staphylococcus* son los dos agentes causales más probables de una articulación séptica.

D es incorrecta. La respuesta D es incorrecta en el sentido de que, aunque es necesaria una técnica de imagen, sería razonable empezar con una radiografía simple de la articulación.

83. A es correcto. El aumento de NADH producido por el metabolismo del alcohol inhibe la gluconeogénesis al bloquear los sustratos (lactato, alanina y glicerol) que entran en la vía.

B es incorrecta. Los niveles de NADH no afectan a la glucogenólisis.

C es incorrecta. El aumento de NADH procedente del metabolismo del etanol permite la producción de ATP a través de la cadena de transporte de electrones.

D es incorrecta. La disminución de ATP en forma de aumento de AMP activa la glucogenólisis.

84. B es correcta. El aumento de la síntesis de ácidos grasos se produce como consecuencia de la glucosa administrada en urgencias, que se convierte en 1,6 difosfoglicerato pero que ahora se desvía a glicerol 3-fosfato debido al exceso de NADH. Esto, a su vez, provoca un aumento del triacilglicerol (TAGS) y de la deposición de grasa en el hígado.

A es incorrecta. El aumento de NADH impulsa el acetil CoA hacia la producción de cuerpos cetónicos y cetoacidosis; sin embargo, la administración de glucosa induciría insulina que redirige el acetil CoA hacia la síntesis de ácidos grasos.

C es incorrecta. La administración de glucosa aumentaría la glucólisis y disminuiría la oxidación de ácidos grasos en todos los tejidos.

D es incorrecta. La administración conjunta de tiamina con el bolo de glucosa favorecería la conversión del piruvato en acetil CoA en lugar de su reducción a lactato.

85. D es correcta. La respuesta correcta es porfobilinógeno deaminasa. El paciente padece porfiria aguda intermitente (PAI). Los síntomas por sí solos dificultan el diagnóstico. Las 4M, enfermedades, menstruación, medicación y malnutrición, son las principales iniciadoras de los ataques de PAI. En su caso, su reciente vida estresante puede ser la razón de su ataque. Son los resultados de laboratorio los que impulsan el diagnóstico. Las moléculas por encima de la porfobilinógeno deaminasa aumentan la síntesis del hemo, es decir, el ácido δ-aminolevulínico y el porfobilinógeno.

A es incorrecta. Existen variantes de la aldehído deshidrogenasa. Un nivel bajo de aldehído deshidrogenasa conduce a la acumulación de acetaldehído. Como resultado, el paciente puede presentar enrojecimiento facial, náusea, hipotensión, dolor de cabeza y fatiga. El paciente de la pregunta no presenta estos síntomas.

B es incorrecta. La deficiencia de lipoproteína lipasa puede causar dolor abdominal después de una comida grasa. La gravedad puede variar de leve a grave. El dolor abdominal se debe a una pancreatitis. Aunque el paciente de la pregunta presenta dolor abdominal, los demás síntomas no coinciden con la deficiencia de lipoproteinlipasa.

C es incorrecta. La deficiencia de ornitina transcarbamilasa (OTC) es un trastorno del ciclo de la urea. Las personas con deficiencia de OTC de aparición tardía pueden presentar alteración del estado mental, pero no dolor abdominal. Los resultados de laboratorio muestran hiperamonemia con aciduria orótica.

86. A es correcta. Parece que el paciente presenta síntomas de intoxicación por alcohol, concretamente etilenglicol. Las pistas para la intoxicación por etilenglicol provienen del etanol negativo, el sabor dulce y los cristales de oxalato cálcico. Aunque la cetoacidosis diabética también puede presentarse con sabor dulce, no debe haber cristales en la orina. La toxicidad por metanol también es posible, pero no debería producir un olor dulce. Sin embargo, estas afecciones, es decir, el etilenglicol, el metanol, el etanol y la cetoacidosis diabética, provocan acidosis metabólica. En este caso, el anión responsable del aumento de la brecha aniónica es el ácido oxálico.

B es incorrecta. Como se describe en la opción A, este paciente tiene acidosis metabólica; por lo tanto, el pH debe bajar y no subir.

C es incorrecta. El alcohol no ionizado es osmóticamente activo; por lo tanto, es el propio alcohol no ionizado antes de su metabolismo el que da lugar al aumento de la brecha osmolal. A medida que los alcoholes se metabolizan, dan lugar a ácidos orgánicos, disminuyendo la brecha osmolal y aumentando la brecha aniónica.

D es incorrecta. En este caso, no hay indicios de que el paciente sea hipoglucémico. Aunque el NADH elevado pueda inhibir la gluconeogénesis, la glucogenólisis está intacta.

87. B es correcta. La paciente padece cetoacidosis diabética. No ha podido administrarse la insulina debido al desplazamiento a un refugio. La acidosis metabólica se debe al aumento de la degradación de triacilgliceroles y ácidos grasos debido al desequilibrio en la relación insulina/glucagón, que es muy baja en esta situación. La acumulación de acetil CoA procedente de la beta-oxidación conduce a la síntesis de cuerpos cetónicos que conducen a la acidosis metabólica.

A es incorrecta. La glucogenólisis se incrementa por la señalización del glucagón en este caso, pero no conduce a un trastorno ácido-base. Contribuye a su hiperglucemia.

C es incorrecta. La degradación de aminoácidos también ocurre en la cetoacidosis diabética, pero la degradación de proteínas que ocurre sobre todo en el músculo va a ser transportada como alanina, que no causa acidosis metabólica.

D es incorrecta. La gluconeogénesis también aumenta en caso de insuficiencia de insulina. Aumenta la brecha osmolal pero no aumenta la brecha aniónica, que se observa en la acidosis metabólica.

88. B es correcta. Lo más probable es que padezca esteatohepatitis no alcohólica (EHNA), ya que las transaminasas anormales reflejan un proceso inflamatorio en el hepatocito en un paciente con síndrome metabólico.

A, C y D son incorrectas. Aunque A, C y D suelen estar elevadas en la EHNA, también lo están en el síndrome metabólico y la HGNA. El aumento de AST/ALT son los datos distintivos que indican una respuesta inflamatoria en el hígado.

89. B es correcta. La formación de placas se produce cuando hay una lesión inicial de la íntima de la pared vascular. En ese momento ocurre la infiltración leucocitaria y el aumento de la permeabilidad de la pared vascular.

A es incorrecta. El daño aterogénico se acelera si la relación LDL/HDL muestra un claro predominio del colesterol LDL sobre el HDL. Un HDL elevado y un LDL bajo son "protectores" y conviene mantenerlos clínicamente.

C es incorrecta. Es poco probable que una presión arterial elevada provoque por sí sola el desarrollo de una placa ateroesclerótica.

D es incorrecta. Los niveles elevados de Lp(a) son un modesto factor de riesgo independiente de enfermedad cardiovascular (ECV) ateroesclerótica (en especial infarto de miocardio), pero se desconoce su papel en el desarrollo de la placa ateroesclerótica.

90. A es correcto. Parece que el paciente tiene síndrome metabólico y es probable que también padezca EHNA. Los niveles de adiponectina disminuyen en la EHNA, lo que provoca un aumento de los niveles de TAG en el hepatocito y la consiguiente deposición de grasa; sin embargo, en este caso se está produciendo mucho más que esteatosis. Este proceso ha desencadenado la producción de radicales libres, el daño de los hepatocitos y la fibrosis resultante (EHNA).

B es incorrecta. La resistencia a la leptina provoca un aumento de la formación de TAG en los hepatocitos.

C es incorrecta. Los niveles de malonil CoA aumentan debido al aumento de la glucólisis. La beta-oxidación se inhibe en el hígado por la acumulación de malonil CoA, que es el inhibidor de la actividad de la carnitina palmitoiltransferasa 1 (CPT 1) esencial para la oxidación de los ácidos grasos de cadena larga.

D es incorrecta. La producción de glucosa aumenta en el hígado debido al aumento de la gluconeogénesis a causa de la resistencia a la insulina.

91. C es correcta. No se puede predecir el nivel de potasio plasmático en ningún momento del curso de esta enfermedad, y debe medirse de manera empírica. Sin embargo, a nivel celular, la acidosis hace que los iones de hidrógeno entren en la célula a cambio de iones de potasio, lo que provoca una pérdida neta de potasio intracelular.

A es incorrecta. La diabetes del paciente se está descontrolando por falta de insulina. Se está volviendo acidótico e hiperglucémico, por lo que la respuesta A es incorrecta ya que debido a la falta de insulina hay un desequilibrio entre la insulina y las hormonas contrarias: el glucagón, la epinefrina, el cortisol y la hormona del crecimiento aumentarían para elevar la glucosa en sangre.

B es incorrecta. El paciente estará en cetoacidosis metabólica debido al aumento de la relación glucagón/insulina que promueve la oxidación de ácidos grasos y la síntesis de cetonas.

D es incorrecta. Véase la explicación de la opción de respuesta A.

92. C es correcta. Sus niveles de glucosa en sangre y de HbA1C son elevados, lo que sugiere una diabetes tipo 2, definida por niveles de glucosa plasmática en ayunas superiores a 126 mg/dL.

A es incorrecta. Aunque los niveles de colesterol LDL son elevados en el paciente. No se mencionan antecedentes familiares de enfermedad coronaria y la exploración física no muestra ninguno. En la hipercolesterolemia familiar, los niveles de LDL están muy elevados y suelen superar los 190 mg/dL.

B es incorrecta. En la esteatohepatitis no alcohólica, los valores de AST/ALT y ALP están elevados, lo que no ocurre en este caso.

D es incorrecta. El paciente tampoco tiene síndrome metabólico, ya que solo se cumplen dos de las condiciones: hipertensión arterial y niveles de glucosa plasmática en ayunas.

93. A es correcta. Este paciente tiene diabetes tipo 2 en la que la gluconeogénesis está aumentada, lo que conduce a hiperglucemia, la secreción de VLDL está aumentada debido al aumento de la lipogénesis; sin embargo, la beta-oxidación se frena debido al aumento de la peroxidación lipídica que conduce a la disfunción mitocondrial. La beta-oxidación también se inhibe por los altos niveles de ácidos grasos en el hígado que actúan como un inhibidor alostérico.

B es incorrecta. La diabetes tipo 2 no solo se debe a la resistencia a la insulina, sino también a niveles elevados de glucagón, que estimula la gluconeogénesis.

C es incorrecta. La lipasa hormonosensible es activada por el glucagón, lo que provoca un exceso de ácidos grasos libres en la circulación. Como resultado, estos ácidos grasos libres son absorbidos por el hígado y son empaquetados de nuevo en triacilglicerol, y enviados de nuevo a la circulación en VLDL.

D es incorrecta. Por lo general, los pacientes con diabetes tipo 2 presentan una resistencia hepática a la insulina "selectiva" o "disociada"; es decir, tienen una homeostasis de la glucosa alterada pero una lipogénesis hepática *de novo* mediada por la insulina potenciada.

94. C es correcta. Los productos finales de glicación avanzada (AGE) alteran las proteínas y su función normal. Este proceso desempeña un papel más importante en la causalidad de la retinopatía, la neuropatía y la nefropatía diabéticas.

A es incorrecta. La glucosa se reduce a sorbitol por la enzima aldosa reductasa. El sorbitol es osmóticamente activo e impermeable a la membrana celular, lo que provoca daños en la retina.

B es incorrecta. El mal tratamiento de su diabetes puede acelerar el proceso aterosclerótico en este paciente; sin embargo, la oclusión arterial debida a este proceso provoca una pérdida repentina de visión.

D es incorrecta. La inflamación autoinmune de las células beta causa la diabetes tipo 1 y no las células alfa.

95. D es correcta. Las funciones enzimáticas hepáticas anormales junto con la hipertensión, la hipertrigliceridemia y la hiperglucemia concuerdan con la esteatohepatitis no alcohólica (EHNA).

A es incorrecta. El paciente solo consume niveles moderados de vino; por lo tanto, es poco probable que padezca hepatopatía grasa alcohólica.

B es incorrecta. Los valores normales de ferritina y saturación de transferrina son indicios de que esta paciente no padece hemocromatosis. Este trastorno sería más improbable en una mujer menstruante.

C es incorrecta. Aunque las enzimas de la función hepática son anormales, no hay pruebas de que la paciente tenga hepatitis A. No ha viajado a una zona endémica de hepatitis A. Los pacientes con hepatitis A suelen acudir a la consulta con síntomas de una enfermedad vírica, como fiebre alta. Lo más probable es que la hepatitis A se presente con niveles de AST/ALT de cientos o más en el caso agudo. No existe una entidad conocida como hepatitis A crónica. Se necesitan más pruebas para eliminar las hepatitis B y C crónicas del diagnóstico diferencial.

96. B es correcta. El ejercicio provoca la activación de la AMPK. En consecuencia, esta vía de señalización permite la translocación de GLUT4 desde las vesículas citoplasmáticas a la membrana celular para aumentar la captación de glucosa en el músculo.

A es incorrecta. El ejercicio activa la AMPK, que aumenta la translocación de GLUT4 a la membrana plasmática de las células musculares, lo que permite captar el exceso de glucosa en circulación.

C es incorrecta. El ejercicio aumenta la sensibilidad a la insulina de dos maneras: incrementando la captación de glucosa por el músculo y aumentando la transcripción de los receptores de insulina.

D es incorrecta. El músculo en condiciones fisiológicas normales no almacena triacilglicerol; sin embargo, en pacientes con obesidad con síndrome metabólico la deposición de grasa se desvía del tejido adiposo a sitios ectópicos como el hígado y el músculo. El ejercicio aumenta la beta-oxidación, pero no la lipogénesis.

97. A es correcta. Este paciente presenta una colecistitis aguda clásica. Un cálculo biliar ha impactado en el conducto cístico dando lugar a este cuadro clínico.

B es incorrecta. Un cálculo biliar que se ha escapado al conducto biliar común podría obstruir el flujo biliar y provocar ictericia clínica en el paciente que no se ve aquí, ya que el nivel de bilirrubina es normal.

C es incorrecta. Aunque el cuadro clínico podría parecerse a una pancreatitis aguda, los marcadores de laboratorio de esta entidad son normales, por lo que se excluye esta posibilidad.

D es incorrecta. La obstrucción de la ampolla de Vater por un cálculo biliar puede provocar la activación de las enzimas digestivas pancreáticas dentro del propio páncreas, causando una pancreatitis aguda. Los resultados de amilasa y lipasa de la paciente son normales, por lo que esta opción es poco probable.

98. B es correcta. La paciente tiene síndrome metabólico con HDL bajo, hipertensión, hipertrigliceridemia e hiperglucemia. La paciente experimenta dolor debido a cálculos biliares que obstruyen de modo intermitente su vía biliar. Los pacientes con síndrome metabólico tienen un mayor riesgo de desarrollar cálculos biliares. Sus síntomas concuerdan con este diagnóstico, es decir, duración y localización del dolor, relación con comidas copiosas y vómito. El sexo, la edad, el peso y las hormonas femeninas de la paciente también apuntan hacia una colelitiasis causante de colecistitis.

A es incorrecta. AST/ALT, albúmina y PT/INR están dentro de los límites normales, lo que sugiere un hígado sano.

C es incorrecta. Aunque la hipercolesterolemia puede causar la aparición de cálculos biliares, sus síntomas no pueden explicarse por niveles elevados de colesterol.

D es incorrecta. En la pancreatitis, los niveles de lipasa y amilasa deben ser al menos tres veces superiores al valor normal para establecer de manera inequívoca ese diagnóstico; sin embargo, este no es el caso de este paciente.

99. A es correcta. Los antecedentes familiares y los hallazgos de laboratorio con TP normal y TTP prolongado implican hemofilia A. La hemofilia A es un trastorno recesivo ligado al cromosoma X, en el que los varones afectados heredan una copia defectuosa del cromosoma X de madres heterocigóticas; es causada por una deficiencia del factor VIII, que se encuentra en la vía intrínseca de la cascada de coagulación.

B es incorrecta. Los factores de coagulación de la vía extrínseca son el factor tisular (factor III) y el factor VII. Un defecto en la vía extrínseca provoca un TP prolongado.

C es incorrecta. Los trastornos de la vía común provocan un aumento tanto del TP como del TTP. Los factores de coagulación de esta vía son X, V, II e I. La trombina (factor II) regula la actividad tanto de la vía extrínseca como de la intrínseca, de ahí el aumento tanto del TP como del TTP.

D es incorrecta. La formación de tapones plaquetarios no modifica cl TP ni el TTP. Los trastornos conocidos específicos de esta vía se deben a defectos en GPIb, GPIIb/IIIa, o a autoanticuerpos contra GPIIb/IIIa.

100. C es correcta. En este caso, el paciente presenta una ictericia obstructiva debida a un tumor pancreático. No debería haber cambios en la bilirrubina no conjugada (indirecta), ya que la mayor parte se debe al recambio normal de glóbulos rojos. Sin embargo, la bilirrubina directa (conjugada) aumenta debido al reflujo hacia la circulación a causa de la obstrucción del tracto biliar por el agrandamiento del páncreas y contribuye al color amarillo oscuro de la orina. Dado que la bilirrubina conjugada no puede pasar a través del árbol biliar obstruido, no puede ser metabolizada por las bacterias intestinales en urobilinógeno, lo que provoca una reducción de la estercobilina que da lugar a heces de color claro. Además, hay menos cantidad de urobilinógeno que llega a la circulación y encuentra su camino hacia los riñones y la orina.

A, B, D y E son incorrectas. La respuesta C ofrece una explicación.

Apéndice B

Enfermedades
en orden alfabético

1. Acidemia propiónica
2. Aciduria orótica
3. Anemia falciforme
4. Anemia ferropénica
5. Anemia megaloblástica
6. Cetoacidosis diabética
7. Colecistitis aguda
8. Colelitiasis
9. Cólera
10. Deficiencia de acil CoA deshidrogenasa de cadena media
11. Deficiencia de galactosa-1-fosfato uridil transferasa
12. Deficiencia de glucosa 6-fosfato deshidrogenasa
13. Deficiencia de ornitina transcarbamilasa
14. Deficiencia de piruvato cinasa
15. Deficiencia de vitamina C
16. Deficiencia de vitamina K
17. Diabetes (tipo 2)
18. Dislipidemia
19. Enfermedad celiaca
20. Enfermedad de Cushing
21. Enfermedad de Tay-Sachs
22. Enfermedad de von Gierke
23. Enfermedad de von Willebrand
24. Esteatohepatitis no alcohólica
25. Fenilcetonuria
26. Fibrosis quística
27. Gota
28. Hemocromatosis
29. Hemofilia
30. Homocistinuria
31. Intolerancia a la lactosa
32. Intolerancia hereditaria a la fructosa
33. Intoxicación alcohólica aguda
34. Intoxicación por metanol
35. Intoxicación por plomo
36. Kwashiorkor
37. Mal agudo de montaña
38. Malabsorción crónica
39. Neoplasia pancreática
40. Porfiria aguda intermitente
41. Síndrome de alcoholismo fetal
42. Síndrome de Gilbert
43. Síndrome de Lesch-Nyhan
44. Síndrome de Wernicke-Korsakoff
45. Síndrome de Zellweger
46. Síndrome metabólico
47. Talasemia
48. Tiroiditis de Hashimoto
49. Trastornos mitocondriales
50. Tumor neuroendocrino

Índice alfabético de materias

423

Glosario

Acidemia/uria orgánica. Concentraciones anormales de ácidos orgánicos en el suero que pasan a la orina.

Ácido ascórbico. Nombre químico de la vitamina C. El término se acuñó en su origen para significar "contra el escorbuto".

Ácido orótico. Es un intermediario en la biosíntesis de la pirimidina que aumenta en los trastornos de esta vía, así como en varios trastornos del ciclo de la urea.

Ácidos grasos. Fuente de energía para todos los órganos, como el corazón, el músculo esquelético y el intestino, excepto el cerebro y los glóbulos rojos. También son una fuente indirecta de energía para el cerebro durante la inanición, cuando los ácidos grasos se metabolizan primero en el hígado en cuerpos cetónicos, que luego son transportados al SNC. El glóbulo rojo debe depender en exclusiva de la glucosa como fuente de energía.

Ácidos orgánicos en orina. Herramienta de cribado para la detección de muchas de las ECM. Las acidemias orgánicas incluyen el ácido propiónico, isovalérico y metilmalónico, los defectos de oxidación de los ácidos grasos, así como la detección del trastorno de la orina por jarabe de arce y la tirosinemia. También pueden detectarse ácido láctico y cetonas.

Acinos. Racimo de células secretoras con una cavidad central que recuerda la forma de una baya.

Acrodinia. La cara distal de los dedos de manos y pies es dolorosa y sensible al tacto.

Acroparestesias. Ardor u hormigueo, así como entumecimiento en las extremidades, que se observa con mayor frecuencia al despertar. Suelen deberse a una compresión nerviosa durante el sueño.

Acuaporinas. Canales de agua.

ADE. Amplitud de distribución eritrocitaria, es la medida de la variación de tamaño y volumen de los glóbulos rojos.

Análisis de manchas de sangre en recién nacidos. En los 50 estados de Estados Unidos se realizan pruebas a los recién nacidos para detectar numerosos errores congénitos del metabolismo. El panel de cribado uniforme recomendado (RUSP, por sus siglas en inglés) es una lista de trastornos recomendados por el secretario del Departamento de Salud y Servicios Humanos (HHS, por sus siglas en inglés) para que los estados realicen pruebas de cribado.

Análisis de sangre AST/ALT. La aspartato aminotransferasa (AST) y la alanina aminotransferasa (ALT) son enzimas muy expresadas en el hígado. Cuando las células hepáticas se lesionan, la AST y la ALT se liberan en la sangre, lo que las convierte en buenos marcadores para detectar o controlar el daño hepático.

Anfifílico. Referencia a una molécula que es bipolar en su relación con el agua. Posee un extremo polar hidrófilo que ayuda a solubilizarla, mientras que el extremo opuesto hidrófobo o no polar es soluble en un medio lipídico no acuoso. Los fosfolípidos son ejemplos clásicos de este tipo de estructura.

Angina *in crescendo*. Episodios agudos de dolor torácico que se producen con frecuencia creciente para advertir de un infarto inminente, a menos que la intervención sea inmediata.

Angioma en araña (también conocido como nevus en araña). El "angioma en araña", frecuente en las hepatopatías crónicas, es una malformación vascular de la piel. Suele localizarse en el tronco, se observa que tiene una pequeña arteriola como vaso central con los capilares irradiados desde el centro. Puede confirmarse comprimiendo de manera suave la arteriola central, momento en el que la vasculatura arborizada se colapsará. También puede encontrarse en el embarazo y en la enfermedad pulmonar obstructiva crónica, por lo que no es patognomónico de cirrosis.

Anticuerpo antiendomisio. Anticuerpo IgA que reacciona frente al endomisio del músculo liso. Es menos sensible que la tTG pero muy específico de la enfermedad celiaca.

Anticuerpo antigliadina. Es un anticuerpo IgA para detectar el trastorno celiaco; sin embargo, aunque es sensible, es menos específica que la tTG.

Antiportador (también conocido como intercambiador). Proteína transportadora de membrana que lleva dos diferentes moléculas en direcciones opuestas.

Apnea obstructiva del sueño. Trastorno de las vías respiratorias superiores en el que el flujo de aire se bloquea en repetidas ocasiones durante el sueño normal. El descenso resultante de la saturación de oxígeno es responsable de una constelación de síntomas. La obesidad es uno de los principales factores de riesgo de la apnea obstructiva del sueño.

Apolipoproteína. Moléculas anfipáticas que pueden interactuar con el plasma, así como unirse a los lípidos que forman las lipoproteínas. Al residir en la superficie de la lipoproteína, intervienen en su estructura, actúan como receptor de superficie y activan o inhiben la actividad enzimática.

Arteria cística. Una arteria de órgano terminal como rama terminal de la arteria hepática derecha. Cualquier compromiso de esta arteria puede dar lugar a una vesícula gangrenosa.

Artropatía. Cualquier trastorno de la articulación, ya sea inflamatorio o no inflamatorio.

Artropatía monoarticular. Cambio inflamatorio agudo en una sola articulación.

Aspecto marfanoide. El síndrome de Marfan es un trastorno autosómico dominante del tejido conjuntivo con mutaciones en el gen de la fibrilina-1 (FBN1) en el cromosoma 15. La homocistinuria y el síndrome de Marfan comparten hallazgos fenotípicos comunes (ectopia lentis y crecimiento excesivo de huesos largos) que provocan que los pacientes posean inusual estatura alta con extremidades largas (dolicostenomelia), paladar alto arqueado, dentición apiñada y escoliosis. Sin embargo, existen diferencias sustanciales entre ambas enfermedades. En el síndrome de Marfan se produce dilatación aórtica, mientras que la trombosis arterial y venosa y la disfunción cognitiva y del desarrollo son características de la homocistinuria, la cual es un trastorno autosómico recesivo, mientras que el síndrome de Marfan es autosómico dominante.

Asterixis. Aleteo espástico rítmico de las manos como signo patognomónico de encefalopatía.

Ataxia. Deterioro del equilibrio o la coordinación.

Atetosis. Trastorno del movimiento caracterizado por movimientos lentos y retorcidos y causado por contracciones musculares involuntarias en las manos, los pies y la cara.

ATP7A y B. La ATP7A es la enzima responsable de la liberación de cobre del enterocito a la vena porta, y la ATP7B de la liberación de cobre a la circulación general.

Azúcar reductor. Azúcares que contienen grupos aldehídos que pueden oxidarse a ácidos carboxílicos con la consiguiente reducción del agente oxidante. En Clinitest, es un ensayo colorimétrico que puede cuantificar la presencia de azúcares reductores mediante la reducción de iones cúpricos incoloros a iones cuprosos coloreados en la muestra de orina.

Beriberi. En idioma cingalés, la palabra beriberi significa "no puedo, no puedo", ya que los pacientes con carencia grave de tiamina carecen de energía.

Betabloqueadores. Son de los medicamentos más utilizados para tratar la hipertensión. También se conocen como bloqueadores beta-adrenérgicos.

Betaína. Proporciona una vía alternativa de remetilación para la homocisteína, disminuyendo así la concentración sérica y sus efectos deletéreos. La activación de esta vía alternativa con betaína administrada de manera exógena como medicamento representa un tratamiento que reducirá la concentración de homocisteína (y, por tanto, el daño neurológico debido al trastorno metabólico).

Brecha de osmolalidad. Indica la presencia de solutos no medidos en la sangre. Se determina por la osmolalidad medida (MO) menos la osmolalidad calculada (CO).

Camptodactilia. Afección genética o adquirida poco frecuente, en la que uno o varios dedos quedan fijos en una posición doblada en la articulación media y no pueden enderezarse por completo debido a una contractura permanente por flexión en la articulación interfalángica proximal.

Carboxilación. Reacciones que requieren HCO_3^-, ATP y biotina. La reacción de carboxilación se refiere a la adición de un grupo ácido carboxílico (COO^-) a una proteína. La enzima que cataliza estas reacciones difiere de las enzimas que añaden un grupo gamma-carboxilo a una molécula y no requieren HCO_3^-, ATP y biotina.

Carboxilasas. Enzima que elimina el CO_2 del grupo carboxilo de un alfa-amino cetoácido. Todas las enzimas carboxilasas utilizan la biotina como cofactor.

"Carcinoide". La descripción original "carcinoide" surgió cuando los patólogos observaron que la morfología celular no tenía las características clásicas de malignidad y la historia natural de progresión de esta clase de tumores seguía un curso más indolente.

Caso índice. El primer caso de una enfermedad infecciosa o de una afección o mutación de transmisión genética que llega a conocimiento de un clínico o un epidemiólogo.

Cateterismo cardiaco. Procedimiento médico que se aplica para diagnosticar y tratar algunas afecciones cardiacas. Si se utiliza un colorante para visualizar el corazón y detectar la presencia de placa ateroesclerótica, la prueba se denomina angiografía coronaria. Puede realizarse una cirugía endovascular para aliviar la obstrucción vascular provocada por el material de la placa.

Células de la cresta neural. Son células multipotentes que dan lugar a los derivados de las células del sistema nervioso y la epidermis, como las neuronas y las células gliales de los ganglios sensoriales y autónomos periféricos, las células de Schwann, los melanocitos, las células endocrinas, el músculo liso y las células esqueléticas y del tejido conjuntivo del complejo craneofacial.

Células enterocromafines (ECF). Células especializadas que se encuentran en todo el intestino y que tienen una función neuroendocrina; en respuesta a la estimulación neuronal y endocrina, producen serotonina. La serotonina, un estimulante del sistema nervioso entérico (SNE), regula el peristaltismo.

Células similares a las enterocromafines (ECL). Poseen morfología similar a la de las células enterocromafines, pero se hallan en el estómago junto a las células parietales; su función es liberar histamina (función paracrina) para estimular a la célula parietal a secretar gastrina.

Ceruloplasmina. El principal transportador de cobre en el espacio vascular.

Chaperonas del cobre. Para proteger a la célula del potencial redox de los iones de cobre libres, pequeñas metaloproteínas desplazan el ion cobre por toda la célula.

Cianosis. Falta de oxigenación que provoca una coloración azulada de la piel.

Ciclo de la urea. Es la única fuente endógena para la producción de arginina, ornitina y citrulina. También es responsable de eliminar los iones de amonio y el amoniaco libre, ambos tóxicos para el tejido neural. Los defectos en cualquiera de las enzimas provocan la acumulación de niveles tóxicos de amoniaco.

Citocromo c oxidasa o complejo IV. La última de las enzimas de la cadena de transporte de electrones situada en la mitocondria.

Clubbing. Deformidad de las uñas de los dedos de las manos o de los pies relacionada con insuficiencia cardiaca, enfisema y neoplasias; en raras ocasiones, puede ser idiopática.

Cociente internacional normalizado (INR). La prueba estandariza la evaluación del tiempo de protrombina. Utilizado en el ámbito clínico en la gestión del tratamiento con Coumadin (warfarina), utilizaremos el INR para evaluar la competencia de las cascadas de factores de coagulación. Un INR "normal" es de 1.0, por lo que si un paciente tiene un INR > 1.0 implica una alteración del mecanismo intrínseco de coagulación. A su vez, utilizaremos este hecho para apoyar la enfermedad hepática clínica (cirrosis). Un resultado de 2-3 es el rango terapéutico para pacientes en tratamiento con warfarina.

Cofactores. Moléculas no proteicas esenciales para la activación de una enzima. Los cofactores pueden ser inorgánicos, como el cobre y el zinc, o pequeñas moléculas orgánicas, como las vitaminas.

Colecistectomía. Extirpación quirúrgica de la vesícula biliar.

Colecistitis gangrenosa. Complicación de la colecistitis aguda debida al compromiso circulatorio de la arteria cística y, por lo tanto, a la isquemia aguda.

Coledocolitiasis. Cálculo alojado en el conducto biliar común, que provoca la obstrucción del flujo biliar hacia el duodeno.

Colelitiasis. Formación de cálculos biliares.

Colestasis. Cualquier obstrucción del flujo biliar se denomina colestasis.

Consanguinidad. Relación de sangre entre individuos (ser del mismo parentesco, por ejemplo, primos, tío/sobrina).

Contusión. Hematoma.

Coreoatetosis. Movimientos involuntarios de torsión.

Crepitaciones bibasales. Sonidos anormales como burbujeos o crepitaciones que se originan en la base de los pulmones.

Cuerpo calloso. Región primaria del cerebro formada por tractos de materia blanca que unen los hemisferios cerebrales izquierdo y derecho. Se encarga de que ambos lados se comuniquen entre sí. Un defecto en esta parte del cerebro retrasa los hitos del desarrollo.

Cuerpos cetónicos. Ácido acetoacético y ácido beta-hidroxibutírico.

Cuerpos de Mallory. Cuerpos de inclusión hialinos citoplasmáticos en los hepatocitos, que indican daño hepático.

Cuerpos de Weibel-Palade. Son organelos especializados secretores de las células endoteliales; contienen el factor von Willebrand y otras proteínas que contribuyen a la inflamación, la angiogénesis y la reparación tisular.

Decaimiento del ARNm mediado por el sinsentido. Vía que degrada de manera selectiva los

ARNm que contienen un codón de parada prematuro.

Deficiencia de carnitina. La deficiencia primaria de carnitina se debe a un transportador plasmático defectuoso de carnitina, mientras que la deficiencia secundaria de carnitina es causada por otros trastornos metabólicos, como las alteraciones de oxidación de ácidos grasos. La deficiencia de carnitina provoca la incapacidad de transportar ácidos grasos de cadena larga a la mitocondria para su β-oxidación con el fin de producir energía. Se presenta en la infancia y la niñez manifestada por encefalopatía, cardiomiopatía y debilidad miotónica como síntomas cardinales. En este síndrome también es frecuente el vómito, la confusión, la debilidad muscular y la hipoglucemia.

Deficiencia de IgA. Es esencial saber que el paciente en cuestión no tiene deficiencia de IgA (un hecho clínico no infrecuente) cuando se realizan pruebas para la enfermedad celiaca utilizando estos tres marcadores serológicos clínicos (anticuerpo transglutaminasa tisular [tTG], anticuerpo antiendomisio y anticuerpo antigliadina). La realización de pruebas a un paciente de este tipo arrojaría un resultado falso negativo y un error de diagnóstico. Sabiendo que el paciente tiene una deficiencia de IgA, el médico solicita al laboratorio que realice pruebas de anticuerpos IgG.

Delirium tremens. Consiste en cambios repentinos y graves mentales o del sistema nervioso debidos a una forma grave de abstinencia alcohólica.

Dermatitis herpetiforme. Se trata de una erupción cutánea papular pruriginosa en las superficies extensas de las extremidades y el tronco relacionada con 10-20% de la presentación de la enfermedad celiaca. El hallazgo de dermatitis herpetiforme en un paciente sugestivo de enfermedad celiaca confirmaría el diagnóstico. Esta reacción cutánea disminuye cuando la enfermedad se controla.

Dextrinas alfa-límite. Polímeros de cadena corta de glucosa con ramificación tras la digestión incompleta por la alfa-amilasa.

Diátesis. Tendencia del organismo a contraer alguna enfermedad, como una diátesis hemorrágica.

Dímero-D. Producto de degradación de la fibrina detectado en el espacio intravascular. El dímero D es un marcador importante de la activación de la coagulación y la fibrinólisis.

Diplopía monocular. Visión doble en un ojo.

Disacaridasas. Enzimas del borde en cepillo incrustadas en la superficie apical de las células epiteliales intestinales para hidrolizar disacáridos, por ejemplo, la lactasa descompone la lactosa en glucosa y galactosa.

Disacárido. Producto de una reacción de condensación entre dos monosacáridos.

Discrasia. Se refiere a una enfermedad o trastorno, sin embargo, a menudo se utiliza en conjunción con trastornos hematológicos y de ahí la frase: discrasia sanguínea.

Disnea. Dificultad para respirar con sensación de falta de aire o asfixia que estimula al paciente a respirar con más rapidez.

Disostosis múltiple. Indicador de enfermedades de depósito lisosomal (EDL) causadas por la acumulación de mucopolisacáridos en los lisosomas de los huesos. Esto da lugar a anomalías óseas características que incluyen silla turca deforme y agrandada, costillas en forma de remo, clavículas y escápulas anchas, cuerpos vertebrales ovoides, pelvis estrecha, placas metafisarias anormales en huesos largos y en huesos metatarsianos, y desmineralización generalizada.

Distonía. 1) La distonía, una característica destacada de la enfermedad mitocondrial, es un trastorno del movimiento. Las contracciones musculares sostenidas o intermitentes, los movimientos repetitivos (atetosis), la rigidez y el temblor son manifestaciones típicas. La distonía puede ser episódica o progresiva. 2) Trastorno del movimiento caracterizado por espasmos musculares involuntarios de contracción rápida.

Ectopia lentis. Dislocación del cristalino; por lo general hacia arriba en el síndrome de Marfan y hacia abajo en la homocistinuria.

Edgar von Gierke. Médico alemán (1877-1945) que describió por primera vez la glucogenosis tipo I.

Émbolo. Coágulo intravascular flotante.

En Y de Roux. Derivación gástrica, solución quirúrgica a la obesidad.

Encefalopatía. Mal funcionamiento del cerebro que provoca alteraciones sensoriales. Las causas más frecuentes son infecciones, toxinas, hepatopatía terminal, insuficiencia renal y deficiencia nutricional.

Encefalopatía de Wernicke. Confusión aguda o subaguda, o delirio debido a deficiencia de tiamina.

Encefalopatía hepática. Alteraciones del estado mental relacionadas con cirrosis e insuficiencia hepática metabólica por acumulación de amoniaco.

Endosoma. Compartimento membranoso en el interior de la célula.

Enfermedad de Cushing. Síntomas de hipercortisolismo debido a la secreción excesiva o inadecuada de ACTH por un adenoma hipofisario.

Enfoque isoeléctrico de la transferrina. Una herramienta de cribado para determinar trastornos congénitos de la glucosilación.

Enterografía por TAC. Tomografía computarizada del abdomen que utiliza material de contraste oral para definir el carácter mucoso del intestino.

Enzimopatía. Describe una enfermedad genética causada por una deficiencia enzimática.

Epistaxis. Hemorragia nasal.

Equimosis. Son las lesiones hemorrágicas más grandes bajo la piel en comparación con las petequias y la púrpura. El diámetro es superior a 10 mm.

Equinocitos. Glóbulos rojos con proyecciones espinosas.

Errores congénitos del metabolismo (ECM). El término describe los trastornos metabólicos congénitos que alteran las vías metabólicas implicadas en la descomposición de nutrientes y la generación de energía, dando lugar a hallazgos clínicos significativos.

Escala de valoración del edema. Como ocurre con muchos hallazgos físicos, se puede clasificar el grado de edema con fóvea en una escala de +1 a +4, con +1 leve y +4 bastante grave.

Esfigmomanómetro. En griego, *sphygmos* significa latido del corazón o pulso, y un manómetro es un aparato para medir la presión o la tensión. Manguito para medir la tensión arterial.

Esfinterotomía. Procedimiento para ensanchar o ampliar la abertura de cualquier esfínter. En este caso, el gastroenterólogo amplía endoscópicamente el esfínter de Oddi.

Especies reactivas de oxígeno (ERO). Se trata de moléculas de oxígeno inestables que pueden interactuar con componentes celulares normales como el ADN, el ARN, las proteínas y los lípidos, provocando daños importantes. Las especies reactivas de oxígeno incluyen el superóxido, el anión peróxido y los radicales hidroxilo.

Esteatohepatitis no alcohólica (EHNA). Acumulación de grasa en el hepatocito junto con un proceso inflamatorio que puede acabar en cirrosis.

Esteatorrea. Diarrea que contiene un exceso de materia grasa.

Esteatosis. Se refiere a la acumulación nociva de un exceso de grasa en el hepatocito. Aunque la esteatosis por sí sola quizá no sea perjudicial, se convierte en un indicador de que la maquinaria metabólica va mal.

Estrías. Depresiones longitudinales en la piel, a menudo con un tono eritematoso. Ocurren en el embarazo con aumento de peso y con mayor frecuencia en el torso y en la zona de los muslos, aunque también se han observado en el síndrome de Cushing.

Factor von Willebrand (FvW). Es una glicoproteína presente en el plasma, que se produce en el tejido conjuntivo subendotelial, las plaquetas y los megacariocitos; tiene dos funciones importantes, que son: 1) mediar en la adherencia al tejido subendotelial y 2) actuar como proteína transportadora del factor VIII en la circulación.

Fibras rojas irregulares. Un hallazgo diagnóstico y patognomónico de los trastornos mitocondriales de los trastornos mitocondriales; sin embargo, no todas las enfermedades mitocondriales presentan fibras rojas irregulares. Al someter una biopsia muscular a la tinción tricrómica, aparece una acumulación subsarcolémica de mitocondrias como material rojizo en la célula.

Filtrum. Surco entre la nariz y el labio superior.

Fomepizol. Es un potente inhibidor de la alcohol deshidrogenasa, por lo que se convierte en un agente terapéutico para evitar la formación de metabolitos tóxicos.

Forme fruste. Presentación atenuada o inusual de una enfermedad conocida.

Galactitol. El subproducto adverso de la galactosemia.

Gangliósidos. Presentes en los tejidos neuronales y la retina, los gangliósidos son componentes lipídicos azucarados de las membranas neuronales que intervienen en la transmisión de impulsos.

Genes PEX. Los 16 genes que dirigen el ensamblaje normal del peroxisoma. Los defectos en estos genes darán lugar a trastornos de la biogénesis peroxisomal.

Glositis. Inflamación de la lengua que provoca un aspecto liso y brillante.

Glucoconjugados. Proteínas, péptidos y lípidos unidos a un azúcar.

Gota saturnina. Gota que se produce como consecuencia de la toxicidad del plomo.

Grado de penetrancia. Proporción de individuos que poseen una variante genética concreta y la expresión de ese gen en una característica observable (fenotipo).

Gravida 2 para 2. Dos embarazos con parto de dos hijos.

Grelina. Hormona que se origina tanto en el estómago como en el hipotálamo. Es la "hormona del hambre". Provoca un aumento de la ingesta de alimentos al unirse a los receptores del hipotálamo y la hipófisis, lo que provoca un aumento del apetito.

Hb. Cantidad de hemoglobina en un volumen de sangre.

HCM. Cantidad de hemoglobina por glóbulo rojo.

Hct. El porcentaje del volumen sanguíneo compuesto por glóbulos rojos.

HEENT. Abreviatura utilizada para designar la parte de la exploración física que afecta a la cabeza, oídos, nariz y garganta.

Hemartrosis. Sangrado en las articulaciones. Es frecuente en la hemofilia.

Hematest. Se utiliza para detectar sangre oculta en las heces.

Hematoma. Se desarrolla debido a la rotura de un vaso sanguíneo que da lugar a un coágulo en un tejido u órgano. Pueden producirse en cualquier parte del cuerpo.

Hematuria. Presencia de glóbulos rojos en la orina.

Hemina y hematina. Formas estables del hemo desde el punto de vista farmacológico.

Hemocultivo. Análisis de la materia fecal en busca de "sangre oculta" que está presente pero no se ve a simple vista.

Hemograma (conteo sanguíneo completo [CSC]). El hemograma incluye hemoglobina (Hb), hematocrito (Hct), volumen corpuscular medio (VCM), hemoglobina corpuscular media (HCM), concentración de hemoglobina corpuscular media (CHCM), ancho de distribución eritrocitaria (ADE), recuento leucocitario y recuento de plaquetas.

Hemólisis. La esperanza de vida normal de los glóbulos rojos en la circulación es de unos 120 días. Los glóbulos rojos senescentes se eliminan por lo general en el bazo, mientras que los nuevos se producen en la médula ósea. La destrucción prematura de los glóbulos rojos (ya sea intravascular o extravascular) se denomina hemólisis.

Hemostasia primaria. Formación de tapones plaquetarios en el lugar de la lesión vascular.

Hemostasia secundaria. Activación de las vías de coagulación intrínseca y extrínseca para producir una malla de fibrina que une las plaquetas en un coágulo estable.

HEXA. Es una abreviatura para describir el gen HEX que codifica la subunidad alfa de la hexosaminidasa A. Combinada con la subunidad HEXB, completa una enzima funcional que se encuentra en el lisosoma.

HGNA. Enfermedad del hígado graso no alcohólico.

Hidroxilasa. Enzima que facilita la adición de un hidroxilo (OH) a un compuesto orgánico.

Hiperamonemia no cirrótica. Encefalopatía resultante de una falla en el ciclo de la urea para eliminar el amoniaco del sistema.

Hipersomnia. Trastorno del sueño con sueño nocturno prolongado que no es reparador, sino que provoca una somnolencia diurna excesiva. Puede ser secundario debido a ciertos medicamentos o a una afección médica como la apnea del sueño o la depresión.

Hipertensión portal. A medida que el hígado se vuelve cirrótico, el flujo sanguíneo a través del órgano se inhibe por el desarrollo de tejido cicatricial. El aumento de la presión vascular retrógrada se refleja en la vena porta y de ahí el término hipertensión portal.

Hipocapnia. Disminución del CO_2 en sangre.

Hiporreflexia. Disminución de los reflejos tendinosos profundos.

Hipotonía. Disminución de la resistencia al movimiento pasivo de los músculos. Músculos blandos y flácidos. A menudo acompañada de hiporreflexia.

Hipoxemia. Nivel anormalmente bajo de oxígeno en la sangre (es decir, disminución de la tensión de oxígeno de la sangre arterial, PaO_2). Es una de las cuatro categorías principales de hipoxia.

Hipoxia. Disminución de la concentración de oxígeno a nivel del tejido, con o sin hipoxemia.

Hirsutismo. Crecimiento excesivo de vello corporal. Suele referirse al crecimiento de vello facial de patrón masculino en una mujer, lo que sugiere una anomalía endocrina subyacente.

Homocisteinemia. Niveles elevados de homocisteína en sangre. La homocisteinemia puede existir sin homocistinuria, y puede estar relacionadas con enfermedades cardiovasculares prematuras, incluidos el infarto de miocardio y el ictus. Sin embargo, la disminución de la homocisteína no reduce necesariamente los episodios cardiovasculares.

Homocistinuria. Niveles elevados de homocisteína en la orina debidos a una deficiencia de cistationina beta-sintasa, 5,10-metilentetrahidrofolato reductasa o metionina sintasa.

Hueco aniónico. Se utiliza para detectar y analizar trastornos ácido-base. Mide la diferencia (delta) entre los iones de carga positiva y negativa del suero. La ecuación de la brecha aniónica (AG, por sus siglas en inglés) es $AG = [Na^+] - ([Cl^-] + [HCO_3^-])$. Se utiliza para determinar las causas de la acidosis metabólica. El rango normal (es decir, sin ningún signo de alteración metabólica) es de 8-16 mEq/L.

Iatrogénico. Enfermedad o efecto no deseado o no intencionado, o consecuencias negativas para el paciente como resultado de las acciones de un médico u otros profesionales sanitarios.

IMC. Índice de masa corporal. Indicador de la grasa corporal basado en la estatura y el peso. Un IMC igual o superior a 25 se considera sobrepeso, y superior a 30, obesidad.

Índice de reticulocitos. Mide la cantidad de glóbulos rojos inmaduros en circulación expresada como porcentaje del recuento total de estos.

Indolente. Enfermedad que progresa con lentitud.

Intolerancia a la fructosa. Es un defecto en la absorción de la fructosa en el intestino y es relativamente benigno. En esta afección son típicos síntomas similares a la deficiencia de lactasa y al síndrome del intestino irritable (gases, hinchazón, dolor abdominal y diarrea).

Intoxicación por metales pesados. Efectos tóxicos derivados del consumo de plomo, mercurio, arsénico o cadmio.

Iritis. Inflamación del iris (parte coloreada del ojo).

Kernícterus. Daños irreversibles en el sistema nervioso central (SNC) del recién nacido si la bilirrubina no conjugada alcanza niveles tóxicos. Los síntomas incluyen movimientos parecidos a la parálisis cerebral, daños visuales y auditivos, así como discapacidad intelectual.

Kwashiorkor. Malnutrición proteico-energética con edema. El término fue descrito por primera vez por Cecily Williams, profesora de la Escuela de Salud Pública de la Universidad Americana de Beirut en 1936. Hace referencia a la enfermedad que se produce cuando un niño que vive en una zona del mundo con carencias nutricionales es destetado de su madre debido al nacimiento de su siguiente hijo.

Lanzadera de carnitina. Es un sistema o mecanismo que permite el transporte de ácidos grasos de cadena larga (AGCL) a la matriz mitocondrial, donde se someten a β-oxidación para la producción de energía.

Lecitina colesterol aciltransferasa (LCAT). Producida sobre todo en el hepatocito, la LCAT cataliza la conversión de colesterol en ésteres de colesterilo en las HDL transfiriendo un ácido graso de la lecitina al colesterol y creando así el éster. El objetivo es permitir que el colesterol se desplace al núcleo de la partícula de HDL y aumentar así la capacidad de transporte de la partícula.

Lipoproteína lipasa (LPL). Hidroliza el triacilglicerol en ácido graso libre para su absorción por el músculo en ejercicio y su almacenamiento en el tejido adiposo.

Lisosoma. Organelo que contiene enzimas (proteasa, glucosidasa, nucleasa, fosfatasa y lipasa) en un medio ácido. Es responsable de la degradación de diversos productos de desecho macromoleculares celulares.

Malabsorción y dispepsia. Quizá se definan mejor como la incapacidad del intestino para asimilar las calorías adecuadas (proteínas, hidratos de carbono, grasas, minerales o vitaminas necesarias para mantener la homeostasis).

Malnutrición proteico-energética. El término describe el desequilibrio metabólico debido a una deficiencia nutricional derivada de una ingesta inadecuada de energía o proteínas.

Marasmo. Desnutrición proteico-energética con emaciación.

MCADD. La deficiencia de acil CoA deshidrogenasa de cadena media (MCADD, por sus siglas en inglés) es el trastorno más común de la oxidación de ácidos grasos.

MCHC. Concentración de hemoglobina corpuscular media en un glóbulo rojo.

Medición antropométrica. Mediciones cuantitativas sistemáticas del cuerpo humano, que incluye músculo, hueso y tejido adiposo; utilizadas para evaluar la composición del cuerpo, el tamaño y las medidas estructurales. Las medidas antropométricas más utilizadas son la estatura, el peso, el índice de masa corporal, la circunferencia de la cintura y el grosor de los pliegues cutáneos.

Metilentetrahidrofolato reductasa (MTHFR). Esta enzima es necesaria para la conversión de 5,10-metilentetrahidrofolato en 5-metiltetrahidrofolato (la forma que predomina en la sangre). Un polimorfismo común de un solo nucleótido en la MTHFR provoca una menor actividad de la enzima y, por lo tanto, una concentración elevada de homocisteína en suero.

Migración neuronal. Durante el desarrollo embrionario del sistema nervioso, las neuronas deben desplazarse para ubicarse en el lugar adecuado a fin de lograr un funcionamiento correcto.

Mixedema. Hipotiroidismo grave con una sintomatología compleja que incluye aumento de peso, disfunción mental, letargo, depresión, intolerancia al frío, engrosamiento de la voz, piel seca engrosada, bradicardia y estreñimiento.

Monosacárido. Unidad de azúcar que no puede descomponerse en azúcares más simples. Los monosacáridos más comunes en la dieta son la glucosa, la fructosa y la galactosa.

Músculos interóseos de la mano. Músculos situados junto a los huesos metacarpianos que ayudan a controlar los dedos.

Neuroapoptosis. Describe la muerte celular programada de las células cerebrales.

Nidus. Lugar de origen.

Nitrógeno ureico en sangre (BUN, *blood urea nitrogen*). Se utiliza para medir la capacidad de los riñones para excretar residuos nitrogenados en forma de urea por el organismo. El BUN puede aumentar en hemorragias gastrointestinales, dietas ricas en proteínas, uso de esteroides, quemaduras, fiebre, cirugía o cáncer en los que hay un alto recambio proteico. También puede aumentar en caso de insuficiencia renal, deshidratación, hipotensión arterial, obstrucción del flujo urinario o rotura de la vejiga. Una disminución del BUN puede ser benigna, pero también puede deberse a trastornos del ciclo de la urea u otras enfermedades que afecten a la función hepática, reduciendo así la capacidad del hígado para desintoxicar el amoniaco en urea. En estos casos, el BUN bajo se acompaña de hiperamonemia y glutamina elevada.

Oculto. Oculto a los ojos, pero detectable mediante pruebas químicas.

Oligoarticular. Afecta a varias articulaciones, pero a menos de cinco.

Opistótonos. Arqueamiento hacia atrás de la cabeza, el cuello y la columna vertebral.

Parálisis del recto lateral. El VI par craneal tiene un largo recorrido desde su origen en el mesencéfalo/puente de Varolio hasta el músculo recto lateral del ojo. En la mayoría de los casos, los traumatismos, el aumento de la presión intracraneal o el desplazamiento por un tumor provocan daños en el VI par craneal.

Patognomónico. Característico o diagnóstico de una determinada enfermedad o afección.

Pectus excavatum. Esternón cóncavo (deprimido).

Peptidil-prolil-4-hidroxilasa. Enzima esencial para la síntesis del colágeno. Es necesaria para el plegamiento adecuado de las cadenas de procolágeno.

Peroxidación lipídica. La estructura de la membrana lipídica celular puede dañarse cuando las especies reactivas del oxígeno (ERO) atacan los ácidos grasos poliinsaturados de los fosfolípidos de la membrana, lo que provoca un aumento de la rigidez de la membrana, una alteración de la permeabilidad y una alteración de la actividad de las proteínas unidas a la membrana, como las enzimas y los receptores.

Peroxisoma. Organelo del citoplasma con una sola membrana, de estructura similar a la de la mitocondria, pero con varias funciones vitales distintas; contiene más de 50 enzimas que llevan a cabo diversas reacciones de oxidación utilizando oxígeno molecular y peróxido de hidrógeno (de ahí su nombre). Los distintos componentes se producen en otros lugares y deben transportarse al peroxisoma.

Petequias. La lesión hemorrágica más pequeña (1-2 mm) bajo la piel que es una mancha puntiforme rojiza o violácea.

Pirofosfato de tiamina. La tiamina debe convertirse en su forma metabólicamente activa como pirofosfato (TPP, por sus siglas en inglés). Es un cofactor de las enzimas α-cetoglutarato deshidrogenasa, piruvato deshidrogenasa, α-cetoácido deshidrogenasa de cadena ramificada y transcetolasa. Estas enzimas son importantes en la vinculación de la glucólisis con el ciclo del TCA, el catabolismo de l-isoleucina, l-valina, l-leucina, y en la vía de la hexosa monofosfato, respectivamente.

Piruvato cinasa. Cataliza el último paso de la glucólisis en el que se generan 2 ATP por molécula de glucosa.

Plasmalógenos. Glicerofosfolípidos de membrana únicos que se encuentran en el cerebro, en la vaina de mielina y en el corazón, así como en los huesos y el ojo. Su pérdida o disfunción provoca graves trastornos neurológicos.

Plumbismo o saturnismo. Envenenamiento por plomo.

PMI. Abreviatura de punto de máximo impulso. Indica el lugar en el que el impulso cardiaco puede palparse mejor en la pared torácica. El PMI normal suele estar situado dentro del punto medio clavicular en el quinto espacio intercostal. Por lo general, se trata del ápex del corazón. Los hallazgos anormales pueden indicar una disfunción cardiovascular.

Poliarticular. Más de cinco articulaciones.

Porfiria. Proviene del término griego que significa orina púrpura. Es lamentable que no sea un signo cardinal que indique el diagnóstico correcto en la mayoría de los casos. La porfiria es un trastorno de la síntesis del hemo debido a un defecto en una de las ocho reacciones enzimáticas.

Porta hepatis. Zona central del hígado donde confluyen los conductos hepáticos derecho e izquierdo para formar el colédoco. Es una zona en la que suelen producirse metástasis malignas en el hígado y puede ser motivo de obstrucción del conducto biliar (fig. 2-20).

Presión oncótica. La presión intravascular viene dictada por la concentración de iones (sodio y potasio), así como de albúmina y otras proteínas. Cualquier dilución o disminución de estas partículas osmóticas provoca la salida de líquido del espacio intravascular, lo que da lugar a un "segundo espacio" (es decir, edema intersticial) y a un "tercer espacio" (líquido como ascitis o derrame pericárdico).

Propionil CoA carboxilasa. Esta enzima es necesaria para la conversión de propionil CoA en metilmalonil CoA. Por lo tanto, es una vía para la conversión de ciertos aminoácidos y ácidos grasos de cadena impar en succinil CoA, un intermediario del ciclo del TCA. La obstrucción de esta vía conduce a la acumulación de ácido propiónico y al daño tisular resultante.

Proteína de transferencia de ésteres de colesterol (CETP). Sintetizada en el hígado, la CETP facilita la transferencia de colesterol de las HDLA a las VLDL.

Proteínas GLA. Proteínas que contienen un número en particular elevado de residuos de gamma-carboxiglutamato. La vitamina K desempeña el papel de cofactor en la carboxilación de los residuos de glutamato a lo largo de las cadenas peptídicas de los factores de coagulación II (protrombina), VII, IX y X, así como las proteínas C y S, y la osteocalcina (una proteína de la matriz que se encuentra en la estructura ósea).

PRPP. El 5-fosforribosil-1-pirofosfato es un intermediario clave en la biosíntesis de nucleótidos.

Prueba de Coombs. Esta prueba determina si existen anticuerpos que actúan contra los glóbulos rojos provocando su destrucción prematura. Esta afección se define como anemia hemolítica autoinmune y la prueba de Coombs es útil para documentar su aparición. La prueba de Coombs se define como positiva cuando la adición del reactivo de Coombs produce la aglomeración de los hematíes ("aglutinación").

Prueba de la fosfatasa alcalina. Un aumento de la fosfatasa alcalina sérica (FAS) suele indicar colestasis, en la que el flujo de bilis procedente del hígado está ralentizado o bloqueado.

Prueba de la troponina. Un marcador diagnóstico para evaluar el daño cardiaco y valorar la probabilidad de infarto de miocardio.

Prueba de Romberg. El paciente se pone de pie con los pies juntos y cierra los ojos para eliminar ese mecanismo corrector. Si el paciente se ladea o pierde el equilibrio, sugiere una enfermedad en las columnas posteriores de la médula espinal.

Prueba de sangre oculta en heces (FOBT o sangre oculta). Detecta sangre oculta en las heces; se suele utilizar para el cribado del cáncer colorrectal.

Prurito. Comezón o picazón difusa.

Puntuación de APGAR. Descrita por primera vez por la Dra. Virginia Apgar en 1952, es una instantánea de la salud del niño al nacer. Es una puntuación para evaluar el bienestar de un bebé al nacer y cuantifica su estado mediante observaciones de Apariencia, Pulso, Mueca, Actividad y Respiración. La puntuación de 1 minuto indica lo bien que ha tolerado el bebé el proceso del parto mediante la evaluación del esfuerzo respiratorio, la frecuencia cardiaca, el tono muscular, los reflejos y el color de la piel. Utilizando los mismos parámetros, la puntuación de 5 minutos determina lo bien que se encuentra el bebé fuera del útero materno. Cuanto más alta sea la cifra (siendo 5 la normalidad esperada), más normal es el recién nacido y no presenta angustia.

Púrpura. Estas lesiones hemorrágicas son mayores que las petequias. Su diámetro es de 2 a 10 mm (fig. 4-2).

Reflejos primitivos. Reacciones musculares primitivas a estímulos que se observan en los primeros meses de vida como respuestas normales. Si estas respuestas persisten a medida que el niño madura, indica la posibilidad de un retraso del desarrollo y una discapacidad neurológica subyacente.

Respiraciones de Kussmaul. Las respiraciones profundas y dificultosas son la respuesta del organismo a una acidosis grave. Es el intento de reequilibrar el pH del sistema mediante la expulsión de CO_2.

RM. El rango de movimiento es una medida del movimiento alrededor de una articulación.

Rotavirus. La causa más común de gastroenteritis aguda en todo el mundo. Se caracteriza por la aparición brusca de náusea, vómito y diarrea que suelen durar solo 1 o 2 días. Aunque en Estados Unidos suele ser más bien una alteración menor de la vida cotidiana normal, aún es una causa de mortalidad significativa en los países en desarrollo que carecen de recursos importantes de agua potable, atención sanitaria y nutrición.

Seno petroso inferior. Estructura anatómica bilateral situada en la parte petrosa de la porción inferior del hueso temporal. Drena en la vena yugular inferior. La extracción de sangre de este sitio permite cuantificar la ACTH procedente de la hipófisis.

Sepsis neonatal. En varios de los casos relacionados con errores congénitos del metabolismo (ECM) a lo largo de este libro, es posible que nos refiramos a situaciones clínicas en las que es necesario "descartar" la sepsis en el diagnóstico diferencial. Si bien esto es fácil de enunciar, no es tan fácil de llevar a cabo en tiempo real. La sepsis en el recién nacido suele aparecer en las primeras 24 horas en la mayoría de los casos (80-90%).

Es más frecuente en los nacimientos prematuros. La sepsis de aparición tardía se describe como la que se produce entre 4 y 90 días después del nacimiento. La sepsis precoz se debe a la inoculación transplacentaria o en el canal del parto. Aunque los organismos varían, por supuesto, *Streptococcus* del grupo B (grupo B strep, GBS) y *Staphylococcus epidermidis* son los organismos que con más frecuencia se contagian en el medio hospitalario. En los neonatos, como la inmunidad celular está en fase de desarrollo, el niño tiene una mayor susceptibilidad a las infecciones adquiridas. Los hallazgos físicos pueden parecerse a los del síndrome de dificultad respiratoria aguda, con tos, retracciones costales y esternales, taquipnea, aleteo nasal y cianosis. También puede haber compromiso del gasto cardíaco; pueden producirse déficits neurológicos, hipoglucemia o hiperglucemia, acidosis metabólica e ictericia; sin embargo, estos signos también son algunas de las manifestaciones cardinales de los EIM. Así pues, los hallazgos clínicos y los marcadores de laboratorio de la sepsis neonatal pueden superponerse a los ECM, lo que dificulta en gran medida la distinción. Sin embargo, los cultivos de varios fluidos, incluido el LCR, las imágenes del SNC y de los pulmones, y un aumento constante de la PCR (proteína C reactiva) pueden distinguir la sepsis neonatal de un ECM.

Signo de Walker-Murdoch. Superposición del pulgar y el índice cuando se envuelven alrededor de la muñeca opuesta, característica del síndrome de Marfan.

Síndrome compartimental. Hemorragia en un espacio cerrado en los músculos del brazo o la pierna. La restricción fascial de este compartimento puede provocar isquemia con daños en los componentes vasculares y neurológicos.

Síndrome de Cushing. Cualquier causa de hipercortisolismo. Además de la enfermedad de Cushing, esto incluye la hipersecreción de cortisol por las suprarrenales, así como focos ectópicos como tumores secretores de cortisol o ACTH en pulmón o intestino.

Síndrome de DiGeorge. Resultado de múltiples deleciones génicas en el cromosoma 22, este síndrome es autosómico dominante pero solo rara vez se transmite de padres a hijos; la mayoría de los casos se producen por mutación espontánea. Caracterizado por anomalías palatinas, los rasgos faciales pueden parecerse a los observados en el síndrome alcohólico fetal (SAF). Sin embargo, además de los defectos cognitivos observados en el FASD, existen defectos cardiacos adicionales (tronco arterial y tetralogía de Fallot), dismotilidad gastrointestinal, disfunción paratiroidea (hipocalcemia) y anomalías del sistema inmunológico (disfunción de las células T con susceptibilidad a infecciones frecuentes) que permiten al médico diferenciarlo del FASD.

Síndrome de Fanconi. Descrito por primera vez por un médico suizo a principios del siglo xx, el síndrome de Fanconi se produce como resultado de una lesión en el túbulo renal proximal.

Síndrome de Korsakoff. Demencia persistente e irreversible relacionada con la deficiencia de tiamina.

Síndrome de seudo-Cushing. Síntomas similares a los de Cushing observados en la depresión y el alcoholismo.

Síntesis del hemo. Si bien se produce en todos los tejidos, la síntesis del hemo predomina en el hígado y en las células eritroides de la médula ósea. A continuación, el hemo se ensambla en hemoglobina, mioglobina y citocromos.

SMSL. Síndrome de muerte súbita del lactante.

Taquipnea. Respiración anormal rápida.

Telangiectasia. Pequeño vaso sanguíneo dilatado que se observa en la piel o las mucosas. Se diferencian de las petequias. A diferencia de las petequias, con una ligera presión las telangiectasias blanquean y se rellenan cuando se libera la presión.

Tiempo de protrombina (TP). Evaluación de laboratorio de la coagulación de la vía extrínseca (factores III [factor tisular] y VII). Se realiza añadiendo calcio y tromboplastina a la muestra y se mide en segundos.

Tiempo de tromboplastina parcial (TTP). Medida de laboratorio del tiempo de coagulación. Se añade un reactivo al suero y se mide el tiempo de coagulación en segundos. Evalúa la integridad de la "vía intrínseca".

TOAG. Trastorno de la oxidación de los ácidos grasos.

Transglutaminasa tisular (tTG). Enzima cuya acción es desaminar la glutamina para formar ácido glutámico. Un anticuerpo IgA frente a esta enzima es un marcador sensible para los pacientes con enfermedad celiaca. Es el anticuerpo de cribado de elección en la actualidad por su elevado valor predictivo positivo.

Transportador de cobre de membrana (CMT-1). Transportador de cobre en la membrana celular de los enterocitos y los hepatocitos.

Trastornos del espectro alcohólico fetal (TEAF). La exposición prenatal al alcohol se relaciona con una serie de trastornos denominados trastornos del espectro alcohólico fetal (TEAF). Estas afecciones pueden incluir problemas de aprendizaje y comportamiento, así como problemas físicos. El síndrome alcohólico fetal (SAF) se sitúa en el extremo más grave del espectro de trastornos combinados.

Trombo. Coágulo de sangre que se adhiere a un vaso sanguíneo.

Tumor neuroendocrino (NET). Neoplasia relativamente rara que afecta a células sensibles tanto al control neuronal como a la producción de hormonas. Los NET se encuentran con mayor frecuencia en el tracto GI, el páncreas y el pulmón.

Ubiquitinación. Una vez sintetizada una proteína, se le añade ubiquitina como proteína reguladora que suele encontrarse en todos los tejidos (de ahí la etiqueta). La adición de ubiquitina a una proteína puede alterar su actividad, alterar las interacciones proteicas y etiquetarla para su degradación.

Urea. Es una molécula nitrogenada que se sintetiza en el hígado a partir del amoniaco producido por la descomposición de los aminoácidos.

Uretritis. Hinchazón e inflamación del conducto por el que pasa la orina, es decir, la uretra.

Uridina difosfato glucuronosil transferasa (UDPGT A1). Enzima expresada en el hepatocito, necesaria para conjugar la bilirrubina con el ácido glucurónico a fin de generar una molécula hidrosoluble que puede excretarse en la bilis.

VCM. Es el volumen corpusclar medio, es decir, el tamaño medio de los glóbulos rojos.

Vía de recuperación de purinas. Vía por la que las células recuperan y reciclan las bases de purina liberadas por la degradación de nucleótidos.

Xantomas. Del griego que significa amarillo, son depósitos ricos en colesterol en la piel, y manifestaciones cutáneas de la hiperlipidemia.

Zimógeno. Precursor inactivo de una enzima digestiva; su propósito es restringir sus acciones digestivas hasta que se libera en el lumen intestinal.